急诊与危重症

（上）

谷元奎等◎编著

吉林科学技术出版社

图书在版编目（CIP）数据

急诊与危重症/谷元奎等编著. —长春：吉林科
学技术出版社，2017.5
ISBN 978-7-5578-2461-7

Ⅰ．①急… Ⅱ．①谷… Ⅲ．①急诊②险症-诊疗
Ⅳ．①R459.7

中国版本图书馆CIP数据核字（2017）第117268号

急诊与危重症
JIZHEN YU WEIZHONGZHENG

编　　著　谷元奎等
出 版 人　李　梁
责任编辑　刘建民　韩志刚
封面设计　长春创意广告图文制作有限责任公司
制　　版　长春创意广告图文制作有限责任公司
开　　本　889mm×1194mm　1/16
字　　数　1132千字
印　　张　35.5
印　　数　1—1000册
版　　次　2017年5月第1版
印　　次　2018年3月第1版第2次印刷

出　　版　吉林科学技术出版社
发　　行　吉林科学技术出版社
地　　址　长春市人民大街4646号
邮　　编　130021
发行部电话/传真　0431-85635177　85651759　85651628
　　　　　　　　　　　　　　85652585　85635176
储运部电话　0431-86059116
编辑部电话　0431-86037565
网　　址　www.jlstp.net
印　　刷　永清县晔盛亚胶印有限公司

书　　号　ISBN 978-7-5578-2461-7
定　　价　140.00元（全二册）

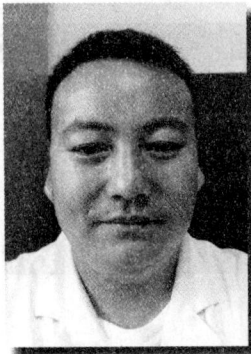

谷元奎

男，1996年毕业于山东中医药大学中医系，一直在临沂市中医医院急救中心从事临床工作。曾到青岛大学附属医院进修学习。擅长各种中毒及急危重症的救治，重点开展心脑血栓性疾病的溶栓治疗、重症患者的血液净化治疗。急诊所涉专业广，思路开阔，善于发现一些疑难症。现任山东中毒与职业病及中西医结合急诊专业委员会委员，临沂中西医结合急诊及中西医结合高血压专业委员会副主委。承担市级科研两项，参予主编著作三部，发表省级以上论文十余篇。

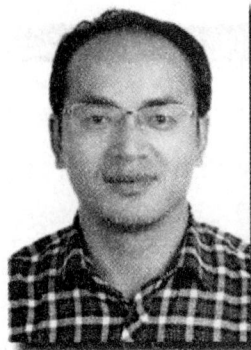

胡志银

男，1976年8月出生，1997年毕业于武汉科技大学医学院，本科学历，内科副主任医师，湖北省蕲春县人民医院急诊科主任，黄冈市医学会急诊医学分会常务委员，湖北省医院协会门急诊管理专业委员会委员。毕业后一直从事内科临床，2005年至今在急诊科工作，多次参加省内外急诊急救、危重症救治培训班和学术交流，在武汉同济医院等地进修急诊内科、重症医学科2次。具有丰富的临床经验，擅长大内科各系统急危重症的救治，尤其在心血管急重症、急性脑血管病、农药中毒、心脏骤停等救治方面有较深的心得体会，成功挽救数十例濒死患者，近三年在国家级专业期刊发表研究论著五篇。

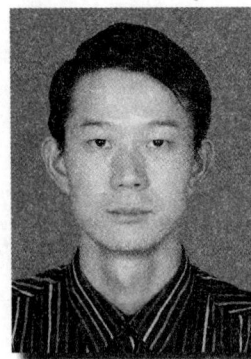

郭文龙

科室副主任，副主任医师，硕士研究生，硕士研究生导师，中共党员。曾在国内多家大型医院进修深造，参加重症医学专业学术会议或培训数十次。专业理论基础扎实，临床经验丰富。发表专业论文近二十篇，其中核心期刊发表五篇，参编专著一部。承担省级课题三项，参与多中心研究三项，多次获省、市级专业知识和技能竞赛一、二等奖，多次获市级自然科学学术论文二、三等奖。擅长各科急危重症诊治、有创血流动力学监测、机械通气、血液净化、肠内外营养支持、重症超声等技术。

P前言
Preface

　　急危重症医学是在 20 世纪 80～90 年代新兴并得以迅速发展起来的一门临床学科,该学科的兴起大大的提高了急危重症患者的抢救成功率。该学科突出的特点是跨专业、多学科。急危重症患者的特征是在发病过程中呈多系统序贯发生的功能异常,所以需要一支掌握跨专业、多学科急救知识与技能的高素质医护人员,同时,因该学科患者的病情瞬间多变,医护人员需要动态掌握病情变化,及时调整抢救方案,方能赢得抢救时机,提高对急危重症患者抢救的成功率。因此,每一位工作在急诊临床第一线的医务人员都面临着知识更新的实际问题。为此,我们从临床实际出发,结合近年来国内外最新资料,编写了《急诊与危重症》一书。

　　本书共分为二十一章,前半部分主要介绍了急危重症诊疗过程中常用的各种救治技术;后半部分以各个系统为基础,详细阐述了每个系统常见急危重症的诊断与治疗的详细措施。并且在危重症发病机制、诊断、急救处理等内容上力求反映当今医学发展的新成果、新进展。全书内容丰富,重点突出。各章节详略得当,救治措施具体实用,对临床各医护人员、医学院校师生及进修实习人员均有很好的实用和参考价值。

　　本书能使医务人员更进一步树立急救意识和应急能力,掌握全面熟练的急救技术,为缩短诊治时间、加快抢救速度、保证病人生命安全发挥了重要的作用。但由于编写时间仓促,我们的学识水平有限,失误与不足之处在所难免,敬请读者朋友批评指正。

《急诊与危重症》编委会

2017 年 3 月

C目录 Contents

第一章 绪 论

第一节 急救医学概念

一、急救医学的概念和特点

随着社会的不断发展和进步,人类各种疾病和灾难的发生也越来越多,急救医学涵盖的内容越来越广,急救医学界也承载着越来越重的任务和责任。急救医学的特点是"急",其实质是指患者发病急、需求急,医务人员抢救处置急。目前尤其重视发病后 1 h 内急救,即"生命黄金一小时"。急救医疗应包括院前急救、医院急诊科(室)和重症(强化)监护室(ICU)或冠心病监护室(CCU)3 部分组成。具体地说,院前急救负责现场和途中救护;急诊科(室)和 ICU 及 CCU 负责院内救护。

二、急救医学的现状

在了解急救医学现状时,首先有必要将急诊医学,急救医学与急症的定义及相互关系加以理解、认识与统一,以利于学科的发展。"急救"的含义表示抢救生命,改善病况和预防并发症时采取的紧急医疗救护措施。而"急诊"则是紧急地或急速地为急性患者或伤病员诊查、察看和诊断他的病与伤及应急的处理。从英语角度看急救为 first-aid,急诊为 emergency call,而两者均可称为 emergency treatment。从广义来看,急诊医学作为一个新的专用名词,它包含了更多的内容,特别是目前国际已广泛推行组织"急诊医疗体系",它把院前急救、医院急诊科急救和各监护(强化)监护室(ICU)等 3 个部门有机联系起来,为了一个目的——让危重急症得到快捷而最有效的救治,提高抢救的成功率和危重患者生存的质量,降低病死率和致残率。因此急诊医学包括了急救医学等几种专业。

急救医学的对象是危重急症,为此目前受到世界各国的普遍关注,在许多经济发达国家更为重视发展急救医学。据美国统计,在第一、第二次世界大战中伤死率分别高达 8.8% 和 4.5%,朝鲜战争 2.5%,由于重视急救医学研究,发展了急救器材和运输工具,训练了一支快速反应、技术优良的急救队伍,使得越南战争中(1965-1971 年)伤死率下降至 2% 以下。1972 年正式承认急救医学是医学领域中一门新学科,1973 年出版了专门的急救医学杂志:《急救医学月刊》。日本的急救中心还通过电子计算机、无线电通讯与警察署、消防署、二级和三级医疗机构、中心血库等密切联系,英国有 140 多个专门的急症机构,全国统一呼救电话号码(999)。

20 世纪 50 年代中期,我国大中城市开始建立急救站,重点是院外急救,国家卫生部于 1980 年颁布《加强城市急救工作》的文件;1983 年又颁布了《城市医院急诊室(科)建立方案》,明确提出城市综合性医院要成立急诊科;1986 年 11 月通过了《中华人民共和国急救医疗法》(草案第二稿),90 年代卫生部组织的等级医院评审中将急诊科列为重要评审指标。1987 年成立了中华急诊医学分会,设有若干专业组如院前急救组、危重病急救组、小儿急救组、创伤灾害组、急性中毒急救组等。全国还成立了中国中西医结合急救医学会,急诊急救医学期刊不断出现,如《中国急救医学》《中国危重病急救杂志》《中国中西医结合急救杂志》《急诊医学》。

各医科院校相继设立了急诊医学临床课教学,急救医学专业著作、手册不断问世。国内急救模式不断出现,如上海、北京、广州、重庆各具有特色的急救模式,为人民健康作出了积极的贡献。

各大医院的急诊科、急救科均在由原来支援型向自主型转化。"120"已成为市民的"生命之星"。相信我国的急救医学必然在不太长的时间内赶上国际先进水平。但是,目前我国的急救工作无论是管理水平、急救医疗服务体系,还是急救人员的专业化(一专多能)素质都还较薄弱,这些都有待我们去努力奋斗,加强急救医疗服务管理,积极探索抢救垂危生命的难点,如心、肺、脑复苏,多器官功能失常与衰竭的救治,急性中毒救治和群体伤的救治组织指挥等。

(胡志银)

第二节　危重病情判断及急救工作方法

一、急救的主要病种

(一)心跳、呼吸骤停

及时、正确和有效的现场心肺复苏,是复苏成功的关键。快捷有效的进一步生命支持和后续救治可提高复苏成功率,减少死亡率和致残率。

(二)休克

休克患者的早期诊断,尤其是休克病因的早期确定是纠正休克的关键,及时有效地纠正休克可降低死亡率。

(三)多发创伤

及时发现多发创伤的致命伤并进行有效的急救处理,就可防止发生休克、感染和严重的并发症。

(四)心血管急症

心血管急症如急性心肌梗死,急性心律失常、急性心功能不全、高血压危象等,若能及时诊断和有效地处理,对患者预后的改善十分重要。

(五)呼吸系统急症

呼吸系统急症如哮喘持续状态、大咯血、成人呼吸窘迫综合征,气胸是急救中必须充分认识和正确处理的。

(六)神经系统急症

脑血管意外是急救中死亡率最高的危象急症,在急救的早期及时认识脑水肿并给予及时有效的处理是降低死亡率的关键之一。

(七)消化系统急症

消化道大出血、急性腹痛,尤其是出血坏死性胰腺炎和以腹痛为主诉的青年女性宫外孕破裂出血等,诊断要及时。

(八)内分泌急症

内分泌急症如糖尿病、酮性酸中毒、各种危象等,要及时救治,尤其是糖尿病患者的低血糖须警惕。

昏迷是一个需多科参加鉴别诊断的危象急症,要重视急性中毒、脑血管急症所致的昏迷的快速诊断与救治。

二、急救处理原则

急救医学是一门综合性学科,处处存在灵活性,需要急诊医师在病情危急、环境又差的条件下进行处理,应根据实际病情作出去伪存真的分析,施行最有效的急救处理,其原则如下。

(一)首先判断患者是否有危及生命的情况

急救学,它强调预测和识别危及生命的情况,不重于确定诊断,而重于注意其潜在的病理生理改变,以及疾病动态发展的后果,考虑如何预防"不良后果"的发生及对策。

(二)立即稳定危及生命的情况

对危及生命的情况,必须立即进行直接干预和处理,以使病情稳定,对预期可能会演变为危及生命的情况也必须干预。急救学十分重视严密监测危重病的病情变化,并随时采取有效的急救处理。

(三)优先处理患者

当前最为严重的急救问题是急救强调时效观念,更强调首先处理危及生命最为严重的情况。

(四)去伪存真,全面分析

急救时急诊医师应从危重患者的主诉、阳性及阴性体征和辅助检查结果中,找出产生危重病症的主要矛盾,但切记不应为假的现象和检查的误差所迷惑,头脑应清醒,要进行全面分析。

(五)选择辅助检查

要有针对性和时限性。

(六)病情的估计

对病情的估计要实事求是,向患者或家属交待病情应留有余地。

(七)急救工作应与其他科室医师充分合作

急救中加强科与科、医师与医师之间的合作,有关问题进行必要的紧急会诊,有利于解决急救中疑难问题。

(八)重视急救中的医疗护理文书工作

急救的医疗、护理文书具有法律效力,因此记录时间要准确,内容要实事求是。

(九)急救工作中加强请示报告

急救工作涉及面广,政策性强,社会舆论对此比较敏感,加强急救工作请示报告可避免失误和有利于急救管理。

三、危重患者抢救制度

(1)对危重伤病员的急救,必须分工,紧密配合,积极救治,严密观察,详细记录。抢救结束还要认真总结经验。

(2)建立健全抢救组织,大批伤员的抢救,由院领导主持,医务部(处)组织实施。如超出本院的救治能力,应由院医疗值班人员立即与有关卫生部门或兄弟单位联系,共同开展抢救工作。

(3)各科内危重伤病员的抢救,由科主任、正(副)主任医师或主治医师组织实施。急诊当班医师接诊危重伤病员抢救时,应积极主动及时有效地采用急救措施。有困难时及时向院医疗值班和科主任报告,同时速请相关科室会诊。

(4)对危重患者应先行抢救,后办理手续。

(5)各科室的急救室或监护室的药品、器材应定位放置,专人保管,定期检查,经常保持完好状态。

(6)急救室或监护室内应有常见急危重病的抢救预案,医护人员应熟练掌握常用抢救技术和仪器的使用。

(7)遇到院外抢救,要确切弄清情况(时间、地点、单位、伤病情况和人数等),立即报告院领导或医务部(处),由医院迅速组织力量,尽快赶到现场抢救,对重大灾害事故的医疗救援,应立即报告上级卫生行政部门。

(胡志银)

第三节　院前医疗急救专业概述

一、院前急救的特点

一是病种广泛而复杂,有关资料分析表明,院前急救以心脑血管急症和创伤患者为最多,春季以心脑血管疾病为多,冬季以呼吸道急症为多,交通事故的创伤以夜间为多,昏迷为院前急救常见急症;二是院前急救的现场情况复杂多变,可在工厂、机关、学校、山区、农村、家庭等;三是院前急救的时间无规律,危重急症的发生无时间规律,故担任院前急救的医务、勤杂人员应处于 24 h 坚守岗位的待命状态。

二、院前急救的原则

一是只救命,不治病,它是处理疾病或创伤的急性阶段,而不是治疗疾病的全过程;二是处理成批伤病员时或在灾害性事故中,首先要做准确的检伤分类,并按照患者的轻重缓急,给予相应急救处理。

三、院前急救管理

(一)现场急救管理

现场急救是院前急救的首要环节,是整个急救医疗体系的第一关,其管理质量的高低直接影响着伤病员的生存率和致残率。主要工作如下。①维持呼吸系统功能:吸氧,清除口腔分泌物和吸痰,应用呼吸兴奋药和人工呼吸;②维持循环系统功能:包括高血压急症、急性心力衰竭、急性心肌梗死和各种休克的急救处理,危重的心律失常的急救处理,心脏骤停的心肺复苏术等;③维持中枢神经系统功能:心肺脑复苏的脑功能保护,脑血管急诊和颅脑外伤的脑水肿,降低颅内压,防止脑疝;④急性中毒的毒物清除和生命支持及对症处理;⑤多发创伤的止血、包扎、固定、搬运;⑥急救中的对症处理,如:止痉、止痛、止吐、止喘、止血等。

(二)急救转运管理

院前急救应该重视合理的转运技术。①搬运管理:搬运的常用工具是担架,要根据患者的病情使用合适的担架,搬运时得注意平稳,防止患者跌落,骨科患者应该固定后搬运,遇有颈、腰椎伤的患者必须 3 人以上同时搬运;②运输管理:危重伤病员经现场急救处理后,如何进行转运是院前急救成败的关键之一。下列几点要特别重视:防颠簸、防窒息、防出血、防继发伤,加强监护及有效的对症处理。

四、急救中要注意的问题

(1)一切以有利于抢救患者为根本原则。急诊工作比较复杂,条文规章不可能把千变万化的情况完全包括进去。因此,在急诊工作中,既要按制度办事,又要机动灵活。总之,要把一切有利于抢救患者作为根本原则,确保急救、急诊通道畅通。

(2)分清轻重缓急,做到急症急治。杜绝不急现象的发生,任何时候要把急、重、危患者的抢救放在首位,克服麻痹和懈怠思想,不得以任何理由延误抢救时机。

(3)切忌诊断与治疗脱节,坚持边检查边抢救。对一般情况较差、生命指征不稳定的危重疑难患者,在诊断未明的情况下,应及时采取抗休克、补液、吸氧等应急对症处理措施,不能消极地等待化验及检查报告而丧失抢救时机。

(4)对病情的估计要实事求是,留有余地。因为急救、急诊病情复杂、变化快,有时难以预料。所以在向患者或家属交待病情时,不能轻易下"没问题""没危险""不要紧""不会死"的结论,以免病情突变,家属毫无思想准备而出现不必要的误解和纠纷。

(5)重视患者和家属的主诉,切忌主观、武断、先入为主、自以为是。一般来说,患者的病情,本人和家属最清楚。因此,在诊疗过程中应该注意倾听患者和家属的陈述,及时前去查看,仔细检查病情的变化。

决不能不耐烦甚至训斥患者和家属,要有爱心,要耐心、细心。

(6)不准在患者或家属面前讲病情和议论同行及外院诊疗失误情况。疾病有一个发生、发展和演变的过程,疾病的治疗也有一个过程。对疾病的诊治,医务人员之间有不同意见也是正常的,但是在患者或家属面前讲,有时就会引起不必要的麻烦、误解,甚至纠纷。更不得为抬高自己而当着患者和家属的面指责同行和外院。

(7)从事急救、急诊工作的医护人员要认真学习,虚心求教,遇到不懂的问题,不会处理或处理没有把握时,一定要及时请示上级医师,切忌不懂装懂,以致误诊、误治、贻误病情,造成难以挽救的后果。

(8)当前各医疗单位要加强对配合急诊科(室)工作的相关科室如挂号、收费、药房、检验、放射、特检等科室的急诊意识的教育,为急诊患者提供快捷、优质的服务。各医疗单位都要制订这些相关科室的服务规范,对外公布,接受监督。

(9)遇有急诊患者携款不足或遭受突发灾害时,要做到"三先一后",即先检查、先诊断、先治疗抢救、后补办手续交纳钱款;当遇到急诊患者病情危重又无人陪时,要派专人代办手续,及时诊断、治疗、抢救,对需要手术的患者,院负责人代为签字,敢于负责。

(10)稳定急救队伍,各级卫生部门和各医院的领导要关心爱护从事急救、急诊工作的医护员工。要提高待遇,帮助解决生活中的困难,解除后顾之忧,优先安排外出学习和进修。加强安全保卫工作,要有相应的防范措施,避免他们在从事急救、急诊时受到意外伤害。并对在急救、急诊工作中做出突出成绩的给予表彰和奖励。

(胡志银)

第二章 常见急危重症状

第一节 高 热

一、概述

发热是多种疾病的常见症状,是机体的一种防御反应。发热可使吞噬细胞活动性增强,抗体生成增多,白细胞内酶的活力及肝脏的解毒功能增强,抵御疾病的侵袭,促进机体恢复。因此,如发热不是太高,一般情况尚好,不应盲目或急于降温治疗。但是发热过久或高热持续不退,对机体有一定危害性。可使代谢加快、耗氧量增加、脂肪代谢发生紊乱而致酮血症,发生自身蛋白质的破坏而致消瘦,脑皮质兴奋、抑制功能失调,消化液分泌减少,消化酶活力降低,胃肠功能紊乱等,出现一系列严重症状,加重病情,影响机体恢复,因此应尽快查明原因。高热(high fever)在临床上属于危重症范畴。小儿正常体温常以肛温 36.5 ℃～37.5 ℃,腋温 36 ℃～37 ℃衡量。通常情况下,腋温比口温(舌下)低 0.2 ℃～0.5 ℃,肛温比腋温约高 0.5 ℃左右。肛温虽比腋温准确,但因种种原因常以腋温为准。若腋温超过 37.4 ℃,且一日间体温波动超过 1 ℃以上,可认为发热。所谓低热,指腋温为 37.5 ℃～38 ℃、中度热 38.1 ℃～39 ℃、高热 39.1 ℃～40 ℃、超高热则为 41 ℃以上。发热时间超过两周为长期发热。

人体体温调节中枢位于下丘脑。其前部为散热中枢,后部为产热中枢,这两种调节中枢机能彼此相互制约,保持动态平衡,维持体温相对稳定。小儿年龄愈小,体温调节中枢机能愈不完善,相对于成人更易导致体温升高。新生儿汗腺发育相对不足,通过汗液蒸发散热受到限制,故天气炎热时,也易导致体温增高。

发热与病情轻重有时不一定平行。婴幼儿对高热耐受力较强,即使体温高达 40 ℃,一般情况仍相当好,热退后很快恢复。相反,体弱儿、新生儿即使感染很严重,体温可不高甚或不升。年长儿体温较稳定,若体温骤然升高,全身情况较差,常常反映有严重疾病存在。

发热分为稽留热、弛张热、间歇热和双峰热四中热型。在一定范围内,热型对疾病的诊断具有重要的参考价值。由于小儿对疾病的反应与成人不同,其热型的表现不如成人典型。加之,近年来抗生素与皮质激素在临床的广泛应用,热型随之发生变化,因而热型的特点,在疾病的鉴别诊断中已失去其原有的重要性。

二、病因

(一)急性高热

1.感染性疾病

急性传染病早期,各系统急性感染性疾病。

2.非感染疾病

暑热症、新生儿脱水热、颅内损伤、惊厥及癫痫大发作等。

3.变态反应

过敏、异体血清、疫苗接种反应、输液反应、输血反应等。

（二）长期高热

1.常见病

败血症、沙门氏菌属感染、结核、风湿热、幼年类风湿症等。

2.少见病

如恶性肿瘤（白血病、恶性淋巴瘤、恶性组织细胞增生症）、结缔组织病。

高热是一些疾病的前驱症状，引起发热的病因可分为急性感染性疾病和急性非感染性疾病两大类。前者最为多见，如细菌、病毒引起的呼吸道、消化道、尿路及皮肤感染等，后者主要由变态反应性疾病如药物热、血清病以及植物神经功能紊乱和代谢疾病所引起。

发热是人体患病时常见的病理生理反应。不同的疾病，在发热时常有不同的其他症状，大体地说有如下几种情况。

（1）发热伴寒战，可能是肺炎、急性胆囊炎、急性肾盂肾炎、流行性脑脊髓膜炎或败血症等。

（2）发热伴咳嗽、吐痰、胸痛、气喘等，可能是肺炎、胸膜炎、肺结核或肺脓肿。

（3）发热伴头痛、呕吐，可能是上呼吸道感染、流行性脑脊髓膜炎、流行性乙型脑炎等。

（4）发热伴上腹痛、恶心、呕吐，可能是急性胃炎、急性胆囊炎等。

（5）发热伴下腹痛、腹泻、里急后重、脓血便等，可能是细菌性痢疾。

（6）发热伴右上腹痛、厌食或黄疸等可以是病毒性肝炎或胆囊炎。

（7）发热伴关节肿痛，可能是风湿热或败血症等。

（8）发热伴腰痛、尿急、尿刺痛，可能是尿路感染、肾结核等。

（9）发热伴有局部红肿、压痛，可能是脓肿、软组织感染等。

（10）间歇性发热伴寒战、畏寒、大汗等，可能是疟疾或伤寒等病。

（11）发热伴皮下出血及黏膜出血，可能是流行性出血热、重症病毒性肝炎、败血症或急性白血病等。

三、诊断步骤

发热是许多疾病的常见症状，故对发热患者须多方面调查分析，才能查明病因。一般须从以下几方面进行：

（一）详细准确地采集病史

医生接诊发热病患后，首先需要注意了解患者年龄、发病季节、流行病学史、传染病接触史、预防接种史、起病缓急、病种长短、热型和伴随的主要症状。

询问发热的同时要注意询问各系统的特异性临床表现，如呼吸道感染常有咳嗽、气急。消化道感染常有恶心、呕吐、腹痛、腹泻。泌尿系感染有尿频、尿急、尿痛等。中枢神经疾患，多有呕吐、惊厥、昏迷等。发热伴黄疸常见肝脏的细菌或病毒性炎症，肿瘤；伴多汗者常见于结缔组织病，败血症等；伴寒战者多为细菌感染如败血症，深部脓肿等。早期无特殊性明显临床表现和体征者，结合病史特点考虑伤寒、败血症、结核病等。对于婴幼儿发热患者，应注意新生儿可有脱水热。婴幼儿于南方，夏季酷热时可发生暑热症。冬春季以呼吸道感染、流行性脑脊髓膜炎、麻疹等多见；夏秋季以急性肠炎、菌痢、乙型脑炎、伤寒等较多见。传染病常有流行病学史，应仔细询问患者传染病接触史等。

小儿呼吸道感染、急性传染病等常起病较急，病程较短。结核病、伤寒、血液病、风湿热、暑热症、细菌性心内膜炎等起病稍缓，病程较长，常超过两周。败血症、急性粟粒性肺结核、深部脓肿等呈弛张热；伤寒、副伤寒、斑疹伤寒为稽留热；疟疾多为间歇热；白血病、结缔组织病、恶性肿瘤等，热型不一，无一定规律。热型，在尚未应用抗生素、皮质激素等特殊药物治疗时，对发热的诊断非常重要，但对小婴儿、新生儿诊断价值较小。

（二）进行全面仔细的体格检查

医生在对患者进行初步了解后，安排其进行详细全面的一般性检查，然后结合病史、症状及一般性筛选结果，再做深入检查，尽量避免无目的"撒网"式检查。

口腔在不少发热患儿中,常见有病理改变。如扁桃体炎可见扁桃体红肿或有脓性分泌性;疱疹性咽炎在咽部等处可见疱疹及溃疡;麻疹早期颊黏膜有科氏斑;白喉可见咽及扁桃体有白色假膜等。

遇发热患者皮疹的,应出现注意皮疹的分布与形态。金葡菌败血症、链球菌感染常见有猩红热样的皮疹;血液病、流行性脑脊髓膜炎、流行性出血热等皮肤可有出血点;风湿热可见环形红斑;病毒感染、结缔组织病、败血症、细菌性心内膜炎、组织细胞增生症、皮肤黏膜淋巴结综合征及许多药物也可出现皮疹,但其形态和出现规律各异。

若患者高热时精神状态良好,则常伴有轻度感染。如嗜睡、精神萎靡、神志不清、有脑膜刺激征者,提示颅内感染。婴儿颅内感染早期,脑膜刺激征常不明显,但表现神志淡漠、嗜睡、烦躁不安、囟门紧张或饱满等,须警惕颅内感染。

肝脾肿大常见于白血病、结缔组织病、肝胆系统的炎症、伤寒、败血症、疟疾、肿瘤等。周身淋巴结肿大可见于血液病、传染性单核细胞增多症、支原体感染、皮肤黏膜淋巴结综合征等。局部淋巴结肿大、压痛,应注意查找邻近部位有无炎性病灶。

血、尿、粪常见检查为筛选的首选项目。白细胞总数和中性粒细胞分类增高的患者,多考虑为细菌性感染;减低者则偏重于病毒或杆菌感染。若怀疑患者败血症、肠道及泌尿道感染,需分别送血、粪、尿培养。各种穿刺液除常规检查外,有时需送培养或涂片检查。如流行性脑脊髓膜炎患者皮肤淤点及脑脊液涂片检查可找到脑膜炎双球菌,疟疾患儿血涂片可查找疟原虫,白喉伪膜涂片检查白喉杆菌。

必要时检查肥达氏反应、外斐氏反应、嗜异性凝集试验、冷凝集试验等,有助于鉴别诊断。对于风湿热或类风湿病患者分别进行抗链球菌溶血素"O"或类风湿因子检查。疑病毒感染患者,可进行免疫学方面的早期快速诊断检查。免疫缺陷病致反复感染患者可作血清免疫球蛋白及细胞免疫与补体测定。血液病患者宜做骨髓像检查。怀疑患者患上结核病需进行结核菌素试验。怀疑患者胆管感染者做十二指肠引流液的检查与培养,经常可获得有意义的结果。总之,可按病情需要对患者进行有关检查,但需注意分析检查结果时,要摒除由于取样或操作过程等误差与污染而致的假阳性或假阴性。

(三)X 线及其他检查

对患者进行胸部 X 线检查有助于肺与胸部疾病的诊断。其他如恶性肿瘤,可根据部位选作 CT、核磁共振、血管造影、放射性同位素、B 型超声波、活体组织等检查,也属必要。

四、鉴别诊断

(一)急性发热

1. 呼吸道病毒性感染

呼吸道病毒性感染占急性呼吸道疾病的 70%～80%,常见有流行性感冒,普通感冒,腺、咽结膜热,疱疹性咽峡炎,细支气管炎,肺炎等。此类疾病由鼻病毒、流感病毒后流感病毒、腺病毒、呼吸道合胞病毒。ECHO 病毒、柯萨奇病毒等引起,其临床特点为多种表现。上呼吸道感染症状大多较轻,而细支气管炎和肺炎的症状较重。诊断此类疾病主要依据临床表现、白细胞计数和 X 线检查及对抗生素的治疗反应等。近年由于诊断技术的进展,可用免疫荧光法和酶联免疫吸附试验(ELISA)快速诊断方法可确定病原。诊断须注意与呼吸道细菌性感染进行区别。

2. 严重急性呼吸综合征(severe acute respiratory syndrome,SARS)

严重急性呼吸综合征于 2002 年 11 月首发在我国广东省,是一种由冠状病毒引起的以发热、呼吸道症状为主要表现的具有明显传染性的肺炎,患有此病的重症患者易迅速进展为急性呼吸窘迫综合征(ARDS)而死亡。对于有 SARS 流行病学依据,有发热、呼吸道症状和肺部体征,并有肺部 X 线、CT 等异常影像改变,能排除其他疾病诊断的患者,可以基本做出 SARS 临床诊断。在临床诊断的基础上,若分泌物 SARS 冠状病毒 RNA(SARS COV RNA)检测结果呈阳性,或血清 SARS COV 抗体阳转,或抗体滴度4 倍及以上增高,则可确定诊断为 SARS 患者。SARS COV 分离是确立病原学诊断的"金标准",但其分离只允许在防护严密的 p3 实验室进行,且体外细胞培养分离方法复杂烦琐,不适合临床实验室作为诊断的手段。为提高效率在临床诊断中具备以下三项中的任何一项,均可诊断为重症 SARS:①呼吸困难,成人休息状态下呼吸频率≥30 次/分,且伴有下列情况之一:胸片显示多叶病变或病灶总面积在正位胸片上占双肺总面积的 1/3 以上,48 h 内病灶面积增大＞50％且在正位胸片上占双肺总面积的 1/4 以上;②出现明显的低氧血症,氧合指数＜40 kPa(300 mmHg);③出现休克或多器官功能障碍综合征(MODS)。

3. 肾综合征出血热(HFRS)

临床诊断肾综合征出血热主要依据有:①流行病学资料:除新疆、西藏、青海、台湾外,其他省市均有报告,高度散发,有明显季节性,多数地区(野鼠型)在 10～12 月为大流行高峰,部分地区在 5～7 月小流行,(褐家鼠型发病高峰在 3～5 月),患者有直接或间接与鼠类及其排泄物接触史;②临床特点:具有发热、出血、肾损害三大主症及五期经过(发热期、低血压休克期、少尿期、多尿期、恢复期);③白细胞计数增高,可有类白血病反应,病后五 1～2 d 出现异形淋巴细胞(≥7％),血小板减少,蛋白尿且短期急剧增加,若有膜状物可明确诊断;④HFRS 抗体 IgM 1：20 阳性,用于早期诊断,病后 1～2 d 出现,4～5 d 阳性率达 89％～98％,双份血清 HFRS 抗体 IgG,恢复期比早期有 4 倍以上增长也可确诊。

4. 传染性单核细胞增多症

传染性单核细胞增多症由 EB 病毒引起,全年均可散发,见于青少年。该病患者特点是发热、咽峡炎、颈后淋巴结肿大、肝脾肿大。白细胞计数正常或稍低,单核细胞增高并伴有异形淋巴细胞(＞10％),嗜异性凝集试验1：64阳性,抗 EBV IgM 阳性,可明确诊断。

5. 流行性乙型脑炎

流行性乙型脑炎有严格季节性,绝大多数病例集中在 7、8、9 月。患病者以 10 岁以下儿童为主,但近年成人和老年人发病率较之前增高,可能与儿童普遍接受预防接种有关。该病特点为起病急、高热、意识障碍、惊厥、脑膜刺激征、脑脊液异常等。结合流行季节,一般诊断较易。对于不典型患者可依靠脑脊液检查、流行性乙型脑炎特异性抗体办、流行性乙型脑炎病毒抗原检测进行诊断。

6. 急性病毒性肝炎

急性病毒性肝炎临床特征为急性起病,10 天内出现意识障碍、出血、黄疸及肝脏缩小,其中甲型、戊型肝炎在黄值前期,可出现畏寒、发热、伴有上呼吸道感染症状,类似流行性感冒,易于误诊。但特点是具有明显消化道症状和乏力,如食欲缺乏、恶心、呕吐、厌油、腹胀、肝区痛、尿黄、肝功能明显异常,可助区别。

7. 斑疹伤寒

轻型流行性斑疹伤寒与地方性斑疹伤寒须与其他发热疾病区别。斑疹伤寒主要表现是起病急、稽留型高热、剧烈头痛,病后 3～5 d 出现皮疹等,变形杆菌 OX_{19} 凝集试验(外斐试验)≥1：160 或恢复期较早期滴度上升 4 倍以上可确诊。

8. 急性局灶性细菌性感染

急性局灶性细菌性感染共同特点是高热、畏寒或寒战,伴有定位性症状。

(1)急性肾盂肾炎:常见于生育期女性患者,有腰痛、尿频及尿痛。如尿检查有脓尿,可以成立诊断,病原学诊断有待细菌培养证实。症状严重者,应注意与肾周围蜂窝织炎、肾周围脓肿相区别,及时进行 B 型超声或 CT 检查。必要时肾区诊断性穿刺可明确诊断。

(2)急性胆管感染:伴有胆绞痛若不明显者而体检胆囊区有明显压痛,有助诊断。

(3)细菌性肝脓肿。

(4)膈下脓肿:通常并发于腹腔手术后或有腹腔化脓性感染(急性阑尾炎)、十二指肠溃疡穿孔、胆囊或脾切除术后。当出现寒战、高热、白细胞增高,又未找到其他感染灶时,应想到此病。该病以右侧多见,患者侧上腹部有显著的搏动性疼痛,在深呼吸或转位时加重,下胸部有压痛、叩击痛与局部皮肤水肿。听诊呼吸音减弱或消失。X 线检查发现患侧膈肌上升且活动受限,反应性胸膜炎等。及时进行 B 超、CT 或核磁共振(MRI)等检查可早期明确诊断。腹腔内脓肿可位于膈下、结肠旁、阑尾周围、腹膜后等部位,形成包裹性脓肿。

9.败血症

败血症在患有原发性感染灶,出现全身性脓毒血症症状,并有多发性迁徙性脓肿时有助于诊断,应警惕的是原发感染灶可能很轻微或已愈合。故当遇到原因不明的急性高热,伴有恶寒或寒战、出汗,全身中毒症状重,白细胞增高与核左移,血中无寄生虫发现,无特殊症状体征,应考虑到此病,应及时做血培养,找感染灶与迁徙性病灶(肺、皮肤等)。该病致病菌以金黄色葡萄球菌为多见,其次为大肠杆菌及其它肠道革兰氏阴性杆菌。近年真菌所致感染者有所增加,也遇到其它罕见的致病菌。

(1)金黄色葡萄球菌败血症:有原发皮肤感染(如挤压疮疖、切开未成熟脓肿),后出现毒血症症状,发现皮疹、迁徙性病灶,考虑本病的可能性很大。若未发现感染灶,或以某一脏器受损症状为主,诊断较难。及时做血培养及骨髓培养可帮助明确诊断。既往认为以凝固酶阳性为判断葡萄球菌致病性的依据,血培养表皮葡萄球菌阳性(凝固酶阴性)多为污染。近年报告,该菌可引起免疫缺陷者院内感染(如伤口感染,插管感染及败血症)。考虑本病的条件是:必须血培养2次以上阳性;分离的表皮葡萄球菌的生物型和抗生素型相似;临床症状在用适当抗生素治疗后病情好转。

(2)大肠杆菌败血症:常见于肝、胆管、泌尿生殖道、胃肠道感染、肝硬化、腹部术后、尿道手术后(包括导尿)。特点为双峰热、高热伴相对缓脉,早期出现休克(约1/4~1/2患者)且持续时间较长。大多数患者白细胞增高,少数可正常或减少(但中性粒细胞高),迁徙性病灶少见。

(3)厌氧菌败血症:致病菌主要为脆弱样杆菌,其次为厌氧链球菌,产气荚膜杆菌等。厌氧菌常与需氧菌混合感染。特点是:黄疸发生率较高(10%～40%),可能与其内毒素直接损害肝脏,或产气荚膜杆菌α毒素的溶血作用有关;局部或迁徙性病灶中有气体形成(以产气荚膜杆菌显著);分泌物有特殊腐败臭味;引起脓毒性血栓性静脉炎而有腹腔、肺、胸腔、脑、心内膜、骨关节等脓肿;可能有溶血性贫血及肾衰竭。

(4)真菌性败血症:常见有白色念珠菌(占大多数)、曲菌、毛霉菌等。一般发生于原有严重疾病后期、长期用皮质激素或广谱抗生素的过程中。临床表现较细菌性败血症轻。无发热或低热,常为原发病症状掩盖进展较慢。血培养可检出致病真菌,咽拭子、痰、粪、尿等培养可获相同真菌生长。

(5)少见的败血症:①摩拉菌败血症常见于免疫缺陷者、6岁以下儿童。诊断的关键是对摩拉菌的鉴定;②不动杆菌败血症多见于老年人和婴儿,特别是糖尿病、癌症者最易发生院内感染。其感染源主要是呼吸器、静脉插管和医护人员的手;③紫色杆菌败血症,致病菌为革兰氏阴性杆菌,为惟一产生紫色素的杆菌。可通过皮肤破损、胃肠道、呼吸道进入体内。局部可出现淋巴结炎、蜂窝组织炎,迅速发展为败血症,可伴有迁徙性脓肿,主靠细菌学检查确诊。

(二)长期高热

1.感染性疾病

(1)结核病:以发热起病者有急性血行播散型肺结核、结核性脑膜炎、浸润型肺结核等。原因不明的长期发热,如白细胞计数正常或轻度增高,甚至减少者,应考虑到结核病。该病原发病变大多在肺部,及时做X线检查可助诊断。

急性血行播散型肺结核(急性粟粒型结核)多见青少年,儿童,未接种过卡介苗者发生机会更多。近年也见到老年患者及患过原发感染后的成人患者。该病特点是起病急,高热呈稽留热或弛张热,持续数周数月,伴有畏寒、盗汗、咳嗽、少量痰或痰中带血、气短、呼吸困难、发绀等(婴幼儿及老年人症状常不典型)。患者多表现衰弱,有些病例有皮疹(结核疹),胸部检查常无阳性体征,可有肝脾轻度肿大。此病早期(2周内)难诊断的原因是肺部X线检查常无异常,结核菌素试验也可阴性(约50%),尤其老年及体质差者多为阴性。痰结核杆菌及血结核抗体测定有助诊断。眼底检查可发现脉络膜上粟粒结节或结节性脉络膜炎,有利于早期诊断。

(2)伤寒副伤寒:以夏秋季多见,遇持续性发热1周以上者,应注意伤寒的可能。近年伤寒不断发生变化,由轻症化、非典型化转变为病情重、热程长、并发症多、耐氯霉素等,在鉴别诊断中须注意。多次血培养或骨髓培养阳性是临床诊断的依据,肥达反应可供参考。

(3)细菌性心内膜炎:凡败血症(尤其金黄色葡萄球菌所致)患者在抗生素治疗过程中突然出现心脏器

质性杂音或原有杂音改变,或不断出现淤斑或栓塞现象,应考虑到本病可能。大多数患者有先天性心脏病(室间隔缺损、动脉导管未闭等)或风湿性心脏瓣膜病史,少数偏前有拔牙、扁桃体摘除、严重齿龈感染、泌尿道手术史,出现持续发热1周以上,伴有皮肤及黏膜瘀点、心脏杂音改变、脾肿大、贫血、显微镜血尿等,血培养有致病菌生长,超声心动图可发现赘生物所在的部位。

(4)肝脓肿:①细菌性肝脓肿主要由胆管感染引起者,多见于左右两叶,以左叶较多见;感染来自门静脉系统者,右叶多见,特点是寒战、高热、肝区疼痛、肝肿大、压痛、叩击痛,典型者诊断较易,遇有长期发热而局部体征不明显时诊断较难,近年肝脏B超检查,诊断符合率达96%;②阿米巴肝脓肿:是阿米巴痢疾最常见的重要并发症,表现为间歇性或持续性发热、肝区疼痛、肝肿大压痛、消瘦和贫血等,以单发、肝右叶多见,肝穿刺抽出巧克力色脓液,脓液中找到阿米巴滋养体,免疫血清学检查阳性,抗阿米巴治疗有效,可确诊。

2.非感染性疾病

(1)原发性肝癌:国内原发性肝癌80%以上合并为肝硬化。临床特点是起病隐袭,早期缺乏特异症状,一旦出现典型症状则多属晚期。近年由于诊断方法的进展,可早期诊断小肝癌(>5 cm),主要表现为肝区痛、乏力、腹胀、纳差、消瘦、进行性肝肿大(质硬、表面不平)黄疸、消化道出血等。一般诊断较易。当以发热为主诉者诊断较难,表现为持续性发热或弛张热,或不规则低热,少数可有高热(如炎症型或弥漫性肝癌)易误为肝脏肿或感染性疾病。及时检测甲胎蛋白(AFP),其灵敏性、特异性均有利于早期诊断。凡ALT正常,排除妊娠和生殖腺胚胎癌,如AFP阳性持续3周,或AFP>200 ng/mL持续2月即可确诊。若AFP>升高而周ALT下降,动态曲线分离者肝癌可能性大。此外,r-谷氨酸转肽酶(r-GT)碱性磷酸酶(AKP)增高也有辅助诊断价值。B超、CT、放射性核素显像均有助于定位诊断。选择性肝动脉造影(或数字减影肝动脉造影)可发现1 cm的癌灶,是目前较好的小肝癌定位的方法。

(2)恶性淋巴瘤:包括霍奇金病和非霍奇金淋巴瘤,多见于20~40岁,以男性多见。临床无症状或有进行性淋巴结肿大、盗汗、消瘦、皮疹或皮肤瘙痒等。凡遇到未明原因的淋巴结肿大按炎症或结核治疗1个月无效者,不明原因的发热,均应考虑本病的可能。确诊主要依靠病理学手段,可以做淋巴结活检、骨髓穿刺、肝穿、B超、CT等检查,并与传染性单核细胞增多症、淋巴结结核、慢性淋巴结炎、转移癌、风湿病及结缔组织病等区别。

(3)恶性组织细胞病:本病临床表现复杂,发热是常见的症状。有的病例似败血症、伤寒,结核病、胆管感染等,但经过临床系统检查治疗均无效,至晚期才确诊。与其他急性感染性疾病鉴别要点是:①临床似感染性疾病,但找不到感染灶,病原学与血清学检查均为阴性;②进行性贫血、全血细胞减少显著;③肝脾肿大与淋巴结肿大的程度显著;④随病程进展,进行性恶病质;⑤抗生素治疗无效。对有长期发热原因不明,伴有肝脾肿大,淋巴结肿大,而流行病学资料、症状、体征不支持急性感染且有造血功能障碍者,须想到本病的可能。如骨髓涂片或其他组织活检材料中找到典型的恶性组织细胞和大量血细胞被吞噬现象,并排除其他疾病,则诊断基本可以成立。因此骨髓涂片检查是诊断本病的重要依据。由于骨髓损害可能为非弥漫性,或因取材较少,故阴性时不能除外,必要时多次多部位检查。浅表淋巴结因病变不明显,故阴性也不能排除。

本病须与反应性组织细胞增多症鉴别,如伤寒、粟粒型结核、病毒性肝炎、风湿病、SLE、传染性单核细胞增多症等,其骨髓中可出现较多组织细胞,甚至血细胞被吞噬现象。诊断时应注意:①有原发病;②所见组织细胞形态较正常,无多核巨型组织细胞;③随原发病治愈,组织细胞反应也随之消失。

(4)急性白血病:可有发热,经血涂片、骨髓检查可以确诊。不典型白血病仅表现为原因不明的贫血与白细胞减少,易误诊为急性再生障碍性贫血,骨髓涂片有异常改变,可以诊断。故临床遇有发热、贫血、乏力、齿龈肿痛、出血、粒细胞减少者,应及时进行骨髓涂片检查。

(5)血管—结缔组织病:①系统性红斑狼疮:长期发热伴有两个以上器官损害,血象白细胞减少者应考虑到本病,多见于青年女性。临床特点是首先以不规则发热,伴关节痛,多形性皮疹(典型者为对称性面颊鼻梁部蝶形红斑,60%~80%)多见。伴日光过敏、雷诺现象、浆膜炎等。血沉增快,丙种球蛋白升高,尿蛋

11

白阳性。血狼疮细胞阳性,抗核抗体(ANA)阳性,抗双链去氧核糖核酸(抗 ds-DNA)抗体阳性,抗Sm(Smith 抗原)抗体阳性。应注意 SLE 在病程中可始终无典型皮疹,仅以高热表现的特点;②结节性多动脉炎:表现为长期发热,伴肌痛、关节痛、皮下结节(下肢多,沿血管走向分布,或成条索状)、肾损害、血压高,胃肠症状等。诊断主要依据皮下结节与肌肉(三角肌或绯肠肌)活检;③类风湿性关节炎:典型病例较易诊断。少年型类风湿性关节炎(Still 病),可有畏寒、发热、一过性皮疹,关节痛不明显,淋巴结肿大、肝脾肿大、虹膜睫状体炎、心肌炎、白细胞增高、血沉增快但类风湿因子阴性,抗核抗体与狼疮细胞均阴性;④混合性结缔组织病(MCTD):多见于女性,特点是具有红斑狼疮、硬度病、皮肌炎的临床表现,肾脏受累较少,以发热症状明显。高滴度核糖核酸蛋白(RNP)抗体阳性,抗核抗体阳性有助诊断。

(三)长期低热

腋窝温度达 37.5 ℃～38 ℃,持续 4 周以上为长期低热,常见病因及诊断依据如下:

1. 结核病

结核病为低热的常见病因,以肺结核多见,早期无症状体征,应及时进行胸部 X 线检查。其次为肺外结核,如肝、肾、肠、肠系膜、淋巴结、盆腔、骨关节结核等。除局部症状外,常有结核病的中毒症状、血沉增快、结核菌素试验强阳性,抗结核治疗有确切疗效者,有助于诊断。老年肺结核起病症状不明显,其肺部并发症多,结核菌素试验阴性,易诊为慢性支气管炎或哮喘。故遇老年人长期持续咳嗽、咳痰,易感冒,用抗炎药治疗无效,低热、乏力及纳差者,应及时查痰结核菌(涂片或 TB-PCR)及胸部 X 线检查。老年肺结核易合并肺外结核,如结核性脑膜炎,胸膜炎,腹膜炎,骨、肾、淋巴结结核等。

2. 慢性肾盂肾炎

慢性肾盂肾炎为女性患者常见低热原因。可无明显症状、体征,甚至尿检查无异常,以低热为惟一表现。及时检测尿 Addi 细胞计数、清晨第一次中段尿培养及菌落计数,如尿白细胞>5/HP、细菌培养阳性、菌落计数>10^5,可以确定诊断。

3. 慢性病灶感染

慢性病灶感染如副鼻窦炎、牙龈脓肿、前列腺炎、胆管感染、慢性盆腔炎等,以不规则低热多见,常伴有局部症状体征,当病灶清除后症状消失。

4. 艾滋病(AIDS)

艾滋病是由人免疫缺陷病毒(HIV)侵犯和破坏人体免疫系统,损害多个器官的全身性疾病,可通过血液和体液传播、性传播。该病临床表现复杂,其基本特征是 HIV 造成人体细胞免疫受损,使机体处于严重的、进行性的免疫缺陷状态,从而并发各种机会性感染和恶性肿瘤。具体表现为长期不规则发热,慢性腹泻超过 1 个月,对一般抗生素治疗无效,消瘦,原因不明全身淋巴结肿大,反复细菌、真菌、原虫等感染,应结合流行病学资料及时进行抗 HIV、p24 抗原检测。

5. 巨细胞病毒感染

巨细胞病毒感染者可持续低热,类似传染性单核细胞增多症、病毒性肝炎,依据抗 CMV IgM 检测诊断。

6. 甲状腺功能亢进

甲状腺功能亢进者早期表现低热伴心悸、脉搏快、多汗、食欲亢进、消瘦、手颤、甲状腺肿大,局部杂音等。可检测 T_3、T_4、rT_3 等。对无突眼的甲状腺功能亢进需进行 ^{131}I 摄取试验,以除外甲状腺炎时激素外溢引起血中 T_3、T_4 水平升高。

7. 恶性肿瘤

中年以上患者有不明原因低热,血沉增快,应注意肿瘤检查,如原发性肝癌,肺癌、肾癌及结肠癌等。

8. 神经功能性低热

神经功能性低热多见于青年女性,夏季明显。具体表现为一日间体温相差<0.5 ℃,清晨上午体温升高,下午低,常伴有神经官能症症状,一般情况良好,体重无变化,虽经各种药物治疗无效,可自愈。其诊断主要依据动态观察,排除各种器质性疾病。

9.感染后低热

急性细菌性或病毒性感染控制后,仍有低热、乏力、食欲缺乏等,与患者植物神经功能紊乱有关。

除以上病因外,还可有伪热。

（四）反复发热

1.布氏杆菌病

对于布氏杆菌病,流行病学资料是诊断的重要依据,如发病地区、职业、与病畜(羊、牛、猪)接触史、饮用未消毒牛羊奶、进食未煮熟的畜肉史。该病临床表现为反复发作的发热,伴有多汗、游走性关节痛、神经痛、睾丸炎、肝脾及淋巴结肿大等。血、骨髓培养阳性,血清凝集试验 1∶100 以上,免疫吸附试验 1∶320 以上,可助诊断。

2.疟疾

疟疾以间日疟、三日疟较常见。遇阵发性寒战、高热、大汗,间日或间两日周期发作者,应及时查血涂片找疟原虫,可确诊。

3.淋巴瘤

淋巴瘤病变在内脏者,常表现为周期性发热(Pel-Ebstein 热型)见于霍奇金病。有的浅表淋巴结肿大不显著,而以深部淋巴结肿大压迫邻近器官出现症状,如纵隔淋巴结肿大引起肺不张及上腔静脉综合征等。及时进行骨髓涂片检查,找到 Reed-Sternberg 细胞或骨髓活检均有助诊断。

4.回归热

回归热临床表现为周期性发热、起病急、寒战高热,持续 2～9 d 后体温骤降,大汗,无热期持续7～9 d,又突然高热,症状再出现,反复 2～3 次。全身酸痛、肝脾肿大,重者有出血倾向、黄疸,结合发病季节,有体虱存在或有野外生活蜱叮咬史,须考虑到本病。根据血、骨髓涂片找到回归热螺旋体即可确诊。

五、处理

对高热患者应及时适当降温,以防惊厥及其他不良后果。对既往有高热惊厥史或烦躁不安者,在降温同时应给予镇静药。发热待诊者,尽快查明原因,可暂不给予特殊治疗,否则改变热型,模糊临床征象,可能导致延误诊断。

（一）降温措施

1.物理降温

将患儿置放于环境安静、阴凉、空气流通处。用冷温毛巾或冷水袋,敷头额、双腋及腹股沟等部位,或用布包裹的冰袋枕于头部或放置于上述部位。亦可用冷水(28 ℃～30 ℃)或酒精(30％～50％)于四肢、躯干两侧及背部擦浴。擦浴时如患儿出现皮肤苍白或全身皮肤发凉应立即停止。也可用冷生理盐水(30 ℃～32 ℃)灌肠,对疑为中毒型菌痢者更为适宜,既可降温,又便于取粪便标本送检。

2.针刺降温

针刺降温常用穴位为曲池、合谷、大椎、少商、十宣等。

3.药物降温

对未成熟儿,小婴儿与体弱儿一般不用解热剂降温。常用的解热剂有 APC 5～10 mg/(kg·次),或阿鲁散1～2岁婴儿每次1～2片(每片含阿斯匹林0.06 g,鲁米那0.015 g)。也可用小儿退热栓(扑热息痛栓),1～6岁,1粒/次,一日1～2次,将栓剂塞入肛门。

（二）其他对症处理

高热时水分丢失增多,加之食欲减退,应及时补充水分和电解质。口服有困难者给予静脉补液,并注意热量的供给,使用1∶4(含钠液∶葡萄糖液)液,可适当予以钾盐等。

对伴烦躁不安、反复惊厥或一般降温措施效果不著者,可酌情选用氯丙嗪与异丙嗪。

（三）病因治疗

对于由感染引起的高热，应根据病情选用有效抗生素治疗，对局部感染病灶要及时清除。因非感染性疾病所致的高热，也需根据不同病因采取相应的治疗措施。

（于瑞双）

第二节　胸　痛

一、定义

胸痛主要是胸部疾病所引起，少数为其他部位的病变所致。因痛阈个体差异性大，故胸痛的程度与原发疾病的病情轻重并不完全一致。

二、原因

（1）胸壁疾病：如急性皮炎、皮下蜂窝组织炎、带状疱疹、非化脓性肋软骨炎、肌炎流行性肌炎、肋间神经炎、肋骨骨折、多发性骨髓瘤、白血病神经压迫或浸润等。其特点为疼痛部位固定，局部有压痛。

（2）心脏与大血管疾病：如心绞痛、急性心肌梗死、心肌病、急性心包炎、二尖瓣或主动脉瓣的病变、胸主动脉瘤、主动脉窦动脉瘤、肺梗死、心脏神经官能症等。

（3）呼吸系统疾病：如胸膜炎、胸膜肿瘤、自发性气胸、支气管炎、肺癌等。

（4）纵隔疾病：如纵隔炎、纵隔脓肿、纵隔肿瘤等。

（5）其他如食管炎、食管癌、食管裂孔疝、膈下脓肿、肝脓肿、脾梗死等（膈肌周围组织）。

三、临床表现

（一）发病年龄

青壮年胸痛，应注意胸膜炎、自发性气胸、心肌病、风湿性心脏病；在老年人则应注意心绞痛与心肌梗死。

（二）胸痛部位

胸壁的炎症性病变，局部可有红、肿、痛、热表现；带状疱疹是成簇的水泡沿一侧肋间神经分布伴神经痛，疱疹不超过体表中线；非化脓性肋骨软骨炎多侵犯第一、二肋软骨，呈单个或多个隆起，有疼痛但局部皮肤无红肿表现；食管及纵隔病变，胸痛多在胸骨后；心绞痛及心肌梗死的疼痛多在心前区及胸骨后或剑突下；自发性气胸、胸膜炎及肺梗死的胸痛多位于患侧的腋前线及腋中线附近。

（三）胸痛性质

带状疱疹呈刀割样痛或灼痛；食管炎则多为烧灼痛；心绞痛呈绞窄性并有窒息感；心肌梗死则痛更剧烈而持久并向左肩和左臂内侧放射；干性胸膜炎常呈尖锐刺痛或撕裂痛；肺癌常有胸部闷痛；肺梗死则表现突然的剧烈疼痛、绞痛，并伴有呼吸困难与发绀。

（四）影响胸痛因素

劳累、过强体力活动，精神紧张可诱发心绞痛发作，应用硝酸甘油片，可使心绞痛缓解而心肌梗死则无效。胸膜炎及心包炎的胸痛则可因用力呼吸及咳嗽而加剧。

反流性食管炎的胸骨后烧灼痛，在服用抗酸剂的促动力药物（如多潘立酮等）后可减轻或消失。

四、临床意义

对以胸痛为主诉而就医的患者，应详细询问病史，尤应注意上述的发病年龄、胸痛部位、胸痛性质以及胸痛的诱发和缓解因素,同时应当询问与胸痛伴随的其他临床症状,如胸痛伴吞咽困难者提示食管疾病(如反流性食管炎);胸痛伴有咳嗽或咯血者提示为肺部疾病,可能为肺炎、肺结核或肺癌;胸痛伴呼吸困难者提示肺部较大面积病变,如大叶性肺炎或自发性气胸、渗出性胸膜炎以及过度换气综合征等。

五、鉴别诊断

急性胸痛患者是急诊内科最常见的患者群,约占急诊内科患者的 5% ～20%,三级医院约占 20% ～30%。国外报道 3% 急诊诊断为非心源性胸痛患者在 30 天内发生恶性心脏事件;而把预后良好的非心源性胸痛误诊为严重的心源性胸痛则会造成不必要的心理压力和经济损失。在各种胸痛中需要格外关注并迅速判断的是高危的胸痛患者,包括急性冠脉综合征、主动脉夹层、肺栓塞和张力性气胸等患者。

(一)急性冠脉综合征(20 min 确诊)

急性冠脉综合征(ACS)是以冠状动脉粥样硬化斑块不稳定为基本病理生理特点,以急性心肌缺血为共同特征的一组综合征,包括不稳定心绞痛(UA)、非 ST 段抬高心肌梗死和 ST 段抬高心肌梗死。对于怀疑 ACS 患者,应该在患者到达急诊室 10 min 内完成初步评价。20 min 确立诊断:首先获取病史、体格检查、12 导联心电图和初次心脏标记物检测,将这些结果结合起来,判断患者是否确定有 ACS。对于怀疑 ACS,而其最初 12 导联心电图和心脏标记物水平正常的患者,15 min 复查 ECG。症状发作后 6 h,可再次做心脏标记物检查。

诊断 ST 段抬高心肌梗死需满足下列标准中的两项或两项以上:典型胸痛(心绞痛)持续时间 20 min 以上;心电图两个或两个以上相连导联 ST 弓背向上抬高并且有动态变化;心肌坏死的生化标记物(CK、CKMB、肌钙蛋白等)动态演变。诊断一旦确立,早期再灌注治疗是改善心室功能和提高生存率的关键。治疗的目标是在数小时内开通闭塞的冠状动脉,实现和维持心肌水平的血流再灌注。

ST 段不抬高的急性冠脉综合征治疗的目的是在数小时至数日内稳定已破裂的斑块病变,使破裂的斑块逐渐愈合,变成稳定病变;之后处理危险因素(高血压、高血脂、吸烟和糖尿病),进一步防止发生斑块破裂。根据病史典型的心绞痛症状、典型的缺血性心电图改变(新发或一过性 ST 段压低≥0.1 mV,或 T 波倒置≥0.2 mV)以及心肌损伤标记物(cTnT、cTnI 或 CK-MB)测定,可以作出不稳定心绞痛与非 ST 段抬高心肌梗死诊断。

对于强化治疗基础上仍反复缺血发作、肌钙蛋白升高、ST 段压低、胸痛时心功能不全症状或体征、负荷试验阳性、UCG EF<0.40、血流动力学不稳定、持续性室性心动过速、6 个月内 PCI、CABG 术后等高危患者应该采用早期介入策略。同时,对不稳定心绞痛与非 ST 段抬高心肌梗死也应该早期给予强化的他汀类降脂治疗,并进行冠心病的二级预防。

(二)主动脉夹层(CT 扫描可确诊)

主动脉夹层是指主动脉内膜撕裂,血液经裂口入主动脉壁,使中层从外膜剥离,其死亡率很高。临床上常表现为撕裂样疼痛,且有血管迷走样反应,休克。有时夹层撕裂的症状与急性闭塞的动脉相关如脑卒中、心肌梗死或小肠梗死,到脊髓的血供受影响引起下肢轻瘫或截瘫,肢体缺血,这些表现类似动脉栓塞。主动脉 CT 扫描等影像学检查可以确立诊断。

主动脉夹层诊断一旦确立,应尽早开始药物治疗:积极给予镇静和镇痛治疗;迅速控制血压,通常联合应用硝普钠和 β-阻滞剂,目标是将血压降到能维持足够的脑、心、肾的血流灌注的最低血压水平;控制心率和减慢左室收缩的速率,通常使用 β 受体阻滞剂。此外,所有主动脉近端的急性夹层撕裂均有手术指征,应该尽早手术。

(三)肺栓塞(特异性心电图助诊断)

急性肺动脉血栓栓塞(PE)首发表现为低氧血症。较大面积肺栓塞常见的临床表现有严重的呼吸困难、呼吸增快、胸痛、发绀、低氧血症甚至出现晕厥。肺栓塞急性期发病率、误诊率及病死率颇高,发病 1 h 内猝死 11%,总死亡率为 32%。当怀疑急性肺栓塞时要及时做心电图(其形态为 $S_I Q_{III} T_{III}$ 倒置型,特征性改变为急性右心室负荷),抽血查 D-二聚体,做二维超声心动图和肺增强螺旋 CT 等检查。

大块肺栓塞,有血流动力学不稳定者可以考虑溶栓、外科手术取栓或者介入导管碎栓。对虽然抗凝治疗仍反复出现栓塞或有抗凝禁忌的患者,可以考虑安装下腔静脉滤器。

(四)张力性气胸(临床症状较典型)

张力性气胸则指受伤组织形成活瓣,空气"只进不出",可严重危及心肺功能。临床上患者通常首先出现突发而剧烈的胸痛,呼吸困难,偶尔有干咳。疼痛可放射至同侧肩部,对侧胸部或腹部,可类似于急性冠脉综合征或急腹症。体征可以出现叩诊鼓音,语颤减弱或消失,患侧运动减弱。纵隔移位可表现为心脏浊音及心尖搏动移向健侧,呼吸音明显减低或消失。胸部 X 线显示肺外周部分空气、无肺纹理可以确诊。治疗上迅速排除空气是挽救生命的措施。

还有很多疾病也能引起胸痛,包括心包炎、大叶性肺炎、反流性食管炎、胸膜炎、纵隔肿瘤、膈疝、颈椎病、肋软骨炎、肋间神经痛、带状疱疹等,相对于前述疾病,它们属于低危胸痛。准确识别这些患者,把他们分流到门诊处理,可以节约有限的医疗资源,同时也避免对这些患者造成不必要的心理压力。

六、治疗

(1)卧床休息,采取自由体位,如为胸膜炎所致者,朝患侧卧可减轻疼痛。

(2)局部热敷。

(3)口服止痛药物,可选用阿斯匹林 0.3～0.6 g,每日 3 次;扑热息痛 0.25～0.5 g,每日 3 次,或消炎痛 25 mg,每日 3 次。若加用安定 5 mg,每日 3 次,效果更好。

(4)若疑为心绞痛者,可舌下含服硝酸甘油或消心痛 5～10 mg 或速效救心丸 10～14 粒。

(5)心电图和 X 线检查确诊针对病因治疗。

(宫铁红)

第三节　咳　嗽

一、定义

(一)咳嗽

咳嗽是呼吸系统疾病最常见的症状之一,它是一种保护性神经反射,通过咳嗽产生呼气性冲击动作,能将呼吸道内的异物或分泌物排出体外。

(二)咳痰

咳痰是借咳嗽动作将呼吸道内病理性分泌物排出口腔外的病态表现。其内容物由腺体和杯状细胞分泌增加的渗出物与黏液、浆液,吸入的尘埃及某些组织破坏产物,混合而成。在感染性疾病时,可于其中查到病原体。

二、常见原因

(一)呼吸道疾病

从鼻咽部至小支气管的整个呼吸道黏附膜受到刺激时,均可引起咳嗽。各种物理(包括异物)、化学、过敏因素对气管、支气管的刺激以及肺部细菌、结核菌、真菌、病毒、支原体或寄生虫感染均可以引起咳嗽,如咽喉炎、喉结核、喉癌等可引起干咳,气管-支气管炎、支气管扩张、支气管哮喘、支气管内膜结核及肺部肿瘤等可引起咳嗽及咳痰。呼吸道感染是咳嗽、咳痰最常见的原因。

(二)胸膜疾病

各种胸膜炎、胸膜间皮瘤自发性气胸或医源性如胸腔穿刺、针灸等引起的气胸均可引起咳嗽。

（三）心血管疾病

当二尖瓣狭窄或其他原因所致左心功能不全引起肺淤血、肺水肿及各种栓子引起栓塞时，肺泡和支气管内漏出物或渗出物刺激肺泡壁与支气管黏膜，可引起咳嗽。

（四）中枢神经因素

由于大脑皮质发出冲动传导至延髓咳嗽中枢，可引起咳嗽。因此，人在生理状态下可随意引起咳嗽或抑制咳嗽。脑炎及脑膜炎等病理状态下也可引起咳嗽。

三、临床表现

（一）咳嗽的分类

咳嗽无痰或其量甚少为干性咳嗽，见于急性咽喉炎急性支气管炎初期、胸膜炎、肺结核等。

咳嗽伴有痰液称湿性咳嗽，见于慢性支气管炎肺炎、肺炎、支气管扩张症、肺脓肿和空洞性肺结核等。

（二）咳嗽的时间与节律

突然出现的发作性咳嗽见于吸入刺激性气体所致急性咽喉炎、气管与支气管异物、百日咳或气管、支气管分叉部受压（肿瘤或淋巴结肿大）等，少数支气管哮喘也可表现为发作性咳嗽，尤其在嗅到异味时更易出现（咳嗽变异性哮喘）。

长期慢性咳嗽多见于慢性气道疾病，如慢性支气管炎、支气管扩张症、慢性肺脓肿、肺结核等。

此外，慢性支气管炎、支气管扩张慢性肺脓肿的患者，咳嗽往往于清晨或夜间变动体位时加重，并伴咳痰；仅有咳嗽而无咳痰，不能诊断为慢性支气管炎，后者与季节变换、寒冷密切相关。

左心衰竭、肺结核者夜间咳嗽明显，可能与夜间肺淤血加重、迷走神经兴奋性增高有关。

（三）咳嗽的音色

咳嗽的音色指咳嗽的色彩和特点。

（1）咳嗽声音嘶哑：见于声带炎、喉结核、喉癌与喉返神经麻痹等。

（2）金属音调咳嗽，声音高亢：见于主动脉瘤、纵隔肿瘤和肺癌压迫气管炎等。

（3）犬吠样咳嗽，阵发性、连续咳嗽伴有回声：见于会厌、喉部疾患，气管受压和百日咳等。

（4）咳声低微甚或无声：见于极度衰弱或声带麻痹。

（四）痰的性状和量

急性呼吸道感染时，痰量较少，慢性支气管炎以浆液-黏液性痰为主，合并感染时，黏度增加或转为脓性，量亦增多。

支气管扩张症、肺脓肿、支气管-胸膜瘘时，痰量较多，且排痰与体位有关，静置后分层；痰有恶臭气味，提示有厌氧菌感染；日咯数百至上千毫升浆液泡沫样痰，应考虑弥漫性肺泡癌的可能。

观察痰的颜色，有助于判断病因：黄色脓性痰，示有细菌感染；黄绿色或翠绿色痰，示有绿脓杆菌感染；微黄奶酪痰见于肺结核干酪性肺炎；痰色白黏稠、牵拉成丝，提示念珠菌感染；痰呈黄桃样乳状，见于肺泡蛋白沉着症；较多水样痰液，内含粉皮样物，提示肺棘球蚴病。

四、伴随症状及临床意义

接诊咳嗽患者时应注意询问是否伴有发热、胸痛、呼吸困难、咯血等症。

（1）咳嗽伴发热：见于呼吸道感染、支气管扩张症并感染、肺结核、肺脓肿等，如再结合对咳痰情况的描述，则诊断思路更为清晰。

（2）咳嗽伴胸痛：见于肺炎、胸膜炎、自发性气胸等。

（3）咳嗽伴呼吸困难：见于喉部疾病、阻塞性肺气肿、大量胸受伤积液、气胸、肺淤血、肺水肿的大面积肺炎等。

（4）咳嗽伴咯血：见于肺结核、支气管扩张症、肺炎、肺脓肿、肺癌、二尖瓣狭窄等。

（5）咳嗽伴有杵状指（趾）：主要见于支气管扩张症、肺癌、肺脓肿与脓胸。

(6)咳嗽伴有哮喘声:见于支气管哮喘、喘息型支气管炎、心源性哮喘、气管与支气管异物等。

五、鉴别诊断

由于咳嗽是许多疾病的一种非特异性症状,临床上进行确诊时必须详细询问病史、全面查体、做胸部X线或CT、气道反应性测定、肺功能、心电图、纤维支气管镜及一些特殊检查以排除一些可以引起慢性、顽固性咳嗽的其他疾病。

许多疾病伴有咳嗽症状,需要与咳嗽变异性哮喘鉴别的疾病包括COPD、慢性支气管炎、胃食道反流诱发的咳嗽、反复呼吸道感染(recurrent respiratory tract infections,RRTI)、典型哮喘、后鼻孔滴漏综合征(PNDS)、支气管内膜结核和血管紧张素转换酶抑制剂诱发的咳嗽等,这些疾病是慢性咳嗽常见病因,在诊断咳嗽变异性哮喘时需要仔细排除这些疾病。此外,慢性心功能不全、食道裂孔疝、高血压病,气道炎症、肿物、异物、烟雾刺激、焦虑等都可导致慢性咳嗽。

六、治疗

在一般情况下,对轻度而不频繁的咳嗽,只要将痰液或异物排出,就可以自然缓解,无须应用镇咳药。但是,对那些无痰而剧烈的干咳,或有痰而过于频繁的剧咳,不仅增加患者的痛苦,影响休息和睡眠,增加体力消耗,甚至会导致病症的发展,产生其他并发症,此时弊大于利。所以,应该适当地应用镇咳药,以缓解咳嗽。常用的镇咳药有:喷托维林、右美沙芬、美酚伪麻片等。镇咳药的应用原则如下所述。

(1)应当明确诊断,确定引起咳嗽的病因并积极采取相应的治疗措施。首先控制感染,口服抗感染药物,消除炎症;或对抗过敏原,配合对症治疗,才能使止咳祛痰药收到良好的效果。

(2)对一般咳嗽的治疗应以祛痰为主,不宜单纯使用镇咳药。只有因胸膜、心包膜等受刺激而引起的频繁剧咳,或者当痰液不多而频繁发作的刺激性干咳影响患者休息和睡眠时,以及为防止剧咳导致合并症(如肺血管破裂、肺气肿、支气管扩张、咯血)时,才能短时间地使用镇咳药。对咳嗽伴有多痰者,应与祛痰剂(如氯化铵、溴己新、乙酰半胱氨酸)合用,以利于痰液排出和加强镇咳效果。

(3)对痰液特别多的湿性咳嗽如肺脓疡,应该审慎给药,以免痰液排出受阻而滞留于呼吸道内或加重感染。

(4)对持续1周以上的咳嗽,并有反复或伴有发热、皮疹、哮喘及肺脓肿症的持续性咳嗽,应及时去医院明确诊断或咨询医生。

(5)咳嗽者除用药外还应注意休息,注意保暖,忌吸烟,忌食刺激性食物。对睡眠不佳或情绪烦躁者可应用安定剂或镇静助眠药。

(宫铁红)

第四节 咯 血

一、定义

咯血是指喉以下呼吸道任何部位的出血,经口排出。该症需与呕血相区别,呕血是上消化道疾病(指屈氏韧带以上的消化器官,包括食管、胃、十二指肠、空肠上段、肝、胆、胰疾病)或全身性疾病所致的急性上消化道出血,血液经胃从口腔呕出。鼻腔、口腔、咽喉等部位出血吞咽后呕出或呼吸道疾病引起的咯血,不属呕血,应当加以区别。

二、病因

咯血一般由呼吸系统和循环系统疾病引起。

（一）支气管疾病

引起咯血的支气管疾病多见于支气管扩张症、支气管肺癌、支气管内膜结核、慢性支气管炎等；少见的有支气管腺瘤、支气管结石等。

（二）肺部疾病

引起咯血的肺部疾病常见于肺结核、肺炎、肺脓肿等；其次是肺梗死、肺吸虫等。肺结核咯血原因有毛细血管通透性增高，血液渗出，空洞内小动脉瘤破裂或继发的结核性支气管扩张形成的小动静脉瘘破裂；前者咯血较少，后者可引起致命性大咯血。

（三）循环系统疾病

导致咯血主要有二尖瓣狭窄，其次为房间隔缺损、动脉导管未闭等先天性心脏病并发肺动脉高压。二尖瓣狭窄咯血原因有肺淤血致肺泡壁或支气管内膜毛细血管破裂，黏膜下层支气管静脉曲张破裂，肺水肿致血液渗漏到肺泡腔或并发出血性肺梗死。其咯血各有特点：小量咯血或痰中带血、大咯血、咯粉红色浆液泡沫样血痰或黏稠暗红色血痰。

（四）其他

血液病（如血小板减少性紫癜、白血病、再生障碍性贫血）、急性传染病（如流行性出血热、肺型钩端螺旋体病）、风湿病（如贝赫切特病、结节性多动脉炎、Wegener 肉芽肿）、肺出血肾炎综合征等均可因出凝血机制障碍与血管炎性损坏而有咯血。子宫内膜异位症则因异位子宫内膜周期性增生脱落，定期咯血。

三、临床表现、伴随症状及临床意义

（一）临床表现

（1）年龄：青壮年咯血多见于肺结核、支气管扩张症与风心病二尖瓣狭窄，40 岁以上有长期大量吸烟史者，应高度警惕肺癌。

（2）咯血量：日咯血量＜100 mL 者为小量，日咯血量 100～500 mL 为中等量，日咯血量＞500 mL（或一次 300～500 mL）为大量。大量咯血主要见于肺结核空洞、支气管扩张症和慢性肺脓肿，肺癌咯血特点是持续或间断痰中带血；慢性支气管炎咳嗽剧烈时，可偶有血性痰。

（二）伴随症状及临床意义

遇咯血患者时应注意询问是否伴有发热、胸痛、咳痰情况和其他部位出血倾向等，已助诊断。

（1）咯血伴发热：见于肺结核、肺炎、肺脓肿、流行性出血热等。

（2）咯血伴胸痛：见于肺炎球菌肺炎、肺梗死等。

（3）咯血伴脓痰：见于肺脓肿、支气管扩张症、空洞性肺结核并发感染等；部分支气管扩张症表现反复咯血而无脓痰，称干性支气管扩张。

（4）痰血伴剧烈呛咳：见于肺癌、支原体肺炎。

（5）咯血伴皮肤黏膜出血：应考虑血液病、流行性出血热、肺型钩端螺旋体病、肺血管炎等。

（6）咯血伴黄疸：除钩端螺旋体病外，需注意肺炎球菌肺炎、肺梗死。

四、鉴别诊断

临床诊断时需将咯血与口腔、鼻、咽部出血或消化道出血所致呕血进行区别，鉴别要点详见表2-1。

五、治疗

咯血急诊治疗的目的是：①制止出血；②预防气道阻塞；③维持患者的生命功能。

（一）一般疗法

（1）使患者镇静、休息并对症治疗。

（2）对咯血者对症治疗：①对中量咯血者，应定时测量血压、脉搏、呼吸。鼓励患者轻微咳嗽，将血液咯出，以免滞留于呼吸道内。为防止患者用力大便，加重咯血，应保持大便通畅；②对大咯血伴有休克的患

者,应注意保温;③对有高热患者,胸部或头部可置冰袋,有利降温止血。须注意患者早期窒息迹象的发现,做好抢救窒息的准备。大咯血窒息时,应立即体位引流,尽量倒出积血,或用吸引器将喉或气管内的积血吸出。

表 2-1　咯血与呕血的鉴别要点

	咯血	呕血
病因	肺结核、支气管扩张症、肺炎、肺脓肿、肺癌、二尖瓣狭窄	消化性溃疡、肝硬化、急性糜烂性胃炎、胆管出血
出血前症状	咽喉痒、胸闷、咳嗽	上腹不适、恶心、呕吐
出血方式	咯出	呕出、可喷吐而出
血色	鲜红	棕黑、暗红、有时鲜血
血中混合物	泡沫、痰	胃液、食物残渣
酸碱性	碱性	酸性
黑便	除非咽下,否则没有	有,量多则为柏油样,呕血停止后仍持续数日
出血后痰性状	痰血数日	无痰

(二)大咯血的紧急处理

(1)保证气道开放。

(2)安排实验室检查项目:包括全血计数、分类及血小板计数,血细胞容积测定,动脉血气分析,凝血酶原时间和不完全促凝血激酶时间测定,X光胸片检查。

(3)配血:在适当时间用新鲜冰冻血浆纠正基础凝血病。

(4)适当应用止咳、镇静剂:如用硫酸可待因,每次 30 mg,肌注,每 3～6 h 一次,以减少咳嗽。用安定以减少焦虑,每次 10 mg,肌注。

(5)应用静脉注射药物:慢性阻塞性肺疾患者用支气管扩张剂;如有指征,用抗生素。

(三)止血药的应用

(1)垂体后叶素是大咯血的常用药。

(2)普鲁卡因用于大量咯血不能使用垂体后叶素者。

(3)安络血。

(4)维生素 K。

(四)紧急外科手术治疗

如遇咯血患者病情危急,应及时安排外科手术治疗。

(五)支气管镜止血

按照咯血者具体症状,如有必要可使用支气管镜止血。

(宫铁红)

第五节　呼吸困难

一、定义

呼吸困难是指患者主观上有空气不足或呼吸费力的感觉,而客观上表现为呼吸频率、深度及节律的改变,患者用力呼吸,可见辅助呼吸肌参与呼吸运动,严重者可呈端坐呼吸甚至发绀。

二、常见原因

呼吸运动的任何一个环节发生障碍都会导致呼吸困难,具体原因如下:

（一）呼吸系统疾病

（1）气道阻塞：支气管哮喘、慢性阻塞性肺气肿及喉、气管与支气管的炎症、水肿、肿瘤或异物所致狭窄或梗阻。

（2）肺脏疾病：如肺炎、肺脓肿、肺淤血、肺水肿、弥漫性肺间质纤维化、肺不张、肺栓塞、细支气管肺泡癌、急性呼吸窘迫综合征等。

（3）胸廓疾患：如严重胸廓畸形、气胸、大量胸腔积液和胸部外伤等。

（4）神经肌肉疾病：如脊髓灰质炎病变及颈髓、急性炎症性脱髓鞘性多发性神经病（格林-巴利综合征）和重症肌无力累及呼吸肌，药物导致呼吸肌麻痹等。

（5）膈运动障碍：如膈麻痹、高度鼓肠、大量腹水、腹腔巨大肿瘤、胃扩张和妊娠末期。

（二）循环系统疾病

导致呼吸困难的循环系统疾病包括各种原因所致的心力衰竭、心包积液。

（三）中毒

包括尿毒症、糖尿病酮症酸中毒、吗啡中毒、亚硝酸盐中毒和一氧化碳中毒等症状也会导致呼吸困难。

（四）血液病

包括重度贫血、高铁血红蛋白血症和硫化血红蛋白血症等，也会导致呼吸困难。

（五）神经精神因素

如颅脑外伤、脑出血、脑肿瘤、脑及脑膜炎症致呼吸中枢功能障碍，精神因素所致呼吸困难，如癔病。

三、临床常见类型与特点

（一）肺源性呼吸困难

肺源性呼吸困难系呼吸系统疾病引起的通气、换气功能障碍。导致缺氧和二氧化碳潴留。临床上分为两种类型。

1. 吸气性呼吸困难

吸气性呼吸困难特点是吸气费力，重者由于呼吸肌极度用力，胸腔负压增大，吸气时胸骨上窝、锁骨上窝和肋间隙明显凹陷，称"三凹症"（三只是一个表明多的数字）。常伴有干咳及高调吸气性喉鸣。其发生机制是各种原因引起的喉、气管、大支气管的狭窄与梗阻，如急性喉炎、喉水肿、喉痉挛、白喉、喉癌、气管肿瘤气管异物或气管受压（甲状腺肿大、淋巴结肿大或主动脉瘤压迫）等。

2. 呼气性呼吸困难

呼气性呼吸困难特点是呼气费力，呼气时间延长而缓慢，常伴有哮鸣音。其发生机制是肺泡弹性减弱和小支气管狭窄阻塞。常见于支气管哮喘、喘息型慢性支气管炎、慢性阻塞性肺气肿等。

（二）心源性呼吸困难

心源性呼吸困难主要由左心和/或右心衰竭引起，两者发生机制不同，左心衰竭所致呼吸困难较为严重。

1. 左心衰竭

左心衰竭所致呼吸困难的发生机制为：①肺淤血使气体弥散功能降低；②肺泡张力增高，刺激牵张感受器，通过迷走神经反射兴奋呼吸中枢；③肺泡弹性减退，扩张与收缩能力降低，肺活量减少；④肺循环压力升高对呼吸中枢的反射性刺激。

左心衰竭所致呼吸困难的特点是活动时出现或加重，休息时减轻或缓解，仰卧加重，坐位减轻。因坐位时下半身回心血量减少，减轻肺淤血的程度；同时坐位时膈位置降低，运动加强，肺活量可增加（10%～30%），因此病情较重患者，常被迫采取端坐呼吸体位。

急性左心衰竭时，常出现阵发性夜间呼吸困难。其发生机制为：①睡眠时迷走神经兴奋性增高，冠状动脉收缩，心肌供血减少，降低心功能；②仰卧位时肺活量减少，下半身静脉回心血量增多，致肺淤血加重。发作时，患者突感胸闷气急而惊醒，被迫坐起，惊恐不安。轻者数分钟至数十分钟后症状逐渐消失，重者气喘、发绀、出汗,有哮鸣音,咳粉红色泡沫样痰,两肺底部有湿性啰音,心率加快。此种呼吸困难又称为心源性哮喘,常见于高血压性心脏病、冠心病、风湿性心脏瓣膜病、心肌炎、心肌病等。

2.右心衰竭

右心衰竭所致呼吸困难的发生机制为:①右心房与上腔静脉压升高,刺激压力感受器反射地兴奋呼吸中枢;②血氧含量减少,酸性代谢产物增多,刺激呼吸中枢;③淤血性肝肿大、腹水和胸水,使呼吸运动受限。临床上主要见于慢性肺心病。

(三)中毒性呼吸困难

在尿毒症、糖尿病酮症酸中毒和肾小管性酸中毒时,血液中酸性代谢产物增多,强烈刺激呼吸中枢,出现深而规则的呼吸,可伴有鼾声,称为酸中毒大呼吸(Kussmaul呼吸)。急性感染和急性传染病时,受体温升高及毒性代谢产物的影响,刺激呼吸中枢,使呼吸频率增加。某些药物和化学物质中毒如吗啡类、巴比妥类药物、有机磷中毒时,呼吸中枢受抑制,致呼吸变缓慢,可表现为呼吸节律异常和Cheyne-Stokes呼吸或Biots呼吸。

(四)血源性呼吸困难

患重度贫血、高铁血红蛋白血症或硫化血红蛋白血症等症时,因红细胞携氧量减少,血氧含量降低,致呼吸变快,同时心率加速。大出血或休克时,因缺血与血压下降,刺激呼吸中枢,也可使呼吸加速。

(五)神经精神性(呼吸中枢性)呼吸困难

重症颅脑患者如颅脑外伤、脑出血、脑炎、脑膜炎、脑脓肿及脑肿瘤等,呼吸中枢因受增高的颅内压和供血减少的刺激呼吸变慢而深,并常伴有呼吸节律的异常,如呼吸遏制、双吸气等。

叹息样呼吸患者自述呼吸困难,但并无呼吸困难的客观表现,偶然出现一次深大吸气,伴有叹息样呼气,在叹息之后自觉轻快,属于神经官能症表现。

四、呼吸困难的临床意义

呼吸困难涉及多种病因,诊断时需详细询问病史,进行全面查体,同时进行必要的化验检查及特殊器械检查。呼吸困难的伴随症状对于病因诊断具有较大价值。

(1)发作性呼吸困难伴有哮鸣音:见于支气管哮喘、心源性哮喘。

(2)骤然发生的严重呼吸困难:见于急性喉水肿、气管异物、大块肿栓塞、自发性气胸等。

(3)呼吸困难伴一侧胸痛:见于大叶性肺炎、急性渗透出性胸膜炎、肺梗死、自发性气胸、急性心肌梗死、支气管肺癌等。

(4)呼吸困难伴发热:见于肺炎、肺脓肿、肺结核、胸膜炎、急性心包炎、神经系统疾病(炎症、出血)、咽后壁脓肿等。

(5)呼吸困难伴有咳嗽、脓痰:见于慢性支气管炎、阻塞性肺气肿并发感染、化脓性肺炎、肺脓肿等;伴大量泡沫样痰,见于急性左心衰竭和有机磷中毒。

(6)呼吸困难伴昏迷:见于脑出血、脑膜炎、休克型肺炎、尿毒症、糖尿病酮症酸中毒、肺性脑病、急性中毒等。

五、治疗方法

(1)治疗呼吸困难的根本在于治疗原发病。在严重急性呼吸困难可能危及生命时,应首先保持气道通畅,并且吸氧,尽量保证机体的氧气供应。

(2)病因治疗:积极的病因治疗是综合治疗的基础,如肺炎、肺脓肿等应积极抗炎治疗;心力衰竭时应积极强心、利尿、扩张血管治疗;严重贫血时可以输血和改善血液的携氧能力,根据病情合理纠正酸中毒等。

(3)去除诱因:慢性阻塞性肺病者应控制呼吸道感染,体力活动引起心力衰竭发作的则要限制活动强度,必要时卧床休息,根据患者的心肾功能调整输液速度和输液量。

(4)通畅气道:采取祛痰、吸痰等措施清除气道分泌物,去除气管内异物,解除呼吸困难。

(宫铁红)

第六节 紫　绀

一、概念

狭义紫绀是指血液中还原血红蛋白增多,致皮肤、黏膜呈青紫颜色;广义上还包括少数因异常血红蛋白所致青紫。可通过观察皮肤较薄、色素较少和血流丰富处进行判断,如唇、舌、颊部、鼻尖与甲床。

二、发生机制

无论何种原因导致气体交换障碍,致血红蛋白氧合作用减低或心内及大血管之间存在右→左分流,使动脉血中还原血红蛋白含量增多,>50 g/L(50 g/100 mL);或末梢血流缓慢、淤滞,使氧合血红蛋白被组织过多摄氧,还原血红蛋白增多,均可出现青紫。因此,重度及极重度贫血(Hb<60 g/L)者,即使重度缺氧,亦难见发绀。具体分度见表2-2。

表2-2　贫血分度

	轻度贫血	中度贫血	重度贫血	极重度贫血
Hb(g/L)	>90	$90\sim60$	$59\sim30$	<30
RBC($\times10^{15}$/L)	$4.0\sim3.0$	$3.0\sim2.0$	$2.0\sim1.0$	<1.0

记忆技巧:Hb/30=RBC

三、分类与临床表现

(一)血液中还原血红蛋白增多

1. 中心性发绀

中心性发绀的特点是发绀分布于周身皮肤黏膜,皮肤温暖,又可分为两种。

(1)心性混血性发绀:见于有右→左分流的先心病如法洛四联症,其发生机制是静脉血未经肺氧合即经异常通道分流混入体循环动脉血中。

(2)肺性发绀:见于各种严重呼吸系统疾病,如呼吸道(喉、气管、支气管)阻塞、肺实质与间质疾病(肺炎、阻塞性肺气肿、弥漫性肺间质纤维化和心源性与非心源性肺淤血、肺水肿)、胸膜疾病(大量胸腔积液、气胸、严重胸膜肥厚)及肺血管疾病(如原发性肺动脉高压)等。其发生机制是肺活量降低,肺泡通气减少、肺通气/血流比例失调与弥散功能障碍,使肺氧合作用不足。

2. 周围性发绀

周围性发绀的特点是发绀见于肢体末梢与下垂部位(如肢端、耳垂、鼻尖)、皮温低,经按摩、加温可消失。又可分为两种。

(1)淤血性发绀(体循环淤血):见于右心衰竭、缩窄性心包炎、局部静脉病变(上腔静脉综合征、血栓性静脉炎、下肢静脉曲张)等,发生机制是体循环(静脉)淤血、周围血流缓慢,氧被过多摄取。

(2)缺血性发绀:动脉供血不足:见于严重休克,或血栓闭塞性脉管炎、雷诺病、肢端发绀症、严重受寒等。其发生机制,前者为心输出量减少,有效循环血容量不足,周围血管收缩、组织血流灌注不足、缺氧;后者是肢体动脉阻塞或小动脉强烈痉挛收缩所致。

3. 混合性发绀

混合性发绀是中心性发绀与周围性发绀两类发绀并存,见于全心衰竭。

（二）异常血红蛋白

1.高铁血红蛋白血症

患血红蛋白血症者血红蛋白分子中的二价铁被三价取代即失去氧合能力,当血中高铁蛋白量达30 g/L(3.0 g/100 mL)时,即可发绀,其特点是急骤出现,暂时性,病性严重,氧疗无效,静脉血深棕色,接触空气不能转为鲜红,而静注亚甲蓝或大量维生素 C 可使发绀消退。

该症发生原因:①多为药物或化学物质(如伯氨喹啉、次硝酸铋、磺胺类、苯丙矾、硝基苯、苯胺等)中毒,"肠源性发绀症"即是因大量进食含有工业亚硝酸盐的变质蔬菜所致;②先天性高铁血红蛋白血症,患者自幼即有发绀,而无心、肺疾病及引起异常血红蛋白的其他原因。

2.硫化血红蛋白血症

硫化血红蛋白血症很少见,硫化血红蛋白不存在于正常红细胞中。在便秘(因屎中含有硫化物)或服用硫化物条件下,凡能引起高铁血红蛋白血症的药物或化学物质,均能引起本症。该症特点是发绀持续时间长达数月或更长,血液呈蓝褐色,通过分光镜检查可以确定。

四、伴随症状及临床意义

(1)发绀伴呼吸困难:见于重症心肺疾病、急性呼吸道梗阻和大量气胸等。高铁血红蛋白血症和硫化血红蛋白血症虽有明显发绀,但无呼吸困难。

(2)发绀伴杵状指(趾):主要见于发绀型先心病和重症肺化脓症。

(3)急速发生的发绀伴意识障碍:见于药物或化学物质中毒休克和急性重症肺部感染。

五、鉴别诊断

（一）中心性发绀

中心性发绀的特点表现为全身性、除四肢及颜面外,也累及躯干和黏膜、皮肤,但受累部位的皮肤是温暖的。发绀的原因多由心、肺疾病引起呼吸功能衰竭、通气与换气功能障碍、肺氧合作用不足导致 SaO_2 降低所致。一般可分为:①肺性发绀:即由于呼吸功能不全、肺氧合作用不足所致。常见于各种严重的呼吸系统疾病,如喉、气管、支气管的阻塞、肺炎、阻塞性肺气肿、弥漫性肺间质纤维化、肺淤血、肺水肿、急性呼吸窘迫综合征、肺栓塞、原发性肺动脉高压等;②心性混合性发绀:由于异常通道分流,使部分静脉血未通过肺循环进行氧合作用而进入人体循环动脉,如分流量超过心输出量的1/3,即可出现发绀。常见于发绀型先天性心脏病,如 Fallot 四联症、Eisenmenger 综合征等。

（二）周围性发绀

周围性发绀常由于周围循环血流障碍所致。其特点表现在发绀常出现于肢体的末端与下垂部位。这些部位的皮肤是冷的,但若给予按摩或加温,使皮肤转暖,发绀可消退。此特点亦可作为与中心性发绀的鉴别点。此型发绀可分为:①淤血性周围性发绀:常见于引起体循环淤血、周围血流缓慢的疾病,如右心衰竭、渗出性心包炎心包填塞、缩窄性心包炎、血栓性静脉炎、上腔静脉阻塞综合征、下肢静脉曲张等;②缺血性周围性发绀:常见于引起心排出量减少的疾病和局部血流障碍性疾病,如严重休克、暴露于寒冷中和血栓闭塞性脉管炎、雷诺病(Raynaud)、肢端发绀症、冷球蛋白血症等。

（三）混合性发绀

中心性发绀与周围性发绀症状同时存在,可见于心力衰竭等。

六、处理

发绀患者要迅速找出产生紫绀的病因,及时地给予治疗。对紫绀本身的治疗方法有以下几种。

(1)可注射呼吸中枢兴奋药,以提高呼吸功能,如可拉明0.375 g、山莨菪碱5~10 mg、野靛碱1.5 mg或回苏灵8 mg肌内注射。

(2)给患者吸氧以促进血红蛋白的氧合。

（3）保持患者呼吸道的畅通，使空气能够进入肺里和血红蛋白接触，如用支气管扩张药，氨茶碱 0.1 g，3 次/日、麻黄素 25 mg，3 次/日或异丙肾上腺素 10 mg 舌下含用，3 次/日，吸除痰液等，必要时进行人工呼吸、气管插管术或气管切开术抢救。

（4）变性血红蛋白病的紫绀可用 1% 彩美蓝溶液静脉注射（剂量是每千克体重用 1～2 mg）或静脉注射维生素 C；针刺人中、合谷、印堂、涌泉等穴；紫苏、藿香各 50 g，煎服。

（宫铁红）

第七节　呕　血

一、定义

呕血是上消化道疾病（指屈氏韧带以上的消化器官，包括食管、胃、十二指肠、空肠上段、肝、胆、胰疾病）或全身性疾病所致的急性上消化道出血，血液经胃从口腔呕出。鼻腔、口腔、咽喉等部位出血吞咽后呕出或呼吸道疾病引起的咯血，不属呕血，应当加以区别。

二、病因

呕血的常见病因如下。

（1）食管疾病：食管静脉曲张破裂、食管炎、食管憩室炎、食管癌、食管异物、食管贲门黏膜撕裂、食管炎食管裂孔疝及食管外伤等。大量呕血常为门脉高压所致的食管静脉曲张破裂引起，食管异物戳穿主动脉可造成大量呕血，常危及生命。

（2）胃及十二指肠疾病：最常见为胃及十二指肠溃疡，其次为服用非甾体类消炎止痛药（如阿司匹林、消炎痛等）和应激所引起的急性胃黏膜病变。胃十二指肠息肉、癌、淋巴瘤、平滑肌肉瘤、血管性疾病及十二指肠炎伴糜烂等亦可引起出血。

（3）肝、胆管疾病：肝硬化门静脉高压胃底及食管静脉曲张破裂出血，肝恶性肿瘤（如肝癌）、肝脓肿或肝动脉瘤破裂出血，胆囊、胆管结石、胆管寄生虫（常见为蛔虫）、胆囊癌、胆管癌及壶腹癌均可引起出血。大量血液流入十二指肠，可造成呕血。

（4）胰腺疾病：急性胰腺炎合并脓肿破裂出血、胰腺癌。

（5）血液疾病：血小板减少性紫癜、过敏性紫癜、白血病、血友病、霍奇金病、遗传性毛细血管扩张症、弥散性血管内凝血及其他凝血机制障碍（如应用抗凝药过量）等。

（6）急性传染病：流行性出血热、钩端螺旋体病、登革热、暴发型肝炎。

（7）其他：尿毒症、结节性多动脉炎、贝赫切特病。

呕血的原因甚多，但以消化性溃疡引起最为常见，其次为胃底或食管静脉曲张破裂，再次为急性胃黏膜病变。当病因未能明确时，也应考虑一些少见疾病，如血友病、原发性血小板减少性紫癜等。

三、临床表现

呕血前常有上腹不适及恶心，随后呕吐出血性胃内容物。呕出血液的颜色，视其出血量的多少及在胃内停留时间的久暂而不同。

出血量多且在胃内停留时间短，则血色鲜红或混有凝血块，或为暗红色；当出血量较少或在胃内停留时间长，则因血红蛋白与胃酸作用形成酸化血红蛋白（hematin），呕吐物可呈咖啡渣样棕褐色。呕血的同时可形成黑便。

成人消化道出血＞5 mL，可出现大便潜血阳性。出血达 50～70 mL 可发生黑便。上消化道短时间内出血达 250～300 mL,可以引起呕血。出血量不超过 400 mL 循环血容量的减少可很快被肝脾贮血和组织液所补充,并不引起全身症状。出血量超过 400 mL,但少于 1 000 mL 时,常表现为头晕、乏力、出汗、四肢冷、心慌、脉搏快等表现。若出血量达全身血量的 30%～50%(1 500～2 500 mL)即可出现急性周围循环衰竭,表现为脉搏频数微弱、血压下降、呼吸急促及休克等。血液学改变,最初可不明显,随后由于组织液的渗出及输液等情况,血液被稀释,血红蛋白及红细胞可逐渐减少,故出血早期不能仅根据血液学的改变来判断出血量,血红蛋白测定、红细胞计数及红细胞比容只供估计出血量的参考。

四、治疗

(1)绝对卧床休息,取平卧位,或将下肢抬高 30°。

(2)保持呼吸道通畅,防止呕血时吸入气管内发生窒息。

(3)应用止血药物如云南白药 0.3～0.6 g,每日 3 次口服。

(4)患者烦躁不安、情绪紧张时,可给予镇静剂如安定 5～10 mg 肌注或口服对止血有用。

(高学民)

第八节　便　血

一、定义

消化道出血、血液由肛门排出称为便血。便血颜色可呈鲜红、暗红或黑色(柏油便),少量出血不造成粪便颜色改变,需经隐血试验才能确定者,称为隐血便。

二、病因

(1)上消化道疾病:视出血量与速度的不同,可表现为便血或黑便。

(2)小肠疾病:肠结核病、肠伤寒、急性出血性坏死性肠炎、Crohn 病、小肠肿瘤、小肠血管畸形、空肠憩室炎或溃疡、Meckel 憩室炎或溃疡、肠套叠等。

(3)结直肠疾病:急性细菌性痢疾、阿米巴性痢疾、肠结核、溃疡性结肠炎、Crohn 病、结肠息肉及息肉病、结肠癌、缺血性结肠炎、抗菌药物相关性肠炎、憩室炎、放射性肠炎、贝赫切特病、直肠孤立性溃疡、直肠肛门损伤、痔、肛裂、肛瘘等。

(4)感染出血:肠伤寒、副伤寒、钩端螺旋体病、流行性出血热、重症肝炎、败血症、血吸虫病、钩虫病等。

(5)全身性疾病:白血病、血小板减少性紫癜、过敏性紫癜、血友病、遗传性毛细血管扩张症、维生素 C 及维生素 K 缺乏症、肝脏疾病等。

三、临床表现

便血的颜色、性状与出血的部位、出血量、出血速度及在肠道停留的时间有关。上消化道或高位小肠出血在肠内停留时间较长,红细胞破坏后,血红蛋白中的铁在肠道内与硫化物结合形成硫化铁,故粪便呈黑色,更由于附近有黏液而发亮,类似柏油,故又称柏油便。

若短时间(4 小时内)出血量超过 1 000 mL,则大便可呈暗红色,易与下消化道出血混淆;低位小肠或右半结肠出血,一般为暗红色或果酱色。若量少、速度慢,在肠道停留时间较长(超过 14 小时)时,大便亦呈黑色,注意不要误诊为上消化道出血;左半结肠出血,若量多,则呈鲜红色;若量少,停留时间长,则呈暗红色。粪便可全为血液或与粪便混合;血色鲜红不与粪便混合,仅黏附于粪便表面或于排便前后有鲜血滴出或喷射出者,提示为肛门或肛管疾病出血,如痔、肛裂或直肠肿瘤引起的出血;阿米巴性痢疾的粪便多为暗红色果酱样的脓血便;急性细菌性痢疾为黏液脓性鲜血便;急性出血性坏死性肠炎可排出洗肉水血样粪便,并有特殊的腥臭味。

细致观察血性粪便的颜色、性状及气味等对寻找病因及确立诊断有帮助。少量的消化道出血,无肉眼可见的粪便颜色改变者称为隐血便,隐血便需用隐血试验才能确定。可无自觉症状或仅有贫血。

食用动物血、猪肝等也可使粪便呈黑色,但免疫法查大便潜血为阴性。服用铋剂、铁剂、炭粉及中药等药物也可使粪便变黑,但一般为灰黑色无光泽,且隐血试验阴性,可资鉴别。

四、治疗

(一)止血药物

可应用抗纤溶药(如氨甲苯酸)、云南白药、凝血酶(口服或局部用)、巴曲酶等。经直肠镜或乙状结肠镜发现出血病灶,可局部应用止血药物。

(二)内镜下止血

使用直肠镜、乙状结肠镜下或纤维结肠镜下局部药物喷洒、电凝、激光等治疗,可防止造成穿孔。

(三)血管造影介入

经造影导管超选择性动脉灌注血管加压素或栓塞物可以有效止血,对出血原因尚不明确或经药物治疗无效的下消化道出血具有诊断价值。

(四)外科治疗

急诊手术仅用于患者出血量多,且其他治疗方法不能止血时。如诊断明确为结肠癌,应尽可能行择期手术。

(高学民)

第九节 黄 疸

一、定义

黄疸为一种常见的临床表现,是由于血清内胆红素浓度增高(高胆红素血症,)使巩膜、皮肤、黏膜、体液和其他组织被染成黄色的现象。

正常血清总胆红素浓度为 $1.7\sim17.1\ \mu mol/L$,其中一分钟胆红素低于 $3.4\ \mu mol/L$。如总胆红素为 $34\ \mu mol/L$,临床上即可发现黄疸;如血清总胆红素超过正常范围而肉眼看不出黄疸,则称为隐性黄疸。

二、胆红素代谢

(一)正常胆红素的代谢

1.胆红素的来源

衰老红细胞所释放的血红蛋白为胆红素的主要来源,占 $80\%\sim85\%$,$10\%\sim15\%$胆红素来自骨髓中未成熟红细胞的血红蛋白(即无效造血),另 $1\%\sim5\%$来自肝的游离血红蛋白及含血红素的蛋白质。正常成人每日生成胆红素总量为 $340\sim510\ \mu mol/L$,平均 $425\ \mu mol/L$。

2.胆红素的运输

上述胆红素是游离胆红素,又称非结合胆红素。游离胆红素于血循环中附着于血清蛋白上,形成胆红素—血清蛋白复合物,运载到肝。

3.胆红素的摄取

在肝窦内,胆红素被肝细胞微突所摄取,并将血清蛋白与胆红素分离,胆红素进入肝细胞后,由胞浆载体蛋白 Y 和 Z 所携带,并转运到光面内质网内的微粒体部分。

4.胆红素的结合

游离胆红素在微粒体内经葡萄糖醛酸转移酶催化,与葡萄糖醛酸基相结合,形成结合胆红素。主要为胆红素葡萄糖醛酸酯,约占结合胆红素总量的75%。

5.胆红素的排泄

结合胆红素可经高尔基器运输到毛细胆管微突、细胆管、胆管而排入肠道。但无疑是主动转运、限速和耗能过程。结合胆红素进入肠腔后,由肠道细菌脱氢的作用还原为尿胆原,大部分随粪便排出,称为粪胆原;小部分回肠下段或结肠重新吸收,通过门静脉血回到肝,转变为胆红素,或未经转变再随胆汁排入肠内,从肠道重吸收的尿胆原,有很多部分进入体循环,经肾排出。

(二)黄疸分类

1.溶血性黄疸

(1)病因和发生机制:凡能引起红细胞大量破坏而产生溶血现象的疾病,都能发生溶血性黄疸:①先天性溶血性贫血;②获得性溶血性贫血。

红细胞大量破坏时,生成过量的非结合胆红素,远超过肝细胞摄取、结合和排泄的限度,同时溶血性贫血引起的缺氧、红细胞破坏释出的毒性物质,均可削弱肝细胞的胆红素代谢功能,使非结合胆红素潴留于血中而发生黄疸。

(2)溶血性黄疸的特征:①巩膜多见轻度黄染,在急性发作时有发热、腰背酸痛,皮肤黏膜往往明显苍白;②皮肤无瘙痒;③有脾大;④有骨髓增生旺盛的表现;⑤血清总胆红素增高,一般不超过 85 μmol/L,主要为非综合胆红素增高;⑥尿中尿胆原增加而无胆红素,急性发作时有血红蛋白尿,呈酱油色,慢性溶血时尿内含铁血黄素增加,24 小时粪中尿胆原排出量增加;⑦在遗传性球形细胞增多时,红细胞脆性增加,地中海贫血时脆性降低。

2.肝细胞性黄疸

(1)病因和发生机制:各种肝病肝细胞广泛损害而引起黄疸。因肝细胞病变,对胆红素摄取、结合和排泄功能发生障碍,以致有相当量的非结合胆红素潴留于血中,同时因结合胆红素不能正常地排入细小胆管,反流入肝淋巴液及血液中,结果发生黄疸。尿内有胆红素,尿胆原的排泄量视肝细胞损害和肝内淤胆的程度而定。

(2)肝细胞性黄疸的特征:①皮肤和巩膜呈浅黄至深金黄色,皮肤有时有瘙痒;②血中非结合和结合胆红素均增高;③尿中胆红素阳性,尿胆原常增加,但在疾病高峰时,因肝内淤胆至尿胆原减少或缺如,同样,粪中尿胆原含量可正常、减少或缺如;④血清转氨酶明显增高;⑤血中肝炎病毒标记物常阳性;⑥肝活组织检查对弥漫性肝病的诊断有重要意义。

3.胆汁淤积性黄疸

(1)病因和发病机制:①肝外阻塞性胆汁淤积:引起胆总管内阻塞的有胆石症、胆管蛔虫、胆管炎、癌肿浸润、手术后胆管狭窄;胆管外阻塞的有壶腹周围癌、胰头癌、肝癌、肝门或胆总管周围淋巴结癌肿转移等引起胆管压迫。阻塞上端的胆管内压力不断增高,胆管逐渐扩大,最后使肝内胆管因胆汁淤积而破裂,胆汁直接或由淋巴液反流入体循环,结果使血中结合胆红素增高;②肝内阻塞性胆汁淤积:包括肝内泥沙样结石、原发性肝癌侵犯肝内胆管或形成癌栓、华支睾吸虫病等;③肝内胆汁淤积:见于病毒性肝炎、药物性黄疸、原发性胆汁硬化及妊娠期复发性黄疸等。

肝内胆汁淤积在分子细胞学上是指胆汁的生成和分泌减少,以及胆汁流淤滞和浓缩。

(2)胆汁淤积性黄疸的特征:①肤色暗黄,黄绿或绿褐色;②皮肤瘙痒显著,常发生于黄疸出现前;③血中胆红素增高,以结合胆红素为主,胆红素定性试验呈直接反应;④尿胆红素阳性,但尿胆原减少或缺如;⑤粪中尿胆原减少或缺如,粪便显浅灰色或陶土色;⑥血清总胆固醇、碱性磷酸酶、γ-谷氨酰转肽酶增高、脂蛋白-X 阳性。

4.先天性非溶血性黄疸

先天性非溶血性黄疸系指肝细胞对胆红素的摄取、结合及排泄有先天性酶缺陷所致。

（1）Gilbert 综合征：系因肝细胞摄取游离胆红素障碍及微粒体内葡萄糖醛酸转移不足所致。血清内非结合胆红素增高，肝功能试验正常，红细胞脆性正常，胆囊显影良好，肝活组织检查无异常。

（2）Dubin-Johnson 综合征：系因肝细胞对结合胆红素及其他有机阴离子向毛细胆管排泄障碍，致血清结合胆红素增高，但胆红素的摄取和结合正常。口服胆囊造影剂胆囊常不显影。肝外观呈绿黑色，肝活组织检查见肝细胞内有弥漫的棕褐色色素颗粒。

（3）Rotor 综合征：由于肝细胞摄取游离胆红素和排泄和排泄结合胆红素均有先天性缺陷，致血中结合胆红素增高为主，吲哚菁绿（ICG）排泄试验有减低。胆囊造影多显影良好，少数不显影。肝活组织检查正常，肝细胞内无色素颗粒。

（4）Crigler－Najjar 综合征：系由于肝细胞缺乏葡萄糖醛酸转移酶，致不能形成结合胆红素，因而血中非结合胆红素浓度很高，可并发核黄疸。预后很差。

（5）黄疸鉴别诊断，实验室及其他检查：肝功能、免疫学检查、血液学检查等。

三、诊断

黄疸的鉴别诊断应根据病史、体征、实验室和其他检查等所取得的结果，进行综合分析与判断，以期得到正确诊断。

（一）病史

（1）年龄与性别：婴儿期黄疸有新生儿生理性黄疸、新生儿肝炎和先天性胆管闭锁，儿童时期至 30 岁以前，以病毒性肝炎为多见；40 岁左右所见的黄疸常由胆石症所致；30～50 岁的男性黄疸患者，应多考虑肝硬化或原发性肝癌；50～60 岁以上出现的黄疸，常见于癌肿，男性以胰头癌，女性以胆管癌为多见。

（2）接触史：黄疸型病毒性肝炎患者常有与肝炎患者接触史，或有近期输血、血浆制品、注射史；服用氯丙嗪、甲睾酮、对乙酰氨基酚等药物或接触四氯化碳者，应考虑药物性肝病或中毒性肝炎，还应了解患者疫水接触史等。

（3）家族史：家族中除肝炎外，要想到先天性溶血性及非溶血性黄疸和其他遗传性肝病。

（4）过去史。

（5）妊娠史。

（6）饮酒史与冶游史。

（7）病程：黄疸的病程可作为诊断的参考。

（二）症状

（1）发热：病毒性肝炎在黄疸出现前常有低热，胆管炎的发热一般在中等度以上，多伴有寒战，肝癌因癌组织坏死或继发感染常有发热。

（2）腹痛：肝区隐痛或胀痛，常提示病毒性肝炎，持续性胀痛见于慢性肝炎及肝癌；胆石症或胆管蛔虫症发作，常有右上腹阵发性绞痛，上腹及腰背痛提示胰头癌。

（3）消化不良症状。

（4）皮肤瘙痒：胆汁淤积性黄疸常有明显的皮肤瘙痒，肝细胞性黄疸可有轻度瘙痒，溶血性黄疸则无瘙痒。

（5）体重是否改变。

（6）尿、粪颜色的改变：胆汁淤积性黄疸时尿如浓茶，粪色浅灰或陶土色；肝细胞性黄疸时尿色加深，粪色浅黄；溶血性黄疸急性发作时可排出酱油色尿，粪便颜色亦加深。

（三）体征

（1）黄疸的色泽：皮肤颜色主要由黄疸的种类与持续的时间来决定。溶血性黄疸皮肤呈柠檬色，肝细胞性黄疸呈浅黄或金黄色，胆汁淤积性黄疸持续时间较长者呈黄绿色、深绿色或绿褐色。

（2）皮肤改变：除黄疸外，在肝硬化可见色素沉着、肝病面容、肝掌、蜘蛛痣或毛细血管扩张、出血点、腋毛脱落、腹壁静脉曲张及下肢水肿等。胆汁淤积性黄疸时可见皮肤瘙痒抓痕、色素沉着及眼睑黄瘤等。在溶血性黄疸常见皮肤苍白。

（3）肝大：急性肝炎时，肝轻度或中度肿大，质地软而有压痛；肝硬化时肝常先大后小，质地明显变硬；肝癌时肝显著肿大，质坚硬并有压痛；表面有不规则结节；心功能不全时，肝肿大，质地中度，有压痛；急性肝坏死时，肝浊音界缩小。

（4）脾大：肝硬化伴有门静脉高压时，脾中度或显著肿大，急性黄疸病毒性肝炎脾轻度肿大。

（5）胆囊肿大：胰头癌、壶腹周围癌、胆总管癌引起肝外阻塞性胆汁淤积时的胆囊胀大，有表面平滑、可移动与无压痛等特点，即所谓 Coruvoisier 征。在胆囊癌及胆囊底部巨大结石，肿大的胆囊坚硬而不规则。

（四）实验室及其他检查

1.肝功能试验

（1）胆红素代谢试验：包括胆红素定性和定量测定、尿胆红素和尿胆原测定。一分钟胆红素（$1'B$）相当于结合胆红素，一般约占总胆红素量（TB）的 20%。溶血性黄疸时非结合胆红素显著增高，$1'B/TB$ 比值 <20%，尿胆红素阴性，尿胆原显著增加；肝细胞性黄疸时结合与非结合胆红素均中度增高，尿胆红素阳性，尿胆原增加、正常或减少；胆汁淤积性黄疸时结合胆红素显著增高，尿胆红素阳性，尿胆原视胆汁淤积程度而定，可有或无。

（2）血清蛋白测定与蛋白电泳：在慢性肝细胞性黄疸特别是晚期患者，血清总蛋白和清蛋白减少，球蛋白增高致清/球蛋白比值低于正常或倒置。在急性肝炎，血清蛋白电泳测定可见清蛋白轻度降低，β 与 γ-球蛋白轻度升高；肝硬化常有清蛋白显著降低，β 及 γ-球蛋白明显增高；在原发性胆汁性肝硬化，清蛋白降低，α_2、β 及 γ-球蛋白增高；早期胆汁淤积性黄疸蛋白电泳无明显改变，以后 α_2 及 β 球蛋白增高。

（3）血清酶活力测定：血清转氨酶 ALT（GPT）、AST（GOT）：急性黄疸型病毒性肝炎时，ALT 及 AST 活力明显增高，胆汁淤积性黄疸蛋的二者仅轻度升高；在重症肝炎患者，有时见转氨酶活力反而降低，血清胆红素明显升高，呈"胆酶"分离现象，提示预后险恶。

碱性磷酸酶（ALP）：在肝外、肝内阻塞性黄疸及肝内胆汁淤积，ALP 明显增高，其活力大于正常值3 倍，如无骨病存在，则高度提示有胆汁淤积。

γ-谷氨酰转肽酶（γ-GT）：急性肝炎可有 γ-GT 轻度或中度增高，原发性肝癌及胆汁淤积黄疸则 γ-GT 显著增高。

$5'$-核苷酸酶（$5'$-NT）：是 ALP 的一种同工酶，但在骨病和妊娠期酶活力无改变。原发性肝癌、癌性胆管阻塞时 $5'$-NT 活力增高。

乳酸脱氢酶（LDH）：大多数急性肝炎患者 LDH 增高，如 LDH 显著增高，应考虑癌肿阻塞引起的黄疸，单纯良性胆汁淤积时，LDH 一般仅轻度升高。

（4）血清总胆固醇、胆固醇酯、脂蛋白-X（LP-X）测定：在胆汁淤积性黄疸，总胆固醇含量增高；肝细胞性黄疸特点是有广泛肝坏死时，胆固醇酯降低。胆汁淤积性黄疸患者，血清中出现一种特殊的脂蛋白-X。正常人血清中无 LP-X。

（5）血清铁和铜含量测定正常血清铁浓度为 $14.3\sim23.3\ \mu mol/L$，血清酮为 $15.1\sim22\ \mu mol/L$，铁/铜比值为 $0.8\sim1.0$。胆汁淤积性黄疸时血清铜增高，铁/铜比值 <0.5；肝细胞性黄疸急性期的血清铁增高，铁/铜比 >1。

（6）凝血酶原时间测定及其对维生素 K 的反应：即肝细胞性和胆汁淤积性黄疸时，凝血酶原生成减少，因而凝血酶原时间均延长。注射维生素 K $2\sim4$ mg 后 24 小时复查凝血酶原时间，如较注射前有明显缩短，表示肝功能正常，黄疸可能为胆汁淤积性。如无改变，表示肝制造凝血酶原的功能受损，黄疸可能为肝细胞性。

（7）吲哚菁绿（ICG）排泄试验：正常人 ICG 平常潴留量为注射剂量的 10%，肝实质病变时潴留量增加。

2.免疫学检查

原发性胆汁性肝硬化时,除 IgM 明显增高外,血清内抗线粒体抗体阳性率可高达 90%～95%。在原发性肝癌,甲胎蛋白大多数阳性。

3.血液学检查

血液学检查主要用于协助诊断溶血性黄疸。先天性溶血性黄疸时,有贫血、周围血中有晚幼红细胞和网织红细胞显著增多、骨髓红系统细胞明显增生活跃。遗传性球形细胞增多症,有红细胞脆性增加;地中海贫血时,红细胞脆性降低。抗人体蛋白试验在自身免疫性溶血性贫血及新生儿溶血性贫血时呈阳性反应。

4.超声显像

腹部超声检查显著地提高了黄疸的诊断水平,超声显像在鉴别胆汁淤积性和肝细胞性黄疸时的准确率甚高,特别是对肝外胆管阻塞引起的黄疸与肝内胆汁淤积的鉴别很有帮助。

5.X 线检查

(1)食管吞钡、胃肠钡餐检查:发现食管或胃底静脉曲张,则可协助诊断肝硬化,十二指肠肠曲增宽提示胰头癌。Vater 壶腹癌时,利用十二指肠低张造影,可见十二指肠降部充盈缺损,呈反"3"型。

(2)胆囊造影术:胆囊造影术可了解胆囊显影情况,静脉胆管造影时可了解胆管通畅与否、胆管有无增粗。

(3)经十二指肠镜逆行胰胆管造影(ERCP):可区别肝外或肝内胆管阻塞及阻塞部位;通过十二指肠镜可直接察见壶腹区与乳头部有无病变,并可做活组织检查。

(4)经皮肝穿刺胆管造影(PTC):能清楚显示肝内、外整个胆管系统,对胆管阻塞的部位、程度、病变范围等亦能准确了解。

(5)CT:上腹部 CT 检查能同时显示肝、胆管与胰腺等脏器的图像。

6.放射性核素检查

注射标记^{99m}Tc 的吡哆醛氨基酸类化合物做肝胆动态显像(ECT),除做出肝和胆管功能的评价外,主要是鉴别肝外胆管阻塞性黄疸和肝细胞性黄疸,放射性胶体单光子发射电子计算机断层扫描,对肝占位性病变的部位、大小和形态分辨率很高。

7.十二指肠引流

8.肝穿刺活组织检查与腹腔镜检查

肝活组织检查能协助诊断肝细胞性黄疸、肝内胆汁淤积及 Dubin-Johnson 综合征等。急性肝炎时,腹腔镜下可见大红肝、胆囊松弛、脾大;肝内胆汁淤积时,肝呈绿色花斑状,胆囊松弛。

9.治疗性试验

(1)泼尼松试验:患者口服泼尼松 10～15 mg(3 次/日,共服 5～7 日),服药前、后检查血清胆红素。胆汁淤积型肝炎时,本试验可使胆红素浓度降低 50% 以上,而在肝外阻塞性黄疸则不降低或下降甚微。有人应用本试验来鉴别肝内胆汁淤积和肝外阻塞性黄疸。

(2)苯巴比妥试验:苯巴比妥对肝细胞微粒体酶与 Na^+-K^+-ATP 酶有诱导作用,促进胆汁输送排泄,可减轻肝内胆淤积。口服苯巴比妥 30～60 mg,(3～4 次/日,共 7 日),其临床意见与评价同泼尼松试验。

四、治疗

(1)积极治疗原发病。

(2)对症治疗。

(高学民)

第十节　急性腹痛

一、定义

急性腹痛(abdominal pain)是指患者自觉腹部突发性疼痛,常由于腹腔内或腹腔外器官疾病所引起,前者称为内脏性腹痛,常为阵发性并伴有恶心、呕吐及出汗等一系列相关症状,腹痛由内脏神经传导;而后者腹痛是由躯体神经传导,故称躯体性腹痛,常为持续性,多不伴有恶心、呕吐症状。

二、病因与发生机制

(一)急性腹痛

急性腹痛有起病急、病情重和转变快的特点,常涉及是否手术治疗的紧急决策。

(1)腹膜炎症:多为胃肠穿孔引起,少部分为自发性腹膜炎。

(2)腹腔器官急性炎症:如急性胃炎、急性肠炎、急性胰腺炎、急性出血性坏死性肠炎、急性胆囊炎等。

(3)空腔脏器阻塞或扩张:如肠梗阻、胆管结石、胆管蛔虫症、泌尿系结石梗阻等。

(4)脏器扭转或破裂:如肠扭转、肠绞窄、肠系膜或大网膜扭转、卵巢扭转、肝破裂、脾破裂、异位妊娠破裂等。

(5)腹腔内血管阻塞:如缺血性肠病、夹层腹主动脉瘤等。

(6)胸腔疾病所致的腹部牵涉性痛:如肺炎、肺梗死、心绞痛、心肌梗死、急性心包炎、胸膜炎、食管裂孔疝。

(7)腹壁疾病:如腹壁挫伤、脓肿及腹壁带状疱疹。

(8)全身性疾病所致的腹痛:如腹型过敏性紫癜、腹型风湿热、尿毒症、铅中毒、血卟啉病等。

(二)发生机制

腹痛发生可分为三种基本机制,即内脏性腹痛、躯体性腹痛和牵涉痛。

1.内脏性腹痛

内脏性腹痛是腹内某一器官受到刺激,信号经交感神经通路传入脊髓,其疼痛特点为:①疼痛部位含混,接近腹中线;②疼痛感觉模糊,多为痉挛、不适、钝痛、灼痛;③常伴恶心、呕吐、出汗等其他自主神经兴奋症状。

2.躯体性腹痛

躯体性腹痛是来自腹膜壁层及腹壁的痛觉信号,经体神经传至脊神经根,反映到相应脊髓节段所支配的皮肤。其特点是:①定位准确,可在腹部一侧;②程度剧烈而持续;③可有局部腹肌强直;④腹痛可因咳嗽、体位变化而加重。

3.牵涉痛

牵涉痛是腹部脏器引起的疼痛,刺激经内神经传入,影响相应脊髓节段而定位于体表,即更多具有体神经传导特点,疼痛较强,程度剧烈,部位明确,局部有压痛、肌紧张及感觉过敏等。临床上不少疾病的腹痛涉及多种发生机制。阑尾炎早期疼痛在脐周,常有恶心、呕吐,为内脏性疼痛,持续而强烈的炎症刺激影响相应的脊髓节段或躯体传入纤维,使疼痛转移至右下腹麦氏点,出现牵涉痛;当炎症进一步发展波及腹膜壁层,则出现躯体性疼痛,程度剧烈,伴以压痛、肌紧张及反跳痛。

三、临床表现

(一)腹痛部位

一般腹痛部位多为病变所在。如胃、十二指肠疾病、急性胰腺炎疼痛多在中上腹部;胆囊炎、胆石症、肝脓肿等疼痛多在右上腹;急性阑尾炎痛在右下腹麦氏点;小肠疾病疼痛多在脐部或脐周;膀胱炎、盆腔炎症及异位妊娠破裂疼痛在下腹部;弥漫性或部位不定的疼痛见于急性弥漫性腹膜炎(原发性或继发性)、机械性肠梗阻、急性出血性坏死性肠炎、血卟啉病、铅中毒、腹型过敏性紫癜等。

(二)腹痛性质和程度

突发的中上腹剧烈刀割样痛、烧灼样痛多为胃、十二指肠溃疡穿孔;中上腹持续性剧痛或阵发性加剧应考虑急性胰腺炎;胆石症或泌尿结石常为阵发性绞痛,相当剧烈,致使患者辗转不安;阵发性剑突下钻顶样疼痛是胆管蛔虫症的典型表现;持续性、广泛性剧烈腹痛伴腹壁肌紧张或板样强直,提示为急性弥漫性腹膜炎。隐痛或钝痛多为内脏性疼痛,多由胃肠张力变化或轻度炎症引起;胀痛可能为实质脏器的包膜牵张所致。

(三)诱发因素

胆囊炎或胆石症发作前常有进滑腻食物;而急性胰腺炎发作前则常有酗酒、暴饮暴食史;部分机械性肠梗阻与腹部手术史有关;腹部受暴力作用引起的剧痛并有休克者,可能是肝、脾破裂所致。

(四)发作时间与体位的关系

餐后痛可能是胆胰疾病、胃部肿瘤或消化不良所致;饥饿痛发作呈周期性、节律性者见于胃窦、十二指导肠溃疡;子宫内膜异位者腹痛与月经周期相关;卵泡破裂者发作在月经间期。某些体位可使腹痛加剧或减轻,从中可获得诊断的线索:例如左侧卧位可使胃黏膜脱垂患者的疼痛减轻;膝胸或俯卧位可使十二指肠壅滞症的腹痛及呕吐等症状缓解;胰体癌者仰卧位时疼痛明显,而前倾位或俯卧位时减轻;反流性食管炎患者烧灼痛在躯体前屈时明显,而直立位时减轻。

(五)伴随症状

用腹痛伴有发热寒战者显示有炎症存在,见于急性胆管感染、胆囊炎、肝脓肿、腹腔脓肿,也可见于腹腔外疾病;腹痛伴黄疸者可能与胆系或胰腺疾病有关;急性溶血性贫血也可出现腹痛与黄疸;腹痛伴休克,同时有贫血者可能是腹腔脏器破裂(如肝、脾或异位妊娠破裂);无贫血者则见于胃肠穿孔、绞窄肠梗阻、肠扭转、急性出血坏死性胰腺炎;腹腔外疾病如心肌梗死、肺炎也可有腹痛与休克,应特点警惕;伴呕吐者提示食管、胃肠病变,呕吐量大提示胃肠道梗阻;伴反酸、嗳气者提示胃十二指肠溃疡或胃炎;伴腹泻者提示消化吸收障碍或肠道炎症、溃疡或肿瘤;此外腹痛伴血尿者可能为泌尿系统疾病(如泌尿系结石)所致。

四、诊断与鉴别诊断

腹痛的诊断应根据详细的病史资料、腹痛的上述临床表现总结出腹痛的特点,分析其可能的病理本质,结合全面的体格检查特别是腹部检查发现,作为初步诊断,进一步部署必要的实验室内和特殊检查,一般不难确诊。对急性腹痛应特别注意其严重程度及威胁生命的体征,分清内科与外科治疗的限度;对慢性腹痛则应注意腹腔外或全身性病变引起腹痛的鉴别,以及注意器质性与功能性疾病的鉴别;对一时尚无明确诊断者,应密切随访观察,根据症状的轻重缓急,予以相应处理。切勿随意使用镇痛药,禁用麻醉剂,切忌听之任之。几种常见腹痛疾病的诊断要点详见表2-3。

五、处理

(1)积极治疗原发病。

(2)对症治疗。

表 2-3　腹痛疾病的诊断要点举例

疾病	病史	腹痛部位	性质	腹部体征	伴随症状	实验室检查	特殊检查
急性胃肠炎	饮食不洁暴饮暴食史	中上腹或全腹	持续胀痛阵发剧痛	局部压痛肠鸣活跃	恶心、呕吐、腹胀、发热等	白细胞增多大便异常	
急性胰腺炎	暴饮暴食史胆结石史	上腹偏左或正中	持续剧痛向左腰背放射	上腹压痛肌紧张轻重不等,重者腹胀、腹水征肠鸣音减少	恶呕、发热、休克等	血细胞增多、血尿、血尿淀粉酶↑、腹水淀粉酶↑	腹部平片,D 型超声显示局部炎症腹胀、胆系结石
急性胆囊炎	中年女性多见,脂餐后发作,胆结石史	右上腹向右肩放射	胀痛、绞痛	右上腹压痛 Muphy 征阳性	恶呕、发热、可有黄疸	白细胞升高	B 型超声可见胆石
急性阑尾炎	中青年多无诱因	转移性腹痛至右下腹	剧痛	麦氏点压痛肌紧张、反跳痛	早期恶心、呕吐、发热	白细胞增多	
胃十二指肠空孔	中年男性多见,溃疡病史,餐后发作	先上腹,迅即扩散全腹	剧烈刀割样	腹部压痛板样强直肝浊音区消失	休克	白细胞增多	X 线示膈下游离气体,腹穿抽出渗液
肾输尿管结石	中青年多见	双腰或下腹部,向阴部大腿内侧放射	绞痛性质	肠鸣音消失输尿管区压痛	恶呕、尿路症状	白细胞增多尿常规异常	B 型超声、腹部平片发现结石

（高学民）

第十一节　急性腹泻

一、定义

腹泻是指排便次数增加、粪便稀薄、带有黏液、脓血或未消化的食物。腹泻可分为急性与慢性腹泻两种,腹泻超过两个月者属慢性腹泻。

二、病因

（1）肠道疾病:包括病毒、细菌、真菌、原虫、蠕虫等感染所引起的肠炎及急性出血性坏死性肠炎、Crohn 病或溃疡结肠炎急性发作、急性肠道缺血等。

（2）全身性感染:如败血症、伤寒或副伤寒、钩端螺旋体病。

（3）急性中毒:服食毒蕈、河豚、鱼胆及化学药物如砷、磷等引起的腹泻。

（4）其他:如变态反应性肠炎、过敏性紫癜、服用某些药物（如 5-氟尿嘧啶、利血平及新斯的）时引起腹泻。

三、发生机制

（一）分泌性腹泻

分泌性腹泻由胃黏膜分泌过多的液体而引起。霍乱弧菌外毒素引起的大量水样腹泻即属于典型的分泌性腹泻。霍乱弧菌外毒素刺激脾性黏膜细胞内的腺苷酸环化酶,促使环磷酸腺苷（cAMP）含量增加,使水与电解质分泌到肠腔而导致腹泻。产毒素的大肠杆菌感染、某些胃肠道内分泌肿瘤,如促胃液素瘤、血管活性肽瘤（VIP）所致的腹泻也属分泌性腹泻。

（二）渗透性腹泻

渗透性腹泻是肠内容物渗透压增高,阻碍肠内水分与电解质的吸收而引起,如乳糖酶缺乏,乳糖不能水解即形成肠内高渗,或因服盐类泻药或甘露醇等。

（三）渗出性腹泻

渗出性腹泻是因黏膜炎症、溃疡、浸润性病变致血浆、黏液、脓血渗出,见于各种炎症。

（四）吸收不良性腹泻

吸收不良性腹泻由肠黏膜的吸收面积减少或吸收障碍所引起，如小肠大部分切除，吸收不良综合征等。

（五）动力性腹泻

动力性腹泻是肠蠕动亢进致肠内食糜停留时间少，未被充分吸收所致的腹泻，如肠炎、胃肠功能紊乱及甲状腺功能亢进症等。

四、临床表现

（一）起病及病程

急性腹泻起病多骤然，病程较短，多为感染或食物中毒所致。慢性腹泻起病缓慢，病程较长，多见于慢性感染、炎症、吸收不良、肠道肿瘤或神经功能紊乱。

（二）腹泻次数及粪便性质

急性腹泻，每天排便次数可多达 10 次以上，粪便量多而稀薄。如为细菌感染，则初为水样后为黏液血便或脓血便。肠阿米巴病的粪便呈暗红色（或果酱样）。

慢性腹泻，多数每天排便数次，可为稀便，亦可带黏液、脓血，见于慢性细菌性或肠阿米巴性病，但亦可见于炎症性肠病及结肠、直肠癌。粪便中带大量黏液而无病理成分者常见于肠易激综合征。

（三）腹泻与腹痛的关系

急性腹泻常有腹痛，尤以感染性腹泻为明显。小肠疾病的腹泻疼痛常在脐周，便后腹痛缓解不显；而结肠疾病则疼痛多在下腹，且便后疼痛常可缓解或减轻；分泌性腹泻往往无明显腹痛。

（四）化验检查

检查应尽量采集新鲜标本作显微镜检查，以确定是否存在红、白细胞或阿米巴原虫及寄生虫卵等病理成分。粪便的细菌培养对确定病原体有重要意义。疑有血吸虫病者应作粪便孵化检查。疑有吸收不良者可作粪便脂肪定量测定等。

（五）X 线及结肠镜检查

慢性腹泻疑有结肠病变者可作钡剂灌肠 X 线检查。结肠镜检查对结肠病变所致腹泻的诊断有重要意义，可直接观察病变性质并作活检。

（高学民）

第十二节　心　悸

一、定义

心悸（palpitation）指患者自觉心中悸动，甚至不能自主的一类症状。发生时，患者自觉心跳快而强，并伴有心前区不适感。

二、病因

引起心悸的原因很多，大体可见于以下几类疾病。

(1)心血管疾病：常见于各种类型的心脏病，如心肌炎、心肌病、心包炎、心律失常及高血压等。

(2)非心血管疾病：常见于贫血、低血糖、大量失血、高热、甲状腺功能亢进症等疾病以及胸腔积液、气胸、肺部炎症、肺不张、腹水、肠梗阻、肠胀气等；还可见于应用肾上腺素、异丙肾上腺素、氨茶碱、阿托品等药物后出现的心悸。

(3)神经因素：自主神经(植物神经)功能紊乱最为常见,神经衰弱、更年期综合征、惊恐或过度兴奋、剧烈运动后均可出现心悸。

三、诊断和鉴别诊断

(一)诊断

心悸的诊断需要排除器质性心脏病。另外还须注意本病有时伴随器质性心脏病,诊断时必须根据病史、临床表现及实验室检查等进行详细的分析、判断,以了解器质性心脏病的严重程度以及心脏神经官能症所占据的成分。

1.病史

心悸是许多疾病的一个共同表现,其中有一部分心悸的患者并无器质性病变,因而病史对于心悸的诊断尤为重要。如应仔细询问患者心悸的发生是否与体力活动、精神状态以及应用药物等因素有关。若心悸常在轻度体力活动后产生,则病变多为器质性的,应进一步询问既往有无器质性心脏病的病史,若心悸发生在剧烈运动之后,或在应用阿托品等药物之后,则为机体的一种生理反应。另外,心悸发作时间的长短也与病因有关。如突然发生的心悸在短时间内很快消失,但易反复发作,则多与心律失常有关,此时应详细追问心悸发作当时患者的主观感觉,如有无心跳过快、过慢或不规则的感觉,是否伴有意识改变及周围循环障碍,以便做出初步的诊断。若患者从幼年时即出现心悸,则多与先天性心血管疾病有关。

详细询问病史除对病因有一个初步判断外,还可以了解患者有无其他官能性诉述或表现,对以后的治疗也有很大的帮助。

2.体格检查

询问完病史之后,就应有针对性地进行体格检查。如怀疑患者有器质性心脏病时,应重点检查心脏有无病理性体征,即有无心脏杂音、心脏增大以及心律改变等,有无血压增高、脉压增大、水冲脉等心脏以外的心脏病体征。患者的全身情况如精神状态、体温、有无贫血、多汗及甲状腺肿大等也应仔细检查,避免遗漏。

3.实验室检查

若怀疑患者有甲状腺功能亢进、低血糖或嗜铬细胞瘤等疾病时可进行相关的实验室检查,如测定血清T_3、T_4、甲状腺吸碘率、血糖、血尿儿茶酚胺等。怀疑贫血时可查血常规,必要时可进行骨髓穿刺检查骨髓涂片,以进一步明确病因。

4.器械检查

器械检查中最重要的是心电图检查,且方便、快捷,患者无痛苦。心电图检查不仅可以发现有无心律失常,还可以发现心律失常的性质。若静息时心电图未发现异常,可嘱患者适当运动,或进行24 h动态心电图监测。对于怀疑有器质性心脏病的患者,为进一步明确病因,还可进行心脏多普勒超声检查,以了解心脏病变的性质及严重程度。

(二)鉴别诊断

1.心律失常

(1)过早搏动:过早搏动简称为早搏,分为房性、交界性和室性早搏三种,是临床上引起心悸最常见的原因。正常人中有相当一部存在早搏,常在情绪激动、劳累、消化不良、过度吸烟、饮酒及饮用大量刺激性饮料后诱发,常以心悸而就诊,心电图检查有时不易发现,动态心电图检查有助于诊断。器质性心脏病患者较易出现早搏,多发生于运动后,且较多表现为频发早搏,如频发室性早搏形成二联律、三联律,或出现多源性及多形性早搏。

早搏发生时患者常感觉突然心跳增强或心跳暂停,自己摸脉搏时突然漏跳一次。听诊发现心律不规则,第一心音多增强,早搏之后有长的间歇。

(2)心动过速:心动过速中常见的为阵发性心动过速,其特点为突然发作、突然中止,可持续数秒至数天不等,心律一般为规则的、快速的,心率常在160～220次/分之间。发作可由情绪激动、饱餐、疲劳等因素引起,亦可无明显诱因。其症状轻重与发作时心室率的快慢及持续时间的长短、原发病的严重程度有关,轻者仅表现为心悸,重者还可出现烦躁、晕厥、心绞痛,甚至发生心力衰竭与休克。

阵发性心动过速包括室上性和室性两种。前者常见于无器质性心脏病者,用压迫眼球或颈动脉窦的方法可使其中止发作;而后者多见于器质性心脏病患者,且上述方法无效,可借助心电图检查做出明确的诊断。

另外,快速型心房颤动也较为常见,多发生于器质性心脏病的基础上。患者主要表现为明显的心悸,可发生心力衰竭,听诊心律极不规则,第一心音强弱不一,脉搏短绌。心电图表现为窦性 P 波消失,代之以形态不一、频率不等的细小的锯齿波,心室率极不规则。

(3)心动过缓:当心率过慢时也可以出现心悸,如病态窦房结综合征和高度房室传导阻滞,诊断主要依靠心电图。

2.高动力循环状态引起心脏收缩增强而产生的心悸

(1)生理性:这一类因素较易发现,如刚刚进行过剧烈运动、有大量吸烟、饮酒史,或有应用阿托品、氨茶碱、肾上腺素等药物史。一般情况下上述诱因去除后患者很快恢复正常。心电图及其他检查均正常,诊断不难成立。

(2)病理性:①发热:当患者体内存在某种致病菌感染时,随着体温的升高,心率往往也相应增快。此时患者可出现心悸乏力等症状,但随着感染的控制及体温的回落,心悸可慢慢消失。这类心悸的出现并不代表心脏的异常,心电图检查除心率较快外,并无其他异常。②贫血:各种原因所致的贫血,若红细胞数目在每立方毫米 300 万以下、血红蛋白在 70 g/L 以下时,均可出现心悸。查体可见患者面色苍白,呈贫血貌,心率增快,心音增强,心尖部及肺动脉瓣区可闻及收缩期杂音,亦可出现毛细血管搏动、水冲脉等周围血管征。实验室查示红细胞、血红蛋白明显降低。③甲状腺功能亢进:甲状腺功能亢进的患者由于基础代谢率增高和交感神经功能亢进,常常出现心率加快、心搏增强,且早搏和心房颤动也易出现,因而患者常感心悸,许多患者往往以心悸而就诊。体格检查可发现患者有突眼征、甲状腺肿大,有震颤和杂音,第一心音亢进及心动过速等,本病诊断即可成立。另外,临床上还有一部分患者甲状腺功能亢进的症状和体征均不明显,而仅表现为反复发作的心动过速和心房颤动,此时应进一步测定患者血清甲状腺素或基础代谢率,以免漏诊。④低血糖症:低血糖症中大多数为功能性,女性多见,少部分为糖尿病患者应用大量胰岛素后。患者表现为面色苍白、心悸、多汗、烦躁等,查体发现心率增快、血压偏低,此时抽血测定血糖低于正常,进食后很快症状消失。本病常反复发作,每次持续约 15~20 min,多发生于餐后 2~4 h。诊断根据典型的症状,结合血糖测定及进食或静脉注射葡萄糖后很快恢复而确诊。⑤嗜铬细胞瘤:本病主要临床表现为阵发性或持续性血压升高,收缩压往往很高,常达 26.6~40 kPa(200~300 mmHg),发作时突然出现头痛、心悸、恶心、呕吐、大汗、四肢冰冷等,严重者可发生急性左心衰竭或脑血管意外,表现为阵发性高血压者,一般能早期想到本病的可能,如为持续性血压升高者,须注意出现原发性高寒、多汗、心悸、心动过速、烦躁、消瘦、直立性低血压等表现时,尤其是发生于儿童和青年人时,更应考虑到本病,可进一步测定血、尿儿茶酚胺,必要时可进行肾上腺 CT 扫描以协助诊断。

3.器质性心脏病

各种器质性心脏病如风湿性心脏病、高血压性心脏病、冠状动脉粥样硬化性心脏病、心肌病及某些先天性心脏病等疾病的患者在出现心脏扩大、心力衰竭之后,均可出现心悸。诊断时须结合病史、体格检查及一些必要的实验室检查,如怀疑风湿性心脏病时检测血沉、抗链"O",怀疑冠状动脉粥样硬化性脏病时应检测血脂等等,结合超声心动图进行综合判断,对于一些复杂的病例还可进行心导管检查。

4.心脏神经官能症

心脏神经官能症也叫作心血管神经官能症、神经性血循环衰弱症、焦虑性神经官能症等,是以心血管、呼吸和神经系统症状为主要表现的临床综合征。患者无论从临床上还是病理上均无器质性病变,属于功能性病变,但往往临床症状较多。本病多发生于青年女性,年龄在 20~40 岁之间,常有心悸、胸闷、呼吸困难、心前区针刺样疼痛及头疼、失眠、注意力不集中、紧张、四肢麻木等多种表现。体格检查可见心率增快、呼吸加快、心音有力,有时可有脉压增大、水冲脉、枪击音等表现。心电图检查可见窦性心动过速、过早搏动或非特异性 ST 段及 T 波的变化。X 线检查无异常发现。

本病是临床上引起心悸的常见原因之一,由于心电图上有时可出现类似心肌缺血的变化,易误诊为病毒性心肌炎和冠状动脉粥样硬化性心脏病。简单的鉴别诊断方法为普蒂洛尔试验,阳性者支持本病的诊断。另外,病毒性心肌炎患者发病前 2～4 周有一个明显的上呼吸道感染病史,发病 4 周内血清病毒抗体滴度往往增高 4 倍以上,心内膜活检可发现心肌的炎性改变;而冠状动脉粥样硬化性心脏病患者一般年龄较大,多在 50 岁以上,心前区疼痛呈压榨样,或为压迫感,持续时间多在 15 min 之内,含服硝酸甘油可缓解。

（高学民）

第十三节　眩　晕

一、定义

眩晕是主观症状,是一种运动幻觉或运动错觉,是患者对于空间关系的定向感觉障碍或平衡感觉障碍,患者感到外界环境或自身在旋转、移动或摇晃,是由前庭神经系统病变所引起。眩晕与头晕不同,一般来说头晕并无外界环境或自身旋转的运动觉,即患者主诉的头重脚轻、头脑不清楚等。

二、临床表现

眩晕是门诊患者中常见的主诉之一。几乎每个人,在一生中早晚均会有此种体验,有此种症状者,在耳科初诊患者中占 7%,在神经外科住院患者中占 6.7%。

当患者诉述其周围物体或自身旋转,或向一个方向运动时,在临床上确定"眩晕"相对较容易。但患者的叙述往往并不如此明确,而是波动感、方向转换感、拉向一侧或拉向地面感,好似有种磁力在吸引一样,地板或墙好像倾斜、下沉或有翘起感。查体可发现闭目时向一侧过指。这些均为静-动系统受累的特征。

眩晕常伴出汗、苍白、流涎、恶心、呕吐等症状。患者常因眼球震颤,而觉得周围物体好像有节律地运动。一般行走时步履维艰,重者完全不能行走,卧床不起,患者发现只有在某一体位(常为侧卧)、闭眼才能使眩晕、恶心减轻,头稍活动就会使眩晕加重。有些患者因突然眩晕发作而猝然倒地,开始并不觉得眩晕,倒地后才感觉到眩晕。Bárány 良性体位性眩晕仅发生于躺下或坐起后几秒钟之内。轻度患者,只有在行走时才觉不平衡。稍重,则行走不稳,倾向一侧。与眩晕相伴的共济失调(眩晕性共济失调)并非由于肢体和躯干有病,而是由于控制它们的平衡系统有问题。大部分患者个别肢体运动的协调良好,提示其病变并不在小脑。

眩晕按性质可分为两类:一种是以旋转感为主的"真性眩晕",另一种是不具明确旋转感的"假性眩晕"。眩晕按神经解剖部位又可分为两类:自内耳迷路到前庭神经核前(不包括前庭神经核)病变所致的周围性眩晕和由前庭神经核到前庭的皮质代表区间病变所致的中枢性眩晕。真性眩晕多见于静-动系统,尤其是周围性病变。假性眩晕多见于静-动系统中枢或静-动系统以外的病变。

三、诊断和鉴别诊断

(一)诊断

(1)首先应详细询问病史:了解究竟是眩晕还是头昏,记录诱发因素及伴随症状。

(2)躯体检查:做详细的内科查体,并做有关疾病相应的实验室检查。

(3)鉴别:根据病史、查体所见等资料,初步定位是中枢性还是周围性眩晕。

(4)耳科检查:周围性眩晕者应做详细的耳科检查,如鼓膜、中耳、内耳、电测听、旋转试验、变温试验、眼震电图等。

(5)神经系统检查:详尽的神经系统查体,头颅X线摄片,包括侧位相、乳突相、内听道相、颞骨岩部相,必要时查脑电图,视觉、脑干和体感诱发电位。

(6)体位试验:把患者固定在可调的倾斜台上,若有条件可连接心电图、脑电图、眼震电图,必要时测血压。先让患者仰卧,片刻后嘱转头(向左或右等),而后患者取仰卧位,调节倾斜台,于不同角度的头位作有关记录。若有体位性低血压,则应做相应的植物神经功能检查及神经药理检查。

(7)脑脊液检查:必要时可做腰穿,除了解压力、常规外,若疑有神经系统本身的自身免疫性疾病,则应查脑脊液免疫球蛋白合成率、IgG组分区带,病毒和其抗体的定量和定性测定。

(8)颅脑CT:必要时做颅脑CT和NMR,以利进一步定位,甚至定性。

(二)鉴别诊断

1.中枢性和周围性眩晕的鉴别

(1)伴随症状:在周围性病变中,因前庭和耳蜗结构相近而易同时受损,故前庭(眩晕)和耳蜗(耳鸣)症状相平行。多起病急、眩晕重,常有恶心、呕吐、多汗等伴随症状;在脑干病变中,由于脑干中前庭和耳蜗体纤维分开,故此种患者常仅有眩晕而不伴耳鸣;若前庭和耳蜗两者功能均受累,提示其病变部位广泛,则常有脑干其他结构受累之临床表现。

(2)眼震方向:垂直性眼球震颤常提示脑干病变;水平向眼球震颤的方向,在中枢性病变中指向病侧,在周围性病变中则背离病侧。但例外者也不少见,如梅尼埃综合征等。

(3)对体位试验的反应:其眼球震颤,周围性的有潜伏期(2~20 s),持续时间短(短于1 min),有易疲劳性(若反复采取诱发体位,则其眩晕和眼球震颤渐减轻),眼球震颤为单一方向(常为旋转性、背离病灶侧),眩晕严重,发生于单一诱发体位;中枢性的无潜伏期,持续时间长(长于1 min),无易疲劳性,眼球震颤方向随体位不同而异,眩晕较轻,多个体位均可诱发眩晕。

(4)其他:中枢性眩晕常伴其他脑干结构受累的临床表现,如脑神经、感觉和运动传导束受累的表现等。

2.头昏或其他假性眩晕

头昏或其他假性眩晕常被描述为:摇摆感,头重脚轻,游泳感或在空气中行走感,感觉"头脑失常",跌倒。以焦虑发作为特征的精神患者常有这种体验。过度换气可诱发,同时有心慌、气短、震颤和出汗。

3.假性眩晕的其他症状

假性眩晕的其他症状较不肯定,可能有头痛或压迫感,耳区尤为受累。假性眩晕多为全身疾病的一种表现,如严重贫血时,体位改变和用力,可能致头重脚轻、疲乏、无力;肺气肿患者,用力时常伴无力、头部特殊感觉;咳嗽时,可能因回心血量减少而致眩晕,甚至晕厥(咳嗽性晕厥);高血压常伴眩晕,可能是由于焦虑,或脑血供障碍;体位性眩晕常由血管运动反射异常、脑供血障碍所致,常见于老年人和卧床不起、体弱无力者。由卧或坐位突然起立时有摇晃、视物模糊和眼前冒金星,历时约几秒钟。患者常被迫站立不动,扶住附近的物体,直到眩晕缓解或消失。若眩晕伴意识丧失,则应想到晕厥和癫痫等,应进一步查明其原因。

四、治疗措施

很多疾病都可引起眩晕,眩晕又可有多种伴随症状,故治疗应针对具体病例具体分析。于此,以梅尼埃综合征为例,介绍一些可能有共性的治疗措施。

(1)可减少对神经迷路的刺激,每次25 mg,每天2~3次。

(2)2%赛罗卡因:取2%赛罗卡因2~3 mL稀释于20%葡萄糖20 mL中,静脉注射。女性用2 mL,男性用3 mL,大致相当于1 mg/kg。注射当时可能会有耳堵、头迷糊感,但一般平卧约5 min后即消失。对眩晕、眼球震颤、恶心、呕吐等,均相当有效。

(3)舒必利:舒必利是一种抗精神病药物。它作用于前庭神经元和脑干网状结构的突触。可能是通过提高前庭感受阈值,而使其向网状结构或更高级中枢发放的冲动减少;所以,它对周围性和中枢性眩晕均有效。一般每次 25 mg,每天 3 次。有人把它用以治疗 127 例外伤性眩晕患者效果良好,且对前庭反应正常或增高患者的疗效,较对前庭反应低者的疗效为好。未发现有明显不良反应。

(4)Innovar:Innovar 是由亲精神药物氟哌啶(Droperidol)与麻醉剂芬太尼(Fentanyl)以 50∶1 相配而成的合剂。据报道适用于难治性眩晕,能缓解许多周围性眩晕患者的症状和体征。对前庭有完全性、暂时性抑制作用。静脉注射,一次不超过 2 mL。一般于静脉注射后 1～10 min 内,眼球震颤消失。对周围性眩晕作用较好且持久(大于 170 min),对中枢性眩晕作用较差且短暂(短于 90 min)。不良反应不常见,主要有晕厥,疲劳感,可伴短时期的睡眠;未见到有呼吸抑制、心动过缓和锥体外系等不良反应。有人主张应缓慢静脉注射,最好事先做好辅助呼吸的准备。

(李东旭)

第十四节　头　痛

一、定义

头痛是指额、顶、颞及枕部的疼痛,是头部以及相邻的面、颈部痛觉纤维受物理或化学刺激所产生的动作电位向脑部传导而致。

二、病因

(一)理化因素

颅内外致痛组织受到炎症、损伤或肿物的压迫、牵引、伸展、移位等因素而致头痛。

1.血管被压迫、牵引,伸展或移位导致的头痛

该类头痛常见于:①颅内占位性病变:如肿瘤、脓肿、血肿等使血管受压迫、牵引,伸展或移位;②颅内压增高:如脑积水、脑水肿、静脉窦血栓形成、脑肿瘤或脑囊虫压迫堵塞;③颅内低压:如腰穿或腰麻或手术、外伤后,脑脊液丢失较多,导致颅内低压。

2.各种原因引起颅内、外动脉扩张导致的头痛

如颅内、外急性感染时,病原体毒素可以引起动脉扩张;代谢性疾病如低血糖、高碳酸血症与缺氧;中毒性疾病如一氧化碳中毒、酒精中毒等;脑外伤、癫痫、急性突发性高血压(嗜铬细胞瘤、急性肾炎等)。

3.脑膜受到化学性刺激

(1)细菌性脑膜炎:如脑膜炎双球菌、肺炎双球菌、链球菌、葡萄球菌、大肠杆菌、绿脓杆菌、弯形杆菌、淋球菌、产气杆菌、肺炎杆菌、结核杆菌、布氏杆菌等细菌可致脑膜炎。

(2)病毒性脑膜炎:如肠道病毒、疱疹病毒、虫媒病毒、流行性腮腺炎病毒等可致脑膜炎。

(3)其他生物感染性脑膜炎:如隐球菌、钩端螺旋体、立克次体、弓形虫、阿米巴原虫、囊虫、血吸虫等。

(4)血性脑脊液:如蛛网膜下腔出血、腰穿误伤血管及脑外伤等引起硬、软脑膜炎及蛛网膜发生炎症反应。

(5)癌性脑膜炎:如癌症的脑膜转移、白血病、淋巴瘤的脑膜浸润。

(6)反应性脑膜炎:如继发于全身感染、中毒以及耳鼻感染等。

(7)脑室或鞘内注射药物或造影剂:无论是水深性或非水深性作为化学因素,动物试验证实均致脑膜炎反应。

4.头颈部肌肉持久的收缩

如头颈部肌肉持续收缩、颈部疾病引起反射性颈肌紧张性收缩,如颈椎骨性关节病、颈部外伤或颈椎

间盘病变等。

5.脑神经、颈神经及神经节受压迫或炎症

此类头痛常见于三叉神经炎、枕神经炎、肿瘤压迫等。

6.眼、耳、鼻、副鼻窦、牙齿等处的病变

该类企管病变可扩散或反射到头面部引起的放射性疼痛。

（二）内分泌因素

此类头痛常见于女性偏头痛初次发病常在青春期，有月经期好发、妊娠期缓解、更年期停止的倾向。紧张性头痛在月经期、更年期往往加重。更年期头痛，使用性激素类药物可使发作停止。

（三）精神因素

此类头痛常见于神经衰弱、癔病或抑郁症等。

三、鉴别诊断

（一）偏头痛

偏头痛多见于年轻女性，约2/3的患者有家庭遗传背景；10％患者发作前有明显的视觉感觉异常、轻瘫失语等先兆症状；疼痛部位多在一侧，呈周期性发作，每次发作时性质相似，伴有汗出、眩晕、心慌、面色苍白或潮红，甚则腹痛腹泻等自主神经功能紊乱症状，血管收缩剂麦角胺使用后效果显著，大部分患者经历数年数十年至绝经期后，症状逐渐减轻或消失。

（二）丛集性头痛

丛集性头痛多见于中年男性，发作前无先兆症状，突发于夜间或睡眠时，疼痛剧烈且呈密集性发作，迅速达到高峰，从一侧眼部周围或单侧面部开始，从而快速扩展甚至波及同侧肩颈部，呈跳痛或烧灼样痛，站立可减轻，伴同侧眼面潮红、流泪、鼻塞流涕等疼痛，持续数十分钟至2 h，无明显神经系统阳性体征，必要时做组胺试验可协助诊断。

（三）鼻窦炎疼痛

鼻窦炎疼痛常位于前额及鼻根部，晨起加重伴鼻塞流脓涕等；部分患者因继发性肌肉收缩而出现颈部疼痛和后头痛，检查鼻腔可见有脓性分泌物病变、鼻窦部位压痛明显。

（四）神经性头痛

神经性头痛是其常见的临床表现，部位游走而不固定，一般表现为头部紧束感、重压感、麻痛、胀痛、刺痛等程度，与情绪波动、劳累失眠等密切相关，通常病程较长，病情起伏较大，常伴有心悸、肌肉颤动、多汗、面红、四肢麻木、发凉等自主神经功能紊乱症状。

四、治疗

头痛的治疗要根据前述不同的头痛类型而区别进行。诸如由于一些病因明确的疾病引起的头痛，应先控制病情，以缓解疼痛。如果是紧张性头痛或偏头痛，应分别注意避免其诱发因素，例如光线、失眠、作息不规律等。

在原发性头痛（主要是紧张性头痛，偏头痛和丛集性头痛）发作时，临床上最常用的是非甾体抗炎镇痛药，包括对乙酰氨基酚、布洛芬、双氯酚酸钾等。商品名称包括芬必得酚咖片新头痛装、芬必得布洛芬缓释胶囊、散利通、百服宁、泰诺林等。主要应该注意芬必得胶囊和芬必得酚咖片的区别，芬必得胶囊主要成分为布洛芬，而芬必得酚咖片的主要成分是对乙酰氨基酚和咖啡因，为复合制剂，效果提高37％，并且对头痛的针对性强，起效快，更安全。芬必得酚咖片等非甾体抗炎镇痛药的主要原理是通过在中枢抑制前列腺素的合成，因为原发性头痛的主要原因就是中枢神经系统内致痛因子的改变，其中主要是前列腺素的增加。

（李东旭）

第十五节　抽　搐

一、定义

抽搐是指骨骼肌痉挛性痫性发作及其他不自主的骨骼肌发作性痉挛。

二、发病原因

抽搐的病因可概括为以下4类。

1. 颅内疾病导致抽搐与惊厥

(1)脑先天性疾病：如脑穿通畸形、小头畸形、脑积水、胎儿感染各种遗传性代谢病以及母亲妊娠期药物毒性反应及放射线照射等引起的获得性发育缺陷，均会导致抽搐与惊厥。

(2)颅脑外伤：颅脑产伤是新生儿或婴儿期抽搐的最常见病因，成人闭合性颅脑外伤的抽搐发生率为0.5%～5%，开放性损伤为20%～50%，绝大多数病例在外伤后2年内出现。

(3)脑部感染：包括各种脑炎脑膜炎、脑脓肿及脑寄生虫病。

(4)脑血管病：包括脑血管畸形、脑蛛网膜下隙出血、脑栓塞、脑动脉硬化、脑血栓形成、颅内静脉窦及静脉血栓形成。

(5)颅内肿瘤：颅内肿瘤常见于小脑幕上肿瘤，其中尤以少突胶质细胞瘤最多见(60%以上)，其次为脑膜瘤和星形细胞瘤，各种转移瘤也可导致抽搐。

(6)脑部变性疾病：如结节性硬化症、阿尔茨海默病(Alzheimer)和Pick病等。

(7)中枢脱髓鞘疾病：如Schilder病、多发性硬化急性播散性脑脊髓炎等。

2. 颅外疾病导致抽搐与惊厥

(1)脑缺氧：如窒息、休克、急性大出血、一氧化碳中毒、吸入麻醉等。

(2)代谢内分泌疾病：①氨基酸代谢异常如苯丙酮尿症等；②脂质代谢障碍如脂质累积症；③糖代谢病如低血糖半乳糖血症；④水电解质紊乱如低钠血症高钠血症水中毒低血钾低血镁高碳酸血症等；⑤维生素D缺乏甲状旁腺功能低下；⑥维生素缺乏及依赖症如维生素B_6维生素B_{12}及叶酸缺乏症。

(3)中毒：①药物中毒：如中枢兴奋药(尼可刹米戊四氮樟脑)过量，抗精神病药(氯丙嗪三氟拉嗪氯普噻吨等)剂量过大，突然停用抗惊厥药或中枢神经抑制药等；②重金属中毒如铅汞中毒；③食物农药中毒及酒精戒断等。

(4)心血管疾病：如Adams-Stokes综合征高血压脑病。

(5)过敏或变态反应性疾病：如青霉素普鲁卡因过敏偶可成为病因。

3. 神经官能症

有的神经官能症也会导致抽搐，如癔症性抽搐。

4. 高热

高热常是婴幼儿抽搐的主要原因。

三、发病机制

抽搐的发生机制极其复杂，可以是中枢神经系统功能或结构异常，也可以是周围神经乃至效应器的异常，或两者兼而有之，按异常电兴奋信号的来源不同可分为两种情况。

1. 大脑生理功能及结构异常

在正常情况下，发育完善的脑部神经元具有一定的自身稳定作用，其兴奋与抑制系统处于相对平衡的状态，许多脑部或全身疾病破坏了这一平衡导致神经元兴奋阈降低和过度同步化放电，因而引发抽搐。

（1）神经元兴奋阈降低：神经元的膜电位稳定取决于膜内外离子的极性分布和结构完整，颅内外许多疾病可通过不同途径影响膜电位的稳定，如低钠血症、高钾血症直接引起膜电位降低，神经元兴奋阈降低使神经元自动去极化而产生动作电位；缺血、缺氧、低血糖、低血镁及洋地黄中毒等影响能量代谢或高热使氧葡萄糖三磷腺苷过度消耗，均可导致膜电位下降；此外脑部感染或颅外感染的毒素直接损伤神经元膜而使其通透性增高，低血钙使细胞对钠离子通透性增高均可使细胞外钠内流而致神经元自动去极化。

（2）脑神经元及其周围结构受损：各种脑器质性病变（如出血肿瘤挫裂伤脑炎脑脓肿等）可以导致神经元稀疏膜结构受损、树突变形胶质细胞增生和星形胶质细胞功能异常，导致钾离子流失从而使神经元膜难以维持相对稳定的极化状态易形成自发性长期的电位波动。

（3）神经递质改变：当兴奋性神经递质过多，如有机磷中毒时胆碱酯酶活性受抑制致兴奋性递质乙酰胆碱积聚过多即可发生抽搐，反之，抑制性神经递质过少，如维生素 B_6 缺乏时谷氨酸脱羧酶的辅酶缺乏影响谷氨酸脱羧转化为抑制性递质 γ-氨基丁酸的生成；再如肝性脑病早期因脑组织对氨的解毒需要谷氨酸致使 γ-氨基丁酸合成的前体谷氨酸减少，其结果均导致抽搐。

（4）精神因素：精神创伤可引起大脑皮质功能出现一时性紊乱，失去对皮质下中枢的调节和抑制，从而引发抽搐如癔症性抽搐。

（5）遗传因素：高热惊厥和特发性癫痫大发作有明显的家族聚集性，这些提示遗传因素在抽搐发生中的作用，即遗传性神经元兴奋性降低。

2.非大脑功能障碍

非大脑功能障碍主要是脊髓的运动或周围神经，如破伤风杆菌外毒素选择性作用于中枢神经系统（主要是脊髓脑干的下运动神经元）的突触，导致持续性肌强直性抽搐，士的宁中毒引起脊髓前角细胞兴奋过度发生类似破伤风样抽搐。

低血钙或碱中毒除了使神经元膜通透性增高外常由于周围神经和肌膜对钠离子通透性增加而兴奋性升高引起手足搐搦。

四、临床表现

抽搐按临床表现可分为两大类及伴发症状。

1.抽搐的类型

由于病因不同抽搐的形式也不一样。

（1）全身性抽搐：为全身骨骼肌收缩，如癫痫大发作，表现为强直-阵挛性抽搐；破伤风则是持续强直性抽搐。

（2）局限性抽搐：为躯体或颜面某一局部的连续性抽动，如局限性运动性癫痫，常表现为口角、眼睑、手或足等的反复抽搐；若抽搐自一处开始按大脑皮质运动区的排列形式逐渐扩展即自一侧拇指始渐延及腕臂肩部则为 Jackson 癫痫，而手足搐搦症则呈间歇性四肢（以上肢手部最显著）抽搐，强直性肌痉挛典型者呈"助产士"手。

2.抽搐伴随的症状

临床上引起抽搐的疾病颇多，部分抽搐类型相似，故分析其伴随的症状对病因诊断具有重要意义：癫痫大发作常伴有意识丧失和大小便失禁；破伤风有角弓反张、牙关紧闭、苦笑面容和肌肉剧烈疼痛；感染性疾病常伴全身感染中毒症状；脑肿瘤常伴有颅内高压及局部脑功能障碍症状；心血管肾脏病变内分泌及代谢紊乱等均有相应的临床征象。颅后凹小脑等部位的肿瘤或小脑扁桃体疝影响了脑干功能，可出现间歇性去皮质强直。

五、诊断与鉴别诊断

（一）诊断

按诊后依据病史和体格检查提供的线索选择安排检查项目，检查的项目除了血尿粪常规外还有：血液生化（血糖电解质等），血气分析，心、肝、肾功能测定及内分泌等检查，脑脊液常规生化及细胞学检查有助于中枢感染伴发抽搐的病因学诊断。

1. 内科方面

当临床提示抽搐是全身疾病引起时,应根据提供的线索选择相应的检查,包括毒物分析、心电图、超声心动图、B 超等。

2. 神经系统方面

一旦怀疑抽搐患者神经系统病变,应根据临床提示的病变部位和性质选择相应的检查。疑为癫痫大发作可选择脑电图、SPECT 扫描和 PET 扫描。颅内占位性病变可通过头颅 X 线摄片、脑 CT 和 MRI 检查进行定位及定性诊断;脑血管病变可选择脑血管功能检测仪、经颅多普勒以及造影(气脑脑室脑血管造影);脊髓或周围神经伴发抽搐可选用肌电图、椎管造影辅助诊断。体感诱发电位、脑干诱发电位(听觉视觉诱发电位)对脑脊髓或周围神经及肌肉病变的定位诊断具有重要意义。

(二)鉴别诊断

1. 癔症

癔症发作者常以情绪激动为诱因。与抽搐不同的是患者无神志丧失,且绝大多数无大小便失禁、咬舌、跌伤等。常出现过度换气及长时间屏气。体格检查神经系统无异常,经他人劝导或药物镇静后可终止。

2. 晕厥

晕厥主要是由于各种原因所致大脑供血、供氧不足而引起头晕、心慌、出汗、黑矇等症状,单纯晕厥患者并无抽搐,经平卧休息、吸氧后可逐渐缓解。

3. 精神性疾病

抽搐患者一般仅在发作过程中出现意识障碍,对发作过程不能回忆,但发作间期内精神正常。如神游症、恐慌症等。

六、急诊处理

(一)急性发作期的处理

在急性发作期,应以及时缓解抽搐为首要原则,而后查明病因,针对病因治疗。

1. 强直-阵挛性抽搐

(1)将患者平卧于空气流通处,使头偏向一侧以防误吸,并解开衣扣。

(2)用压舌板及纱布垫置于上、下臼齿之间,以防舌、颊咬伤。

(3)保持呼吸道通畅,给予氧气吸入。

(4)立即肌注抗痫药,可选用地西泮 10 mg 静注,或苯巴比妥 0.1 g 肌内注射。

(5)发作控制后,应嘱长期服用抗痫药,可选用苯妥英钠 0.1 g/次,3 次/日;或丙戊酸钠 0.2 g/次,3 次/日或卡马西平 0.1 g/次,3 次/日。

2. 局限性阵挛性抽搐

(1)立即肌注地西泮 10 mg 或苯巴比妥 0.1 g,必要时 2～4 h 重复。

(2)控制发作后,长期服用抗癫痫药,同强直-阵挛性抽搐。

3. 抽搐持续状态

(1)立即静脉注射抗痫药,以迅速控制发作可选用地西泮 10～20 mg 静注或异戊巴比妥钠(阿米妥钠)0.5 g,以 25% 葡萄糖液 20 mL 稀释后,缓慢静脉注射,同时密切注意其呼吸抑制的不良反应,发作控制后即停止注射,将剩余药量改作肌注。每 2～4 h 重复。

(2)苯巴比妥钠 0.2 g,肌注,每 6～8 h 重复一次,可与安定或异戊巴比妥钠交替使用,发作控制 24 h 后逐渐减量。

(3)鼻饲或喂服抗痫药,同强直-阵挛性抽搐。

(4)处理脑水肿,以 25% 甘露醇 250 mL 快速静脉滴注,15～30 min 滴完,每 6～8 h 一次。

(5)纠正代谢障碍和水电解质紊乱。

(6)吸氧。

(7)应用全麻药:硫喷妥钠 0.5 g 加 0.9% 生理盐水 20 mL 缓慢静注,时间不少于 15 min,或者硫喷妥钠 0.5 g 加 0.9% 生理盐水 500 mL 缓慢静滴,滴速一般为 35 滴/分。

4.保持气道通畅

(1)定时吸痰、雾化。

(2)化痰解痉药物:如氨茶碱、二羟丙茶碱等。

(3)气管插管:一般在患者血氧饱和度低于 80% 时,应考虑经口(鼻)气管插管。

(4)气管切开:主要用于经口(鼻)气管插管困难者,如破伤风发作所致的气道狭窄。

5.对症营养支持、纠正内环境紊乱

(二)病因治疗

如颅内感染时应选择可透过血脑屏障的抗生素;脑出血时应积极脱水、降颅压;脑血管先天畸形可考虑外科手术。

(李东旭)

第三章 机械通气

第一节 概 述

机械通气(mechanical ventilation)是在患者自然通气和(或)氧合功能出现障碍时,运用器械(主要是呼吸机)使患者恢复有效通气,减轻呼吸做功,并改善氧合的方法。

机械通气从仅作为肺脏通气功能的支持治疗开始,经过多年来医学理论的发展及呼吸机技术的进步,已经成为涉及气体交换、呼吸做功、肺损伤、胸腔内器官压力及容积环境、循环功能等可产生多方面影响的重要干预措施,并主要通过提高氧输送、肺脏保护、改善内环境等途径成为治疗多器官功能不全综合征的重要治疗手段。

机械通气技术的发展促进了机械通气广泛的应用。当前,对机械通气的指征:经鼻、经口、气管切开等不同方法建立人工气道都有比较一致的看法。对在机械通气中的诸多环节,如气道的湿化、呼吸机的调节、脱机参数直至脱机过程国内外学者都有了共识。

对机械通气基础理论与实践的研究促进了临床应用水平的提高;有关肺复张即保护性肺通气策略的研究、人机协调、机械通气引起的肺损伤(ventilator induced lung injury,VILI)、机械通气与心肺的相互作用的研究、呼吸力学的研究等明显改善了机械通气的监护水平;促进临床对 ARDS,COPD 及困难脱机的理解和救治方法,缩短了带机时间,减少了呼吸机相关性肺炎(ventilator associated pneumonia,VAP)的发生,提高了机械通气抢救成功率。机械通气支持业已成为危重症患者及 MODS 不可分割的重要组成部分。因此,ICU 护士应充分了解呼吸机的作用原理,不同通气模式的特点,各个呼吸参数的设置要求,认识机械通气治疗的复杂性、临床效果及其局限性;掌握机械通气期间的观察要点、报警原因及处理,最大限度地减小机械通气的负面影响,提高抢救的成功率。

(高学民)

第二节 机械通气的基本原理

近 20 年来,随着呼吸病理生理学的发展,促进了呼吸机应用水平的提高。呼吸机一改过去简单的"打气筒"功能,而是在诸多方面有了长足的发展,使之更适合患者肺脏的病理生理学特点。呼吸机的微机化是当代最明显的特征。

一、呼吸机基本构造和工作原理

目前临床使用的呼吸机主要是电控气动式呼吸机,由主机、空氧混合器、湿化器和空气压缩机等组成。呼吸机用气源包括氧气、压缩空气、负压吸引气等,多采用中心供气方式供给。中心供气具有调节方便、安全可靠、维护简便、减轻医护人员劳动强度、改善医院工作条件等优点。

二、工作原理

电控气动式呼吸机的基本工作原理是相同的,即吸气时,打开吸气阀、关闭呼气阀,通过对患者气道口(口腔、鼻腔或气管插管及气管切开插管导管)施加正压将气体压入肺内,完成送气过程;然后关闭吸气阀、打开呼气阀,气道口恢复大气压,胸廓被动回缩,完成呼气过程。

(一)吸气向呼气转化的机制和方式

呼吸机产生正压将气体压入肺部完成吸气后,接着应完成向呼气的切换。目前常用的切换方式有四种,即压力切换、流速切换、容量切换和时间切换。

1.压力切换

以压力切换完成吸气向呼气转化的呼吸机称为定压呼吸机,在这种呼吸机内装有压力感知系统,当吸入气体压力达到预定值时,即停止吸气,转向呼气。

2.流速切换

是指在呼吸机内装有一个流速感应阀,当吸气流速小于一定值($1\sim4$ L/min)时,即停止吸气,完成吸—呼切换,转入呼气。

3.容量切换

容量切换是指呼吸机将预设的吸入气量送入肺后即转向呼气,不论肺和气道的情况如何,都压入预定的吸入气量,而气道压力和流速则不恒定。容量切换呼吸机称为定容呼吸机。

4.时间切换

达到预定的吸气时间,即停止吸气,转向呼气。这样吸气的气道压、气流速度和吸入气量均因肺部情况不同而变化。

(二)呼气向吸气的转换机制和方式

呼吸机从呼气末转入吸气,可通过3个方法,分别为自主切换、时间切换、人工切换。

1.自主切换

自主切换是指呼吸机对患者的吸气动作发生反应,继而给予控制吸气,这种方式也称为同步控制呼吸。自主切换难易程度主要受灵敏度和反应时间影响。

灵敏度反映了患者自主吸气触发呼吸机的做功大小。患者自主从呼吸机内吸入少量的气体,可引起呼吸机内气体压力、流速、容量的变化,这些变化被感知系统感知,触发呼吸机通气。绝大多数呼吸机的敏感度是可调的。

反应时间是指患者开始自主吸气到呼吸机控制通气到达患者呼吸道的时间。影响反应时间的因素包括呼吸管道的长度和体积及触发的敏感性。理想的呼吸机反应时间应小于吸气时间的10%。如果患者的吸气时间短,而反应时间较长,可出现同步不良现象,应予注意。

2.时间切换

当呼气期达到预定的时间后,呼吸机打开吸气阀,进入吸气期,这种方式称为时间切换。它不受患者吸气的影响,其过程和吸气向呼气转化过程相似,只是方向相反。

3.人工切换

现代较先进的呼吸机上都装有人工切换开关,供操作者随时触动以供给一个吸气。有的呼吸机的人工切换还可以人工控制吸气时间的长短和吸入潮气量的多少。

(高学民)

第三节　机械通气的临床应用

一、目的

应用机械通气可达到以下临床目的：

（一）纠正急性呼吸性酸中毒

通过改善肺泡通气使 $PaCO_2$ 和 pH 得以改善。通常应使 $PaCO_2$ 和 pH 维持在正常水平。对于慢性呼吸衰竭急性加重者（如 COPD）应达到缓解期水平。

（二）纠正低氧血症

通过改善肺泡通气、提高吸入氧浓度、增加肺容积和减少呼吸功耗等手段以纠正低氧血症。机械通气改善氧合的基本目标是 $PaO_2>60$ mmHg（7.98 kPa）或 $SpO_2>90\%$。

（三）降低呼吸功耗，缓解呼吸肌疲劳

由于气道阻力增加、呼吸系统顺应性降低和内源性呼气末正压（PEEP）的出现，呼吸功耗显著增加，严重者出现呼吸肌疲劳。对这类患者适时地使用机械通气可以减少呼吸肌做功，达到缓解呼吸肌疲劳的目的。

（四）防止肺不张

对于可能出现肺膨胀不全的患者（如术后胸腹活动受限、神经肌肉疾病等），机械通气可通过增加肺容积而预防和治疗肺不张。

（五）为安全使用镇静和肌松剂提供通气保障

对于需要抑制或完全消除自主呼吸的患者，如接受手术或某些特殊操作者，呼吸机可为使用镇静和肌松剂提供通气保障。

（六）稳定胸壁

在某些情况下（如肺叶切除、连枷胸等），由于胸壁完整性受到破坏，通气功能严重受损，此时机械通气可通过机械性的扩张使胸壁稳定，以保证充分的通气。

二、应用指征

严重呼吸功能障碍时，应使用机械通气。如果延迟实施机械通气，患者因严重低氧和 CO_2 潴留而出现多脏器功能受损，机械通气的疗效显著降低。因此，机械通气宜早实施。符合下述条件应实施机械通气：经积极治疗后病情仍继续恶化；意识障碍；呼吸形式严重异常，如呼吸频率>35～40 次/分或<6～8 次/分，呼吸节律异常，自主呼吸微弱或消失；血气分析提示严重通气和（或）氧合障碍：$PaO_2<50$ mmHg（6.65 kPa），尤其是充分氧疗后仍<50 mmHg（6.65 kPa）；$PaCO_2$ 进行性升高，pH 动态下降。

相对禁忌证：机械通气时可能使病情加重：如气胸及纵隔气肿未行引流；肺大疱和肺囊肿；低血容量性休克未补充血容量；严重肺出血；气管—食管瘘等。但在出现致命通气障碍时，积极处理原发病（如尽快行胸腔闭式引流，积极补充血容量等）同时不失时机地应用机械通气。

三、呼吸机与患者的连接方式

（一）面罩

适用于神志清楚、合作、短时间使用呼吸机者；不适用于昏迷、吞咽障碍、气道分泌物多且清除障碍或伴多器官功能损害等。优点是方便、无创。缺点是：容易漏气，耗氧量大；舌后坠时可造成通气量不足；压迫面部产生不适;不利于口腔护理和吸痰;可能存在罩内 SpO_2 重复呼吸的问题;增加机械死腔;人机配合欠佳或通气量过大致使吞入过多气体,导致腹胀。

(二)气管插管

气管插管有经口和经鼻插管两种途径,两者的优缺点比较见表3-1。

(三)气管切开

适用于需长期使用机械通气或头部外伤、上呼吸道狭窄或阻塞、解剖死腔占潮气量比例较大而需要使用机械通气者。缺点:创伤较大,可发生切口出血或感染;操作复杂,不适用于紧急抢救;对护理要求较高,且痊愈后颈部留有疤痕,可能造成气管狭窄等。一般不作为机械通气的首选途径。

表 3-1 经鼻与经口气管插管的优缺点比较

	经鼻插管	经口插管
优点	易耐受,留置时间长	插入容易,适合急救
	易于固定	相对管腔大,吸痰容易
	便于口腔护理	
缺点	管腔小,吸痰不方便	容易移位,脱出
	不易迅速插入,不适合急救	不易长期耐受
	易产生鼻出血、鼻骨折	口腔护理不便
	可有鼻窦炎、中耳炎等并发病	可引起牙齿、口咽损伤清醒状态不易实施

（高学民）

第四节 机械通气的基本模式

通气模式是指呼吸机在每一个呼吸周期中气流发生的特点,主要体现在吸气触发方式、吸—呼切换方式、潮气量大小和流速波形。

一、分类

(一)定容型通气和定压型通气

1.定容型通气

呼吸机以预设通气容量来管理通气,即呼吸机送气达预设容量后停止送气,依靠肺、胸廓的弹性回缩力被动呼气。

常见的定容通气模式有容量控制通气、容量辅助—控制通气、间歇指令通气(IMV)和同步间歇指令通气(SIMV)等,也可将它们统称为容量预设型通气(volume preset ventilation,VPV)。

VPV能够保证潮气量的恒定,从而保障分钟通气量;VPV的吸气流速波形为恒流波形,即方波,不能适应患者的吸气需要,尤其存在自主呼吸的患者,这种"人—机"的不协调增加镇静剂和肌松剂的需要,并消耗很高的吸气功,从而诱发呼吸肌疲劳和呼吸困难;当肺顺应性较差或气道阻力增加时,使气道压过高。

2.定压型通气

呼吸机以预设气道压力来管理通气,即呼吸机送气达预设压力且吸气相维持该压力水平,而潮气量是由气道压力与PEEP之差及吸气时间决定,并受呼吸系统顺应性和气道阻力的影响,两者比较见表3-2。

常见的定压型通气模式有压力控制通气(PCV)、压力辅助控制通气(P-ACV)、压力控制—同步间歇指令通气(PC-SIMV)、压力支持通气(PSV)等,统称为压力预设型通气(pressure preset ventilation,PPV)。

表 3-2　VPV 和 PPV 比较

	VPV	PPV
常见模式	VCV、ACV、SIMV	PCV、PSV、APRV
设置参数（自变量）	潮气量/min 钟通气量	吸气压力
监测参数（因变量）	气道压力	通气量
优点	潮气量恒定,保证肺泡通气 小潮气量通气对 ALI 和 ARDS 有益 易于监测呼吸系统机械特性	人机同步性佳,减少镇静剂和肌松剂的用量 易保留患者自主呼吸,患者更加舒适 气道压力保持在预设水平,利于限制过高的肺泡压和预防 VILI
缺点	当气道阻力或顺应性变化时,可产生过高气道压,易致 VILI 不能对患者的通气需求变化做出反应,易致人机拮抗而增加呼吸功或镇静剂和肌松剂的用量 吸气波形多为方波或减速波,肺泡在吸气中后期才完全开放	使用 PSV 较 SIMV 更易停机 吸气流速波形多为减速波,肺泡在吸气早期即充盈,有利于怖内气体交换改善 V/Q 比值 潮气量随气道阻力及胸肺顺应性变化而变化,可能导致低通气或过度通气

PPV 时潮气量随肺顺应性和气道阻力而改变;气道压力一般不会超过预置水平,利于限制过高的肺泡压和预防 VILI;流速多为减速波,肺泡在吸气早期即充盈,利于肺内气体交换。

(二)控制通气和辅助通气

1. 控制通气(controlled ventilation,CV)

呼吸机完全代替患者的自主呼吸:呼吸频率、潮气量、吸呼比、吸气流速,呼吸机提供全部的呼吸功。

CV 适用于严重呼吸抑制或伴呼吸暂停的患者,如麻醉、中枢神经系统功能障碍、神经肌肉疾病、药物过量等情况。在 CV 时可对患者呼吸力学进行监测,如静态肺顺应性、内源性 PEEP、阻力、肺机械参数监测。

CV 参数设置不当,可造成通气不足或过度通气;应用镇静剂或肌松剂将导致分泌物廓清除障碍等;长时间应用 CV 将导致呼吸肌萎缩或呼吸机依赖。对一般的急性或慢性呼吸衰竭,只要患者条件许可宜尽早采用"辅助通气支持"。

2. 辅助通气(assisted ventilation,AV)

依靠患者的吸气努力触发呼吸机吸气活瓣实现通气,当存在自主呼吸时,根据气道内压力降低(压力触发)或气流(流速触发)的变化触发呼吸机送气,按预设的潮气量(定容)或吸气压力(定压)给患者送气,呼吸功由患者和呼吸机共同完成。

AV 适用于呼吸中枢驱动正常的患者,通气时可减少或避免应用镇静剂,保留自主呼吸以减轻呼吸肌萎缩,改善机械通气对血流动力学的不利影响,利于撤机过程。

二、常用模式

(一)辅助控制通气

辅助控制通气(assist-control ventilation,ACV)是辅助通气(AV)和控制通气(CV)两种模式的结合,当患者自主呼吸频率低于预置频率或患者吸气努力不能触发呼吸机送气时,呼吸机即以预置的潮气量及通气频率进行正压通气,即 CV;当患者的吸气能触发呼吸机时,以高于预置频率进行通气,即 AV。ACV又分为压力辅助控制通气(P-ACV)和容量辅助控制通气(V-ACV)。

1. 参数设置

(1)容量切换 A/C:触发敏感度、潮气量、通气频率、吸气流速/流速波形。

(2)压力切换 A/C:触发敏感度、压力水平、吸气时间、通气频率。

2. 特点

A/C 为 ICU 患者机械通气的常用模式,通过设定的呼吸频率及潮气量(或压力)提供通气支持,使患者的呼吸肌得到休息,CV 确保最低的分钟通气量。随病情好转,逐步降低设置条件,允许患者自主呼吸,呼吸功由呼吸机和患者共同完成,呼吸机可与自主呼吸同步。

（二）同步间歇指令通气

同步间歇指令通气(synchronized intermittent mandatory ventilation,SIMV)是自主呼吸与控制通气相结合的呼吸模式,在触发窗内患者可触发和自主呼吸同步的指令正压通气,在两次指令通气之间触发窗外允许患者自主呼吸,指令呼吸是以预设容量（容量控制 SIMV）或预设压力（压力控制 SIMV）的形式送气。

1. 参数设置

设置潮气量、流速/吸气时间、控制频率和触发敏感度,当压力控制 SIMV 时需设置压力水平。

2. 特点

通过设定 IMV 的频率和潮气量确保最低分钟量;SIMV 能与患者的自主呼吸同步,减少患者与呼吸机的对抗,减低正压通气的血流动力学负面影响;通过调整预设的 IMV 的频率改变呼吸支持的水平,即从完全支持到部分支持,减轻呼吸肌萎缩;用于长期带机患着的撤机;但不适当的参数设置（如流速及 VT 设定不当）可增加呼吸功,导致呼吸肌疲劳或过度通气。

（三）压力支持通气

压力支持通气(pressure support ventilation,PSV)属自主通气支持模式,是由患者触发、压力目标、流量切换的一种机械通气模式,即患者触发通气、呼吸频率、潮气量及吸呼比,当气道压力达预设的压力支持水平时,吸气流速降低至某一阈值水平以下时,由吸气切换到呼气。

1. 参数设置

压力、触发敏感度,有些呼吸机有压力上升速度。

2. 临床应用

适用于完整的呼吸驱动能力的患者,当设定水平适当时,则少有""人—机""对抗,减轻呼吸功;PSV 是自主呼吸模式,支持适当可减轻呼吸肌的废用性萎缩;对血流动力学影响较小,包括心脏外科手术后患者;一些研究认为 $5\sim8$ cmH$_2$O($5.39\sim0.78$ kPa)的 PSV 可克服气管导管和呼吸机回路的阻力,故 PSV 可应用于呼吸机的撤离;当出现浅快呼吸患者,应调整 PS 水平以改善""人—机""不同步;当管路有大量气体泄露,可引起持续吸气压力辅助,呼吸机就不能切换到呼气相。对呼吸中枢驱动功能障碍的患者也可导致每分通气量的变化,甚至呼吸暂停而窒息,因此不宜使用该模式。

（四）持续气道正压

持续气道正压(continuous positive airway pressure,CPAP)是在自主呼吸条件下,整个呼吸周期以内（吸气及呼气期间）气道均保持正压,患者完成全部的呼吸功,是呼气末正压(PEEP)在自主呼吸条件下的特殊技术。

1. 参数设置

仅需设定 CPAP 水平。

2. 临床应用

适用于通气功能正常的低氧患者,CPAP 具有 PEEP 的各种优点和作用,如增加肺泡内压和功能残气量,增加氧合,防止气道和肺泡的萎陷,改善肺顺应性,降低呼吸功,对抗内源性 PEEP;设定 CPAP 应根据PEEP 和血流动力学的变化,CPAP 过高增加气道压,减少回心血量,对心功能不全的患者血流动力学产生不利影响。但在 CPAP 时由于自主呼吸可使胸内压较相同 PEFP 时略低。

（五）双相气道正压通气

双相气道正压通气(biphasic positive airway pressure,BIPAP)是指给予两种不同水平的气道正压,为高压力水平(P-high)和低压力水平(P-low)之间定时切换,且其高压时间、低压时间、高压水平、低压水平各自可调,从 P-high 转换至 P-low 时,增加呼出气量,改善肺泡通气。该模式允许患者在两种水平上呼吸,可与 PSV 合用以减轻患者呼吸功。

1. 参数设置

设置高压力水平、低压力水平即 PEEP、高压时间(Tinsp)、呼吸频率、触发敏感度。

2. 临床应用

BIPAP 通气时气道压力周期性地在高压水平和低压水平之间转换,每个压力水平,压力时间均可独立调节;BIPAP 通气时患者的自主呼吸少受干扰,当高压时间持续较长时,增加平均气道压,可明显改善患者的氧合;BIPAP 通气时可由控制通气向自主呼吸过度,不用变更通气模式直至呼吸机撤离。该模式具有压力控制模式特点,但在高压水平又允许患者自主呼吸;与 PSV 合用时,患者容易从控制呼吸向自主呼吸过渡。因此,该模式既适用于氧合障碍型呼吸衰竭,亦适用于通气障碍型呼吸衰竭,常用通气模式图解见图 3-1。

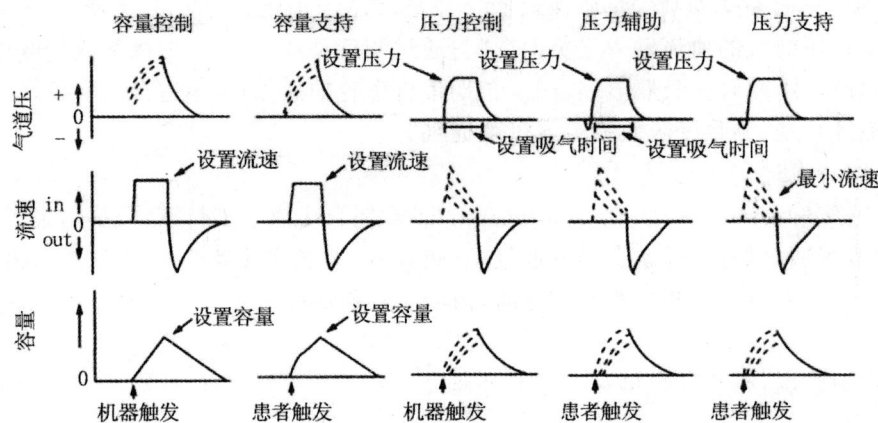

图 3-1　常见通气模式图解

(高学民)

第五节　呼吸机主要参数的设置

一、潮气量(tidal volume,VT)

在容量控制通气模式下,潮气量的选择应保证足够的气体交换及患者的舒适性,通常依据理想体重选择 5~12 mL/kg,并结合呼吸系统的顺应性、阻力进行调整,避免气道平台压超过 30~35 cmH₂O(0.49~3.43 kPa)。在压力控制通气模式时,潮气量主要由预设的压力、吸气时间、呼吸系统的阻力及顺应性决定;最终根据动脉血气分析进行调整。

二、呼吸频率(respiratory rate,RR)

呼吸频率的选择根据分钟通气量及目标 PSpO₂ 水平,根据选择的模式,成人通常设定为 12~20 次/分,急/慢性限制性肺疾病时也可根据分钟通气量和目标 PSpO₂ 水平超过 20 次/分。准确调整呼吸频率最终应依据动脉血气分析的变化综合调整 VT 与 f。

三、峰流速(peak inspiratory flow)

理想的峰流速应能满足患者吸气峰流速的需要,成人常用的峰流速可设置在 40~60L/min 之间,根据分钟通气量和呼吸系统的阻力和肺的顺应性调整,峰流速波形在临床常用减速波或方波。压力控制通气时峰流速受选择的压力水平、气道阻力及患者吸气努力程度的影响。

四、吸气时间(inspitatory time,Ti)与吸呼比(I:E)

吸呼比(I:E)的选择是基于患者的自主呼吸水平、氧合状态及血流动力学,适当的设置能保持良好的"人—机"同步性,机械通气患者通常设置吸气时间为 $0.8\sim1.2$ s 或 I:E 为 $1:1.5\sim2$;控制通气患者,为抬高平均气道压改善氧合,可适当延长吸气时间及吸呼比,但应监测 PEEP,注意患者的舒适度及对心血管系统的影响。

五、触发灵敏度(trigger sensitivity)

触发灵敏灵是指吸气开始到呼吸机开始送气之间的时间差。触发灵敏度的合适设置将明显使患者舒适,改善人机协调。一些研究表明流速触发较压力触发能明显减低患者呼吸功;若触发敏感度过高,会引起与患者用力无关的误触发,若设置触发敏感度过低,将显著增加患者的吸气负荷,消耗额外呼吸功。目前常用的触发类型有压力触发和流速触发,一般情况,压力触发常为 $-0.5\sim-1.5$ cmH_2O($-0.02\sim-0.15$ kPa),流速触发常为 $2\sim5$ L/min。

六、吸入氧浓度(FiO₂)

吸入氧浓度可调节范围为 $21\%\sim100\%$(见表3-3)。机械通气初始阶段,可给高 FiO_2(100%)以迅速纠正严重缺氧,以后依据目标 PaO_2、PEEP 水平、MAP 水平和血流动力学状态,酌情降低 FiO_2 至 50% 以下,并设法维持 $SaO_2>90\%$,若不能达到上述目标,即可加用 PEEP、增加平均气道压,应用镇静剂或肌松剂;若适当 PFEP 和 MAP 可以使 $SaO_2>90\%$,应保持最低的 FiO_2。

表 3-3　美国 ARDS Network 推荐的 PEEP-FiO₂ 表

FiO₂	PEEP
0.30	5～14
0.40	5～16
0.50	8～18
0.60	10～20
0.70	12～20
0.80	14～22
0.90	16～22
1.0	18～24

七、呼气末正压(positive end-expiratory pressure,PEEP)

设置 PEEP 的原则是使肺顺应性和氧运输达到最大、FiO_2 达到最低、对循环无不良影响的最小 PEEP 值。作用是使萎陷的肺泡复张、增加平均气道压、改善氧合,同时影响回心血量和左室后负荷,克服 PEEP 引起呼吸功的增加。PEEP 常应用于以 ARDS 为代表的 I 型呼吸衰竭,PEEP 的设置在参照目标 PaO_2 和氧输送的基础上,与 FiO_2 与 VT 联合考虑,一般 $3\sim5$ cmH_2O($0.29\sim0.49$ kPa),若 $\geqslant15\sim20$ cmH_2O($1.47\sim1.96$ kPa),可使胸腔内压上升而致回心血量减少,心排出最下降。

八、报警参数设置

设置报警参数可以保证呼吸机使用的安全,常用的报警参数包括以下几种。

1. 窒息报警

当过了预设时间(通常为 $10\sim20$ s)而呼吸机未感知到呼吸时,窒息报警即启动,可能的情况有呼吸机管路脱开、气道或管道阻塞、患者无呼吸努力等。

2.高呼吸频率报警

一般设置30～35次/分,当患者自主呼吸过快时,须及时处理,防止过度通气。可能的原因:呼吸机参数设置不合理导致人机对抗、呼吸机管道内积水过多等。

3.低容量报警

包括潮气量和分钟通气量,低潮气量报警较设置潮气量低30%～40%,低分钟通气量通常设置2～3 L/min。当呼出气体量少于预设水平时报警。常见原因有呼吸机管道漏气、气管插管气囊压力不足、呼吸频率过慢、呼吸机管道脱开等。

4.压力限制报警

此参数即作为报警参数,又可确保预防两肺压力过高。患者的吸气峰压一般为15～20 cmH$_2$O(1.47～1.96 kPa),有时可迁到30 cmH$_2$O(2.94 kPa),吸气峰压过高容易造成肺的气压伤,并对循环产生不良影响,因此需设置压力上限报警,通常设置在高于患者的吸气峰压10～20 cmH$_2$O(0.98～1.96 kPa)。气道高压报警多见于痰液堵塞、人工气道梗阻、人机对抗、气道痉挛等。

护理人员应密切观察呼吸机的运转情况及各项指标的设置是否合适(报警参数设置方法见表3-4)。如有报警,迅速查明原因,给予及时排除,否则会危及患者的生命;三如报警原因无法确定时,首先要断开呼吸机,使用简易呼吸器进行人工呼吸维持通气和氧合,保证患者的安全,再寻求其他方法解除报警并对呼吸机进行检修。

表 3-4　成人机械通气报警参数设置方法

报警项目	设置方法
低压报警	吸气峰压低 5～10 cmH$_2$O(0.49～0.98 kPa)
低 PEEP/CPAP 报警	较设定 PEEP/CPAP 低 3～5 cmH$_2$O(0.29～0.49 kPa)
高压限制	较吸气峰压高 10～20 cmH$_2$O(0.98～1.96 kPa),一般不超过 40 cmH$_2$O(3.92 kPa)
低潮气量	较设置潮气量低 10%～15%
低分钟通气量	较设置分钟通气量低 10%～15%
高分钟通气量	较设置分钟通气量高 10%～15%
FiO$_2$	较设置的氧浓度高或低 5%
温度	较设置温度高或低 2 ℃,高温不超过 37 ℃
窒息触发时间	呼吸暂停 20 s
窒息参数	按照完全支持通气设置:潮气量,10～12 mL/kg,呼吸频率,10～12 次/分,FiO$_2$ 100%

（高学民）

第六节　机械通气的并发症及防治

机械通气是重要的生命支持手段之一,但机械通气也会带来一些并发症,甚至是致命的。合理应用机械通气将有助于减少甚至避免并发症的产生。因此,了解机械通气的并发症,具有重要的临床意义。

一、气管插管相关的并发症

人工气道是经口、经鼻插入或经气管切开处插入气管所建立的气体通道。临床上常用的人工气道是气管插管和气管切开。

(一)导管易位

插管过深或固定不佳,均可使导管进入支气管。因右主支气管与气管所成角度较小,插管过深进入右主支气管,可造成左侧肺不张及同侧气胸。

（二）气道损伤

气囊充气过多、压力太高,压迫气管,气管黏膜缺血坏死,形成溃疡,可造成出血。应使用低压高容量气囊,避免充气压力过高,有条件监测气囊压力(通常维持在 $20\sim30$ cmH$_2$O/0.20～2.94 kPa),最高不超过 35 cmH$_2$O(3.43 kPa)能减少这类并发症。

（三）人工气道梗阻

人工气道梗阻是人工气道最为严重的临床急症,常威胁患者生命。导致气道梗阻的常见原因包括:导管扭曲、气囊疝出嵌顿导管远端开口、痰栓或异物阻塞管道、管道坍陷、管道远端开口嵌顿于隆突、气管侧壁或支气管。

（四）气道出血

人工气道的患者出现气道出血,特别是大量鲜红色血液从气道涌出时。气道出血的常见原因包括气道抽吸、气道腐蚀等。

（五）气管切开的常见并发症

气管切开是建立人工气道的常用手段之一。由于气管切开使气流不经过上呼吸道,因此,与气管插管相比,气管切开具有许多优点。但气管切开也可引起许多并发症,根据并发症出现的时间,可分为早期、后期并发症。

1. 早期并发症

早期并发症指气管切开一般 24 h 内出现的并发症。主要包括:

(1)出血:是最常见的早期并发症。凝血机制障碍的患者,术后出血发生率更高。出血部位可能来自切口、气管壁。气管切开部位过低,如损伤无名动脉,则可引起致命性的大出血。

(2)气胸:是胸腔顶部胸膜受损的表现,胸膜腔顶部胸膜位置较高者易出现,多见于儿童、肺气肿等慢性阻塞性肺病患暂等。

(3)皮下气肿和纵隔气肿:是气管切开后较常见的并发症。颈部皮下气肿与气体进入颈部筋膜下疏松结缔组织有关。

2. 后期并发症

后期并发症指气管切开 24～48 h 后出现的并发症,发生率高达 40%。主要包括:

(1)切口感染:很常见的并发症。由于感染切口的细菌可能是肺部感染的来源,加强局部护理很重要。

(2)气管切开后期出血:主要与感染组织腐蚀切口周围血管有关。当切口偏低或无名动脉位置较高时,感染组织腐蚀及管道摩擦易导致无名动脉破裂出血,为致死性的并发症。

(3)气道梗阻:是可能危及生命的严重并发症。气管切开管被黏稠分泌物附着或形成结痂、气囊偏心疝入管道远端。

(4)吞咽困难:也是较常见的并发症,与气囊压迫食道或管道对软组织牵拉影响吞咽反射有关。

(5)气管食道瘘:偶见,主要与气囊压迫及低血压引起局部低灌注有关。

(6)气管软化:偶见,见于气管壁长期压迫,气管软骨退行性变、软骨萎缩而失去弹性。

二、正压通气相关的并发症

（一）呼吸机相关肺损伤

呼吸机相关肺损伤指机械通气对正常肺组织的损伤或使已损伤的肺组织损伤进一步加重。呼吸机相关肺损伤包括气压伤、容积伤、萎陷伤和生物伤。以上不同类型的呼吸机相关肺损伤相互联系相互影响,不同原因呼吸衰竭患者可产生程度不同的损伤。

为了避免和减少呼吸机相关肺损伤的发生,机械通气应避免高潮气量和高平台压,吸气末平台压不超过 30～35 cmH$_2$O(2.94～3.34 kPa),以避免气压伤、容积伤,同时设定合适呼气末正压,以预防肺萎陷伤。

（二）呼吸机相关肺炎

呼吸机相关肺炎是指机械通气48 h后发生的院内获得性肺炎。文献报道大约28％的机械通气患者发生呼吸机相关肺炎。气管内插管或气管切开导致声门的关闭功能丧失，机械通气患者胃肠内容物反流误吸是发生院内获得性肺炎的主要原因。

（三）氧中毒

氧中毒即长时间的吸入高浓度氧导致的肺损伤。FiO_2越高，肺损伤越重。但目前尚无$FiO_2 \leqslant 50\%$引起肺损伤的证据，即$FiO_2 \leqslant 50\%$是安全的。当患者病情严重必须吸高浓度氧时，应避免长时间吸入，尽量使得FiO_2不超过60％。

（四）呼吸机相关的膈肌功能不全

大约1％～5％的机械通气患者存在撤机困难。撤机困难的原因很多，其中呼吸肌的无力和疲劳是重要的原因之一。呼吸机相关的膈肌功能不全导致撤机困难，延长了机械通气和住院时间。机械通气患者尽可能保留自主呼吸，加强呼吸肌锻炼，以增加肌肉的强度和耐力，同时，加强营养支持可以增强或改善呼吸肌功能。

（高学民）

第七节　无创正压通气和呼吸机的撤离

一、无创正压通气

无创正压（NPPV）：是指无需建立人工气道的正压通气，常通过鼻、面罩等方法连接患者。临床研究证明，在某些病例NPPV可以减少急性呼吸衰竭的气管插管或气管切开及相应的并发症，改善预后；减少慢性呼吸衰竭呼吸机的依赖，减少患者的痛苦和医疗费用，提高生活质量。

NPPV可以避免人工气道的不良反应和并发症（气道损伤、呼吸机相关性肺炎等），同时也不具有人工气道的一些作用（如气道引流、良好的气道密封性等）。由于NPPV不可避免地存在或多或少的漏气，使得通气支持不能达到与IMV相同的水平，临床主要应用于患者意识状态较好的轻、中度呼吸衰竭，或自主呼吸功能有所恢复、从IMV撤离的呼吸衰竭患者；而有意识障碍、有并发症或多器官功能损害的严重呼吸衰竭患者宜选择IMV。NPPV与IMV各自具有不同的适应证和临床地位，两者相互补充，而不是相互替代。

（一）适应证和禁忌证

1.适应证

患者出现较为严重的呼吸困难，动用辅助呼吸肌，常规氧疗方法（鼻导管和面罩）不能维持氧合或氧合障碍有恶化趋势时，应及时使用NPPV。如AECOPD、急性心源性肺水肿、支气管哮喘、阻塞性睡眠呼吸暂停综合征等。但患者必须具备使用NPPV的基本条件：较好的意识状态、咳痰能力、自主呼吸能力、良好的配合NPPV的能力，以及血流动力学稳定。

2.禁忌证

意识障碍，呼吸微弱或停止，无力排痰，严重的脏器功能不全（上消化道大出血、血流动力学不稳定等），未经引流的气胸或纵隔气肿，严重腹胀，上气道或颌面部损伤、术后、畸形，不能配合NPPV或面罩不适等。

（二）无创通气模式与参数调节

持续气道正压和双水平正压通气是最常用的两种通气模式，后者最为常用。双水平正压通气有两种工作方式：自主呼吸通气模式（S模式，相当于PSV＋PEEP）和后备控制通气模式（T模式，相当于PCV＋

PEEP)。因此,BiPAP的参数设置包括吸气压(IPAP)、呼气压(EPAP)及后备控制通气频率。当自主呼吸间隔时间低于设定值(由后备频率决定)时,即处于 S 模式;自主呼吸间隔时间超过设定值时,即由 S 模式转向 T 模式,即启动时间切换的背景通气 PCV。如果存在高碳酸血症或呼吸困难不缓解可考虑使用 BiPAP。

BiPAP 参数调节原则:IPAP/EPAP 均从较低水平开始,IPAP 通常设置 10 ～ 25 cmH$_2$O (0.98～0.24 kPa),EPAP 设置 3～5 cmH$_2$O(0.29～0.49 kPa)患者耐受后再逐渐上调,直达到满意的通气和氧合水平,或调至患者可耐受水平。

开始无创正压通气后,患者需在 ICU 进行严密监测,判断治疗是否达标。若治疗后患者症状减轻、呼吸做功降低、气体交换改善、人机同步良好、患者舒适,提示 NPPV 有效;如果缺乏这些表现,则需要调整,进一步检查面罩气密性,改善人机同步性,提高支持力度等。如果调整后数小时内仍未改善,需要考虑改作有创机械通气。

二、呼吸机撤离

呼吸机撤离,简称撤机,是指导致呼吸衰竭的基础病因改善或缓解后,呼吸机由控制通气转为自主呼吸的过程。它包括两个分开但又密切相关的过程,即撤机和拔除人工气道。此过程可突然或逐渐撤离通气支持。

(一)撤机

撤机应在导致需要机械通气的原发病好转或控制、血流动力学稳定、酸碱失衡和电解质紊乱得到纠正、容量负荷基本正常、患者精神状态稳定、呼吸肌功能恢复的前提下进行。撤机指征包括:①导致机械通气的病因好转或被去除。②氧合指数(PaO$_2$/FiO$_2$)≥200 mmHg(26.6 kPa),PEEP＋PS≤9 cmH$_2$O (0.89 kPa),FiO$_2$≤40%。③血流动力学稳定,无心肌缺血动态变化。④无出血等严重并发症。⑤患者呼吸中枢能维持自主呼吸节律。患者达到上述指征,可考虑撤机。

(二)拔管

由于气管导管具有提供机械通气的连接途径和清除气道分泌物两大功能,拔除气管导管前,我们还需要评估成功拔管的可能性。首先,应评估拔管后是否会出现上呼吸道梗阻,可以通过气囊漏气试验评估:机械通气时,将气管插管的气囊放气以检查有无气体泄漏来评估上呼吸道的开放程度。漏气量超过 110 mL,提示拔管成功率高;另外,还需评价患者的气道保护能力,包括患者的精神状态、气道保护性反射、咳嗽能力,以及分泌物的多少。上述两项评估都通过时,可拔除气管导管。

(高学民)

第四章　心肺脑复苏

第一节　成人基础生命支持

基础生命支持(BLS)包括人工呼吸、胸外按压和早期电除颤等基本抢救技术和方法。

一、判断反应

患者突然意识丧失倒地,急救人员先要确定现场有无威胁患者和急救人员安全的危险因素,如有应及时躲避或脱离危险,否则尽量不要移动患者。通过动作和声音判断患者意识,如拍打患者肩部或呼叫,观察患者有无语言或动作反应。对有反应者使其采取自动体位;无反应患者采取平卧位,便于实施心肺复苏。如怀疑患者有颈椎损伤,翻转患者时应保持头颈部和躯干在一个轴面上,避免颈髓受到实损伤。

二、启动 EMSS

单人急救者发现患者对刺激无反应、无呼吸、无脉搏,应先拨打急救电话启动 EMSS,嘱其携带除颤器(AED),并立即返回患者身边进行 CPR;两个以上急救人员在场,一位立即行 CPR,另一位启动 EMSS。单人现场急救时专业人员可根据判断心脏骤停最可能的病因决定急救流程。病因可能是心源性时,应先拨打急救电话,然后立即 CPR;当判断原因为溺水或其他可能窒息引起的心脏骤停时,应先做 5 组 CPR,然后再拨打电话启动 EMSS。

拨打急救电话时,急救人员应向调度中心说明突发事件现场的位置、简单经过、患者人数,以及相应病情、已采用的急救措施等。

三、胸外按压

胸外按压是通过对胸部的挤压驱动血流,有效地胸外按压能产生 $8.0\sim10.7$ kPa($60\sim80$ mmHg)以上的动脉压。心脏骤停最初的心电图多表现为 VF,电除颤前进行胸外按压,可改善心肌供氧,提高电除颤的成功率,对心室颤动时间超过 4 min 的患者,电击前的胸外按压尤其重要。而在电除颤终止心室颤动后的最初阶段,尽管心脏恢复了有节律的心电活动,但心脏常处于无灌流或低灌流状态,电击后立即给予胸外按压有助于心律恢复。

（一）检查脉搏

急救人员在复杂的环境中短时间内去检查脉搏,常难以确定脉搏是否存在,听诊心音更加不可靠。如果急救人员在 10 秒钟内不能明确地触及脉搏,应立即开始胸外按压。

（二）按压部位

在胸骨下 1/3 处,即乳头连线与胸骨交叉处。

（三）按压手法

患者仰卧于坚实地面上,急救人员跪在患者身旁,一个手掌根部置于按压部位,另一个手掌根部叠放其上,双手紧扣进行按压。按压时使肩、肘、腕位于同一轴线上,与患者身体平面垂直,用上身重力按压,幅度至少为 5 cm,频率至少为 100 次/分钟,放松时手掌不离开胸壁,保证每次按压后胸廓回弹,并尽量减少按压的中断,"用力、快速、完全、连续"。

(四)按压/通气比

目前推荐的按压/通气比为30:2,循环5次为1个周期。

(五)2人以上进行CPR时

每隔1个周期,应交替轮换位置做CPR,以避免按压者疲劳使按压质量和频率降低。轮换时动作要快,最好<5秒钟,以减少按压中断。

(六)尽量减少因分析心律、检查脉搏和其他治疗措施中断按压的时间

四、开放气道

患者无意识时,由于舌后坠、软腭阻塞气道,须开放气道。

(一)仰头抬颏法

如患者无明显头颈外伤可使用此法。患者取仰卧位,急救者位于患者一侧,将一只手小鱼际放在患者前额用力使头部后仰,另一只手指放在下颏骨性部位向上抬颏,使下颏尖、耳垂连线与地面垂直。

(二)托颌法

当高度怀疑患者有颈椎损伤时使用。患者平卧,急救者位于患者头侧,两手拇指置于患者口角旁,余四指托住患者下颌部位,在保证头部和颈部固定的前提下,用力将患者下颌用力抬起,使下齿高于上齿。避免搬动颈部。

五、人工呼吸

(一)人工通气方法

1.口对口呼吸

急救者正常呼吸,用按压前额的手的示指和拇指捏住患者鼻翼,将口罩住患者的口,将气吹入患者的口中。

2.对鼻呼吸

用于口唇受伤或牙关禁闭者。急救者稍用力上抬患者下颏,使口闭合,将口罩住患者的鼻孔,将气吹入患者的鼻中。

3.口对导管或面罩通气

患者建立人工气道时,可直接用口通过导管吹气;有面罩时可通过导管连接面罩,将面罩罩住患者口鼻,再向导管内吹气。

(二)简易呼吸器通气方法

简易呼吸器连接面罩,将面罩罩住患者口鼻并固定,托起下颌后通过简易呼吸器将气体吹入。如建立有人工气道,用简易呼吸器直接连接导管,将气体通过导管吹入。

(三)机械通气

注意以下问题。

(1)无论任何人工方法,每次吹气时间应持续1秒以上,应见胸廓起伏,潮气量500~600 mL(6~7 mL/kg)。

(2)CPR中实际经过肺的血流量明显减少(为正常的25%~30%),维持相对低的通气/血流比例,要求潮气量和呼吸频率较生理状态下更低。所以要避免急速、过大潮气量的人工呼吸,以避免胃胀气导致膈肌上抬使肺的顺应性下降,或胃内容物反流造成误吸。

(3)对于有自主循环(可触到脉搏)的患者,人工呼吸维持在10~12次/min,大致5~6秒钟通气1次,约2 min重新检查1次脉搏。

(4)心脏骤停最初数分钟内,血中氧合血红蛋白还保持一定水平,心、脑的氧供更多取决于血流降低程度,所以开始按压比人工通气相对更重要,急救人员应尽可能避免中断胸外按压。

(5)人工通气时要注意气道始终保持开放状态。

(6)建立人工气道后,呼吸频率为 8～10 次/min,不再需要按压/通气同步按比例进行。

六、电除颤

心脏骤停 80%～90% 由 VF 所致。在无胸外按压的情况下,VF 数分钟内即转为心室静止。只做 CPR 一般不能终止 VF,电除颤是救治 VF 最为有效的方法。早期电除颤是心脏骤停患者复苏成功的关键,除颤每延迟 1 min 患者存活率下降 7%～10%。

(1)心律分析证实为 VF/VT 时应立即电除颤,只做 1 次电击,之后做 5 组 CPR,再检查心律。

(2)根据除颤器电流的特点,分为单相波和双相波除颤器。单相波除颤器电击能量选择 360J,双相波除颤器电击能量选择 200 J。

(3)电极位置通常为右侧放置于患者右锁骨下区,左侧电极放置于左乳头侧腋中线处。

(4)电击时提示在场人员不要接触患者身体。

七、心肺复苏的有效指标和终止抢救指征

(一)心肺复苏的有效指标

1.瞳孔

有效时瞳孔由大变小。

2.面色(口唇)

由紫转为红润。

3.颈动脉

每一次按压可摸到一次搏动,按压有效时可测到血压在 8.3/5.0 kPa(60/40 mmHg)左右。

4.神志

有效时患者眼球活动,对光反射出现,甚至手脚开始活动。

5.出现自主呼吸

自主呼吸出现并不意味着可以停止人工呼吸,如自主呼吸微弱,仍应坚持口对口人工呼吸。

(二)终止心肺复苏的指征

(1)呼吸、循环已有效恢复。

(2)无心搏和自主呼吸恢复,常温下 CPR30 min 以上。

(谷元奎)

第二节　小儿基础生命支持

小儿心肺复苏(PCPR)与成人 CPR 比较,有其自身的特点。根据儿童年龄段划分:1 个月以内为新生儿,1 岁以内为婴儿,1～8 岁为小儿。8 岁以上心肺复苏程序及方法基本同成人。

一、概述

(一)解剖学特点

小儿的解剖生理机构与成人相比有较大差异,心肺复苏时需要了解和掌握这些差异特点,并针对不同年龄的患儿采用不同的复苏方法。

1.头部与身体的比例

婴儿头部所占比例较成人大,枕凸明显,无意识时更易使头部前屈造成气道阻塞;颈部短而圆胖,不易

触到颈动脉搏动。

2. 气管软骨软弱

颈部过度伸展时易造成气管塌陷;咽喉部软组织松弛、舌体大,易后坠阻塞气道;咽部腺体组织大,经鼻插管困难;气道狭小,有炎症水肿时易阻塞。

3. 环状软骨气道最窄

小儿气管插管时若导管进入声门后阻力大,不可用力送进,应考虑是否遇狭窄部位而更换小一号导管。

4. 婴儿会厌柔软

其游离缘与后壁贴近,喉镜用直叶片更容易将会厌挑起暴露声门。

(二)心脏骤停特点

成人心脏骤停多因突发心脏原因所致,小儿更多因为呼吸功能障碍或心血管功能相继恶化的结果,而心脏骤停是继发的。成人心脏骤停多为心室颤动或无脉性室速,小儿心脏骤停时则约78%时电静息,其次为心动过缓或无脉性电活动,室性心律的发生率<10%。因此,对非原发性心脏骤停患儿,复苏早期更要注意呼吸支持,改善缺氧,心脏复苏较成人复苏的时间更长。

(三)生存链特点

小儿心肺复苏生存链的顺序是:①预防心脏停搏;②早期有效心肺复苏;③快速求救 EMS 系统;④早期高级生命支持。只有一位急救人员在现场时,对8岁以下的患儿应先给予基本生命支持 1 min,再求救EMSS,即先急救,再求救,8岁以上儿童则同成人,先求救,再急救。

二、小儿基本生命支持方法

(一)人工循环

检查患儿脉搏,1岁以上患儿可触颈动脉搏动,婴儿由于颈部短而圆胖,可触肱动脉或股动脉搏动,时间<10秒。如无脉搏,即行胸外按压:向脊柱方向挤压胸骨,压迫心脏内血液排入主动脉。

(二)开放气道,判断自主呼吸

1. 双掌按压法

同成人按压法,深度为至少 5cm,适用于 8 岁以上儿童。

2. 单掌按压法

适用于 1~8 岁小儿,仅用一掌按压,其他同成人。

3. 平卧位双指按压法

急救者一手置于患儿后背,另一手示指和中指置于两乳头连线下方,向后背方向按压。

4. 单掌环抱按压法

用于新生儿和早产儿。急救者一手四指置于患儿后背,拇指置于前胸,具体按压部位同双指按压法。

5. 双手环抱按压法

用于婴儿和新生儿。急救者用双手围绕患儿胸部,双拇指并列或重叠于前胸,位置同前。其余手指置于患儿后背相对方向按压。

小儿胸外按压深度为至少胸廓前后径的 1/3,1~8 岁儿童大约为 5 cm,1 岁以下婴儿大约为 4 cm,此按压深度可产生较高的冠状动脉灌注压。按压频率为至少每分钟 100 次,并保证每次按压后胸廓回弹。

小儿意识丧失后,由于舌后坠而致上气道阻塞。应立即采用仰头抬颏法或托颌法开放气道。①仰头抬颏法:将一只手放在小儿前额并轻柔的使头部后仰,同时将另一只手指尖放在下颏中点处,抬高下颏开放气道;②托颌法:如怀疑颈部损伤,应避免头颈后仰,急救者位于患儿头顶端,用双手 2~3 个手指分别放在患儿两侧下颌角处,轻轻用力托下颌向上,开放气道;③判断自主呼吸:开放气道后,观察患儿有无胸廓起伏。确认患儿无呼吸或喘息,立即开始人工呼吸。

（三）人工呼吸

胸外按压 100 次以后立即给予人工呼吸 2 次，每次约 1 秒钟，稍短于成人，潮气量以胸廓抬起为度。若通气时阻力大或胸廓不能抬起，提示气道阻塞。气道阻塞最常见的原因是气道开放不正确，需重新调整体位，开放气道后再试。如果通气后仍无胸廓起伏，应考虑气道内有异物存在。

（四）气道异物处理

意识丧失的患儿若有证据或高度怀疑有气道异物，且气道处于阻塞状态时，应立即采取措施解除气道阻塞，婴儿推荐使用拍背/冲胸法；1 岁以上儿童使用 HeimLish 手法及卧位腹部冲压法。

1．拍背/冲胸法

急救者取坐位，将患儿俯卧位置于前臂上，前臂放于大腿上，用手指张开托住患儿下颌并固定头部，保持头低位；用另一只手的掌根部在患儿背部肩胛区用力叩击 5 次；拍背后将空闲的手放于婴儿背部，手指托住其头颈部，小心地将患儿翻转过来，使其仰卧于另一只手的前臂上，前臂置于大腿上，仍保持头低位。实施 5 次快速的胸部冲压，位置与胸外按压相同。

2．HeimLish 手法及卧位腹部冲压法同成人

（五）药物治疗

1．给药途径

首选静脉给药，但小儿复苏时建立静脉通路比较困难。近年来骨髓通路给药日渐受到重视，髓腔内充满海绵状静脉窦，经中央管滋养静脉与血液循环相通，因此输入骨髓的药物、液体可迅速进入全身循环。美国心脏学会推荐，复苏时静脉穿刺失败 3 次或时间＞90 秒钟即为建立骨髓通路的指征。

2．肾上腺素

仍为心脏复苏首选药物，用法：1：10 000 肾上腺素溶液，0.01 mg/kg，静脉注射，5 min 后可重复。气管内给药为 0.1 mg/kg。

（谷元奎）

第三节　心脏骤停与心肺复苏

一、概述

心脏骤停是指各种原因所致的心脏射血功能突然中止，其最常见的机制为心室颤动（VF）或无脉性室性心动过速（VT），其次为心室静止及无脉电活动（PEA）。心脏骤停后即出现意识丧失、脉搏消失、呼吸停止，经及时有效的心肺复苏部分患者可获存活。心脏性猝死（SCD）是指未能预料的于突发心脏症状 1 小时内发生的心脏原因死亡。心脏骤停不治是心脏性猝死最常见的直接死亡原因。

心肺复苏（CPR）是抢救生命基本的医疗技术和方法，包括胸外按压、开放气道、人工通气、电除颤纠正（VF/VT），以及药物治疗等，目的是使患者自主循环恢复和自主呼吸恢复，并最终实现脑复苏。

二、心脏骤停的原因

引起心脏骤停的原因有很多，了解掌握心脏骤停的常见原因（见表 4-1），有助于指导心肺复苏和诊断性检查。

表 4-1 心脏骤停常见原因

分类	原因	疾病或致病因素
心脏		冠心病、心肌病、心脏结构异常、瓣膜功能不全
呼吸	通气不足	中枢神经系统疾病、神经肌肉接头疾病、中毒或代谢性脑病
	上呼吸道梗阻	中枢神经系统疾病、气道异物阻塞、感染、创伤、新生物
	呼吸衰竭	哮喘、COPD、肺水肿、肺栓塞
循环	机械性梗阻	张力性气胸、心脏压塞、肺栓塞
	有效循环血量过低	出血、脓毒血症、神经源性休克
代谢	电解质紊乱	低钾血症、高钾血症、低镁血症、高镁血症、低钙血症
	药物滥用	抗心律失常药、洋地黄类药物、β受体拮抗剂、钙通道阻抗剂、三环类抗抑郁药
中毒	毒品滥用	可卡因、海洛因
	中毒	一氧化碳、氰化物
环境		雷击、触电、高/低温、淹溺

三、病理生理机制

心脏骤停导致全身血流中断。然而不同器官对缺血损伤的敏感性不同,甚至同一器官的不同部位也有所差别。脑是人体中最易受缺血损害的重要器官,其中尤以分布在大脑皮质层、海马和小脑的神经元损伤最为明显;其次易受缺血损害的器官是心脏;肾脏、胃肠道、骨骼肌较脑和心脏耐受缺血能力强。

正常体温下,心脏停搏 10 秒钟,意识丧失、抽搐;心脏停搏 20 秒钟,出现叹气样呼吸或呼吸断续;心脏停搏 40 秒钟,瞳孔散大;60 秒钟时,由于延髓缺血缺氧呼吸中枢抑制,呼吸功能停止;心脏停搏 3 min,开始出现脑水肿;心脏停搏 5 min 后,脑细胞开始发生不可逆的缺血损害;心脏骤停 8 min 内未行心肺复苏,脑死亡。心脏骤停与心肺复苏相关的缺血再灌注损伤的病理生理机制,按时间依次划分为骤停前期、骤停期、复苏期、复苏后期四个阶段。

(一)骤停前期

心脏骤停前,机体潜在的疾病及促发心脏骤停的因素能明显影响心肌细胞的代谢状态,也将影响到复苏后细胞的存活能力。如窒息引起的心脏骤停,之前的低氧血症和低血压状态消耗了细胞能量储备,导致酸中毒,又可明显加剧复苏中缺血损伤的程度。相反,细胞也能对慢性或间断性缺血产生预处理效应,从而对较长时间的缺血有较好的耐受性。

(二)骤停期

心脏骤停引起的血液循环中断,数秒内即导致组织缺氧和有氧代谢中断。这种情况下细胞代谢转为无氧代谢。无氧代谢所产生的三磷酸腺苷极少,难以维持细胞存活所必需的离子浓度梯度。能量消耗的速度因组织不同而不同,同时取决于其能量储备和代谢需求程度。心肌能量的消耗与心脏骤停时心律失常相关,与无脉电活动或心室停搏相比较,发生颤动的心肌要消耗更多的能量。能量的耗竭导致细胞膜去极化,从而触发启动了一系列的代谢反应,包括细胞内钙超载、大量自由基产生、线粒体功能异常、基因异常表达、降解酶的激活和炎症反应等。

(三)复苏期

复苏阶段仍是全身缺血病理过程的延续,标准的胸外按压产生的心排血量仅为正常时的 30% 左右,并随着复苏开始时间的延迟和胸外按压时间的延长而下降。大量研究表明,标准心肺复苏所产生的灌注压远不能满足基础状态下心和脑的能量需求。最初数分钟,发生内源性儿茶酚胺和血管活性肽大量释放,增加了次要组织血管的收缩,使得血液优先供应脑和心脏。血液灌注的优先分配机制在心肺复苏期间具有重要的意义,因为心肺复苏的目的就是产生足够的心肌血液灌注使心脏重新恢复节律和有效地机械收缩功能,减少重要器官脑的缺血损伤。然而机体在自主循环恢复后持续存在着血管收缩状态,对血流动力学有着明显不良的影响。复苏成功后,血管收缩导致后负荷明显增加,给已相当脆弱的心脏增加了额外负担;同时导致一些次要缺血器官继续保持缺血状态。

1. 心泵理论

胸外按压时心脏受到胸骨和胸椎的挤压,使心脏和大动脉之间产生压力梯度,这种压力驱使血液流向体循环和肺循环。心脏瓣膜能防止血液倒流,然而随着复苏时间延长,除了主动脉瓣以外,其他瓣膜的功能逐渐减弱。

2. 胸泵理论

胸外按压时胸腔内压力增高,在胸腔内血管和胸腔外血管之间形成了压力梯度。血液顺着压力梯度流向外周动脉系统。由于上腔静脉和颈内静脉连接部位的静脉瓣具有防止血液逆流的功能,在按压情况下逆流到静脉系统的血液得以受限。根据胸泵理论,由于右心室和肺动脉之间没有压力梯度,此时具有作用的仅为血流的被动通道。

(四)复苏后期

复苏后期的病理生理类似于休克综合征,其特征表现为持续缺血诱发的代谢紊乱和再灌注启动的一系列级联代谢反应,两者都导致了细胞的继发性损伤,在初始缺血阶段存活下来的细胞可能由于随后的再灌注损伤而导致死亡。复苏后综合征定义为严重的全身系统缺血后多器官功能障碍或衰竭。

心脏骤停复苏成功后心脏功能明显受抑制,受抑制的心肌定义为"心肌顿抑"。复苏后心功能不全的程度和可逆性,与诱发心脏骤停的前驱致病事件、心脏骤停期间的心脏节律、心脏骤停持续时间以及复苏期间应用肾上腺素能药物总剂量相关。复苏后内脏器官缺血所释放的心肌抑制因子,可使心功能不全进一步恶化。在相当多的患者中,既往和发病时进行性局灶性心肌缺血(心绞痛或心肌梗死)可引发心脏其他部位的心肌功能不全。

四、临床表现

心脏骤停的典型表现包括意识突然丧失、呼吸停止、大动脉搏动消失的"三联征"。

五、诊断要点

(1)意识突然丧失,面色可由苍白迅速呈现发绀。

(2)大动脉搏动消失,触摸不到颈动脉、股动脉。

(3)呼吸停止或开始叹息样呼吸,逐渐缓慢,进而停止。

(4)双侧瞳孔散大。

(5)可伴有短暂抽搐或大小便失禁,伴有口眼歪斜,随即全身松软。

(6)心电图表现:①心室颤动;②无脉性室性心动过速;③心室静止;④无脉性电活动。

(一)病史及体征

向家人、目击者和 EMSS 人员详细询问发病过程,可为判断发病原因和预后提供重要信息。收集发病情况包括:心脏骤停时是否被目击、发病时间、当时患者状态(吃饭、运动、受伤)、服用何种药物、开始心肺复苏的时间、初始心电图表现、急救人员所采用的措施等。既往史包括:既往健康状况和精神状态,有无心脏、肺脏、肾脏疾病或其他恶性肿瘤史,有无感染或出血,有无冠心病或肺栓塞的高危因素,同时需要了解患者当前服用的药物和过敏史等。

仔细体格检查具有重要意义:①检查气道是否通畅,确保人工通气顺利;②查实心脏骤停的诊断依据;③寻找心脏骤停病因的证据;④动态监测有无干预措施所引起的并发症。体格检查必须在 CPR 不受影响的情况下进行,复苏后需多次重复查体,以了解治疗效果和复苏可能带来的并发症(见表 4-2)。

表 4-2 异常体征提示心脏骤停可能原因及相关并发症

查体	异常体征	可能病因
一般表现	苍白、冰凉	出血、低温
气道	分泌物、呕吐物或血液	误吸、气道阻塞
	正压通气阻力异常增高	张力性气胸、气道阻塞、支气管痉挛
颈部	颈静脉怒张	张力性气胸、心脏压塞、肺栓塞
	气管移位	张力性气胸
胸部	胸骨切开术疤痕	既往心脏手术史
肺脏	单侧呼吸音	张力性气胸、插管进入右侧支气管、误吸
	呼吸音遥远,无呼吸音或无胸廓起伏	插管误入食道、气管阻塞、严重支气管痉挛
	哮鸣	误吸、支气管痉挛、肺水肿
	啰音	误吸、肺水肿、肺炎
心脏	听不清心音	血容量过低、心脏压塞、张力性气胸、肺栓塞
腹部	膨胀和浊音	腹主动脉破例、宫外孕破裂
	膨胀和鼓音	气管插管误入食道、胃胀气
直肠	鲜血、黑便	消化道出血
肢体末端	动脉搏动双侧不对称	主动脉夹层
	肾透析动静脉分流或瘘管	高钾血症
皮肤	针孔痕迹或溃疡	静脉药瘾
	烧伤	烟雾吸入、触电

(二)复苏的有效性监测

心肺复苏过程中通常根据心电波形和大动脉搏动判断复苏的有效性。而心肺复苏过程中心肌血流量是由主动脉舒张压和右房舒张压之差即冠状动脉灌注压(CPP)决定的。心脏骤停和复苏过程中心电图监测只显示心电活动,不能反映心肌收缩功能。以下搏动指标被用以临床和实验研究。

1.冠状动脉灌注压

灌注压大小与心肌灌注量呈正相关,被认为是反映心肺复苏有效的金标准和可靠性指标。实验和临床研究均表明维持冠状动脉灌注压在 2.0 kPa(15 mmHg)以上是复苏成功的必须条件。由于有创性 CPP 监测的操作费时费力,复苏的紧迫性限制了其实际应用。

2.中心静脉血液饱和度

中心静脉血液饱和度是另一种能较可靠监测复苏有效性的指标。由于复苏过程中机体氧耗、动脉血液饱和度和血红蛋白浓度相对不变,中心静脉血液饱和度能更直接的反映心排血量的多少。正常情况下中心静脉血液饱和度波动于 60%～80%,复苏过程中如中心静脉血液饱和度低于 40%,则几乎没有自主循环恢复的机会。但中心静脉血液饱和度的监测同样牵涉到有创置管问题,也限制了其在临床的广泛使用。

3.呼气末 CO_2 分压(ET CO_2)

ET CO_2 是心肺复苏期间反映心排血量的可靠指标。研究表明,ET CO_2 与冠状动脉灌注压、脑灌注压变化呈正相关。在未使用血管药物的情况下,ET CO_2 低于 1.3 kPa(10 mmHg)提示预后不良。此方法具有无创、简便、反应灵敏的特点。

(谷元奎)

第四节 气道异物阻塞与急救处理

一、概述

气道异物阻塞(FBAO)是导致窒息的紧急情况,如不及时解除,数分钟内即可死亡。FBAO造成心脏停搏并不常见,但有意识障碍或吞咽困难的老人和儿童发生人数相对较多。FBAO是可以预防而避免发生的。

二、原因及预防

任何人突然呼吸骤停都应考虑到FBAO。成人通常在进食时易发生,肉类食物是造成FBAO最常见的原因。易导致FBAO的诱因有:吞食大块难咽食物、饮酒后、老年人戴义齿或吞咽困难、儿童口含小颗粒状食物及物品。注意以下事项有助于预防FBAO,如:①进食切碎的食物,细嚼慢咽,尤其是戴义齿者;②咀嚼和吞咽食物时,避免大笑或交谈;③避免酗酒;④阻止儿童口含食物行走、跑或玩耍;⑤将易误吸入的异物放在婴幼儿拿不到处;⑥不宜给小儿需要仔细咀嚼或质韧而滑的食物(如花生、坚果、玉米花、果冻等)。

三、临床表现

异物可造成呼吸道部分或完全阻塞,识别气道异物阻塞是及时抢救的关键。

(一)气道部分阻塞

患者有通气,能用力咳嗽,但咳嗽停止时,出现喘息声。这时救助者不宜妨碍患者自行排出异物,应鼓励患者用力咳嗽,并自主呼吸。但救助者应守护在患者身旁,并监视患者的情况,如不能解除,即求救EMS系统。

FBAO患者可能一开始表现为通气不良,或开始通气好,但逐渐恶化,表现乏力、无效咳嗽、吸气时高调噪音、呼吸困难加重、发绀。对待这类患者要同气道完全阻塞患者一样,须争分夺秒的救助。

(二)气道完全阻塞

患者已不能讲话,呼吸或咳嗽时,双手抓住颈部,无法通气。对此征象必须能够立即明确识别,救助者应马上询问患者是否被异物噎住,如果患者点头确认,必须立即救助,帮助解除异物。由于气体无法进入肺脏,如不能迅速解除气道阻塞,患者很快出现意识丧失,甚至死亡。如果患者已意识丧失、猝然倒地,则应立即实施心肺复苏。

四、治疗

(一)解除气道异物阻塞

对气道完全阻塞的患者必须争分夺秒地解除气道异物。通过压迫使气道内压力骤然升高的方法,产生人为咳嗽,把异物从体内排除。具体可采用以下方法。

1.腹部冲击法(HeimLish法)

可用于有意识的站立或坐位患者。急救者站在患者身后,双臂环抱患者腰部,一手握拳,握拳手的拇指侧抵住患者腹部,位于剑突下与脐上的腹中线部位,再用另一手握紧拳头,快速向内向上使拳头冲击腹部,反复冲击腹部直到把异物排出。如患者意识丧失,即开始CPR。

采用此法后,应注意检查有无危及生命的并发症,如:胃内容物反流造成误吸、腹部或胸腔脏器破裂。除必要时,不宜随便使用。

2.自行腹部冲击法

气道阻塞患者本人可一手握拳,用拇指抵住腹部,部位同上,再用另一只手握紧拳头,用力快速向内、向上使拳头冲击腹部。如果不成功,患者应快速将上腹部抵压在一硬质物体上,如椅背、桌缘、护栏,用力冲击腹部,直到把异物排出。

3.胸部冲击法

患者是妊娠末期或过度肥胖者时,救助者双臂无法环抱患者腰部,可用胸部冲击法代替HeimLish法。救助者站在患者身后,把上肢放在患者腋下,将胸部环抱住。一只手拳的拇指侧放在胸骨中线,避开剑突和肋骨下缘,另一只手握住拳头,向后冲压,直至把异物排出。

(二)对意识丧失者的解除方法

1.解除FBAO中意识丧失

救助者立即开始CPR。在CPR期间,经反复通气后,患者仍无反应,急救人员应继续CPR,严格按30∶2按压/通气比例。

2.发现患者时已无反应

急救人员初始可能不知道患者发生了FBAP,在反复通气数次后,患者仍无反应,应考虑到FBAO。可采用以下方法。

(1)在CPR过程中,如果有第二名急救人员在场,一名实施救助,另一名启动EMSS,患者保持平卧。

(2)用舌-上颌上提法开放气道,并试用手指清除口咽部异物。

(3)如果通气时患者胸廓无起伏,重新摆正头部位置,注意开放气道状态,再尝试通气。

(4)异物清除前,如果通气仍未见胸廓起伏,应考虑进一步抢救措施(如 Kelly 钳,Magilla 镊,环甲膜穿刺/切开术)开通气道。

(5)如异物取出,气道开通后仍无呼吸,需继续缓慢人工通气。再检查脉搏、呼吸、反应。如无脉搏,即行胸外按压。

(谷元奎)

第五节　特殊情况下的心肺复苏

在一些特殊情况下发生心跳、呼吸骤停有自身的特点,需要特殊对待,CPR应做适当调整。这些特殊情况包括淹溺、低温、电击和雷击、创伤和妊娠等。

一、淹溺

淹溺是呼吸道被液体介质淹没引起原发性呼吸功能障碍的过程,患者气道入口处存在液体/空气界面,无法通气而导致缺氧。淹溺最重要的复苏措施是尽快恢复通气和供氧,缺氧时间长短是决定溺水者预后的关键。

(一)基本生命支持

1.水中救起

发现溺水者,须立即自水中将其救起,开放气道和人工呼吸。

2.实施时急救人员必须注意自身安全

除非有明确的受伤证据或溺水者发生潜水、跳水等情况,一般溺水者颈部受伤的可能性不大,不必常规行颈部固定以免耽搁开放气道和人工呼吸。

3.人工通气

人工通气是溺水复苏的首要措施,迅速进行可以增加溺水者的生存机会。人工呼吸可在溺水者救至陆地即刻或还在浅水区时就开始,只有受过专门训练的急救人员才可在深水区进行人工呼吸。人工呼吸前应适当清除溺水者口中的泥土和水草等异物,大多数溺水者溺水过程只有少量的水被吸入,并不会造成气道阻塞,因此急救人员无需常规清除溺水者呼吸道中的水分。

4.胸外按压

当溺水者气道开放,检查无呼吸后,急救人员应立即给予2次有效人工通气,随后立即胸外按压,按压与通气按30:2的比例进行。专业急救人员在开始胸外按压前须检查动脉搏动,溺水者的动脉搏动难以触及,尤其是冷水淹溺时,如在10秒钟内未触及动脉搏动,立即按30:2的比例进行胸外按压与通气。

5.其他情况处理

溺水者多伴有原发性或继发性低体温,在处理溺水同时按低温治疗处理。

6.多数溺水者CPR过程中会出现呕吐

急救人员应将其头偏向一侧,随后用手指、纱布等清除或吸引器抽吸将呕吐物去除。

(二)高级生命支持

对溺水者应尽早进行气管插管。现场初步救治后及时将患者送往医院进行进一步生命支持,转运过程中密切监测生命体征。

二、电击和雷击

电击和雷击是电流对心脏、脑、血管平滑肌、细胞膜的直接作用以及电能在机体内产生的热效应损伤。电流作用于心肌导致心室颤动或心室静止是电击和雷击致死的首位原因。部分患者可以出现呼吸停止和缺氧性心脏骤停。其原因是:①电流经过头部引起延髓呼吸中枢抑制;②触电时破伤风样膈肌和胸壁肌肉强直性抽搐;③长时间的呼吸肌麻痹。

(一)基本生命支持

急救人员施救前首先确认急救现场安全,自身无受电击的危险,随即评估患者呼吸循环状况。如果患者无呼吸和脉搏,立即开始CPR,启动EMSS系统,尽可能早期电除颤。遭受电击和雷击的患者没有心肺基础疾病,如果立即提供CPR,存活可能性较大,甚至超过一般CPR要求的时间。

电击和雷击均可导致复合性外伤,可有头颈部和脊柱损伤,应注意保护和制动。患者燃烧的衣物应去除,以避免进一步烧伤。

(二)高级生命支持

高级生命支持阶段在进行CPR同时评估患者心律,如果存在心室颤动,立即给予除颤和药物治疗。颌面部和前颈部等部位烧伤的患者,可能出现的软组织肿胀将导致呼吸困难,即使存在自主呼吸,也应尽早行气管插管建立高级气道。

对有低血容量休克和广泛软组织损伤的患者,应迅速静脉补液抗休克治疗,维持水、电解质平衡,保持足够的尿量,以促进组织损伤时产生的肌红蛋白、钾离子等排出体外。

三、低温

严重低体温(<30℃)伴随心排出量和组织灌注下降,机体功能显著降低,表现出临床死亡征象。低温时,心脏对药物、起搏刺激和除颤反应性明显下降,因此低温心脏骤停救治原则是在积极处理低体温的同时进行CPR。

(一)保温和复温

1.保温

除去患者湿衣,避免将其暴露于低温环境以防热量进一步丢失。

2.复温

复温措施的选择决定于患者有无灌注心律以及体温下降程度。

(1)按患者中心体温可将体温下降程度分为:①轻度低体温(>34℃);②中度低体温(30℃~34℃);

③重度低体温(<30℃)。

(2)复温方式包括:①被动复温,覆盖保暖毯或将患者置于温暖环境中;②主动体外复温,通过加热装置包括热辐射、强制性热空气通风和热水袋等进行复温;③主动体内复温,指采用加热给湿的氧(42℃~46℃)、加温静脉输液(43℃)、腹腔灌洗等技术复温。

(3)复温方式选择:有灌注心律的轻度低体温患者采用被动复温;有灌注心律的中度低体温患者采用主动体外复温;重度低体温和无灌注心律心脏骤停患者采用主动体内复温。

(二)基本生命支持

患者还未出现心脏呼吸骤停时,重点处理复温,一旦出现心脏呼吸骤停,CPR 和复温同等重要。人工通气时尽可能给予加温(32℃~34℃)加湿氧气面罩通气。低温时除颤效能下降,中心体温<30℃时,电除颤往往无效。存在 VF 时,可立即给予一次电除颤,如 VF 仍存在,则应继续 CPR 和复温治疗,体温达到30℃以上时考虑再次除颤。因在现场急救,许多复温措施可能无法进行,应积极进行 CPR,同时将患者转运至具有复温设备和条件的医院。

(三)高级生命支持

低温心脏骤停更加强调积极的体内复温治疗。低温阶段静脉给予的药物其生物学效应下降或完全无效应,反复给予还可能在体内蓄积形成毒性作用,因此患者重度低体温时不应进行静脉药物治疗,中度低体温患者可以静脉给药但要增加给药间隔。对重度低体温心脏骤停患者的院内治疗,重点在于通过各种有创技术迅速提升中心体温。低体温时间超过 45~60 min 的患者在复温过程中血管扩张、血管床容量增大,需要及时进行补液治疗。

四、创伤

创伤致心脏骤停的主要原因包括:①气道阻塞、严重开放性气胸和支气管损伤或胸腹联合伤等导致缺氧;②心脏、主动脉或肺动脉等重要脏器损伤;③严重头部创伤影响生命中枢;④张力性气胸或心脏压塞导致心排出量急剧下降;大量血液丢失导致低血容量和氧输送障碍。创伤性心脏骤停患者复苏成功率极低。

(一)现场救治

创伤患者院前救治的重点是安全的解救患者、妥善固定后迅速将患者转运到能进行确定性创伤救治的医疗中心,现场急救时应避免不必要的干预性治疗,避免延误转运和进一步的创伤确定性治疗。气管插管和静脉输液等支持手段尽量在不延误转运的前提下进行。

(二)基本生命支持

对发生心脏骤停的患者,应在现场立即给予 CPR。开放气道时应用托颌法,而不是仰头抬颏法,以免损伤脊髓。如果可能,应安装固定患者颈部的颈托。

评估患者呼吸状况,如果无呼吸或呼吸浅慢即将停止,立即利用球囊面罩等进行人工通气。人工通气频率不宜过快,以免造成胃胀气。通气过程如果未见患者胸廓起伏,要注意排除张力性气胸和血胸。对于可见的活动性出血,急救人员予以压迫止血并适当包扎。在支持过程中应仔细检查患者潜在的致命伤,并密切观察其病情变化,根据情况做出相应处理。

(三)高级生命支持

积极地处理原发伤对于患者成功复苏具有重要意义,在 CPR 同时应寻求引起创伤性心脏骤停的原因,并予以确定性治疗。详见创伤急救。

五、妊娠

急救人员在妊娠妇女复苏的过程中,要尽力抢救母亲和胎儿两个生命,同时要考虑到孕妇孕产期生理改变的因素。正常妊娠时孕妇心排血量、血容量增加 50％;妊娠 20 周以后,孕妇处于仰卧位时,增大的子宫压迫内脏血管减少血液回流,心排血量可下降 25％,CPR 时应考虑到这一点。

对于危重症孕妇应采取以下措施以防心脏骤停的发生:①左侧卧位;②吸入纯氧;③建立静脉通路并

静脉输液;④考虑可能引起孕妇发生心脏骤停的可逆因素,并积极处理。孕妇可能因妊娠和非妊娠因素发生心脏骤停,通常包括硫酸镁等药物过量、急性冠脉综合征、羊水栓塞、子痫、肺栓塞、脑卒中、创伤、主动脉夹层等。

（一）基本生命支持

孕妇体内激素水平的改变可以促使胃食管括约肌松弛,增加反流的发生率。对无意识的孕妇进行人工通气时,应注意防止误吸,可采用环状软骨加压法。为了减少妊娠子宫对静脉回流和心排出量的影响,可以将一个垫子放在患者右腹部侧方,使其向左侧倾斜 $15°\sim30°$,然后实施胸外按压,由于膈肌抬高的影响,胸外按压可取胸骨中间稍上位置。

（二）高级生命支持

气管插管时应防止误吸,因为孕妇可能存在气道水肿,使用的气管导管内径要较非妊娠妇女使用的小 $0.5\sim1.0$ cm。

一旦孕妇发生心脏骤停,应该考虑是否有必要行剖宫产手术。妊娠 20 周后子宫达到一定大小可产生阻碍静脉回流的作用,而妊娠 $24\sim25$ 周后胎儿才有存活的可能。因此妊娠小于 20 周的孕妇不应该考虑急诊剖宫产手术,妊娠 $20\sim23$ 周的孕妇实施急诊剖宫产手术的复苏孕妇有利,但不可能挽救婴儿的生命。妊娠 $24\sim25$ 周以上实施急诊剖宫产手术对于挽救母亲和婴儿生命均可能有利。急诊剖宫产手术应尽量在孕妇心脏骤停不超过 5 min 内实施。

（谷元奎）

第六节　高级心血管生命支持

高级心血管生命支持（ACLS）通常由专业急救人员到达现场或在医院内进行,通过应用辅助设备、特殊技术和药物等,进一步提供更有效地呼吸、循环支持,以恢复自主循环和呼吸功能。

ACLS 是在基本生命支持基础上,对已有自主循环恢复和未恢复的心脏骤停患者,使用人工气道或机械通气,建立静脉液体通路并给予复苏药物的进一步治疗。可归纳为高级 A、B、C、D,即 A（airway）,人工气道;B（breathing）,机械通气;C（circulation）,建立液体通道,使用血管加压药物及抗心律失常药物;D（differential fiagnosis）寻找心脏骤停原因。ACLS 包含了生存链"早期识别、求救,早期 CPR,早期电除颤和早期高级生命支持"中的后两个环节。

一、人工气道及机械通气

CPR 过程中进行人工通气的目的是维持血液充分氧合和清除二氧化碳潴留。在 BLS 和 ACLS 阶段应给患者 100% 的氧,使动脉血液饱和度达到最大化,心脏骤停最初数分钟内,心脑氧供受到血流中断的影响最大,此时胸外按压较人工通气更重要,应尽可能避免因建立人工气道和检查心律等影响胸外按压。

应该熟练掌握球囊-面罩供氧和通气方法。在 CPR 过程中插入气管导管或喉罩气道势必会影响胸外按压,因此急救时应该权衡两者当时的重要性,可以在对患者 CPR、电除颤无反应,或自主循环恢复后再建立高级人工气道。

二、复苏药物的选择

（一）给药途径的选择

1.静脉途径

急救时应放置较大的外周静脉注射针,一般药物经由外周静脉到达心脏需要 $1\sim2$ min 的时间,静脉注射后再推 20 mL 液体,有助于药物进入中心循环。但建立外周静脉通路不应中断 CPR,此时 CPR 要比药物干预更重要。

2.经气管途径

如果静脉通路不能建立,复苏药物可经由气管内给予,用量是经静脉给药剂量的2～2.5倍,给药应当用5～10 mL注射用水或生理盐水稀释后注入气管内。

3.经骨髓途径

由于骨髓内有不会塌陷的血管丛,是另一种可供选择的给药途径,其效果相当于中心静脉通道。如果无法建立静脉通道的话,可建立经骨髓给药通道。

(二)给药时机

在1～2次电击和CPR后,如VF/VT持续存在,推荐给予血管加压药物,但不能因给药而中断CPR。应当在CPR过程中和检查心律后尽快给药,其流程为:CPR—检查心律—给药—电除颤。药物准备应当在心律检查前完成,以便其后尽快给药,可以在随后CPR中到达中心循环。

在2～3组电除颤、CPR和应用血管收缩药后,若VF/VT仍持续存在,可使用抗心律失常药物;对有长QT间期的尖端扭转型室性心动过速,可选用镁剂。

复苏药物的选择如下。

1.血管加压药物

有证据表明应用血管加压药物有助于初始阶段的自主循环恢复。

(1)肾上腺素:在复苏过程中的作用主要是激动α受体,提高复苏过程中心脏和脑的灌注压。目前推荐成人患者给予肾上腺素1 mg,每隔3～5 min可重复一次。

(2)血管加压素:是非肾上腺素能外周血管收缩剂,能同时导致冠状动脉和肾动脉收缩。多个动物实验表明,血管加压素较肾上腺素有益;但无证据证明血管加压素(40 IU/次)比肾上腺素(1 mg/次)更有效,可选用血管加压素代替首次或第二次肾上腺素治疗。

2.阿托品

目前无前瞻性对照研究支持或反对在心室静止或PEA中应用阿托品。由于迷走神经张力过高可导致和(或)加剧心室静止,故阿托品可以用于心室静止或PEA。推荐剂量:1 mg/次,每隔3～5 min重复一次,最大剂量为3 mg。

3.抗心律失常药

(1)胺碘酮:应用胺碘酮(300 mg或5 mg/kg)比利多卡因(1.5 mg/kg)能提高入院存活率,能提高VF/VT对电除颤的反应。对CPR、电除颤和血管加压素无反应的VF/VT,可首选胺碘酮300 mg静脉注射,无效可再加用150 mg。

(2)利多卡因:利多卡因可降低自主循环恢复率和使心室静止增加,可以作为无胺碘酮时的替代药物。初始剂量为1～1.5 mg/kg,静脉注射,如VF/VT持续,可给予额外剂量0.5～0.75 mg/kg,每隔5～10 min静脉推注1次,最大剂量为3 mg/kg。

(3)镁剂:能有效中止尖端扭转型室性心动过速。1～2g硫酸镁溶于5%葡萄糖液10 mL中,缓慢静推,而后可用1～2 g硫酸镁溶于5%葡萄糖液50～100 mL中,静脉滴注(5～60 min)。

三、体外膜肺氧合技术(ECMO)

ECMO是体外膜肺氧合(extracorporeal membrane oxygenation)的英文简称,又称体外维生系统,起源于体外循环技术(CPB),最初是通过体外血液气体交换来治疗可逆性的呼吸衰竭,继而成为手术室外各种原因引起的心肺功能衰竭的暂时性替代措施,并取得了一定的治疗效果。它是代表一个医院,甚至一个地区、一个国家的危重症急救水平的一门技术。

(一)ECMO的发展历史

1953年Gibbon用鼓泡式氧合器为心脏手术实施的体外循环具有划时代的意义。这不但使心脏外科迅猛发展,同时也将为急救专科谱写新的篇章。1956年,Clowes等研发了气体交换膜,随之膜式氧合器

（膜肺）逐渐在临床普及使用，膜肺的气体交换能力强、生物相容性好、血液破坏少、气栓发生率低，尤其是纤维膜肺的研制，其良好的稳定性和安全性为长时间体外氧合应用提供了可能。学者们立即有了将此技术转化为一门支持抢救技术的想法，但始终突破不了维持数小时的时间限制。直到 1972 年，Hill 报道 3 天的体外循环成功抢救外伤患者，于是一些医院相继开展 ECMO，但很快因低成功率而告一段落。20 世纪 80 年代一些医院将 ECMO 用于新生儿呼吸衰竭取得成功，这是吸入 NO、高频振荡通气、肺泡表面活性物质替代等治疗措施都无法实现的，1989 年以来，登记在体外生命支持组织（ELSO）临床应用 ECMO 的例数超过 2.4 万例，多数为新生儿，因而 ECMO 已经成为了新生儿急性肺损伤的标准治疗手段。ECMO 对成人肺损伤的疗效尚存在争议，但普遍认为此技术是一项安全有效的维持生命的临时救治手段。至 1994 年有了阶段性的总结：ECMO 对新生儿的疗效优于成人，对呼吸功能衰竭疗效优于心脏功能衰竭。随着医疗技术、材料技术、机械技术的不断发展，ECMO 的支持时间不断延长，成人的疗效不断提高，从而被更广泛地用于临床危重症急救。甚至一些医疗中心将 ECMO 装置定为救护车基本配置，使 ECMO 走向院前而更好地发挥急救功能。

（二）ECMO 同传统的体外循环的区别

ECMO 区别于传统的体外循环有以下几点：ECMO 是密闭性管路，无体外循环过程中的储血瓶装置，体外循环则有储血瓶作为排气装置，是开放式管路；ECMO 由于是由肝素涂层材质，并且是密闭系统管路无相对静止的血液。激活全血凝固时间（ACT）200～250 s，体外循环则要求 ACT>480 s；ECMO 维持时间 1～2 周，甚至有超过 100 d 的报道，体外循环一般不超过 8 h；体外循环需要开胸手术，需要时间长，要求条件高，很难实施。ECMO 多数无需开胸手术，可在简陋的条件下以极快的速度建立循环，熟练的团队可将时间缩短到 10 min 以内，这使 ECMO 可广泛应用于临床急救。

（三）ECMO 的原理和类型

原理：ECMO 治疗时先将体内静脉血液引流至储血罐，然后由机械泵将血泵入氧合器，经膜肺将血液氧合、排出 CO_2 并加温后再通过另一路管道回输患者体内。引流体外和泵入体内的管道之间有一备用的短路，其作用是一旦回路或机械故障时可迅速将机体与 ECMO 系统脱离，从而确保临床使用安全。

类型：ECMO 主要分为两种模式——V-V ECMO 模式与 V-A ECMO 模式。

V-V ECMO 经静脉将静脉血引出，经氧合器氧合并排出 CO_2 后泵入静脉。通常选择股静脉引出，颈内静脉泵入，也可根据患者情况选择双侧股静脉。原理是将静脉血在流经肺之前已部分气体交换，弥补肺功能的不足。在 ECMO 支持下可降低呼吸机的吸入氧浓度至 60% 以内、气道压<40 cmH_2O，从而避免或减轻肺损伤。

V-V ECMO 适合单纯肺功能受损，无心脏停跳危险的病例。其是血液重复转流，效率低于 V-A 模式，因而不适用于心功能不能及时纠正的心衰患者。

V-A ECMO 经静脉将静脉血引出，经氧合器氧合并排出 CO_2 后泵入动脉。成人通常选择股动静脉，新生儿及幼儿选择颈动静脉，也可行开胸手术进行动静脉置管。V-A ECMO 优点是可同时支持心肺功能，其缺点是干扰了正常循环的血液分配和搏动方式，可造成脑、肺、心肌的损害，气栓的发生率较高，此外动脉置管结扎后尤其在小儿容易发生血管重构畸形。V-A ECMO 适合心功能衰竭、肺功能严重衰竭并有心脏停跳可能的病例。由于 V-A ECMO 管路是与心肺并联的管路，运转过程会增加心脏后负荷，同时流经肺的血量减少。当心脏完全停止跳动，V-A 模式下心肺血液滞留，容易产生血栓而导致不可逆损害。如果超声诊断下心脏完全停止跳动>3 h 则应立即开胸手术置管转换成 A-A-A 模式。两条插管分别从左、右心房引出，经氧合器氧合并排除 CO_2 后泵入动脉，防止心肺内血栓形成及肺水肿发生。

ECMO 方式的选择是要参照病因、病情，灵活选择。总体来说 V-V ECMO 方法为肺替代的方式，V-A ECMO 方法为心肺联合替代的方式。心脏功能衰竭及心肺衰竭病例选 V-A，肺功能衰竭选用 V-V ECMO 方法，长时间心跳停止选 A-A-A 模式。而在病情的变化过程中还可能不断更改转流方式。

（四）ECMO 的适应证

1. 新生儿肺疾病

适应 ECMO 治疗的新生儿肺疾病包括胎粪吸入综合征、先天性膈疝、肺部感染等所导致的肺动脉高压。一般认为，新生儿氧合指数（OI）$\geqslant$40 时为 ECMO 启用标准（氧合指数＝平均气道压力×吸入氧浓度×100÷动脉氧分压）。ECMO 的目标是维持机体正常气体交换，通常 V-A 方式应维持回路中静脉血氧饱和度高于 75％，而 V-V 方式时脉搏氧饱和度监测应在 85％以上。一旦转流稳定，肺内机械通气一般调整为低呼吸频率（5～10 次/分）、低气道压（＜25 cmH$_2$O）和一定的 PEEP（4～10 cmH$_2$O），FiO$_2$ 在21％～40％。因新生儿很少有慢性肺疾病基础，应用 ECMO 支持后生存率相对最高。对药物和常规呼吸支持治疗无效的持续性肺高压患儿，采用 ECMO 治疗，在保证充分氧供的同时，避免了常规机械通气对肺的进一步损伤，并可降低肺血管阻力，为患儿重新建立正常体—肺循环和存活创造了条件。

2. 肺损伤

急性呼吸衰竭、急性肺损伤、ARDS 误吸、创伤、严重肺部感染、脓毒血症等可直接或间接造成肺损伤，继而引起的呼吸衰竭和 ARDS 是 ECMO 的适应证，特别适用于小儿或成人的急性肺损伤。在传统方法治疗过程中如病情继续进展或伴心血管功能不稳定的呼衰患者，为保持良好的气体交换，避免通气过度和气道高压，ECMO 也不失为一种临时挽救生命的手段。目前对何时该启用 ECMO 尚无统一标准，成人 ARDS 的一个入选指标是吸入纯氧 2 h PaO$_2$＜50 mmHg。但上述指标的合理性和严谨性仍需进一步评估和统一。由于 ECMO 只是暂时的替代措施，因此不适用于不可逆的心肺脑疾病和预后不良的患者。相对禁忌证则包括老年、免疫抑制、脑外伤、左心衰、肝素诱导血小板减少症等。

3. 心脏手术

CPB 脱机困难的心脏手术患者。治疗期间必须保证正常肺通气以防肺不张，并注意维持正常的动脉血 CO$_2$ 和 O$_2$ 分压。在极少数先天性心脏病新生儿心脏手术前也有使用 ECMO 作心脏过渡训练。

4. 肺梗死或气道梗阻

对急性肺梗死和气道梗阻的患者，快速建立 ECMO 是一种有效的抢救措施。

5. 心肺移植手术

ECMO 不仅可为晚期心肺功能衰竭而等待移植手术的患者争取足够的时间，也可改善全身状况，对预后有利。ECMO 还为顺利度过手术和术后恢复期保驾护航，如肺移植术后的再灌注水肿和呼吸衰竭，尤其是对肺动脉高压行单肺移植者。在心脏移植术后，心肌顿抑常导致顽固性的心功能衰竭，而 ECMO 支持则为心肌顿抑的恢复创造条件。虽然主动脉内球囊反搏更常用于临床，但它只针对左心系统，不能对严重心衰患者提供足够的循环支持，且在股动脉较细的小儿患者身上使用受限。在这些情况下，ECMO 能代替球囊反搏或两者联合治疗。

6. 其他

ECMO 在临床上难于处理的代谢性酸中毒、心肌炎、顽固性休克、无心跳供体的脏器保护等方面也能发挥其特殊的治疗价值。并发或并存急性肾衰竭、肝功能衰竭时，需要进行血液透析治疗，可将血透机或其他支持装置连接在 ECMO 回路上，用于支持多脏器功能。

ECMO 本身并不能治疗以上问题，它应用的必要性体现在能克服上述治疗方法的不足，提供暂时性全身支持，为心肺功能的恢复赢得时间，从而提高患者的生存机会。

（五）ECMO 的管理

ECMO 支持过程中必须掌握好氧供和氧耗的平衡。氧供在一定程度上反映膜肺氧合功能，氧耗反映组织有氧代谢的情况。ECMO 可因温度降低、麻醉和肌松药的应用、自身心肺的休息状态使氧耗下降，也可因肌颤、高儿茶酚胺、高温、感染等使氧耗增加。氧供和氧耗的比值在一般情况下为 4∶1。如果动脉血氧合完全，机体的代谢正常，其最佳的静脉氧饱和度应为 75％。当供氧量明显减少时，组织缺氧，并伴有酸中毒、低血压、乳酸血症等。在 ECMO 治疗中氧供和氧耗比值的重要性比动脉血氧饱和度达到 100％更为重要。最好的方法是连续监测静脉氧饱和度，努力使其维持在 65％～75％。静脉氧饱和度可大致反映氧代谢情况,应连续检测血气分析。通常 ECMO 中 PaO_2 维持在 $80\sim120$ mmHg,$PaCO_2$ 维持在 $35\sim45$ mmHg。膜肺气体交换有很高的调节作用,以 FiO_2 控制 PaO_2,以通气量控制 $PaCO_2$。

ECMO 过程中需全身肝素化,除开始给的肝素外,以后每小时给肝素 $30\sim60$ U/kg,使全血激活凝血时间(ACT)维持在 $200\sim250$ s。ACT 影响因素多,单纯 ACT 监测应动态判读。如条件允许,可进行凝血功能检测,另外如血栓弹力图和 Sonoclot 凝血与血小板功能监测已经在不少临床单位获得应用,从而有助于对凝血机制全面、快速动态监测。

ECMO 中维持多少血细胞比容(HCT)为最佳尚无定论。如果溶血较严重,出现血红蛋白尿,应适当碱化尿液,促进血红蛋白的排除,保护肾功能。ECMO 期间如靠药物肾脏不能充分调节酸碱和水电解质平衡,可在 ECMO 旁路中应用透析器或超滤器可有效纠正高钾,排除肌酐、尿素氮等物质,但超滤时应注意液体进出平衡。

ECMO 支持期间动脉血压可稍低,特别是在 ECMO 初期较明显。血压低的原因是多方面的,如血液稀释、平流灌注、炎性介质释放等。ECMO 中平均动脉压不宜太高,在 $50\sim60$ mmHg 即可。组织灌注的情况主要根据静脉血气或末梢经皮氧饱和度监测。

ECMO 需要良好的配合,长期的肝素化、气管插管可使口腔、鼻腔出血,要经常对上述部位进行清洗。患者应经常适度翻身,避免褥疮发生。常规给予抗生素预防感染。血液在体外循环时温度有下降的趋势,应注意保持体温在 $35\sim36$ ℃。温度太高,氧耗增加;温度太低易发生凝血机制和血流动力学紊乱。ECMO 中还应重视能量的补充,可通过 CO_2 的产生量计算出能量的消耗,平均每天补充的热量为 238.49 kJ/kg(57 kcal/kg)。ECMO 中膜肺可出现血浆渗漏、气体交换不良、栓塞等一系列功能障碍,如情况严重应紧急更换膜肺。

通常 ECMO 持续 3 天到数周。随着 ECMO 的持续支持,患者心肺功能逐渐恢复。当 ECMO 循环流量仅为患者血流量的 $10\%\sim20\%$,可维持正常代谢时,应考虑终止 ECMO。如果患者在终止 ECMO $1\sim3$ h 内情况稳定,可拔除循环管道,并对血管进行修复。ECMO 终止 $24\sim48$ h 后,呼吸机可逐渐撤离。

(六)ECMO 治疗的并发症

ECMO 的并发症主要包括机械类和生理类原因两大类。

机械性原因包括氧合器功能不良、回路血栓堵塞或脱落、机械泵或加热器故障、置管和拔管相关并发症等。一旦发生上述并发症,应迅速让患者机体从 ECMO 上脱离,并恢复治疗前的机械通气,同时处理相应的回路问题。

生理原因主要包括出血及血栓形成、脑损伤等。ECMO 一般采用全身肝素化,出血不可避免,严重出血将危及患者生命。处理原则依然是保证外科充分止血,精确调整抗凝强度,及时补充消耗的凝血因子、血小板和纤维蛋白原,监测全身凝血系统变化。婴幼儿由于大多经颈部插管,可能造成脑损伤。另外,无论婴幼儿或成人都可能出现因颅内出血或血栓造成脑损伤。

(七)ECMO 的终止

需终止 ECMO 的症状:不可逆性脑损伤;其他重要器官严重衰竭;顽固性出血;肺部出现不可逆损伤。一旦明确上述情况应终止 ECMO,避免人力、物力的浪费。

(八)新型 ECMO 的研发与应用

1. A-V ECMO

A-V ECMO 是血液从动脉经过专门用于 A-V 方式的低阻力体外膜肺回流到静脉,血流直接依靠动静脉之间的压力差推动,因而无需血泵装置。研究表明,$10\%\sim15\%$ 心搏量经过气流量 5 L/min 的 A-V ECMO 可满足 CO_2 的清除,而对 O_2 交换意义较小。血流量主要取决于管道直径和平均动脉压。A-V ECMO 临床应用的可行性和安全性已得到证实,它可使高碳酸血症患者的 $PaCO_2$ 明显下降。A-V 方式的最大优点在于避免了与机械泵有关的并发症,减少了血液破坏和简化临床管理;缺点为动脉置管并发症增多,心脏负荷增加。A-V ECMO 适用于急性呼吸衰竭、高碳酸血症、需行保护性肺通气又要避免高 CO_2 分压的 ARDS 合并脑损伤患者。其禁忌证包括心衰、休克和外周动脉阻塞性疾病。当然,对于这种新的 A-V ECMO 方式,尚需更多的研究和临床实践,才能对其作出正确的评价。

2.小型膜肺及微型可植入型膜肺

可整合血泵动力和氧合功能,甚至能加热的微型人工心肺装置正被开发研制,这将大大减少对血液的破坏和提高效率,更有利于临床操作和应用。一种是将简易化设计的微型氧合器置入腔静脉内,但由于较低压力的静脉血经过氧合器时流速缓慢,氧合效率很低,无法满足 ARDS 患者的氧合需求。于是人们设想研制一种将较小阻力氧合器和微轴血泵相结合的血管内肺膜。还有一种设想是通过右心房的压力作为泵动力,利用可植入性氧合器获得长期气体交换辅助,这一设计思路已在动物(绵羊)试验中获得成功,正在投入临床试验。

总之,ECMO 的临床应用给体外循环带来新的理念和定位,是心肺辅助循环的一种拓展,众多实验和临床资料证实 ECMO 对改善机体氧合、排除多余 CO_2、维持血流动力学的稳定、促进心肺功能的恢复十分有效。而正确掌握适应证和选择转流方式,加强 ECMO 期间的管理,尽可能降低和减少相关并发症,才能更好地提高对危重患者治疗的成功率。

(谷元奎)

第七节　脑缺血损害与脑复苏

脑复苏(cerebral resuscitation)是指以减轻心脏骤停后全脑缺血损伤,保护神经功能为目标的救治措施。100 年前,美国学者 Guthrie 首次提出将脑作为复苏的靶器官,但长期以来更加强调呼吸、循环功能的复苏。直至 20 世纪 70 年代,脑复苏治疗才逐步得到重视,CPR 目标也由促使心脏骤停患者 ROSC 和提高存活率逐步转变为维持和恢复患者的神经功能。

一、病理生理机制

(一)脑血流与代谢异常

人体脑代谢水平很高,虽然只占体重的 2%,却消耗机体 20% 的氧和 25% 的糖,正常脑功能的维持对脑血流量(cerebral blood flow,CBF)的依赖较大。在安静状态下,CBF 约为 750 mL/min,占整个心输出量的 15% 左右。CBF 取决于脑的动、静脉压力差和脑血管的血流阻力。正常情况下,脑血流可通过自身的机制使脑灌注压维持在 10.7~13.3 kPa(80~100 mmHg),CBF 保持相对稳定。

脑血流急剧下降和中断是造成心脏骤停后脑组织缺血损伤的主要原因。当平均动脉压<8.0 kPa(60 mmHg)时,脑即失去自身调节能力,CBF 开始下降。当 CBF 下降至基础值的 35% 左右时,脑的氧供和正常功能不能维持,当 CBF 继续下降至基础值的 20% 以下时,氧供完全中断,脑代谢只有依赖低效的糖无氧酵解,而不能满足神经细胞生理需要。持续、严重的脑缺血、缺氧使神经细胞由于能量代谢障碍而触发一系列损伤级联反应,最终导致凋亡或坏死。

ROSC 后,缺血脑组织得到再灌注。CBF 恢复的最初几分钟为反应性充血期,CBF 较正常为高,随后为迟发性低灌注期,此期可持续 2~12 h,是脑缺血损伤最重要阶段。此时尽管 CBF 得到一定程度的恢复,但海马、大脑皮层等局部仍处以低灌注状态,甚至出现无复流现象(no flow phenomenon),低灌注状态使得相应供血部位的脑组织能量供应明显下降。产生延迟性低灌注的原因,可能与内皮细胞增加内皮素的释放而引起血管痉挛,及中性粒细胞聚集、微血栓形成等导致的微血管阻塞有关。再灌注期脑代谢障碍也可能与线粒体和细胞呼吸链损伤有关。

(二)脑水肿

脑缺血损伤可形成细胞性和血管源性两种类型脑水肿。

1.细胞性水肿

细胞性水肿主要表现是细胞肿胀,间隙缩小,颅内压(intracranial pressure,ICP)变化较小。缺血期即可发生细胞性水肿,再灌注期由于细胞膜离子通透性增加可进一步进展。

2.血管源性水肿

血管源性水肿常伴有ICP升高,并可继发性出血,主要由于再灌注期血脑屏障(blood-brain barrier,BBB)破坏引起。血管源性水肿的发展有两个高峰期,第一个出现于再灌注后数小时,第二个出现于24~72 h。脑水肿的临床表现视发展速度和严重程度而异。

(三)神经细胞损伤

脑缺血后经由启动环节、中间环节和最终损伤环节等组成级联反应,最终导致神经细胞损伤,继而引起反应的神经功能损失。

1.能量代谢障碍

ATP下降及耗竭是神经细胞损伤最为重要的启动环节。由于CBF和氧供下降,ATP等高能量磷酸代谢产物产生减少,由ATP分解和代偿性的无氧酵解导致的无机磷酸盐和乳酸增加等使细胞出现酸中毒。由于缺乏ATP,不能维持能量依赖的跨膜离子梯度,当ATP水平<50%时,大量的钠、钙离子通过电压门控通道内流导致细胞去极化。神经细胞去极化后释放大量兴奋性神经递质。谷氨酸是最主要的兴奋性神经递质,也是神经细胞缺血损伤另一重要的启动环节。谷氨酸通过激活N-甲基-D天冬氨酸受体(NMDA受体)和a-氨基-3-羧基-5-甲基-4-异唑丙酸受体等门控离子通道进一步促进钙、钠内流,并且通过与代谢型谷氨酸受体作用激活G蛋白等缺血损伤中间环节,最终导致细胞损伤。

2.神经细胞损伤

神经细胞损伤主要的中间环节包括:①钙超载,细胞内钙超载是神经细胞损伤最为重要的中间环节;②一氧化氮(NO)合成增加;③蛋白激酶和基因激活等。

3.细胞损伤的最终环节

细胞损伤的最终环节包括坏死、炎症和凋亡。缺血后的炎症反应过程十分复杂,是通过多种机制引起细胞死亡。

脑缺血损伤具有延迟性和选择性的特征。缺血发生只有数分钟,但引起的细胞损伤则可持续数天以上。脑的不同部位以及不同细胞类型对缺血敏感性存在差异。缺血易损区域包括海马、皮层、丘脑等部位。各类细胞中,神经元缺血敏感最高,其次为星形胶质细胞、少突胶质细胞和内皮细胞。

二、临床特点及诊断

(一)临床表现

(1)发生心脏骤停即表现意识丧失,如果实施快速成功的CPR,患者即可清醒。

(2)复苏后意识未恢复患者,多数持续1周左右处以昏迷状态,不睁眼,受刺激可出现不同程度的肢体反应;2~3周内进入植物状态,一般昏迷时间不超过一个月。

(3)患者开始出现睁眼(若无双侧动脉神经麻痹),最初睁眼是对疼痛的反应,以后发展为呼吸后睁眼,不久后可出现自动周期性睁眼,不需要任何刺激。有时则进入睡眠,患者开始出现睡眠-醒觉周期。

(4)患者早期可出现去大脑强直,但在2~3周后开始消退。有害刺激可引起肢体屈曲回缩,但通常在较长的延迟之后,动作缓慢,张力失调,缺乏正常的急速运动反应。

(5)有明显的强握反射,这种反射常被家属和没经验的人误认为有目的随意运动。有的患者可以有肌阵挛,由于脑干功能相对保留,脑神经除一些需有支配的运动外,多数是正常的。

(6)瞳孔反射大多正常,少数有两侧不对称,偶尔可有核间性眼肌麻痹。

(7)将液体放入口腔可以吞咽,但没有咀嚼运动,因为咀嚼运动需要大脑皮质支配。多数患者常保留呕吐、咳嗽、吸吮反射。

（8）当丘脑下部发生功能障碍时，可出现中枢性发热、多汗、水电解质平衡失调等，表示预后不良。

（9）患者没有情感反应，遇有害刺激时出现呻吟，有些患者在看到或听到亲人的声音时流泪，表示意识开始恢复。

（10）植物状态患者都有大小便失禁。

（二）诊断

1. 植物状态的诊断标准

（1）认知功能丧失，无意识活动，不能执行指令。

（2）保持自主呼吸和血压。

（3）有睡眠-觉醒周期。

（4）不能理解和表达语言。

（5）能自动睁眼或刺激下睁眼。

（6）可有无目的性眼球追踪运动。

（7）丘脑下部及脑干功能基本保存。

2. 持续性植物状态的诊断标准

任何原因所致的植物状态持续一个月以上即可诊断为持续性植物状态。

三、治疗

脑复苏治疗原则为：尽快恢复脑血流，缩短无灌注和低灌注的时间；维持合适的脑代谢；中断细胞损伤的级联反应，减少神经细胞丧失。脑复苏的主要治疗措施如下。

（一）尽快恢复自主循环

开始 CPR 及 BOSC 时间的长短决定脑缺血损伤的严重程度。及早 CPR 和早期电除颤是复苏成功的关键。胸外按压至少可以产生正常心排出量 20％～30％的血供，可维持一定的冠状动脉注压而提高自主循环恢复比率，还可保持一定的 CBF，延缓脑缺血损伤的进程。

（二）低灌注和缺氧的处理

脑复苏需要维持足够的脑灌注压、血流阻力和合适的血氧饱和度。以保证脑的养分和氧供。由于缺血损伤后脑代偿机制损失，ROSC 后 CBF 主要决定于动脉血压。动脉血压降低势必影响 CBF，因此应该积极处理低血压，必要时予以补充血容量和血管活性药物治疗。在一定的高血压状态进一步提高 CBF 可能对脑复苏治疗有利，因此舒张压<16.0 kPa(120 mmHg)时一般不需要处理，但血压过高可促进 BBB 损伤、加重脑水肿。

脑血管阻力是影响 CBF 的另一因素。ROSC 后脑血管失去自身调节作用，但对氧和二氧化碳浓度变化具有一定的反应性。通气过度时，二氧化碳分压($PaCO_2$)降低可引起脑血管扩张而迅速减少 CBF。在 ICP 增高的情况下，过度通气可降低 ICP 而暂时性地抑制脑疝形成，但在 ICP 不高的情况下，过度通气可明显减少 CBF 而产生有害作用。通常情况下，维持 $PaCO_2$ 在 4.7～5.3 kPa(35～40 mmHg)是安全和合适的。

（三）体温调节

体温过高和发热可加重脑缺血损伤。体温升高不仅增加脑代谢需求，还可促进谷氨酸释放和氧自由基产生，加重脑水肿。在复苏过程应该检测患者的中心体温（通常为直肠、膀胱和食道温度），如果患者出现体温过高或发热，应给予退热剂或通过物理降温方式积极处理。

低温治疗是目前惟一在临床研究中被证实有效的脑保护措施。国际复苏学联合会（ILCOR）于 2003 年发表声明：院外心脏骤停和初始心律和院内心脏骤停的患者，这一治疗同样有益。

（四）血糖控制

ROSC 后的高血糖状态可加重脑血流紊乱，促进脑水肿形成，加重脑缺血损伤。高血糖的有害作用可能是通过谷氨酸引导的。在脑复苏治疗时积极处理高血糖，除非有低血糖发生，应避免输注含糖液体。

（五）抗癫痫

癫痫可因全脑缺血损伤引起，并进一步加重缺血损伤。癫痫发作时，脑代谢水平增加300%～400%，因此而加重氧供/氧需失衡和脑代谢紊乱。尽管预防癫痫治疗并不能改善神经功能预后，但通常共识是对癫痫应予以积极、有效的处理。常用的抗癫痫治疗药物有苯二氮䓬类、苯妥英钠以及巴比妥类。

（六）其他治疗

可能具有应用前景的脑复苏治疗措施包括：深低温和头部选择性降温治疗等。

（谷元奎）

第五章 危重患者的代谢及营养支持

第一节 概 述

一、人体的基本营养代谢

从营养治疗角度,人体的基本营养代谢最重要的是蛋白质代谢及能量代谢两方面。

（一）蛋白质及氨基酸代谢

氨基酸是蛋白质的基本单位,可分为必需氨基酸（essential amino acids,EAA）和非必需氨基酸（nonessential amino acids,NEAA）两类。

谷氨酰胺（glutamine,Gln）在组织中含量丰富,它是小肠黏膜、淋巴细胞及胰腺腺泡细胞的主要能源物质,为合成代谢提供底物,促进细胞增殖。Gln还参与抗氧化剂谷胱甘肽的合成。目前,不仅把Gln视作一种条件必需氨基酸,甚至把它看作为一种具有特殊作用的药物。支链氨基酸（branched chain amino acids,BCAA）属EAA范围,包括亮氨酸、异亮氨酸及缬氨酸3种。

从蛋白质合成角度,非必需氨基酸与必需氨基酸具有相同的重要作用,只有在热量保证的情况下,蛋白质才会正常合成。体内糖原的储量很有限,仅能提供热量3 765.6 kJ（900 kcal）,为正常日需量的1/2。脂肪是机体储备的主要能源。体内没有储备的蛋白质,一旦蛋白质被氧化供能,则将随之丧失其相应的功能。

蛋白质的合成受多种因素的影响,其中氨基酸的输入,胰岛素、生长激素等作用的加强,均可明显地促进蛋白质合成。正常机体的蛋白质（氨基酸）需要量为0.8～1.0 g/（kg·d）,相当于氮量0.15 g/（kg·d）应激、创伤时蛋白质需要量则增加,可达1.2～1.5 g/（kg·d）,相当于氮量0.2～0.25 g/（kg·d）。

（二）能量储备及需要

机体的能量贮备包括糖原、蛋白质及脂肪。

机体的能量需要,可按Harris-Benedict公式计算出基础能量消耗（basal energy expenditure,BEE）。

$$男性 BEE(kcal)＝66.5＋13.7W＋5.0H－6.8A$$
$$女性 BEE(kcal)＝655.1＋9.56W＋1.85H－4.68A$$

W.体重（kg）;H.身高（cm）;A.年龄（年）。

（三）营养状态的评定

1.人体测量体重变化

体重低于标准体重的15%,提示存在营养不良。三头肌皮皱厚度是测定体脂贮备的指标;上臂周径测定可反映全身肌肉及脂肪状况。上述测定值若低于标准值的10%,则提示存在营养不良。

2.其他

三甲基组氨酸、血清清蛋白、转铁蛋白、前清蛋白浓度测定,淋巴细胞计数以及氮平衡试验都可以提示患者的营养状况,指导营养支持治疗。

二、饥饿、创伤后的代谢变化

(一)饥饿时的代谢变化

1.内分泌及代谢变化

为使机体更好地适应饥饿状态,许多内分泌物质参与了这一反应。其中主要有胰岛素、胰高血糖素、生长激素、儿茶酚胺、甲状腺素、肾上腺皮质激素及抗利尿激素等。饥饿时,血糖下降,胰岛素分泌立即减少,胰高血糖素、生长激素、儿茶酚胺分泌增加,以加速糖原分解,使糖生成增加。随着饥饿时间延长,上述激素的变化可促使氨基酸自肌肉动员,肝糖原异生增加,糖的生成由此增加,但也同时消耗了机体蛋白质。饥饿时,受内分泌的支配,体内脂肪水解增加,逐步成为机体的最主要能源。

2.机体组成的改变

饥饿可导致水分丢失,大量脂肪分解。蛋白质不可避免地被分解,使组织、器官重量减轻,功能下降。长期饥饿可使肺的通气及换气能力减弱,心脏萎缩、功能减退。最终可导致死亡。

(二)创伤、感染后的代谢变化

1.神经、内分泌反应

此时交感神经系统兴奋,胰岛素分泌减少,肾上腺素、去甲肾上腺素、胰高血糖素、促肾上腺皮质激素、肾上腺皮质激素及抗利尿激素分泌均增加。

2.机体代谢变化

在抗利尿激素及醛固酮的作用下,水钠潴留,以保存血容量。交感神经所致的高代谢状态,使机体的静息能量消耗(REE)增加。适量的能源提供是创伤、感染时合成代谢的必备条件。创伤时机体对糖的利用率下降,容易发生高血糖、糖尿。蛋白质分解增加,尿氮排出增加,出现负氮平衡。糖异生过程活跃,脂肪分解明显增加。

(高学民)

第二节 危重症患者的代谢

一、危重症患者的代谢特点

危重症患者的基本代谢变化包括内分泌改变与糖代谢紊乱、能量代谢增高、蛋白质分解代谢加速、脂肪代谢紊乱、维生素代谢变化和胃肠功能改变。其反应程度与创伤、感染的程度和部位有关。

(一)糖代谢紊乱

在创伤、手术、感染等情况下,机体发生应激反应。一方面,应激反应使体内儿茶酚胺、糖皮质激素、胰高血糖素、甲状腺素的分泌增加,糖异生明显加强,葡萄糖生成增加;另一方面,胰岛素分泌减少或相对不足,机体对胰岛素的反应性降低,使胰岛素不能发挥正常作用,而刺激组织对葡萄糖的摄取和利用,这种现象称为胰岛素抵抗,机体呈高血糖状态。在 MODS 的早期血糖明显升高,而高糖血症又加重机体的应激反应,形成恶性循环。

(二)蛋白质分解代谢加速

蛋白质作为功能和结构组织存在于人体,创伤、感染后因蛋白质丢失及分解代谢增加,此消耗用于维持急性应激反应所需的蛋白质与能量。而总体上蛋白质合成降低,尿氮排出增加,机体出现明显的负氮平衡。

(三)脂肪代谢紊乱

在创伤、感染等应激状态下,由于储存的糖原很快被耗尽,脂肪被动员供能。脂肪是人体能量的主要储存形式,通常状态下,约30%的热量由脂肪提供,每克脂肪组织能提供热量33.5 kJ。创伤、感染后,脂肪分解加速,血中游离脂肪酸、三酰甘油及甘油浓度增高,常出现高三酰甘油血症。但酮体的形成则根据创伤的种类和严重程度而有所变化。通常严重休克、创伤和感染后,酮体生成降低或缺乏。轻度创伤或感染时,酮体生成则稍增加,但往往低于非应激的饥饿状态时的酮体水平。

（四）能量代谢增高

静息能量消耗（REE）增加是危重症患者能量代谢的基本特征。REE是患者卧床时热量需要的基数。基础能量消耗（BEE）指人体在清醒而极度安静的状态下,不受肌肉活动、环境温度、食物和精神紧张等因素影响时的能量代谢。REE约为BEE的1.1倍左右。高代谢是指BEE在正常值的110%以上。创伤后,基础代谢率可增加50%~150%,最高可达正常时的2倍。Wilmore（1980年）的研究表明,BEE增高的程度随创伤、感染的原因及程度而异。烧伤面积达60%时,能量需要量增加到原正常值的210%;腹腔感染时,增加到150%左右。机体呈高代谢状态,其程度与危重患者创伤、感染的严重程度成正比。

（五）胃肠道功能改变

有研究者称肠道是创伤应激反应的中心器官。危重患者的胃肠功能发生许多改变,如消化腺分泌功能受抑制,胃肠功能障碍,蠕动减慢,患者出现食欲下降、厌食、腹胀等情况;危重患者常并发应激性溃疡;因禁食和使用广谱抗生素,导致肠道菌群失调,肠道屏障功能障碍和肠源性细菌移位。此外,肠黏膜急性损伤后细胞因子的产生可导致SIRS和MODS。对肠道黏膜屏障损伤与肠道细菌移位的防治效果研究,成为目前危重症患者营养支持领域探讨的核心问题之一。

二、营养状况的评估

营养评估是通过人体组成测定、人体测量、生化检查、临床检查及多项综合营养评定方法等手段,判定人体营养状况,确定营养不良的类型及程度,评估营养不良所致后果的危险性,并临测营养支持疗效的方法。

（一）人体测量

人体测量包括身高、体重、体重指数、皮褶厚度、上臂肌围、腰围、臀围等指标的测量。

1.体重（BW）

体重是营养评定中最简单、直接而可靠的指标。它可代表脂肪和蛋白质这两大类储能物质的总体情况,体重改变可从总体上反映人体营养状况。测定体重时须保持时间、衣着、姿势等方面的一致,应选择晨起空腹,排空大小便后测定。同时,应注意水肿、腹水、应用利尿剂等因素的影响。体重的常用指标有:①实际体重占理想体重（IBW）百分比,即实际体重/IBW×100%,该值在-10%~+10%为正常。②体重改变（%）,近3周体重减轻≥5%基础体重,或近3个月体重减轻≥10%基础体重,提示负氮平衡。注意:应将体重变化的幅度与速度结合起来考虑。

2.皮褶厚度

人体皮下脂肪含量约占全身脂肪总量的50%,通过皮下脂肪含量的测定可推算体脂总量,并间接反映热量代谢变化。皮褶厚度的测定部位有上臂肱三头肌、肩胛下角部、腹部、髂峰上部等。临床上常用肱三头肌皮褶厚度（TSF）测定。正常参考值男性为12.5 mm,女性为16.5 mm。实测值在正常值的90%以上为正常,80%~90%为体脂轻度亏损,60%~80%为中度亏损,<60%为重度亏损。

3.上臂围和上臂肌围

（1）上臂围（AC）:测量时,被测者上臂自然下垂,取上臂中点,用软尺测量。软尺误差不得大于0.1 cm。

（2）上臂肌围（AMC）:AMC(cm)＝AC(cm)－3.14×TSF(cm)。研究发现,当清蛋白<28 g/L时,87%的患者出现AMC减少。参考值男性为24.8 cm,女性为21.0 cm。实测值在参考值的90%以上为正常,80%~90%为轻度营养不良,60%~80%为中度营养不良,小于60%为重度营养不良。

（二）实验室指标

1. 血生化测定

（1）清蛋白测定：清蛋白是常用的营养指标，持续的低清蛋白血症被认为是判定营养不良的可靠指标，正常值为 35～45 g/L，若<35 g/L 为营养不良，<20 g/L 为重度营养不良，由于清蛋白半衰期长达 20d，故不能迅速反映短期营养变化。

（2）转铁蛋白、甲状腺结合前清蛋白：转铁蛋白（正常值＞2 g/L）和甲状腺结合前清蛋白（正常 0.2～0.3 g/L）的半衰期分别为 8 天和 1.3 天，可以了解患者近期的营养变化。

2. 尿生化测定

（1）肌酐身高指数（CHI）：是衡量机体蛋白质水平敏感而重要的指标。测算方法为连续 3 天保留 24 小时尿液，取肌酐平均值并与相同性别及身高的标准肌酐值比较所得的百分比即为 CHI。评定标准为＞90% 为正常，80%～90% 提示机体组织轻度缺乏，60%～80% 提示中度缺乏，<60% 提示重度缺乏。目前我国健康成人的标准肌酐身高值尚未建立，且 CHI 还受年龄、疾病等其他因素影响，故临床应用尚有困难。

（2）氮平衡（NB）：是评价机体蛋白质营养状况最可靠和最常用的指标。一般食物蛋白质中氮的平均含量为 16%，若氮摄入量大于排出量，为正氮平衡，否则为负氮平衡。两者相等则维持氮的平衡状态，提示摄入蛋白质量可满足基本要求。计算氮平衡时，要求准确收集和分析氮的摄入量与排出量。氮的摄入应记录经口、肠道摄入及经静脉输入的氮。在一般膳食情况下，大部分氮的排出为尿氮（UN），约占排出氮总量的 80%。其他排出途径包括粪氮（FN）、体表丢失氮（IN）、非蛋白质（NPN）、体液丢失氮（BFN）等，四者数量较少且较恒定，临床上常用常数 3 表示。因此氮平衡的计算公式为：氮平衡（g/d）＝摄入氮量（g/d）－[尿中尿氮量（g/d）＋3]。

3. 免疫功能评定

细胞免疫功能在人体抗感染中起着重要作用。蛋白质热量营养不良常伴有细胞免疫功能损害，而增加患者术后感染率和死亡率。

（1）总淋巴细胞计数（TLC）：是评定细胞免疫功能的简易方法。计算公式为：TLC＝淋巴细胞百分比×白细胞计数。TLC＞20×10^8/L 者为正常，$(12\sim20)\times10^8$/L 为轻度营养不良，$(8\sim12)\times10^8$/L 为中度营养不良，<8×10^8/L 为重度营养不良。

（2）皮肤迟发性超敏反应（SDH）：该试验是将不同的抗原于前臂屈侧表面不同部位注射0.1 mL，待 48h 后测量接种处硬结直径，若＞5 mm 为正常。常用抗原包括链激酶/链道酶、流行性腮腺炎病毒素、白色念珠菌提取液、植物血凝素和结核菌素试验（OT，1∶2000）。

（三）综合营养评定

单一指标评定人体营养状况的方法局限性强而误差较大，目前多数学者主张采用综合性营养评定方法，以提高灵敏性和特异性。判断患者有无营养不良，应对其营养状况进行全面评价。营养不良可分为轻、中、重三种程度，其简易评定方法见表5-1。

表 5-1　简易营养评定法

参数	正常范围	轻度营养不良	中度营养不良	重度营养不良
体重	＞理想体重的 90%	下降 10%～20%	下降 20%～40%	下降 40%
上臂肌围	＞正常值的 90%	＞80%	60%～80%	<60%
三头肌皮褶厚度	＞正常值的 90%	＞80%	60%～80%	<60%
清蛋白（g/L）	≥35	30～35	21～30	<21
转铁蛋白（g/L）	2.0～2.5	1.50～1.75	1.00～1.50	<1.00
淋巴细胞总数	≥1500	＞1200	800～1200	<800
迟发型超敏反应	硬结＞5 mm	硬结<5 mm	无反应	无反应

三、营养支持的适应证

凡患者存在营养不良、创伤或重度感染等病情，7天内无法正常进食者都可认为是营养支持的适应证。

（1）重度的系统性炎症反应，如大面积烧伤、闭合性颅脑损伤、严重多发伤、复合伤、重度脓毒血症等处于高分解代谢状态的患者。

（2）胃肠道功能障碍，如：①胃肠道梗阻，如食管、贲门和幽门的癌肿等梗阻性病变，高位小肠梗阻，新生儿胃肠道闭锁等。②高位胃肠道瘘，如食管和消化液经皮肤瘘口大量漏出，无法为小肠所吸收。③短肠综合征，如小肠广泛切除后，肠黏膜面积锐减致吸收不良。④肠道炎性疾病或术前准备时，如溃疡性结肠炎和克罗恩病活动期。⑤严重腹泻、顽固呕吐的患者。

（3）肿瘤患者化疗或放疗有严重消化道反应无法进食或进食不良者。

（4）急性坏死性胰腺炎的患者，往往需要较长时间禁食，并常伴有腹腔感染和胃肠功能低下。完全胃肠外营养（TPN）是综合治疗中不可缺少的组成部分。

（5）中、重度营养不良患者需接受影响消化道功能的治疗和手术的围手术期应用。

（6）轻度肝、肾衰竭者，采用特殊配方的营养组合行 TPN 支持。

（高学民）

第三节　营养支持方法

营养支持分为肠内与肠外两大类，临床选择的依据是：①患者胃肠道功能状态。②胃肠道供给量是否能满足需要。③有无胃肠外营养禁忌。一般情况下，PN 与 EN 两者之间优先选择 EN；周围静脉与中心静脉营养应优先选择周围静脉营养。

一、全胃肠外营养

全胃肠外营养（total parental nutrition，TPN）指患者所需全部热量与氮量完全由胃肠外供给。可选用中心静脉或周围静脉途径。脂肪乳剂临床的应用使经周围静脉营养支持成为可能。

（一）适应证

适用于需要营养支持但存在胃肠道功能障碍的危重症患者，如蛋白质-热量营养不良、短肠综合征、急性胰腺炎和胰瘘、炎性肠病、高代谢状态（烧伤、创伤、大手术、恶性疾病）、肾衰竭、肝衰竭。

（二）禁忌证

静脉插管经验不足、需限制水入量时、重度糖耐量减低和肝性脑病。

（三）静脉营养物质的选择

1.氮源选择

临床上氨基酸制剂种类繁多，常用含 EAA 与非必需氨基酸（NEAA）的平衡型复方氨基酸配方。补充外源性支链氨基酸可减少肌肉分解，促进肝脏蛋白质合成，能在周围组织中代谢供能，有节氮效应。对于肝、肾功能有明显损害患者，应特别注意氨基酸种类与量。肾功能损害者应提供以 EAA 为主的氨基酸溶液（如肾必氨含 8 种 EAA 和组氨酸）。肝功能障碍者应提供富含支链氨基酸（45%）溶液作为氮源。

2.非蛋白热源选择

葡萄糖和脂肪是 TPN 常用能源。严重应激患者，大量高渗葡萄糖可促发高血糖昏迷、淤胆和呼吸衰竭等。为预防和纠正这些并发症，葡萄糖输注速度不应超过 4 mg/(kg·min)。不能单纯依靠葡萄糖供能，应配合脂肪乳剂提供（30%～50%）热量。我国成年人脂肪乳剂常用量为 1～1.5 g/(kg·d)，高代谢状态下可适当增加,输注速度应<0.5 g/(kg·h)。静脉脂肪乳剂应禁用于高胆红素血的新生儿、高脂血、严重肝脏病和蛋白质过敏者。冠心病、中度肝脏损害、凝血功能异常、胰腺炎和某些肺脏疾病慎用。

3.电解质、微量元素和维生素

体内水溶性维生素并无储备,因此,凡 TPN 者均应常规加入。机体的微量元素需要量甚微,短期禁食者并不需补充,若禁食超过 1 mo,则应予补充。长期 TPN 应注意补磷,因磷与能量代谢及蛋白质合成密切相关。某些无机盐如钙、磷易与某些静脉液体成分反应出现沉淀,应引起注意。

(四)TPN 方法

1.外周静脉 TPN

经外周静脉输注所有营养物质,适于短期(7～14 d)TPN 者。

2.中心静脉 TPN

适于外周静脉不易穿刺、限制液体入量、需长期 TPN 或严重营养不良者。中心静脉 TPN 液输注速度应从小量开始。前 24 h 输注 1 L,可应用输液泵输注,然后根据情况逐渐增加输注速度,每日增加 1 L 直至达到需要量。

(五)并发症及其防治

1.导管并发症

腔静脉置管所致气胸、导管栓子、静脉栓塞、空气栓塞等并发症已很少见。由导管引起的局部感染或全身性感染是 TPN 主要并发症。高度怀疑导管感染时应及时拔除导管,一般情况下拔除导管 12 h 后症状逐步缓解。

2.代谢并发症

代谢并发症包括电解质、酸碱平衡失常、氮质血症、糖代谢紊乱、过度喂养综合征、微量元素缺乏等。最常见糖代谢紊乱,特别易发生 HHNKS。因此,进行 TPN 治疗时应注意逐渐调节输入液中葡萄糖浓度及输注速度,控制血糖在 8.4 mmol/L 以下,增加脂肪乳剂供能,加强监测,补充胰岛素。停止 TPN 治疗时应逐渐减量,以防出现低血糖。

3.肠黏膜屏障功能障碍、淤胆和肝功能异常

长期 TPN 患者由于缺乏食物对肠道刺激,影响肠道激素分泌。尤其是 TPN 中缺乏肠道所需营养物质谷氨酰胺可引起肠黏膜萎缩,使肠道黏膜屏障功能受损,对细菌和毒素的防御功能下降,导致肝脏功能损害。此外,由于肠内缺乏食物刺激、缩胆囊素等肠道激素引起胆囊及 Oddis 括约肌等功能异常,造成淤胆。当前重要的改进方法包括谷氨酰胺和重组激素与营养支持联合应用,谷氨酰胺能促进氮平衡,保持肠黏膜完整,防止细菌易位和肠道毒素入血。应用基因工程重组技术生产的激素,可减少肠黏膜萎缩及胆汁淤积。

(六)TPN 时监测

在营养支持时常用监测指征见表5-2。

这些简单的监测指标足可以避免营养支持过程中的超负荷、能及时发现并发症、评价热量和蛋白质的供给是否适宜。其中最常应用的是与监测血糖有关的参数。当高血糖不易控制时可减少入量,使血糖≤11.1 mmol/L。控制高血糖的最好办法是静脉输注胰岛素。待病情稳定后可将胰岛素加入 TPN 液中。

(七)PN 向 EN 过渡

一旦患者情况允许应逐渐由 PN 转变成 EN 或经口进食。如患者不能经口摄入每日需要量的 50% 时,可合并应用 EN。经口、EN 或二者联合应用能提供每日需要量的 60% 时,可中断 PN 治疗。

二、肠内营养

EN 是通过鼻/口饲管,或经胃、空肠造瘘的途径给予营养成分。一般情况尽可能采用口饲管,因为鼻窦感染很容易引起脓毒症。需长期(>4 wk)营养支持者可经胃或空肠造瘘。EN 时营养物质系经肠道和门静脉吸收,可以改善及维持肠道黏膜细胞的结构与功能的完整性和肠道激素分泌,改善局部及全身蛋白

质代谢,并使患者对应激反应有较好的适应性,降低应激患者的高代谢状态。综合研究发现,EN 患者较 PN 患者脓毒症发生率可减少一半。某些特殊营养素(如谷氨酰胺、精氨酸、核苷酸、纤维素、ω-3 脂肪酸)只能经胃肠补充,有助于改善患者预后。动物实验发现,长期 TPN 会导致肠黏膜萎缩及肠黏膜屏障受损从而发生细菌易位,增加肠源性感染发生率。EN 可单独应用,亦可与周围或中心静脉营养支持联合应用,以减少静脉营养物质用量。

表 5-2 营养支持过程中监测指征

体重		甘油三酯	
急性期每日测量;恢复期每周 3 次		静脉输注前和输注后 4~6 h 测定	
血糖		严重脓毒症和肝肾功能不全者每日测定	
第一天或急性期每 4 h 一次		PT	
稳定患者每日一次		每周测定一次	
电解质		UUN	
每日测定血 Na^+、K^+、Cl^-、HCO_3^-、Ca^{2+}、Mg^{2+}、PO_4^{3-}、BUN、Cr		达到预测热量/蛋白质比后测定必要时可重复测定	
每日测定 BUN、Cr			
恢复期可以延长测定间隔			

(一)适应证

胃肠道功能完整者首选 EN。随着要素膳和低渣配方的应用,下消化道瘘患者亦可进行 EN。上消化道瘘患者只要饲管能够达到瘘道远端即可。

(二)禁忌证

1.绝对禁忌证

顽固呕吐、肠梗阻、消化道大出血和血流动力学不稳定者。

2.相对禁忌证

腹泻、腹腔内感染、吸收不良综合征、重症胰腺炎及严重肠瘘。

(三)肠内营养制剂

应根据患者的实际情况选择不同的 EN 制剂。

1.常用肠内营养配方

(1)要素饮食:含有人体必需的各种营养素,蛋白质是以游离氨基酸或肽类形式存在,对消化道刺激小,在肠内很少形成残渣。每日用量 2000~3000 mL 可满足人体需要,临床用于胃肠道瘘、消化吸收不良、短肠综合征、放射性肠炎、胰腺炎、胃肠道切除及烧伤患者等。但其比较昂贵,不能提供肠道生长因子,长期应用有可能引起肠黏膜萎缩。

(2)匀浆饮食:根据患者蛋白质和热量需要量,由营养师计算出相应食物量,加工处理而成。其在肠腔内形成残渣较多,对消化道刺激较大,其在维持肠道免疫方面优于要素饮食。故危重症患者尽可能应用匀浆饮食,而不用要素饮食。

2.肠内营养制剂添加物

随着对 EN 研究的进展,在 EN 时添加某些物质可减少长期 EN 的并发症。

(1)支链氨基酸:研究表明支链氨基酸能提供谷氨酰胺,富含支链氨基酸 EN 制剂,尤其适于肝性脑病患者。

(2)谷氨酰胺:是血浆和细胞内最丰富的氨基酸,是血管之间氮的载体。谷氨酰胺在肾脏产生,骨骼肌分解,是肠道细胞和淋巴细胞的主要代谢燃料,是分解代谢状态时所必需的。补充谷氨酰胺可减少细菌易位。

(3)精氨酸可刺激 GH、卵泡刺激素、胰岛素、胰高糖素和胰岛素样生长因子(IGF)释放,是 NO 前体,能促进损伤后 T 淋巴细胞的增殖。

(4)核苷酸:在维持正常免疫功能中起着重要作用,缺乏时可抑制 T 淋巴细胞和 IL 生成,是 DNA 和 RNA 前体,在细胞分裂和蛋白质合成中起重要作用。

(5)纤维素在肠道内被细菌分解,是结肠黏膜营养的重要底物,能延缓葡萄糖的吸收,有利于肠道正常菌群生长。

(四)EN 制剂选择

根据患者临床特点选择相应营养制剂(表 5-3)。

EN 营养液给予速度应根据其浓度而定:4.18 kJ/mg 者 25~50 mL/h;6.27 kJ/mg 者 20~25 mL/h;8.36 kJ/mg 者 15~20 mL/h。长期饥饿或 TPN 向 EN 过渡者应从小量开始,缓慢增加,避免过度喂养综合征。每 4~6 h 调整营养液的给予速度,直至达到所需速度。如果患者不能耐受肠道营养,出现腹泻时应评价其腹泻原因(如抗生素性、难辨梭状芽孢杆菌感染、胃潴留),此时可减少营养液的量或改换成等张液;有肠道运动功能减低时应注意有无肠麻痹,怀疑下胃肠道运动功能异常时可应用西沙必利(cisapride)。除消化性溃疡和 GCS 应用者外,一旦能适应肠道营养即可停用胃黏膜细胞保护剂。

表 5-3　肠道营养制剂选择

患者状态	饮食调整	营养制剂选择
正常饮食(无应激)	无需调整	多聚合物(4.18 kJ/mL)
饮食替代(中度应激)	高热量、高蛋白质易消化蛋白质	浓缩多渣(6.27 kJ/mL)饮食多肽聚合物
消化功能障碍	葡萄糖、氨基酸	少渣或要素膳
吸收功能障碍	低盐、含水分少	高热量(8.36 kJ/mL)、低盐
心力衰竭、SIADH	高脂、低碳水化合物	减少 VO$_2$ 和 VCO$_2$
Ⅱ型呼吸衰竭	改变氨基酸配比	低渣饮食高支链氨基酸、低芳香族氨基酸
肝衰	改变氨基酸配比	高蛋白质低渣饮食,补充支链氨基酸
重度应激或脓毒症肾衰	改变氨基酸配比	低蛋白低渣饮食,高比例 EAA

(五)EN 制剂供给方法

每日营养需要量可通过持续(8~24 h)或间断方法(4~8 次/天)供给。

1.间断喂养

将患者一日需要量分 4~8 次供给,每次给予 250~400 mL,20~30 min 经饲管注入。注入速度过快患者可出现腹胀、恶心、腹痛。为防止患者恶心、呕吐和误吸,应在每次注入营养液前测定胃残留液,以不超过 100 mL 为宜。残留液过多应延迟 EN 营养液注入,1 h 后重新检查。如果持续存在,则应暂终止 EN,可给予促胃排空药。

2.持续喂养

将每日总量按一定速度在 8~24 h 内经饲管注入。适于不能耐受一次注入大量液体的患者。输液泵有助于保证精确和恒定的输注速度,每 4~6 h 检测胃残留液量,以不超过前 2 h 注入量为好。

(六)并发症及其防治

EN 的代谢并发症与 TPN 相似,但其发生率和严重程度均明显低于 TPN。腹泻、腹胀、呕吐、腹痛等肠道功能改变是 EN 期间常见并发症(表 5-4)。腹泻常发生于 EN 开始及使用高渗饮食时,故 EN 前应有 2~3 d 适应期。如果患者禁食时间过长或接受 TPN 2 wk 以上,适应期应延长。EN 开始的饮食以等渗为宜,再逐渐增加浓度,直至能使患者耐受并可满足营养需求时为止,通常需 2 wk 时间。

表 5-4 EN 常见并发症

	检查及治疗
腹泻	
感染	便常规和培养,可应用抗生素。配制的营养液 24 h 内用完
食物	降低营养液浓度,减少蛋白质含量。短肠综合征、胰腺功能不全可改用 TPN,乳糖不耐者改用无乳糖配方
药物	检查所用药物如抗生素、甘露醇或镁制剂,避免应用肠蠕动抑制剂果胶酸钾(kaopetatale)或消胆胺
恶心/呕吐	检查有无麻醉药等药物、有无饲管堵塞。胃排空延迟和心理障碍,可应用普瑞博思,也可考虑小肠造瘘
代谢	
液体平衡	有无容量负荷过度,检查营养液中钠含量,亦应避免容量不足
葡萄糖代谢	皮下或静脉给予胰岛素,以保持血糖的相对稳定
血浆高渗	定期监测,及时补充
电解质	定期监测,及时补充
误吸	检查鼻/口饲管的位置,抬高床头(>30°),使饲管远端接近幽门,最好放置在 Treitz 韧带以下。高危患者可行空肠造瘘或胃造瘘
感染/创伤	
鼻咽部	可改用经口或经皮放置饲管
鼻窦炎	很少见,可应用小口径管
食管炎	H_2 受体阻断药
饲管堵塞	注意有无营养液过度黏稠或饲管用药与营养液发生反应,尽量不经饲管给药

上述症状亦可能由于原发病引起,此时应治疗原发病。

总之,EN 突出优点在于,营养液直接作用于肠黏膜表面,保持黏膜完整性及其功能。在营养支持过程中应根据患者情况,逐步完成由 PN 向 EN 过渡,达到维持机体正常营养状况和正常口服饮食的目的。

(七)EN 监测

EN 时监测指标见表 5-5。

表 5-5 EN 过程中监测

营养评价	EN 前和 EN 开始 7~10 d
生命体征(血压、体温、脉搏和呼吸)	每 4 h 测定一次
胃残留液	每 4~6 h 一次
尿量	8 h 一次
体重、电解质和 BUN	每日测定(EN 开始 7~10 d)

(高学民)

第四节 营养支持的监测

营养支持期间的监测有两个重要的意义:①通过监测了解营养支持的治疗效果,以便及时发现问题并调整治疗方案,以更适合于患者的需要,提高营养支持的效果。②通过监测及时发现、预防和处理可能发生的并发症。

一、营养支持效果监测

营养支持实施前,需要对患者作一次全面的营养状态评定,在营养支持期间,也需反复地对患者的营养状态做出评价。现简单介绍有关测定项目。

（一）体重

体重是评价营养状态的一项重要指标,在 TPN 应用初期或小儿患者应每 $1\sim2$ d 测量一次,对能下床活动的稳定期患者,可每周测 $1\sim2$ 次,对稳定的卧床患者也应每周测一次体重。一般来说,在治疗过程中,体重增加是营养状况好转的表现,但水、钠潴留或脂肪存积亦表现体重增加,因此,最好用理想体重百分率来表示。

（二）上臂中点肌肉周径

主要是判断骨骼肌量的变化,建议每周测定一次。

（三）肱三头肌皮肤皱褶厚度

用于判断脂肪存储量,建议每周测定一次。由于 MAC 与 TSF 无国人群体的平均值,仅能作患者治疗前后的自身对比。

（四）迟发型过敏皮肤试验

主要了解机体的免疫能力。蛋白质营养不良时,患者对本试验的反应减弱或消失,随着营养状态的不断改善,这些反应将再出现或更明显。可每 2 周测定一次。在有条件的单位可测定血清免疫球蛋白、补体 C_3、IL-2、IL-6 等。

（五）总淋巴细胞计数

是常用的反映免疫功能的一项简易参数,正常值为 $(1.5\sim3.0)\times10^9/L$,随着营养状态的改善,总淋巴细胞计数可逐步恢复至正常。建议每周测定一次。

（六）尿中 3-甲基组氨酸测定

尿中 3-甲基组氨酸(3-MH)含量反映机体肌肉蛋白分解程度,也可作为评定机体代谢状态的一项参数。营养支持过程中必要时可动态观察尿液中 3-MH 值的改变,观察肌肉蛋白分解是否有所改变,其量的减少说明分解在减少。

（七）肌酐/身高指数

肌酐是肌酸在肌肉中代谢后的产物,其排泄量大致与机体组织成正比。收集 24 h 尿液测出肌酐值,除以与身高相应的理想肌酐值,求出肌酐身高指数。$>90\%$ 为理想营养状态,可每 2 周测一次。

（八）氮平衡

机体蛋白质分解代谢的产物,最终以某一含氮物质的形式排出体外,因此,排出的氮量可以反映体内蛋白质的分解量。比较每日摄入的氮量与排出的氮量,称为氮平衡测定,是判定营养支持效果与组织蛋白质代谢状况的一项重要指标。氮平衡测定结果有 3 种可能:①摄入与排出氮量基本相等,称为总平衡,代表机体蛋白质的分解与合成代谢处于动态平衡之中。②排出氮少于摄入氮,称为正氮平衡,即摄入的蛋白质除补偿组织的消耗外,尚有一部分构成新的组织而被保留。③排出氮多于摄入氮,为负氮平衡,表明体内蛋白质分解多于合成。应激、创伤或营养供给不足均可出现负氮平衡。为计算氮平衡,必须了解每日摄入与排出的氮量。摄入氮量即该日输入的总氮量,即静脉输入的氨基酸含氮量(各品种含量不一)和(或)经肠摄入氮量。血液制品系整蛋白,不计入氮平衡计算中。

$$摄入氮量(g/d)=输入氨基酸液总氮量+肠道摄入氮量$$

体内代谢过程产生的氮,大部分经尿排出,一般情况下,尿氮占氮总排出量的 $85\%\sim90\%$,其他氮经汗(0.5 g/d)及粪(1.5 g/d)排出,而尿氮中尿素氮占大多数,据估计,尿中其他含氮物质,如肌酐、氨、尿酸、肽片段、氨基酸等约占尿液中氮量的 $1/6$,约 2 g/d。

$$24\ h 排出氮量=24\ h 尿素氮(g)+2(g)(粪、汗氮)+2(g)(其他尿氮)$$

(禁食状态时,粪氮可不计,此系数为 1.5)

因此,常规应用的氮平衡计算公式是:

$$氮平衡(g/d)=摄入氮量(g/d)-[尿中尿素氮(g/d)+3.5]$$

在肠内营养支持时,应考虑到肠道吸收情况,需收集每日全部粪便测定粪氮。

近年来,对氮平衡的测定又有些新的看法,Candio JA(1991 年)认为,12 h 尿尿素氮测定可代替 24 h

尿氮测定,但必须做到:①在 12:00～24:00 收集尿液。②TPN 要持续等量输注。③绝对禁食。

氮平衡应每日测算,并需测算一段时间,如 7d 的累积氮平衡量,还可按体重测算每千克体重的氮平衡量。

(九)内脏蛋白质测定

机体蛋白质的代谢情况通过血清有关蛋白质的含量得到反映,尤其是半衰期短的蛋白质,见表 5-6。这些蛋白质中的一部分可每周监测一次,以比较营养支持效果。

表 5-6　有关血清蛋白质的半衰期及正常含量

蛋白质	半衰期(h)	正常含量
视黄醇结合蛋白	12	
纤维连接蛋白	15～20	190～128 mg/L(19～28 mg/dL)
前清蛋白(PA)	2	280～350 mg/L(28～35 mg/dL)
纤维蛋白原(FB)	2.5	2.0～4.0 g/L(200～400 mg/dL)
铜蓝蛋白	4.5	230～440 mg/L(23～44 mg/dL)
酸糖蛋白	5	550～1400mg/L(55～140 mg/dL)
抗胰蛋白酶蛋白(AT)	4～7	2.0～3.0 g/L(200～300 mg/dL)
转铁蛋白(TF)	8	2.4～2.8 g/L(240～280 mg/dL)
清蛋白(AL)	21	35～50 g/L(3.5～5.0 g/dL)

近年来,有学者发现,体重、氮平衡、上臂皮肤皱褶等指标不能确切地反映重症应激患者的营养状态,因此,提出通过影屏计(shadow shield counter)所测定的总体钾,通过标记氘稀释示踪及体内中子活性分析(in vivo neutron activation analysis,IVNAA)等方法来测算机体总水分(TBW)、总蛋白(TBP)、总脂(TBF),统称为机体总成分(body composition)测定。

二、营养支持并发症监测

(一)体温

要注意营养支持患者的体温,以便及时了解感染并发症。

(二)24 h 出入量

了解体液的平衡情况,尤其是每日记录尿量及胃肠液的丢失。

(三)每日液体的输入情况

一般要求是每日营养液量在 24 h 内均匀输入,在用输液泵控制时,比较容易做到,依靠重力点滴时,就要求相对均匀。短时间内大量进入营养液会造成血液或肠道内的高糖高渗状态。

(四)微生物培养

配制静脉液体的空气净化台及周围空气采样做细菌、真菌培养,要求每月一次。导管入口处皮肤创口的棉拭子细菌、真菌培养,每周 2 次。配制肠内营养时应注意无菌操作,液体应做培养,特别是真菌培养,正常情况下,每周测定 2 次,当有发热,怀疑与 TPN 有关时,应立即取营养瓶残液、患者血液送细菌、真菌培养,必要时每日 2 次。有必要时做厌氧菌培养。

(五)胆囊 B 超

要求每周一次,必要时每周 2 次。主要探测胆囊容积、胆汁稠度、胆泥等,结合有关生化检查评定肝胆系统损害及淤胆情况。

(六)血气分析

了解酸碱紊乱情况,一般情况下每周 2 次,有明显异常时则应作严密监测。

(七)血液常规

血液常规包括红细胞计数、血小板计数、白细胞计数加分类等,每周 1～2 次,以监测有关并发症。如血小板计数下降,除考虑其他因素外,尚需想到是否有必需脂肪乳和铜的缺乏。有感染情况时,急查血细胞。

（八）血糖、尿糖

一般情况下，血糖每周 2～3 次，尿糖每日 2 次，当患者处于不稳定状态或有应激等情况时，应增加血糖及尿糖的测定次数。

（九）血清渗透压

正常值为（儿童）270～285 mmol/L，（成人）285～295 mmol/L。当怀疑有高渗情况时应做测定。在没有渗透压测定仪的单位，可按以下公式做出计算：

$$血清渗透压（mmol/L）=2(Na^+ +K^+)+血糖+血尿素氮$$

（十）血清电解质

包括血清钾、钠、氯、钙、镁、磷。通常情况下，每周测定 2 次，电解质紊乱时，则应勤测，必要时每日 2 次。

（十一）血清微量元素及维生素

不一定列为常规监测，只是怀疑有缺乏时做测定。

（十二）肝功能测定

肝功能测定包括总胆红素、直接胆红素、GPT、GOT、AKP、γ-GT 等项，要求每周 1～2 次。

（十三）血脂测定

血脂测定主要包括胆固醇、甘油三酯、低密度脂蛋白-胆固醇、高密度脂蛋白-胆固醇等。可每 1～2 周测一次。在输注脂肪乳剂的过程中，应监测血脂廓清情况，亦即每日在脂肪乳剂输完后 6 h 采取血标本，观察脂肪廓清的情况，以便观察脂肪乳剂是否能被利用。

（十四）血清氨基酸分析

可每周测定一次或不定期测定。

（十五）必需脂肪酸、血氨等

必要时做测定。

（十六）尿电解质

主要是 24h 尿钠、尿钾，每日测定一次。正常值：尿钠为 130～261 mmol/24 h（3～6 g/24 h），尿钾为 51～102 mmol/24 h（2～4 g/24 h）。

（十七）粪常规与培养检查

应用全肠外营养时，可发生肠道菌群失调，产生肠炎腹泻，肠内营养可因污染而有肠炎、腹泻。如有发生，应进行粪便常规检查与细菌培养。

（高学民）

第六章 休 克

第一节 概 论

休克是各种致病因子作用于机体导致的急性循环衰竭,其特点是微循环的灌流不足导致细胞代谢障碍和细胞损伤而引起的全身性病理过程。一些体液因子包括具有血管活性作用的单胺类物质和调节肽等参与和调节休克的发生和发展过程,炎性细胞因子在休克晚期严重并发症如脓毒症、多器官功能障碍综合征(MODS)的发生中起了重要的介导作用。

一、病因和发病机制

能够造成有效循环血容量急剧减少的因素均可导致休克。常见的病因有:失血和失液、创伤、烧伤、感染、过敏、强烈的神经刺激及急性心力衰竭等。

1.失血和失液

(1)失血大量、快速失血(超过总血量的20%左右)可引起失血性休克,多见于外伤、胃溃疡出血、食管静脉曲张破裂出血及产后大出血等;失血量超过总血量的50%可迅速导致死亡。

(2)失液:大量液体的丢失,如剧烈呕吐、腹泻、肠梗阻以及大量出汗等均可引起循环血容量的急剧减少,出现休克。

2.创伤

严重创伤时,由于大量、快速失血及剧烈疼痛,可导致创伤性休克。

3.烧伤

大面积或重度烧伤时,由于有大量血浆的丧失,引起休克。烧伤早期的休克与疼痛和低血容量有关,晚期由于创面或全身性感染可发生脓毒症,甚至脓毒性休克。

4.感染

革兰阴性或阳性细菌、立克次体、支原体、病毒和真菌等感染均可引起感染性休克。革兰阴性菌产生的内毒素可引起内毒素休克。感染性休克常有脓毒症的表现,又称脓毒性休克。感染性休克按其血流动力学特点又分为低动力型休克(冷休克)和高动力型休克(暖休克)。

5.过敏

部分个体对某些异体蛋白、生物制剂或药物过敏,导致Ⅰ型变态反应,组织胺和缓激肽大量释放入血,引起容积血管扩张、毛细血管通透性增强,血浆外渗,循环血容量减少,发生过敏性休克。

6.神经刺激

由于剧烈疼痛、高位脊髓麻醉或损伤引起血管运动中枢抑制,使动脉阻力血管调节功能障碍,血管扩张,外周阻力降低,有效循环血量减少,可导致神经源性休克。

7.心脏和大血管病变

大面积心肌梗死、急性心肌炎、心包填塞、乳头肌或腱索断裂及严重的心律失常均可引起心排出量急剧减少,有效循环血量和组织灌流量显著降低,发生心源性休克。

二、分类

休克最常用的分类方法是根据病因和休克发生的起始环节来分类,也可以按休克时的不同血流动力学特点来分类。1975年Weil等提出新的休克分类方法概括了临床不同类型的休克。

1.按病因分类

按病因可将休克分为失血性休克、创伤性休克、烧伤性休克、感染性休克、过敏性休克、心源性休克和神经源性休克。

2.按休克发生的起始环节分类

由不同原因导致的休克,起始环节不外乎血容量减少、血管床容积增大和心排出量急剧降低,这些环节均可使有效循环血量锐减,组织灌流量减少,细胞损伤,组织器官功能障碍,是休克发生的共同基础。因此,根据起始环节不同,可以将休克分为低血容量性休克、血管源性休克和心源性休克。

(1)低血容量性休克:由于循环血量减少导致静脉回流不足、心排出量减少、血压降低。休克的发生取决于失血量和失血速度。

(2)血管源性休克:由于血管床容量与循环血量分布的失调而导致的休克。如感染性和过敏性休克与血管容积急骤增加有关,神经源性休克与麻醉或强烈疼痛抑制交感缩血管功能有关。

(3)心源性休克:由于急性心脏泵功能衰竭或严重的心律失常引起心排出量急剧降低而发生的休克。

3.按血流动力学特点分类

根据休克时心排出量与外周阻力的关系可以将休克分为三类。

(1)高排低阻型休克:血流动力学特点是心排出量增加,外周阻力降低,因此血压稍降低,但脉压可增大,皮肤血管扩张或动-静脉吻合支开放,血流增多使皮肤温度升高,又称暖休克或温休克。

(2)低排高阻型休克:心排出量降低,总外周阻力增加,平均动脉压降低可不明显,但脉压明显缩小,皮肤血管收缩,血流减少使皮肤温度降低,故又称为冷休克。

(3)低排低阻型休克:血流动力学特点是心排出量降低,总外周阻力也降低,收缩压、舒张压、平均动脉压均明显降低,实际上是休克失代偿的表现。

4.Weil等提出的休克新分类将休克分为四类

这种分类方法几乎概括了临床所有类型的休克,与治疗原则基本一致。

(1)低血容量性休克。

(2)心源性休克。

(3)分布性休克:基本机制同血管源性休克,主要机制为血管舒缩功能异常。

(4)梗阻性休克:此型休克的特点是血流的主要通道受阻,根据梗阻部位的不同可再分为心内梗阻性休克和心外梗阻性休克。

三、病理生理

(一)微循环变化

在典型失血性休克的发生、发展过程中,微循环的变化大致分为三期。

1.微循环缺血性缺氧期(休克Ⅰ期)

休克早期,机体具有代偿能力,以血液重新分布为特征。在此阶段,交感-肾上腺髓质系统兴奋,儿茶酚胺大量释放入血。皮肤、腹腔内脏和肾脏的小血管由丰富的交感缩血管神经纤维支配,在这些血管和神经,α-肾上腺素受体又占优势,当儿茶酚胺增多时,这些脏器的小血管收缩或痉挛,使毛细血管前阻力明显升高,微循环灌流急剧减少;而β-肾上腺素受体分布占优势的动-静脉吻合支开放,使微循环非营养性血流增加,营养性血流减少,组织处于严重的缺血缺氧状态。同时由于脑血管和冠状血管对儿茶酚胺不敏感,其血流无明显改变。此阶段可通过"自身输血"和"自身输液"的途径增加回心血量,保证了心、脑等重要脏器的血液供给。值得注意的是,微血管的收缩虽然减轻了血压的下降,但却导致组织血液灌流的不足,此时,脉压的减小比血压的下降更具早期诊断意义。

2.微循环淤血性缺氧期(休克Ⅱ期)

休克持续一定时间后,由于微血管收缩和缺血、缺氧、酸中毒及多种体液因子的影响,微循环血管平滑肌对儿茶酚胺的反应性降低,血管反应性与收缩性下降,血管平滑肌舒张和毛细血管扩张,微循环血液灌流减少,毛细血管中血液淤滞,处于低灌流状态,组织细胞严重淤血性缺氧。血流动力学上表现为:血流缓慢、红细胞易聚集、血管通透性增高、血浆外渗、血液黏度增大、白细胞与内皮细胞黏附性增加、黏附并活化的白细胞通过释放氧自由基和溶酶体酶,进一步引起微循环障碍和组织损伤。在这一阶段,由于"自身输血"和"自身输液"的停止以及微循环状况的恶化,机体由代偿逐渐向失代偿发展,但积极救治仍可逆转病情。

3.微循环衰竭期(休克Ⅲ期)

休克未受到及时、合理的救治,微循环淤滞加重:微血管平滑肌麻痹,对血管活性药物失去反应,血液进一步浓缩,黏滞度增加,处于高凝状态;血流速度减慢及单核细胞和内皮细胞释放组织因子增加,凝血系统激活,微循环中大量微血栓形成,发生弥散性血管内凝血(DIC);由于凝血因子耗竭,纤溶系统功能亢进,出现出血倾向。同时,内皮细胞肿胀、微血管外组织间压力升高、血小板聚集与(或)白细胞嵌塞导致毛细血管无复流现象。处于这一阶段的患者,由于微血管反应性低,升压药物不能有效地恢复血压,血压进行性下降,循环衰竭,细胞受损甚至死亡,重要生命器官出现功能障碍或衰竭。

(二)细胞代谢变化

休克发生时,强烈的应激刺激所引发的内分泌反应、组织有效循环血量的减少以及细胞因子的异常合成和释放,使得细胞代谢和机体代谢规律发生明显的改变。休克早期的代谢变化与机体应激时与能量供应需求特点相适应,与内分泌反应所致的儿茶酚胺、皮质醇和胰岛素释放增加有关;休克发生的过程中,由于微循环障碍导致组织细胞缺血、缺氧,使组织细胞代谢水平及状态发生改变,严重时可以直接造成细胞的损伤。而感染性休克发生时,机体表现出特殊的代谢特点:胰岛素抵抗引起高血糖,明显的负氮平衡及蛋白质从骨骼肌向内脏组织转移,这些代谢反应多由细胞因子的失控释放引起,如不及时纠正,可成为患者死亡的重要危险因素。因此,了解休克时机体代谢改变的规律,针对不同阶段代谢变化的特点进行适当的调节,不仅有助于休克的救治,也可以防止严重并发症的出现。

休克时,细胞代谢和机体代谢的改变主要表现在物质代谢障碍,能量代谢障碍以及水、电解质、酸碱平衡紊乱。

1.物质代谢障碍

休克时,组织微循环障碍导致细胞缺氧,细胞因子异常释放,通过内分泌、旁分泌及自分泌效应,导致三大代谢物质糖、脂肪和蛋白质代谢的异常。代谢变化的总趋势是氧耗减少,糖酵解加强,脂肪和蛋白质分解增加、合成减少。

(1)糖代谢障碍:休克早期,强烈的应激原刺激儿茶酚胺类激素、胰高血糖素、糖皮质激素等大量释放,使糖原分解增加,血糖升高;微循环障碍致组织细胞缺氧,糖代谢途径中的有氧代谢受阻,糖酵解途径增强,糖异生途径受抑制,表现为高血糖症。此外,休克时肝脏清除有机酸能力减退、休克晚期出现脓毒症时的有氧酵解也是高乳酸血症的重要机制。

(2)脂类代谢障碍:休克状态下由于应激反应,血中儿茶酚胺增多,可通过增加细胞内 cAMP 含量激活脂肪酶,使甘油三酯分解增加,释放游离脂肪酸增多,成为应激状态下机体获取能量的主要来源。由于微循环的严重障碍,组织低灌流和细胞缺氧,细胞内最早发生的代谢变化是从优先利用脂肪酸供能转向优先利用葡萄糖供能,这时血中游离脂肪酸和酮体增多。血中游离脂肪酸的增加对心肌细胞有毒性作用,可致心律失常。休克对脂类代谢的另一个重要影响是氧自由基生成增加,与膜脂质作用形成脂质过氧化物,造成生物膜功能的损伤。

(3)蛋白质代谢障碍:休克期间蛋白质合成减少,分解代谢增强,表现为血中氨基酸特别是丙氨酸水平升高,伴随有血清尿素氮的增加,机体出现负氮平衡。当具有特殊功能的酶类蛋白被消耗后,机体则不能完成复杂的生理过程,可发生多器官功能障碍综合征。同时,机体处于高度应激状态,呈现出以强烈的体蛋白分解、糖和脂类利用障碍为特征的高分解代谢。这种代谢特点可以使机体迅速陷入负氮平衡和营养不良,导致严重并发症如脓毒症和多器官功能障碍的发生。

2.能量代谢障碍

休克初期,由于细胞供氧不足,导致ATP的合成减少,细胞能量生成不足以致功能障碍。休克后期,线粒体发生肿胀、致密结构和嵴消失等形态学改变,钙盐沉积,最后崩解破坏。线粒体结构损伤后,导致呼吸链与氧化-磷酸化障碍,能量物质进一步减少,致使细胞死亡。因此,由缺氧引起的细胞能量代谢障碍是细胞一切功能障碍的基础。

3.水、电解质、酸碱平衡紊乱

休克时缺氧和能量代谢障碍造成ATP合成减少,细胞膜上的钠泵运转失灵,因而细胞内Na^+增多,细胞外K^+增多,导致细胞水肿和高钾血症。

休克早期由于创伤、出血、感染等刺激引起呼吸加快,通气增多,可出现$PaCO_2$下降和呼吸性碱中毒等变化。这发生在血压下降和血中乳酸升高之前,为早期休克的诊断指标之一。

组织缺氧时的无氧酵解增强使乳酸生成增多,而肝脏和肾脏的功能降低又不能有效地降解和清除这些代谢产物,因此机体出现代谢性酸中毒。酸中毒时H^+和Ca^{2+}竞争引起心肌收缩力下降,血管平滑肌对儿茶酚胺的反应性降低,使心排出量和血压不易回升,减少脑血流并影响心功能。酸中毒还可导致和加重高钾血症,促进DIC发生,加重休克时微循环紊乱和器官功能障碍,使患者预后不良。休克后期,如发生"休克肺",可出现呼吸性酸中毒,机体处于混合型酸中毒状态,加重酸碱平衡紊乱。

(三)炎症介质的变化

休克的发生和发展过程中有多种体液因子参与,除了来自神经系统和部分内分泌细胞的血管活性胺类和调节肽类物质外,还有一类主要来自于炎症细胞的炎性因子/介质参与休克的发展及病情恶化。这些细胞因子除了各自的生物学活性外,相互之间具有协同或拮抗的关系,共同构成复杂的调控网络。

(四)神经内分泌变化

休克时由于交感-肾上腺髓质处于兴奋状态,儿茶酚胺分泌增加导致以α受体占优势的全身小动脉(心脏和脑血管除外)收缩,外周阻力升高,代偿性维持重要生命器官灌注。

休克早期,促肾上腺皮质激素、促甲状腺素、抗利尿激素分泌增加;休克晚期,可发生肾上腺皮质功能不全。

(五)免疫学变化

失血性或创伤性休克可以导致机体免疫抑制,表现为吞噬细胞的吞噬活动受抑制、淋巴细胞增殖及反应性降低,抗原呈递细胞的功能下降,并且抑制的严重程度与休克的严重程度呈正相关。这种免疫抑制与肾上腺皮质激素释放的增多、循环性炎症介质的作用有关。

(六)内脏器官功能障碍

休克状态下由于有效循环血量的不足,组织和器官的灌注不良及缺氧,可以诱发多个器官功能障碍或损伤,严重时危及生命。

失血性休克早期,机体通过代偿机制,调节血液重新分布,首先保证重要脏器脑和心的血供,而牺牲皮肤和肠道等器官的供血。休克后期,如未及时采取有效的救治措施,可导致脑、心、肺、肝、肾及肠等多器官功能相继出现障碍,严重时器官功能衰竭而发展为"不可逆"性休克。

四、临床表现

休克作为一种急性临床综合征,病因的多样性决定了其临床表现的多样性和复杂性。根据休克的病情演变过程,可分为休克早期(休克代偿期)、休克中期和休克晚期(休克抑制期)。按休克的严重程度,可分为轻度、中度、重度和极重度休克。

1.休克代偿期

休克早期,各种导致休克的病因及有效循环血量的减少均可导致患者中枢神经系统兴奋性升高、应激性交感神经兴奋,血中儿茶酚胺含量比正常升高几十甚至几百倍。相应的临床表现为:精神紧张、烦躁不安,面色苍白、手足湿冷,脉搏细速、血压可正常或略高、脉压缩小,口渴、尿量减少。这一阶段为休克的可逆性代偿期,及时消除病因,恢复有效循环血量可以阻止病情发展。否则将进入抑制期。

2.休克抑制期

如果休克的病因不能及时去除,交感一肾上腺髓质系统长时间处于过度兴奋状态,组织持续缺血、缺氧,病情则进入抑制期。临床表现为:神志淡漠、甚至意识模糊或昏迷;皮肤发绀、脉搏无力、心音低钝、血压进行性下降,收缩压低于 10.7 kPa(80 mmHg)、脉压小于 2.7 kPa(20 mmHg);极度口渴、尿量少于 20 mL/h,甚至无尿。继续发展则全身皮肤、黏膜发绀或出现花斑、四肢厥冷、脉搏细弱甚至触不到、静脉塌陷、血压测不出、少尿或无尿。一旦患者皮肤、黏膜出现淤斑或消化道出血,提示病情已进入 DIC 阶段,可发生出血及重要器官功能衰竭(休克晚期、极重度休克),此时为难治性休克期。

五、实验室和其他检查

1.血常规

血常规变化的特点有助于休克病因及病情严重程度的判断。失血性休克红细胞计数和血红蛋白可降低;失液性、烧伤性休克时血液浓缩,红细胞计数和血红蛋白浓度升高;感染性休克时,白细胞计数明显增加,部分严重感染患者可降低;发生 DIC 和有出血倾向者,血小板计数减少。

2.尿常规

休克时尿量减少或无尿,尿液呈酸性,尿比重升高,当发生肾功能受损时,可出现尿蛋白、红细胞和管型,尿比重降低或固定。

3.血生化指标

血生化指标可反映代谢、脏器功能及凝血系统的改变。休克时血钾、血糖、丙酮酸和乳酸升高;肝功能受损时,转氨酶、乳酸脱氢酶、胆红素和血氨可升高,肾功能不全时血尿素氮和肌酐升高;心肌损伤时,血浆磷酸肌酸激酶及其同工酶升高。发生 DIC 时,凝血酶原时间延长、纤维蛋白原降低、纤维蛋白降解产物增多、血浆鱼精蛋白副凝试验阳性。

4.血气和血乳酸分析

休克状态下组织缺氧引起代谢性酸中毒,血 pH 和二氧化碳结合力降低。发生急性呼吸窘迫综合征(ARDS)时,血氧分压明显降低、血氧饱和度下降。血乳酸的升高提示组织灌注不足,其程度可作为判断休克严重程度和预后的指标。当静脉血乳酸浓度≥5 mmol/L 即可诊断为乳酸性酸中毒;>8 mmol/L 时,提示预后极差。

5.病原体检查

对感染性休克患者,需要对相应的体液,包括血、尿、便、创面渗出液、胸、腹水等进行病原体的分离和培养,并作药物敏感试验,以指导临床用药。对于革兰阴性菌感染者,可用鲎试验检测血中内毒素水平。

6.胃黏膜内 pH(pHi)

pHi 代表了胃黏膜的供血、供氧情况,反映内脏微循环灌注水平,可以判断休克的严重程度及复苏是否有效。

7.炎症因子水平

休克时尤其是感染性休克,致炎性细胞因子如肿瘤坏死因子(TNF)、白细胞介素(IL)、血小板活化因子(PAF)等的表达均可增多。严重失血性休克时,部分抗炎性细胞因子表达也可增多,从而导致机体免疫功能抑制。

8.心电图

心肌梗死引起的心源性休克可呈现特征性心电图改变:缺血性 T 波改变、损伤性 ST 段移位、深而宽的 Q 波。低血容量性休克时,由于心肌缺血,既往无心脏病史的患者的心电图可表现为冠状动脉供血不足的图形:ST 段下降、T 波低平或倒置。

六、诊断

诊断休克的主要依据有以下几种。

(1)有休克的病因或诱因。

(2)血压下降,收缩压降低至 12.0 kPa(90 mmHg)以下,一般在 9.3～10.7 kPa(70～80 mmHg)以下;脉压小于 2.7 kPa(20 mmHg);高血压患者收缩压较原水平下降 30% 以上。

(3)交感神经代偿性兴奋的症状:心动过速(＞100 次/分)、脉搏细弱、肢端湿冷。

(4)外周循环不良、器官缺血的表现:皮肤、黏膜苍白色或发绀;常有少尿(尿量＜30mL/h)或无尿。

(5)中枢神经缺氧导致的精神症状:神志淡漠或烦躁不安,重者可有昏迷。

七、鉴别诊断

休克以低血压为特征,但低血压不一定是休克,只有同时存在微循环和组织灌注不足时,结合其他的症状体征和病因,考虑诊断为休克。不同类型休克的鉴别诊断要依据其特殊的病因和相应的临床征象。

八、并发症

由于脏器缺血、缺氧,可以并发单一或多个脏器功能障碍或衰竭,严重者发生多器官功能障碍综合征/多脏器功能衰竭。休克时,最常见的器官功能障碍如下。

1. 急性肾衰竭

休克早期,肾小动脉收缩致肾小球滤过率降低,产生功能性少尿或无尿,出现氮质血症;随着缺血时间的延长,肾间质水肿,压迫肾血管及淋巴管,加剧肾缺血,形成肾皮质严重缺血呈白色、肾髓质淤血呈暗红色,即"休克肾"。休克晚期发生 DIC 时,由于微血栓的形成,肾血流急剧减少,导致急性肾衰竭,一旦肾小管因缺血发生坏死,则由功能性或可逆性的肾衰竭发展为器质性肾衰竭。

2. 急性呼吸功能衰竭

发生休克时多种因素可使中性粒细胞活化,肺微血管内皮细胞黏附,肺微血管内微血栓形成;同时,活化的白细胞释放氧自由基和弹性蛋白酶,进一步损伤内皮细胞,使毛细血管通透性增加,肺间质水肿;血浆沉着在肺泡腔,形成透明膜;同时损伤Ⅱ型肺泡上皮细胞,使肺泡表面活性物质分泌减少,肺的顺应性降低,肺泡萎陷。这四项病理改变是 ARDS 的特点。由此造成肺泡气体弥散障碍、通气/血流比例失调,进而出现呼吸困难、进行性低氧血症,甚至死亡。

3. 肝功能障碍

休克时有效循环血量的减少使肝脏血流灌注下降,可使肝细胞变性、坏死,解毒功能降低;同时肠源性细菌和毒素经门脉入肝,可激活肝 Kupffer 细胞,分泌 TNF-α、IL-1,释放氧自由基,进一步损伤肝细胞。肝功能受损后可导致全身性代谢紊乱,肝脏合成凝血因子减少,影响凝血功能,是休克晚期 DIC 发生的基础。

4. 心功能障碍

当收缩压降至 5.3 kPa(40 mmHg)以下时,冠状动脉血流量明显减少,心肌缺氧,能量合成障碍;休克时代谢紊乱所致酸中毒、高血钾,以及一氧化氮、TNF-α、心肌抑制因子等多种介质可导致心肌收缩力减弱和心律失常甚至心力衰竭。心电图上可出现心肌缺血的表现,甚至出现类似心肌梗死的图形。

5. 脑功能障碍

当平均动脉压低于 8.0～9.3 kPa(60～70 mmHg)时,由于脑灌注压降低,可出现精神状态的改变:烦躁不安、神志淡漠、嗜睡、昏迷等。

6. 消化道损伤

休克早期,由于交感神经兴奋及应激激素的大量分泌,胃肠黏膜缺血、糜烂,可形成应激性溃疡或急性出血性肠炎。胃肠道是休克所致缺血-再灌注损伤最早受累器官之一,是肠源性细菌和内毒素移位、内源性细胞因子、启动失控炎症反应和诱发多器官功能障碍综合征的重要脏器。

九、治疗原则

休克是一种急危重症,早期、迅速采取有效的抢救措施是救治成功的关键。治疗的关键在于尽早去除病因、尽快恢复有效循环血量、维持机体正常代谢水平、保护重要脏器功能。

(一)一般治疗

1. 体位

患者平卧、将下肢抬高15°～30°;伴有呼吸困难时,将头、胸部抬高30°。

2. 快速建立静脉通道

选用大口径静脉穿刺针建立输液通道,必要时建立2～3条通路,或行深静脉穿刺、静脉切开。

3. 保持呼吸道通畅

吸氧,流量为2～4 L/min。必要时,使用呼吸机。

4. 病情监测

治疗中应监测血压、脉搏、中心静脉压、毛细血管楔压、动脉血气分析和尿量,观察神志、皮温及毛细血管充盈状态。

(二)病因学防治

积极处理原发病,去除休克的原始动因(如止血、抗感染、强心、镇痛、抗过敏等)是治疗休克的先决条件。

(三)发病学防治

1. 扩充血容量,恢复组织灌注

及时、快速、有效地补充血容量是治疗休克的关键措施(心源性休克除外)。补液的原则是"先快后慢,先晶后胶,按需补液"。

补液量和速度:补液量和速度要依患者的心、肾功能而定。要考虑到休克发生的时间、严重程度和性质。中心静脉压(CVP)和肺动脉楔压(PCWP)可提供参考。心源性休克及休克伴有肺水肿时,应根据PCWP进行补液;心力衰竭的休克患者应在控制心力衰竭后再扩容。判断补液量是否充足的指征:口渴感和烦躁消失、颈静脉充盈、末梢循环良好(指端和口唇红润、皮肤温暖)、血压≥12.0 kPa(90 mmHg)、脉压>4.0 kPa(30 mmHg)、CVP为0.78～1.18 kPa(8～12 cmH$_2$O)、脉搏有力不快、尿量>30 mL/h、尿比重>1.020。

补液种类:晶体和胶体液的比例约为3∶1,可根据休克的类型和病情作相应的调整。

2. 纠正酸中毒

休克时的组织缺血、缺氧引起的乳酸血症可导致酸中毒。酸中毒将影响血管活性药物的作用,削弱心肌收缩力,还可引起高血钾,抑制心功能。因此及时纠正酸中毒有利于休克状态的改善。适时适量的给予碱性药物,同时避免过量,因为碱性环境不利于氧和血红蛋白的解离。

3. 合理使用血管活性药物

血管活性药物分为缩血管药物和扩血管药物,可用来调整血管舒缩状态,改善休克时微循环障碍,促进休克的逆转。但血管活性药物在休克的治疗中既非必须,也非首选,只是在短时间难以迅速补充血容量恢复血压,或血容量补足的情况下血压不能有效回升而影响生命安全的情况下使用。血管活性药物必须在积极治疗原发病、纠正酸中毒、充分扩容的基础上适当选用。血管活性药物使用后的升压目标:原无高血压者,收缩压上升至12.0～13.3 kPa(90～100 mmHg),平均动脉压10.7 kPa(80 mmHg);高血压患者收缩压维持在13.3～16.0 kPa(100～120 mmHg)。

(1)缩血管药物:常用的缩血管药物包括间羟胺、肾上腺素和去甲肾上腺素。该类药物主要兴奋β$_1$受体对心肌产生正性肌力作用,兴奋外周血管的α$_1$受体使非生命器官(肌肉、内脏和皮肤等)血管收缩,仅增高血液灌注压,不利于微循环的灌注,使用时应考虑适应证:①血压骤降来不及补足血容量时,短时小剂量应用以提高血压,保证心脑供血,争取时间进行后续治疗;②高排低阻型休克适当扩容后仍不能恢复血压;③过敏性休克和神经源性休克治疗的最佳选择。

(2)扩血管药物:常用扩血管药物有酚妥拉明、硝普钠、硝酸甘油和胆碱能受体阻滞剂莨菪类(阿托品、山莨菪碱、东莨菪碱等)也归于此类。适当应用扩血管药物可以增加组织灌注,减轻心脏后负荷,增加心排出量,改善组织缺氧和细胞代谢障碍。扩血管药物适用于:①低排高阻型休克(冷休克);②扩容后 CVP 升至正常,心功能无明显异常,但休克征象无明显好转。使用扩血管药物期间应监测血流动力学指标。尤其需要注意:未补足液体的低血容量性休克和高排低阻型休克应慎用或禁用扩血管药。说明:多巴胺兼具有兴奋 β_1、α 和多巴胺受体的作用,其药理作用和剂量有关,小剂量应用时起强心及扩张内脏血管作用,抗休克时主要应用小剂量。用法详见表6-1。

表 6-1 休克时常用血管活性药物的用法、适应证及注意事项

药物	用法	适应证	注意事项
多巴胺	$<10\ \mu g/(kg \cdot min)$	各类型休克,强心为主	
	$>15\ \mu g/(kg \cdot min)$	升压为主	
多巴酚丁胺	$2.5\sim10\ \mu g/(kg \cdot min)$	急性心肌梗死伴有泵衰竭的心源性休克	大剂量可致心律失常和低钾
间羟胺(阿拉明)	$10\sim20$ mg 加入 100 mL 液体中静脉点滴	休克时首选缩血管药	根据病情调整给药浓度和速度
去甲肾上腺素	$0.5\sim1.0\ \mu g/(kg \cdot min)$ 或 $1\sim5$ mg 加入 $250\sim300$ 液体中静脉点滴	低血管阻力性休克	根据血压及病情变化调整用量;注意尿量;避免漏出血管外
异丙肾上腺素	$1\sim2$ mg 加入 5% 葡萄糖液 250 mL 中静脉点滴	已补足血容量,但心排量仍低、外周阻力高	加快心率,增加心肌耗氧,可引发室性心动过速,慎用
酚妥拉明	$0.1\sim0.5$ mg/kg 加入 100 mL 液体中静脉点滴	作用同异丙肾上腺素,但不增加耗氧和动—静脉分流	常与血管收缩剂合用

对于单独使用缩血管或扩血管药效果不佳者,或者对休克的类型及微循环状况不明时,可先后或同时使用两类药物,既改善微循环又维持血压稳定。使用时,应密切观察,及时调整。

(四)细胞保护剂和炎症介质拮抗剂的应用

糖皮质激素可用于感染性休克、心源性休克、过敏性休克、顽固性休克及休克并发 ARDS 或脑水肿等。其作用机制涵盖面广泛,主要包括:稳定细胞膜和溶酶体膜、降低毛细血管通透性、降低白细胞的黏附性、抑制中性粒细胞和单核细胞的活化、拮抗内毒素、抑制炎症因子、改善微循环、增强心肌收缩力和心排出量、保护肝、肾功能等。主张应用大剂量,一次滴完。

纳洛酮可改善感染性休克、失血性休克、过敏性休克、心源性休克的发病及预后。其主要作用机制为拮抗阿片受体作用,可拮抗 β-内啡肽的作用。恢复交感神经、前列腺素和儿茶酚胺对微循环的调节作用。纳洛酮还具有改善心肌能量代谢、稳定细胞膜、抑制溶酶体酶释放、清除氧自由基和减少心肌抑制因子释放等作用。

乌司他丁是一种胰蛋白酶抑制剂,近年来用于临床上抗休克的辅助治疗,具有稳定溶酶体膜、抑制炎症介质释放、抑制心肌抑制因子产生和抑制细胞凋亡等多种效应。

(五)促炎介质拮抗剂的作用

炎症介质的拮抗剂,通过拮抗 TNF-α、磷脂酶 A_2、前列腺素和白三烯、血小板活化因子和一氧化氮的生成和作用,能改善休克时的微循环状态、炎症反应及细胞损伤,但其确切临床疗效仍有待验证。

(六)防治器官功能障碍与衰竭

休克可引起脏器功能障碍,而脏器功能状况直接影响休克复苏的成败,器官功能障碍/衰竭是休克最严重的并发症。因此,在休克的救治过程中,要针对不同器官的功能障碍程度采取相应的救治措施。如急

性心力衰竭时,应控制输液量,并给予强心、利尿药;出现肾衰时,要及早利尿和透析;出现呼吸功能障碍时,及时给氧,必要时使用机械通气治疗。

十、预后

休克是一种临床综合征,初期主要造成机体功能性改变,预后与休克的病因、严重程度、救治是否及时关系密切。休克早期,救治正确、及时,则预后良好。否则,可发生 DIC,并出现一个或多个脏器功能障碍或衰竭,严重者可致死亡。

十一、预防

及时、有效地去除病因是预防休克发生的最有效的措施。对于有可能发生休克的急症,要严密观察,尽快作出相应的处置。一旦出现休克早期征象时,应快速采取恢复有效循环血量的措施,辅以血管活性药物,并施予脏器功能保护措施。

（郭文龙）

第二节 过敏性休克

过敏性休克是指某些抗原物质(特异性过敏原)再次进入已经致敏的机体后,迅速发生的以急性循环衰竭为主的全身性免疫反应。过敏性休克是过敏性疾病中最严重的状况。

一、病因和发病机制

引起过敏性休克的抗原物质主要有以下几类。

1. 药物

主要涉及抗生素(如青霉素及其半合成制品)、麻醉药、解热镇痛消炎药、诊断性试剂(如磺化性 X 线造影剂)等。

2. 生物制品

异体蛋白,包括激素、酶、血液制品如清蛋白、丙种球蛋白等、异种血清、疫苗等。

3. 食物

某些异体蛋白含量高的食物,如蛋清、牛奶、虾、蟹等。

4. 其他

昆虫蜇咬、毒蛇咬伤、天然橡胶、乳胶等。

过敏性休克的发生是由于机体对于再次进入的抗原免疫反应过强所致,其发病的轻重缓急与抗原物质的进入量、进入途径及机体免疫反应能力有关。

二、病理生理

抗原初次进入机体时,刺激 B 淋巴细胞产生 IgE 抗体,结合于肥大细胞和嗜碱性粒细胞表面(致敏细胞);当抗原再次进入机体时,迅速与体内已经存在于致敏细胞上的 IgE 结合并激活受体,使致敏细胞快速释放大量组织胺、5-羟色胺、激肽与缓激肽、白三烯、血小板活化因子等生物活性物质,导致全身毛细血管扩张、通透性增加,多器官充血水肿;同时,由于液体的大量渗出使有效循环血量急剧减少,回心血量减少导致心排量下降,血压骤降,迅速进入休克状态。

三、临床表现

大多数患者在接触过敏源后 30 min 内,甚至几十秒内突然发病,可在极短时间内进入休克状态。表现为大汗、心悸、面色苍白、四肢湿冷、血压下降、脉细速等循环衰竭症状。多数患者在休克之前或同时出现一些过敏相关症状,如荨麻疹、红斑或瘙痒;眼痒、喷嚏、鼻涕、声嘶等黏膜水肿症状;刺激性咳嗽、喉头水肿、哮喘和呼吸窘迫等呼吸道症状;恶心、呕吐、腹痛、腹泻等消化道症状;烦躁不安、头晕、抽搐等神经系统症状。严重者可死于呼吸、循环衰竭。

四、诊断

过敏性休克的诊断依据:有过敏史和过敏原接触史;休克前或同时有过敏的特有表现;有休克的表现。当患者在做过敏试验、用药或注射生物制剂时突然出现过敏和休克表现时,应立即想到过敏性休克的发生。

五、治疗

一旦出现过敏性休克,应立即就地抢救。患者平卧、立即吸氧、建立静脉通路。

1.立即脱离过敏原

停用或清除可疑引起变态反应的物质。结扎或封闭虫蜇或蛇咬部位以上的肢体,减少过敏毒素的吸收,应注意 15 min 放松一次,以免组织坏死。

2.应用肾上腺素

肾上腺素是抢救的首选用药。立即皮下或肌内注射 0.1％肾上腺素 0.5~1 mL,如果效果不满意,可间隔 5~10 min 重复注射 0.2~0.3 mL。严重者可将肾上腺素稀释于 5％葡萄糖液中静注。

3.糖皮质激素的应用

常在应用肾上腺素后静脉注射地塞米松,随后酌情静脉点滴,休克纠正后可停用。

4.保持呼吸道通畅

喉头水肿者,如应用肾上腺素后不缓解,可行气管切开;支气管痉挛者,可用氨茶碱稀释后静脉点滴或缓慢静注。

5.补充血容量

迅速静脉点滴低分子右旋糖酐或晶体液(林格液或生理盐水),随后酌情调整。注意输液速度,有肺水肿者,补液速度应减慢。

6.血管活性药的使用

上述处理后血压仍较低者,可给予去甲肾上腺素、间羟胺、多巴胺等缩血管药,以维持血压。

7.抗过敏药及钙剂的补充

常用异丙嗪或氯苯那敏肌注,10％葡萄糖酸钙 10~20 mL 稀释后静注。

六、预后

由于发病突然,如抢救不及时,病情可迅速进展,最终可导致呼吸和循环衰竭而致死、危及生命。如得到及时救治,则预后良好。

（郭文龙）

第三节 低血容量性休克

低血容量性休克是指各种原因引起的急性循环容量丢失,从而导致有效循环血量与心排血量减少、组织灌注不足、细胞代谢紊乱和功能受损的病理生理过程。临床上创伤失血仍是发生低血容量休克最为常见的原因,而与低血容量性休克相关的内科系统疾病则以上消化道出血(如消化性溃疡、肝硬化、胃炎、急性胃黏膜病变、胆管出血、胃肠道肿瘤)、大咯血(如支气管扩张、结核、肺癌、心脏病)和凝血机制障碍(血友病等)较为多见,过去常称为失(出)血性休克。呕吐、腹泻、脱水、利尿等原因也可引起循环容量在短时间内大量丢失,从而导致低血容量性休克的发生。

低血容量休克的主要病理生理改变是有效循环血容量急剧减少、组织低灌注、无氧代谢增加、乳酸性酸中毒、再灌注损伤,以及内毒素易位,最终导致多器官功能障碍综合征(MODS)。低血容量休克的最终结局自始至终与组织灌注相关,因此,提高其救治成功率的关键在于尽早去除休克病因的同时,尽快恢复有效的组织灌注,以改善组织细胞的氧供,重建氧的供需平衡和恢复正常的细胞功能。

一、诊断

(一)临床表现特点

(1)有原发病的相应病史和体征。

(2)有出血征象。根据不同病因可表现为咯血、呕血或便血等。一般而言,呼吸系统疾病如支气管扩张、空洞型肺结核、肺癌等,多表现为咯血,同时可伴有咳嗽、气促、呼吸困难、发绀等征象。此外,心脏病也是咯血常见原因之一,可由左侧心力衰竭所致肺水肿引起,也可由肺静脉、肺动脉破裂出血所致,临床上以二尖瓣病变狭窄和(或)关闭不全、原发性和继发性肺动脉高压、肺动脉栓塞和左侧心力衰竭多见。上消化道出血可表现为呕血和(或)黑便,大量出血时大便也可呈暗红色,而下消化道出血多表现为便血。

(3)有休克征象和急性贫血的临床表现,且与出血量成正比。一般而言,成人短期内失血达750~1 000 mL时,可出现面色苍白、口干、烦躁、出汗,心率约100次/分,收缩压降至10.7~12.0 kPa(80~90 mmHg);失血量达1 500 mL左右时,则上述症状加剧,表情淡漠、四肢厥冷,收缩压降至8.0~9.3 kPa(60~70 mmHg),脉压差明显缩小,心率100~120次/分,尿量明显减少;失血量达1 500~2 000 mL时,则面色灰白、发绀、呼吸急促、四肢冰冷、表情极度淡漠,收缩压降至5.3~8.0 kPa(40~60 mmHg),心率超过120次/分,脉细弱无力;失血量超过2 000 mL,收缩压降至5.3 kPa(40 mmHg)以下或测不到,脉搏微弱或不能扪及,意识不清或昏迷,无尿。此外,休克的严重程度不仅同出血量多少有密切关系,且与出血速度有关。在同等量出血的情况下,出血速度越快,则休克越严重。2007年中华医学会重症医学分会有关《低血容量休克复苏指南》中,以失血性休克为例估计血容量的丢失,根据失血量等指标将失血分成四级(表6-2)。

表6-2　失血的分级

分级	失血量 (mL)	失血量占血 容量比例(%)	心率 (次/分)	血压	呼吸频率 (次/分)	尿量 (mL/h)	神经系统症状
I	<750	<15	≤100	正常	14~20	>30	轻度焦虑
II	750~1500	15~30	>100	下降	>20~30	>20~30	中度焦虑
III	>1 5000~2 000	>30~40	>120	下降	>30~40	5~20	萎靡
IV	>2 000	>40	>140	下降	>40	无尿	昏睡

注:成人平均血容量约占体重的7%(或70 mL/kg),上表按体重70 kg估计

(二)实验室和其他辅助检查特点

(1)血红细胞、血红蛋白和血细胞比容短期内急剧降低。但必须指出,出血早期(10 h内)由于血管及脾脏代偿性收缩,组织间液尚未进入循环以扩张血容量,可造成血细胞比容和血红蛋白无明显变化的假象,在分析血常规时必须加以考虑。

(2)对于一开始就陷入休克状态,还未发生呕血及黑便的消化道出血者,此时应插管抽取胃液及进行直肠指检,有可能发现尚未排出的血液。

(3)某些内出血患者如宫外孕、内脏破裂等可无明显血液排出(流出)体外迹象,血液可淤积在体腔内,对这一类患者除详细询问病史、体检外,必要时应作体腔穿刺,以明确诊断。

(4)根据出血部位和来源,待病情稳定后可作相应检查,以明确病因和诊断。如咯血患者视病情可作胸部 X 线检查、支气管镜检、支气管造影等;心源性咯血可作超声心动图、多普勒血流显像、X 线和心电图等检查;消化道出血者可作胃肠钡餐检查、胃镜、结肠镜、血管造影等检查;肝胆疾病可作肝功能和胆管镜检查,以及腹部二维超声检查,必要时作计算机 X 线断层摄影(CT)或磁共振成像检查;疑为血液病患者可作出凝血机制等有关检查。

(三)低血容量性休克的监测和临床意义

《低血容量休克复苏指南》指出,以往主要依据病史、症状、体征,如精神状态改变、皮肤湿冷、收缩压下降或脉压差减小、尿量减少、心率增快、中心静脉压降低等指标来诊断低血容量性休克,但这些传统的诊断标准有其局限性。近年发现,氧代谢与组织灌注指标对低血容量休克早期诊断有更重要的参考价值。有研究证实血乳酸和碱缺失在低血容量休克的监测和预后判断中具有重要意义。

1.一般监测

其包括皮温与色泽、心率、血压、尿量和精神状态等监测指标。这些指标虽然不是低血容量休克的特异性监测指标,但仍是目前临床工作中用来观察休克程度和治疗效果的常用指标。

(1)低体温有害,可引起心肌功能障碍和心律失常,当中心体温＜34 ℃时,可导致严重的凝血功能障碍。

(2)心率加快通常是休克的早期诊断指标之一,但心率不是判断失血量多少的可靠指标,比如年轻患者就可以通过血管收缩来代偿中等量的失血,仅表现为轻度心率增快。

(3)至于血压,将平均动脉压(MAP)维持在 8.0～10.7 kPa(60～80 mmHg)是比较恰当的。

(4)尿量间接反映循环状态,是反映肾灌注较好的指标,当尿量＜0.5 mL/(kg·h)时,应继续进行液体复苏。临床工作中还应注意到患者出现休克而无少尿的情况,例如高血糖和造影剂等有渗透活性的物质可以造成渗透性利尿。

2.其他常用临床指标的监测

(1)动态观察红细胞计数、血红蛋白(Hb)及血细胞比容的数值变化,可了解血液有无浓缩或稀释,对低血容量休克的诊断、判断是否存在继续失血有参考价值。有研究表明,血细胞比容在 4 h 内下降 10％提示有活动性出血。

(2)动态监测电解质和肾脏功能,对了解病情变化和指导治疗十分重要。

(3)在休克早期即进行凝血功能的监测,对选择适当的容量及液体种类有重要的临床意义。常规凝血功能监测包括血小板计数、凝血酶原时间(PT)、活化部分凝血活酶时间(APTT)、国际标准化比值(INR)和 D-二聚体等。

3.动脉血压监测

临床上无创动脉血压(NIBP)监测比较容易实施。对于有低血压状态和休克的患者,有条件的单位可以动脉置管和静脉置入漂浮导管,实行有创动脉血压(IBP)、中心静脉压(CVP)和肺毛细血管楔压(PAWP)、每搏量(SV)和心排血量(CO)的监测。这样可以综合评估,调整液体用量,并根据监测结果必要时使用增强心肌收缩力的药物或利尿剂。

4.氧代谢监测

休克的氧代谢障碍概念是对休克认识的重大进展,氧代谢的监测进展改变了对休克的评估方式,同时使休克的治疗由以往狭义的血流动力学指标调整转向氧代谢状态的调控。传统临床监测指标往往不能对组织氧合的改变具有敏感反应。此外,经过治疗干预后的心率、血压等临床指标的变化也可在组织灌注与氧合未改善前趋于稳定。

(1)指脉氧饱和度(SpO_2):主要反映氧合状态,在一定程度上反映组织灌注状态。需要注意的是,低血压、四肢远端灌注不足、氧输送能力下降或者给予血管活性药物等情况均可影响 SpO_2 的准确性。

(2)动脉血气分析:对及时纠正酸碱平衡,调节呼吸机参数有重要意义。碱缺失间接反映血乳酸水平,两指标结合分析是判断休克时组织灌注状态较好的方法。

（3）动脉血乳酸监测：是反映组织缺氧的高度敏感的指标之一，该指标增高常较其他休克征象先出现。持续动态的动脉血乳酸以及乳酸清除率监测对休克的早期诊断、判定组织缺氧情况、指导液体复苏及预后评估具有重要意义。肝功能不全时则不能充分反映组织的氧合状态。

（4）其他：每搏量（SV）、心排血量（CO）、氧输送（DO_2）、氧消耗（VO_2）、胃黏膜内 pH 和胃黏膜 CO_2 张力（$PgCO_2$）、混合静脉血氧饱和度（SVO_2）等指标在休克复苏中也具有一定程度的临床意义，不过仍需要进一步的循证医学证据支持。

二、治疗

（一）止血

按照不同病因，采取不同止血方法，必要时紧急手术治疗，以期达到有效止血之目的。

（1）对肺源性大咯血者可用垂体后叶素 5～10 U，加入 5％葡萄糖液 20～40 mL 中静注；或10～20 U，加入 5％葡萄糖液 500 mL 中静滴。也可采用纤维支气管镜局部注药、局部气囊导管止血以及激光－纤维支气管镜止血。对于未能明确咯血原因和部位的患者，必要时作选择性支气管动脉造影，然后向病变血管内注入可吸收的明胶海绵作栓塞治疗。反复大咯血经内科治疗无效，在确诊和确定病变位置后，可施行肺叶或肺段切除术。

（2）心源性大咯血一般不宜使用垂体后叶素，可应用血管扩张剂治疗，通过降低肺循环压力，减轻心脏前、后负荷，以达到有效控制出血之目的。

①对于二尖瓣狭窄或左侧心力衰竭引起的肺静脉高压所致咯血，宜首选静脉扩张剂，如硝酸甘油或硝酸异山梨醇的注射制剂；②因肺动脉高压所致咯血，则可应用动脉扩张剂和钙通道阻滞剂，如肼屈嗪 25～50 mg、卡托普利 25～50 mg、硝苯地平 10～15 mg，均每日 3 次。也可试用西地那非 25～100 mg，每日 3 次；③若肺动静脉压力均升高时可联用动静脉扩张剂，如硝酸甘油 10～25 mg，加于 5％葡萄糖液 500 mL 中缓慢静滴；加用肼屈嗪或卡托普利，甚至静滴硝普钠；④对于血管扩张剂不能耐受或有不良反应者，可用普鲁卡因 50 mg，加于 5％葡萄糖液 40 mL 中缓慢静注，亦具有扩张血管和降低肺循环压力的作用，从而达到控制咯血之目的；⑤急性左侧心力衰竭所致咯血尚需按心力衰竭治疗，如应用吗啡、洋地黄、利尿剂及四肢轮流结扎止血带以减少回心血量等。

（3）对于肺栓塞所致咯血，治疗针对肺栓塞。主要采用以下治疗。①抗凝治疗：普通肝素首剂 5 000 U 静注，随后第 1 个 24 h 之内持续滴注 30 000 U，或者按 80 U/kg 静注后继以 18 U（kg·h）维持，以迅速达到和维持合适的 APTT 为宜，根据 APTT 调整剂量，保持 APTT 不超过正常参考值 2 倍为宜。也可使用低分子肝素，此种情形下无须监测出凝血指标。肝素或低分子肝素通常用药 5 d 即可。其他的抗凝剂还包括华法林等，需要作 INR 监测。肝素不能与链激酶（SK）或尿激酶（UK）同时滴注，重组组织型纤溶酶原激动剂（rt-PA）则可以与肝素同时滴注；②溶栓治疗：SK 负荷量 250 000 U 静注，继以 100 000 U/h 静滴 24 h；或者 UK，负荷量 4 400 U/kg 静注，继以 2 200 U/kg 静滴 12 h；或者 rt-PA 100 mg，静滴 2 h。国内"急性肺栓塞尿激酶溶栓、栓复欣抗凝多中心临床试验"规定的溶栓方案中 UK 剂量是 20 000 U/kg，外周静脉滴注 2 h。

（4）上消化道出血的处理如下。①消化性溃疡及急性胃黏膜病变所致的上消化道出血可用西咪替丁（甲氰咪胍）600～1 200 mg，加入 5％葡萄糖液 500 mL 中静滴；或雷尼替丁 50 mg、或法莫替丁 20～40 mg，加于 5％葡萄糖液 20～40 mL 中静注；或奥美拉唑 40 mg 稀释后静滴，滴注时间不得少于 20 min，每日 1～2 次。必要时可在内镜下直接向病灶喷洒止血药物（如孟氏溶液、去甲肾上腺素）、高频电电凝止血、激光光凝止血或注射硬化剂（5％鱼肝油酸钠、5％乙醇胺油酸酯、1％乙氧硬化醇）等；②肝硬化食管或胃底静脉曲张破裂出血可用垂体后叶素；对于老年肝硬化所致的上消化道大出血，有人建议垂体后叶素与硝酸甘油合用，即垂体后叶素加入生理盐水中，以 0.2～0.4 mg/min 的速度静滴，同时静滴硝酸甘油 0.2～0.4 mg/min。垂体后叶素对"前向血流"途径减少门静脉血流，降低门静脉高压而止血，硝酸甘油则针对"后向血流"而加强垂体后叶素的作用。近年来多采用生长抑素（施他宁）治疗胃底－食管静脉曲张破裂出血,250 μg 静注后,继以 250 μg/h 静滴,维持 1～3 d;或者使用奥曲肽 100 μg 静注后,随后以 25～50 μg/h 静滴,维持 3～5 d,对肝硬化等原因所致的上消化道出血,甚至下消化道出血也有效。亦可应用三腔二囊管压迫食管下段和胃底静脉止血;③对于急性上消化道大出血,若出血部位不明,必要时可施行紧急内镜下止血。方法是在适当补液后,使收缩压不低于 10.7 kPa(80 mmHg)。此时可经内镜向胃腔喷洒止血药,0.8% 去甲肾上腺素盐水 50～100 mL,凝血酶 1 000～8 000 U(稀释成 20～50 mL 液体),5% 孟氏溶液 20～40 mL。也可局部注射硬化剂;5% 鱼肝油酸钠 0.5～1.0 mL,血管旁(内)注射后喷洒凝血酶 4 000 U(稀释成 5 mL 液体)。对于各种原因所致的大出血,除非患者并有凝血机制障碍,否则通常情况下目前临床上并不主张常规使用止血剂。中药三七粉、云南白药等可考虑试用。

(二)补充血容量

根据休克严重程度、失血情况,参照表 1-4 可以粗略估计需输入的全血量与扩容量。低血容量休克时补充液体刻不容缓,输液速度应快到足以迅速补充丢失的液体量,以求尽快改善组织灌注。临床工作中,常做深静脉置管,如颈内静脉或锁骨下静脉置管,甚至肺动脉置管,这些有效静脉通路的建立对保障液体的输入是相当重要的。

1.输血及输注血制品

对失血性休克者立即验血型配同型血备用。输血及输注血制品广泛应用于低血容量休克的治疗中。应引起注意的是,输血本身可以带来的一些不良反应,甚至严重并发症。失血性休克所丧失的主要成分是血液,但在补充血液、容量的同时,并非需要全部补充血细胞成分,也应考虑到凝血因子的补充。

①目前,临床上大家共识的输血指征为血红蛋白≤70 g/L。对于有活动性出血的患者、老年人以及有心肌梗死风险者,血红蛋白保持在较高水平更为合理。无活动性出血的患者每输注 1 U(200 mL 全血)的红细胞其血红蛋白升高约 10 g/L,血细胞比容升高约 3%;②若血小板计数<50×10⁹/L,或确定血小板功能低下,可考虑输注血小板。对大量输血后并发凝血异常的患者联合输注血小板和冷沉淀可显著改善和达到止血效果;③对于酸中毒和低体温纠正后凝血功能仍难以纠正的失血性休克患者,应积极改善其凝血功能,在输注红细胞的同时应注意使用新鲜冰冻血浆以补充纤维蛋白原和凝血因子的不足;④冷沉淀内含凝血因子Ⅴ、Ⅷ、Ⅻ、纤维蛋白原等物质,对肝硬化食管静脉曲张、特定凝血因子缺乏所致的出血性疾病尤其适用。对大量输血后并发凝血异常的患者及时输注冷沉淀可提高血循环中凝血因子,以及纤维蛋白原等凝血物质的含量,缩短凝血时间、纠正凝血异常;⑤极重度出血性休克,必要时应动脉输血,其优点是:避免快速静脉输血所致的右心前负荷过重和肺循环负荷过重;直接增加体循环有效血容量,提升主动脉弓血压,并能迅速改善心脏冠状动脉、脑和延髓生命中枢的供血;通过动脉逆行加压灌注,兴奋动脉内压力和化学感受器,能反射性调整血液循环。由于动脉内输血操作较复杂,且需严格无菌操作,故仅适用于重度和极重度休克患者。

2.输注晶体溶液

常用的是生理盐水和乳酸林格液等等张平衡盐溶液。

①生理盐水的特点是等渗但含氯高,大量输注可引起高氯性代谢性酸中毒;②乳酸林格液的特点在于电解质组成接近生理,含有少量的乳酸。一般情况下,其所含乳酸可在肝脏迅速代谢,大量输注乳酸林格液应该考虑到其对血乳酸水平的影响;③输注的晶体溶液中,约有 1/4 存留在血管内,其余 3/4 则分布于血管外间隙。晶体溶液这种再分布现象可以引起血浆蛋白的稀释,以及胶体渗透压的下降,同时出现组织水肿。因此,若以大量晶体溶液纠正低血容量休克患者时,这方面的不良反应应引起注意。

高张盐溶液的钠含量通常为 400～2 400 mmol/L。制剂包括有高渗盐右旋糖酐注射液(HSD 7.5% NaCl＋6%dextran70)、高渗盐注射液(HS 7.5%、5% 或 3.5% 氯化钠)及 11.2% 乳酸钠高张溶液等,以前两者多见。迄今为止,仍没有足够循证医学证据证明输注高张盐溶液更有利于低血容量休克的纠正。而且,高张盐溶液可以引起医源性高渗状态及高钠血症,严重时可导致脱髓鞘病变。

3.输注胶体溶液

在纠正低血容量休克中常用的胶体液主要有羟乙基淀粉和清蛋白。①羟乙基淀粉(HES)是人工合成的胶体溶液,常用6％的HES氯化钠溶液,其渗透压约为773.4 kPa(300 mmol/L),输注1 L HES能够使循环容量增加700～1 000 mL。使用时应注意对肾功能、凝血机制的影响,以及可能发生的变态反应,这些不良反应与剂量有一定的相关性;②清蛋白作为天然胶体,构成正常血浆胶体渗透压的75％～80％,是维持正常容量与胶体渗透压的主要成分,因此人血清蛋白制剂常被选择用于休克的治疗;③右旋糖酐也用于低血容量休克的扩容治疗。

4.容量负荷试验

临床工作中,常遇到血压低、心率快、周围组织灌注不足的患者,分不清到底是心功能不全抑或血容量不足或休克状态,此时可进行容量负荷试验。经典的容量负荷试验的具体做法有以下几种。①在10 min之内快速输注50～200 mL生理盐水,观察患者心率、血压、周围灌注和尿量的改变,注意肺部湿啰音、哮鸣音的变化;②如果有条件测量CVP和(或)肺毛细血管楔压(PAWP),则可在快速输注生理盐水前后测量其变化值,也有助于鉴别;③快速输液后若病情改善则为容量不足,反之则为心功能不全,前者应继续补液,后者则应控制输液速度。对低血容量休克的患者,若其血流动力学状态不稳定时也应实施该项试验,以达到既可以快速纠正已存在的容量缺失,又尽量减少容量过度负荷的风险和可能的心血管不良反应的目的。

(三)血管活性药物的应用

若血容量基本纠正,又无继续出血,收缩压仍<10.7 kPa(80 mmHg),或者输液尚未开始却已有严重低血压的患者,可酌情使用血管收缩剂与正性肌力药物,使血压维持在12.0～13.3 kPa(90～100 mmHg)为好。多巴胺剂量用至5 μg/(kg·min)时可增强心肌收缩力,低于该剂量时有扩血管和利尿作用,剂量>10 μg/(kg·min)时有升血压作用。去甲肾上腺素剂量0.2～2.0 μg/(kg·min)、肾上腺素或去氧肾上腺素仅用于难治性休克。如果有心功能不全或纠正低血容量休克后仍有低心排血量,可使用多巴酚丁胺,剂量2～5 μg/(kg·min)。此外,保温,防治酸中毒、氧自由基对细胞和亚细胞的损伤作用,保护胃肠黏膜减少细菌和毒素易位,防治急性肾衰竭,保护其他重要脏器功能,以及对症治疗均不容忽视。

(郭文龙)

第四节 内分泌性休克

内分泌性休克是指某些内分泌疾病,如希恩综合征(慢性垂体前叶功能减退症)、急/慢性肾上腺皮质功能减退、黏液性水肿、嗜铬细胞瘤等,在一定条件下发生低血压或休克。

一、病因与诊断

1.希恩综合征

常有产后大出血或伴有休克史,产后无乳,闭经或月经过少,性欲减退,并表现为3个靶腺(性腺、甲状腺、肾上腺皮质)功能不全的症状。实验室检查表现为尿中卵泡刺激素(FSH)减少,血清促甲状腺激素(TSH)、三碘甲状腺原氨酸(T_3)、甲状腺素(T_4)降低,甲状腺吸[131]I率降低,24 h尿中17-羟类固醇和17-酮类固醇明显低于正常。

2.慢性肾上腺皮质功能减退症

常有皮肤色素沉着、低血压,患者常感眩晕、乏力,抵抗力差。危象发作时可出现恶心、呕吐、休克。实验室检查表现为低血糖、低血钠、高血钾,24 h尿中17-羟类固醇与17-酮类固醇排量减少。

3.急性肾上腺皮质功能减退

多见由脑膜炎球菌败血症(华-弗综合征)引起,主要临床表现为头痛、发热、恶心、呕吐、皮肤苍白、湿冷、皮肤弥漫性出血或紫癜、脑膜刺激征和休克征象等。

4.嗜铬细胞瘤

少数患者可发生休克,这可能与下述原因有关:①大量儿茶酚胺分泌引起血管过度收缩,导致血容量降低,一旦儿茶酚胺作用解除,如瘤体减少(出血、坏死)或停止分泌、应用 α 受体阻滞剂等,可使全身血管扩张,加上血容量不足,可造成血压下降;②大量儿茶酚胺引起末梢血管持续而强烈的收缩,导致微循环障碍,组织缺氧,毛细血管渗透性增高,血容量降低;③若瘤组织主要分泌肾上腺素,则可通过 β 受体促使血管扩张。此外,嗜铬细胞瘤患者也可因心力衰竭或严重心律失常,导致心排血量锐减而出现低血压或休克症状。本病在发生休克前常先有恶心、呕吐、腹泻、大汗淋漓等症状,可发生高血压危象,也可产生低血压或休克。本病可通过 B 超、CT、磁共振以及血和尿中儿茶酚胺浓度测定而确立诊断。

二、治疗

内分泌性休克的治疗原则为:①抗休克;②积极治疗原发病和控制诱因;③内分泌制剂替代治疗。

1.垂体一肾上腺危象

主要疗法为抗休克,控制感染、外伤、手术、寒冷等诱因,并给予相应内分泌激素替代治疗。

2.急性肾上腺皮质功能不全

多见于流行性脑脊髓膜炎败血症,静注有效抗菌药物如青霉素、磺胺嘧啶等控制感染;琥珀酸氢化可的松 50～100 mg 或地塞米松 5～10 mg 静注,随即琥珀酸氢化可的松 200～400 mg/d 或地塞米松 10～30 mg/d静滴;按感染中毒性休克治疗,加强支持疗法和对症治疗,防治 DIC。

3.嗜铬细胞瘤

立即静脉穿刺,保持 2 条静脉输液通路,一条补充扩容剂,另一条可静滴去甲肾上腺素或间羟胺,保持收缩压在 13.3～16.0 kPa(100～120 mmHg),待休克控制和病情稳定后,尽快争取手术切除肿瘤。

(郭文龙)

第五节　感染中毒性休克

感染中毒性休克是最常见的内科休克类型,任何年龄均可罹患,治疗较为困难。这是由于原发感染可能不易彻底清除,且由其引起的损害累及多个重要器官,致使病情往往极为复杂,给治疗带来一定的困难。

一、发病机制

关于感染性休克的发病机制,20 世纪 60 年代之前作者们认为血管扩张致血压下降是休克发病的主要环节。当时认为,治疗休克最好是用"升压药",但效果不佳。

1961 年钱潮发现中毒型菌痢休克患者眼底血管痉挛性改变。继而祝寿河创造性地提出微循环疾病的理论,并提出微循环小动脉痉挛是感染性休克的原因。

后反复证明微循环痉挛是休克发生和发展的主要因素。在重度感染时致病因子的作用下,体内儿茶酚胺浓度升高,通过兴奋受体的作用引起微循环痉挛,导致微循环灌注不足,组织缺血、缺氧,并有动一静脉短路形成,加以毛细血管通透性增加,液体渗出,致使微循环内血黏度增加、血流缓慢、血液淤滞,红细胞聚集于微循环内。最后导致回心血量减少,心排血量降低,血压下降。近年国外作者又认为,感染性休克主要是由于某一感染灶的微生物及其代谢产物进入血液循环所致。休克如进一步发展,则周围血管功能障碍连同心肌抑制,可造成 50% 病死率。死亡原因为难治性低血压和(或)多器官功能衰竭。

二、诊断

1.病史

患者有局部化脓性感染灶(疖、痈、脓皮症、脓肿等)或胆管、泌尿道、肠道感染史。

2.临床表现特点

(1)症状:急性起病,以恶寒或寒战、高热起病,伴急性病容、消化障碍、神经精神症状等。年老体弱者发热可不高。

(2)体征:呼吸急促,脉搏细弱,血压下降甚至测不出等。

3.实验室检查特点

外周血白细胞高度增多(革兰阴性杆菌感染可正常或减少),伴分类中性粒细胞增多且核左移,中毒颗粒出现。血、痰、尿、粪、脑脊液,化脓性病灶等检出病原菌。

4.诊断要点

(1)临床上有明确的感染灶。

(2)有全身炎症反应综合征(SIRS)的存在。

(3)收缩压低于 12.0 kPa(90 mmHg)或较原基础血压下降的幅度超过 5.3 kPa(40 mmHg)至少 1 h,或血压需依赖输液或药物维持。

(4)有组织灌注不足的表现,如少尿(<30 mL/h)超过 1 h,或有急性神志障碍。

(5)血培养常发现有致病性微生物生长。

三、治疗

(一)一般治疗

详见本章第一节"概论"。

(二)补充血容量

如患者无心功能不全,快速输入有效血容量是首要的措施。首批输入 1 000 mL,于 1 h 内输完最理想。有作者主张开始时应用 2 条静脉,双管齐下。一条快速输入右旋糖酐 40～500 mL,这是一种胶体液,又有疏通微循环的作用。一条输入平衡盐液 500 mL,继后输注 5% 碳酸氢钠 250～300 mL。可用 pH 试纸检测尿液 pH,如 pH 小于 6 示有代谢性酸中毒存在。

首批输液后至休克恢复与稳定,在合理治疗下需 6～10 h。此时可用 1:1 的平衡盐液与 10% 葡萄糖液输注。普通病例有中度发热时,每日输液 1 500 mL(如 5% 葡萄糖氯化钠液、10% 葡萄糖液、右旋糖酐-40各 500 mL),另加 5% 碳酸氢钠 250～300 mL、钾盐 1 g(酌情应用)、50% 葡萄糖液 50 mL 作为基数,每日实际剂量可按病情适当调整。如患者有心功能不全或亚临床型心功能不全,则宜作 CVP 测定,甚至 PCWP 测定指导补液,并同时注射速效洋地黄制剂,方策安全。

补液疗程中注意观察和纪录每日(甚至每小时)尿量,定时复测血浆 CO_2 结合力、血清电解质等以指导用药。

(三)血管扩张药的应用

血管扩张药必须在扩容、纠酸的基础上应用。

在休克早期,如患者血压不太低,皮肤尚温暖、无明显苍白(此即高排低阻型或称温暖型休克),静滴低浓度血管收缩药,如间羟胺,往往取得较好疗效。当患者处于明显的微血管痉挛状态时(即低排高阻型或寒冷型休克),则必须应用血管扩张药。

当输液和静滴血管扩张剂,患者血压回升、面色转红、口渴感解除、尿量超过 30～40 mL/h 时,可认为已达到理想的疗效。

血管扩张药品种很多。应用于感染性休克的血管扩张药有肾上腺能阻滞剂与莨菪类药物 2 类。前者以酚妥拉明最有代表性,后者以山莨菪碱(654-2)最有代表性,得到国内专家的推荐。

1. 酚妥拉明

制剂为无色透明液体,水溶性好,无臭,味苦,为 α 受体阻滞剂,药理作用以扩张小动脉为主,也能轻度扩张小静脉。近年研究认为,此药对 β 受体也有轻度兴奋作用,可增加心肌收缩力,加强扩血管作用,明显降低心脏后负荷,而不增加心肌耗氧量,并具有一定的抗心律失常作用。但缺点是能增加心率。

此药排泄迅速,给药后 2 min 起效,维持时间短暂。停药 30 min 后作用消失,由肾脏排出。

用法:抗感染性休克时酚妥拉明通常采用静滴法给药。以 10 mg 稀释于 5% 葡萄糖液 100 mL 的比例,开始时用 0.1 mg/min(即 1 mL/min)的速度静滴,逐渐增加剂量,最高可达 2 mg/min,同时严密监测血压、心率,调整静滴速度,务求取得满意的疗效。不良反应:鼻塞、眩晕、虚弱、恶心、呕吐、腹泻、血压下降、心动过速等。需按情况在扩容基础上调整静滴给药速度。肾功能减退者慎用。

2. 山莨菪碱

根据休克时微循环痉挛的理论,救治中毒性休克需用血管扩张药。莨菪类药物是最常用的一族。其中,山莨菪碱近年又特别受到重视,国内临床实践经验屡有介绍,业已成为常用的微循环疏通剂和细胞膜保护剂。

山莨菪碱是胆碱能受体阻滞剂,有报道其抗休克机制是抗介质,如抗乙酰胆碱、儿茶酚胺、5-羟色胺。山莨菪碱又能直接松弛血管痉挛,兴奋中枢神经,抑制腺体分泌,且其散瞳作用较阿托品弱,无蓄积作用,半减期为 40 min,毒性低,故为相当适用的血管扩张剂。近年国内还有作者报道,山莨菪碱有清除氧自由基的作用,从而有助于防治再灌注损伤。

山莨菪碱的一般用量,因休克程度不同、并发症不同、病程早晚、个体情况而有差异。早期休克用量小,中、晚期休克用量大。一般由 10～20 mg 静注开始,每隔 5～30 min 逐渐加大,可达每次 40 mg 左右,直至血压回升、面色潮红、四肢转暖,可减量维持。作者又提到感染性休克时应用山莨菪碱治疗 6 h 仍未显效,宜联用其他血管活性药物。

山莨菪碱治疗的禁忌证:①过高热(39 ℃以上),但在降温后仍可应用;②烦躁不安或抽搐,用镇静剂控制后仍可应用;③血容量不足,需在补足有效血容量的基础上使用;④青光眼,前列腺肥大。

(四)抗生素的应用

感染中毒性休克是严重的临床情况,必须及时应用足量的有效抗生素治疗,务求一矢中的。抗生素的选择,原则上以细菌培养和药敏试验结果为依据。但在未取得这些检查的阳性结果之前,可根据患者原发感染灶与其临床表现来估计。例如患者有化脓性感染灶如疖、痈、脓皮症、脓肿时,金黄色葡萄球菌(简称"金葡菌")感染值得首先考虑,特别是曾有挤压疖疮的病史者。又如患者原先有胆管、泌尿道或肠道感染,则革兰阴性细菌感染应首先考虑。一旦有了药敏结果,重新调整有效的抗生素。

抗生素的应用必须尽早、足量和足够的疗程,最少用至 7 d,或用至退热后 3～5 d 才考虑停药,以免死灰复燃,或产生耐药菌株,致抗休克治疗失败。有时需商请外科协助清除感染灶。抗生素治疗如用至 4～5 d 仍未显效,需调整或与其他抗生素联合治疗。抗生素疗程长而未见预期疗效或病情再度恶化者,需考虑并发真菌感染。

目前常用于抗感染性休克的抗生素有如下几类:

1. 青霉素类

(1)青霉素:青霉素对大多数革兰阳性球菌、杆菌,革兰阴性球菌,均有强大的杀菌作用,但对革兰阴性杆菌作用弱。目前,青霉素主要大剂量用于敏感的革兰阳性球菌感染,在感染性休克时超大剂量静滴。金葡菌感染时应作药敏监测。大剂量青霉素静滴,由于它是钠盐或钾盐,疗程中需定时检测血清钾、钠。感染性休克时最少至 160～320 mg/d,分次静滴。应用青霉素类抗生素前必须作皮内药敏试验。

(2)半合成青霉素:①苯唑西林(苯唑青霉素、新青霉素Ⅱ):本品对耐药性金葡菌疗效好。感染性休克时静滴(4～6 g/d)。有医院应用苯唑西林与卡那霉素联合治疗耐药金葡菌败血症,取得佳良疗效;②乙氧萘青霉素(新青霉素Ⅲ):对耐药性金葡菌疗效好,对肺炎双球菌与溶血性链球菌作用较苯唑西林佳。对革兰阴性菌的抗菌力弱。感染性休克时用 4～6 g/d,分次静滴;③氨苄西林:主要用于伤寒、副伤寒、革兰阴性杆菌败血症等。感染性休克由革兰阴性杆菌引起者,常与卡那霉素(或庆大霉素)联合应用,起增强疗效的作用。成人用量为 3～6 g/d,分次静滴或肌注;④羧苄西林:治疗铜绿假单胞菌(又称绿脓杆菌)败血症,成人 10～20 g/d,静滴或静注。或与庆大霉素联合治疗铜绿假单胞菌败血症。

(3)青霉素类与 β 内酰胺酶抑制剂的复合制剂:①阿莫西林－克拉维酸(安美汀):用于耐药菌引起的上呼吸道、下呼吸道感染,皮肤软组织感染,术后感染和泌尿道感染等。成人每次 1 片(375 mg),每日 3 次;严重感染时每次 2 片,每日 3 次;②氨苄西林－舒巴坦:对大部分革兰阳性菌、革兰阴性菌及厌氧菌有抗菌作用。成人每日 1.5～12 g,分 3 次静注,或每日 2～4 次,口服。

2.头孢菌素类

本类抗生素具有抗菌谱广、杀菌力强、对胃酸及 β 内酰胺酶稳定、变态反应少(与青霉素仅有部分交叉过敏现象)等优点。现已应用至第四代产品,各有优点。本类抗生素已广泛用于抗感染性休克的治疗。疗程中需反复监测肾功能。

(1)第一代头孢菌素。本组抗生素特点为:①对革兰阳性菌的抗菌力较第二、三代强,故主要用于耐药金葡菌感染,而对革兰阴性菌作用差;②对肾脏有一定毒性,且较第二、三代严重。

①头孢噻吩(头孢菌素Ⅰ):严重感染时 2～4 g/d,分次静滴;②头孢噻啶(头孢菌素Ⅱ):成 0.5～1.0 g/次,每日 2～3 次,肌注。每日量不超过 4 g;③头孢唑啉(头孢菌素Ⅴ):成人 2～4 g/d,肌注或静滴;④头孢拉定(头孢菌素Ⅵ):成人 2～4 g/d,感染性休克时静滴,每日用量不超过 8 g。

(2)第二代头孢菌素。本组抗生素的特点有:①对革兰阳性菌作用与第一代相仿或略差,对多数革兰阴性菌作用明显增强,常主要用于大肠杆菌属感染,部分对厌氧菌有高效;②肾毒性较小。

头孢孟多:治疗重症感染,成人用至 8～12 g/d,静注或静滴;头孢呋辛:治疗重症感染,成人用 4.5～8 g/d,分次静注或静滴。

(3)第三代头孢菌素。本组抗生素特点有:①对革兰阳性菌有相当抗菌作用,但不及第一、二代;②对革兰阴性菌包括肠杆菌、铜绿假单胞菌及厌氧菌如脆弱类杆菌有较强的作用;③其血浆半减期较长,有一定量渗入脑脊液中;④对肾脏基本无毒性。

目前较常用于重度感染的品种有以下几种。①头孢他啶(头孢噻甲羧肟):临床用于单种的敏感细菌感染,以及 2 种或 2 种以上的混合细菌感染。成人用量 1.5～6 g/d,分次肌注(加 1% 利多卡因 0.5 mL)。重症感染时分次静注或快速静滴。不良反应:可有静脉炎或血栓性静脉炎,偶见一过性白细胞减少、中性粒细胞减少、血小板减少。不宜与肾毒性药物联用。慎用于肾功能较差者;②头孢噻肟:对肠杆菌活性甚强,流感嗜血杆菌、淋病奈瑟菌对本品高度敏感。成人 4～6 g/d,分 2 次肌注或静滴;③头孢曲松(罗氏芬):抗菌谱与头孢噻肟相似或稍优。成人 1 g/d,每日 1 次,深部肌注或静滴。

3.氨基糖苷类

本类抗生素对革兰阴性菌有强大的抗菌作用,且在碱性环境中作用增强。其中卡那霉素、庆大霉素、妥布霉素、阿米卡星(丁胺卡那霉素)等对各种需氧革兰阴性杆菌如大肠杆菌、克雷菌属、肠杆菌属、变形杆菌等具有高度抗菌作用。此外,它对沙门菌、产碱杆菌属、痢疾杆菌等也有抗菌作用。但铜绿假单胞菌只对庆大霉素、阿米卡星、妥布霉素敏感。金葡菌包括耐药菌株对卡那霉素甚敏感。厌氧菌对本类抗生素不敏感。

应用本类抗生素时需注意:①老年人革兰阴性菌感染,宜首先应用头孢菌素或广谱青霉素(如氨苄西林);②休克时肾血流量减少,剂量不要过大,还要注意定期复查肾功能;③尿路感染时应碱化尿液;④与呋塞米(速尿)、依他尼酸(利尿酸)、甘露醇等联用时能增强其耳毒性。

感染性休克时常用的本类抗生素有以下几种。

(1)硫酸庆大霉素:成人 16 万～24 万 U/d,分次肌注或静滴。忌与青霉素类混合静滴。本品与半合成青霉素联用可提高抗菌疗效(如对大肠杆菌、肺炎杆菌、铜绿假单胞菌)。

(2)硫酸卡那霉素:成人 1.0～1.5 g/d,分 2～3 次肌注或静滴。疗程一般不超过 10～14 d。

(3)硫酸妥布霉素:成人每日 1.5 mg/kg,每 8 h 1 次,分 3 次肌注或静注。总量每日不超过 5 mg/kg。

疗程一般不超过 10～14 d。

(4)阿米卡星:目前主要用于治疗对其他氨基糖苷类耐药的尿路、肺部感染,以及铜绿假单胞菌、变形杆菌败血症。成人 1.0～1.5 g/d,分 2～3 次肌注。

4.大环内酯类

红霉素:本品主要用于治疗耐青霉素的金葡菌感染和青霉素过敏者的金葡菌感染。优点是无变态反应,又无肾毒性。但金葡菌对红霉素易产生耐药性,静滴又可引起静脉炎或血栓性静脉炎。故自从头孢菌素问世以来,红霉素已大为减色,目前较少应用。红霉素常规剂量为 1.2～2.4 g/d,稀释于 5% 葡萄糖液中静滴。

红霉素与庆大霉素联用时,尚未见有变态反应,故对药物有高度变态反应者,罹患病原待查的细菌感染时,联用两者可认为是相当安全的。

5.万古霉素

仅用于严重革兰阳性菌感染。成人每日 1～2 g,分 2～3 次静滴。

6.抗生素应用的一些问题

抗生素种类虽多,但正如上述,其应用原则应根据培养菌株的药敏性。在未取得药敏试验结果时,一般暂按个人临床经验而选用。临床上,肺部感染、化脓性感染常为革兰阳性菌引起,泌尿道、胆管、肠道感染常为革兰阴性菌引起,据此有利于抗生素的选择。

感染中毒性休克的主要元凶是细菌性败血症,故必须有的放矢以控制之,表 6-3 可供参考。

表 6-3　各类型败血症的抗生素应用

感染原	首选抗生素	替换的抗生素
金葡菌(敏感株)	青霉素	头孢菌素类
金葡菌(耐青霉素 G 株)	苯唑西林	头孢菌素类、红霉素、利福平
溶血性链球菌	青霉素	头孢菌素类、红霉素
肠球菌	青霉素＋庆大霉素	氨苄西林＋氨基糖苷类
脑膜炎双球菌	青霉素	氯霉素、红霉素
大肠杆菌	庆大霉素或卡那霉素	头孢菌素类、氨苄西林
变形杆菌	庆大霉素或卡那霉素	羧苄西林、氨苄西林
产气杆菌	庆大霉素或卡那霉素	同上
铜绿假单胞菌	庆大霉素或妥布霉素	羧苄西林、阿米卡星

抗生素治疗一般用至热退后 3～5 d,此时剂量可以酌减,可期待满意的疗效。

感染性休克患者由于细菌及其代谢产物的作用,常伴有不同程度的肾功能损害。当肾功能减退时,经肾排出的抗生素半减期延长,致血中浓度增高。故合理应用抗生素(特别是氨基糖苷类)抗感染性休克时,必须定期检测肾功能,并据此以调节或停用这些抗生素。表 6-4 可供参考。

联合应用抗生素有利有弊。其弊端为不良反应增多,较易发生双重感染,且耐药菌株也更为增多,因此只在重症感染时才考虑应用。甚至如耐药金葡菌败血症时,可单独应用第一代头孢菌素。铜绿假单胞菌败血症时可以单独应用羧苄西林。可是,青霉素类、头孢菌素类是繁殖期杀菌药,而氨基糖苷类是静止期杀菌药,两者联用效果增强,故对严重感染时联合应用也是合理的。例如,对耐药金葡菌败血症,常以苯唑西林与卡那霉素联合应用;对严重肠道革兰阴性杆菌败血症,也有用氨苄西林与卡那霉素(或庆大霉素)联合应用。此外,对原因未明的重症细菌感染与混合性细菌感染,也常联合应用 2 种抗生素。

(五)并发症的防治

感染性休克的并发症往往相当危险,且常为死亡的原因,对其必须防治。一般有代谢性酸中毒、ARDS、急性心力衰竭、急性肾衰竭、DIC、多器官衰竭等,请详见有关章节。至于有外科情况者,还应商请外科协助解决。

表 6-4　一些抗生素半减期及肾功能不全患者用药间隔时间

抗生素	半减期(h)		用药间隔时间(h)			
	正常人	严重肾功能不全者	＞80*	50～80*	10～50*	＜10*
青霉素G	0.65	7～10	6	8	8	12
苯唑西林	0.4	2	4～6	6	6	8
氟氯苯唑西林	0.75	8	6	8	8	12
氨苄西林	1.0	8.5	6	8	12	24
羧苄西林	1.0	15	6	8	12	24
头孢噻吩	0.65	3～18	4～6	6	6	8
头孢唑啉	1.5	5～20	6	8	12	24～48
头孢氨苄	1	30	6	6	8	24～48
庆大霉素	2	60	8	12	18～24	48
卡那霉素	2～3	72～96	8	24	24～72	72～96
阿米卡星	2.3	72～96	8	24	24～72	72～96
多黏菌素	2	24～36	8	24	36～60	60～92
万古霉素	6	216	12	72	240	240
红霉素	2	5～8	6	6	6	6

注：* 指肌酐廓清率(mL/min)

（高学民）

第六节　心源性休克

心源性休克是指由于心排血功能衰竭,心排血量锐减,而导致血压下降、周围组织供血严重不足,以及器官功能进行性衰竭的临床综合征。心源性休克是心脏病最危重的并发症之一,病死率极高。

一、病因

1.急性心肌梗死
(1)大面积心肌丧失(如大块前壁心肌梗死)。
(2)急性机械性损害(如心室间隔破裂、急性严重二尖瓣反流)。
(3)急性右心室梗死。
(4)左心室游离壁破裂。
(5)左心室壁瘤。

2.瓣膜性心脏病
(1)严重瓣膜狭窄。
(2)急性主动脉瓣或二尖瓣关闭不全。

3.非瓣膜性梗阻性疾病
(1)心房黏液瘤或球瓣样血栓。
(2)心脏压塞。
(3)限制型心肌病(如淀粉样变性)。
(4)缩窄性心包疾病。

4.非缺血性心肌病变

(1)暴发型心肌炎。

(2)生理性抑制剂(如酸中毒、缺氧)。

(3)药理性抑制剂(如钙通道阻滞剂)。

(4)病理性抑制剂(如心肌抑制因子)。

5.心律失常

(1)严重缓慢型心律失常(如高度房室传导阻滞)。

(2)快速型心律失常:①室性(如室性心动过速);②室上性(如心房颤动)或心房扑动伴快速心室反应。

二、发病机制和分类

临床上常根据产生休克的机制和血流动力学特点,把心源性休克概括为以下几类。

1.心肌收缩力极度降低

其包括大面积心肌梗死、急性暴发性心肌炎和各种原因引起的心肌严重病变。

2.心室射血障碍

其包括严重乳头肌功能不全或腱索、乳头肌断裂引起的急性二尖瓣反流、瓣膜穿孔所致的急性严重的主动脉瓣或二尖瓣关闭不全、室间隔穿孔等。

3.心室充盈障碍

其包括急性心包压塞、严重二尖瓣狭窄、左心房黏液瘤或球瓣样血栓堵塞二尖瓣口、严重的快速性心律失常等。

以上病因中以急性心肌大面积坏死引起的心源性休克最为重要,是本章讨论的重点。急性心肌梗死住院患者中心源性休克的发生率过去在10%以上,近年由于早期血管再通及其他治疗的进步,发生率已明显降低。急性心肌梗死并发心源性休克极少即刻发生,而通常发生在几小时或几日后,约半数患者发生在起病24 h内。采用常规治疗,急性心肌梗死并发心源性休克的病死率在80%以上。

三、病理生理和血流动力学改变

急性心肌梗死发生后立即出现梗死区心肌收缩功能障碍。按其程度可分为收缩减弱、不收缩和收缩期反常膨出3类,使心肌收缩力减退,心肌收缩不协调,心排血量降低。当梗死累及40%以上的左心室心肌时,即导致心排血量锐减,血压下降,发生心源性休克。由于左前降支的供血范围最广,因此心源性休克最常发生于前壁心肌梗死的患者。有陈旧性心肌梗死和3支冠状动脉病变的患者也较易发生心源性休克。

每搏量降低使左心室收缩末期容量增加,左心室舒张末期容量也跟着增加,引起左室充盈压(左室舒张末压)增高。左室充盈压增高的另一原因是梗死区心室壁由于水肿、浸润等改变致左心室舒张期顺应性降低,左心室容积-压力曲线向左上偏移,与正常相比,需要较高的充盈压才能获得同等量的舒张期充盈。因此,急性心肌梗死心源性休克的血流动力学改变以血压下降、心排血量显著降低和左室充盈压显著增高为特征。

左室充盈压增高使左心室室壁张力增加,因而增加了心肌耗氧量;血压下降使冠状动脉灌注压不足,因而降低了心肌的供氧量,两者均加重梗死区的缺血坏死。此外,血压下降产生代偿性交感兴奋,去甲肾上腺素和肾上腺素分泌增加,其结果是心率增快,非梗死区心肌收缩力增强,心、脑以外的小动脉收缩使周围血管总阻力增加。代偿机制的启动最初可能使血压得到暂时维持,但周围血管阻力增加使心排血量进一步减少,也使左心室的做功量和耗氧量增加,因而使心肌缺血坏死的范围进一步扩大,左心室功能进一步恶化。这又加重了心排血量的降低和血压的下降,进一步刺激交感神经系统,使去甲肾上腺素和肾上腺素的分泌进一步增加,形成恶性循环,并最终导致不可逆性休克。

心源性休克时组织的严重缺氧导致严重的代谢障碍,出现代谢性酸中毒,血中乳酸和丙酮酸浓度增高。

除丧失大片有活力的心肌外,以下并发症可促发休克的发生:①严重的心动过速或过缓,伴或不伴心房功能的丧失;②范围较大的收缩期膨出节段于心室收缩时成为贮留血液的腔,心排血量因而显著降低;③并发心脏射血机械障碍如室间隔破裂、严重乳头肌功能障碍、乳头肌或腱索断裂。

心源性休克时患者收缩压<10.7 kPa(80 mmHg),心脏指数通常<1.8 L/(min·m²),肺毛细血管楔压>2.4 kPa(18 mmHg)。

四、诊断

急性心肌梗死并发心源性休克的基本原因是心肌大面积的梗死(>40%左心室心肌),又称原发性休克,属于真正的心源性休克。其诊断需符合以下几点。

(1)收缩压<10.7 kPa(80 mmHg)持续 30 min 以上。

(2)有器官和组织灌注不足表现,如神志混乱或呆滞、四肢厥冷、发绀、出汗,一般尿量<20 mL/h,高乳酸血症。

(3)排除了由其他因素引起的低血压,如剧烈疼痛、低血容量、严重心律失常、抑制心脏和扩张血管药物的影响。

广义的心源性休克则包括严重右心室梗死、梗死后机械性并发症如室间隔破裂、乳头肌-腱索断裂等引起的休克。而低血容量和严重心律失常引起的低血压于补充血容量和纠正心律失常后血压即可回升,在急性心肌梗死中不认为是心源性休克。

五、急性心肌梗死并发心源性休克的监测

1.临床监测

其包括体温、呼吸、心率、神志改变、皮肤温度、出汗情况、有无发绀、颈静脉充盈情况、尿量(多数患者需留置导尿管)等。以上指标每 30 min 或更短时间记录 1 次。

2.心电图监测

观察心率和心律变化,随时发现心律失常并作出相应的治疗。

3.电解质

酸碱平衡和血气监测。

4.血流动力学监测

急性心肌梗死并发心源性休克时需作血流动力学监测,随时了解血流动力学的变化以指导治疗。

动脉血压是最重要的血流动力学指标。休克时外周小血管强烈收缩,袖带血压计测量血压有时不准确,甚至测不到,因此心源性休克时需动脉插管直接测压。

应用顶端带有气囊的血流导向气囊导管可获得重要的血流动力学参数。导管顶端嵌入肺动脉分支后测得的是肺毛细血管楔压(PCWP),其值与左房压及左室充盈压接近,可间接反映左室充盈压。气囊放气后测得的是肺动脉压。在无肺小动脉广泛病变时,肺动脉舒张末压比 PCWP 仅高 0.13~0.27 kPa(1~2 mmHg)。测肺动脉舒张末压的优点是可以持续监测,用以代替测量 PCWP。漂浮导管的近端孔位于右心房内,可以监测右房压。漂浮导管远端有热敏电阻,利用热稀释法可以测定心排血量,心排血量与体表面积之比为心排血指数。心源性休克时主张留置漂浮导管。

PCWP 是一项有重要价值的血流动力学指标如下。①反映左室充盈压,因而反映左心室受损程度;②反映肺充血程度:PCWP 正常为 1.06~1.60 kPa(8~12 mmHg),在 2.4~2.7 kPa(18~20 mmHg)时开始出现肺充血,2.7~3.3 kPa(20~25 mmHg)时为轻至中度肺充血,3.3~4.0 kPa(25~30 mmHg)时为中至重度肺充血,>4.0 kPa(30 mmHg)时出现肺水肿。急性心肌梗死并发心源性休克的患者常伴有不同程度的肺充血。这些患者在临床表现和 X 线肺部改变出现之前已有 PCWP 增高,治疗中 PCWP 的降低又先于肺部湿啰音和肺部 X 线改变的消失,因此监测 PCWP 变化有利于早期发现和指导治疗肺充血

和肺水肿;③在治疗中为左心室选择最适宜的前负荷,其值在 2.0~2.7 kPa(15~20 mmHg)。这一压力范围能使左心室心肌充分利用 Frank-Starling 原理以提高心排血量,又不会因 PCWP 过高导致肺充血;④鉴别心源性休克与低血容量引起的低血压。这是两种发病机制、治疗方法及预后完全不同的情况,鉴别极为重要。心源性休克时 PCWP 常＞2.4 kPa(18 mmHg),而低血容量引起的低血压时 PCWP 常＜2.0 kPa(15 mmHg)。

血流动力学监测还能明确休克发生过程中不同因素的参与。下壁梗死合并严重右心室梗死所致的休克右房压(反映右室充盈压)显著增高,可达 2.1~3.7 kPa(16~28 mmHg),而 PCWP 则正常或稍增高。乳头肌-腱索断裂时,PCWP 显著增高,PCWP 曲线出现大 V 波。室间隔破裂时由于左向右分流,右心室和肺动脉的血氧饱和度增高。这些改变可帮助临床医生对上述并发症作出诊断并指导治疗。

需要指出的是,心肌梗死时累及的是左心室心肌,表现为左心室功能受损,而右心室功能较正常,因而不应当依靠 CVP 指导输液或应用血管扩张剂,以免判断错误,因为 CVP 反映的是右心室功能。当单纯左心室梗死并发肺充血时,PCWP 已升高而 CVP 可正常,如果根据 CVP 值输液将会加重肺充血。对于少数下壁心肌梗死合并右心室梗死的患者,CVP 可作为输液的参考指标。

漂浮导管及桡动脉测压管的留置时间一般不应超过 48~72 h。

5.超声心动图的应用

床边多普勒二维超声心动图用于急性心肌梗死休克患者的检查,既安全,又能提供极有价值的资料。可用于测定左室射血分数和观察心室壁活动情况;可帮助发现有无右心室受累及其严重程度,并与心包压塞相鉴别;对于手术可修补的机械缺损,如室间隔破裂、心室壁破裂、乳头肌-腱索断裂等可作出明确的诊断。

六、治疗

急性心肌梗死并发心源性休克的病死率非常高,长期以来在 80% 以上。近年治疗上的进步已使病死率有较明显降低。

急性心肌梗死并发心源性休克的治疗目的是:①纠正低血压,提高心排血量以增加冠状动脉及周围组织器官的灌注;②降低过高的 PCWP 以治疗肺充血;③治疗措施应能达到以上目的而又有利于心肌氧的供耗平衡,有利于减轻心肌缺血损伤和防止梗死范围扩大。治疗原则是尽早发现、尽早治疗。治疗方法包括药物、辅助循环,以及紧急血运重建术。

(一)供氧

急性心肌梗死并发心源性休克时常有严重的低氧血症。低氧血症可加重梗死边缘缺血组织的损害,使梗死范围扩大,心功能进一步受损。而且,低氧血症使心绞痛不易缓解,并易诱发心律失常,因此需常规给氧。可用鼻导管或面罩给氧。如一般供氧措施不能使动脉血氧分压维持在 8.0 kPa(60 mmHg)以上时,应考虑经鼻气管内插管,作辅助通气和正压供氧。PEEP 除可有效地纠正低氧血症外,还可减少体静脉回流而有效降低左室充盈压。当患者情况好转而撤除呼吸机时,在恢复自发呼吸过程中可发生心肌缺血,因此需小心进行。撤机过程中作间歇强制性通气可能有利。

应用人工呼吸机治疗时,需密切观察临床病情和血气变化,以调整呼吸机各项参数。

(二)镇痛

急性心肌梗死心前区剧痛可加重患者的焦虑,刺激儿茶酚胺分泌,引起冠状动脉痉挛和心律失常,诱发或加重低血压,因此需积极治疗。除应用硝酸甘油等抗心肌缺血药物外,最常用的镇痛药是吗啡 5~10 mg,皮下注射;或 2~5 mg,加于葡萄糖液中,缓慢静注。吗啡可能使迷走神经张力增加引起呕吐,可用阿托品 0.5~1 mg 静注对抗。下壁心肌梗死并心动过缓者,可改用哌替啶 50~100 mg 肌注;或 25 mg,加于葡萄糖液中缓慢静注。

(三)补充血容量

急性心肌梗死并发心源性休克时,输液需在 PCWP 指导下进行。PCWP 在 2.4 kPa(18 mmHg)以上时不应作扩容治疗,以免加重肺充血甚至造成肺水肿,这时 24 h 的输液量可控制在 2 000 mL 左右。如 PCWP<2.4 kPa(18 mmHg),应试行扩容治疗,并密切观察 PCWP 的变化。因心源性休克和血容量不足可以并存,补充血容量可获得最佳左室充盈压,从而提高心排血量。可用右旋糖酐 40~50 mL 静注,每 15 min 注射 1 次。如 PCWP 无明显升高而血压和心排血量改善,提示患者有血容量不足,应继续按上法扩容治疗。如 PCWP 升高>2.4 kPa(18 mmHg),而血压和心排血量改善不明显,应停止扩容治疗,以免诱发左心衰竭。

(四)肾上腺素能受体激动剂

心源性休克治疗中应用肾上腺素能受体激动剂的目的有两方面:①兴奋 α 受体使周围小动脉收缩以提升血压,使至关重要的冠状动脉灌注压提高,改善心肌灌流;②兴奋 β 受体使心肌收缩力增强以增加心排血量。去甲肾上腺素和多巴胺均具有这两方面作用。此外,多巴胺剂量在 10 μg/(min·kg)以下时还具有兴奋多巴胺受体的作用,这一作用使肾和肠系膜小动脉舒张,可增加尿量并缓和外周血管总阻力的增高。去甲肾上腺素的升压作用强于多巴胺,增快心率的程度则较轻。当患者收缩压<9.3 kPa(70 mmHg)时,首选去肾上腺素,剂量为 0.5~30 μg/min,以达到迅速提高动脉压、增加冠状动脉灌注的目的。收缩压提高至 12.0 kPa(90 mmHg)后可试改用多巴胺滴注,剂量为 5~15 μg/(min·kg)。对收缩压>9.3 kPa(70 mmHg)有休克症状和体征的患者,可首选多巴胺治疗。在应用多巴胺的过程中,假如剂量需>20 μg/(min·kg)才能维持血压,则需改用或加用去甲肾上腺素。该药仍然是心源性休克治疗中的重要药物。对收缩压>9.3 kPa(70 mmHg),但无明显休克症状和体征的休克患者,可选用多巴酚丁胺。该药具有强大的 β_1 受体兴奋作用而无 α 受体兴奋作用,能显著提高心排血量,但升压作用较弱,剂量为 2~20 μg/(min·kg)。多巴酚丁胺可与多巴胺合用。多巴酚丁胺无明显升压作用,在低血压时不能单用。使用以上药物时需密切监测心电图、动脉压和肺动脉舒张末压,并定期测定心排血量。治疗有效时动脉压上升,心排血量增加,肺动脉压可轻度降低,心率则常增加。以后随休克改善,心率反可较用药前减慢。监测过程中如发现收缩压已超过 17.3 kPa(130 mmHg),心率较用药前明显增快,出现室性心律失常,或 ST 段改变程度加重,均需减小剂量。

心源性休克时周围小动脉已处于强烈收缩状态,兴奋 α 受体的药物虽可提高血压,但也使周围小动脉更强烈收缩,使衰竭的心脏做功进一步增加,并可能形成恶性循环。因此,在血压提升后需加血管扩张剂治疗。

(五)血管扩张剂

急性心肌梗死并发心源性休克低血压时不宜单用血管扩张剂,以免加重血压下降,损害最为重要的冠状循环。当应用肾上腺素能受体兴奋剂把血压提高至 13.3 kPa(100 mmHg)以上时,即应加用血管扩张剂,可起到以下作用:①减少静脉回流使肺充血或肺水肿减轻,左室充盈压下降;②周围血管阻力降低使心排血量增加,心脏做功减轻;③上述作用使心肌耗氧量降低,使心肌缺血改善。换言之,加用血管扩张剂可进一步改善左心室功能,并有利于限制梗死范围的扩大。

最常用的血管扩张剂依然是硝酸甘油和硝普钠。两药比较,硝酸甘油有扩张心外膜冠状动脉改善心肌缺血的优点,而硝普钠舒张外周血管的作用更为强大。两药的剂量接近,开始剂量通常为 5~10 μg/min,然后每 5 min 左右增加 5~10 μg/min,直到出现良好的效应。其指标是:①心排血量增加,体循环血管阻力减小;②PCWP 降低,但应避免过度降低以致左心室前负荷不足,影响心排血量,PCWP 以降至 2.0~2.7 kPa(15~20 mmHg)最为适宜;③收缩压通常降低 1.3 kPa(10 mmHg),心率增加 10 次/分。血管扩张剂显著提高心排血量的有益效应可抵消收缩压轻度下降带来的不利效应;④胸痛缓解,肺部啰音减少,末梢循环改善,尿量增多。

急性心肌梗死并发严重乳头肌功能不全、乳头肌—腱索断裂或室间隔破裂时,血管扩张剂治疗特别适用,可有效地减轻二尖瓣反流或左心室向右心室分流,增加前向血流量,是外科手术前的重要治疗措施。

血管扩张剂应用时必须密切监测血压,收缩压下降过多会影响至关重要的冠状动脉灌注。血管扩张剂一般需与肾上腺素能兴奋剂或机械辅助循环合用,使血流动力学得到更大的改善并避免对血压的不利影响。经以上治疗后,部分患者血流动力学趋于稳定,能度过危险而得以生存。但更多的患者应用血管扩张剂后或血压难以维持,或病情暂时好转后又再度恶化,最终死于不可逆性休克。单纯应用药物治疗,心源性休克的病死率仍在80%以上。其中50%患者的死亡发生于休克后10 h内,2/3患者的死亡发生于休克后24 h内。

(六)机械辅助循环

1.主动脉内气囊反搏术(IABP)

IABP是心源性休克治疗中的重要措施。其作用原理是将附有可充气的气囊导管插至胸主动脉,用患者心电图的QRS波触发反搏。气囊在舒张期充气能显著提高主动脉舒张压,因而增加冠状动脉舒张期灌注,增加心肌供氧。气囊在收缩期排气可降低主动脉收缩压和左心室后负荷,因而增加心排血量和降低左室充盈压,减少心肌耗氧量。IABP有药物不能比拟的优点:肾上腺素能受体激动剂在增加心肌收缩力的同时也增加心肌耗氧量,血管扩张剂在降低心脏负荷的同时也降低心脏的灌注压。IABP治疗能使血压在短期内纠正,这时应继续反搏2~4 d或更长时间,使病情保持稳定,然后将反搏次数减为2:1、3:1、4:1,直到完全中断。气囊留置1 d再撤离,以保证再次出现休克时能重复反搏。IABP能改善休克患者的血流动力学,但多数患者随着反搏中断,病情也跟着恶化,使IABP难以撤离。这种"反搏依赖"现象的产生是由于梗死面积过大,剩余心肌不足以维持有效循环。IABP的疗效与心源性休克发生后应用是否足够早有密切关系,因此应尽早应用。IABP疗效与心源性休克发生的早晚亦有密切关系。心源性休克发生于梗死后30 h内,特别是12 h内的患者,治疗效果明显优于心源性休克发生于发病30 h后的患者。IABP的最重要用途是用于紧急经皮冠状动脉介入术(PCI)或紧急冠状动脉旁路术(CABG)前的辅助。

急性心肌梗死并发室间隔破裂或乳头肌-腱索断裂时应立即作IABP,在IABP支持下尽早手术治疗。

2.其他辅助循环

包括静-动脉转流术和左心室辅助装置,但在临床应用的广泛性上远不如IABP。IABP加药物治疗心源性休克的病死率报道不一,但仍然可高达65%~80%。

(七)血管再通疗法

急性心肌梗死并发心源性休克治疗中最积极有效的方法是使梗死相关动脉再通,恢复梗死缺血区的血流,尽可能挽救仍然存活的心肌细胞,限制梗死区的不断扩大,可有效地改善患者的早期和远期预后。

1.溶栓疗法

大规模临床试验结果显示,急性心肌梗死合并心源性休克患者接受早期溶栓治疗,住院生存率在20%~50%。由于这些患者需常规插管作血流动力学监测、IABP辅助循环或作血管重建术,溶栓治疗会增加出血的危险,因此,不主张对升压药无反应的严重心源性休克患者单独进行静脉溶栓治疗。但如患者对升压药有反应,可行静脉溶栓治疗。

2.血运重建术

其包括紧急PCI和紧急CABG。心源性休克发生于心肌梗死后36 h内伴ST段抬高或左束支传导阻滞的75岁以下,能在休克发生后18 h内实施血运重建术的患者建议行PCI或CABG术。非随机性研究显示,急性心肌梗死合并心源性休克应用PCI或CABG对闭塞的梗死相关冠状动脉作血运重建,可使患者住院生存率提高至70%。随机多中心研究如SHOCK及瑞士MASH试验的结果与之相似。由于急性心肌梗死并发心源性休克患者紧急CABG死亡率明显高于无心源性休克的患者,手术复杂,技术要求高,而PCI较简便,再灌注快,因此PCI是急性心肌梗死并发心源性休克的首选血运重建方法。这时仅进行梗死相关动脉的扩张,其余血管的狭窄待患者恢复后择期进行。紧急CABG主要用于冠状动脉造影显示病变不适于PTCA而很适合旁路移植,或PTCA未能成功的患者。急性心肌梗死并发心源性休克血运重建成功的患者,住院存活率可提高至50%~70%,而且有较好的远期预后。

少数情况下,心源性休克的主要原因为心脏结构破损,应分别作紧急室隔修补术、紧急二尖瓣修补术或置换术,兼作或不作冠状动脉旁路移植术,手术的住院存活率约50%。

(八)严重右心室梗死或低血容量并发低血压的治疗

急性下壁心肌梗死因左心室充盈不足所致的低血压,除少数是由于应用血管扩张剂或利尿剂或其他原因引起的血容量不足外,多数是由于并发了严重右心室心肌梗死的缘故。这类患者有低血压、少尿和右心功能不全的表现。治疗原则为迅速补充血容量,直到血压稳定,左室充盈压(用PCWP表示)达到2.7 kPa(20 mmHg)。可同时应用肾上腺素能激动剂。多巴酚丁胺优于多巴胺,因后者使肺血管阻力增加。

(九)并发肺充血、肺水肿的治疗

单纯肺充血或肺水肿而无休克的患者,首选血管扩张剂治疗。如单用血管扩张剂治疗左侧心力衰竭改善不满意,可加用多巴酚丁胺或多巴胺治疗。单用血管扩张剂后出现血压下降,亦需加用多巴胺治疗。肺水肿的患者还需应用吗啡5～10 mg皮下注射;或2～5 mg,加于葡萄糖液中缓慢静注。呋塞米20～40 mg,加于葡萄糖液中静注,以迅速降低PCWP和缓解症状。近年应用重组脑钠肽治疗急性左心衰竭和肺水肿疗效明显。对严重左侧心力衰竭的患者,应考虑使用IABP治疗。

心源性休克时左室充盈压常在2.4 kPa(18 mmHg)以上,但左心衰竭的症状可明显或不明显。心源性休克合并左侧心力衰竭时的治疗原则和治疗方法与不合并明显左心衰竭时相同。正性肌力药物通常选用去甲肾上腺素、多巴胺或多巴酚丁胺或两者合用,视患者血压情况而定。心肌梗死合并心力衰竭不主张使用洋地黄,但若有心脏扩大,合并快速房颤或房扑,或有明显的窦性心动过速时,也可酌情应用毛花苷C 0.2～0.4 mg,加于葡萄糖液中缓慢静注。

双吡啶类药物也可以用于治疗左心衰竭。作用机制主要与抑制磷酸二酯酶Ⅲ有关。通过增加心肌细胞和血管平滑肌细胞内的cAMP,使心肌收缩力增强和外周血管扩张,可增加心排血量,降低PCWP和外周血管阻力。制剂有氨利酮和米利酮。氨利酮少用,常用米利酮剂量为25～75 μg/kg,稀释后静注。由于米利酮有舒张周围血管降低血压的作用,于心源性休克合并左心衰竭时应用需慎重。

心肌梗死后心功能不全时应用洋地黄和利尿剂可减轻症状,改善心功能,但尚无证据能改善患者的远期存活率。血管紧张素转换酶抑制剂是治疗这类患者的首选药物。现已有许多大规模、多中心、随机、双盲、设对照组的临床试验证明该类药物可改善心功能及改善生存率。这类药物种类很多,常用的有卡托普利、伊那普利、雷米普利、培哚普利和赖诺普利。从小剂量开始,逐次递增剂量。对心肌梗死伴左心衰竭的患者,在出院前应开始应用β受体阻滞剂作二级预防。是改善患者预后的重要药物。研究表明,醛固酮拮抗剂用于二级预防也能降低死亡和再入院的风险。临床试验表明,急性心肌梗死合并左心功能不全接受钙通道阻滞剂治疗的患者,病死率高于安慰剂组。因此,对这类患者不应该用钙通道阻滞剂治疗心肌缺血。

(张中友)

第七章 昏 迷

昏迷是多种原因引起的大脑皮层处于严重而广泛抑制状态的病理过程。临床表现的特征包括：意识丧失，运动、感觉、反射和自主神经功能障碍，给予任何刺激均不能将患者唤醒，但生命体征如呼吸、脉搏、心跳、血压和体温尚存在。昏迷是病情危重的信号，是常见危重急症，死亡率高，临床医师如能迅速做出正确的诊断和及时的处理，患者往往可能转危为安。

一、发病原因

（一）中枢神经系统疾病

可见于中枢神经系统的局限性和弥漫性病变，如大脑半球、脑干和小脑病变均可引起昏迷，常见的有：

1.急性脑血管病

脑出血、蛛网膜下隙出血、硬膜下血肿、硬膜外血肿、脑桥出血、小脑出血、大面积脑梗死、脑干梗死、小脑梗死、高血压脑病等。

2.颅内占位性病变

各种脑肿瘤、脑干肿瘤、中枢神经系统白血病等。

（1）颅内感染：各种病毒性脑炎、乙型脑炎、森林脑炎、各种原因的脑膜炎、脑脓肿、脑干脓肿、重症脑囊虫病、脑血吸虫病等。

（2）脑外伤：脑震荡、脑挫裂伤、硬膜下血肿等。

（3）癫痫：全身性强直-阵挛性发作。

（二）系统性疾病

如肝性脑病、肺性脑病、尿毒症、糖尿病性昏迷、高渗高血糖性昏迷、低血糖昏迷、甲状腺危象、垂体性昏迷、黏液性水肿昏迷、低钠血症和 Addison 病危象等。

（三）感染中毒性脑病

如重症肺炎、细菌性痢疾、伤寒和败血病等。

（四）外源性中毒

如药物中毒、农药中毒、酒精中毒、化学品中毒和动植物毒素中毒等。

（五）物理和缺氧性损害

如中暑、触电、淹溺、一氧化碳（CO）中毒、休克、阿-斯综合征和高山性昏迷等。

二、病理生理

（一）解剖生理基础

意识是指人体对环境刺激产生相应的内容及行为的反应状态。正常意识包括两个组成部分："意识内容与行为"和"觉醒状态"。意识内容是指人的知觉、记忆、思维、情感、意向及意志等心理过程，是由大脑皮层高级神经活动产生的，属大脑皮层功能；觉醒状态是觉醒与睡眠周期性交替的大脑生理状态，属皮层下激活系统。两者关系极为密切，意识内容必须由大脑皮层高级神经活动正常和皮层下觉醒状态的觉醒激活系统和抑制系统的功能正常来维持，而大脑皮层高级神经功能的正常发挥，则是依赖于觉醒激活系统，即脑干上行网状激活系统的唤醒功能。如大脑皮层高级神经活动受到完全性抑制，致使意识内容完全丧失，而皮层下觉醒系统功能正常，则觉醒状态依然存在，谓之醒状昏迷。觉醒状态是觉醒与睡眠生理周期，如只有觉醒状态,而无大脑皮层高级神经活动,也就无明晰的意识内容。临床上将觉醒状态分为意识觉醒(皮层性觉醒)和无意识觉醒(皮层下觉醒)。意识觉醒是在大脑皮层与非特异性上行网状激活系统相互作用产生的;无意识觉醒是下丘脑生物钟在脑干上行网状激活系统作用所致。

1.意识觉醒(皮层觉醒)调节系统

意识觉醒主要是依靠上行投射系统来维系,人有清晰的意识内容和高度的机敏力。该系统包括特异性上行投射系统和非特异性上行投射系统两种。

(1)特异性上行投射系统:特异性上行投射系统主要包括:传导深感觉的内侧丘系、传导四肢浅感觉的脊髓丘脑系、传导听觉的外侧丘系、传导面部感觉的三叉神经丘系以及传导视觉和内脏感觉的传导束等,是全身躯体深浅感觉传导的总称。各传导束在脑干中有其特定的传导径路,并在途中发出侧支与脑干网状结构相联系,终止于丘脑及膝状体核等丘脑特异性核团,在此更换神经元后发出丘脑放射,经内囊后肢投射至大脑皮层中央后回,产生特定的感觉,并对大脑皮层有一定的激醒作用。仅有某些特异性上行投射系统传导束的病损对意识水平的影响很小,若特异性上行投射系统传导束受到严重损害,则意识水平会受到明显的影响。急性意识障碍状态是指急性弥漫性脑功能的丧失,其严重程度与脑组织损害范围大小有关。

意识浑浊:指醒觉程度减弱的一种状态。早期有过度兴奋,易激动,嗜睡,继而注意力减退,对外界刺激错误的判断;随着病情加重,可发展为急性或亚急性浑浊状态,对命令很难执行,并且对时间、地点及人物的定向认识障碍,记忆减退,不能重复、倒数数字及复述故事,整天嗜睡。脑耗氧量降低20%。

谵妄:意识清晰度呈中度损害,表现为失定向,恐惧,激动,视幻觉,与周围失去接触,很难确定患者是否还有自我意识存在。虽有清醒期,但随时有精神错乱的可能。极度谵妄状态常起病急剧,持续时间不超过4~7天,错觉和幻觉可持续几周。谵妄主要见于神经系统中毒及代谢紊乱,如急性阿托品中毒,酒精-巴比妥的戒断症状、尿毒症、急性肝功能衰竭、脑炎。严重脑外伤者由意识丧失开始恢复时均可有谵妄表现。特异投射系统全部丧失功能,则会引起意识水平的下降。

(2)非特异性上行投射系统:由位于脑干结构中的上行网状激活系统和上行网状抑制系统组成。

网状结构的解剖特点:网状结构是指位于脑干中轴部境界清楚的灰质与白质以外的细胞体与纤维相互混杂分布的部分,因其由各种大小不等的神经元散在分布于纵横交错的纤维网中而被命名为脑干网状结构。脑干网状结构的核团主要有:①中缝及其附近核:包括延髓中缝隐核、中缝苍白核、中缝大核、脑桥中缝核、中央上核、中缝背核及中央线形核;②内侧核群及中央核:包括延髓腹侧网状核和巨细胞网状核、脑桥尾侧网状核和脑桥嘴侧网状核、中脑楔形核、底楔形核和脑桥被盖核;③外侧核群:包括延髓外侧网状核和小细胞网状核、脑桥小细胞网状核。位于脑干中央网状结构中央部为"效应区",约占脑干网状结构的2/3,是由大、中型神经元形成的几个核团,发出和接受大量的传入和传出神经纤维,其轴突直接参与上行网状激活系统,组成中央被盖束。在"效应区"的周边为"联络区",多为小型神经元,呈弥散状分布,主要接受特异性上行投射系统途经脑干发出的侧支,而后发出较短的轴突终止于"效应区"。网状结构与特异性上行投射系统的区别有两点:一是网状结构在传导径路上需多次更换神经元,而特异性上行投射系统仅有三级神经元,因此,网状结构的神经传导速度较慢,且易被药物阻断;二是网状结构神经元之间由于傍性突触的联系使得它不能引起突触后有效放电,致使下一个神经元的电紧张变化或神经元的兴奋均不能维持正常水平,但对其他部位的神经兴奋起易化、抑制或募集等作用。脑干网状结构是通过非特异性上行投射系统对大脑皮层起作用的。

上行网状激活系统(ARAS):包括上行激活性脑干网状结构、丘脑非特异性核团和紧张性激活的驱动结构。①上行激活性脑干网状结构:Plum(1972)曾提出在脑干背侧脑桥下1/3处以下的网状结构病损不发生昏迷,若在该水平以上两侧旁中央网状结构病损则发生昏迷。应用Ache染色上行网状激活系统研究发现,包括脑干网状结构效应区背侧部分细胞—网状巨细胞核、脑桥网状核和中脑网状核,约占效应区细胞总数的1/3。它们发出纤维上行组成上行网状激活系统,行程中在脑桥较分散,在中脑比较密集,于中央灰质和红核之间的被盖部分形成两个密集的纤维束,一是被盖中央腹侧束,投射至边缘系统再转投射至大脑皮层；一是被盖中央侧束投射至丘脑非特异核团；②丘脑非特异核团：包括丘脑的中央腹侧前核、中线核、内髓板等。以上丘脑非特异核团受到刺激后可引起两侧大脑皮层广泛的募集式反应，如用微电极刺激特异性丘脑核团（腹外侧核、腹后侧核、丘脑枕核和膝状体核等），只引起大脑皮层相应区的神经元一次放电。当刺激丘脑非特异核团时即使刺激强度再大也不会引起大脑皮层感觉区的神经元放电，若此时即刻再刺激以上丘脑特异性核团，则大脑皮层可出现连续多次放电。因此，丘脑非特异核团的活动虽然不引起大脑皮层的神经元放电，但它可以改变大脑皮层的兴奋状态，使其反应性增加，从而可以认为丘脑非特异核团的活动对于大脑皮层的兴奋性有极大的影响；③大脑皮层清醒状态的机制：当躯体接受外界各种适宜的刺激所产生的冲动，经脑干上行特异性投射系统传至大脑皮层的相应区域，此种传导在脑干行程中发出侧支到脑干网状结构联络区，该区再将冲动传至位于脑干网状结构效应区的上行网状激活系统，上行网状激活系统将冲动再向上传至丘脑非特异核团，丘脑非特异核团将冲动弥散的作用于大脑皮层，并对皮层的诱发电位产生易化作用，从而大脑皮层表现为清醒状态。大脑皮层如何能持续的保持清醒状态呢？大量实验证明其发生机制主要是依赖紧张性激活的驱动结构；④紧张性激活的驱动结构：在特异性上行投射系统的触发下，刺激中脑中央灰质核下丘脑后区，同时驱动上行网状激活系统，上行网状激活系统转而刺激中脑中央灰质和下丘脑后区，如此形成正反馈环路。在反馈环路周期循环的同时，经非异性上行投射系统对大脑皮层的诱发电位起着持续的易化作用。这就是维持大脑皮层持续清醒的机制。上行网状激活系统的任何环节受到破坏均可导致不同程度的意识障碍，严重者可出现昏迷。

上行网状抑制系统（ARIS）：生理状态下大脑皮层神经元的兴奋在不断受到易化的同时，也不断受到抑制。大脑皮层的神经元兴奋与抑制是矛盾的统一，由大脑皮层神经元激活而伴随发生的主动抑制阻止了大脑皮层神经元过度兴奋而导致的疲劳，从而使大脑皮层的功能活动处于适宜的兴奋状态。ARIS位于脑桥网状结构的腹侧部，其范围在脑桥中部（三叉神经根水平）以下及延髓的低位脑干内。

2.皮层下觉醒调节系统

皮层下觉醒亦称无意识觉醒，主要包括下丘脑生物钟、脑干非特异性上行投射系统、下丘脑行为觉醒激活系统。人的觉醒和睡眠是一种生理周期，一般人是与环境的明亮与黑暗同步的，即白昼清醒夜晚睡眠。这是因为光亮与黑暗交替投射到视网膜诱导觉醒与睡眠的周期变化，此规律即为生物钟。视交叉的背侧有下丘脑内侧交叉上核，双眼视网膜发出的纤维有部分交叉到下丘脑内侧交叉上核，动物实验证明当下丘脑内侧交叉上核被破坏后，觉醒睡眠周期即消失。除以上结构外，脑干网状结构和下丘脑行为激活系统等均与觉醒睡眠有较密切的关系。

（二）病理生理

按照昏迷的解剖生理基础，意识内容是大脑皮层的功能，此称为皮层觉醒；觉醒-睡眠周期是皮层下（包括丘脑及脑干网状结构）功能，称皮层下觉醒。皮层觉醒与皮层下觉醒关系极为密切，如大脑皮层由于广泛且严重的病损可致意识内容丧失，但皮层下觉醒仍存在；但是如果皮层下觉醒病损（即觉醒-睡眠周期障碍），皮层觉醒（意识内容）也就不存在了。1972年Plum等提出导致昏迷的病理改变有幕上、幕下占位性病变和大脑皮层的代谢障碍三种情况。

1.幕上占位性病变幕

上结构主要为大脑半球，一般情况下大脑半球局灶性占位性病变不产生意识障碍或昏迷，只有两侧大脑半球广泛且发展迅速的病变才可造成不同程度的意识障碍或昏迷；而病损广泛但病情发展缓慢的疾病，如Alzheimer病，虽然两侧大脑半球对称性萎缩，却无意识障碍的临床表现。急性一侧大脑半球特别是优势半球的严重病变，如脑出血等可引起不同程度的意识障碍。大脑半球占位性病变生长发展，脑组织被挤压推移到天幕切迹处形成天幕切迹疝，从而压迫或阻断了深部丘脑及中脑的激活功能可引起昏迷。临床幕上占位性病变如大脑半球肿瘤、出血、血肿或极度水肿等均可引起小脑幕切迹疝，或称海马沟回疝（幕上颞叶海马沟回经小脑幕切迹疝入幕下），致使脑干缺氧、功能障碍、意识障碍。另外脑干因受压、移位、变形或扭曲和脑干本身的循环障碍，从而损伤或阻断非特异性上行投射系统的传导发生昏迷。有时因小脑幕切迹疝严重或持续时间较久，造成脑干网状结构完全性或不可逆性损害，即使占位性病变解除，颅内压已降低,患者可仍处于昏迷状态。

总之,只有两侧大脑半球广泛且发展迅速的病损,一侧大脑半球占位性病变直接侵入或破坏后腹内侧间脑,或充分增大到足以使间脑基底部位严重受压,或经幕切迹处疝出,从而破坏丘脑、中脑非特异性上行投射系统才能发生意识障碍或昏迷。

2.幕下占位性病变

动物实验及临床实践均证明如果占位性病变损害了丘脑后部、中脑和脑桥被盖网状结构(非特异性上行投射系统),可产生严重的意识障碍——昏迷。幕下占位性病变的早期或缓慢发生的枕骨大孔疝,一般不会影响觉醒激活系统,故不发生昏迷,但随着占位性病变的增大,终致小脑前叶、蚓状体上部被迫向上移位,形成所谓上行性天幕疝,压迫中脑网状结构而发生昏迷。又因延髓受压、淤血,水肿或出血,导致呼吸循环障碍,并引起继发性脑缺氧而昏迷;或随着延髓受压加剧,病变波及脑桥租中脑,致其内的 ARAS 受损而使昏迷加深。

3.脑代谢障碍

大脑的能量供应主要来源于葡萄糖氧化,脑组织储备糖原极少。当脑代谢率每分钟耗氧低于 2 mL 或血糖低于 1.7 mmol/L 均可发生昏迷,当血液 pH 下降到 7.0~6.95 时,可使突触传递受阻,脑干网状结构与大脑皮层的联系发生障碍而引起昏迷。高血糖、高血钠和失水,使血液渗透压升高到大于 320 mmol/L时。脑细胞脱水而发生高渗性昏迷。相反,低血钠可使细胞内液量增加,发生水中毒、脑细胞水肿,也可引起昏迷。尿毒症时体内蓄积的某些毒素,对脑组织具有毒性作用。肝功能不良时血氨增高,可过多的消耗 α-酮戊二酸;高血氨又对参与三羧酸循环的异柠檬酸脱氢酶予以抑制;致三羧酸循环遭受严重影响,脑组织能量供应减少或不能,使脑组织代谢发生障碍而昏迷。

(三)神经递质的作用

神经递质系统在维持机体觉醒中具有重要作用,各种递质系统之间存在着错综复杂的相互拮抗和相互协同的关系。

1.儿茶酚胺类递质系统(CA)

脑内肾上腺素能(NE)及多巴胺能(DA)递质是维持觉醒的重要因素。1973 年 Jouvet 电毁损脑内一定的核,可使脑内 NE 降低,清醒时间缩短,并可出现昏迷样运动不能;毁损面积越大,脑 NE 含量越低,清醒时间也越短,当破坏 90% 时清醒状态几乎完全消失。若破坏中脑黑质或腹侧被盖部,脑内 DA 降低则动物表现为清醒行为和运动的丧失。

2.5-羟色胺(5-HT)能系统

在维持机体觉醒状态中,5-HT 与 CA 之间呈相互制约的关系。动物实验破坏脑蓝斑核前部或 NE 上行背束,使前脑的 NE 降低而 5-HT 代谢产物 5-羟吲哚乙酸(5-HIAA)明显增加,动物表现为清醒期缩短而呈现嗜睡状态。因而 NE 神经元活动的加强及 5-HT 神经元活动的降低都可使动物保持清醒。

3.乙酰胆碱(Ach)能系统

早在 1950 年已有学者提出胆碱能递质在觉醒中的作用。研究发现清醒时脑内 Ach 释放较睡眠时多。昏迷的人及动物中,给予胆碱能药物可引起觉醒行为及脑电图的改变。1970 年有学者将密胆碱注入猫脑池内,以抑制 Ach 的合成,以至于动物清醒时间减少。

此外,近 10 年来研究表明某些肽类物质对调节觉醒状态具有作用。分子量小于 500 的肽类物质 S 因子可使动物活动减少,觉醒缩短,而分子量 500~1 000 之间的肽类物质 E 因子则使动物活动增加,觉醒延长。关于这些物质的来源及作用途径有待进一步研究。

三、临床特点

(一)昏迷程度的评定

临床上为了对昏迷的程度进行准确的评定,一般应用英国 Glasgow1974 年首创的昏迷量表进行评分。Glasgow 量表包括眼动、语言和运动三大项。1978 年加以修订,增加为 7 项 35 级,称为 Glasgow-

Pittsberg 量表,见表 7-1 所示。

表 7-1　Glasgow-Pittsberg 量表

Ⅰ睁眼动作	
1.自动睁眼	4 分
2.语言呼唤后睁眼	3 分
3.疼痛刺激后睁眼	2 分
4.疼痛刺激后无睁眼	1 分
Ⅱ语言反应	
1.有定向力	5 分
2.对话混乱	4 分
3.不适当的用语	3 分
4.不能理解语言	2 分
5.无语言反应	1 分
Ⅲ运动反应	
1.能按命令作肢体活动	6 分
2.肢体对疼痛有局限反应	5 分
3.肢体有屈曲逃避反应	4 分
4.肢体有异常屈曲	3 分
5.肢体伸直	2 分
6.肢体无反应	1 分
Ⅳ瞳孔对光反射	
1.正常	5 分
2.迟钝	4 分
3.两侧反应不同	3 分
4.大小不等	2 分
5.无反应	1 分
Ⅴ脑干反射	
1.全部存在	5 分
2.睫毛反射消失	4 分
3.角膜反射消失	3 分
4.头眼及前庭反射消失	2 分
5.上述反射均消失	1 分
Ⅵ抽搐	
1.无抽搐	5 分
2.局限性抽搐	4 分
3.阵发性大发作	3 分
4.连续性大发作	2 分
5.松弛状态	1 分
Ⅶ自主呼吸	
1.正常	5 分
2.周期性	4 分
3.中枢过度换气	3 分
4.不规则/低换气	2 分
5.无自主呼吸	1 分

其总分为 35 分,最坏为 7 分,最好为 35 分。

（二）分类

根据我们的临床观察和体会,我们把意识障碍和昏迷根据意识障碍的程度,意识范围的大小,思维内容和脑干反射分成下述几类:

1.意识模糊

往往突然发生,意识轻度不清晰,表现为迷惘、茫然,为时短暂。醒后定向力、注意力、思维内容均无变化,但情感反应强烈,如哭泣、躁动等。常见于车祸引起的脑震荡或强烈的精神创伤后。

2.嗜睡状态

意识较不清晰,整天嗜睡,唤醒后定向力仍完整,意识范围不缩小,但注意力不集中,如不继续对答,又重新陷入睡眠状态。思维内容开始减少。常见于颅内压增高或器质性脑病的早期。

3.朦胧状态

意识不清晰,主要表现为意识范围的缩小。也就是说,患者可以感知较大范围的事物,但对其中的细节感知模糊,好像在黄昏时看物体,只能看到一个大致的轮廓。定向力常有障碍,思维内容也有变化,可出现片段的错觉、幻觉。情感变化多,可高亢,可深沉,也可缄默不语。此状态往往突然中止,醒后仅保留部分记忆。常见于癔症发作时。

4.混浊状态

混浊状态或称精神错乱状态,意识严重不清晰。定向力和自知力均差。思维凌乱,出现幻觉和被害妄想。神情紧张、不安、恐惧,有时尖叫。症状波动较大,时轻时重,持续时间也较长。可恶化成浅昏迷状态,也可减轻成嗜睡状态。常见于中毒性或代谢性脑病。

5.谵妄状态

意识严重不清晰。定向力差,自知力有时相对较好。注意力涣散。思维内容变化多,常有丰富的错幻觉,而以错视为主,常形象逼真,因此恐惧、外逃或伤人。急性谵妄状态多见于高热或中毒,如阿托品类药物中毒。慢性谵妄状态多见于酒精中毒。在美国,未达到昏迷的意识障碍常通称为谵妄状态,很少细分为混浊状态、精神错乱状态或谵妄状态等。

6.昏睡状态

意识严重不清晰。对外界刺激无任何主动反应,仅在疼痛刺激时才有防御反应。有时会发出含混不清的、无目的的喊叫。无任何思维内容。整天闭目似睡眠状。反射无变化,咳嗽、吞咽、喷嚏、角膜等脑干反射均存在。

7.昏迷状态

意识严重不清晰。对外界刺激无反应,疼痛刺激也不能引起防御反应。无思维内容。不喊叫。吞咽和咳嗽反射迟钝。腱反射减弱,往往出现病理反射。

8.深昏迷状态

最严重的意识障碍。一切反射包括腱反射和脑干反射均消失。肌张力低下。有时病理反射也消失。个别患者出现去大脑或去皮层发作。

9.木僵状态

木僵状态指一种特殊的意识状态,患者意识不清楚,但整天整夜睁眼不闭、不食、不饮、不排尿、不解便、不睡眠,对外界刺激无反应。自主神经功能紊乱突出,如多汗、皮脂腺分泌旺盛、心跳不规则、呼吸紊乱、尿便潴留或失禁等。

（三）特殊意识障碍

除了上述几种意识障碍的类型外,还有些特殊的意识障碍,如动作不能性缄默和闭锁综合征等。而昏迷的分类则可细分为浅昏迷、中度昏迷、深昏迷和过度昏迷四类。

1.浅昏迷

浅昏迷又称半昏迷,患者对外界的一般刺激无反应,高声喊叫不能唤醒,但对强烈的痛觉刺激有反应,可见痛苦表情和躲避反射;并可见较少的无意识动作。生理反射如咳嗽、吞咽、角膜及瞳孔对光反射及腱反射仍存在,但浅反射如腹壁反射已消失。生命体征(呼吸、脉搏、血压等)无明显的异常改变。抑制水平达到皮层。

2.中度昏迷

中度昏迷对疼痛、声音、光线等刺激均无反应,对强烈疼痛刺激的防御反射和生理反射(咳嗽、吞咽、角膜、瞳孔对光反射等)均减弱;腱反射亢进,病理反射阳性。生命体征出现轻度的异常改变,如血压波动、呼吸及脉搏欠规律等。直肠膀胱功能也出现某种程度的功能障碍。抑制水平达到皮层下。

3.深昏迷

深昏迷对各种刺激包括强烈疼痛刺激均无反应,所有的生理反射均消失。生命体征出现明显异常的改变,如血压下降、呼吸不规则、全身肌张力低下松弛,大小便失禁,可能出现去脑强直状态。抑制水平达到脑干。

去脑强直又称去大脑综合征提示中脑红核与下丘脑结构的联系中断,患者意识障碍与去大脑皮层综合征相似,四肢强直性伸展。颈后仰呈角弓反张状为去脑强直的特殊表现。常伴有全身抽搐和呼吸不规则。若病情好转,可转化为去大脑皮层综合征,否则昏迷加深,四肢迟缓,则提示病变已波及脑桥以下,预后不良。

4.过度昏迷

过度昏迷又称脑死亡,多是由深昏迷发展而来。当大脑半球和脑干的病变发展为不可逆损害时,神经系统失去维持和调节基本生命功能的能力,自动呼吸停止,循环衰竭,体温低而不稳,患者处于濒死状态,需要依赖人工辅助呼吸和药物来维持呼吸、循环等生命功能。患者全身肌张力降低,眼球固定,瞳孔散大,对光反射消失。

判定死亡,即判定脑死亡,全脑功能不可逆的停止的根据应当是:各种有关检查的结果都一致表明,脑干和大脑两半球的功能已全部、永远地消失。根据近年研究,判定脑死亡的主要根据可大致归纳如下:

(1)不可逆昏迷和大脑无反应性:不可逆昏迷是不能逆转的意识丧失状态。所谓大脑无反应性是指深度昏迷的患者对施加的外界刺激不发生有目的的反应,不听从指挥,不自动地发声,在给予疼痛性刺激时也不反应发声。

(2)呼吸停止:无自动呼吸,表现为至少需要进行 15 min 的人工呼吸后,仍无自动呼吸。

(3)瞳孔散大:是重要根据,但非绝对必需,有的患者可无瞳孔散大,但瞳孔固定(对光反应消失)是必有的。

(4)颅神经反射消失:包括瞳孔反射,角膜反射,视听反射,咳嗽反射,恶心反射,吞咽反射等的消失。

(5)脑电波消失:应当注意的是过量的中枢神经系统抑制药中毒和冬眠状态时,脑电波也处于零电位,但这种状态不一定是脑死亡的表现。

除此以外,零电位脑电图是表示脑死亡的重要根据之一。如果可能,再加用动脉造影等方法证明脑血液循环停止,则可进一步肯定脑死亡的诊断。至于确诊脑死亡所需的时间,一般认为上述 5 项检查结果持续存在 24 h 而无逆转倾向时,即可宣告脑死亡。近来也有人认为这些结果只需持续存在 6 h 就可发出死亡通知。而且,如果有一次脑血管造影证明脑血管灌流完全停止,就可以立刻宣告死亡。在没有条件做脑血管造影和脑电图,没有条件用人工呼吸机进行抢救时,一般就可以根据心跳和呼吸的永久性停止来诊断脑死亡,因为已经证明,心跳和呼吸的不可逆停止如不作抢救,很快就会导致全脑功能的永久性地丧失。脑死亡等新概念的提出,对于器官移植来说,有非常重要的实践意义。器官移植能否成功,长期效果是否良好,在很大程度上取决于移植器官从供者身上摘除时和摘除前一定时间内血液的灌流情况。从血液循环已经停止的供者,特别是血液循环停止以前有持续低血压的供者取下的器官的移植效果,一般要比摘除前仍有较好血液灌流的器官的效果为差。实践证明,已经确诊脑死亡借助人工呼吸在一定时间内维持着血液循环的患者(实际上是死者)是器官移植的良好供者,用他们的器官移植给适当的受者,可获得好效果。国外已有法律规定,只要医生确诊患者已经发生脑死亡,就可以取其器官进行移植。脑死亡概念的提出,使人们对复苏的概念也应做出新的考虑,因为一旦医生明确宣告脑死亡,复苏或复活就完全不能实现。

复苏成功,必须表明机体尚未发生脑死亡。脑死亡概念的提出,使医生们能精确地判定死亡时间的发生,对于解决可能牵涉到的一些法律问题,也是有利的。

(四)醒状昏迷

醒状昏迷是指意识内容丧失而觉醒状态存在的一类特殊类型的意识障碍。临床表现双眼睑开闭自如,双眼球及肢体均可有无目的的活动,不能说话,对外界的刺激无反应。大脑皮层下的多数功能和自主神经功能保存或病损后已恢复。临床上常称此为假性昏迷,包括失外套综合征或称去大脑皮层状态、无动性缄默、持续自主状态和闭锁综合征。

1.去大脑皮层状态

该征的病因多是由于呼吸心跳骤停复苏后、一氧化碳中毒以及肝昏迷、低血糖昏迷等代谢性昏迷所致的脑广泛缺血性脑缺氧;严重的颅脑损伤、脑出血以及各种脑炎等均直接或间接引起脑广泛性缺血性脑缺氧。病理改变主要为大脑皮层广泛缺血缺氧,皮层细胞固缩、坏死、神经细胞轴突消失。

临床表现特点:患者呈睁眼昏迷或觉醒昏迷,即患者能睁闭双眼或凝视,可见无目的的眼球活动,其表现貌似清醒。因双侧大脑皮层广泛性病损导致意识内容丧失,表现为呼之不应,缺乏表情,思维、记忆、语言、情感等均有障碍,但是中脑和脑桥上行网状激活系统未被损害,患者仍保有觉醒睡眠周期。同时患者的丘脑功能尚好,可见无意识的自发性强哭强笑及对痛温觉刺激的原始反应,咀嚼和吞咽也是无意识的动作。瞳孔对光反射、角膜反射、掌颏反射均较活跃,双侧巴彬斯基征(Babinski)、吸吮反射及强握反射阳性。患者双上肢呈屈曲状,双下肢强直性伸直,四肢肌张力增高,深反射亢进。

2.无动性缄默

患者主要表现安静卧床缄默无语。但 Cairns 首先报告的病例偶尔表现耳语说出单词,患者虽然静卧于床上不动,四肢似乎是瘫痪,一般并无真正瘫痪,除非前额叶-边缘系统病损时,可出现单瘫或偏瘫等局灶体征,多数病例给予较强烈的疼痛刺激时,患者肢体出现躲避反应。四肢之所以不活动是因为意识障碍的缘故。一般肢体呈屈曲状、上肢较明显,如四肢均呈明显的屈曲,提示预后不良;肌张力增高,病理反射阳性。眼睑能睁开,眼球有追随动作及原始咀嚼活动。有的作者按照病损部位的不同将其分为两型:病变位于前额叶-边缘系统称无动性缄默型(AMS),临床特点是可有单瘫、偏瘫和抽搐发作等局灶性体征,有时出现体温高、脉搏快、心律不齐、呼吸频数或节律不齐,多汗等自主神经功能紊乱的表现。由于脑干上行网状激活系统未被破坏,故患者觉醒睡眠周期尚正常。觉醒时虽然能睁眼和眼球追随活动,但无意识内容,也无表情,常伴有二便失禁。病变位于中脑-间脑者称无动性缄默型,临床特点为出现眼球运动及瞳孔异常改变等中脑的病损的特征或出现不典型的去脑强直综合征。由于脑干网状激活系统受到不完全病损,觉醒睡眠周期有异常改变而出现过度睡眠。

3.持续自主状态

持续自主状态多见于心跳骤停引起的脑缺氧缺血性脑损伤、急性或严重的颅脑外伤、脑血管病和代谢性神经系统变性疾病等,这些原因可导致神经系统(包括大脑皮层、皮层下和脑干网状结构等)遭受不同程度的病损。临床表现与去大脑皮层状态、无动性缄默很相似。临床将自主状态持续 1 个月以内称为暂时性自主状态,多经及时合理的治疗与周密的护理可能获得一定程度的恢复;病情持续 3 个月者称为持续性自主状态,经治疗和护理恢复的机会较少;自主状态持续 1 年者称为永久性自主状态,多为不可逆。以上三种自主状态的划分对于治疗与护理有实际意义。由于丘脑和脑干仍保留部分及全部功能,患者可有较正常的觉醒与睡眠周期,但对自身和外界毫无感知,眼睑能睁开及双眼球无目的的活动,不能理解他人的语言,自己也不会说话,肢体随意运动完全丧失,大小便失禁。

4.闭锁综合征

闭锁综合征又称脑桥腹侧综合征、去传出状态、大脑延髓脊髓联系中断。病因多见于脑干基底动脉的梗阻或出血,亦可见于脑桥附近的损伤、脱髓鞘病变、炎症和肿瘤。因此,病变主要位于脑桥腹侧,致在该部位的皮层脊髓束和皮层延髓束受损,使大脑皮层与下位运动神经元的联系中断。临床特点是:一般多呈急性发病或先有暂时性脑缺血发作,然后突然四肢瘫痪、不能说话,貌似昏迷。患者虽然不能说话,但是听力正常能理解他人的语言,可以用睁眼闭眼来表达示意,所以患者实际上意识完全清醒,并无真正的昏迷,只是由于脑桥腹侧部病损使上运动神经元与下运动神经元联系中断,引起除睁闭双眼、眼球垂直运动和会聚外所有的随意运动功能完全丧失。患者的脑电图正常或轻度慢波性改变,也有助于与意识障碍的鉴别。患者一般无眼球的侧视运动,但是可有玩偶眼现象存在,瞳孔对光反射、会聚反射均存在。由于皮层脊髓束受损,导致后组颅神经功能完全丧失,患者表现为双侧软腭麻痹,不能发出声音更不能说话,张口、伸舌、吞咽等困难或完全不能,双侧肢体病理征阳性。脊髓丘脑束未被累及,皮肤感觉尚属正常存在。患者生活完全不能自理,需他人护理或照顾。

四、诊断与鉴别诊断

昏迷患者往往病情危重,需紧急救治。对接诊医师来说,当生命体征不稳定时,首先应急救,对症处理;然后根据问诊、体检和必要的辅助检查明确病因诊断,再做进一步的处理。

(一)病史

根据现病史和既往史对昏迷患者进行鉴别诊断。

1.现病史

(1)外伤史:见于脑震荡、脑挫裂伤、颅内血肿。

(2)中毒:药物、一氧化碳、酒精、有机磷农药。

(3)突然发病:脑血管意外、心肌梗死。

(4)发热在先:脑膜炎、脑炎、脑脓肿、脑型疟疾。

(5)前驱症状为剧烈头痛:蛛网膜下隙出血、脑出血、高血压脑病、脑膜炎。

(6)过去有类似病史:癫痫、脑栓塞、脑肿瘤(尤其是中线肿瘤)、低血糖(胰岛细胞瘤)、肝脑综合征、肺性脑病、心源性脑缺氧综合征、间脑病变(炎症、肿瘤、外伤)。

(7)伴有抽搐:癫痫、脑血管意外、脑血管畸形、脑肿瘤、脑脓肿、脑寄生虫病。

(8)原因不明:脑肿瘤(尤其是额叶肿瘤)、慢性硬膜下血肿、脱髓鞘疾病、精神病。

2.既往史

(1)外伤史:外伤后立即出现见于脑震荡、脑挫裂伤;外伤后有中间清醒期,见于硬膜外血肿;外伤后数日至数年后出现见于硬膜下血肿。

(2)高血压病史:可有高血压脑病,脑出血,脑缺血。

(3)糖尿病史:糖尿病性昏迷(高血糖昏迷和酮症酸中毒)、低血糖昏迷(注射胰岛素、服用抗糖尿病药物过量)。

(4)肾脏病史:尿毒症性昏迷、低盐综合征(使用利尿剂时)。

(5)心脏病史:心脑综合征、脑栓塞。

(6)肝脏病史:肝性脑病。

(7)慢性肺部疾病史:肺性脑病、二氧化碳麻醉(吸氧、使用镇静剂)。

(8)癌症病史:脑转移、癌性神经病。

(9)中耳、鼻部感染史:脑膜炎、脑炎、脑脓肿。

(10)内分泌病史:肾上腺功能不全危象、甲亢危象、嗜铬细胞瘤、垂体性昏迷。

(二)体格检查

1.一般检查

(1)血压和脉搏:血压降低者,应考虑有无心肌梗死、动脉瘤破裂、外伤后腹部内脏出血、肺梗死;颅内压增高伴有血压下降、脉搏增快者,可能发生脑疝,损害脑干,预后不良。

(2)体温:急性昏迷,于数小时内体温升高至39℃的患者,应考虑脑干出血,特别是脑桥和脑干出血。预后不良。

(3)呼吸异常:一般表示病情严重。过度呼吸可在代谢性酸中毒、严重缺氧或脑功能障碍时出现;低肺泡性换气可能为二氧化碳麻醉等脑病;一般认为呼吸异常能提示神经系统功能障碍的水平,见表7-2。

表7-2　呼吸异常与神经功能受损水平的关系

呼吸异常	神经功能受损水平
1.过度换气后无呼吸	两侧大脑半球
2.潮式呼吸	两侧大脑半球(脑干上部)
3.中枢性过度换气	中脑的被盖上部
4.机械样有规律的呼吸	中脑
5.延续性吸气(吸气期延长、继呼吸停止)	相当于三叉神经运动核水平的脑桥
6.丛集形呼吸	脑桥下部或延髓上部
7.呼吸徐缓	由于小脑幕上颅内压增高所致,病变部位不定
8.不规则呼吸	下部延髓
9.抽泣样呼吸	延髓呼吸中枢,见于濒死状态

注意:呼吸的气味,如酒精中毒、烂苹果味(糖尿病)、氨味(尿毒症)、肝臭(肝昏迷)、大蒜味(有机磷农药)等。

(4)皮肤:头皮如有伤痕,考虑脑外伤;如有耳鼻流血流液及耳后皮下淤斑,则表示有颅底骨折。

(5)淋巴结肿大:在疑有脑瘤的中年以上的患者应想到转移癌。

(6)颈动脉搏动及血管杂音:如一侧颈动脉搏动减弱或消失,并能听到血管杂音,可能为颈动脉闭塞。

(7)腹部:腹壁静脉怒张、腹水、肝脾肿大,应想到肝性脑病。

2.神经系统检查

神经系统检查检查重点是明确有无脑膜刺激征、颅内压增高症、脑的局灶性神经体征、大脑及脑干功能障碍的部位,从而了解有无颅内病变及病变的部位及性质。

(1)脑膜刺激征及脑的局灶性体征:对每一个昏迷的患者都必须检查有无脑膜刺激征及脑的局灶性体征,其临床意义为:①脑膜刺激征(+),脑局灶性体征(-):突发的剧烈头痛—蛛网膜下隙出血(脑动脉瘤、脑动静脉畸形、烟雾病);先有发热—脑膜炎、脑炎,也可见于神经梅毒;②脑膜刺激征(+)或(-),脑局灶性体征(+):与外伤有关见于脑挫裂伤、硬膜下血肿、硬膜外血肿;突然发病见于脑出血、脑栓塞及脑血栓形成;先有发热见于脑脓肿、脑脊髓炎、脑炎、血栓性静脉炎;缓慢发病见于脑肿瘤、慢性硬膜下血肿;③脑膜刺激征(-),脑局灶性体征(-):尿毒症、糖尿病、急性尿卟啉病可有尿的异常;低血糖、心肌梗死、肺梗死、大出血可伴有休克;酒精、麻醉剂、安眠药、一氧化碳中毒则有中毒史;肝性脑病可有黄疸;肺性脑病常伴青紫;重症感染、中暑、甲亢危象多伴有高热;酒精中毒、吗啡中毒、黏液性水肿昏迷体温常低于正常;脑震荡有外伤史;癫痫可有反复发作的病史。

(2)昏迷患者的瘫痪检查:①观察面颊:瘫痪侧面颊肌张力弛缓,常常随呼吸而起伏,呈吸烟斗动作;②疼痛刺激:压迫眶上切迹或捏掐肢体,观察患者肢体活动情况,往往瘫痪侧少动或不动;③观察两眼球共同偏视:如果大脑皮层额中回后部(8区)及其发出的神经纤维受到刺激时,则两眼和头颈转向健侧(肢体瘫痪侧),若是破坏性病灶,则两眼和头颈转向病灶侧(肢体健侧);脑桥水平凝视中枢(外展旁核)破坏时,两眼和头颈转向健侧(肢体瘫痪侧);④胸骨反射:针刺胸骨柄部,引起一侧或双侧上肢的屈曲反应,手移向胸骨部,当刺激加重,可波及下肢。一侧肢体反射消失或运动反射不良,提示该侧肢体瘫痪;⑤上肢坠落实验:将患者两上肢抬起,使与躯干成垂直位,突然放手,观察肢体坠落情况,瘫痪肢体迅速坠落而且沉重,无瘫痪肢体则向外侧倾倒,缓慢坠落;⑥下肢坠落实验:将患者一下肢膝部屈曲抬高,足跟着床,突然松手时,瘫痪侧肢体不能自动伸直,并向外侧倾倒;无瘫痪肢体则呈弹跳式伸直,并能保持足垂直位;⑦足外旋实验:先将患者的两下肢伸直放平,然后把双足扶直并拢,突然松开时,则瘫痪肢体的足立刻外旋倾倒,足外缘着床,无瘫痪的足,仍能维持足垂直位;⑧反射的改变:瘫痪肢体侧常伴有中枢性面瘫,腹壁、提睾反射减弱或消失,腱反射增强,病理反射阳性。

(3)眼底:视乳头水肿可见于颅内占位性病变,眼底片状出血见于蛛网膜下隙出血和大量脑出血。视网膜囊虫结节、结核结节等均有助于病因的诊断。

（4）眼球位置：眼球同向偏移转向一侧，提示同侧半球损害或对侧脑桥损害。间脑损害时为向下的同向偏斜。昏迷时非同向性偏斜提示脑干的结构性损害，除非此前既有斜视。

（5）判断脑干损害的部位：①瞳孔：观察昏迷患者的瞳孔改变，对于确定神经系统损害的部位及程度均有帮助。双侧瞳孔缩小见于脑桥出血及吗啡类、巴比妥类胆碱酯酶抑制剂（如有机磷）、水合氯醛中毒。双侧瞳孔散大见于病情垂危及颠茄类、乙醇、乙醚、氯仿、苯、氰化物、奎宁、一氧化碳、二氧化碳、肉毒等中毒，以及严重尿毒症、子痫、癫痫发作时。一侧瞳孔散大见于小脑幕切迹疝、强直性瞳孔及动眼神经麻痹。一侧瞳孔缩小见于脑疝早期及眼交感神经麻痹。瞳孔反应正常可能为大脑半球疾病或心因性障碍；②眼脑反射：将头被动的作水平性转动，正常时眼球偏向头转动方向的对侧，称为阳性；头后伸时，两眼球向下俯视；头前屈时，两眼球向上仰视，其反射中枢在丘脑底部。如脑干功能严重抑制，则两眼球固定居中，称为阴性。如昏迷伴有脑干损害时可出现眼球运动的异常反应，其临床意义如表7-3；③眼前庭反射：和眼脑反射相互有关，可互为印证。用微量（0.2～0.8 mL）冰水刺激一侧耳的鼓膜引起眼球震颤，正常人可见急跳性眼震约2～3 min，快相向对侧，慢相向刺激侧。昏迷时，其反应仅有眼球震颤的慢相，而快相减弱或消失。若此反射存在，提示脑桥、中脑的功能正常。如果反应异常，其临床意义同上；④睫状脊髓反射：给予颈部皮肤疼痛刺激时可引起瞳孔散大，此反射若存在，提示下脑干功能正常，并证实颈髓、上胸段脊髓及颈交感神经功能正常；⑤去皮质强直：即上肢（包括腕、指）屈曲内收，下肢伸直内旋；提示病变累及内囊或大脑脚首端，丘脑及其附近组织也常受累；⑥去大脑强直：四肢外展伸直及旋前，严重时可有角弓反张。提示中脑及脑桥上部有破坏性或压迫性病变，也可发生于代谢性脑病如低血糖、中毒或缺氧。

表 7-3 眼球运动的异常反应及其临床意义

异常反应	临床意义
无反射性水平性眼球运动	两侧脑干破坏性病变
一侧消失，另一侧存在	单侧脑干病变累及脑桥侧视中枢
一侧外展，另一侧不能内收	动眼神经麻痹或核间性眼肌麻痹
一侧内收，另一侧不能外展	外展神经麻痹

（6）神经血管检查法：由于脑血管疾病引起意识障碍时，根据头颈部的血管视、触、听诊可得知血管病变的部位及程度，如表7-4。

表 7-4 神经血管检查法

检查法	动脉	表现	病变
视诊	颞浅动脉	肿胀、蛇形	颞动脉炎
触诊	颞浅动脉	肿胀、压痛	颞动脉炎颞浅动脉
	枕动脉	搏动增强	同侧颈内动脉狭窄或闭塞
	颈动脉	搏动减弱或消失	颈总或颈内动脉狭窄或闭塞
		颈动脉窦过敏症	主动脉弓综合征
	颈内动脉（口腔内触诊）	搏动减弱或消失	颈内动脉狭窄或消失
	桡动脉	搏动减弱或延迟	锁骨下动脉盗血综合征
		脉搏消失	主动脉炎综合征
听诊	颈动脉	杂音	颈动脉狭窄
	眼窝部	杂音	颈动脉海绵静脉窦瘘
	颈部	杂音	脑动静脉畸形

（三）辅助检查

根据病情的需要，可选择以下检查：

1.血液

血常规、血糖、血尿素氮、二氧化碳结合力、电解质、酮体、血氨等。

2.尿

尿常规、尿糖、酮体等。

3.脑脊液

常规、生化、病原体等。

4.X线检查

头颅 X 线平片、脑血管造影、脑室造影等。

5.其他

超声波、脑扫描、脑电图、CT、MRI 等。

五、病情监测

昏迷是患者处于病情严重状态的表现,必须进行反复的检查与监测,其目的在于明确病因及监测病情的进展情况,以便采取相应措施,挽救患者生命,同时还可以预测其结局。

（一）临床监测

应用脑干反射可以帮助判断脑各级结构损害的水平,这个损害是指生理损害,并非一定是指组织学损害。脑干反射由 8 个生理及两个病理反射组成。

生理反射为：①睫状脊髓反射：一侧锁骨上皮肤的痛觉刺激致同侧瞳孔扩大；②额眼轮匝肌反射：叩击眉弓或颧弓同侧眼轮匝肌明显收缩,对侧轻度收缩；③垂直性眼前庭反射：双眼垂直性同向交替运动与头部伸直的运动相反；④瞳孔对光反射：光刺激可使瞳孔缩小；⑤角膜反射：刺激角膜时眼睑闭合；⑥咀嚼肌反射：叩击下颌时咀嚼肌收缩；⑦水平性眼前庭反射：双眼同向水平运动与头部转动的方向相反；⑧眼心反射：压迫眼球致心率减慢。

两个病理反射为：掌颏反射和角膜下颌反射。掌颏反射为划大鱼际处同侧颏肌收缩；角膜下颌反射为直接刺激角膜致下颌跟随运动。

损害平面的判定：皮质及皮质下平面时角膜下颌反射外,脑干的其余 9 个反射均可出现；间脑平面时睫状脊髓反射、掌颏反射及角膜下颌反射消失,其他 7 个反射存在；间脑-中脑平面睫状脊髓反射、额眼轮匝肌反射、眼前庭（垂直性）反射、掌颏反射消失,其余 6 个反射存在；中脑平面时,角膜、嚼肌、眼前庭（水平性）、眼心、掌颏反射存在,其他消失；脑桥上端损害仅出现眼前庭（水平性）、眼心反射,其他反射消失；脑桥下端损害时仅出现眼心反射,其他反射消失。

（二）脑电图监测

脑电图检查对于有无意识障碍、确定部分昏迷原因、判断神经损害部位及提示病情预后均有帮助。

1.慢波型昏迷

慢波型昏迷患者的慢波周期长短与昏迷深浅呈一定的平行关系,即昏迷越深,慢波周期越长,睡眠加深时波幅下降,最后发展为平坦波形。脑血管病时表现为广泛性的 θ、δ 活动,病灶侧明显,第 3～10 天可因脑水肿而再度恶化；颅脑损伤时呈广泛性 δ 和 θ 波,亦可有局限性改变；颅内炎症时为广泛性多形性慢波为主,可伴有多灶性改变,夹杂快波棘波、尖波放电。代谢性疾病肝昏迷时可出现三相波,其他如糖尿病性、低血糖性、尿毒症性昏迷亦呈广泛性慢波,临床症状改善脑电图亦随之改善；脑肿瘤时在慢波背景脑电图上有局限性异常；中毒时酒精中毒、一氧化碳中毒和乙醚麻醉时多呈广泛慢波。巴比妥类药物中毒较轻时呈高波幅快波。随着药物增加出现睡眠脑电图,最后进入丘波期；运动不能性缄默时表现为广泛性 δ 波和 θ 波。

2.α-昏迷

临床上表现昏迷,脑电图以 α 波为主,其与正常脑电图的不同之处为：①以额或中央区突出；②其指数较高,对听、闪光刺激不起反应。多为脑干损害或者心跳、呼吸停止后 1～17 天内的弥漫性缺氧性脑病或颅脑损伤的病例。

3.β波形昏迷

β波形昏迷多由低位脑干的外伤及脑血管病所致。

4.纺锤波形昏迷

纺锤波形昏迷主要由低位脑干网状结构损害所致,功能性可逆性损害更为多见。

5.具有发作波形的持续性昏迷

该状态下亚急性海绵状脑病脑电图呈周期性同步性尖波或棘波;亚急性硬化性全脑炎时 4~20 秒钟发放 1 次尖波或慢波,呈成群出现;肝昏迷亦可见发作性三相波。

6.平坦波形的昏迷

平坦波形的昏迷见于濒死性深昏迷、急性重症脑损伤以及皮层状态、脑死亡,脑电图呈等电位图形。

(三)短潜伏期体感诱发电位监测

双侧 N20-P25 复合波消失者预后不良,N13-N20 波间潜伏期延长者预后不良;其他参考因素:①脑干听觉诱发电位保存者优于缺失者;②外伤性、颅内出血者等优于急性缺氧性脑病;③青年优于老年。体感诱发电位监测最好在 48 h 以后,定期进行意义更大。

(四)脑干听觉诱发电位监测

人的脑干听觉诱发电位(BAEP)较少受代谢性药物和巴比妥类及多种安眠镇静性药物的影响。所以对昏迷的原因(药物中毒或脑干器质性病损)有一定的鉴别作用。但应详细了解除外中耳炎等耳科疾患,BAEP 正常者多存活,异常者有存活可能,消失者多死亡。

如果将脑电图、诱发电位结合起来判断更好。

(五)对生命体征的监测

1.体温

高热提示严重感染、中暑、脑桥出血、视丘下部损害、阿托品中毒等。过低体温者则需考虑休克、黏液水肿、低血糖、镇静剂中毒、冻伤等。体温持续过高及过低都是体温中枢受损的表现。

2.脉搏

脉搏过慢可为颅内高压引起,40 次/分以下需考虑房室传导阻滞或心肌梗死。枕大孔疝时可见脉搏加快。

3.呼吸

脑部不同平面损害可产生不同类型的呼吸节律失常。详见鉴别诊断。颅内压增高时呼吸可减慢,发生钩回疝时可见到一系列从神经轴首端向尾端的呼吸变化。

4.血压

高血压可见于脑出血、高血压脑病及颅内压增高等。低血压可见于休克、心肌梗死、安眠药中毒等。

(六)血液生化学的监测

1.血电解质的监测

(1)血钾:增高见于肾功能不全、肾上腺皮质功能不全、摄入过多、溶血或组织损伤等;降低见于摄入不足、呕吐、应用大量利尿剂或肾上腺皮质激素、醛固酮增多症、慢性消耗及代谢性碱中毒等。

(2)血清钠:增高见于肾上腺皮质功能亢进、垂体前叶肿瘤、原发性醛固酮增多症,脑外伤或脑血管病。降低较多见于严重呕吐、尿毒症、或糖尿病酸中毒、慢性肾上腺皮质功能不全、大量应用有机汞、氯噻嗪类或速尿、乙酰唑胺等利尿剂、大面积烧伤,大叶性肺炎、大量放腹水、长时间大量应用甘露醇等。尤应注意血钠过低时快速补钠可引起脑桥中央髓鞘溶解症。

(3)血清钙、镁:参与肌肉收缩、降低神经肌肉兴奋性,使神经冲动传导正常。钙、镁具有协同性都参加酶的活动,两者降低时均可发生抽搐,应及时测定分别处理。

2.血清酶学监测

血清肌酸磷酸酶(CPK)及其同工酶,乳酸脱氢酶及其同工酶在急性心肌梗死、骨骼肌损伤、恶性肿瘤、脑血管病、肝肾功能损害者均升高。

3.血糖监测

脑的功能与血糖水平关系密切,糖是脑功能活动的唯一能量来源;必须保证糖的供应,血糖升高也是中枢损害的表现之一。

(七)血液气体分析和酸碱度测定

(1)动脉血氧分压($PaCO_2$)降至 8 kPa(60 mmHg)时,说明呼吸衰竭,该指标是缺氧较轻时的最敏感指标。

(2)动脉血二氧化碳分压($PaCO_2$)大于 6.7 kPa(50 mmHg),提示明显通气不足。

(3)动脉血氧含量(CaO_2)正常值约为 20%,主要了解组织氧供情况。

(4)动脉血氧饱和度(SaO_2)正常值约为 97%,也是缺氧指标。

(5)pH 正常为 7.35~7.45,反映血液的酸碱度。

(6)血浆 CO_2 含量是机体酸碱平衡的定性指标。

(7)碱剩余(BE):是在 38 ℃、二氧化碳分压 5.3 kPa、血氧饱和度 100% 条件下,血液滴定至 pH=7.4 所需要的酸或碱量。它是人体代谢性酸碱不平衡的定量指标。需要的酸量为正值,提示代谢性碱中毒,需要的碱量为负值,提示代谢性酸中毒,参考值在 ±2 mmol/L 范围内。

(8)缓冲碱(BB):是反映代谢性酸碱平衡的可靠指标。

通过对昏迷患者的监测,可以了解病情的发展方向与最终预后,如昏迷量表评分增加,脑电图的好转,诱发电位的波形复出,潜伏期缩短均是病情缓解的指标;而评分的减少,脑电图变慢,波幅减低,诱发电位波形消失,潜伏期延长均是病情恶化的表现,应及时检查原因,采取相应措施。

六、治疗原则、方法、措施

昏迷患者的治疗重点是针对病因治疗,此处不一一详述,仅对其对症治疗及并发症的处理作一讨论。

(一)非病因学治疗

昏迷患者的非病因学对症治疗,原则上讲应该是综合性治疗。主要着眼于昏迷患者的脑及全身的病理及病理生理损害与功能障碍的救治。治疗目的是挽救生命、保护脑组织、维护机体功能,渡过危重阶段,争取及早恢复。

1.呼吸功能的维护及治疗

任何原因所致的昏迷均可导致呼吸功能衰竭。由于深昏迷的患者咽喉部肌肉松弛麻痹、反射活动消失、舌后坠等原因使上呼吸道梗阻;加之呼吸道分泌物不能主动排出,阻塞呼吸道进而导致周围型呼吸衰竭,这是昏迷患者呼吸障碍的最常见的原因。此时患者常表现为呼吸急促、频数、表浅或呼吸不规则,同时有心率增快,多汗,口唇青紫,重者可见面部发绀。如病变累及脑干呼吸中枢则可见中枢性呼吸衰竭,呼吸状态进一步恶化。可见如潮式呼吸、双吸气、叹息样呼吸及呼吸暂停等表现。临床上对昏迷患者的呼吸障碍多以中枢性呼吸衰竭来解释,处理上大多应用呼吸兴奋剂,而忽略对周围性呼吸衰竭的注意,以致延误有效的抢救及处理,这一点应引起临床医师的足够重视。有效的处理是及时通畅气道,气管切开是临床上常用的方法,可有效吸出痰液,减少呼吸道死腔,保证气体交换功能。因此对昏迷患者密切观察呼吸变化,掌握时机,及时果断的气管切开,可避免因长时间缺氧造成脑损害,应及时给予机械呼吸支持,以维持二氧化碳分压在 4.0~4.7 kPa(30~35 mmHg),氧分压在 10.7~13.3 kPa(80~100 mmHg)之间为宜。

2.水肿的防治

无论是原发性脑损害或继发于全身疾病的昏迷患者,脑水肿和颅内高压均很常见,必须予以积极适当的防治。从病理生理学角度,脑水肿一般可分为血管源性、细胞毒性及间质性脑水肿三种,昏迷患者多为混合性,是各种类型脑水肿的综合表现。在治疗上,临床上常用高渗脱水剂、利尿剂。近年来,静脉应用清蛋白以其效果肯定,不良反应小而被广泛应用,但其价格较昂贵。为维护脑组织,增强其对各种损害的承受能力,在昏迷急性期应以降低脑代谢率,降低脑内的氧消耗为主要治疗原则。如:①低温治疗:一般情况下,为避免严重并发症的发生多采用轻度低温,一般可使体温维持在 35.5~36.5 ℃。在全身低温的基础上并用头部降温,但应避免颈部大血管处放置冰袋,因有可能诱发颅外血栓;②巴比妥类药物的应用:目前对巴比妥类用于重症脑损害的临床价值尚无确切定论。一般认为巴比妥类药物可降低脑代谢,降低脑消耗,减少脑血流及抑制乙酰胆碱的形成与释放,从而提高脑组织对缺血缺氧的耐受性。临床常用苯巴比妥、戊基巴比妥及异戊巴比妥等药物,尤其在患者有高热、躁动、抽搐、多汗等脑代谢增强的表现时,则更有使用价值。该类药物在临床的应用价值尚有争议,有待进一步观察。

3.缺血缺氧性脑损害

(1)脑内低灌注:昏迷患者当存在心功能障碍及全身衰竭,尤其是合并脑水肿及颅内高压时,脑灌注压明显下降,脑功能抑制,重者可出现脑电波电压低平。为维持正常的脑灌注可采用改善心功能,血液稀释疗法以及抗血小板聚集药物等,可改善脑的低灌注状态,有利于脑功能的恢复。

(2)纠正脑内酸中毒,维持正常中枢神经系统内的酸碱平衡:脑内缺血缺氧性损害时,由于葡萄糖无氧酵解产生过多的乳酸堆积,导致脑内乳酸酸中毒,这是昏迷患者脑损害的重要原因。

(3)缺血缺氧性脑病的治疗:还可应用人工过度换气,即机械换气。机械性过度换气虽可人工造成呼吸性碱中毒,但不会导致颅内高压及惊厥发作,可有效对抗脑内乳酸酸中毒。一般可使动脉血 $PaCO_2$ 明显下降。

4.昏迷患者的脑保护

(1)钙拮抗剂的应用:昏迷时脑部代谢功能障碍,常使细胞内钙离子增多,可激活磷脂酶使细胞膜和线粒体膜破坏,导致 ATP 产生减少及脑细胞的损害。钙拮抗剂可阻止钙离子的内流,维护脑功能,防止脑损害。

(2)自由基清除剂:如甘露醇、皮质激素及维生素 E 等作为自由基清除剂广泛用于临床,应结合患者实际情况应用。

(3)脑细胞活化剂的应用:昏迷及重症脑损害急性期时不主张应用,因其可能促进脑代谢,增高脑对供血供氧的需求,可能加重脑损害,故以恢复期应用为宜。

(4)兴奋性氨基酸拮抗剂的应用:近年来认为兴奋性氨基酸可引起脑细胞的损害,实验发现缺血后 30 min 脑组织内谷氨酸及门冬氨酸大量增加,应用拮抗剂可防止或减轻这种脑损害。

(二)常见并发症及其处理

昏迷的处理首先是针对病因进行治疗,除积极的病因治疗外,预防和处理并发症也是抢救成功的关键。昏迷的常见并发症的处理如下:

1.电解质紊乱及酸碱失衡

昏迷患者不能通过饥饿感和口渴感来调节食物和液体的摄入,并常有呕吐、多汗、抽搐、气管切开、被动补液等治疗,因此昏迷后常引起水、电解质紊乱及酸碱失衡。如昏迷伴呼吸衰竭时,常引起呼吸性酸中毒;伴循环衰竭时,常引起代谢性酸中毒;缺氧和酸中毒导致钾从细胞内向细胞外转移,引起高血钾症;另外利尿剂和皮质激素的使用可造成排钾过多,导致低钾血症等。更为突出的是某些颅内病变可直接累及影响水盐调节、神经内分泌调节的重要结构,导致特殊形式的电解质紊乱如脑性失盐或储盐综合征、脑性水中毒或脑性尿崩症等,应根据不同情况给予纠正。

昏迷初期,通常用静脉补液法预防、纠正水电解质失衡。每日可静滴液体 1 500~2 000 mL;如有高热、多汗、呕吐、过度换气等额外损失,可酌情增加 500~1 000 mL。一般给 10%葡萄糖 1 000~1 500 mL,生理盐水 500 mL,有尿后每日酌情补钾 1~2 g,使用脱水疗法时,因大量利尿及排钾,每日应多补钾 2~3 g。有颅内压升高时,原则上每日输液量不宜超过 2 000 mL,且不宜输入 5%葡萄糖等低渗或等渗液体,应采用 10%或 25%葡萄糖。

昏迷 3 天以上的患者,如生命体征稳定,无严重肝肾功能障碍者可给予鼻饲饮食,提供含有水、电解质和营养的流质饮食,特别适用于颅内压升高者。鼻饲饮食的内容和数量应根据患者的消化能力及其所需热量来确定,通常给予混合奶 2 500～3 000 mL,含热量 10.5～16.7 kJ。对外伤、感染、抽搐、高热者,其机体分解代谢增强,更应多补充些营养成分。但肝昏迷、尿毒症昏迷、胃肠出血者须从静脉内补充特别营养以防血氨和尿素氮升高。

定期复查血钾、钠、氯、钙、尿素氮、血气分析、血浆渗透压、血糖等,准确记录液体出入量,如有异常应及时纠正。

2.并发感染

昏迷患者易并发感染,一旦感染发生应及早行积极有效的治疗,否则引起多脏器的功能损害,可进一步威胁生命。即使患者无明显的感染体征,也应给予适当抗生素予以预防。

昏迷患者最常见的感染是肺内感染。因昏迷患者的咳嗽反射减弱或消失,舌根后坠使上呼吸道不畅,同时吸痰管,吸氧管可使感染物吸入肺内。气管插管、气管切开、呼吸机的使用均增加肺部感染的机会;如合并抽搐,应用镇静药可使肺内分泌物增加,为细菌感染创造机会。长期使用抗生素,特别是广谱抗生素及激素均可导致正常菌群的失调,可进一步增加肺内感染机会。

对昏迷患者应通畅呼吸道,可取侧卧位,头部转向一侧,以减轻舌后坠,利于呕吐物的排出,从而减少误吸机会。及时吸取呼吸道的分泌物,如痰液黏稠不易吸出时,可给予雾化吸入剂(透明质酸酶 1 000～1 500 U等),必要时及早做气管切开。自主呼吸停止时须给予人工辅助呼吸。呼吸中枢抑制时可给予呼吸中枢兴奋剂如尼可刹米、洛贝林等。每 2 h 变换一次体位,可减少肺部感染及褥疮的发生。应选用对革兰阳性菌有效的抗生素,如青霉素、头孢一代、头孢二代等,合并厌氧菌感染时可加用甲硝唑或替硝唑。

昏迷时可因尿潴留、神经性膀胱、应用导尿管及皮质激素等易并发尿路感染。可行中段尿培养及药敏结果选用抗生素,留置导尿管要定期冲洗及更换。

3.消化道出血及呃逆

高血压性脑出血、严重脑外伤、下丘脑附近占位性病变或应用大剂量皮质激素时,视丘下部及下行至延髓的自主神经中枢受刺激,交感神经兴奋,儿茶酚胺增多,以致胃血管痉挛,胃黏膜缺血糜烂,溃疡而出血。病变累及脑干呼吸中枢、迷走神经核及延髓时可引起中枢性呃逆;胃肠道及膈肌受刺激时可引起反射性呃逆;电解质、酸碱失衡,特别是低钠、低钙、二氧化碳结合力降低、膈肌出现抽搐也可引起呃逆。连续性呃逆可影响患者呼吸,加重患者体力消耗,严重时可引起胃出血。

应激性溃疡的治疗可见其他章节,呃逆的治疗如下:

(1)治疗病因:如颅内疾病,胃肠、膈肌疾病、水电解质失衡等。

(2)压迫眶上神经,按压眼球;针刺天突、内关、中脘穴。

(3)哌甲酯 10～20 mg 肌注或静注,常于 5～10 min 中止呃逆,但是癫痫及高血压者慎用。也可应用氯丙嗪 12.5 mg 静注,东莨菪碱 0.3～0.6 mg 每 6～12 h 肌注一次等。

4.躁动不安与抽搐

脑水肿、颅内占位性病变所致颅内压增高、呼吸道梗阻、尿潴留导致膀胱过度充盈、大便干结排便困难,出现强烈的排便反射、卧位不适以及冷热、疼痛、瘙痒等刺激均可引起患者的躁动不安。除迅速找出原因予以对症或对因处理外,对患者不要强加约束,否则会在不断挣扎中消耗体力,加快衰竭。诊断不明时可先于镇静剂如安定、苯巴比妥。如有抽搐,首选安定 10～20 mg 静注(其速度不宜超过 2 mg/min)或 100～200 mg 加入 500 mL 液体中于 12 h 内静滴。也可用苯巴比妥 100～200 mg 缓慢静注,或用 10% 水合氯醛 10～20 mL 保留灌肠。

昏迷患者经对症处理及防治并发症的处理可有效支持患者渡过昏迷急性期,同时迅速判断病因,予以对因治疗,患者才有可能转危为安。

(芦　敏)

第八章 猝 死

猝死是指自然发生、出乎意料的突然死亡。世界卫生组织规定：发病后 6 h 内死亡者为猝死，多数学者主张将猝死时间限定在发病 1 h 内。猝死的特点为死亡急骤，出人意料，自然死亡或非暴力死亡，根据美国的统计资料，猝死是仅仅排在肿瘤死亡（占 23%）之后的第二大死亡原因。Framingham 研究在长达 26 年的观察中发现，总死亡人群中 13% 是猝死，而猝死中有 75% 患者为心脏性猝死（SCD）。SCD 是严重威胁人类生存的疾病之一，约占所有心脏疾病死亡数量的一半。美国 SCD 的发生率在 30 万～40 万/年。我国一项心脏性猝死的流行病学调查显示，SCD 的发生率为 41.84/10 万。

一、SCD 的病因和危险因素

各种心脏病均可导致猝死，非冠状动脉粥样硬化引起的冠状动脉异常少见，包括先天性冠状动脉畸形、冠状动脉栓塞、冠状动脉硬化、冠状动脉机械损伤或梗阻等，但这种冠状动脉异常具有较高的心脏性猝死的危险。SCD 常见的危险因素包括吸烟、缺乏锻炼、肥胖、高龄、高血压、高胆固醇血症、糖尿病等。

（一）冠心病和缺血性心脏病

病理解剖发现，多数 SCD 患者都有冠状动脉粥样硬化斑块形态学的急性病变（血栓或斑块破裂），所有 SCD 患者中约一半的患者有心肌瘢痕或活动性冠状动脉病变。在西方国家冠心病可能占猝死原因的 80%，20%～25% 的冠心病以猝死为首发表现。我国冠心病发病率低于美国和一些欧洲国家，但人口总基数大，所以绝对发患者数也很多。

SCD 患者常见的病理改变为广泛的多支冠状动脉粥样硬化，冠状动脉性闭塞导致心脏大面积严重急性缺血可引起 SCD。单支血管病变的冠状动脉内急性血栓形成以及冠状动脉痉挛也可引起 SCD 发生。冠状动脉痉挛可引起严重的心律失常及猝死，冠状动脉痉挛可发生于动脉粥样硬化或正常冠状动脉。冠心病患者伴有左心室功能不全及频繁发生的窦性心律失常是 SCD 的高危人群，左室射血分数明显下降对于慢性缺血性心脏病患者是一个最强的预测因子，尤其是心肌梗死后心功能不全和多形性室性期前收缩是最有力的猝死预测因子。在心肌梗死急性期，即使是之前心功能正常的患者，由于严重心肌缺血导致的心肌代谢及电学异常而触发心室颤动，可导致 SCD。慢性的梗死瘢痕是室性快速性心律失常发生折返的基础。其次为缓慢心律失常或心跳停搏（占 10%～30%）。其他少见的如电—机械分离、心脏破裂、心脏压塞、血流的急性机械性阻塞和大血管的急性破裂或穿孔等。

（二）心肌病和心力衰竭

心力衰竭的现代治疗使患者的长期预后得到改善，可是部分血流动力学稳定的心力衰竭患者猝死发生率在增加。研究显示，40% 左右的心力衰竭患者死亡是突然发生的，猝死发生的危险性随着左心功能恶化而增加。对于心肌病患者，心功能较好者（Ⅰ级或Ⅱ级）总死亡率较心功能差者（Ⅲ级或Ⅳ级）低，而猝死的发生在心功能较好者发生率更高，特别是中度心功能不全的患者。室射血分数等于或少于 30% 是一个独立的心脏性猝死预测因子。对于左室射血分数<30% 且发生过 SCD 的患者，即使电生理检查未能诱发出室性心律失常，随访 3 年也有 30% 患者死于再次 SCD。

（三）心律失常

典型的 SCD 与恶性心律失常有关。心电图监测技术证实 SCD 基本机制包括电机械分离、心脏停搏、心脏阻滞、室性心动过速（室速）和心室颤动（室颤）等，医院外 SCD 多数是由心室颤动引起的。由于心脏停搏和高度房室阻滞也可导致室速和室颤，因此室性心动过速和心室颤动是最常记录到的心律失常。

80％以上的患者先出现室性心动过速,持续恶化发生室颤。由于室颤自行转复非常少见,所以决定 SCD 患者生存的最重要因素是从心室颤动发生到除颤治疗和紧急药物干预的时间。医院外心脏停搏的总死亡率很高,大约 95％的患者在到达医院或接受紧急救助之前死亡,主要由于不能得到及时有效的除颤治疗,如果从第一时间内启动干预措施,存活率可高达 90％。多数心律失常是伴随器质性心脏病而出现的,但也有少数没有器质性心脏病史而发生猝死的病例。

(四)遗传因素

一些遗传性疾病,如先天性 QT 综合征,肥厚型梗阻性心脏病。Brugada 综合征以及家族性婴儿和青年人猝死等都与 SCD 相关。原发性长 QT 综合征可导致不明原因晕厥和心脏骤停,患者表现为无症状或有症状的、潜在的致命的心律失常事件。60％的长 QT 综合征患者表现为长 QT 综合征家族史或心脏猝死。由于遗传因素,家庭其他成员同样其有危险性。心脏猝死是肥厚型心肌病患者死亡的最普遍的原因,大约 10％的肥厚型心肌病患者被认为具有心脏猝死的危险性。肥厚型心肌病是 35 岁以下运动员心脏猝死的最主要原因,大于 50％的高危患者十年内将发生心脏猝死。

二、SCD 的临床表现

SCD 的临床经过可分为四个阶段:前驱期;终末事件期、心脏骤停、生物学死亡。

(一)前驱期

在猝死前数天至数月,有些患者可出现胸痛、气短、疲乏、心悸等非特异性症状。但亦可无前驱表现,瞬即发生心脏骤停。

(二)终末事件期

终末事件期是指心血管状态出现急剧变化到心脏骤停发生前的一段时间,自瞬间至持续 1 h 不等。心脏性猝死所定义的 1 h,实质上是指终末事件期的时间在 1 h 内。由于猝死原因不同,终末事件期的临床表现也各异。典型的表现包括严重胸痛、急性呼吸困难、突发心悸或眩晕等。若心脏骤停瞬间发生,事先无预兆,则绝大部分是心源性。在猝死前数小时或数分钟内常有心电活动的改变,其中以心率加快及室性异位搏动增加最为常见。因室颤猝死的患者,常先有室性心动过速。另有少部分患者以循环衰竭发病。

(三)心脏骤停

心脏骤停后脑血流最急剧减少,可导致意识突然丧失,伴有局部或全身性抽搐。心脏骤停刚发生时脑中尚存少量含氧的血液,可短暂刺激呼吸中枢,出现呼吸断续,叹息样或短促痉挛性呼吸,随后呼吸停止。皮肤苍白或发绀,瞳孔散大,由于尿道括约肌和肛门括约肌松弛,可出现大小便失禁。

(四)生物学死亡

从心脏骤停至发生生物学死亡时间的长短取决于原发病的性质,以及心脏骤停至复苏开始的时间。心脏骤停发生后,大部分患者将在 4～6 min 内开始发生不可逆脑损害,随后经数分钟过渡到生物学死亡。心脏骤停发生后立即实施心肺脑复苏和尽早除颤,是避免发生生物学死亡的关键。心脏复苏成功后死亡的最常见的原因是中枢神经系统的损伤,其他常见原因有继发感染、低心排血量及心律失常复发等。

三、SCD 的危险分层及无创性评价

对 SCD 进行危险分层,识别高危患者并对其进行干预措施能够预测和阻止心脏骤停患者发生 SCD。SCD 与下列因素有关:①左心室射血分数(LVEF):LVEF 是缺血性心脏病 SCD 的最主要的独立危险因素。LVEF 低于 30％的患者 3 年内发生 SCD 的风险为 30％;②年龄:Framingham 研究显示,45～54 岁之间,死亡的男性冠心病患者中 SCD 的比例为 62％,而在 55～54 岁与 65～74 岁之间,这一比例分别下降至 58％与 42％,可见冠心病患者 SCD 的发生率与年龄呈负相关;③左室肥厚:左室肥厚是导致 SCD 的主要原因,其危险性与冠心病和心衰的危险性相当。在 Framingham 研究中左室重量每增加 50 g/m²,SCD 的危险比增加 1.45。

心内电生理检查具有较高的诊断价值,而无创性技术因其安全、方便,可结合临床病史和病因综合分

析做出综合判断,仍具有一定的筛查价值。

(一)静息 12 导联心电图(ECG)

静息 ECG 是诊断室性心律失常最简单、最实用、最可靠的方法,2006 年 ACC/AHA/ESC 室性心律失常的诊疗和心源性猝死的预防指南(简称指南)指出,进行室性心律失常评价的患者均应接受静息 12 导联心电图检查。常规静息 12 导联 ECG 能提供室性期前收缩、QRS 时限、QT 离散度、ST 段和 T 波异常等多种诊断信息。

1.室性期前收缩

80%～90% 的急性期心肌梗死患者可记录到室性期前收缩,与残余缺血、冠脉狭窄程度、左室受累程度以及距心肌梗死时间有关,室性期前收缩可能会通过触发或折返机制诱发室颤而导致 SCD。Sajadieh 等也发现 55 岁以上正常人,多次发生的单个室性期前收缩,也是发生复杂室性期前收缩以及各种原因死亡及急性心肌梗死的预测因素。Engel 等对 45 402 例退伍军人观察 12 年证实,有室性期前收缩者因心血管死亡率为 20%,无室性期前收缩者为 8%,频发、多形室性期前收缩并非是死亡的影响因素,但与心率有密切相关,心率增快者死亡明显增多。这些资料表明,对通常认为是无害的功能性室性期前收缩应重新认识,尤其是高龄患者,心给予积极而稳妥的诊疗措施。

2.QRS 时限

QRS 时限延长可能继发于束支阻滞、异常传导(WPW 综合征或起搏心律)、左室肥厚以及其他传导系统疾病。Dasai 报道,在一般患者中,QRS 时限是强的心血管病死亡独立预测因素,QRS 时限每增加 10 ms,心血管疾病死亡率增加 18%。Greco 等观察 ST 段抬高的心肌梗死患者发现,QRS 时限对于 ST 抬高型心肌梗死是强烈的预测因子。42% 猝死者有明显的 QRS 时限延长。因此指南建议既往心肌梗死病史、左室射血分数小于等于 30% 以及 QRS 时限大于120 ms者应置入 ICD。

3.QT 间期及离散度

Straus 等发现,55～68 岁 SCD 者猝死与 QT 间期程度相关,男性＞450 ms,女性＞470 ms 是独立的预测 SCD 指标,超过三分之二的猝死者有明显的 QT 间期延长。校正后的 QT＞500 ms 常导致严重致死性的室性心律失常。部分 QT 延长患者应用 β 受体阻滞剂有效,可能是复极离散及室性期前收缩期后除极减轻的结果。短 QT 综合征患者心房、心室有效不应期缩短,其 QT 间期不受心率影响,现在认为与基因和离子通道有关,患者易发生室性心律失常,常伴心房颤动家族史,此类患者应置入 ICD,同时辅以奎尼丁治疗。

QT 离散度是测定 8 个 QRS 波群的 QT 间期,最长 QT 和最短 QT 的差值,即 QTD。心脏复极时存在放射性离散及空间性离散,离散增加可诱发致命性心律失常。一般认为 QTD 基础值 40～60 ms,100 ms 以上或超过基础值 1 倍则是危险信号。QT 离散度判断 SCD 危险分层尚存在争议,一些存在高危因素的患者 QTD 明显增大,原因可能与心率快慢,T 波形态异常或是 QT 延长所致。

(二)运动试验

运动试验广泛应用于室性心律失常患者的临床评价,包括:临床表现如年龄、性别、心肌缺血导致的症状等方面高度疑诊冠心病;同时合并室性心动过速的成年患者;已知或者疑诊由运动所诱发者,如儿茶酚胺依赖型室性心动过速以及已经确定室性心律失常系由运动诱发,通过运动试验(药物或者消融)对治疗效果进行评价。但是对于中老年、没有冠心病证据的特发性室性期前收缩患者或年龄、性别、症状判断冠心病可能性低的室性心律失常患者不推荐运动试验,有运动试验禁忌证的患者不能应用。冠心病或心肌病患者,运动中或运动后频发室性期前收缩与高危严重心血管事件发生相关,但对 SCD 无特异性。运动诱发的室性期前收缩可见于正常人,除非与心肌缺血或持续室性心动过速相关,否则无须治疗,除 β 受体阻滞剂外,没有其他抗心律失常药物可以减少运动诱发室性期前收缩患者猝死发生率的证据。同静息时存在室性期前收缩患者相比,运动诱发室性期前收缩患者 12 个月死亡率增加 3 倍,诱发单个室性期前收缩或室性心动过速的患者生存率低于诱发单个室性期前收缩的患者,因此,运动试验可对这些患者预后进行评估。

（三）动态心电图

有助于确定心律失常的诊断,发现 QT 间期变化,T 波交替或 ST 改变,并可评价风险和判断治疗疗效。无者的症状(如晕厥)是否与一过性室性心律失常的发作相关,均应进行长时间事件记录。但是有些严重心律失常发作频率低,现有的体外心电装置不易捕捉心律失常件,一些无症状性心律失常也不易评价,近年来出现的主要用于晕厥诊断的置入式环路记录仪(ILR)在此领域有独特优势。2006 年 ACC/AHA/ESC关于应用动态心电图监测指南及 ESC 关于晕厥患者处理指南中指出:如果怀疑与心律失常相关的一些症状(如晕厥)发作不频繁,应用常规检测手段难以建立症状－心律之间的联系时,置入 ILR 具有一定诊断价值。与心律失常相关的晕厥可表现为:晕厥突然出现,且几乎不伴有前驱症状;伴有短暂的意识丧失,在症状发生数秒或数分钟后,意识可完全恢复正常。为保证诊断的阳性率,最好在过去 1 年中有 2 次以上的晕厥发生。

（四）心脏自主神经功能检查

主要包括 T 波交替(T-wave alternans)、信号平均心电网(SAECG)、心室晚电位、心率变异(HRV)等。

（五）左心室功能和影像

包括超声心动图、核素心肌灌注显像检查(SPECT)以及 MRI 和多排 CT 等。对于所有可疑器质性心脏病的室性心律失常患者或者具有高室性心律失常风险的器质性心脏病患者均应进行超声心动图检查。无论对于男性或女性患者,心力衰竭均显著增加猝死和全因死亡率,心力衰竭患者 SCD 发生率是普通人群的 6~9 倍。减低的左室射血分数是全因死亡率和 SCD 独立的、最强的危险因子,心肌梗死后左室功能不全的患者与心衰人群的相似。超声心动图和心电图证实左室肥厚都具有独立的预测价值,两项检查同时提示左室肥厚时危险性较其中单项异常者更大。SPECT 主要适用于疑诊冠心病的室性心律失常患者,常规心电图不能确定心肌缺血与室性心律失常的关系时,尤其是无法进行普通运动试验时,配合药物应激试验可以增加对运动受限或运动相关性高室性心律失常和猝死风险患者的诊断。在心脏超声不能准确评估左室、右室的结构或功能改变情况下,使用 MRI 和多排 CT 不但能够测定心脏结构和心室功能,而且还能提供是否存在室壁结构异常或者冠脉解剖的信息。

四、SCD 的预防

已经证实,医院外 SCD 者多数是由心室颤动引起的,大部分患者先出现室性心动过速,持续恶化发生室颤。因为室颤自行转复非常少见,因此,决定室颤患者生存最重要的因素是从室颤发生至得到除颤治疗和紧急药物干预的时间。医院外心脏停搏的总死亡率很高,大约 95% 的患者在到达医院或接受紧急救助之前死亡,主要由于不能得到及时有效的除颤治疗,如果从第一时间内启动干预措施,存活率可高达 90%。除了积极治疗冠心病等基础心脏病以外,近十几年来临床试验的结果充分证明埋藏式心律转复除颤器(ICD)治疗是预防 SCD 最有效的方法。ICD 能在十几秒内自动识别室颤和电击除颤,成功率几乎 100%。

（一）SCD 的二级预防

SCD 的二级预防主要是针对于 SCD 的幸存者,防止其再次发生 SCD。近年来研究显示,ICD 能明显降低 SCD 高危患者的病死率,是目前防止 SCD 的最有效力法。ICD 二级预防临床研究包括 AVID 试验、CASH 试验和 CIDS 试验。20 世纪 90 年代末进行的 AVID 是第一个关于猝死的大规模多中心、随机性、前瞻性研究,其目的是比较室颤或只有血流动力学改变的顽固性室性心动过速患者应用 ICD 与抗心律失常药物胺碘酮或索他洛尔相比,是否可降低总死亡率。研究平均随访 18.2±12.2 个月,结果显示,ICD 治疗与抗心律失常药物比较可降低死亡率,提高生存率。对于室颤复苏者或持续性心动过速伴有症状和血流动力学障碍患者,与传统的药物治疗相比,ICD 使 SCD 患者 1 年,2 年的死亡率分别下降 38% 和 25%。这三大实验 meta 分析结果是,ICD 和抗心律失常药比较,总死亡率减少 27%,心律失常死亡减少 51%。无论是在中度危险因素人群还是存在左室射血分数(LVEF)低或重度心衰的患者,ICD 都显示了优于抗心律失常药物的效果。

另外,其他临床试验,如 CASH、CIDS、MUSTT 等均证明,ICD 与抗心律失常药物相比,可明显降低死亡率。因此,对于致命性室性心律失常患者进行二级预防明显优于抗心律失常药物,应作为治疗的首选。

(二)心脏性猝死的一级预防

SCD 的一级预防主要是指对未发生过但可能发生 SCD 的高危患者采取不同的措施以预防 SCD 的发生。由于大部分的 SCD 发生于冠心病患者,因此,针对冠心病患者进行的一级预防和二级预防可能有利于于降低 SCD 的发生率。

1. 危险因素的预防

危险因素的预防包括高血压,高脂血症、糖尿病的规范化治疗,改变不良生活方式以及不健康饮食习惯,戒烟限酒,控制体重以及规律运动等,以期降低患者发生冠心病的危险,从而减少发生 SCD 的可能。

2. 药物治疗

目前已有多种药物显示出在冠心病 SCD 的一级预防中的益处,如 β 受体阻滞剂、血管紧张素转换酶抑制剂以及他汀类药物调脂治疗可降低 SCD 的发生。但是只有 β 受体阻滞剂对心律失常及猝死的预防作用在多项大样本临床随机对照试验中得到证实,并被推荐为室性心律失常一级预防的首选药物。β 受体阻滞剂,不但可降低心肌梗死后的猝死发生率,还可明显降低慢性稳定性心衰患者的猝死率及总死亡率,而且对缺血性及非缺血性心衰均有益处。血管紧张素转换酶抑制剂可明显降低近期急性心肌梗死患者的总死亡、心血管死亡以及 SCD 的发生率。但抗心律失常药物中,CAST 试验已证明 I c 类抗心律失常药物可增加心源性猝死的发生率。CHF-STAT 试验显示胺碘酮仅在抑制室性心律失常上有一定作用,而总死亡率及 SCD 发生率与安慰剂组无明显差异。

3. 冠状动脉血运重建

冠状动脉血运重建包括介入治疗(PCI)或冠状动脉搭桥(CABG)。冠脉血运重建能够解除冠状动脉的狭窄,恢复缺血心肌的血液供应,可降低冠心病患者 SCD 的风险。对急性心肌梗死患者进行急诊救治(溶栓、急诊 PCI 或急诊搭桥)利于减少心肌坏死面积,改善心室重构,从而减少严重心律失常的发生,降低 SCD 发生率。

4. ICD

ICD 能够终止危及生命的室性快速型心律失常,适用于恶性心律失常的高危人群。各种研究猝死的一级预防大规模临床试验已经证实,高危 SCD 患者可从 ICD 治疗中获益,包括与冠心病心肌梗死高危患者有关的 MADIT 试验、MUSTT 试验、MAlDIT-Ⅱ试验等。MADIT 试验和 MADIT-Ⅱ实验证实,同传统药物治疗相比,ICD 能够降低缺血性心脏患者包括心肌梗死后患者总病死率,无论患者是否存在室性心动过速,而这种总死亡率上的获益主要由于 ICD 降低 SCD 的发生。美国和欧洲心脏学会(ACC/AHA/ESC)因此修改了 SCD 危险患者的临床处理指南,建议对左室射血分数降低的心肌梗死后患者预防性置入 ICD。

研究显示,近一半的心力衰竭患者死于心律失常,因此 ICD 对心力衰竭患者而言非常重要。另外,部分肥厚型心肌病患者也会由于心律失常而发生猝死,同样可以从置入 ICD 中获益。这些患者是否需要置入 ICD 主要依据危险分层以及患者的整体状况和预后,最终结果要因人而异。

五、ICD 置入适应证

2008 年 ICD 置入指南放宽了缺血性及非缺血性心肌病患者的 ICD 治疗适应证,更加强调 ICD 对 SCD 的一级预防作用,特别是 ICD 对缺血性及非缺血性心肌病、左室射血分数(LVEF)≤35％、中度心力衰竭患者的作用。在置入 ICD 前应进行独立的危险因素评估和危险分层,同时应充分考虑患者的治疗意愿。ICD 一级预防中的 LVEF 标准以制订指南所依据临床试验的入选标准为基础。

ICD 指南是通过参考大规模、多中心、前瞻性临床研究制订的。在适应证的描述上,Ⅰ类适应证是指应该置入 ICD 的情况。Ⅱb 类适应证是指不建议置入,而Ⅲ类适应证指不应该置入。

(一)Ⅰ类适应证

(1)有器质性心脏病者无论血流动力学是否稳定,但有自发持续性室性心动过速。

(2)有晕厥史,电生理检查明确诱发血流动力学不稳定的持续性室性心动过速或室颤。

(3)心肌梗死 40 天后,左室射血分数≤35%,NYHA Ⅱ或Ⅲ级。

(4)非缺血性扩张型心肌病,左室射血分数≤35%,NYHA Ⅱ或Ⅲ级。

(5)心肌梗死前有左室功能不全,心肌梗死 40 天后,左室射血分数 30%,NYHA Ⅰ级。

(6)心肌梗死后,左室射血分数≤40%,非持续性室性心动过速或电生理检查诱发出室颤或持续性室性心动过速。

(二)Ⅱa 类适应证

(1)原因不明的晕厥,伴有显著左心室功能障碍的非缺血性扩张型心肌病。

(2)心室功能正常或接近正常的持续性室性心动过速。

(3)肥厚型心肌病,有一项以上的 SCD 主要危险因素。

(4)致心律失常性右室发育不良/心肌病,有一项以上 SCD 主要危险因素。

(5)服用 β 受体阻滞剂期间发生晕厥和(或)室性心动过速的长 QT 综合征患者。

(6)在院外等待心脏移植的患者。

(7)有晕厥史的 Brugada 综合征患者。

(8)有明确室性心动过速记录但没有引起心脏骤停的 Brugada 综合征患者。

(9)儿茶酚胺敏感性室性心动过速,服用 β 受体阻滞剂后仍出现晕厥和(或)室性心动过速。

(10)心脏结节病、巨细胞性心肌炎或 Chagas 病。

整合有 ICD 和心脏再同步化治疗(CRT)功能的 CRT-D 应用指征随着新试验结果的公布不断得以更新。CRT-D 应用原理基于充血性心力衰竭患者的猝死发生率很高。2008 年心力衰竭指南提升了 CRT-D 的应用地位,将其列Ⅰ类适应证,不再要求患者满足 CRT 治疗适应证的同时必须满足 ICD 应用Ⅰ类适应证。

CRT-D 置入适应证如下。

Ⅰ类适应证:①NYHA Ⅲ级或非卧床的Ⅳ级心力衰竭。②在最佳药物治疗基础上,LVEF≤35%。③QRS 时限≥120 ms,尤其是呈左束支阻滞图形。④窦性心律。

以上患者应接受有或无 ICD 功能的 CRT 治疗。

Ⅱa 类适应证:①NYHA 心功能Ⅲ级或非卧床的Ⅳ级心力衰竭。②在最佳药物治疗基础≤35%。③QRS 时限≥120 ms。④心房颤动。

以上患者建议接受有或无 ICD 功能的 CRT 治疗。

(岳　巍)

第九章 烧 伤

烧伤是热液、热物或火焰造成全层或断层的皮肤组织细胞损伤。因紫外线、放射线、电和化学引起的皮肤损伤和烟雾吸入引起的呼吸道损伤亦被包括在烧伤范畴内。烧伤是一门边缘学科,它不但与各门基础医学有密切关系甚至与其他自然科学和社会科学均有关。烧伤专题的研究,如烧伤休克、感染、创面愈合、烧伤监护、植皮和皮肤培养、内脏并发症、营养代谢、烧伤免疫和中草药或外用药的研制等,使烧伤临床治疗护理水平显著提高。

平时成批烧伤多见于厂矿企业以及交通运输业中的意外事故。战时成批烧伤的发生可能会更多,预计成批烧伤以大城市人口密集的地方为多见,战时成批烧伤亦可能发生。厂矿企业等的烧伤个案病例也时有发生,生活中的烧(烫)伤不论在夏季还是冬季都有散在的出现。

烧伤治疗护理需一定时间,小面积浅度烧伤的护理主要为局部处理护理,而大面积深度烧伤则需复杂地对全身休克感染和并发症防治,以及营养支持的护理。烧伤病员不仅遭受肉体痛苦,还可伴有不同程度的精神创伤,复合损伤,及时和正确地救治对局部治疗护理和全身安全均十分重要,并起到安慰伤员、家属和亲友的作用。医护人员应以高度责任心和本着爱护伤员的精神用精湛的医术和整体护理技术开展急诊救护工作。

一、病因

(一)热力

以火焰烧伤和热(水)液烫伤为多见。火焰多为200℃～600℃,在火灾中,火焰温度可达1 000 ℃以上;油类燃烧火势更猛。战争中,燃烧性武器,包括凝固汽油弹、磷弹等,因含汽油、镁及聚苯乙烯,爆炸燃烧时温度可达1 500℃～3 000℃以上。另外,水蒸气、高温高压容器和管道喷溢的蒸汽,温度偏高;热金属、高温滚筒在受挤压下持续高温,致伤力均较强。

(二)化学物质

以强酸、强碱为多见。主要通过氧化、还原、腐蚀、原浆毒致伤。常见酸性物质有硫酸、硝酸、盐酸、氢氟酸等,可致蛋白变性、凝固、沉淀,并可致腐蚀。碱性物质有氢氧化钠、氢氧化钾、氢氧化钙和生石灰等。可致蛋白质沉淀、细胞脱水、脂肪皂化和液化组织等。

(三)电烧伤

高压电接触引起的烧伤。一般有体表接触电源,多有明显的出入口,创面不大。但烧伤深度深,组织损伤重。电弧烧伤是因近距离电弧放电引起,烧伤性质与热力烧伤相同。

(四)放射性物质

放射性物质系指在医疗或实验中放射剂量失控、放射性泄漏及在战争中因核武器爆炸产生的放射物质、冲击波、光辐射等所致的烧伤。平时较少见。

二、烧伤后的病理生理改变

(一)直接损害

直接损害是指热力作用下的损害,如皮肤蛋白质凝固、脱水、碳化。

(二)间接损害

间接损害是指在神经反射和化学递质间接作用下发生血管通透性和凝血机制改变。

1. 神经反射

反射性血管收缩。

2. 化学递质

如 5-羟色胺、激肽、前列腺素、血栓烷素、白三烯、氧自由基和纤维结合蛋白等,与烧伤后有关因素作用于心脏、周围血管,影响心脏舒缩功能和周围血管阻力,可导致循环系统功能紊乱和严重障碍,临床上表现为休克。

以上两方面可以互相影响,密切关联,使组织灌注和供血、供氧发生困难,最终导致多脏器功能衰竭。

（三）精神创伤

烧伤病员除体表痛苦外,往往在精神上也造成了很大的创伤,不可忽视。有的因怕承担责任,或对今后的工作、学习、生活等产生焦虑而造成精神紧张。有的因高度紧张而觉察不出创面的局部疼痛。有的则因创面局部疼痛而高度紧张。由于疼痛和紧张而呼喊、哭叫,可致呼吸加深加快,造成通气过度,因此,心理护理是烧伤护理中的重要部分,既要做好病员各个时期的躯体护理,更要及早发现烧伤病员的心理障碍,积极加以疏导。在早期要解除病员的高度紧张状态,如因疼痛引起的精神紧张,可以局部予以止痛。如因烧伤造成的怕负责任等思想顾虑,则要加以耐心劝说,消除顾虑。以使病员很好地配合医护人员,树立起战胜疾病的信心和勇气。

三、烧伤患者的代谢与营养

（一）烧伤后的代谢反应

1. 蛋白质代谢的变化

烧伤后蛋白质分解代谢反应增加,其标志是尿氮排出量增多,伴有钾、硫、磷的负平衡和体重减轻。在各种组织中,主要是肌蛋白首先加速分解,以提供糖原异生所需的氨基酸。氮丢失的原因主要是蛋白质分解增加,合成受阻。氨基酸不能储存,未被利用的氨基酸被氧化而排出氮。

2. 糖代谢的变化

烧伤后由于儿茶酚胺、胰高糖素分泌增加使糖原大量分解,血糖急剧升高或持续很久,可出现糖尿、多尿、脱水、血乳酸及丙酮升高,尿素增加与重碳酸盐下降。但血、尿中无酮体。血糖升高的来源是动员肝糖原,而肌肉糖原不直接分解为葡萄糖,只能无氧酵解为乳酸,血液把乳酸带至肝脏合成糖原。

3. 脂肪代谢的变化

大面积烧伤患者,由于皮质醇等分解激素作用,脂肪分解增加,故早期血浆中游离脂肪酸和甘油三酯明显升高,而磷脂和胆固醇浓度下降。

4. 烧伤后微量元素的变化

微量元素与感染、免疫、创面愈合等有密切关系,烧伤后锌、铜、铁等微量元素均有所下降,应注意补充。

（二）烧伤后营养需要量

烧伤患者营养需要量与烧伤面积成正比,创面越大,营养需要量也越多。一般烧伤面积 40% 以下者,营养供应达正常人的 1.5～2 倍;蛋白需要更高。若营养不能满足烧伤患者的代谢需要,势必导致体内的蛋白消耗,免疫功能下降,继发败血症。因此,对烧伤患者必须千方百计地供给各种营养物质。

1. 热量需要量

（1）成人：104.6 J/kg（体重）＋167.36 J/1%（烧伤面积）或 8 368 J＋40×%（烧伤面积）。

（2）小儿：251.04 J/kg（体重）＋146.44 J/1%（烧伤面积）。

2. 蛋白质需要量

根据烧伤患者尿氮排出和创面丢失而定。

（1）成人：正常成人每日尿氮排出量为 6～10 g。而 40% 烧伤面积患者伤后尿氮的排出量平均为 20～25 g,败血症时达 35 g。因此烧伤后蛋白质的补充比正常需要量大 2～2.5 倍。成人烧伤后每日蛋白质需要量＝1.5 g/kg(体重)＋(1～2 g)/1％(烧伤面积)。

(2)小儿:小儿每日蛋白质需要量＝3.0g/kg(体重)＋1.0g/1％(烧伤面积)。

3.脂肪的需要量

烧伤患者每日摄入的脂肪,应占每日摄入总热卡的1/4。但口服脂肪太多,会引起腹泻,故以静脉补充脂肪乳剂为佳,既有利于红细胞膜磷脂结构集合,还可使血中游离脂肪酸下降。

4.无机盐的补充

无机盐是生物体的必需组成部分。由于烧伤后超高代谢,发热出汗,胃肠道功能障碍,都可以造成钠,钾离子丢失。可根据主要的丢失情况,额外补充。

5.维生素的补充

(1)成人烧伤面积20％以上或小儿烧伤10％以上,应补充维生素 B_1 20 mg 3 次/天;维生素 B_2 10 mg 3 次/天;维生素 B_6 20 mg 3 次/天;维生素 C 250 mg 3 次/天。

(2)成人烧伤面积40％以上者应补充鱼肝油 2 片 3/d;维生素 B_1 20 mg 3 次/天;维生素 B_2 10 mg 3 次/天;维生素 C 250 mg 3 次/天。

(三)营养供应的途径和方法

1.途径

常用的营养供应途径有口服、鼻饲、静脉、空肠造瘘等。

(1)口服:口服是主要的、生理的摄入营养的方法。通过咀嚼,食物的色、香、味可促进食欲,刺激消化腺分泌而增进食物的消化。凡未作气管切开或气管切开 3 d 后者,舌无焦苔或腻苔,肠鸣音正常,均可口服饮食,越早越好。Ⅲ度50％以上的患者,肠鸣音常在 48 h 恢复,因此口服或鼻饲多在伤后 48 h 后开始。

口服饮食可分流质、半流质、厚流汁和胃病饮食。

(2)鼻饲:凡有严重头面部烧伤、吸入性损伤、烧伤面积50％以上,或张口困难,吞咽食物时反流或有呛入气管内可能者,特别是肠鸣音正常而厌食者,均应在伤后肠鸣音恢复之时就开始鼻饲营养,以维持肠道黏膜质量,降低分解代谢,预防肠源性感染。

鼻饲饮食的种类有:清流质或米汤,混合奶,要素饮食。

(3)静脉营养:①中心静脉导管插入法:一般用锁骨下静脉,其流量大、发生血栓机会少,但容易感染,因此,烧伤患者采用中心静脉插管者较少,除非万不得已,不宜选用;②周围静脉切开插管,是烧伤患者抗休克,维持静脉营养主要方法之一(这种方法比较安全,并发症少,同样可以输入"静脉高能营养"。大面积烧伤伤后1～2周多采用。切开静脉插入硅胶导管者最多不超过5 d,一般3～5 d);③周围静脉穿刺供给营养:小静脉穿刺供给营养是最好的静脉营养的方法,因为小静脉穿刺可每日或隔日更换 1 次,感染机会极少,适合烧伤长期静脉补充营养的需要。

(4)空肠造瘘:适用于严重烧伤合并幽门梗阻或肠系膜上动脉压迫症的患者。经空肠造瘘管给予混合奶或要素饮食,保持在 37 ℃,滴速要均匀。

2.供应营养的方法

烧伤患者的营养需要量高,单一途径输入难以满足需要,常常以静脉、口服、鼻饲 3 个途径同时应用,方可达到要求。

四、烧伤患者的早期处理与护理

(一)早期复苏、抗休克处理

1.入院后早期处理程序

(1)卫生整顿:除去烧焦的或不洁的衣服,敷料,使患者躺在清洁的被单上。如头面部或大面积烧伤应剃去头发,会阴部烧伤需剃除阴毛。

(2)确定烧伤的时间,了解烧伤原因及入院前处理情况,测体重并记录。

(3)按 ABC(Airway Breath Circulation,A、B、C 治疗方案。A——气道,即保持气道通畅;B——呼

吸,即维持呼吸功能;C——循环,即心血管功能维护。)顺序立即检测呼吸、脉搏、血压以及体温、尿量、神志、皮肤温度、静脉充盈状态等。

(4)保持呼吸道通畅,吸入性损伤或大面积烧伤,往往行气管切开术或气管插管术,须立即给氧。

(5)迅速建立静脉通道:严重烧伤患者静脉输液需长期维持,应有计划地选用周围静脉,一般先远端后近端。如面积大、伤情复杂,伴有严重休克等,在有条件的单位可应用漂浮导管测定肺动脉压(PAP)和肺动脉楔压,作为输液的监测指标。当肺动脉压过高时(正常值为 2.39~3.39 kPa/0.93~1.33 kPa),应减慢输液速度。输液的先后顺序及速度是防治烧伤休克的关键。遵循先快后慢,先晶后胶,先盐后糖的原则安排液体复苏计划,具体速度以休克的严重程度而定。维持血压、尿量等。

(6)采取血液标本,送检血型及交叉配血、血球压积、血生化等。

(7)留置导尿,观察每小时尿量及有无血红蛋白尿、肌红蛋白尿及血尿。

(8)严重烧伤应留置胃管,并测定胃液 pH、残留量及性状。

(9)做破伤风抗毒素及青霉素皮肤试验。

(10)记录液体出入量,处置措施和病情变化等。

(11)休克平稳后进行清创术。

2.伤情判断

(1)有无吸入性损伤:如有吸入性损伤应视为严重烧伤。

(2)烧伤面积估计:烧伤面积是指皮肤烧伤区域占全身体表面积的百分数。烧伤面积的估计是伤情判断和早期复苏补液的依据之一,对指导治疗有实际意义。适合我国情况的烧伤体表面积的估计方法主要有九分法、十分法和手掌法。

九分法:成人头颈部为 9%;双上肢为 18%(2×9%);躯干为 27%(3×9%);双下肢(包括臀部)为 46%(5×9%+1%);共为 11×9%+1%=100%。

十分法:将人体表面分为 10 个 10%,头颈部为 10%;双上肢为 20%;躯干部为 30%(包括臀部);双下肢为 40%。

手掌法:以患者自身手掌五指并拢为体表面积的 1%。

(3)烧伤深度的估计:烧伤深度取决于传导到皮肤上热力的量。主要受两个因素影响:温度和热力的作用时间(以成人为例,热水 50 ℃ 2 min,55 ℃ 20 s,60 ℃ 5 s 即可造成深Ⅱ度烧伤)。临床采用三度四分法,即Ⅰ度、浅Ⅱ度、深Ⅱ度和Ⅲ度。

Ⅰ度烧伤(Epidermal burns):部分表皮层损伤,基底膜完整,为痛性红斑。几天内愈合。

浅Ⅱ度烧伤(Superficial burns):基底膜部分损伤。有红斑、水泡、创面受压充盈试验阳性。10~15 d 愈合。

深Ⅱ度烧伤(Deep burns):基底膜全部损伤,真皮层部分损伤,毛囊周围仍有上皮细胞残存。有红斑、水疱、创面受压充盈试验阴性。3~4 周勉强愈合或不愈合,可能需要植皮。

Ⅲ度烧伤(Subdermal burns):表皮和真皮全部损伤,严重者可达皮下组织或更深层组织损伤。创面为棕色,黑色或苍白,无水疱,无感觉。除非从创周上皮移行愈合,否则需植皮愈合。

(4)有无复合伤:常见的复合伤有:骨折和颅脑损伤、爆震伤、内出血、空腔脏器穿孔、血气胸、五官损伤等。

3.烧伤早期复苏抗休克处理程序

(1)迅速建立输液通道,及时、正确、合理地按公式补液:成人Ⅱ度和Ⅲ度烧伤面积超过 15%、小儿烧伤面积超过 10% 的患者都可能发生休克。为适应烧伤低血容量休克的发展规律,临床上多遵循复苏补液公式,及时地补充各种液体。

国内常用公式:伤后第 1 个 24 h 补液量(mL):Ⅱ、Ⅲ度烧伤面积(%)×体重(kg)×1.5 mL(胶体液和电解液)+2 000~3 000(基础水分)。

胶体液和电解质液的分配,一般为 1∶2 的比例,如果Ⅱ度烧伤面积超过 70%、Ⅲ度烧伤面积超过

50%者,可按1∶1的比例补给。估计补液量的半量应在伤后8 h内补给(一般伤后6 h内渗出最快),伤后第2和第3个8 h各输给总量的1/4量。

第2个24 h补给量:胶体量和电解质量按第1个24 h实际补液量的半量补充,基础水分不变。

从"需要什么就补什么"的观点出发,复苏液中部分或一半应用血浆等胶体液,有利于维持血管内胶体渗透压。但是,微血管通透性增强时,补充血浆后胶体微粒也难以保存在血管床内,而渗到组织间隙,导致组织间隙的胶体渗透压升高,加重水肿程度,延缓水肿消退,故目前不主张伤后过早地补充血浆。烧伤早期血液浓缩,输全血不利于烧伤后血液流变学的恢复,不利于改善微循环。因此,在烧伤早期补液治疗中,不宜采用全血。

(2)正确无误地采取血标本:为纠正水、电解质紊乱和酸碱失调提供正确依据。

(3)留置导尿管:①烧伤休克期根据引流尿液观察每小时尿量、比重、pH、颜色,以调整补液速度;②常规用1∶5 000呋喃西林液冲洗膀胱每日2~4次,冲洗液量,必须从尿量中扣除,以保证尿量的准确性。伤后第一次导尿引流出的尿为残余尿,不记录在第一个24 h尿量内;③每日做好会阴部护理,防逆行感染的发生,导尿管留置时间不宜过长。

(4)留置胃管:达到监测、治疗和营养支持的目的。

(5)体位:原则上严重烧伤患者应取平卧位,头面颈烧伤者可采用颈过伸位。切忌在休克期采取俯卧位。

(6)普通病床:在常规铺床要求的基础上,加用橡皮布,无菌纱垫,休克期烦躁的患者注意约束保护。

(7)翻身床:不仅便于更换体位而且也便于大小便的处理、换药和切痂、植皮手术等。用于严重大面积烧伤患者。注意休克期不宜翻身,首次翻身俯卧时间不宜过长,在0.5~1 h内,且要严密观察,防止致命性窒息的发生。

(8)药物治疗:用 H_2 受体拮抗剂如西咪替丁、雷尼替丁、法莫替丁等预防应激性溃疡的发生;同时采用胃黏膜保护剂如硫糖铝制剂、胶原制剂、维生素 A 等保护上消化道黏膜。

(9)预防破伤风:烧伤后常规注射 TAT1 500U;严重烧伤或创面较深者,必要时还须追加 TAT 的注射。

(10)抗生素的预防性应用:烧伤早期青霉素仍是首选的抗生素,延迟住院或创面污染严重者可加用相应抗生素。

(11)正确记录出入量。

(12)临床观察指标:①单位时间尿量:30~50 mL,或每小时稍多于 0.5 mL/kg;②神志:情况良好者为神志清楚,安静合作,口唇红润,四肢温暖。如神志淡漠,烦躁不安,四肢厥冷,口唇苍白,则表示补液不够,血容量不足;③血压:为观察休克的常用指标。但由于大面积深度烧伤往往四肢均烧伤,无法测量,再者靠单一血压并不能全面反映血流动力学的变化,因此要结合有关指标作综合分析。一般成人维持收缩压在 10.64~11.97 kPa 以上,脉压大于 3.99 kPa;④心率:成人不宜超过 120 次。心率过快、心音微弱、脉细速,提示循环血量不足;⑤呼吸:平稳。呼吸困难提示复苏补液不足。但应排除因紧张和疼痛引起的呼吸增快。还须鉴别吸入性损伤等原因引起的呼吸功能变化;⑥中心测压:放置中心静脉插管或漂浮导管,进行中心静脉压、肺动脉压和肺动脉楔压,有助于了解液体负荷和心功能;⑦血清电解质和血浆渗透压:变化不大。用高张盐溶液复苏时,需严密观察,以防不测。血清钠不超过 165 mmol/L,血浆渗透压不高于 340 mOsm/(kg·H_2O)为宜;⑧红细胞计数和血细胞压积:判断血液浓缩的程度,以估计复苏补液的作用;⑨动脉血气:通过动脉血气的测量,了解氧分压、二氧化碳分压、氧饱和度、酸碱度和碱储备等情况,对复苏补液提供间接的、重要的综合分析资料;⑩其他:体温、心电图等均在观察之列。

(二)烧伤创面的处理和护理

创面处理是烧伤治疗成败的关键之一,贯穿着烧伤治疗的全过程。烧伤创面的变化,直接或间接地影响着机体内环境的稳定和病情的发展,并关系着预后与转归。因此,正确处理和护理好创面是治愈烧伤患者的重要环节之一,任何时候都不可忽视。

1.早期清创

早期清创主要是去除创面残留的致伤因子和污染物质及致病微生物,预防和控制局部感染,促进创面愈合。

(1)冷疗法:尽快用冷水(8℃～23℃)冷却创面,可减轻创面疼痛,局部迅速降温,降低创面的温度,可以改善毛细血管的通透性,减少组织的水肿程度。还可以抑制损伤毛细血管的活性物质的产生,能预防皮肤的进一步损伤,增加间生态细胞的存活机会。

冷疗方法简便,一般情况下都可进行冷疗。在伤后30～60 min内冷疗有效,时间越早效果越好,但要注意对患者保暖。对于大面积烧伤和婴幼儿,冷疗时间不超过5 min。

(2)简单清创法:若无休克或其他需要立即处理的合并伤时,可立即清创。有休克时,先积极抗休克治疗,应待稳定后再清创。常用0.1%新洁尔灭或0.05%洗必泰溶液,轻轻地洗涤创面及正常皮肤。对大的已破溃的水泡,均应除去腐皮;完整的小水泡,保护其完整性,可自行吸收,并能起保护作用;完整的大水泡应在水泡低位处刺破引流。

2.局部处理的选择及其护理

(1)包扎疗法:利用适当厚度的消毒敷料,使烧伤创面不受外源性细菌侵入,并得到充分引流,保护创面。创面的温度既有利于细胞生长,也能促进浅Ⅱ度或深Ⅱ度创面的愈合。包扎疗法还有利于肢体制动和固定,使痛感减轻,达到保暖和防止交叉感染的目的,且有利于后送与转运。护理要点:①应注意包扎肢体的肢端循环,抬高患肢,促进淋巴和静脉回流,减轻肿胀;②敷料有液体外渗时,应立即加添或更换,保持外敷料清洁,防止污染和感染,尤其是大腿根部敷料,要防止大、小便的污染;③大腿根部、腋下等处的包扎,应将肢体尽量分开,可用护架,不直接盖被褥;④有高热、疼痛加剧或有臭味时,应通知医生及时处理;⑤炎热季节应注意防中暑。

(2)暴露疗法。在干燥、温暖、经过消毒的特定环境中,将创面充分暴露于空气中,使创面迅速干燥而达到控制创面感染的目的。护理要点:①保持室温,注意保暖。冬季室温32℃～34℃,夏季28℃～30℃。防止湿度过高,相对湿度应维持在30%～40%为宜;②严格执行消毒隔离制度,严防交叉感染;③保持创面干燥,随时用无菌吸水敷料或棉签将渗液吸干。必要时创面用红外线灯照射,以促进创面干燥。灯与创面的距离50 cm;④Ⅲ度创面可用2.5%碘酊涂擦,保持焦痂干燥完整,防止细菌及真菌感染;⑤暴露创面应做到充分暴露,不盖任何敷料或单被等;⑥对暴露肢体适当约束,以防抓伤或擦伤;⑦定时翻身,避免创面长期受压而加深;⑧对环形烧伤的肢体要观察末梢循环,胸部Ⅲ度烧伤时,还应注意呼吸情况。

(3)半暴露。于清创后,创面覆盖一层抗菌湿纱布或生物敷料、人工薄膜,再暴露于空气中。适用于坏死组织已清除干净的深Ⅱ度创面;不适于包扎疗法的烧伤部位如头颈、会阴部等,及近愈合的植皮区和供皮区。

3.特殊部位烧伤的创面护理

特殊部位烧伤是指头、面、颈部、手部、会阴部及骨、关节烧伤。

(1)头、面、颈部烧伤:多伴有不同程度呼吸道损伤。①保持呼吸道通畅,保持气道湿润,必要时床边备气管切开包;②头面部烧伤反应强烈,渗出液多,肿胀明显,病情变化快,故应严密观察病情。给予适当的体位,头部垫高,以利水肿消退。颈部烧伤者应肩下垫枕,头后仰,使创面得以充分暴露;③创面处理多采用暴露疗法,应剃净毛发,减少污染机会;④及时擦干渗液,尤其是耳壳内常有分泌物或渗出液集聚,应及时清拭干净,并防止渗出液流入外耳道,引起中耳炎。⑤避免烧伤部位受压,如外耳烧伤的伤员,平卧时宜用小枕头,两侧不接触耳壳,侧卧时宜用棉圈或带孔的枕头,使耳壳悬空,以免受压。如发生感染常可并发耳软骨炎;⑥眼睑烧伤后,水肿严重影响眼睑开闭,除及时擦净渗出液外,同时滴入眼药水或眼药膏。如眼睑外翻不能闭合者,应注意角膜的保护,除涂抗菌素眼药膏之外,还要用小块油纱布覆盖,以防角膜炎及眼内感染。⑦做好口腔鼻腔护理,保持清洁:每日清晨与饭后用盐水棉球清洁口腔,以防发生溃疡,去除鼻腔尘埃及痂皮,以利通气;⑧做好心理护理:头面部烧伤患者往往心理负担很重,怕面部留下瘢痕,怕毁容等。因此,特别要重视头面部烧伤患者的思想活动,耐心细致地做好心理护理。

（2）手部烧伤：①早期清创时，尽可能除去腐皮及皮肤皱褶内的污物，修剪指甲；②采用包扎疗法，包扎不宜过紧，抬高患肢，以利静脉和淋巴的回流；③保持功能位：对于深度烧伤，从美观及保持功能位的角度，往往采用大张植皮法。加强功能锻炼，防止关节僵硬。

（3）会阴部烧伤：多见于小儿。①会阴部烧伤后应剃除阴毛，仔细清创，除去皱褶及凹陷处的分泌物；②宜采用暴露疗法，两下肢尽量外展，使会阴部能充分暴露，防止感染；③常伴有外生殖器烧伤，一般须留置导尿，因此要做好留置导尿管的护理；④极易被大小便污染，大便后应用消毒液清洗。敷料污染后要及时更换消毒敷料。

（4）骨关节烧伤：一般在软组织创面经植皮修复之后，再进行骨关节处理，注意使其功能达到最大限度恢复。

4. 烧伤植皮手术

（1）自体皮片移植术：①大张自体皮移植术；②邮票状自体皮移植术；③网状自体皮移植术。

（2）自体皮和异体皮混合移植术：①大张异体（种）皮打洞小块自体皮嵌入术；②自体皮与异体皮间隔移植术；③微粒皮片移植术。

5. 植皮手术的护理

（1）供皮区护理：①术前准备：供皮区准备与一般手术相同。头皮术当天清晨再剃毛1次，足底则在术前3 d涂布尿素霜，使角质层软化后刮除之；②术后护理：抬高患肢，保持供皮区敷料清洁，观察有无渗血、渗液及臭味，注意肢端血运；头皮及躯干等处的供皮区3～5 d后常采用半暴露疗法，应尽量使其干燥，可用烤灯，促其干燥。

（2）植皮区术后的护理：①卧床休息，植皮部位固定抬高，植皮肢体严禁测量血压、上止血带，以免引起皮片下出血，影响皮片存活；②帮助患者翻身时，不可牵拉植皮肢体，防止皮片滑动与移位，尽量用手托扶帮助翻身；③对面部包扎者，应注意呼吸及口腔护理，并备好吸引器。

（3）植皮后的体位和固定：固定支架的选择采用小夹板、石膏绷带及热塑塑料。①颈项：一般采用中立位或轻度的过伸位，以使皮片能够植在平整的基底上。由于颈部必须制动直到植皮存活，石膏或热塑塑料安放的范围必须上达颊部，下达胸骨，两侧达肩部，以防颈部移动。固定时必须防止植皮受压。平卧位时，不宜使用枕头，以免由于弯曲而增加对胸骨的压力，致皮肤破溃；②躯干：躯干部植皮一般无需特殊固定。对婴儿和幼儿可用4寸厚的泡沫塑料固定体位，让其上肢伸展，在躯干侧面和上肢间填放泡沫塑料，四肢则用约束带固定；③肩：肩关节应外展90°向前伸10°。上肢稍抬高，以防肩关节向前脱位。肩部植皮时宜用枕头或海绵使患者侧卧，患侧的上肢用支撑架托起；④肘部：呈伸直，后旋位，石膏托或夹板应固定在屈侧面上；若在伸侧面上植皮，则宜采用轻度伸展和略微屈曲的体位，石膏托仍放置在屈侧。⑤腕：腕部位置要求兼顾到植皮和关节活动。植皮早期宜采用伸展体位，当皮片黏附后可采取中间位；若因植皮部位需要轻度屈曲者，则3 d后更换为伸展位；⑥手：手背植皮时，宜固定于掌屈位；手掌植皮时，宜背伸位；⑦髋：髋关节宜外展10°～15°，以防髋关节向外脱出或半脱位；⑧膝：保持在微屈的伸直位；⑨踝：踝关节必须固定于90°，平卧时使两足置于"撑脚板"上，俯卧时应将小腿垫高，足悬空，或用石膏托固定以防足下垂。

（4）功能锻炼：当烧伤患者创面开始愈合时，即可开始循序渐进的功能锻炼活动。它可促进局部肿胀消退，防止肌肉萎缩，防止关节粘连僵硬，减轻肌肉废用性萎缩，并有助于大脑保持对有关肌肉的联系。①主动活动：防止肌肉萎缩、恢复肌肉张力、协调肌肉间的支配能力等，只有依靠主动的功能锻炼才能取得。下肢必须在植皮2～3周创面愈合后方能下地锻炼行走，并穿带弹力袜筒或压力绷带，以防创面出血、起泡；②被动活动：按摩，在创面远端或愈合创面上（以不摩擦创面为原则）进行按摩，以助消肿和解除肌肉痉挛，为主动活动做准备。对未僵硬的关节，进行轻柔的被动活动以防肌肉粘连，关节挛缩和畸形的发生；走动与加强，肌肉带动关节运动时，可在开始给予被动力量作为起动，以弥补肌力不足。在主动活动达到最大限度时为了扩大范围，也可给以有限的外力作为加强。

（三）小儿烧伤的治疗和护理特点

1.生理特点

（1）细胞外液量大,占体重的25％～47％,婴儿细胞外液量最高达体重的50％。

（2）皮肤不显性失水量大,婴儿每日失水量约30 mL/kg。

（3）婴儿肾小球和肾小管功能尚未发育完善,尿稀释和浓缩功能及肾小球滤过功能均低于成人标准,一旦烧伤则难以维持水与电解质平衡。

（4）肺泡发育需至2岁才健全,小儿气管长度短、口径小,呼吸功能较成人差,烧伤后容易缺氧。

（5）体表面积和体重随年龄增长而增长。婴幼儿体表面积大于成人,最突出的特点是头大、腿短。不同年龄头部所占体表面积不同,年龄越小,头部占体表面积越大。

（6）神经系统发育不成熟,神经活动过程很不稳定,容易引起高热、惊厥和呕吐。

（7）由于生长发育的需要,小儿新陈代谢旺盛,基础代谢率比成人高,表现在心率、呼吸率均比成人快。因此,营养需要量比成人大。

（8）由于神经系统的不健全及呼吸功能差,小儿对药物的耐受性比成人差。如吗啡对婴幼儿有明显的抑制作用;小儿各种酶谱缺乏,容易发生药物中毒;肾功能差,因此对肾脏有损害的药物必须慎用,如多黏菌素B、卡那霉素、庆大霉素等。

2.烧伤面积的估计和严重程度

小儿烧伤面积的估计是根据小儿体表面积的特点而定,与成人9分法有相似的地方,且简便易记。即头部体表面积＝9＋(12－年龄),双下肢体表面积＝41－(12－年龄),双上肢＝2×9,躯干＝3×9(含会阴部1％),小儿手掌法与成人同,为1％。小儿烧伤的严重程度见表9-1。

表9-1　小儿烧伤严重程度表

严重度	总面积	Ⅲ度面积(％)
轻度	＜5	0
中度	5～15	5
重度	15～25	5～10
特重	＞25	＞10

眼、面颈部、手、会阴部烧伤及吸入性损伤均为严重烧伤,如有并发症或合并伤者也为严重烧伤

3.治疗护理特点

由于小儿对休克的耐受性比成人差,故休克的发生率比成人高,约12％左右。因此,小儿烧伤应强调及早入院、及早治疗。烧伤面积超过10％,如不及时输液就可能发生休克。

（1）头面部烧伤的小儿往往水肿严重,其至可引起呼吸困难,因此保持气道通畅十分重要,如有呼吸困难需立即行气管切开或气管插管。

（2）尽早建立输液通路,进行复苏补液。但小儿耐受性较成人差,补液过多过少均会带来严重的影响,如肺水肿或休克。

4.输液公式

第1个24 h输液量:2岁以下晶胶溶液2 mL/(kg·1％烧伤面积)＋水分100～150 mL/kg,2岁以上晶胶溶液1.5 mL/(kg·1％烧伤面积)＋水分50～100 mL/kg。胶：晶为1：1,其中半量于伤后第1个8 h内输入,第2、3个8 h各输总量的1/4。

第2个24 h输液量:胶晶体为第1个24 h的半量,水分为60～100 mL/kg。

5.静脉输液中须注意的问题

（1）维持血压:小儿血压比成人低,收缩压一年龄×0.266＋10.64(kPa)[年龄×2＋80(mmHg)]。故应根据血压掌握输液量。

（2）维持尿量:尿量是判断血容量的重要指标。婴幼儿尿量正常为10 mL/h,儿童为15 mL/h。若尿量低于1 mL/kg/h,则说明肾血流量不足,应及时输液。

（3）维持心率在 140 次/分以下。超过 180 次/分,除积极抗休克外还需采取相应措施,如心电监护、供氧及应用西地兰。

6.定期化验检查

要求以下指标在正常范围:红细胞压积:0～3 岁在 33%～38%;4～12 岁 39%～43%;血浆晶体渗透压 280～310 mmol/L;尿渗透压:血渗透压大于 1.3～2。

7.解热药选用

由于小儿体温中枢不稳定,容易产生高热、惊厥,当肛温超过 39.5 ℃时,就应选用解热药。常肌注氨基比林(婴儿每次 0.015～0.06,幼儿剂量加倍。儿童为成人的 1/3～1/2)和口服消炎痛(0.5 mg/kg)。用此类药物出汗多,须注意水电平衡。

8.创面护理

小儿烧伤创面的处理基本和成人相同,在早期宜采取包扎疗法以制动和保温。创面污染严重或已经感染,则可采取半暴露疗法,小儿皮肤较薄,自体供皮的厚度不超过 0.3 mm。小儿好动,护理中须加用约束带固定,防止抓破供皮区新生皮肤及坠床。

9.营养

儿童处于生长发育期,对营养的需求大于成人,烧伤以后更应注意补充营养。

（1）热量:251.208 J/kg＋146.538 J/1%烧伤面积。

（2）蛋白质:3 g/kg＋1g/1%烧伤面积。

10.防治感染

小儿烧伤后由于免疫功能不足、皮肤薄、天性好动,因此感染发生率高,创面脓毒症发生率亦高。败血症仍是小儿烧伤后死亡的主要原因,占 70.6%。感染时常出现皮疹、淤斑、出血点、荨麻疹或猩红热样皮疹,严重全身感染时可于创面周围出现脓疱疹,铜绿假单胞菌败血症时创面坏死斑多见。有以上情况出现时应即切除坏死组织和焦痂。

（王　晓）

第十章　电解质失调

第一节　脱　水

一、定义

脱水指细胞外液减少而引起的一组临床症候群根据其伴有的血钠或渗透压的变化,脱水又分为低渗性脱水即细胞外液减少合并低血钠;高渗性脱水即细胞外液减少合并高血钠;等渗性脱水即细胞外液减少而血钠正常。

二、病因

(一)高渗性脱水

1. 水摄入不足

昏迷患者或精神失常患者无渴感不知要水喝且水摄入不足,或口腔、上消化道病变不能进水或水源断绝如在沙漠和意外事故中得不到水。

2. 水需求增加

高热患者或在高温环境下需水量增加但补充不足。

3. 水丢失过多

(1)呕吐腹泻、肠瘘、胃肠道引流使消化液大量丢失而得不到补充。

(2)尿崩症或肾小管对抗利尿激素(ADH)不敏感而排出大量稀释尿接受溶质性利尿剂(甘露醇、甘氨酸等)或高蛋白含盐饮食摄入过多而产生的渗透性利尿,未控制的糖尿病患者排出大量糖尿以及肾浓缩功能障碍导致肾脏排水多于排钠。

(3)高温及重体力劳动时的大量出汗。

(4)气管切开和过度换气可使水分从呼吸道大量丢失这种丢失的水是纯水,在伴有水摄入不足的情况下很容易造成高渗性脱水。

(二)等渗性脱水

(1)消化道中的液体除唾液胃液及结肠分泌的黏液含钠较少外,消化道的其他分泌液钠的含量都与血浆相近,故腹泻、十二指肠减压、消化道插管等也是等渗性脱水常见的原因。高渗性脱水的患者仅少量补充了水也可导致等渗性脱水

(2)大量抽放胸水、腹水,或胸、腹腔引流。

(3)大面积皮肤烧伤导致大量渗液。

(4)急性大量失血。

(三)低渗性脱水

低渗性脱水常见于高渗性或等渗性脱水时只补充水而没有补充盐如上述消化液的大量丢失,利尿剂的应用、急性肾衰竭多尿期尿崩症、糖尿病以及肾浓缩功能障碍而致大量尿液的排出,大量出汗大量抽放胸、腹水,大量失血等。低渗性脱水晚期由于胞外液低渗,细胞外液向细胞内转移。可造成细胞内水肿如

149

此时输入大量水分就可引起水中毒。

(四)肾排水功能不足

在急慢性肾功能不全少尿期,因肾脏排水功能急剧降低,如果入水量不加限制则可引起水在体内潴留;严重心力衰竭或肝硬变时,由于有效循环血量和肾血流量减少,肾脏排水也明显减少若增加水负荷亦易引起水中毒。

三、发病机制

不论何种类型脱水它们首先都有脱水,即都存在有细胞外液容量的减少。细胞外液约占正常成人体重的20%细胞内液则占体重的40%。细胞外液又分为血浆(占体重的5%)和组织间液(占体重的15%)两部分。正常情况下不同个体之间体液量的差别相当大,此主要决定于年龄、性别和肥胖程度。血浆组织间液及细胞内液的分布是相对稳定的,它们之间是不断交换的。血浆和组织间液之间隔着一层毛细血管壁,除蛋白以外的物质都可以自由通透,所以毛细血管两边的液体平衡主要靠胶体渗透压和毛细血管的流体静压即毛细血管内的血压来维持。组织间液和细胞内液之间由细胞膜分隔,细胞膜对水和一些小分子溶质(如尿素)可以通透,蛋白质等胶体不能通过,电解质如钠钾等虽然可以出入细胞,但它要受钠泵(细胞膜上的 Na^+-K^+-ATP 酶系)的制约和许多因素的影响。因此,细胞内、外离子的交换需要一定的过程,而水的交换或转移主要决定于渗透压(包括晶体渗透压和胶体渗透压),水由渗透压低处向渗透压高处转移。

体液除了不停地在体内进行交换以外,每天还要与外界进行交换,并维持基本稳定。一般成人每日与外界水的交换量约为细胞外液总量的1/5。在水的入量方面,除进食食物中含有的水和代谢产生的水外,主要借饮水以补充机体所需要的水;在水的出量方面,除皮肤蒸发,肺呼出水和粪便含有的水外,主要借排尿排出体内过多的水。由于每天机体要产生大量的代谢产物,需要经肾排出,因此即使没有水的摄入,每日仍需自皮肤蒸发500 mL,肺呼出400 mL,肾排尿500 mL左右,如得不到水的补充必将造成脱水。在完全断绝水摄入的情况下,每日仍需丢失1400 mL水,相当于70 kg的人体重的2%,其组织间液的1/7。

正常机体体液的容量和渗透压都是相对稳定的。它受着神经体液因素的调节,在体液因子中ADH、醛固酮,心房肽等都起重要的调节作用。它们参与脱水的代偿及发病机制。

(一)高渗性脱水

任何原因造成机体脱水且水分的丢失多于盐的丢失。将导致高渗性脱水。由于脱水即细胞外液容量减少且为高渗性,必将引起机体一系列变化,首先是代偿性的,如细胞外液高渗而细胞内等渗,细胞内液的渗透压相对较低,水自细胞内流向细胞外,细胞内液容量减少而细胞外液容量得以维持,细胞外液渗透压增高可刺激渗透压感受器和下视丘的口渴中枢,出现渴感,促使机体饮水。细胞外液渗透压升高通过对渗透压感受器和中枢的作用,促进垂体后叶分泌抗利尿激素,肾小管远端重吸收水分增多,临床出现少尿,尿比重高。通过以上的代偿高渗性脱水在较长的时间内,细胞外液的容量仅略低于正常,血容量减少不多,对血循环影响不大,血压一般不低高渗性脱水的病因如果继续存在,脱水继续加重达到中等程度脱水(体重减少4%以上)时,醛固酮分泌增加醛固酮是调节血容量和细胞外液容量的重要激素。高渗性脱水进一步发展血容量不能维持,血压下降临床上出现循环衰竭的症状。脱水严重时,从皮肤蒸发的水分减少体温调节受影响,因而体温升高,临床称之为脱水热由于细胞内的水转移到细胞外液,因此造成细胞脱水临床上较明显出现脑细胞脱水,及其所引起的中枢神经功能障碍的表现此外,由于细胞脱水导致细胞代谢障碍,分解代谢加强而氧化不全结合代谢产物自肾排出减少,可出现氮质血症。高渗性脱水时血清钠浓度必然增高。

(二)低渗性脱水

机体有脱水而失钠大于失水。由于细胞外液的渗透压降低,将反射性抑制垂体后叶抗利尿激素的释放使远端肾小管对水的重吸收减弱,因而低渗性脱水的早期尿量并不减少,且尿相对密度降低由于细胞外液的渗透压低于细胞内液,所以细胞外液的水分还向细胞内转移,使细胞内液不仅不减少有时还可以略微增加,而细胞外液则明显减少,由于细胞外液明显减少患者脱水的体表症状出现得早且明显,循环衰竭的症状出现得早且明显。由于细胞外液容量减少醛固酮分泌增加,以及晚期循环发生衰竭,肾血流量少;肾小球滤过率降低导致尿量减少,尿中氯化钠含量明显降低,并出现氮质血症低渗性脱水时,细胞内液均为低渗,故无口渴症状晚期还可因脑细胞水肿,发生水中毒,而致中枢神经系统功能紊乱。

(三)等渗性脱水

机体有脱水,水和钠是按正常体液的比例丢失,或高渗性脱水补充了一定量的水。由于是等渗性脱水没有渗透压因素的影响,但由于细胞外液容量的不足,有效循环血量减少亦可刺激容量感受器,引起ADH和醛固酮释放增多,使肾对水销的重吸收增加,有利于细胞外液容量的维持。一般情况下血容量减少达到10%就可以引起ADH释放的增多。临床患者表现尿量减少,尿钠也减少在临床实际中等渗性脱水最为多见。等渗性脱水如果不经处理,可因皮肤蒸发肺呼出水等水分的丢失,使等渗转变为高渗性脱水小如果只补充了水而未补充钠盐,则可转变为低渗性脱水若脱水进一步发展,细胞外液容量明显减少,除了出现体表的脱水症状以外还可发生血压下降,休克甚至肾衰竭等。

四、临床表现

脱水时常伴以失钠等电解质丢失。当脱水甚于失钠时可引起血浆及细胞外液浓缩而发生高渗性脱水即血浆渗透压大于正常高限(约 300 mmol/L)。

如脱水失钠比值与血浆(如小肠液)相近时则引起等渗性脱水,即虽脱水,血浆渗透压维持正常。如脱水少于失钠,则发生低渗性脱水,则血浆渗透压低于正常低限(约 270 mmol/L)。但不论何种脱水,体液水分均减少,引起体液量缺失。

(一)高渗性脱水时

下丘脑渴觉中枢受刺激,神志清醒者即有口渴感而要求喝水,同时下丘脑前部视神经上核受刺激而释放抗利尿激素,经血循环而作用于肾远曲小管及集合管,于是水分回吸收增多,尿量大减。经喝水、少尿的调节后体内水分恢复正常,于是高渗转为等渗,体液总量也恢复,故轻度脱水虽经常发生,不致引起严重病情;但若脱水严重,尤其是调节功能失常者则往往呈现不同程度的症状。高渗性脱水者除口渴外常呈皮肤黏膜干燥,面部潮红、躁动不安。小儿易有脱水热,尿量减少,体重明显减轻。由于血容量下降,血压明显降低,可引起休克。又由于肾血循环量不足,非蛋白氮等代谢产物滞留引起肾前性氮质血症与酸中毒。脑细胞等脱水可引起精神神经征群,最终可发生昏迷。此时血液浓缩,血细胞数、血红蛋白、血细胞压积及血Na^+等均可升高,血浆渗透压亦明显超过正常高限。尿液浓缩而比重高。

(二)等渗性脱水

口渴常不明显,低渗性脱水时则无口渴,患者除有原发病症状外主要有体液缺乏与失钠等电解质与酸碱平衡紊乱的表现。当脱水超过体重的2%～3%,且血Na^+<125 mmol/L 时,患者感疲乏软弱、四肢无力、头昏头痛、精神倦怠,有时有恶心感。当每公斤体重失钠(NaCl)达 0.5～0.75 g时,血容量常下降,血压常降低(收缩压<12 kPa 以下)、脉细数、视力模糊。当每公斤体重失钠达 0.75～1.25 g 时,即有淡漠无神、木僵、休克而昏迷,尿中常少钠(<10mmol/L)或无钠。尿量早期因血浆渗透压降低,抗利尿激素受抑制而未必减少,但后期尿量减少,患者常死于周围循环衰竭。血Na^+、Cl^-常降低,但由于肾血循环障碍,非蛋白氮、肌酐、尿素亦可增高,血液亦呈浓缩状态。

五、诊断

(一)病史

应注意询问造成体液丢失的各种可能情况,如腹泻、呕吐、各种引流、出汗、失血。渗液、饮食包括水分摄入的情况,必要时要计算每日摄入及排出的液体总量。此外,还应注意询问其体重的变化、饮食习惯及既往史,如头颅有无外伤、神志改变及有无糖尿病史等等。

意识清醒的患者,根据病史、体表症状和体重、血尿测定的情况,较容易作出诊断,但对意识不清或已进入昏迷的患者,易造成诊断困难。尤其是昏迷患者不能述说口渴,索取水喝,鼻饲高蛋白高浓度的流质饮食所致的"高张综合征"或"鼻饲症候群",由于存在溶质性利尿,患者尿量无明显减少,此时极易造成误漏诊断。

(二)体格检查

应注意患者营养情况、精神状态,发热及出汗情况,应注意皮肤及部膜的表现,脱水的典型表现为皮肤弹性降低,皮肤展平时间延长,眼窝及囟门凹陷,舌面及口腔薄膜干燥,腋部及腹股沟部皮肤干燥,皮肤容易出现皱纹。如出现心动过速、直立性低血压、血压降低、颈静脉萎陷。中心静脉压降低,则提示血容量已减少,有效循环血量减少,已出现脱水所致循环功能不全的体征。高渗性脱水与低渗性脱水体征表现略有不同,前者有口渴、无力、烦躁,常有发热;后者常表现头痛、头晕、虚弱无力,神志淡漠,脱水的体表症状出现得早且更为明显,循环衰竭的症状出现得早且明显。临床上还根据体重的减轻(失水量)及临床表现,将脱水分为三度。

1.轻度脱水

失水量占体重的 2%～3% 或体重减轻 5%,仅有一般的神经功能症状,如头痛、头晕、无力,皮肤弹性稍有降低。高渗性脱水有口渴。

2.中度脱水

失水量占体重的 3%～6% 或体重减轻 5%～10%,脱水的体表病征已经明显,并开始出现循环功能不全的病症。

3.重症脱水

失水量占体重的 6% 以上或体重减轻 10% 以上,前述症状加重,甚至出现休克、昏迷。

(三)实验室检查

1.尿液的检查

包括尿量,尿相对密度,尿钠及其他成分。高渗性与低渗性脱水表现不同,低渗性脱水初期尿量并不减少,后期减少,尿相对密度低且尿钠明显减少。高渗性脱水初期尿量即减少,尿相对密度高且尿钠高。尿量不少而相对密度高应注意溶质性利尿,需检查尿糖、酮体等。

2.血液的检查

往往在中度脱水时才显示出变化。血清钠升高的情况常是判断脱水程度的一个重要指标,血清钠超过 150 mmol/L 即应警惕。血浆渗透压可以反映细胞外液渗透压的情况,>310 mmol/L 为高渗,<280 mmol/L 为低渗。高渗性脱水渗透压>330 mmol/L 时,由于脑细胞脱水,神经细胞皱缩,脑组织充血而出现神经系统功能改变,>360 mmol/L 时可出现嗜睡、甚至昏迷、呼吸停止。血红蛋白明显升高,往往反映血液浓缩现象。低渗性脱水时水进入红细胞内,故红细胞压积增加,红细胞平均容积或平均血细胞体积(MCV)增大。血中尿素氮升高表示肾排泄功能障碍,多出现在中度以上的脱水或脱水的晚期。

六、治疗

(1)单纯失水:首先应防治原发疾病,防止某些原因的作用。高渗性脱水时因血钠浓度高,故应给予 5% 葡萄糖溶液。高钠血症严重者可静脉内注射 2.5% 或 3% 葡萄糖溶液。应当注意,高渗性脱水时血钠浓度高,但患者仍有钠丢失,故还应补充一定量的含钠溶液,以免发生细胞外液低渗。

(2)低渗性脱水:除去除原因(如停用利尿药)、防治原发疾病外,一般应用等渗氯化钠溶液及时补足血管内容量即可达到治疗目的。如已发生休克,要及时积极抢救。

(3)等渗性脱水:防治原发病,输注渗透压偏低的氯化钠溶液,其渗透压以等渗溶液渗透压的 1/2～2/3 为宜。

（王　晓）

第二节　高钾血症

一、定义

钾离子是细胞内液中含量最高的阳离子,且主要呈结合状态,直接参与细胞内的代谢活动;适当的钾离子浓度及其在细胞膜两侧的比值对维持神经－肌肉组织的静息电位的产生,以及电兴奋的产生和传导有重要作用;也直接影响酸碱平衡的调节。钾离子紊乱是临床上最常见的电解质紊乱之一,且常和其他电解质紊乱同时存在。血钾高于 5.5 mmol/L 称为高钾血症,＞7.0 mmol/L 则为严重高钾血症。高钾血症有急性与慢性两类,急性发生者为急症,应及时抢救,否则可能导致心搏骤停。

二、病因和发病机制

(一)肾排钾减少

(1)急性肾衰竭少尿期或慢性肾衰竭晚期。

(2)肾上腺皮质激素不足,如 Addison 病,低肾素性低醛固酮症,al－羟化酶缺乏症。

(3)保钾利尿剂长期应用,如氯苯喋啶,螺内酯(安体舒通),氨氯吡咪(阿米洛利)。

(二)细胞内的钾移出

(1)溶血,组织损伤,肿瘤或炎症细胞大量坏死,组织缺氧,休克,烧伤,肌肉过度挛缩等。

(2)酸中毒。

(3)高血钾周期性麻痹。

(4)注射高渗盐水及甘露醇后,由于细胞内脱水,改变细胞膜的渗透性或细胞代谢,使细胞内钾移出。有报告应用盐酸精氨酸而发生高血钾,这可能是精氨酸进入细胞而钾排出所致。

(三)含钾药物输入过多

青霉素钾盐(每 100 万单位合钾 1.5 mmol)大剂量应用或含钾溶液输入过多、过急。

(四)输入库存血过多

(五)洋地黄中毒

洋地黄过量可致离子泵活力降低,影响钾进入细胞。

三、临床表现

高钾血症的临床表现主要为心血管系统和神经肌肉系统症状的严重性取决于血钾升高的程度和速度有无其他血浆电解质和水代谢紊乱合并存在。

(一)心血管症状

高钾使心肌受抑心肌张力减低故有心动徐缓和心脏扩大心音减弱易发生心律失常但不发生心力衰竭心电图有特征性改变且与血钾升高的程度相关当血钾大于 5.5 mmol/L 时心电图表现为 Q－T 间期缩短 T 波高尖对称基底狭窄而呈帐篷状;血钾为 7～8 mmol/L 时 P 波振幅降低 P－R 间期延长以至 P 波消失,这可能是窦房结传导阻滞或窦性停搏也可出现"窦－室"传导(窦房结不经心房内正常传导系统而通心房内特殊纤维束传入心室);血钾升至 9～10 mmol/L 时室内传导更为缓慢 QRS 波增宽,R 波振幅降低,S 波加深与 T 波直线相连融合;血钾 11 mmol/L 时 QRS 波、ST 段和 T 波融合成双相曲折波形。至12 mmol/L 时一部分心肌先被激动而恢复,另一部分尚未去极此时极易引起折返运动而引起室性异位节律表现为室性心动过速心室扑动和心室纤颤,最后心脏停搏于舒张期。

(二)神经肌肉症状

早期常有四肢及口周感觉麻木,极度疲乏,肌肉酸疼,肢体苍白湿冷,血钾浓度达 7 mmol/L 时四肢麻木软瘫,先为躯干后为四肢,最后影响到呼吸肌发生窒息。中枢神经系统可表现为烦躁不安或神志不清。

（三）其他症状

由于高钾血症引起乙酰胆碱释放增加,故可引起恶心呕吐和腹痛。由于高钾对肌肉的毒性作用可引起四肢瘫痪和呼吸停止,所有高钾血症均有不同程度的氮质血症和代谢性酸中毒后者可加重高钾血症。

四、诊断

高钾血症的诊断首先要除外由于溶血等原因所致的假性高钾血症,并除外实验室误差。心电图检查明确有无严重的心脏毒性的发生,心电图若有高钾血症的表现是危险的信号,应采取积极的治疗措施。药物（包括钾盐）及肾功能不全是最常见的导致高钾血症的原因。肾功能正常但伴严重肾前性氮质血症的患者可伴高钾血症。醛固酮、胰岛素分泌或作用的缺陷亦可导致高钾血症。在初诊为肾上腺皮质功能不全的患者中40％伴有高钾血症。持续性高钾血症伴酸中毒可能是高钾性肾小管酸中毒,常见于中度肾功能不全,尤其是伴有糖尿病、间质性肾炎或梗阻的患者。另外,组织坏死、横纹肌溶解及膜的去极化状态（如琥珀胆碱的使用和高钾性周期性麻痹等）从临床表现上诊断不难。一些罕见的基因缺陷导致的遗传性疾病亦可导致高钾血症。

五、治疗

高钾血症起病急骤者应采取紧急措施,还应根据病情的轻重采取不同的治疗方法。

1. 急性严重的高钾血症的治疗原则

（1）对抗钾对心肌的毒性。

（2）降低血钾。

2. 轻—中度高钾血症的治疗

（1）低钾饮食,每天摄入钾限于50～60 mmol（50～60 mEq）。

（2）停止可导致血钾升高的药物。

（3）阳离子交换树脂以减少肠道钾吸收和体内钾的排出。1 mmol 的钠可交换 1 mmol 的钾。如乙烯磺酸钠树脂（kayexalate）或多乙烯苯钠（sodium polystyrene）可口服,也可保留灌肠,但口服比灌肠效果好。口服剂量为 40～80 g,分 3～4 次服,同时服 20％山梨醇 10～20 mL。灌肠时可将 40 g 树脂置于 200 mL 20％山梨醇液中作保留灌肠,保留 1 h 后解出大便。

（4）去除高钾血症的病因或治疗引起高钾血症的原因。

3. 透析

为最快和最有效方法。可采用血液透析或腹膜透析,但后者疗效相对较差,且效果较慢。应用低钾或无钾透析液进行血液透析,可以使血钾几乎在透析开始后即下降,1～2 h 后血钾几乎均可恢复到正常。腹透应用普通标准透析液在每小时交换 2 L 情况下,大约可交换出 5 mmol 钾,连续透析 36～48 h 可以去除 180～240 mmol 钾。

及时治疗原发疾病（如清创、排出胃肠道积血）及避免摄入含钾过多饮食（如水果、咖啡等）。如酸中毒为诱发高钾血症的原因,应尽快同时纠正酸中毒。停用可使血钾水平上升的药物,包括抑制肾素—血管紧张素—醛固酮系统的药物、β肾上腺素能受体阻断药、吲哚美辛及抑制钾在远端肾小管分泌的药物（如螺内酯、氨苯蝶啶）等,总之应积极治疗原发病,避免诱发因素。

六、急救措施

首先要控制引起高钾血症的原因及治疗原发病。一旦发现高钾血症时,应立即停止补钾,积极采取保护心脏的急救措施

对抗钾的毒性作用;促使钾向细胞内转移;排除体内过多的钾,以降低血清钾浓度。

急救措施:①静注钙剂（10％葡萄糖酸钙 10～20 mL）,可重复使用,钙与钾有对抗作用,能缓解

钾对心肌的毒性作用。或 30~40 mL 加入液体滴注。②静脉注射 5％碳酸氢钠溶液 60~100 mL，或 11.2％乳酸钠溶液 40~60 mL，之后可再注射碳酸氢钠 100~200 mL 或乳酸钠溶液 60~100 mL，这种高渗碱性钠盐可扩充血容量，以稀释血清钾浓度，使钾离子移入细胞内，纠正酸中毒以降低血清钾浓度，还有注入的钠，对钾也有对抗作用。③用 25％~50％葡萄糖 100~200 mL 加胰岛素（4 g 糖加 1 U 正规胰岛素）作静脉滴注，当葡萄糖合成糖原时，将钾转入细胞内。④注射阿托品，对心脏传导阻滞有一定作用。⑤透析疗法：有腹膜透析和血液透析，肾功能不全，经上述治疗后，血清钾仍不下降时可采用。⑥阳离子交换树脂的应用，15 g，口服，4 次/天。可从消化道携带走较多的钾离子，亦可加入 10％葡萄糖 200 mL 中作保留灌肠。

（王　晓）

第三节　低钾血症

一、概述

人体钾全靠外界摄入，每日从食物中摄入钾约 50~100 mmol，90％由小肠吸收。肾脏是排钾和调节钾平衡的主要器官，肾小球滤液中的钾先在近曲肾小管内被完全吸收，以后远曲肾小管细胞和集合管细胞再将过剩的钾分泌出来，从尿排出，使钾在体内维持平衡。但是，人体摄入钾不足时，肾脏不能明显地减少排钾，使钾保留于体内，故易引起缺钾。血清钾浓度在 3.5~5.5 mmol/L，平均 4.2 mmol/L。通常以血清钾 <3.5 mmol/L 时称低血钾。但是，血清钾降低，并不一定表示体内缺钾，只能表示细胞外液中钾的浓度，而全身缺钾时，血清钾不一定降低。故临床上应结合病史和临床表现分析判断。

二、病因和发病机制

（一）钾摄入减少

一般饮食含钾都比较丰富。故只要能正常进食，机体就不致缺钾。消化道梗阻、昏迷、手术后较长时间禁食的患者，不能进食。如果给这些患者静脉内输入营养时没有同时补钾或补钾不够，就可导致缺钾和低钾血症。然而，如果摄入不足是唯一原因，则在一定时间内缺钾程度可以因为肾的保钾功能而不十分严重。当钾摄入不足时，在 4~7 天内可将尿钾排泄量减少到 20 mmol/L 以下，在 7~10 天内则可降至 5~10 mmol/L（正常时尿钾排泄量为 38~150 mmol/L）。

（二）钾排出过多

1.经胃肠道失钾

这是小儿失钾最重要的原因，常见于严重腹泻呕吐等伴有大量消化液丧失的患者。腹泻时粪便中 K^+ 的浓度可达 30~50 mmol/L。此时随粪丢失的钾可比正常时多 10~20 倍。粪钾含量之所以增多，一方面是因为腹泻而使钾在小肠的吸收减少，另一方面是由于腹泻所致的血容量减少可使醛固酮分泌增多，而醛固酮不仅可使尿钾排出增多，也可使结肠分泌钾的作用加强。由于胃液含钾量只有 5~10 mmol/L，故剧烈呕吐时，胃液的丧失并非失钾的主要原因，而大量的钾是经肾随尿丧失的，因为呕吐所引起的代谢性碱中毒可使肾排钾增多，呕吐引起的血容量减少也可通过继发性醛固酮增多而促进肾排钾。

2.经肾失钾

这是成人失钾最重要的原因。引起肾排钾增多的常见因素有以下几种。

（1）利尿药的长期连续使用或用量过多：例如，抑制近曲小管钠、水重吸收的利尿药（碳酸酐酶抑制药乙酰唑胺），抑制髓袢升支粗段 Cl^- 和 Na^+ 重吸收的利尿药（速尿、利尿酸、噻嗪类等）都能使到达远侧肾小管的原尿流量增加，而此处的流量增加是促进肾小管钾分泌增多的重要原因。上述利尿药还能使到达远曲小管的 Na^+ 量增多,从而通过 Na^+-K^+ 交换加强而导致失钾。许多利尿药还有一个引起肾排钾增多的共同机制:通过血容量的减少而导致醛固酮分泌增多。速尿、利尿酸、噻嗪类的作用在于抑制髓袢升支粗段对 Cl^- 的重吸收从而也抑制了 Na^+ 的重吸收。所以,这些药物的长期使用既可导致低钠血症,又可导致低氯血症。已经证明,任何原因引起的低氯血症均可使肾排钾增多。其可能机制之一是低氯血症似能直接刺激远侧肾小管的泌钾功能。

(2)某些肾脏疾病:如远侧肾小管性酸中毒时,由于远曲小管泌氢功能障碍,因而 H^+-Na^+ 交换减少而 K^+-Na^+ 交换增多而导致失钾。近侧肾小管性酸中毒时,近曲小管 HCO_3^- 的重吸收减少,到达远曲小管的 HCO_3^- 增多是促进远曲小管排钾增多的重要原因。急性肾小管坏死的多尿期,由于肾小管液中尿素增多所致的渗透性利尿,以及新生肾小管上皮对水、电解质重吸收的功能不足,故可发生排钾增多。

(3)肾上腺皮质激素过多:原性和继发性醛固酮增多时,肾远曲小管和集合管 Na^+-K^+ 交换增加,因而起排钾保钠的作用。Cushing综合征时,糖皮质激素皮质醇的分泌大量增多。皮质醇也有一定的盐皮质激素样的作用。大量、长期的皮质醇增多也能促进远曲小管和集合管的 Na^+-K^+ 交换而导致肾排钾增多。

(4)远曲小管中不易重吸收的阴离子增多: HCO_3^- 、 SO_4^{2-} 、 HPO_4^{2-} 、 NO_3^- 、β-羟丁酸、乙酰乙酸、青霉素等均属此。它们在远曲小管液中增多时,由于不能被重吸收而增大原尿的负电荷,因而 K^+ 易从肾小管上皮细胞进入管腔液而随尿丧失。

(5)镁缺失:镁缺失常常引起低钾血症。髓袢升支的钾重吸收有赖于肾小管上皮细胞中的 Na^+-K^+-ATR 酶,而这种酶又需 Mg^{2+} 的激活。缺镁时,可能因为细胞内 Mg^{2+} 缺失而使此酶失活,因而该处钾重吸收发生障碍而致失钾。动物实验还证明,镁缺失还可引起醛固酮增多,这也可能是导致失钾的原因。

(6)碱中毒:碱中毒时,肾小管上皮细胞排 H^+ 减少,故 H^+-Na^+ 交换加强,故随尿排钾增多。

3.经皮肤失钾

汗液含钾只有 9 mmol/L。在一般情况下,出汗不致引起低钾血症。但在高温环境中进行重体力劳动时,大量出汗亦可导致钾的丧失。

(三)细胞外钾向细胞内转移

细胞外钾向细胞内转移时,可发生低钾血症,但在机体的含钾总量并不因而减少。

(1)低钾性周期性麻痹:发作时细胞外钾向细胞内转移,是一种家族性疾病。

(2)碱中毒:细胞内 H^+ 移至细胞外以起代偿作用,同时细胞外 K^+ 进入细胞。

(3)过量胰岛素:用大剂量胰岛素治疗糖尿病酮症酸中毒时,发生低钾血症的机制有二:①胰岛素促进细胞糖原合成,糖原合成需要钾,血浆钾乃随葡萄糖进入细胞以合成糖原。②胰岛素有可能直接刺激骨骼肌细胞膜上的 Na^+-K^+-ATP 酶,从而使肌细胞内 Na^+ 排出增多而细胞外 K^+ 进入肌细胞增多。

(4)钡中毒:抗日战争时期四川某地发生大批"趴病"病例,临床表现主要是肌肉软弱无力和瘫痪,严重者常因呼吸肌麻痹而死亡。经我国学者杜公振等研究,确定该病的原因是钡中毒。但当时钡中毒引起瘫痪的机制尚未阐明。现已确证,钡中毒引起瘫痪的机制在于钡中毒引起了低钾血症。钡中毒时,细胞膜上的 Na^+-K^+-ATP 酶继续活动,故细胞外液中的钾不断进入细胞。但钾从细胞内流出的孔道却被特异地阻断,因而发生低钾血症。引起钡中毒的是一些溶于酸的钡盐如醋酸钡、碳酸钡、氯化钡、氢氧化钡、硝酸钡和硫化钡等。

(四)粗制生棉油中毒

近二三十年来,在我国某些棉产区出现一种低血钾麻痹症,在一些省内又被称为"软病"。其临床主要特征是四肢肌肉极度软弱或发生弛缓性麻痹,严重者常因呼吸肌麻痹而死亡,血清钾浓度明显降低。往往在同一地区有许多人发病。病因与食用粗制生棉籽油有密切关系。粗制生棉油是农村一些小型油厂和榨坊生产的。这些厂的生产工艺不合规格。棉籽未经充分蒸炒甚至未曾脱壳就用来榨油,榨出的油又未按规定进行加碱精炼。因此棉籽中的许多毒性物质存于油中。与"软病"的发生和随后的一系列研究,都是棉酚(gossypol)。"软病"时低钾血症的发生机制尚未阐明。"软病"的发现和随后的一系列研究,都是我国学者进行的。迄今为止,国外的书刊中,尚无该病的记载。

三、临床表现

临床表现和细胞内、外钾缺乏的严重程度相关,更主要的是取决于低血钾发生的速度。血清 K^+ <2.5 mmol/L时,症状较严重。短时期内发生缺钾,症状出现迅速,甚至引起猝死。

(1)神经肌肉系统:表现为神经、肌肉应激性减退。当血清 K^+ <3.0 mmol/L 时,可出现四肢肌肉软弱无力,肌无力常由双下肢开始,后延及双上肢,双侧对称,以近端较重,低于2.5 mmol/L时,可出现软瘫,以四肢肌肉最为突出,腱反射迟钝或消失。当呼吸肌受累时则可引起呼吸困难。中枢神经系统表现症状为精神抑郁、倦怠、神志淡漠、嗜睡、神志不清、甚至昏迷等。

(2)消化系统:缺钾可引起肠蠕动减弱,轻者有食欲不振、恶心、便秘,严重低血钾可引起腹胀、麻痹性肠梗阻。

(3)心血管系统:低血钾时一般为心肌兴奋性增强,可出现心悸、心律失常。严重者可出现房室阻滞、室性心动过速及室颤,最后心脏停搏于收缩状态。此外还可引起心肌张力减低,心脏扩大,末梢血管扩张,血压下降等。

(4)泌尿系统:长期低钾可引起缺钾性肾病和肾功能障碍,肾浓缩功能下降,出现多尿且比重低,尤其是夜尿增多。这可能与远曲肾小管细胞受损,对抗利尿激素反应降低,水重吸收能力降低所致。另外,缺钾后膀胱平滑肌张力减退,可出现尿潴留,患者常易合并肾盂肾炎。

(5)酸碱平衡紊乱:低血钾可导致代谢性碱中毒。

四、诊断

主要根据病史和临床表现。血清钾测定血 K^+ <3.5 mmol/L 时,出现症状即可作出诊断。但在缺水或酸中毒时,血清 K^+ 可不显示降低。此外可根据心电图检查,多能较敏感地反映出低血钾情况,心电图的主要表现为 Q—T 间期延长,S—T 段下降,T 波低平、增宽、双相、倒置或出现 U 波等。

五、治疗

(1)一般采用口服钾,成人预防剂量为 10% 氯化钾 30~40 mL/d(每克氯化钾含钾13.4 mmol)。氯化钾口服易有胃肠道反应,可用枸橼酸钾为佳(1 g 枸橼酸钾含钾 4.5 mmol)。

(2)静脉输注氯化钾,在不能口服或缺钾严重的患者使用。常用浓度为5%葡萄糖液 1.0 L 中加入 10%氯化钾 10~20 mL,每克氯化钾必须均匀滴注 30~40 min 以上,不可静脉推注。补钾量视病情而定,作为预防,通常成人补充氯化钾 3~4 g/d,作为治疗,则为 4~6 g 或更多。

(3)补钾注意点:①尿量必须在 30 mL/h 以上时,方考虑补钾,否则可引起血钾过高。②伴有酸中毒、血氯过高或肝功能损害者,可考虑应用谷氨酸钾,每支 6.3 g 含钾 34 mmol,可加入0.5 L 葡萄糖液内静滴。③静脉滴注的氯化钾浓度太高可刺激静脉引起疼痛,甚至静脉痉挛和血栓形成。④切忌滴注过快,血清钾浓度突然增高可导致心搏骤停。⑤ K^+ 进入细胞内的速度很慢,约 15 h 才达到细胞内、外平衡,而在细胞功能不全如缺氧、酸中毒等情况下,钾的平衡时间更长,约需 1 周或更长,所以纠正缺钾需历时数日,勿操之过急或中途停止补给。⑥缺钾同时有低血钙时,应注意补钙,因为低血钙症状往往被低血钾所掩盖,低血钾纠正后,可出现低血钙性搐搦。⑦短期内大量补钾或长期补钾时,需定期观察,测定血清钾及心电图以免发生高血钾。

(王　晓)

第四节　高钙血症

一、定义

血清钙浓度高于 2.75 mmol/L 即为高钙血症(hypercalcemia)。

二、原因和发生机制

(1)甲状旁腺功能亢进:原发性常见于甲状旁腺腺瘤、增生或腺癌,这是高血钙的主要原因。继发性见于维生素 D 缺乏或慢性肾衰等所致的长期低血钙,刺激甲状旁腺代偿性增生。PTH 过多,促进溶骨、肾重吸收钙和维生素 D 活化,引起高钙血症。

(2)恶性肿瘤:恶性肿瘤(白血病、多发性骨髓瘤等)和恶性肿瘤骨转移是引起血钙升高的最常见原因。65%的乳腺癌患者有骨转移,多发性骨髓瘤和 Burkitt 淋巴肉瘤亦多有骨转移。这些肿瘤细胞可分泌破骨细胞激活因子,这种多肽因子能激活破骨细胞。肾癌、胰腺癌、肺癌等即使未发生骨转移亦可引起高钙血症.这与前列腺素(尤其是 PGE2)的增多导致溶骨作用有关。

(3)维生素 D 中毒:治疗甲状旁腺功能低下或预防佝偻病而长期服用大量维生素 D 可造成维生素 D 中毒,所致高钙高磷血症可引起头痛恶心等一系列症状及软组织和肾的钙化。

(4)甲状腺功能亢进:甲状腺素具有溶骨作用,中度甲亢患者约 20%伴高钙血症。

(5)其他:肾上腺功能不全(如艾迪生病)、维生素 A 摄入过量,类肉瘤病、应用使肾对钙重吸收增多的噻嗪类药物等。

三、临床表现

高钙血症的临床表现与血钙升高幅度和速度有关。根据血钙水平,高钙血症可分为:轻度,血钙在 2.7~3.0 mmol/L 之间;中度,3.0~3.4 mmol/L 之间;重度,3.4 mmol/L 以上。

(1)神经精神症状:轻者只有乏力、倦怠、淡漠;重者有头痛、肌无力、腱反射减弱、抑郁、易激动、步态不稳、语言障碍、听力、视力和定向力障碍或丧失、木僵、行为异常等精神神经症状。高钙危象时可出现谵妄、惊厥、昏迷。神经精神症状的发生主要是高钙对脑细胞的毒性,可干扰脑细胞电生理活动。

(2)心血管和呼吸系统症状:可引起血压升高和各种心律失常。心电图可见 Q-T 间期缩短、ST-T 改变、房室传导阻滞和低血钾性 u 波,如未及时治疗,可引起致命性心律不齐。因高钙血症可引起肾排水增多和电解质紊乱,使支气管分泌物黏稠,黏膜细胞纤毛活动减弱,支气管分泌物引流不畅,易招致肺部感染、呼吸困难,甚至呼吸衰竭。

(3)消化系统症状:表现为食欲减退、恶心、呕吐、腹痛、便秘,重者发生麻痹性肠梗阻。钙可刺激胃泌素和胃酸分泌,故高钙血症者易发生消化性溃疡。钙异位沉积于胰腺管,且钙刺激胰酶大量分泌,故可引发急性胰腺炎。

(4)泌尿系统症状:高血钙可致肾小管损害,使肾小管浓缩功能下降,加之大量钙从尿中排出,从而引起多尿、烦渴、多饮,甚至失水、电解质紊乱和酸碱失衡。钙在肾实质中沉积可引起间质性肾炎、失盐性肾病。肾钙质沉积症,最终发展为肾功能衰竭,也易发生泌尿系感染和结石。

(5)钙的异位沉着表现:高钙血症易发生异位钙沉着,可沉着于血管壁、角膜、结合膜。鼓膜、关节周围和软骨,可分别引起肌肉萎缩、角膜病、红眼综合征、听力减退和关节功能障碍等。

(6)血液系统:因钙离子可激活凝血因子,故可发生广泛性血栓形成。

(7)高血钙危象:血钙增高至 4 mmol/L 以上时,表现为多饮、多尿、严重脱水、循环衰竭、氮质血症。如不及时抢救,患者可死于肾功能衰竭和循环衰竭。在少数严重的病例可有神经系统的表现包括嗜睡、乏力和反射减弱。心电图 Q-T 间期缩短提示高钙血症。心动过缓和Ⅰ度房室传导阻滞也有报道。急性高钙血症可出现明显的血压升高。胃肠道表现包括无力性便秘和厌食,在严重病例可有恶心和呕吐,不同原因的高钙血症都可伴随急性胰腺炎。

四、诊断

（一）诊断依据

（1）高钙血症是指血清离子钙浓度升高,通常临床上测定血钙为血浆总钙,＞2.7 mmol/L 即可认为是高钙血症。血浆总钙包括蛋白结合钙、复合钙和离子钙。血清清蛋白含量和血液酸碱平衡直接影响着离子钙的浓度,在分析血清总钙浓度的诊断价值时,应考虑其影响因素。

（2）高钙血症最常见原因为原发性甲状旁腺功能亢进症。本病进展缓慢,早期 50％患者仅仅表现为高血钙、低血磷和甲状旁腺增高,临床上勿轻易放过高钙血症这一早期诊断线索。

（3）出现下列临床线索,应警惕高钙血症:反复胃、十二指肠溃疡;反复发作急性胰腺炎;反复出现泌尿道结石或肾绞痛;反复发生病理性骨折;不明原因的肌无力及肌萎缩。

（二）实验室检查

（1）可多次测定血浆中钙浓度。因为血清总钙受血清清蛋白的干扰,因此,有人认为测定血浆离子钙比测定血浆总钙为优。但是血浆钙离子受血 pH 值的影响,故也可发生误差。

（2）测定血清总钙时应同时测定血清清蛋白;测定离子钙时应同时测血 pH 值,以便纠正所测结果。另外在测离子钙时注意压脉带不宜压迫时间过长,压迫时间过长可使血 pH 值发生改变而使血离子钙有假性升高。

（三）其他辅助检查

依据病史,症状选做 B 超、X 线检查、核素扫描和 CT 检查。

（四）鉴别诊断

要和可引起高钙血症的有关疾病鉴别:①恶性肿瘤性高钙血症。②多发性骨髓瘤。③三发性甲状旁腺功能亢进。④结节病。⑤维生素 A 或 D 中毒。⑥甲状腺功能亢进。⑦继发性甲状旁腺功能亢进。⑧假性甲状旁腺功能亢进。⑨钙受体病等。选择性静脉插管从甲状腺、肿瘤引流区和外周静脉取血,比较血 PTH 或氨基端 PTH 可明确 pH 值 TP 和异源性 PTH 分泌瘤的诊断。

五、治疗

应根据血钙升高的程度采取不同的治疗对策。

（一）轻度高钙血症的治疗

轻度高钙血症是指血症在 2.75 mmol/L 以上,3.0 mmol/L 以下。高钙血症治疗的目的在于将血钙降低。对甲状旁腺功能亢进者的处理尚有不同意见。如无威胁生命的高钙血症、骨密度正常者可进行观察,监测血清钙、肾功能、骨密度和尿钙排泄。当有下列情况者应考虑手术治疗:①血钙高于2.85 mmol/L;②有威胁生命的高钙血症发作;③肌酐清除减少到只有同年龄健康人的 70％;④有肾结石;⑤24 h 尿钙＞100 μmol(400 mg);⑥骨密度减低超过正常人的 2SD。可采用钙受体协同剂 R-568。此药抑制 PTH 分泌,抑制的程度与剂量相关。用最大剂量时可使血离子钙降低,但确切的作用还待长期临床试用。最近发现绝经后妇女,求偶素缺乏与甲状旁腺功能亢进有关。用求偶素替代治疗可使血钙降低（降低 0.125～0.25 mmol/L）,尿钙也减少,但血浆 PTH 无变化。求偶素还可防止骨丢失和心血管病的发生。轻度高钙血症患者应避免使用所有的利尿药,因利尿药虽可增加尿钙排泄,但也使细胞外液缩减而增加钙从肾小管重吸收,从而使血钙升高。噻嗪类利尿药应禁用,此类利尿药可减少尿钙排泄。双磷酸盐对甲状旁腺功能亢进症引起轻度高钙血症降血钙的作用不大,故不需采用。

（二）中度高钙血症的治疗

指血钙浓度在 3.0～3.4 mmol/L 之间。此等患者多有症状,与血钙升高的速率有关。除治疗引起高钙血症的原发性疾病外,可采取后述治疗措施,包括:①静脉滴注生理盐水扩容,使患者轻度"水化"。②如果欲使血钙下降快些,可用襻利尿药(但禁用噻嗪类利尿药)。如有肾功能不全,襻利尿药剂量要大些。静脉滴注生理盐水加用襻利尿药,可使血钙在 1~2 天内下降 0.25~0.75 mmol/L。如果血钙下降不理想,可再加用双磷酸盐口服。

(三)重度高钙血症的治疗

重度高钙血症指血钙在 3.75 mmol/L(13.5 mg/dL)以上,即高钙危象。不管有无症状均应紧急处理。治疗方法包括:①扩充血容量;②增加尿钙排泄;③减少骨的重吸收;④治疗原发性疾病。扩充血容量可使血钙稀释,增加尿钙排泄。只要患者心脏功能可以耐受,在监测血钙和其他电解质、血流动力学变化情况下,可输入较大量的生理盐水。用襻利尿剂可增加尿钙排泄。用双磷酸盐以减少骨的重吸收,使血钙不被动员进入血液。双磷酸盐可抑制破骨细胞活性。双磷酸盐可与骨矿物质牢固结合,并对膦酸酶裂解作用有抵抗,且半衰期长。可将双磷酸盐放在500 mL以上生理盐水中静脉滴注,于 4 h 内滴完。各种双磷酸盐的给药途径、用量和降血钙的效果。

其他抑制骨重吸收的药物还有以下几种。

(1)氨磷汀(amifostine,WR-2721):此药为有机三磷酸盐,为放射治疗或化学药物治疗肿瘤中的正常组织保护剂,它可抑制 PTH 分泌以使血钙降低,并能直接抑制骨的重吸收,减少肾小管钙的重吸收。

(2)降钙素:有鲑鱼及鳗鱼降钙素,可抑制骨的重吸收,促进尿钙排泄,从而使血钙降低。鲑鱼降钙素剂量为 2~8 U/kg,鳗鱼降钙素剂量为 0.4~1.6 U/kg,每 6 小时肌注或皮下注射 1 次,6 h 内可使血钙降低 0.25~0.5 mmol/L。但作用时间短,且在几小时或几天内出现"逸脱"现象而失效。与糖皮质激素或光辉霉素合用有协同作用,且糖皮质激素可消除前述降钙素的"逸脱"现象。

(3)糖皮质激素:除甲状旁腺功能亢进症外,可用以治疗其他原因所引起的高钙血症,还可作为高钙血症病因的鉴别诊断。口服泼尼松 40~80 mg/d,或200~300 mg 氢化可的松静脉滴注,持续 3~5 天,其起效作用慢,维持时间短,故常与其他降钙药物联合应用。

(4)光辉霉素(普卡霉素):具有抑制 DNA 合成,减少骨重吸收和拮抗 PTH 应用。静脉注射 25~50 mg/kg,血钙可于 36~48 h 降至正常。因其毒性大,故一般只注射 1 次,必要时可在第 1 次用药后 5~7 天重复 1 次。此药对肝、肾和造血系统有毒。

(5)顺铂(cisplatin):有直接抑制骨的重吸收作用,具有安全、有效和疗效持久的特点,其疗效最短可维持 4 天,最长可达 115 天,平均 38 天,1 次静脉滴注剂量为 100 mg/m²。癌症引起的高钙血症在其他降钙药无效时可采用此药治疗。

(6)西咪替丁:300~600 mg 加入生理盐水中静脉滴注,每半小时 1 次。

(7)钙螯合剂:依地酸二钠可与钙形成可溶解的复合物,从尿中排出。每天 2~4 g 加于生理盐水中静脉滴注,于 4 h 滴完。此药对肾有毒,故有肾功能不全者应慎用或不用。对肾功能严重不全者可用透析治疗。

(胡志银)

第五节　低钠血症

一、定义

低钠血症(hyponatremia)为血清钠<135 mmol/L,仅反映钠在血浆中浓度的降低,并不一定表示体内总钠量的丢失,总体钠可以正常甚或稍有增加。临床上极为常见,特别在老年人中。主要症状为软弱乏力、恶心呕吐、头痛思睡、肌肉痛性痉挛、神经精神症状和可逆性共济失调等。

二、病因

低钠血症的病因有：①体液丢失时，溶质丢失超过水分丢失，即低渗性脱水；②细胞外液量基本正常，但由于内分泌疾病而致电介质异常丢失。如抗利尿激素不适当分泌综合征(SIADH)或甲状腺、肾上腺皮质功能紊乱时；③细胞外液容量过多，如输入过多低渗液，肾功能排水障碍，表现为细胞外液钠被稀释，又称稀释性低钠血症。

三、临床表现

低钠血症的临床表现严重程度取决于血 Na^+ 和血钠下降的速率。血 Na^+ 在 125 mmol/L 以上时，极少引起症状；Na^+ 在 125～130 mmol/L 之间时，也只有胃肠道症状。此时主要症状为软弱乏力、恶心呕吐、头痛思睡、肌肉痛性痉挛、神经精神症状和可逆性共济失调等。在低钠血症的早期，脑细胞对细胞内外渗透压不平衡有适应性调节。在 1～3 h 内，脑中的细胞外液移入脑脊液，而后回到体循环；如低钠血症持续存在，脑细胞的适应调节是将细胞内的有机渗透溶质包括磷酸、肌酸、肌醇和氨基酸(如丙氨酸，氨基乙磺酸)丢掉以减轻细胞水肿。如果脑细胞这种适应调节衰竭，脑细胞水肿则随之而至。临床表现有抽搐、木僵、昏迷和颅内压升高症状，严重可出现脑幕(tentorium)疝。如果低钠血症在 48 h 内发生，则有很大危险，可导致永久性神经系统受损的后果。慢性低钠血症者，则有发生渗透性脱髓鞘的危险，特别在纠正低钠血症过分或过快时易于发生。除脑细胞水肿和颅高压临床表现外，由于血容量缩减，可出现血压低、脉细速和循环衰竭，同时有失水的体征。总体钠正常的低钠血症则无脑水肿临床表现。

四、诊断

(一)确定是否真正有低钠血症

低钠血症的患者需测定血渗透压，若渗透压正常，则可能为严重高脂血症或少见的异常高蛋白血症所致的假性低钠血症。渗透压增高则为高渗性低钠血症。

(二)估计细胞外液容量状况

容量低者低钠血症主要由体液绝对或相对不足所致。血压偏低或下降、皮肤弹性差以及实验室检查示血尿素氮上升、肌酐轻度上升等均支持该诊断。病史中如有胃肠道液体丢失、大量出汗、尿钠 <10 mmol/L 者，提示经肾外丢失；尿钠 >20 mmol/L，有应用利尿药病史或检查有糖尿病或肾上腺皮质功能减退者则可确定为经肾丢失。尿钾测定也很重要，高者常提示有近端小管或髓襻的 Na^+ 重吸收障碍，或者由呕吐、利尿药等引起；低者提示有醛固酮过低的情况。细胞外液不少且同时有水肿或第三间隙液体积聚者，低钠血症大多因心、肝、肾等导致水肿形成而致。如无水肿，血压正常，同时无任何体液过少的迹象，低钠血症主要是由 ADH 分泌过多引起。此时如果严重少尿，血尿素氮、肌酐明显升高，尿钠排泄仍 >20 mmol/L 者，为肾功能衰竭引起；如果尿渗透压明显降低(<80 mOsm/kg H_2O)，且伴有明显多饮，则本病可能由多饮引起，常见原因为精神病或者服用某些导致严重口渴药物(如三环类抗抑郁药)。

抗利尿激素分泌失调综合征(SIADH)临床诊断标准：持续性低钠血症伴下列 4 项内容：①无肾、心、肺、肾上腺、脑垂体功能障碍；②细胞外液呈低渗透压状态；③尿液无法正常性稀释，给予液体负荷(包括注射生理盐水)后由于水继续贮存在体内，Na^+ 仍然从尿中排出，低钠血症继续加剧；④限制摄水可以改善低钠血症情况。

在诊断本病时应注意：①血尿酸水平在 SIADH 通常偏低，如果偏高，则应除外有效细胞外液量不足引起；②血钾通常正常。伴有低钾者常是其他原因引致的低钠血症，特别是呕吐以及高醛固酮症导致的；高钾者则应注意有低醛固酮血症情况存在；③HCO_3^-：通常正常。由利尿药引起者可偏高；醛固酮过低者则可偏低；④血尿素氮：大多偏低。

临床上 SIADH 有 4 种亚型：①持续高水平 ADH 释放，大多由肺癌引起，约占SIADH中的38%；

②渗透值重调,表现为对 ADH 分泌的调节仍然正常,但阈值处于较低渗透浓度,约占 38%;③低渗血症对 ADH 完全无抑制作用,大约占 16%,该型患者在渗透压过高时分泌正常,但低渗血症时无法下降到零水平;④肾脏对 ADH 反应过敏,该型 ADH 水平及分泌调节情况正常,血中也无 ADH 样物质存在。

(三)实验室检查

三种类型的低钠血症均有血浆渗透压降低,血钠降低。总体钠正常的低钠血症,两者降低都不明显。此外,总体钠丢失的低钠血症还有血钾、血浆蛋白和血细胞比容和血尿素氮升高,提示存在血容量不足;尿量、尿钠和氯化物则减少,尿比重升高,血 pH 值常低。高血容量性低钠血症(即稀释性低钠血症),除血钠和血浆渗透压与失钠性低钠血症(低血容量低钠血症)相同外,其余实验室检查结果则与之相反。血容量正常的低钠血症的前述实验室检查则变化较大,血钠只稍低于正常。

(四)其他辅助检查

根据临床表现选做心电图、B 超、脑 CT 等。

五、治疗

低钠血症的治疗应根据病因、低钠血症的类型、低钠血症发生的急慢及伴随症而采取不同处理方法,故强调低钠血症的治疗应个别化,但总的治疗措施包括:①去除病因;②纠正低钠血症;③对症处理;④治疗合并症。下面按急性低钠血症、慢性低钠血症、总体钠丢失过多的低钠血症和稀释性低钠血症分别叙述。

(一)急性低钠血症

是指在 48 h 内发生的低钠血症。多见于接受低张液体治疗的住院患者中,也有报道在大量清水(不含溶质)洗胃治疗农药中毒的患者。对这些患者应迅速治疗,否则会引发脑水肿,甚至死亡。治疗目标为每小时使血 Na^+ 升高 2 mmol/L。可静脉滴注 3% 氯化钠溶液,滴速为 $1\sim2$ mL/(kg·h)。同时注射襻利尿药以加速游离水的排泄,使血 Na^+ 更快得到恢复。如果出现严重的中枢神经症状(如抽搐或昏迷等),可加快滴速到 $4\sim6$ mL/(kg·h),甚至采用 29.2% 氯化钠溶液 50 mL 滴注,但应严密监测血清电解质变化。应该提及的是有人认为快速纠正低钠血症可引起脑桥髓鞘溶解(pontine myelinolysis),但此种情况是极少见的,但在快速纠正低钠血症过程中应该警惕。其特征为四肢痉挛性瘫痪、假性大脑半球瘫痪、吞咽功能不全和变哑。尸解时脑桥有脱髓鞘病变,其发病机制尚不明了,但与血低张性时间、低钠血症纠正速率和血浆 Na^+ 变化有关。

(二)慢性低钠血症的治疗

应根据症状的有无而采取不同方法。慢性无症状的低钠血症首先应寻找引起低钠血症病因,然后针对病因进行治疗。病因去除后有些患者低钠血症也随之解除。对病因暂时不能去除的患者,可采用限制水的摄入和抑制 ADH 释放,或增加溶质摄入或排泄。抑制 ADH 释放的药物现代临床上选用者为地美环素(demeclocycline),首剂为 1200 mg,以后 $300\sim900$ mg/d。此药可抑制肾小管对 ADH 反应,使自由水排出增多,故服药期间可不限水。但此药对神经和肾有毒,且可发生光敏感,小孩服用可使牙齿和骨骼异常。有肝功能受损者禁用。另一种药为 ADHV2 受体拮抗药。此药正在试用中。增加溶质摄入可用口服尿素,服 $30\sim60$ g/d。尿素可引起渗透性利尿,增加自由水排泄。不良反应为口感不好难吃。慢性有症状的低钠血症的治疗措施为补充钠和襻利尿药增加自由水的排泄。应当注意的是:血 Na^+ 纠正速率不要超过 1 mmol/(L·h);肾水丢失速率为 250 mL/h。

(三)失钠性低钠血症的治疗

常见于胃肠道和肾脏丢失钠。此种情况同时有水丢失,但钠丢失多于水丢失,故引起失钠性低渗状态而导致血容量不足和末梢循环衰竭。这种情况因水和钠都丢失,因此,不会导致脑细胞内外渗透压不平衡,故无神经受损和颅高压症状。治疗主要是补钠。轻度者只口服盐水或氯化钠片即可,同时饮水,使血容量得到恢复。严重者则静脉补充生理盐水或高浓度盐水。身体缺钠量(或应补钠量)可按下列公式计算:缺钠量(mmol)＝(正常血钠－患者所测血钠)×0.6×患者体重。1 g氯化钠＝17 mmol Na^+,据此可以算出应补充生理盐水或高浓度盐水的毫升数。男性总体水按体重的60%;女性按体重的50%计算。应当注意的是此类患者不可输给葡萄糖水,否则会加重低钠血症。在补钠补水的同时,下面几点应予注意:①病因治疗:去除病因可使缺钠、缺水得到更快的纠正;②上述公式所计算出的缺钠只是粗略估算。在第1个24 h内,先补给计算出来缺钠量的1/3～1/2较为安全,然后根据治疗效果,并监测血压、皮肤弹性、神志、血尿渗透压和血钠浓度作出判断,将剩余的缺钠量补给;③上述公式中不包括可能存在的等渗液丢失。例如,腹泻患者可以丢失5 L等渗液,后因饮水及生理上保留3 L水而引发低钠血症。用公式估算的 Na^+ 量只有3 L游离水,则仍缺2 L等渗的 Na^+ 和水;④血浆钠浓度不能反映总体钠的丢失;⑤如同时有缺钾,须同时补给。K^+ 进入细胞内,使细胞内钠流向细胞外液,有利于细胞外 Na^+ 的升高和血浆渗透压提高;⑥为避免过多 Cl^- 输入,可在部分等渗液中加入1/6 M乳酸钠或碳酸氢钠(重碳酸钠)溶液,有利于同时存在的代谢性酸中毒的纠正;如果患者已发生循环衰竭,提示缺钠严重。此时除补给盐水外,应及时补给胶体溶液以扩容,如输给血浆等。切记不可单独用升压药或血管扩张剂,对改善末梢循环有害而无效。只有在补钠和输血浆扩容,血压仍不上升时方可采用。

（四）稀释性低钠血症的治疗

本症主要原因是肾脏排泄功能障碍和心、肝、肾功能受损而导致水钠在体内潴留,故治疗措施主要是限制水的摄入和利尿以排除自由水。症状轻者只要适当限制水摄入量。心、肝、肾患者稀释性低钠血症的发病机制是多因素的,患者总体钠不减少,往往是过多,其总体水也过多,常有水肿、胸腔积液或腹水,但总体水大于总体钠。这类患者治疗比较困难。纠正低钠血症给予钠盐可加重水肿;纠正总体水过多用利尿药则可加重低钠血症,而过分限水患者不易接受。原则上每天摄入水量应少于每天尿量和不显性失水量之和。可适当使用襻利尿药以增加水的排泄,因为襻利尿药可抑制ADH对集合管的作用,使水重吸收减少;但用过多襻利尿药可加重钠的丢失。这类患者除了限水外,同时也要限钠,一般每天氯化钠摄入量不超过3 g。由精神性多饮和SIADH综合征的治疗主要是严格限制水的摄入和使用襻利尿药,在治疗急性低钠血症的治疗措施可以选用。

（胡志银）

第十一章　酸碱平衡失调

第一节　代谢性酸中毒

一、定义

人体动脉血液中酸碱度(pH)是血液内 H^+ 浓度的负对数值,正常为 $7.35\sim7.45$,平衡值为 7.40。体液中 H^+ 摄入很少,主要是在代谢过程中内生而来。机体对酸碱负荷有相当完善的调节机制,主要包括缓冲、代偿和纠正作用。碳酸氢盐是体液中最重要作用最大的缓冲对,代谢性酸负荷时,H^+ 与 HCO_3^- 结合成 H_2CO_3,H_2CO_3 极不稳定,大部分分解成 CO_2 和 H_2O,CO_2 通过呼吸排出体外,使血液中 HCO_3^- 与 H_2CO_3 的比值保持在 $20:1$,pH 值也将保持不变,可是代偿是有限度的,如果超过了机体所能代偿的程度,酸中毒将进一步加剧。代谢性酸中毒是最常见的一种酸碱平衡紊乱,以原发性 HCO_3^- 降低(<21 mmol/L)和 pH 值降低(<7.35)为特征。

二、病因和发病机制

(一)病因

不外乎 H^+ 产生过多、排出受阻,或者 HCO_3^- 丢失过多。常见于①腹膜炎、休克、高热等酸性代谢废物产生过多,或长期不能进食,脂肪分解过多,酮体积累;②腹泻、肠瘘、胆瘘和胰瘘等,大量 HCO_3^- 由消化道中丢失;③急性肾功能衰竭,排 H^+ 和再吸收 HCO_3^- 受阻。

当体内 H^+ 升高后,除体液缓冲系统作用外,主要由肺和肾调节。$H^+ + HCO_3^- \rightarrow H_2CO_3 \rightarrow H_2O + CO_2$。当 HCO_3^- 减少时,H_2CO_3 相应增高,离解出 CO_2,使血 PCO_2 升高,刺激呼吸中枢,引起呼吸深快,CO_2 排出增加,血中 H_2CO_3 相应减少以代偿;肾脏通过排出 H^+、NH_4^+ 和回收 HCO_3^-,以提高血浆中 HCO_3^-/H_2CO_3 的比值,pH 仍属正常,称为代偿性代谢性酸中毒,若两者比值不能维持正常,pH 降至 7.35 以下则为失代偿性代谢性酸中毒。

(二)发病机制

1. 酸性物质产生过多

(1)乳酸酸中毒:乳酸酸中毒(Lactic Acidosis)可见于各种原因引起的缺氧,其发病机制是缺氧时糖酵解过程加强,乳酸生成增加,因氧化过程不足而积累,导致血乳酸水平升高。这种酸中毒很常见。

(2)酮症酸中毒:酮症酸中毒(Ketoacidosis)是本体脂大量动用的情况下,如糖尿病、饥饿、妊娠反应较长时间有呕吐症状者、酒精中毒呕吐并数日少进食物者,脂肪酸在肝内氧化加强,酮体生成增加并超过了肝外利用量,因而出现酮血症。酮体包括丙酮、$\beta-$羟丁酸、乙酰乙酸,后两者是有机酸,导致代谢性酸中毒。这种酸中毒也是 AG 增加类正常血氯性代谢性酸中毒。

因胰岛素缺乏而发生糖尿病的患者,可以出现严重的酮症酸中毒,甚而致死。因为正常时人体胰岛素对抗脂解激素,使脂解维持常量。当胰岛素缺乏时,脂解激素如 ACTH、皮质醇、胰高血糖素及生长激素等的作用加强,大量激活脂肪细胞内的脂肪酶,使甘油三酯分解为甘油和脂肪酸的过程加强,脂肪酸大量进入肝脏,肝脏则生酮显著增加。

肝脏生酮增加与肉毒碱酰基转移酶(Acylcarnitine transferase)活性升高有关。因为正常时胰岛素对比酶具有抑制性调节作用,当胰岛素缺乏时此酶活性显著增强。这时进入肝脏的脂肪酸形成脂肪酰辅酶A(Fatty acyl－CoA)之后,在此酶作用下大量进入线粒体,经β－氧化而生成大量的乙酰辅酶A,乙酰辅酶A是合成酮体的基础物质。正常情况下,乙酰辅酶A经柠檬酸合成酶的催化与草酰乙酸缩合成柠檬酸而进入三羧酸循环,或经乙酰辅酶A羧化酶的作用生成丙二酸辅酶A而合成脂肪酸,因此乙酰辅酶A合成酮体的量是很少的,肝外完全可以利用。此外,糖尿病患者肝细胞中增多的脂肪酰辅酶A还能抑制柠檬酸合成酶和乙酰辅酶A羧化酶的活性,使乙酰辅酶A进入三羧酸循环的通路不畅,同时也不易合成脂肪酸。这样就使大量乙酰辅酶A肝内缩合成酮体。

非糖尿病患者的酮症酸中毒是糖原消耗补充不足,机体进而大量动用脂肪所致,如饥饿等。

2.肾脏排酸保碱功能障碍

不论肾小管上皮细胞 H^+ 排泌减少和碳酸氢盐生成减少还是肾小球滤过率严重下降,不论急性或慢性肾功能衰竭,均能引起肾性代谢性酸中毒。由于肾脏是机体酸碱平衡调节的最终保证,故肾衰的酸中毒更为严重,也是不得不采取血液透析措施的临床危重情况之一。

(1)肾功能衰竭:肾功能衰竭如果主要是由于肾小管功能障碍所引起时,则此时的代谢性酸中毒主要是因小管上皮细胞产 NH_3 及排 H^+ 减少所致。正常肾小管上皮细胞内谷氨酰胺及氨基酸由血液供应,在谷氨酰胺酶及氨基酸化酶的催化作用下不断生成 NH_3, NH_3 弥散入管腔与肾小管上皮细胞分泌的 H^+ 结合形成 NH_4^+,使尿液 pH 值升高,这就能使 H^+ 不断分泌入管腔,完成排酸过程。原尿中的 Na^+ 被 NH_4^+ 不断换回,与 HCO_3^- 相伴而重新入血成为 $NaHCO_3$。这就是肾小管的主要排酸保碱功能。当肾小管发生病变从而引起此功能严重障碍时,即可发生酸中毒。此类酸中毒因肾小球滤过功能无大变化,并无酸类的阴离子因滤过障碍而在体内潴留,其特点为 AG 正常类高血氯性代谢性酸中毒。也就是说 HPO_4^{2-}、SO_4^{2-} 等阴离子没有潴留,故 AG 不增加,而 HCO_3^- 重吸收不足,则由另一种容易调节的阴离子 Cl^- 代替,从而血氯上升。

肾功能衰竭如果主要是肾小球病变而使滤过功能障碍,则一般当肾小球滤过率不足正常的 20% 时,血浆中未测定阴离子 HPO_3^{2-}、SO_4^{2-} 和一些有机酸均可因潴留而增多。这时的特点是 AG 增加类正常血氯性代谢性酸中毒。HPO_4^{2-} 滤出减少,可以使可滴定酸排出减少,从而导致 H^+ 在体内潴留。

(2)碳酸酐酶抑制剂:例如使用乙酰唑胺作为利尿时,由于该药物抑制了肾小管上皮细胞中的碳酸酐酶活性,使 $CO_2 + H_2O \rightarrow H_2CO_3 \rightarrow H^+ + HCO_3^-$ 反应减弱,H^+ 分泌减少,HCO_3^- 重吸收减少,从而导致 AG 正常类高血氯性酸中毒。此时 Na^+、K^+、HCO_3^- 从尿中排出高于正常,可起利尿作用,用药时间长要注意上述类型酸中毒。

(3)肾小管性酸中毒:肾小管性酸中毒(Renal Tubular Acidosis,RTA)是肾脏酸化尿液的功能障碍而引起的 AG 正常类高血氯性酸中毒。目前按其发病机制可分四型。

Ⅰ型:远端肾小管性酸中毒(Distal RTA)。是远端小管排 H^+ 障碍引起的。此时远端小管不能形成并维持正常管内与管周液的 H^+ 陡峭浓度差。小管上皮细胞形成 H_2CO_3 障碍,且管腔内 H^+ 还可弥散回管周液。它可能是肾小管上皮细胞排 H^+ 的一系列结构、功能和代谢的不正常引起的。其病因有原发性、自身免疫性、肾钙化、药物中毒(两性霉素 B、甲苯、锂化合物、某些镇痛剂及麻醉剂)、肾盂肾炎、尿路阻塞、肾移植、麻风、遗传性疾病、肝硬化等。

Ⅱ型:近端肾小管性酸中毒(Proximal RTA)。是近端小管重吸收 HCO_3^- 障碍引起的。此时尿中有大量 HCO_3^- 排出,血浆 HCO_3^- 降低。如果我们人为地将这类患者的血浆 HCO_3^- 升至正常水平并维持之,即可到肾丢失 HCO_3^- 超过滤过量的 15%,这是一个很大的量。因此可导致严重酸中毒。当血浆 HCO_3^- 显著下降,酸中毒严重时,患者尿中 HCO_3^- 也就很少了,用上述办法方可观测到其障碍之所在。此型 RTA 的发病机制可能系主动转运的能量不足所致,多系遗传性的代谢障碍。

Ⅲ型:即Ⅰ～Ⅱ混合型,既有远端小管酸化尿的功能障碍,也有近端曲管重吸收 HCO_3^- 的障碍。

Ⅳ型:据目前资料认为系远端曲管阳离子交换障碍所致。此时管腔膜对 H^+ 通过有障碍。患者有低肾素性低醛固酮血症,高血钾。K^+高时,与H^+竞争,也使肾NH_4^+排出下降,H^+潴留。常见于醛固酮缺乏症、肾脏对醛固酮反应性降低或其他如Ⅰ型或Ⅱ型的一些原因引起。

(4)肾上腺皮质功能低下(阿狄森氏病):一方面由于肾血流量下降,缓冲物质滤过减少,形成可滴定酸少;另一方面由于Na^+重吸收减少,NH_3和H^+的排出也就减少,因为Na^+的重吸收与NH_3及H^+的排出之间存在着一个交换关系。

3.肾外失碱

肠液、胰液和胆汁中的HCO_3^-均高于血浆中的HCO_3^-水平。故当腹泻、肠瘘、肠道减压吸引等时,可因大量丢失HCO_3^-而引起AG正常类高血氯性代谢性酸中毒。输尿管乙状结肠吻合术后亦可丢失大量HCO_3^-而导致此类型酸中毒,其机制可能是Cl^-被动重吸收而HCO_3^-大量排出,即$Cl^- - HCO_3^-$交换所致。

4.酸或成酸性药物摄入或输入过多

氯化铵在肝脏内能分解生成氨和盐酸,用此祛痰剂日久量大可引起酸中毒。$NH_4Cl \rightarrow NH_3 + H^+ + Cl^-$。为AG正常类高血氯性代谢性酸中毒。氯化钙使用日久量大亦能导致此类酸中毒,其机制是Ca^{2+}在肠中吸收少,而Cl^-与H^+相伴随而被吸收,其量多于Ca^{2+},Ca^{2+}能在肠内与缓冲碱之一的HPO_4^{2-}相结合,使HPO_4^{2-}吸收减少。Ca^{2+}也能与$H_2PO_4^-$相结合生成不吸收的$Ca_3(PO_4)_2$和H^+,而H^+伴随Cl^-而被吸收。

水杨酸制剂如阿斯匹林(乙酰水杨酸)在体内可迅速分解成水杨酸,它是一个有机酸,消耗血浆的HCO_3^-,引起AG增加类正常血氯性代谢性酸中毒。

甲醇中毒时由于甲醇在体内代谢生成甲酸,可引起严重酸中毒,有的病例报告血pH可降至6.8。误饮含甲醇的工业酒精或将甲醇当作酒精饮用者可造成中毒。我国1987年曾发生过大批中毒病例。除甲醇的其他中毒危害外,AG增加类正常血氯性代谢性酸中毒是急性中毒的重要死亡原因之一。积极作用$NaHCO_3$抢救的道理就在于此。

酸性食物如蛋白质代谢最终可形成硫酸、酮酸等,当然,在正常人并无问题。但是当肾功能低下时,高蛋白饮食是可能导致代谢性酸中毒的。这也是AG增加类正常血氯性代谢性酸中毒。

输注氨基酸溶液或水解蛋白溶液过多时,亦可引起代谢性酸中毒,特别是氨基酸的盐酸盐,在代谢中会分解出HCl来。这些溶液制备时pH值均调至7.4,但其盐酸盐能在代谢中分解出盐酸这一点仍需注意。临床上根据情况给患者补充一定量$NaHCO_3$的道理就在于此。

5.稀释性酸中毒

大量输入生理盐水,可以稀释体内的HCO_3^-并使Cl^-增加,因而引起AG正常类高血氯性代谢性酸中毒。

三、临床表现

随病因表现而不同,轻者常被原发病掩盖。主要有:①呼吸深快,通气量增加,PCO_2下降,可减轻pH下降幅度,有时呼气中带有酮味;②面部潮红、心率加快、血压常偏低,神志不清,甚至昏迷,患者常伴有严重缺水的症状;③心肌收缩力和周围血管对儿茶酚胺的敏感性降低,引起心律不齐和血管扩张,血压下降,急性肾功能不全和休克;④肌张力降低,腱反射减退和消失;⑤血液pH值、二氧化碳结合力(CO_2CP)、SB、BB、BE均降低,血清Cl^-、K^+可升高。尿液检查一般呈酸性反应。

四、诊断

根据患者有严重腹泻、肠瘘或输尿管乙状结肠吻合术等的病史,又有深而快的呼吸,即应怀疑有代谢性酸中毒。作血气分析可以明确诊断,并可了解代偿情况和酸中毒的严重。失代偿时,血液pH值和HCO_3^-明显下降,PCO_3正常;部分代偿时,血液pH值、HCO_3^-和PCO_2均有一定程度的降低。如无条件进行此项测定,可作二氧化碳结合力的测定,也可确定诊断和大致判定酸中毒的程度。血清Na^+、K^+、Cl^-等的测定,也有助于判定病情。

五、治疗

（1）积极防治引起代谢性酸中毒的原发病，纠正水、电解质紊乱，恢复有效循环血量，改善组织血液灌流状况，改善肾功能等。

（2）给碱纠正代谢性酸中毒：严重酸中毒危及生命，则要及时给碱纠正。一般多用 $NaHCO_3$ 以补充 HCO_3^-，去缓冲 H^+。乳酸钠也可用，不过在肝功能不全或乳酸酸中毒时不用，因为乳酸钠经肝代谢方能生成 $NaHCO_3$。三羟甲基氨基甲烷（Tris－hydroxymethyl Aminomethane，THAM 或 Tris）近来常用。它不含 Na^+、HCO_3^- 或 CO_2。其分子结构式为 $(CH_2OH)_3CNH_2$，它是以其 OH^- 去中和 H^+ 的。1 g $NaHCO_3$ 含有 11.9 mmol 的 HCO_3^-，1 g 乳酸钠相当于 9 mmol 的 HCO_3^-，1gTHAM 相当于 8.2 mmol的 HCO_3^-。而 $NaHCO_3$ 溶液作用迅速、疗效确切、不良反应小。

纠正代谢性酸中毒时补充碱量可用下式计算：补充碱(mmol)＝(正常 CO_2CP－测定 CO_2CP)×体重(kg)×0.2 或＝(正常 SB－测定 SB)×体重(kg)×0.2。

临床上可先补给计算量的 1/2～1/3，再结合症状及血液化验结果，调整补碱量。在纠正酸中毒时大量 K^+ 转移至细胞内，引起低血钾，要随时注意纠治低钾。

（3）处理酸中毒时的高钾血症和患者失钾时的低钾血症：酸中毒常伴有高钾血症，在给碱纠正酸中毒时，H^+ 从细胞内移至细胞外不断被缓冲，K^+ 则从细胞外重新移向细胞内从而使血钾回降。但需注意，有的代谢性酸中毒患者因有失钾情况存在，虽有酸中毒但伴随着低血钾。纠正其酸中毒时血清钾浓度更会进一步下降引起严重甚至致命的低血钾。这种情况见于糖尿患者渗透性利尿而失钾，腹泻患者失钾等。纠正其酸中毒时需要依据血清钾下降程度适当补钾。

严重肾功能衰竭引起的酸中毒，则需进行腹膜透析或血液透析方能纠正其水、电解质、酸碱平衡以及代谢尾产物潴留等紊乱。

（游　锋）

第二节　呼吸性酸中毒

一、定义

呼吸性酸中毒是以原发的 PCO_2 增高及 pH 值降低为特征的高碳酸血症。急性严重呼酸表现为呼吸急促、呼吸困难和明显的神经系统症状，如头痛、视野模糊、烦躁不安，甚至出现震颤、意识模糊、谵妄和昏迷。体检可发现视盘水肿、脑脊液压力增高和心律失常等。

二、病因和发病机制

（一）病因

系肺泡通气功能障碍所致。

常见于：①呼吸中枢抑制，如麻醉药使用过量；②呼吸道梗阻，如喉痉挛、支气管痉挛、呼吸道烧伤及异物、溺水、颈部血肿或包块压迫气管等；③肺部疾患，如休克肺、肺水肿、肺不张、肺炎等；④胸部损伤：如手术、创伤、气胸、胸腔积液等。

（二）发病机制

1.呼吸中枢抑制

一些中枢神经系统的病变如延脑肿瘤、延脑型脊髓灰质炎、脑炎、脑膜炎、椎动脉栓塞或血栓形成、颅内压升高、颅脑外伤等时，呼吸中枢活动可受抑制，使通气减少而 CO_2 蓄积。此外，一些药物如麻醉剂、镇静剂、镇静剂（吗啡、巴比妥钠等）均有抑制呼吸的作用,剂量过大亦可引起通气不足。碳酸酐酶抑制剂如乙酰唑胺能引起代谢性酸中毒前已述及。它也能抑制红细胞中的碳酸酐酶而使 CO_2 在肺内从红细胞中释放减少,从而引起动脉血 PCO_2 升高。有酸中毒倾向的伤病员应慎用此药。

2.呼吸神经、肌肉功能障碍

见于脊髓灰质炎、急性感染性多发性神经炎(Guillain－barre 综合征)肉毒中毒,重症肌无力,低钾血症或家族性周期性麻痹,高位脊髓损伤等。严重者呼吸肌可麻痹。

3.胸廓异常

胸廓异常影响呼吸运动常见的有脊柱后、侧凸,连枷胸(Flail Chest),关系强直性脊柱炎(Ankylosing Spondylitis),心肺性肥胖综合征(Picwick 综合征)等。

4.气道阻塞

常见的有异物阻塞、喉头水肿和呕吐物的吸入等。

5.广泛性肺疾病

是呼吸性酸中毒的最常见的原因。它包括慢性阻塞性肺疾病、支气管哮喘、严重间质性肺疾病等。这些病变均能严重妨碍肺泡通气。

6.CO_2 吸入过多

指吸入气中 CO_2 浓度过高,如坑道、坦克等空间狭小通风不良之环境中。此时肺泡通气量并不减少。

三、临床表现

在呼吸器官有病时如果发生急性呼吸性酸中毒则有呼吸加深加快发绀及心跳快等表现。若呼吸中枢因药物或 CO_2 蓄积受到抑制,就可能无呼吸加深加快的表现在外科手术中若用气管内插管麻醉,能因通气不足而突然发生急性呼吸性酸中毒。当 $PCO_2 > 6.7$ kPa(50 mmHg)时血压明显上升 PCO_2 进一步升高,则血压反而下降,如未及时发现,由于酸中毒使 K^+ 向细胞外液转移过多过速则能出现急性高钾血症引发心室纤颤或心脏停搏。所以在气管插管麻醉时如发现血压升高,应注意检查是否有通气不良或须更换钠石灰。

四、诊断

患者有呼吸功能受影响的病史,又出现一些呼吸性酸中毒的症状,即应怀疑有呼吸性酸中毒。

凡具有上述致病原因者,若血浆 $PaCO_2 > 6$ kPa(45 mmHg),则考虑呼酸的诊断。其中若 pH<7.35,为失代偿性;若 pH 在 7.35～7.45 者,为代偿性,此时需要与代碱相鉴别。此外,尚应判断 HCO_3^- 的代偿程度。若 $PaCO_2$ 上升 1.33 kPa(10 mmHg),HCO_3^- 上升 3 mmol,则为慢性呼酸;若 HCO_3^- 仅上升 1 mmol,则为急性呼酸或混合型酸碱失衡。

五、治疗

(1)积极防治引起的呼吸性酸中毒的原发病。

(2)改善肺泡通气,排出过多的 CO_2。根据情况可行气管切开,人工呼吸,解除支气管痉挛,祛痰,给氧等措施,给氧时氧浓度不能太高,以免抑制呼吸。人工呼吸要适度,因为呼吸性酸中毒时 $NaHCO_3$/H_2CO_3 中 H_2CO_3 原发性升高,NaH_2CO_3 呈代偿性继发性升高。如果通气过度则血浆 PCO_2 迅速下降,而 $NaHCO_3$ 仍在高水平,则患者转化为细胞外液碱中毒,脑脊液的情况也如此。可以引起低钾血症、血浆 Ca^{2+} 下降、中枢神经系统细胞外液碱中毒、昏迷甚至死亡。

(3)一般不给碱性药物,除非 pH 下降甚剧,因碳酸氢钠的应用只能暂时减轻酸血症,不宜长时间应用。酸中毒严重时如患者昏迷、心律失常,可给 THAM 治疗以中和过高的 H^+。$NaHCO_3$ 溶液亦可使用,不过必须保证在有充分的肺泡通气的条件下才可作用。因为给 $NaHCO_3$ 纠正呼吸性酸中毒体液中过高的 H^+,能生成 CO_2,如不能充分排出,会使 CO_2 深度升高。

（游　锋）

第三节 代谢性碱中毒

一、定义

由于碱性物质摄入太多或固定酸大量丢失而引起血浆 HCO_3^- 浓度原发性增高,称为代谢性碱中毒。

二、病因和发病机制

(一)病因学

代碱的基本原因是失酸(H^+)或得碱(HCO_3^-)。常见于:①H^+ 丢失过多,如持续呕吐(幽门梗阻),持续胃肠减压等;②HCO_3^- 摄入过多,如消化性溃疡时大量服用碳酸氢钠;③利尿排氯过多,尿中 Cl^- 与 Na^+ 的丢失过多,形成低氯性碱中毒。当血浆 HCO_3^- 升高后,血 pH 升高,抑制呼吸中枢,呼吸变慢变浅,以保留 CO_2,使血液 H_2CO_3 增加以代偿。同时肾小管减少 H^+、NH_3 的生成,HCO_3^- 从尿排出增加,使得血浆中 HCO_3^-/H_2CO_3 的比值恢复 20:1。

(二)发病机制

1.氢离子丢失过多

(1)胃液丢失:常见于幽门梗阻或高位肠梗阻时的剧烈呕吐,直接丢失胃酸(HCl)。胃腺壁细胞生成 HCl,H^+ 是胃腺壁细胞由 $CO_2 + H_2O \rightarrow H_2CO_3 \rightarrow H^+ + HCO_3^-$ 反应而来,Cl^- 则来自血浆。壁细胞中有碳酸酐酶促进此反应能迅速进行。H^+ 与 Cl^- 在胃腺腔内形成 HCl 分泌入胃内。进入小肠后 HCl 与肠液、胰液、胆汁等碱性消化液中的 $NaHCO_3$ 中和。碱性液的分泌是受 H^+ 入肠的刺激引起的。因此,如果 HCl 因呕吐而丢失,则肠液中 $NaHCO_3$ 分泌减少,体内将有潴留;再者,已分泌入肠的 $NaHCO_3$ 不被 HCl 中和,势必引起肠液中 HCO_3^- 升高而使其重吸收增加。这就使血中 HCO_3^- 上升而导致代谢性碱中毒。

胃液大量丢失时可伴有 Cl^-、K^+ 的丢失和细胞外液容量减少,这些因素也与此时的代谢性碱中毒发生有关。低血 Cl^- 时,同符号负离子 HCO_3^- 增多以补偿之,低血 K^+ 时由于离子转移而 H^+ 移入细胞内,细胞外液容量减少时由于醛固酮分泌增多而促进 Na^+ 重吸收而促使 H^+ 和 K^+ 排出,这些均能引起代谢性碱中毒。

(2)肾脏排 H^+ 过多:肾脏排出 H^+ 过多主要是由于醛固酮分泌增加引起的。醛固酮能促进远曲小管和集合管排出 H^+ 及 K^+,而加强 Na^+ 的重吸收。H^+ 排出增多则由于 $H_2COH_3 \rightarrow H^+ + HCO_3^-$ 的反应,HCO_3^- 生成多,与 Na^+ 相伴而重吸收也增加,从而引起代谢性碱中毒,同时也伴有低钾血症。

醛固酮分泌增加见于下列情况:①原发性醛固酮增多症。②柯兴综合征(Cushint's Syndrome):常由垂体分泌 ACTH 的肿瘤、原发性肾上腺皮质增生或肿瘤等所引起。皮质醇等激素的生成和释放增多,皮质醇也有盐皮质激素的活性,故亦能导致代谢性碱中毒。③先天性肾上腺皮质增生:可分为两型,17-羟化酶缺乏型(非男性化)和 11-羟化酶缺乏型(男性化)。因为这些酶缺乏而导致皮质醇合成减少,血中皮质醇水平下降反馈地引起垂体分泌过多 ACTH,促进肾上腺皮质合成并分泌更多脱氧皮质酮(Deoxycorticorticosterone,DOC)和皮质酮(Corticosterone)。DOC 则具有明显的盐皮质激素活性。④Bartter 综合征:这是以近球装置增生而肾素分泌增多为特点的综合征。通过肾素→血管紧张素→醛固酮系统引起醛固酮分泌增多,患者无高血压是因为其血管对血管紧张素Ⅱ的反应性降低。由于患者前列腺素分泌增多,故近年也提出交感神经兴奋而使前列腺素增多从而导致肾素分泌增多的机制。例如使用消炎痛抑制前列腺素合成,可以降低患者肾素及醛固酮水平,并使代谢性碱中毒及 Na^+、K^+ 恢复正常。⑤近球装置肿瘤,其细胞能分泌大量肾素,引起高血压及代谢性碱中毒。⑥甘草及其制剂长期大量使用时,由于甘草酸(Glyceyrrhizic Acid)具有盐皮质激素活性,故能引起类似醛固酮增多症时的代谢性碱中毒。⑦细胞外液容量减少时引起醛固酮分泌增多以加强 Na^+ 重吸收而保容量,可引起代谢性碱中毒。常见于速尿、利尿酸等髓袢利尿剂时或大量胃液丧失时。此种情况下,细胞外液每减少 1 升,血浆 HCO_3^- 约增加 1.4 mmol/L。速尿和利尿酸除可使细胞外液减少外,其抑制肾小管髓袢升支对 Cl^-、Na^+ 的重吸收能导致到达远端曲管的 Na^+ 增多而使远端曲管排 H^+ 换 Na^+ 过程加强,这也与代谢性碱中毒的发生有关。⑧创伤和手术时的应激反应时有肾上腺皮质激素分泌增多,常伴以代谢性碱中毒。

2.碱性物质摄入过多

(1)碳酸氢盐摄入过多:例如溃疡患者服用过量的碳酸氢钠,中和胃酸后导致肠内 $NaHCO_3$ 明显升高时,特别是肾功能有障碍的患者由于肾脏调节 HCO_3^- 的能力下降可导致碱中毒。此外,在纠正酸中毒时,输入碳酸氢钠过量也同样会导致碱中毒。

(2)乳酸钠摄入过多:经肝脏代谢生成 HCO_3^-。见于纠正酸中毒时输乳酸钠溶液过量。

(3)柠檬酸钠摄入过多:输血时所用液多用柠檬酸钠抗凝。每 500 毫升血液中有柠檬酸钠 16.8 mEq,经肝代谢性可生成 HCO_3^-。故大量输血时(例如快速输入 3000～4000 毫升)可发生代谢性碱中毒。

3.缺钾

各种原因引起的血清钾减少,可引起血浆 $NaHCO_3$ 增多而发生代谢性碱中毒。其机制有:①血清 K^+ 下降时,肾小管上皮细胞排 K^+ 相应减少而排 H^+ 增加,换回 Na^+、HCO_3^- 增加。此时的代谢性碱中毒,不像一般碱中毒时排碱性尿,它却排酸性尿,称为反常酸性尿。②血清钾下降时,由于离子交换,K^+ 移至细胞外以补充细胞外液的 K^+,而 H^+ 则进入细胞内以维持电中性,故导致代谢性碱中毒(此时细胞内却是酸中毒,当然细胞内冲物质可以缓冲进入细胞内的 H^+)。

4.缺氯

由于 Cl^- 是肾小管中唯一的容易与 Na^+ 相继重吸收的阴离子,当原尿中 Cl^- 降低时,肾小管便加强 H^+、K^+ 的排出以换回 Na^+,HCO_3^- 的重吸收增加,从而生成 $NaHCO_3$。因此低氯血症时由于失 H^+、K^+ 而 $NaHCO_3$ 重吸收有增加,故能导致代谢性碱中毒。此时患者尿 Cl^- 是降低的。另外,前述之速尿及利尿酸能抑制髓袢升支粗段对 Cl^- 的主动重吸收从而造成缺 Cl^-。此时远端曲管加强排 H^+、K^+ 以换回到达远端曲管过多的 Na^+。故同样可导致代谢性碱中毒。此时患者尿 Cl^- 是升高的。

呕吐失去 HCl,就是失 Cl^-,血浆及尿中 Cl^- 下降,通过上述原尿中 Cl^- 降低机制促使代谢性碱中毒发生。

三、临床表现

轻者只表现为原发病症状。严重者呼吸浅而慢,神经肌肉兴奋性增高,常有面部及四肢肌肉抽动、手足搐搦,口周手足麻木,其原因可能是由于蛋白结合钙增加、游离钙减少,碱中毒致乙酰胆碱释放增多。血红蛋白对氧的亲和力增加,致组织缺氧,出现头昏、躁动、谵妄乃至昏迷。伴低钾时,可有软瘫。

四、诊断及鉴别诊断

根据病史和临床表现可初步做出诊断,血气分析可以确定诊断及其严重程度。失代偿时,血液 pH 值和 HCO_3^- 明显增高,PCO_2 正常;部分代偿时,血液 pH 值、HCO_3^- 和 PCO_2 均有一定程度的增高。

鉴别低氯性碱中毒和对氯无反应的碱中毒。前者见于各种血容量不足、失钾、失氯引起的碱中毒,尿氯＜10 mmol/L,补给生理盐水后碱中毒可以纠正。后者见于醛固酮增多的内分泌疾病,尿氯＞20 mmol/L,补给含氯溶液后无助于矫正碱中毒。

五、治疗

(1)积极防治引起代谢性碱中毒的原发病,消除病因。

(2)纠正低血钾症或低氯血症,如补充 KCl、NaCl、$CaCl_2$、NH_4Cl 等。其中 NH_4Cl 既能纠正碱中毒也能补充 Cl^-,不过肝功能障碍患者不宜使用,因 NH_4Cl 需经肝代谢。

(3)纠正碱中毒:轻度碱中毒可使用等渗盐水静滴即可收效,盐水中 Cl^- 含量高于血清中 Cl^- 含量约 1/3,故能纠正低氯性碱中毒。重症碱中毒患者可给予一定量酸性药物,如精氨酸、氯化铵等。

计算需补给的酸量可采用下列公式:需补给的酸量(mmol)=(测得的 SB 或 CO_2CP－正常的 SB 或 CO_2CP)×体重(kg)×0.2。

可使用碳酸肝酶抑制剂如乙酰唑胺以抑制肾小管上皮细胞中 H_2CO_3 的合成,从而减少 H^+ 的排出和 HCO_3^- 的重吸收。也可使用稀 HCl 以中和体液中过多的 $NaHCO_3$。大约是1 mEq的酸可降低血浆 HCO_3^- 5 mEq/L 左右。醛固酮拮抗剂可减少 H^+、K^+ 从肾脏排出,也有一定疗效。

(游 锋)

第四节 呼吸性碱中毒

一、定义

呼吸性碱中毒是以原发的 PCO_2 降低(<4.67 kPa)和 pH 值增高(>7.45)为特征的低碳酸血症。

二、病因

(1)精神性过度通气:这是呼吸性碱中毒的常见原因,但一般均不严重。严重者可以有头晕、感觉异常,偶尔有搐搦。常见于癔病发作患者。

(2)代谢性过程异常:甲状腺机能亢进及发热等时,通气可明显增加超过了应排出的 CO_2 量。可导致呼吸性碱中毒,但一般也不严重。但都说明通气量并非单单取决于体液中 H^+ 和 PCO_2,也与代谢强度和需氧情况有关。此时的通气过度可能是肺血流量增多通过反射性反应引起的。

(3)乏氧性缺氧:乏氧性缺氧时的通气过度是对乏氧的代偿,但同时可以造成 CO_2 排出过多而发生呼吸性碱中毒。常见于进入高原、高山或高空的人;胸廓及肺病变如肺炎、肺栓塞、气胸、肺淤血等引起胸廓、肺血管或肺组织传入神经受刺激而反射性通气增加的患者;此外,有些先天性心脏病患者,由于右至左分流增加而导致低张性低氧血症也能出现过度通气。这些均引起血浆 H_2CO_3 下降而出现呼吸性碱中毒。

(4)中枢神经系统疾患:脑炎、脑膜炎、脑肿瘤、脑血管意外及颅脑损伤患者中有的呼吸中枢受到刺激而兴奋,出现通气过度。

(5)水杨酸中毒:水杨酸能直接刺激呼吸中枢使其兴奋性升高,对正常刺激的敏感性也升高。因而出现过度通气。

(6)革兰氏阴性杆菌败血症:革兰氏阴性杆菌进入血路而繁殖的患者,在体温血压还没有发生变化时即可出现明显的通气过度。PCO_2 有低至 17 mmHg 者。此变化非常有助于诊断。其机制尚不清楚,因为动物实验中未能成功复制此一现象。

(7)人工呼吸过度。

(8)肝硬化:肝硬化有腹水及血 NH_3 升高者可出现过度通气。可能系 NH_3 对呼吸中枢的刺激作用引起的。当然,腹水上抬横隔也有刺激呼吸的作用,但是非肝硬化的腹水患者却无过度通气的反应。

(9)代谢性酸中毒突然被纠正:例如使用 $NaHCO_3$ 纠正代谢性酸中毒,细胞外液 HCO_3^- 浓度迅速升至正常,但通过血脑浆屏障很慢,约 12~24 小时,此时脑内仍为代谢性酸中毒,故过度通气仍持续存在。这就造成 H_2CO_3 过低的呼吸性碱中毒。

(10)妊娠:有中等程度的通气增加,它超过 CO_2 产量,目前认为系黄体酮对呼吸中枢的刺激作用,一些合成的黄体酮制剂也有此作用。妊娠反应期因呕吐、饮食不足可发生酮症酸中毒,妊娠反应期过后则可发生呼吸性碱中毒,有时引起手足搐搦。

三、临床表现

(1)手,足,面部特别是口周麻木并有针刺样感觉。

(2)胸闷,胸痛,头昏,恐惧,甚至四肢抽搐。

(3)呼吸浅而慢。

(4)呼吸性碱中毒发生 6 h 以内者,肾脏尚显示出明显代偿功能时,称为急性呼吸性碱中毒,动脉血 PCO_2 降低,AB 血液 PH 值可能在正常范围内,如 PCO_2 在 4.3 kPa 以下,则血液 pH 值高于 7.43。

呼吸性碱中毒发生 6~18 h 后,肾脏已显出代偿功能时,称为持续性呼吸性碱中毒,或称为慢性呼吸性碱中毒,此时动脉血 PCO_2 虽然仍低,但多半已得到完全代偿,pH 值多处于正常范围。

四、诊断

(一)病史

注意询问有无呼吸活动增强及造成呼吸活动增强的可能原因,注意区分是原发还是继发,其发病是急性还是慢性,急性的发病变化快,机体的代偿来不及充分动员,其变化的特点和规律与慢性发病有很大的差异。

(二)体格检查

通气过度的患者多有明显的呼吸困难,并以急促的呼吸不伴明显发组为特点,呼吸性碱中毒时由于中枢和末梢神经系统应激性增高可引起一系列症状表现,包括头晕,四肢和口周围区域感觉异常,肌肉痉挛和手足抽搐等,可有胸部闷胀或疼痛,此外,还可出现各种室上性及室性心律失常,呼吸性碱中毒可引起脑血流减少,脑血流减少也是神经系统功能异常的原因之一,实验报道 PCO_2 下降 2.6 kPa(20 mmHg)时,脑血流量可减少 35%~40%,神经系统功能的异常主要发生在急性呼吸性碱中毒,而慢性呼吸性碱中毒时很少发生。

(三)实验室检查

血气分析能快速准确地判定血 pH,PCO_2 AB 和 SBBB 和 BE,有助于呼吸性碱中毒的诊断,在严重的呼吸性碱中毒患者可出现血浆磷酸盐明显降低,正常入血浆磷酸盐为 2.5~4.5 mg/dL,严重呼吸性碱中毒患者可减少至 0.5~1.5 mg/dL,这可能是细胞碱中毒使糖原分解增强,葡萄糖 6－磷酸盐和 1,6－二磷酸果糖等磷酸化合物生成增加,由于磷的消耗致使细胞外液中的磷进入细胞内,此低磷会引起何种后果,目前尚未了解,一般无任何症状也无需特殊治疗,一般急性呼吸性碱中毒的患者,当 PCO_2 降低至 3.33~4.4 kPa(25~30 mmHg)以下时,脑脊液 pH 升高,而慢性呼吸性碱中毒时脑内的 pH 很少升高。

五、治疗

(1)积极防治原发病。

(2)降低患者的通气过度,如精神性通气过度可用镇静剂。

(3)为提高血液 PCO_2 可用纸袋或长筒袋罩住口鼻,以增加呼吸道死腔,减少 CO_2 的呼出和丧失。也可吸入含 5% CO_2 的氧气,达到对症治疗的作用。

(4)手足搐搦者可静脉适量补给钙剂以增加血浆 Ca^{2+}(缓注 10% 葡萄糖酸钙 10 mL)。

（游　锋）

第五节 混合性酸碱平衡紊乱

同一患者有两种或三种单纯型酸碱平衡紊乱同时存在。混合型酸碱平衡紊乱可以有不同的组合形式,通常把两种酸中毒或两种碱中毒合并存在,使 pH 向同一方向移动的情况称为酸碱一致型或相加性酸碱平衡紊乱。如果是一个酸中毒与一种碱中毒合并存在,使 pH 向相反的方向移动时,称为酸碱混合型或相消性酸碱平衡紊乱。

混合型酸碱平衡紊乱可以有不同的组合形式,通常把两种酸中毒或两种碱中毒合并存在,使 pH 向同一方向移动的情况称为酸碱一致型或相加性酸碱平衡紊乱。如果是一个酸中毒与一种碱中毒合并存在,使 pH 向相反的方向移动时,称为酸碱混合型或相消性酸碱平衡紊乱。

一、酸碱一致型呼吸性酸中毒合并代谢性酸中毒(表 11-1)

表 11-1 呼吸性酸中毒合并代谢性酸中毒的原因和特点

原因(Causes)	表现(Characteritics)
呼吸心搏骤停	pH 下降显著
慢性阻塞性肺疾患并发心力衰竭或休克	$PaCO_2$ 升高
糖尿病酮症酸中毒合并肺部感染引起呼吸衰竭	血浆 HCO_3^- 降低,AG 增大,血 K^+ 浓度升高

二、呼吸性碱中毒合并代谢性碱中毒(表 11-2)

表 11-2 呼吸性碱中毒合并代谢性碱中毒的原因和特点

原因(Causes)	表现(Characteritics)
高热合并呕吐	pH 明显升高
肝硬化应用利尿剂治疗	$PaCO_2$ 降低
糖尿病酮症酸中毒合并肺部感染引起呼吸衰竭	血浆 HCO_3^- 升高,血 K^+ 浓度降低

三、酸碱混合型

(一)呼吸性酸中毒合并代谢性碱中毒(表 11-3)

表 11-3 呼吸性酸中毒合并代谢性碱中毒的原因和特点

原因(Causes)	表现(Characteritics)
慢性阻塞性肺疾患应用利尿剂	pH 不变,或略升高、降低
慢性阻塞性肺疾患合并呕吐	$PaCO_2$ 升高
糖尿病酮症酸中毒合并肺部感染引起呼吸衰竭	血浆 HCO_3^- 升高

(二)呼吸性碱中毒合并代谢性酸中毒(表 11-4)

表 11-4 呼吸性碱中毒合并代谢性酸中毒的原因和特点

原因(Causes)	表现(Characteritics)
肾功能衰竭合并感染	pH 不变,或略升高、降低
肝功能衰竭合并感染	$PaCO_2$ 明显降低
水杨酸中毒	血浆 HCO_3^- 明显降低

（三）代谢性酸中毒合并代谢性碱中毒（表 11-5）

表 11-5　代谢性酸中毒合并代谢性碱中毒的原因和特点

原因（Causes）	表现（Characteritics）
肾功能衰竭出现频繁呕吐	pH 变化不定
剧烈呕吐伴有严重腹泻	$PaCO_2$ 变化不定，血浆 HCO_3^- 变化不定

但是，在同一患者体内不可能同时发生 CO_2 过多又过少，故呼吸性酸中毒和呼吸性碱中毒不会同时发生。此外，在某些患者还可能发生：①呼吸性酸中毒合并代谢性酸中毒和代谢性碱中毒；②呼吸性碱中毒合并代谢性酸中毒和代谢性碱中毒的三重性酸碱平衡紊乱，使患者的病理生理变化更为复杂。

需要指出的是，无论是单纯性或是混合型酸碱平衡紊乱，都不是一成不变的，随着疾病的发展，治疗措施的影响，原有的酸碱失衡可被纠正，也可能转变或合并其他类型的酸碱平衡紊乱。因此，在诊断和治疗酸碱平衡紊乱时，一定要密切结合患者的病史，观测血 pH、$PaCO_2$ 及 HCO_3^- 的动态变化，综合分析病情，及时做出正确诊断和适当治疗。治疗包括：①积极治疗原发病，保持呼吸道通畅，必要时给以人工辅助通气，使 pH 正常。②对高 AG 性代谢性酸中毒，以纠正缺氧、控制感染和改善循环为主；经机械通气改善肺氧合功能后，代谢性酸中毒亦可减轻或纠正，仅少数患者需补碱性药物。③碱性药物应在保证通气的前提下使用。pH 值明显低下时应立即用碱性药物。

（游　锋）

第十二章 多器官功能障碍综合征

随着血液透析和人工通气等危重病急救技术水平的提高,对单个器官功能衰竭的危重患者抢救成功率明显提高。但在危重病症中,常常有多个器官出现程度不同的功能障碍甚至衰竭。多系统器官衰竭(multiple system organ failure,MSOF)成为严重感染、创伤或大手术后的主要死亡原因。

由于 MSOF 是由早期轻度器官功能障碍发展而来,病情发展到 MSOF 时已十分严重,应用这一概念不利于早期防治。1991 年美国胸科医学会(ACCP)和危重病医学会(SCCM)共同倡议使用多器官功能障碍综合征(multiple organ dysfunction syndrome,MODS)取代 MSOF,强调医务人员应早期发现和早期治疗患者,以提高存活率。

MODS 是指严重创伤、感染、休克、大手术等急性危重病或心肺复苏术后的患者,同时或在短时间内相继出现两个或两个以上的器官功能障碍,使机体稳态发生严重紊乱的临床综合征。MODS 患者必须靠临床干预才能维持内环境稳定,如能得到及时救治,功能可完全恢复。否则,病情进一步加重,发展成为MSOF。需要提及的是,某一器官的慢性衰竭继发另一些器官衰竭(如肝肾综合征)则不属于 MODS 的范畴。

第一节 病因及发病机制

一、MODS 的病因

引起 MODS 的病因很多,一般可分为感染性因素和非感染性因素两类:

(一)感染性因素

据统计,MODS 病例中约 70% 由感染引起,尤其是严重感染导致的败血症(致病菌主要为大肠杆菌与绿脓杆菌)。在因感染所致的 MODS 病例中,腹腔内感染是造成 MODS 的一个主要原因,据统计,腹腔内有感染的患者手术后约 30%~50% 发生 MODS。此外,肺部感染也是 MODS 的常见病因,主要发生在老年患者。

(二)非感染性因素

严重创伤、大面积烧伤、大手术和休克等患者,经过治疗病情平稳 12~36 h 后,有的突然出现呼吸功能不全,继之发生肝、肾功能不全和凝血功能障碍,死于 MODS。此类患者血中往往无细菌和内毒素,尸体解剖未发现感染灶,说明此类患者 MODS 并非由感染引起,可能是上述原因刺激机体产生大量炎症介质,引起全身性炎症反应和组织器官的损伤所致。

在很多情况下,MODS 是多因素诱发的综合征。MODS 的诱发因素有:机体抵抗力明显下降、输液过多、吸氧浓度过高、原有器官慢性功能障碍等,它们均可诱发或促进 MODS 的发生。

二、MODS 的发病经过

上述病因作用于机体后,到出现 MODS,再到 MSOF,常有一个发病过程。根据临床发病形式可分为两种类型:

(一)单相速发型

通常由损伤因子如创伤、休克直接引起,又称为原发型。原无器官功能障碍的患者在损伤因子的直接打击下,同时或在短时间内相继出现两个甚至两个以上器官系统的功能障碍,患者迅速出现肺、肾、肝等功能衰竭。病变的进程只有一个时相,即只有一次器官衰竭的高峰,患者在短时间内即可死亡。

(二)双相迟发型

机体常由创伤、休克等原发因子第一次打击后,经过治疗出现相对稳定的缓解期,甚至在休克复苏后,又受到致炎因子的第二次打击发生多器官功能障碍和(或)衰竭。第一次打击可能较轻,也可以恢复;而第二次打击病情较重,常严重失控,死亡率很高。本型患者病情发展呈双相,有两个高峰,又称继发型。

三、MODS 的发病机制

原发型与继发型 MODS 的发病机制不尽相同,前者通常由严重损伤直接引起,后者不完全是由损伤本身引起,其机制尚未完全清楚,目前认为可能与下列多个环节的障碍有关。

(一)失控的全身炎症反应

各种感染性因素或非感染性因素作用于机体后,机体启动代偿防御机制,出现全身炎症反应及代偿性抗炎反应,二者失控,就可导致 MODS 和 MSOF。

1. 全身炎症反应综合征

全身炎症反应综合征(systemic inflammatory response syndrome,SIRS)是因感染或非感染病因作用于机体而致的一种全身性炎症反应临床综合征,其主要的病理生理变化是全身高代谢状态(即静息时全身耗氧量增多、伴心排血量增加等)和多种促炎介质(TNF-α、IL-1、IL-6、PAF 等)作用,炎症反应不断加重,最后对组织器官造成严重损伤。

SIRS 时,机体在有关病因作用下,单核-巨噬细胞系统被激活,释放促炎介质如 TNF-α、IL-1、IL-6、PAF 等进入血液循环,损伤血管内皮细胞,导致血管壁通透性增高、血栓形成和远隔器官的损伤。这些促炎介质又可促使内皮细胞和白细胞激活,产生 TNF-α、IL、PAF 等细胞因子,加重器官损伤。中性粒细胞激活后可黏附于血管壁,并释放氧自由基、溶酶体酶、血栓素和白三烯等血管活性物质,进一步损伤血管壁,形成恶性循环,导致炎症反应失控性放大,从而造成组织器官的严重损伤。

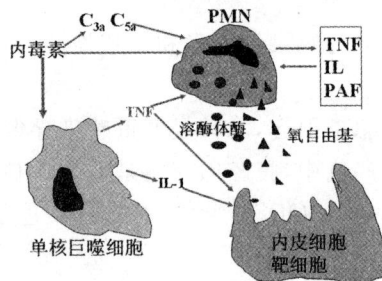

单核-巨噬细胞系统激活并释放促炎介质示意图

SIRS 的主要临床表现:①体温 > 38 ℃ 或 < 36 ℃;②心率 > 90 次/分;③呼吸 > 20 次/分或 $PaCO_2 < 4.3$ kPa(32 mmHg);④白细胞计数 $> 12 \times 10^9$/L 或 $< 4 \times 10^9$/L,或幼稚粒细胞 > 10%。具有临床表现中两项或两项以上者,SIRS 即可成立。

2. 代偿性抗炎反应综合征

代偿性抗炎反应综合征(compensatory anti-inflammatory response syndrome,CARS)是指感染或创伤时,机体产生可引起免疫功能降低和对感染易感性增加的内源性抗炎反应,可在机体的促炎反应(SIRS)发展过程中,释放内源性抗炎介质(如 IL-4、IL-10、转化生长因子等)。若适量,有助于控制炎症;若过量,可抑制免疫功能,产生对感染的易感性,成为在感染或创伤早期出现免疫功能损害的主要原因。

在正常状态下,机体的促炎反应(SIRS)和抗炎反应(CARS)是保持平衡的,当促炎反应大于抗炎反应,表现为 SIRS,反之,当抗炎反应大于促炎反应,则表现为 CARS,这两种情况均是体内炎症反应失控的表现,也是引起 MODS 的发病基础。

(二)肠屏障功能损伤及肠细菌移位

正常情况下肠黏膜及淋巴组织起重要屏障作用,肠腔细菌及内毒素不能透过肠黏膜屏障进入血循环。在各种应激状态(如严重创伤、休克、感染等)下,胃肠黏膜供血不足,屏障功能受损,使大量细菌和内毒素吸收、迁移到血循环与淋巴系统,造成全身多器官功能损害。这种肠道细菌通过肠黏膜屏障入血,经血液循环抵达远隔器官的过程,称细菌移位。临床研究证实,严重创伤、休克时,患者可因肠黏膜屏障损害、细菌移位引起败血症或内毒素血症,最后导致 MODS 形成。

(三)器官微循环障碍与缺血-再灌注损伤

严重创伤、休克或感染等因素可通过不同途径激活交感-肾上腺髓质系统、肾素-血管紧张素系统,使外周血管广泛收缩,导致重要器官微循环血流灌注减少,组织缺血缺氧。进而导致微血管壁损伤,通透性增高,大量组织间液聚集于组织间隙,增大了毛细血管到组织细胞的供氧距离,使氧弥散障碍,降低线粒体氧分压,损害线粒体氧化磷酸化功能,并抑制三羧酸循环,使 ATP 生成减少,妨碍 cAMP 的生成,以致细胞功能障碍。此外,MODS 患者还可因器官微循环灌注障碍,造成细胞摄氧功能障碍,出现氧耗量增加,组织摄氧减少、血乳酸水平升高等缺氧表现,可进一步加重细胞损伤与代谢紊乱。

MODS 也可发生在微循环灌流恢复之后,可能与缺血-再灌注损伤有关。如在严重感染、休克所致的 MODS 中,肠黏膜明显缺血、缺氧,其上皮细胞可生成大量黄嘌呤氧化酶,这种酶可在微循环灌注恢复时,催化氧分子产生大量氧自由基,损伤细胞膜,导致器官功能损害。

(张中友)

第二节　各系统器官的功能、代谢变化

MODS 几乎可以累及体内各个重要的系统和器官,但因不同器官功能和代谢特点不同,其功能和代谢障碍发生时间的先后和严重程度也不同。现将 MODS 时几个重要器官的功能、代谢变化分述如下:

一、肺功能、代谢的变化

在 MODS 发生过程中,肺常常是最先受累且衰竭发生率最高的器官,这是因为:①肺具有两套血管系统,即功能性血管和营养性血管,使其成为血液循环的重要滤器,血液中的有害物质容易滞留在肺内,造成肺损伤;②肺不仅是一个呼吸器官,还是一个重要的代谢器官,体内许多生物活性物质的产生、释放、激活与灭活的代谢过程都在肺内进行。肺还含有丰富的巨噬细胞,可产生大量的炎症介质,引起强烈的炎症反应,造成肺功能障碍甚至衰竭。

MODS 时肺的主要病理变化为:①肺毛细血管内皮细胞受损及中性粒细胞聚集、黏附形成 DIC;②肺毛细血管内皮细胞受损,使其通透性增高,引起肺水肿及透明膜形成;③Ⅱ型肺泡上皮受损,表面活性物质合成减少,引起肺不张。由于肺毛细血管内 DIC、肺水肿、肺不张和透明膜形成,使之在临床上表现为急性呼吸窘迫综合征(acute respiratory distress syndrome,ARDS),以发绀、进行性低氧血症、呼吸窘迫甚至呼吸衰竭为突出症状。

二、肝功能、代谢的变化

主要表现为黄疸和肝功能不全,多由创伤和全身感染所致。在 MODS 发生过程中,肝功能不全的发生率很高,这是因为:①由肠道移位、吸收入血的细菌、毒素首先作用于肝,直接损伤肝细胞或通过肝 Kupffer 细胞合成并释放 TNF-α、IL-1 等多种炎症介质造成对肝细胞的损害;②创伤、休克和全身感染等都可引起肝血流量减少,使肝的能量代谢发生障碍。由于肝功能代偿能力较强,难以被临床和常规检验及时发现。若 MODS 患者出现严重肝功能障碍,则死亡率极高。

三、肾功能、代谢的变化

MODS 时,肾衰竭的发生率仅次于肺和肝。肾衰竭的发生机制是:①休克、创伤等因素引起血液在体内重新分布,肾血液灌流量减少,造成肾小球缺血,肾小球滤过率降低;继之造成肾小管缺血、坏死。②循环中的一些有毒物质(如药物、肌红蛋白、内毒素等)及中性粒细胞活化后释放氧自由基可损伤肾小管,造成急性肾小管坏死。其临床特点有少尿、无尿、蛋白尿、管型尿、氮质血症、水和电解质及酸碱平衡紊乱、血清肌酐持续高于 177 μmol/L、尿素氮大于 18 mmol/L,严重时需用人工肾维持生命。近年发现非少尿型肾衰竭的发病率增高,其尿量并无明显减少,而尿钠排出明显增多,说明除肾血流量减少外,还有肾小管重吸收功能降低。

非少尿型肾衰竭的原因可能与临床干预有关:①早期使用甘露醇等利尿剂,使部分少尿型肾衰竭转化为非少尿型肾衰竭;②大量应用抗生素,有些抗生素可促发非少尿型肾衰竭;③因重症患者监护条件改善,提高了对非少尿型肾衰竭的检出率。肾功能在决定 MODS 的转归中起关键作用,患者一旦发生急性肾衰竭,预后较差。

四、胃肠道功能、代谢的变化

MODS 时对胃肠道的损害,主要表现为胃黏膜糜烂、应激性溃疡与出血;肠缺血肠道消化吸收功能降低及肠屏障功能障碍等。其中应激性溃疡在急性创伤、脑外伤和大烧伤中多见。这种溃疡好发于胃近端,常无慢性溃疡的瘢痕反应,可能是胃黏膜自身消化的结果。此外,休克、严重感染时有效循环血量减少,肠黏膜下微循环血液骤减,使肠黏膜变性、坏死,通透性增高,引起细菌转移或毒素入血,加重休克,促发MODS。近年有人提出缺血的肠可能是 MODS 发源地的观点。

五、心功能的变化

MODS 晚期,由于缺血、缺氧、酸中毒、细菌毒素、炎性介质等因素的综合作用,可使患者心功能严重受损,发生急性心功能不全,心排血量减少,并可突发低血压等症状。

六、凝血系统的变化

临床发现,在 MODS 死亡病例中,多数有 DIC 的证据。表现为血小板计数进行性下降($<50\times10^9$/L),凝血时间、凝血酶原时间和部分凝血活酶时间均延长为正常的 2 倍以上,纤维蛋白原<2 g/L,并有纤维蛋白(原)降解产物(FDP)存在,患者出现 DIC 的临床表现。

七、免疫系统的变化

MODS 早期,免疫系统被激活,患者血浆 C_{4a}、C_{3a}升高,C_{5a}先升高后降低。C_{5a}降低可能与白细胞将其从血浆中清除有关。但在 C_{5a}降低前,其作用已经开始。C_{3a} 和 C_{5a} 可使微血管壁通透性增高,并能激活白细胞和组织细胞,C_{4a}生物活性较小。此外,由革兰氏阴性菌感染引起的 MODS,内毒素可形成免疫复合物激活补体,产生一系列血管活性物质。免疫复合物还可沉积在多个器官的微血管壁上,吸引多形核白细胞,释放多种毒素,导致各系统器官的非特异性炎症,使细胞变性、坏死,器官功能障碍。

MODS 晚期,机体免疫系统处于全面抑制状态,中性粒细胞吞噬、杀菌功能降低,外周血淋巴细胞减少,B 细胞分泌抗体能力下降,单核-吞噬细胞功能减弱,以致炎症反应失控,感染易于扩散,病情恶化,最终因 MSOF 而死亡。

八、中枢神经系统的变化

在 MODS 发展过程中,脑组织缺血缺氧,可出现中枢神经系统功能障碍。表现为反应迟钝,定向力和意识出现障碍,以致出现进行性昏迷。

九、新陈代谢改变

MODS 患者的新陈代谢变化特点是高动力循环和高分解代谢。其中高动力循环主要表现为心排血量增高和外周阻力降低。而高分解代谢则表现出全身氧耗量增高,能量消耗增加,三大营养物质分解代谢增强,尿素氮增多,体内负氮平衡,组织摄氧相对减少等。这种代谢的本质是一种防御性应激反应,但可因代谢过度和并存的高动力循环,加重缺氧和心肺负担,加剧能量消耗,促进 MODS 的发生和发展。

上述各系统器官的功能、代谢变化可以相互影响、相互联系,并可形成恶性循环。例如,肺功能障碍可导致肺循环阻力增加,右心负荷增大,引起右心衰竭。此时,PaO_2 急剧降低,全身组织、细胞缺氧和酸中毒,导致 MODS 的发生。又如,肝功能障碍时,肝 Kupffer 细胞吞噬、清除细菌和有毒物质的功能降低,来自肠道的细菌、毒素等可大量滞留于肺,导致 ARDS 的发生。细菌和毒素还可经血液循环到达全身,造成其他系统和器官的功能障碍。

(张中友)

第三节 MODS 诊断标准、病情严重度评分及预后评分系统

一、诊断标准

(一)多器官功能衰竭和多器官功能障碍综合征的诊断标准

1980 年 Fry 提出第一个 MOF 诊断标准。在此之前,循环、呼吸、肾脏和肝脏等器官已经具有单一器官衰竭的判断或诊断标准。应激性上消化道出血被认为是胃肠道功能衰竭。然而,血液、代谢和神经系统的衰竭或功能紊乱就缺乏明确的诊断方法。DIC 显然是血液系统的功能紊乱,DIC 诊断中除了出血等临床表现外,还需有血浆纤维蛋白降解产物水平升高。但血浆纤维蛋白降解产物浓度升高缺乏特异性,严重创伤或手术患者也可升高,使血液系统功能衰竭的诊断缺乏客观性。代谢紊乱是危重病患者应激打击的结果,如果能够对代谢过程进行复杂的监测,则所有危重病患者可能都存在所谓的"代谢障碍",对代谢障碍的诊断缺乏可行性。神经系统功能障碍在危重病患者中也很常见,但准确定量评价非常困难。另外,严重感染导致内脏器官严重损害时,往往血压和心排出量是正常或偏高的,直到出现休克或临终期,心血管系统才表现出功能衰竭。因此,Fry 在提出多器官功能衰竭诊断标准时,仅包含了呼吸、肝脏、肾脏和胃肠道系统(表 12-1)。

表 12-1 多器官功能衰竭诊断标准(Fry,1980)

衰竭器官	诊断标准
呼吸功能衰竭	在创伤或手术后,为纠正低氧血症需要机械通气 5d 以上
肾衰竭	血肌酐>2 mg/dL,或原有肾疾病者,血肌酐浓度升高 1 倍上
肝功能衰竭	血胆红素>2 mg/dL,并伴有转氨酶较正常值升高 1 倍
胃肠功能衰竭	上消化道出血,24 h 需输血 400 mL 以上

该诊断标准中,呼吸衰竭采用了 Fulton 的提法。即在创伤或手术后,为纠正低氧血症需要机械通气5 天以上。许多患者在创伤、手术或复苏后,往往会出现低氧血症,需要机械通气给予支持。尽管第 1 天低氧血症最严重,但第 2～3 天逐步进入恢复期,短期机械通气后即可脱机。因此,选择机械通气不短于5 天作为呼吸衰竭的诊断标准,以排除早期一过性低氧血症。

同时符合血胆红素＞2 mg/dL 和转氨酶较正常值升高 1 倍,作为肝脏功能衰竭的诊断标准,可排除假性的肝脏功能衰竭。即使肝脏未受损害,严重创伤患者非肝脏源性的转氨酶释放,也可导致转氨酶升高,而胆红素多不升高。同样,大量输血、腹膜后或盆腔血肿及胆道结石梗阻等常常引起单纯胆红素升高。胆红素和转氨酶同时升高诊断肝脏功能衰竭,可避免误诊。

尽管少尿或无尿是急性肾衰竭最突出表现,肾脏功能衰竭采用了血肌酐＞2 mg/dL 或原有肾脏疾病者,血肌酐浓度升高 1 倍以上为诊断标准,而未包含尿量的指标。一方面,部分急性肾衰竭患者为非少尿型,以少尿来诊断急性肾衰竭显然会漏诊;另一方面,当急性肾衰竭患者发生少尿时,血肌酐可能高达5～8 mg/dL,如以少尿为诊断标准,则会延误诊断,不利于急性肾衰竭早期治疗。

以上消化道出血为特征的胃肠道功能衰竭是危重病患者的常见并发症。由于急诊床边消化内镜在ICU 未普遍开展,只能以 24 h 需输血 400 mL 以上作为上消化道出血的间接诊断。如能够实施床边紧急消化内镜检查,则有助于明确诊断。

尽管 Fry 的 MOF 诊断标准是目前被公认的、应用最普遍的诊断标准,仍然存在很多问题。①该标准未包括神经系统、循环系统、血液系统等常见的器官;②以终末期的功能衰竭为诊断标准,不利于早期诊断和治疗;③难以反映 MOF 动态连续变化的病理生理过程;④呼吸功能衰竭的诊断过于严格,容易漏诊。

针对 Fry 诊断标准存在的问题,于 1997 年提出了修正的 Fry-MODS 诊断标准(表 12-2)。该标准结合国际常用的诊断标准,几乎包括了所有可能累及的器官或系统。当然,该标准未能包括 MODS 的整个病理生理过程,但避免繁琐的程度评分,较为简捷,增加了临床实用性。

表 12-2　多器官功能障碍综合征诊断标准

系统或器官	诊断标准
循环系统	收缩压低于 90 mmHg(1 mmHg＝0.133 kPa),并持续 1h 以上,或需要药物支持才能使循环稳定
呼吸系统	急性起病,动脉血氧分压/吸入氧浓度(PaO₂/FiO₂)≤200 mmHg(无论有否应用 PEEP),X 线正位胸片见双侧肺浸润,肺动脉嵌顿压≤18 mmHg 或无左房压力升高的证据
肾脏	血肌酐＞2 mg/dL 伴有少尿或多尿,或需要血液净化治疗
肝脏	血胆红素＞2 mg/dL,并伴有转氨酶升高,大于正常值 2 倍以上,或已出现肝昏迷
胃肠	上消化道出血,24 h 出血量超过 400 mL,或胃肠蠕动消失不能耐受食物,或出现消化道坏死或穿孔
血液	血小板＜50×10⁹/L 或降低 25%,或出现 DIC
代谢	不能为机体提供所需的能量,糖耐量降低,需要用胰岛素;或出现骨骼肌萎缩无力等表现
中枢神经系统	格拉斯哥昏迷评分＜7 分

（二）APACHE Ⅱ 修正的多器官衰竭诊断标准

1985 年 Knaus 在急性生理和既往健康评分(APCHE)Ⅱ 的基础上,提出了多器官衰竭的诊断标准。该标准在诊断依据的选择上,过多采用了各器官的简单生理特征,使诊断标准的准确性降低,如以尿量作为肾衰竭的诊断指标、心率＜54 次/分作为循环系统衰竭的诊断指标,往往导致误诊。目前,该标准较少被采用。

（三）反映 MODS 病理生理过程的疾病特异性诊断标准

对 MODS 病理生理过程认识的进步,也体现在 MODS 的诊断标准方面。计分法诊断标准是定量、动态评价 MODS 病理生理过程的较理想手段。但简捷准确是计分法标准是否实用的关键。1995 年Marshall 和 Sib-Lald 提出的计分法 MODS 诊断评估系统值得推广。通过每日作 MODS 评分,可对MODS 的严重程度及动态变化进行客观地评估。

Marshall 提出的 MODS 计分法评估系统中,MODS 分数与病死率呈显著正相关,对临床 MODS 的预后判断具有指导作用。不同疾病导致的 MODS 具有不同特点,建立疾病特异性的 MODS 评分和诊断系统,是 MODS 深入研究的结果。1996 年 Vincent 等提出了全身性感染相关性器官功能衰竭评分(SOFA),它不但体现器官和系统功能衰竭的病理生理过程和程度评价,而且也是对疾病(感染)特异性的 MODS 进行评估。

（四）MODS 诊断标准的片面性

尽管 MODS 的诊断标准已经能够初步的反映器官功能障碍的病理生理过程,但仍然存在片面性。

(1)任何一个 MODS 诊断标准,均难以反映器官功能衰竭的病理生理内涵。机体免疫炎症反应紊乱在 MODS 发生发展中具有关键性作用,但必须通过实验室检查才能够了解免疫功能紊乱的程度,目前还缺乏临床判断指标。对于神经系统功能评估,即使患者格拉斯哥昏迷评分低于 6 分,我们也很难肯定患者存在严重的神经系统功能障碍。对胃肠道功能衰竭的诊断就更显得复杂和难以确定,当肠系膜动脉灌注明显减少导致肠道缺血时,肠黏膜屏障功能受损,肠道细菌和毒素就能够发生移位,可能引起休克和呼吸衰竭。此时,我们仅仅关注患者发生呼吸循环衰竭,而关键性的胃肠道功能衰竭却被忽视。看来,很难给胃肠道功能衰竭确定一个准确的诊断标准。肝脏功能障碍也面临类似的问题,无论是伴黄疸的肝胆功能障碍,还是全身性的内毒素血症,均可导致肝脏枯否细胞激活,炎症反应的暴发,临床上可能首先出现循环衰竭,而肝脏功能及肝脏免疫功能的改变因缺乏临床表现而被遗漏。

(2)目前的 MODS 诊断标准容易使临床医师产生误解,将 MODS 看做是功能障碍功能衰竭器官的简单叠加,而忽视了 MODS 的病理机制以及器官之间互相作用的重要性。强调各个单一器官功能衰竭对危重病患者的病情判断和治疗无疑是很重要的,但 MODS 并不是各个单一器官功能障碍的简单叠加,同样是两个器官衰竭,但器官不同,对 MODS 患者的影响也不同。Knaus 的大规模调查显示循环衰竭合并血液系统衰竭时,MODS 患者的病死率为 20%,而循环衰竭合并神经系统功能衰竭时,病死率可高达 76%。另外,器官简单叠加的 MODS 诊断标准也难以反映某一器官衰竭或损伤后,对机体炎症反应的刺激和放大效应,而正是放大失控的炎症反应导致器官功能损害的恶化或导致 MODS。还需注意的是 MODS 的临床表现和实验室检查结果(如血清胆红素或血肌酐),尽管在一定程度上反映了相关器官和组织功能受损的程度,但这仅仅是 MODS 机体自身性破坏的部分表象而已,难以说明器官功能损害的本质性原因。因此,有必要强调和确立 MODS 的"关联模式",以反映 MODS 各器官之间的相互作用,从病理生理机制的角度制定合理的 MODS 诊断标准,将有助于深刻了解 MODS 病理生理学变化,更全面、更深入的认识 MODS。

二、MODS 评分系统

就 MODS 来说,经大量临床实验证明明确有效的治疗方法尚不存在,故早期预防,及早识别,判断预后便有更为突出的意义。许多因素与病情严重程度及预后有关。一项包括 80 家医院 25 522 名患者的多中心研究表明,MODS 患者的死亡率与功能不全的器官数目有密切关系。功能受损器官为一个且病程超过 1 天的患者死亡率为 40%,功能受损器官为两个的患者死亡率上升为 60%,功能受损器官为三个或以上的患者死亡率为 98%。由于所用的诊断标准和入选患者严重程度不一样,很多资料显示的死亡率都有很大不同,但死亡率随着衰竭器官增加而上升却是一致的结果。APACHEⅢ的研究表明,同是两个器官功能受损,受损的器官不同,死亡率也不同,肾和心血管功能受损死亡率为 34%;呼吸和肾功能受损死亡率为 49%,心血管和神经功能受损死亡率为 76%。此外,年龄也是影响预后的一个重要因素,随着年龄增长,对致病因素的抵抗力也随之下降。用器官衰竭的数目和病程等来估计患者的预后因其简单方便,在某些情况下有一定的吸引力,但是,MODS 患者病情复杂,涉及多系统器官,用这些指标估计预后及病情,势必造成偏差。故此,人们主张应用更简单规范、系统,更有利于临床使用推广的病情严重度评分及预后评估系统。评分系统大致可分为两类,一是危重病评分系统,也可用于 MODS 患者的病情评估,二是 MODS 评分系统。常见危重病评分系统有急性生理学及慢性健康状况评价(acute physiology and chronic health evaluation,APACHE)评分系统,简化急性生理评分系统(simplified acute physiology score,SAPS),死亡概率模型评分系统(mortality probability models,MPM)等。

(一)APACHE 评分系统

Knaus 等于 1981 年首次提出 APACHE 原型——APACHE Ⅰ。APACHE Ⅰ由两部分组成:反应急性疾病严重程度的急性生理学评分(APS)和患者病前的慢性健康状况(CPS)评价。使用方法是于患者入 ICU 后到 4 h 内,记录其生理学参数值(均为最差者),每项参数的分值为 0~4 分,各分值之和即为 APS,最低 0 分,最高 128 分。CPS 是指患者入 ICU 前 3~6 月的健康状况,以字母表示:A:健康,无功能障碍;B:导致轻至中度活动受限的慢性疾病;C:症状严重但不限制活动的慢性疾病;D:导致活动严重受限、卧床不起或需住院的疾病。APS 与 CPS 组合在一起即为 APACHE Ⅰ总分值,其范围为 0~A 至 128~D。APACHE Ⅱ还提出了计算每一个患者死亡危险性(R)的公式:$\ln(R/1-R) = -3.517 + (\text{APACHE Ⅱ得分} \times 0.416) + 0.603 + $ 患者入 ICU 的主要疾病的得分,将每一个患者的 R 值相加,再除以患者总数即可求出群体患者的预计病死率。为了更准确地评定危重患者病情、预计病死率,Knaus 等进行了深入广泛的多中心研究,于 1991 年提出了 APACHE Ⅲ方案。对神经系统的变化,未采用传统 GCS 法,而是根据患者对疼痛或语言刺激能否睁眼时的语言及运动变化来计分。

(二)SAPS 评分系统

在 1985 年提出的急性生理学评分(SAPS Ⅰ)的基础上,通过对欧洲和北美洲 12 个国家 137 个成人 ICU 连续收治的 13152 个患者的临床研究,Le Gall 等提出 SAPS Ⅱ评分系统。SAPS Ⅱ评分系统中生理指标的选择与定量不仅仅是根据临床经验的判断而是依据统计分析得出,而且患者死亡危险性的计算没有加入其他数值的矫正,准确性更高。其次,SAPS Ⅱ较 APACHE Ⅲ简单,无需动脉和特殊的静脉血标本。每个患者只需 5 min 就可完成。此系统包括 12 个生理参数、年龄、Glasgow 评分、入 ICU 的原因以及是否合并艾滋病、转移癌、血液系统恶性肿瘤等。

(三)MPM 评分系统

Lemeshow S 等,1981 年首次提出 MPM 评分系统,经 13 个国家 139 家医院的多中心研究,于 1993 年推出第二版。MPM 包括 MPM_0(入院时)和 MPM_{24}(入院后 24 h 内)两个系统。MPM_0 所选出的指标包括年龄、心率等生理指标、慢性疾病状况、急性病诊断共 15 项指标。与 MPM_0 相比,MPM_{24} 所筛选出的指标并不相同。此系统没有给出各个生理参数的分值,而是用统计分析得出的公式 $P = eg(x)/1 + eg(x)$ 计算死亡危险性。各项指标满足上述条件则得分为 1,否则为 0。g(x)的计算方法为:$g(x) = \beta_0 + \beta_1 X_1 + \cdots + \beta_k X_k$。β 为指标的系数,e 为自然对数。与 SAPS 和 APACHE 相比,MPMII 有两大特点:一是包括入院时情况的评分系统,比前两者更适用于在入院后 24 h 内死亡或离开的患者;一是 MPM 所包括的指标更少也更容易获得。

1995 年 Castella 等在 12 个国家内对 14745 例患者进行了大规模的实验,对这些患者同时进行 A-PACHE,SAPS,MPM 三个的新旧版本的评分并进行比较,发现:新版本的预测率都优于旧版本。三个系统之间并没有明显的高低中下之分。为了更准确地评价 MODS 患者的病情严重程度,一些学者建立了适用于 MODS 患者的评分系统。常见的 MODS 评分系统有:简单多系统器官衰竭评分系统(simple multiple system organ failure scoring system ,SM-SOFS)、多器官功能不全综合征评分系统(Multiple Organ Dysfunction Syndrome Score ,MODSS),器官功能障碍伴或不伴感染评分系统(organ dysfunction and / or infection ,ODIN)。

(四)简单多系统器官衰竭评分系统(SMSOFS)

1993 年,Hebert 等根据 154 例感染并发脏器衰竭的患者死亡率与患者衰竭器官的数目呈高度线性相关提出了简单的 MOF 评分系统:呼吸、心血管、肾、肝、胃肠道、凝血系统、神经系统等 7 个系统中存在一个器官系统衰竭得 1 分,不存在得 0 分;根据发生衰竭的数目不同可得 0~7 分;得分越高,死亡率越高;此评分系统应用简单,但由于研究对象中 5~6 个器官同时衰竭的患者较少,故其适用的准确性和普遍性则有些不足。

(五)多脏器功能不全综合征评分系统(MODSS)

Marshall 等,首先根据大量文献和计算得出 6 种最能反应本系统情况的指标:呼吸系统

（PaO_2/FiO_2），肾功能（血肌酐），肝功能（血胆红素），心功能（血压校正后的心率，为心率×中心静脉压/平均动脉压），凝血系统（血小板计数），神经系统（Glasgow 评分），并按严重程度将这些指标分为 5 个等级，得分分别为：0～4 分，最高可得 24 分。胃肠道因缺乏可连续测定的较为稳定的参数而未进入评分系统。此系统经过复习大量的文献及计算得出，似有较好的准确性。但不足之处是心血管系统的指标需要经过复杂的计算；而在多脏器功能不全综合征的发生发展中占有重要地位的胃肠道却未进入评分，成为其最大的缺憾。

（六）器官功能障碍伴或不伴感染评分系统（ODIN）

Fagon 等根据不同数目和不同种类的衰竭器官所致的死亡率不同而推出的 ODIN 评分，是根据衰竭器官的数目和类型来判断患者的预后：没有器官衰竭的患者死亡率为 2.6%，1 个到 7 个器官衰竭的患者死亡率分别是：9.7%、16.7%、32.3%、64.9%、75.9%、100%。7 个系统中，肝衰竭的患者死亡率最高，为 60.8%；凝血系统、肾功能、心血管、神经、呼吸、感染等系统衰竭的患者死亡率分别为：60.8%、58.1%、54.8%、46.8%、45.8%、45.0%、38.5%、36.5%。综合考虑衰竭器官的数目和类型，患者的死亡率可用一个根据多元回归分析计算得出来公式算出：预计死亡可能性 $P=1/(1+e^{-q})$。$q=-3.59+(1.09×R)$ $(1.09×C)+(1.18×Rn)+(0.86×Hm)+(0.57×H)+(0.99×N)+(0.53×IN)$。其中 R、C、Rn、Hm、H、N、IN 分别代表呼吸、心血管、肾、凝血系统、肝、神经系统、感染等 7 个系统。

（七）CIS 评分

Hirasawa 等提出来评价休克患者的细胞损伤情况，后来应用于危重患者和 MODS 患者。该评分仅有三个生化指标，但不是临床上常用的指标，所以难以推广使用。

（八）其他

王彦等回顾性收集 200 例 MODS 患者数据，建立 MODS 评分系统和死亡概率预测方程。该评分系统有 17 个指标，每个指标在不同情况下有不同的分值；各指标的分值相加后为总分值，最高为 285 分。该评分系统与 APACHE Ⅲ评分系统相关系数为 0.779 9；患者死亡概率 P 值与实际病情转归相关系数为 0.815 5。

（张中友）

第四节　MODS 的防治原则

MODS 的救治十分困难，应重在预防，即积极防治原发病，如及早清除感染灶、及时扩创引流脓液、彻底清除脓肿与坏死组织，正确使用抗生素，防治败血症。防治休克和缺血—再灌注损伤，及时补足血容量，恢复有效循环血量，改善微循环，并酌情使用细胞保护剂，小分子抗氧化剂及自由基清除剂等。MODS 一旦发生，除继续积极治疗原发病外，还应根据其病理生理变化，采用对症治疗和器官支持疗法等综合措施。

一、控制原发病

控制原发疾病是 MODS 治疗的关键，应重视原发疾病的处理。及时改善病理生理状态，当外伤、休克、严重感染等疾病发生时，应尽早脱离重物挤压等创伤环境，早期抗休克、抗感染，早手术，早引流，避免 MODS、MOF 的发生。在 MODS 的初始阶段，机体对治疗的反应尚好，故积极有效的控制 MODS 的病情发展是防治 MOF 的关键。应积极采取一切手段切断 MODS 的恶性循环，不失时机地进行器官功能支持。对于存在严重感染的患者，必须积极引流感染灶和应用有效抗生素。若为创伤患者，则应积极清创，并预防感染的发生。当危重病患者出现腹胀、不能进食或无石性胆囊炎时，应采用积极的措施，如导泻、灌肠等，以保持肠道通畅，恢复肠道屏障功能，避免肠源性感染。而对于休克患者，则应争分夺秒地进行休克复苏，尽可能地缩短休克时间，避免引起进一步的器官功能损害。

经验性抗生素治疗原则是:选用覆盖导致脓毒症的常见阳性菌(葡萄球菌、肠球菌、链球菌)和对 G^- 肠杆菌有效的抗生素。对疑为肠源性感染者,使用对脆弱类杆菌有效的抗生素,如克林霉素或甲硝唑等,单用泰能几乎覆盖绝大多数致病菌。此外,应重视院内感染,尤其是 ICU 常见的 4 个感染部位:导管相关性感染、呼吸机相关性感染、尿道感染和外科创面感染。避免滥用抗生素,尽早进行细菌培养。经验治疗阶段使用广谱抗生素,一旦得到阳性培养结果,立即更换窄谱特异性抗生素。应充分考虑到致病菌的耐药性,高度重视抗生素的不良反应(如肾毒性、二重感染、药物热、过敏反应等)。需强调的一点是,患者的预后主要取决于年龄、感染类型、治疗时机及抗生素治疗是否正确。即使抗生素应用得合理,ICU 患者死亡的决定因素也不是感染本身,而是炎症反应程度。

二、支持疗法

MODS 使患者处于高度应激状态,导致机体出现以高分解代谢为特征的代谢紊乱。机体分解代谢明显高于合成代谢,蛋白质分解、脂肪分解和糖异生明显增加,但糖的利用能力明显降低。Cerra 将之称为自噬现象。严重情况下,机体蛋白质分解代谢较正常增加 $40\%\sim50\%$,而骨骼肌的分解可增加 $70\%\sim110\%$,分解产生的氨基酸部分经糖异生作用后供能,部分供肝脏合成急性反应蛋白。器官及组织细胞的功能维护和组织修复有赖于细胞得到适当的营养底物,机体高分解代谢和外源性营养利用障碍,可导致或进一步加重器官功能障碍。因此,在 MODS 早期,代谢支持和调理的目标应当是提供减轻营养底物,防止细胞代谢紊乱,支持器官、组织的结构功能,参与调控免疫功能,减少器官功能障碍的产生。而在 MODS 的后期,代谢支持和调理的目标是进一步加速组织修复,促进患者康复。

(一)代谢支持

代谢支持(metabolic support)是 Gerra1988 年提出的,指为机体提供适当的营养底物,以维持细胞代谢的需要,而不是供给较多的营养底物以满足机体营养的需要。与营养支持的区别在于,代谢支持既防止因底物供应受限影响器官的代谢和功能,又避免因底物供给量过多而增加器官的负担,影响器官的代谢和功能。其具体实施方法:

(1)非蛋白热卡 <35 kcal/(kg·d)[(146 kJ/kg·d)],一般为 $25\sim30$ kcal/(kg·d),其中 $40\%\sim50\%$ 的热卡由脂肪提供,以防止糖代谢紊乱,减少二氧化碳生成,降低肺的负荷。

(2)提高氮的供应量[$0.25\sim0.35$ g/(kg·d)],以减少体内蛋白质的分解和供给急性反应蛋白合成的需要。

(3)非蛋白热卡与氮的比例降低到 100 kcal:1g。

尽管代谢支持的应用,对改善 MODS 的代谢紊乱有一定的疗效,但并不能避免或逆转代谢紊乱。

(二)代谢调理

代谢调理(metabolic intervention)是代谢支持的必要补充。由于 MODS 患者处于高分解代谢状态,虽根据代谢支持的要求给予营养,仍不能达到代谢支持的目的,机体继续处于高分解代谢状态,供给的营养底物不能维持机体代谢的需要。因此,1989 年 Shaw 提出从降低代谢率或促进蛋白质合成的角度着手,应用药物和生物制剂,以调理机体的代谢,称为代谢调理。

主要方法包括:

(1)应用布洛芬、吲哚美辛(消炎痛)等环氧化酶抑制药,抑制前列腺素合成,降低分解代谢率,减少蛋白质分解。

(2)应用重组人生长激素和生长因子,促进蛋白质合成,改善负氮平衡。

代谢调理的应用明显降低了机体分解代谢率,并改善负氮平衡,但代谢调理也不能从根本上逆转高分解代谢和负氮平衡。

根据对 MODS 患者代谢特点,利用代谢支持和代谢调理对机体继续调控和治疗,可望进一步提高营养代谢支持的疗效,改善 MODS 患者的预后。

三、阻断炎症介质的有害作用

针对机体多种炎症介质释放,炎症反应失控的特点,适当使用炎症介质阻断剂与拮抗剂在理论上有重要意义,但实际使用效果尚未完全肯定。

1.糖皮质激素

具有明显的抗炎及保护细胞膜的作用,但同时也抑制了机体的免疫机制,降低了机体抗感染的能力,在临床应用上存在争议。近年来发现,应用小剂量糖皮质激素既可抑制 SIRS,又不至于完全抑制免疫系统,获得了较满意的疗效。

2.非类固醇性抗炎药

吲哚美辛、布洛芬等前列腺素环氧化酶抑制剂能非特异性阻断炎症反应,又不抑制机体的防御反应,有利于提高 MODS 患者的生存率。

3.其他

内啡肽受体拮抗剂(纳洛酮)、TNFα 的单克隆抗体等对逆转休克有一定的疗效。对于严重的 MODS 患者可以使用血浆交换法去除体内的毒素和过多的炎症介质。

四、增加对组织的氧供降低氧需

氧代谢障碍是 MODS 的特征之一,纠正组织缺氧是 MODS 重要的治疗目标。改善氧代谢障碍、纠正组织缺氧的主要手段包括增加全身氧输送、降低全身氧需、改善组织细胞利用氧的能力等。

(一)增加氧输送

提高氧输送是目前改善组织缺氧最可行的手段。氧输送是单位时间内心脏泵出的血液所携带的氧量,由心脏泵功能、动脉氧分压/血氧饱和度和血红蛋白浓度决定,因此,提高氧输送也就通过心脏、血液和肺交换功能 3 个方面来实现。

1.支持动脉氧合

提高动脉氧分压或动脉血氧饱和度是提高全身氧输送的 3 个基本手段之一。氧疗、呼吸机辅助通气和控制通气是支持动脉氧合的常用手段。

至于支持动脉氧合的目标,不同类型的患者有不同的要求。对于非急性呼吸窘迫综合征或急性呼衰患者,支持动脉氧合的目标是将动脉氧分压维持在 80 mmHg 以上,或动脉血氧饱和度维持在 94% 以上。但对于急性呼吸窘迫综合征和急性呼衰患者,将动脉氧分压维持在 80 mmHg 以上常常是困难的,往往需要提高呼吸机条件、增加呼气末正压水平或提高吸入氧浓度,有可能导致气压伤或引起循环干扰,因此,对于这类患者,支持动脉氧合的目标是将动脉氧分压维持在高于 55~60 mmHg 水平以上,或动脉血氧饱和度高于 90% 以上。之所以将动脉氧分压维持在 55~60 mmHg 以上,与动脉血氧离曲线的"S"型特征有关,当动脉氧分压高于 55~60 mmHg 水平时,动脉血氧饱和度达到 90%,进一步提高动脉氧分压,呼吸和循环的代价很大,但动脉血氧饱和度增加却并不明显,氧输送也就不会明显增加。

2.支持心排出量

增加心排出量也是提高全身氧输送的基本手段。保证适当的前负荷、应用正性肌力药物和降低心脏后负荷是支持心排出量的主要方法。

调整前负荷是支持心排出量首先需要考虑的问题,也是最容易处理的环节。若前负荷不足,则可导致心排出量明显降低。而前负荷过高,又可能导致肺水肿和心脏功能降低。因此,调整心脏前负荷具有重要的临床意义。当然,对于危重病患者,由于血管张力的改变以及毛细血管通透性的明显增加,往往使患者的有效循环血量明显减少,也就是说,前负荷减少更为常见。监测中心静脉压或肺动脉嵌顿压,可指导前负荷的调整。液体负荷试验后或利尿后,观察肺动脉嵌顿压与心排出量的关系(心功能曲线)的动态变化,比单纯监测压力的绝对值更有价值。补充血容量,可选择晶体液和胶体液,考虑到危重患者毛细血管通透性明显增加,晶体液在血管内的保持时间较短,易转移到组织间隙,应适当提高胶体液的补充比例。

3.支持血液携氧能力

维持适当的血红蛋白浓度是改善氧输送的重要手段之一。由于血红蛋白是氧气的载体,机体依赖血红蛋白将氧从肺毛细血管携带到组织毛细血管,维持适当的血红蛋白浓度实际上就是支持血液携氧能力。但是,并非血红蛋白浓度越高,就对机体越有利。当血红蛋白浓度过高时(如高于14 g/dL),血液黏度明显增加,不但增加心脏负荷,而且影响血液在毛细血管内的流动,最终影响组织氧合。一般认为,血红蛋白浓度的目标水平是80～100 g/L或血细胞比容维持在30%～35%左右。

(二)降低氧需

降低氧需在MODS治疗中常常被忽视。由于组织缺氧是氧供和氧需失衡的结果,氧需增加也是导致组织缺氧和MODS的原因之一,降低氧需对MODS的防治具有重要意义。导致危重病患者氧需增加的因素很多,针对不同原因进行治疗,就成为防治MODS的重要手段。体温每增加1℃,机体氧需增加7%,氧耗可能增加25%。因此,及时降温,对于发热患者就很必要。可采用解热镇痛药物和物理降温等手段。物理降温时,要特别注意防止患者出现寒战。一旦发生寒战,机体氧需将增加100%～400%,对机体的危害很大。疼痛和烦躁也是导致机体氧需增加的常见原因。有效的镇痛和镇静,使患者处于较为舒适的安静状态,对防止MODS有益。抽搐导致氧需增加也十分明显,及时止痉是必要的。正常情况下,呼吸肌的氧需占全身氧需的1%～3%,若患者出现呼吸困难或呼吸窘迫,则呼吸肌的氧耗骤增,呼吸肌的氧需可能增加到占全身氧需的20%～50%。呼吸氧需的明显增加,势必造成其他器官的缺氧。采取积极措施,如机械通气或提高机械通气条件,改善患者的呼吸困难,能明显降低患者呼吸肌氧需。

(三)改善内脏器官血流灌注

MODS和休克可导致全身血流分布异常,肠道和肾脏等内脏器官常常处于缺血状态,持续的缺血缺氧,将导致急性肾衰竭和肠道功能衰竭,加重MODS。改善内脏灌注是MODS治疗的重要方向早期液体治疗的目的是维持血液内容量(前负荷)和心排血量,保证重要器官灌注。应防止容量过负荷导致的心源性和(或)非心源性肺水肿,这类患者往往存在低蛋白血症,因此,需要补充胶体液,如血浆或清蛋白。监测中心静脉压(CVP)和肺毛细血管楔压(PCWP),以作为液体输入的客观指标。在心室充盈压已达到理想水平而低血压仍持续时,应使用血管活性药物。在传统的血管活性药物应用中,关于药物对内脏器官灌注的影响认识十分模糊,甚至被忽视。我国临床医学中最常应用小剂量多巴胺,以提升血压,改善肾脏和肠道灌注。但多巴胺扩张肾脏血管和改善肠系膜灌注的作用缺乏实验和理论依据。最近10年的研究显示,多巴胺可能加重肾脏和肠道缺血。因此,合理选用改善内脏器官灌注的血管活性药物,制定新的血管活性药物应用指南,显得十分必要。

(张中友)

第十三章 循环系统急危重症

第一节 重症心律失常

心律失常是指心脏冲动的频率、节律、起源部位、传导速度或激动次序的异常。正常心脏冲动起源于窦房结，先后经结间束、房室结、希氏束、左和右束支及浦肯野纤维至心室。心律失常的发生是由于多种原因引起心肌细胞的自律性、兴奋性、传导性改变，导致心脏冲动形成和（或）传导异常。临床上根据发作时心率的快慢，可将心律失常分为快速心律失常和缓慢心律失常。前者包括期前收缩、心动过速、心房颤动、心室颤动等，后者包括窦性缓慢心律失常、房室传导阻滞等。心律失常发生在无器质性心脏病者，大多病程短，可自行恢复，对血流动力学无明显影响，一般不增加心血管死亡危险性。发生于严重器质性心脏病或离子通道病的心律失常，病程较长，常有严重血流动力学障碍，可诱发心绞痛、休克、心力衰竭、昏厥甚至猝死，称重症心律失常。常见的病因为急性冠脉综合征、陈旧性心肌梗死、慢性充血性心力衰竭（射血分数＜40％）、各类心肌病、长 Q-T 间期综合征、预激综合征等。

心律失常的诊断应从详尽采集病史入手，病史通常能提供对诊断有用的线索。心电图检查是诊断心律失常最重要的一项无创性检查技术，应记录 12 导联心电图，并记录清楚显示 P 波导联的心电图长条以备分析，通常选择 V₁ 或 Ⅱ 导联。系统分析应包括：心房与心室节律是否规则，频率各为若干？P-R 间期是否恒定？P 波与 QRS 波群是否正常？P 波与 QRS 波群的相互关系等。在确定心律失常类型后，对重症心律失常患者，在院前和院内对其进行急救时首先要判断有无严重血流动力学障碍，并建立静脉通道，给予吸氧、心电监护，使用电击复律和（或）抗心律失常药物迅速纠正心律失常。在血流动力学稳定、心律失常已纠正的情况下再分析、判断导致心律失常的病因和诱因，并给予相应的处理。

一、阵发性室上性心动过速

阵发性室上性心动过速，简称室上速，是一种阵发性、规则而快速的异位心律。根据起搏点部位及发生机制的不同，包括窦房折返性心动过速、心房折返性心动过速、自律性房性心动过速、房室结内折返性心动过速等。此外，利用隐匿性房室旁路逆行传导的房室折返性心动过速习惯上也归属于室上性心动过速的范畴。由于心动过速发作时频率很快，P 波往往埋伏于前一个 T 波中，不易判定起搏点的部位，故常统称为阵发性室上性心动过速。在全部室上速病例中，房室结内折返性心动过速和房室折返性心动过速约占 90％以上。

（一）病因

阵发性室上性心动过速常见于正常的青年，情绪激动、疲劳或烟酒过量常可诱发。亦可见于各种心脏病患者，如冠心病、风湿性心脏病、慢性肺源性心脏病、甲状腺功能亢进性心脏病等。

（二）发病机制

折返是阵发性室上性心动过速发生的主要机制。由触发活动、自律性增高引起者为数甚少。在房室结存在双径路、房室间存在隐匿性房室旁路、窦房结细胞群之间存在功能性差异、心房内三条结间束或心房肌的传导性能不均衡或中断的情况下，两条传导性和不应期不一致的传导通路如形成折返环，其中一条传导通路出现单向传导阻滞时，适时的期前收缩或程序刺激在非阻滞通路上传导的时间使单向传导阻滞的通路脱离不应期,冲动在折返环中沿着一定的方向在折返环中运行,即可形成阵发性室上性心动过速。

(三)临床表现

心动过速发作突然起始与终止,持续时间长短不一。症状包括心悸、胸闷、焦虑不安、头晕,少数患者可出现晕厥、心绞痛、心力衰竭、休克。症状轻重取决于发作时心室率快速的程度、持续时间以及有无血流动力学障碍,亦与原发病的严重程度有关。体检心尖区第一心音强度恒定,心律绝对规则。

(四)诊断

1.心电图特征

(1)心率 150～250 次/分,节律规则。

(2)QRS 波群形态与时限正常,发生室内差异性传导或原有束支传导阻滞时,QRS 波群形态异常。

(3)P 波形态与窦性心律时不同,且常与前一个心动周期的 T 波重叠而不易辨认。

(4)ST 段轻度下移,T 波平坦或倒置(图 13-1)。

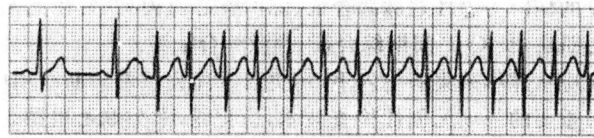

图 13-1　阵发性室上性心动过速

2.评估

(1)判断有无严重的血流动力学障碍、缺氧、二氧化碳潴留和电解质紊乱。

(2)判断有无器质性心脏病、心功能状态和发作的诱因。

(3)询问既往有无阵发性心动过速发作,每次发作的持续时间、主要症状及诊治情况。

(五)急诊处理

在吸氧、心电监护、建立静脉通路后,根据患者基础的心脏状况、既往发作的情况、有无血流动力学障碍以及对心动过速的耐受程度做出处理。

1.同步直流电复律

当患者有严重的血流动力学障碍时,需要紧急电击复律。抗心律失常药物治疗无效亦应施行电击复律。能量一般选择 100～150 J。电击复律时如患者意识清楚,应给予地西泮 10～30 mg 静脉注射。应用洋地黄者不应电复律治疗。

2.刺激迷走神经

如患者心功能与血压正常,可先尝试刺激迷走神经的方法。颈动脉窦按摩(患者取仰卧位,先行右侧,每次 5～10 s,切不可两侧同时按摩,以免引起脑缺血)、ValsalVa 动作(深吸气后屏气、再用力作呼气)、诱导恶心、将面部浸没于冰水中等方法可使心动过速终止。

3.腺苷与钙通道阻滞药

首选治疗药物为腺苷,6～12 mg 静脉注射,时间 1～2 s。腺苷起效迅速,不良反应有胸部压迫感、呼吸困难、面部潮红、窦性心动过缓、房室传导阻滞等。由于其半衰期短于 6 s,不良反应即使发生亦很快消失。如腺苷无效可改用维拉帕米,首次 5 mg 稀释后静脉注射,时间 3～5 min,无效间隔 10 min 再静脉注射 5 mg。亦可使用地尔硫草 0.25～0.35 mg/kg。上述药物疗效达 90% 以上。如患者合并心力衰竭、低血压或为宽 QRS 波心动过速,尚未明确室上性心动过速的诊断时,不应选用钙通道阻滞药,宜选用腺苷静脉注射。

4.洋地黄与 β 受体阻断药

毛花苷 C(西地兰)0.4～0.8 mg 稀释后静脉缓慢注射,以后每 2～4 h 静脉注射 0.2～0.4 mg,24 h 总量在 1.6 mg 以内。目前洋地黄已较少应用,但对伴有心功能不全患者仍为首选。

β 受体阻断药也能有效终止心动过速,但应避免用于失代偿的心力衰竭患者,并以选用短效 β 受体阻断药(如艾司洛尔)较为合适,剂量 50～200 μg/(kg·min)。

5.普罗帕酮

1～2 mg/kg(常用 70 mg)稀释后静脉注射,无效间隔 10～20 min 再静脉注射 1 次,一般静脉注射总量不超过 280 mg。由于普罗帕酮有负性肌力作用及抑制传导系统作用,且个体间存在较大差异,对有心功能不全者禁用,对有器质性心脏病、低血压、休克、心动过缓者等慎用或禁用。

6.其他

合并低血压者可应用升压药物,通过升高血压反射性地兴奋迷走神经、终止心动过速。可选用间羟胺 10～20 mg 或甲氧明 10～20 mg,稀释后缓慢静脉注射。有器质性心脏病或高血压者不宜使用。

二、室性心动过速

室性心动过速简称室速,是指连续 3 个或 3 个以上的室性期前收缩,频率＞100 次/分所构成的快速心律失常。

(一)病因

室速常发生于各种器质性心脏病,以缺血性心脏病为最常见;其次为心肌病、心力衰竭、二尖瓣脱垂、瓣膜性心脏病等;其他病因包括代谢紊乱、电解质紊乱、长 Q-T 间期综合征、Brugada 综合征、药物中毒等。少数室速可发生于无器质性心脏病者,称为特发性室速。

(二)发病机制

1.折返

折返形成必须具备两条解剖或功能上相互分离的传导通路、部分传导途径的单向阻滞和另一部分传导缓慢这三个条件。心室内的折返可为大折返、微折返。前者具有明确的解剖途径;后者为发生于小块心肌甚至于细胞水平的折返,是心室内的折返最常见的形式。心肌的缺血、低血钾及代谢障碍等引起心室肌细胞膜电位改变,动作电位时间、不应期、传导性的非均质性,使心肌电活动不稳定而诱发室速。

2.自律性增高

心肌缺血、缺氧、牵张过度均可使心室异位起搏点 4 相舒张期除极坡度增加、降低阈电位或提高静息电位的水平,使心室肌自律性增高而诱发室速。

3.触发活动

由后除极引起的异常冲动的发放。常由前一次除极活动的早期后除极或延迟后除极所诱发。它可见于局部儿茶酚胺浓度增高、心肌缺血-再灌注、低血钾、高血钙及洋地黄中毒时。

(三)临床表现

室速临床症状的轻重视发作时心脏基础病变、心功能状态、频率及持续时间等不同而异,而有很大差别。非持续性室速的患者通常无症状。持续性室速常伴有明显的血流动力学障碍与心肌缺血。临床症状包括心悸、气促、低血压、心绞痛、少尿、晕厥等。听诊心律轻度不规则,第一、二心音分裂。室速发生房室分离时,颈静脉搏动出现间歇性 a 波,第 1 心音响度及血压随每次心搏而变化;室速伴有房颤时,则第一心音响度变化和颈静脉搏动间歇性 a 波消失。部分室速蜕变为心室颤动而引起患者猝死。

(四)诊断与鉴别诊断

1.心电图特征

(1)3 个或 3 个以上的室性期前收缩连续出现。

(2)QRS 波群宽大、畸形,时间＞0.12 s,ST-T 波方向与 QRS 波群主波方向相反。

(3)心室率通常为 100～250 次/分,心律规则,但亦可不规则。

(4)心房独立活动与 QRS 波群无固定关系,形成房室分离;偶尔个别或所有心室激动逆传夺获心房;

(5)通常发作突然开始。

(6)心室夺获与室性融合波:室速发作时少数室上性冲动可下传心室,产生心室夺获,表现为在 P 波之后提前发生一次正常的 QRS 波群。室性融合波的 QRS 波群形态介于窦性与异位心室搏动之间,其意义为部分夺获心室。心室夺获与室性融合波的存在对确立室速的诊断有重要价值(图 13-2)。

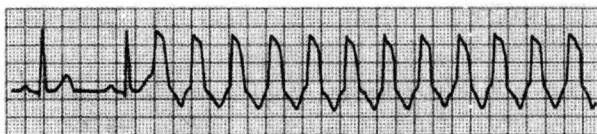

图 13-2　室性心动过速

2.室速的分类

(1)按室速发作持续时间的长短分为:①持续性室速,发作时间30 s以上,或室速发作时间未达30 s,但出现严重的血流动力学异常,需药物或电复律始能终止。②非持续性室速,发作时间短于30 s,能自行终止。

(2)按室速发作时QRS波群形态不同分为:①单形性室速,室速发作时,QRS波群形态一致。②多形性室速,室速发作时,QRS波群呈2种或2种以上形态。

(3)按室速发作时血流动力学的改变分为:①血流动力学稳定性室速。②血流动力学不稳定性室速。

(4)按室速持续时间和形态的不同分为:①单形性持续性室速。②单形性非持续性室速。③多形性持续性室速。④多形性非持续性室速。

3.鉴别诊断

室速与阵发性室上性心动过速伴束支传导阻滞或室内差异性传导或合并预激综合征的心电图十分相似,但各自的临床意义及治疗完全不同,因此应进行鉴别。

(1)阵发性室上性心动过速伴室内差异性传导:室速与阵发性室上性心动过速伴室内差异性传导酷似,均为宽QRS波群心动过速,二者应仔细鉴别。下述诸点有助于阵发性室上性心动过速伴室内差异性传导的诊断:①每次心动过速均由期前发生的P波开始。②P波与QRS波群相关,通常呈1:1房室比例。③刺激迷走神经可减慢或终止心动过速。

(2)预激综合征伴心房颤动:预激综合征患者发生心房颤动,冲动沿旁道下传预激心室表现为宽QRS波,沿房室结下传表现为窄QRS波,有时二者融合QRS波介于二者之间。当室率较快时易与室速混淆。下述诸点有助于预激综合征伴心房颤动的诊断:①心房颤动发作前后有预激综合征的心电图形。②QRS时限>0.20 s,且由于预激心室程度不同QRS时限可有差异。③心律明显不齐,心率多>200次/分。④心动过速QRS波中有预激综合征心电图形时有利于预激综合征伴心房颤动的诊断。

4.评估

(1)判断血流动力学状态、有无脉搏:当心电图显示为室性心动过速或宽QRS波心动过速时,首先要判断患者血流动力学是否稳定、有无脉搏。

(2)确定室速的类型、持续时间。

(3)判断有无器质性心脏病、心功能状态和发作的诱因。

(4)判断Q-T间期有无延长、是否合并低血钾和洋地黄中毒等。

(五)急诊处理

室速的急诊处理原则是:对非持续性的室速,无症状、无晕厥史、无器质性心脏病者无须治疗;对持续性室速发作,无论有无器质性心脏病均应迅速终止发作,积极治疗原发病;对非持续性室速,有器质性心脏病患者亦应积极治疗。

1.吸氧

室性心动过速的患者,常有器质性心脏病,发作时间长时即有明显缺氧,应该注意氧气吸入。

2.直流电复律

无脉性室速、多形性室速应视同心室颤动,立即进行复苏抢救和非同步直流电复律,首次单相波能量为360 J,双相波能量为150 J或200 J。伴有低血压、休克、呼吸困难、肺水肿、心绞痛、晕厥或意识丧失等严重血流动力学障碍的单形性持续性室性心动过速者,首选同步直流电复律;药物治疗无效的单形性持续性室性心动过速者,也应行同步直流电复律。首次单相波能量为100 J,如不成功,可增加能量。如血流动力学情况允许应予短时麻醉。洋地黄中毒引起的室性心动过速者，不宜用电复律，应给予药物治疗。

3.抗心律失常药物的使用

(1)胺碘酮：静脉注射胺碘酮基本不诱发尖端扭转性室速，也不加重或诱发心衰。适用于血流动力学稳定的单形性室速、不伴 Q-T 间期延长的多形性室速、未能明确诊断的宽 QRS 心动过速、电复律无效或电复律后复发的室速、普鲁卡因胺或其他药物治疗无效的室速。在合并严重心功能受损或缺血的患者，胺碘酮优于其他抗心律失常药，疗效较好，促心律失常作用低。首剂静脉用药 150 mg，用 5% 葡萄糖溶液稀释后，于 10 min 注入。首剂用药 10～15 min 后仍不能转复，可重复静脉注射 150 mg。室速终止后以 1 mg/min 速度静脉滴注 6 h，随后以 0.5 mg/min 速度维持给药，原则上第一个 24 h 不超过 1.2 g，最大可达 2.2g。第二个 24 h 及以后的维持量一般推荐 720 mg/24 h。静脉胺碘酮的使用剂量和方法要因人而异，使用时间最好不要超过3～4 d。静脉使用胺碘酮的主要不良反应是低血压和心动过缓，减慢静脉注射速度、补充血容量、使用升压药或正性肌力药物可以预防，必要时采用临时起搏。

(2)利多卡因：近年来发现利多卡因对起源自正常心肌的室速终止有效率低；终止器质性心脏病或心衰中室速的有效率不及胺碘酮和普鲁卡因胺；急性心肌梗死中预防性应用利多卡因，室颤发生率降低，但死亡率上升；此外终止室速、室颤复发率高；因此利多卡因已不再是终止室速、室颤的首选药物。首剂用药 50～100 mg，稀释后 3～5 min 内静脉注射，必要时间隔 5～10 min 后可重复 1 次，至室速消失或总量达 300 mg，继以 1～4 mg/min 的速度维持给药。主要不良反应有嗜睡、感觉迟钝、耳鸣、抽搐、一过性低血压等。禁忌证有高度房室传导阻滞、严重心衰、休克、肝功能严重受损等。

(3)苯妥英钠：它能有效地消除由洋地黄过量引起的延迟性后除极触发活动，主要用于洋地黄中毒引起的室性和房性快速心律失常。也可用于长 Q-T 间期综合征所诱发的尖端扭转性室速。首剂用药 100～250 mg，以注射用水 20～40 mL 稀释后 5～10 min 内静脉注射，必要时每隔 5～10 min 重复静脉注射 100 mg，但 2 h 内不宜超过 500 mg，1 d 不宜超过 1 000 mg。治疗有效后改口服维持，第二、三天维持量 100 mg，5 次/天；以后改为每 6 h 1 次。主要不良反应有头晕、低血压、呼吸抑制、粒细胞减少等。禁忌证有低血压、高度房室传导阻滞(洋地黄中毒例外)、严重心动过缓等。

(4)普罗帕酮：1～2 mg/kg(常用 70 mg)稀释后以 10 mg/min 静脉注射，无效间隔10～20 min再静脉注射 1 次，一般静脉注射总量不超过 280 mg。由于普罗帕酮有负性肌力作用及抑制传导系统作用，且个体间存在较大差异，对有心功能不全者禁用，对有器质性心脏病、低血压、休克、心动过缓者等慎用或禁用。

(5)普鲁卡因胺：100 mg 稀释后 3～5 min 内静脉注射，每隔 5～10 min 重复 1 次，直至心律失常被控制或总量达 1～2 g，然后以 1～4 mg/min 的速度维持给药。为避免普鲁卡因胺产生的低血压反应，用药时应有另外一个静脉通路，可随时滴入多巴胺，保持在推注普鲁卡因胺过程中血压不降。用药时应有心电图监测。应用普鲁卡因胺负荷量时可产生 QRS 增宽，如超过用药前 50% 则提示已达最大耐受量，不可继续使用。

(六)特殊类型的室性心动过速

1.尖端扭转性室速

是多形性室速的一个特殊类型，因发作时 QRS 波群的振幅与波峰呈周期性改变，宛如围绕等电位线连续扭转而得名。往往连续发作 3～20 个冲动，间以窦性冲动，反复出现，频率200～250 次/分(图 13-3)。在非发作期可有 Q-T 间期延长。当室性期前收缩发生在舒张晚期、落在前面 T 波的终末部分可诱发室速。由于发作时频率过快可伴有血流动力学不稳定的症状，甚至心脑缺血表现，持续发作控制不满意可恶化为心室颤动和猝死。临床见于先天性长 Q-T 间期综合征、严重的心肌损害和代谢异常、电解质紊乱(如低血钾或低血镁)、吩噻嗪和三环类抗抑郁药及抗心律失常药物(如奎尼丁、普鲁卡因胺或丙吡胺)的使用时。

药物终止尖端扭转性室速时，首选硫酸镁，首剂 2 g，用 5% 葡萄糖溶液稀释至 40 mL 缓慢静脉注射，时间 3～5 min，然后以 8 mg/min 的速度静脉滴注。ⅠA 类和Ⅲ类抗心律失常药物可使 Q-T 间期更加延长，故不宜应用。先天性长 Q-T 间期综合征治疗应选用 β 受体阻断药。对于基础心室率明显缓慢者，可起搏治疗,联合应用β受体阻断药。药物治疗无效者,可考虑左颈胸交感神经切断术,或置入埋藏式心脏复律除颤器。

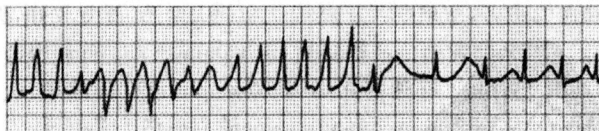

图 13-3　尖端扭转性室速

2.加速性室性自主心律

又称非阵发性室速、缓慢型室速。心电图常表现为连续发生 3～10 个起源于心室的 QRS 波群,心室率通常为 60～110 次/分。心动过速的开始与终止呈渐进性,跟随于一个室性期前收缩之后,或当心室异位起搏点自律性高于窦性频率时发生。由于心室与窦房结两个起搏点轮流控制心室节律,融合波常出现于心律失常的开始与终止时,心室夺获亦很常见。

加速性室性自主心律常发生于心脏病患者,特别是急性心肌梗死再灌注期间、心脏手术、心肌病、风湿热与洋地黄中毒。发作短暂或间歇。患者一般无症状,亦不影响预后。通常无需治疗。

三、心房扑动

心房扑动简称房扑,是一种快速而规则、药物难以控制的心房异位心律,较心房颤动少见。

(一)病因

心房扑动常发生于器质性心脏病,如风湿性心脏病、冠心病、高血压性心脏病、心肌病等。此外,肺栓塞、慢性充血性心力衰竭、二/三尖瓣狭窄与反流导致心房扩大,亦可出现心房扑动。其他病因有甲状腺功能亢进症、酒精中毒、心包炎等,亦可见于一些无器质性心脏病的患者。

(二)发病机制

心脏电生理研究表明,房扑系折返所致。因这些折返环占领了心房的大部分区域,故称之为"大折返"。下腔静脉至三尖瓣环间的峡部常为典型房扑折返环的关键部位。围绕三尖瓣环呈逆钟向折返的房扑最常见,称典型房扑(Ⅰ型);围绕三尖瓣环呈顺钟向折返的房扑较少见,称非典型房扑(Ⅱ型)。

(三)临床表现

心房扑动往往有不稳定的倾向,可恢复为窦性心律或进展为心房颤动,亦可持续数月或数年。按摩颈动脉窦能突然成比例减慢心房扑动者的心室率,停止按摩后又恢复至原先心室率水平。令患者运动、施行增加交感神经张力或降低迷走神经张力的方法,可促进房室传导,使心房扑动的心室率成倍数增加。

房扑患者常有心悸、呼吸困难、乏力或胸痛等症状。有些房扑患者症状较为隐匿,仅表现为活动时乏力。如房扑伴有极快的心室率,可诱发心绞痛、心力衰竭。体检可见快速的颈静脉扑动。房室传导比例发生改变时,第一心音强度也随之变化。未得到控制且心室率极快的房扑,长期发展会导致心动过速性心肌病。

(四)诊断

1.心电图特征

(1)反映心房电活动的窦性 P 波消失,代之以规律的锯齿状扑动波称为 F 波,扑动波之间的等电位线消失,在Ⅱ、Ⅲ、aVF 或 V_1 导联最为明显,典型房扑在Ⅱ、Ⅲ、aVF 导联上的扑动波呈负向,V_1 导联上的扑动波呈正向,移行至 V_6 导联时则扑动波演变成负向波。心房率为 250～350 次/分。非典型房扑,表现为Ⅱ、Ⅲ、aVF 导联上的正向扑动波和 V_1 导联上的负向扑动波,移行至 V_6 导联时则扑动波演变正向扑动波,心房率为 340～430 次/分。

(2)心室率规则或不规则,取决于房室传导比例是否恒定。当心房率为 300 次/分,未经药物治疗时,心室率通常为 150/min(2∶1 房室传导)。使用奎尼丁、普罗帕酮等药物,心房率减慢至 200/min 以下,房室传导比例可恢复 1∶1,导致心室率显著加速。预激综合征和甲状腺功能亢进症并发房扑,房室传导比例如为 1：1，可产生极快的心室率。不规则的心室率是由于房室传导比例发生变化，如 2：1 与 4：1 传导交替所致。

（3）QRS 波群呈室上性，时限正常。当合并预激综合征、室内差异性传导和束支传导阻滞时，QRS 波增宽、畸形（图 13-4）。

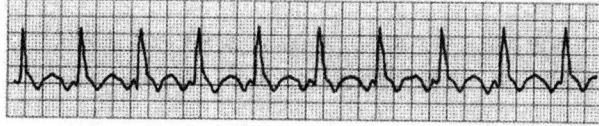

图 13-4　心房扑动

2.评估

（1）有无严重的血流动力学障碍。

（2）判断有无器质性心脏病、心功能状态和发作的诱因。

（3）判断房扑的持续时间。

（五）急诊处理

心房扑动常发生于器质性心脏病，在吸氧、心电监护、建立静脉通路后，根据患者基础的心脏状况、有无血流动力学障碍做出处理。房扑急诊处理的目的是在对原发病进行治疗的基础上将其转复为窦性心律，预防复发或单纯减慢心率以缓解临床症状。

1. 心律转复

（1）直流电同步复律：是终止房扑最有效的方法。房扑发作时有严重的血流动力学障碍或出现心衰，应首选直流电复律；对持续性房扑药物治疗无效者，亦宜用电复律。大多数房扑仅需50 J的单相波或更小的双相波电击，即能成功地将房扑转复为窦性心律。成功率为 95%～100%。

（2）心房快速起搏：适用于电复律无效者，或已应用大剂量洋地黄不适宜复律者。成功率为70%～80%。对典型房扑（Ⅰ型）效果较好而非典型房扑（Ⅱ型）无效。对于房扑伴 1：1 传导或旁路前向传导，由于快速心房起搏可诱发快速心室率甚至心室颤动，故为心房快速起搏禁忌。将电极导管插至食管的心房水平，或经静脉穿刺插入电极导管至右心房处，以快于心房率 10～20 次/分开始，当起搏至心房夺获后突然终止起搏，常可有效地转复房扑为窦性心律。当初始频率不能终止房扑时，在原来起搏频率基础上增加 10～20 次/分，必要时重复上述步骤。终止房扑最有效的起搏频率一般为房扑频率的 120%～130%。

（3）药物复律：对房扑复律有效的药物有以下几种：①伊布利特：转复房扑的有效率为 38%～76%，转复时间平均为 30 min。研究证实，其复律成功与否与房扑持续时间无关。严重的器质性心脏病、Q-T 间期延长或有窦房结病变的患者，不应给予伊布利特治疗。②普罗帕酮：急诊转复房扑的成功率为 40%。③索他洛尔：1.5 mg/kg 转复房扑成功率远不如伊布利特。

2.药物控制心室率

对血流动力学稳定的患者，首先以降低心室率为治疗目的。

（1）洋地黄制剂：是房扑伴心功能不全患者的首选药物。可用毛花苷 C（西地兰）0.4～0.6 mg 稀释后缓慢静脉注射，必要时 2 h 后再给 0.2～0.4 mg，使心率控制在 100 次/分以下后改为口服地高辛维持。房扑大多数先转为房颤，如继续使用或停用洋地黄过程中，可能恢复窦性心律；少数从心房扑动转为窦性心律。

（2）钙通道阻滞药：首选维拉帕米，5～10 mg 稀释后缓慢静脉注射，偶可直接复律，或经房颤转为窦性心律，口服疗效差。静脉应用地尔硫䓬亦能有效控制房扑的心室率。主要不良反应为低血压。

（3）β受体阻断药：可减慢房扑之心室率。

（4）对于房扑伴 1：1 房室传导，多为旁道快速前向传导。可选用延缓旁道传导的普罗帕酮、胺碘酮、普鲁卡因胺等，禁用延缓房室传导、增加旁道传导而加快室率的洋地黄和维拉帕米等。

3.药物预防发作

多非利特、氟卡尼、胺碘酮均可用于预防发作。但ⅠC类抗心律失常药物治疗房扑时必须与β受体阻断药或钙通道阻滞药合用,原因是ⅠC类抗心律失常药物可减慢房扑频率,并引起1∶1房室传导。

4.抗凝治疗

新近观察显示,房扑复律过程中栓塞的发生率为1.7%～7.0%,未经充分抗凝的房扑患者直流电复律后栓塞风险为2.2%。房扑持续时间超过48 h的患者,在采用任何方式的复律之前均应抗凝治疗。只有在下列情况下才考虑心律转复:患者抗凝治疗达标(INR值为2.0～3.0)、房扑持续时间少于48 h或经食管超声未发现心房血栓。食管超声阴性者,也应给予抗凝治疗。

四、心房颤动

心房颤动亦称心房纤颤,简称房颤,指心房丧失了正常的、规则的、协调的、有效的收缩功能而代之以350～600次/分的不规则颤动,是一种十分常见的心律失常。绝大多数见于器质性心脏病患者,可呈阵发性或呈持续性。在人群中的总发病率约为0.4%,65岁以上老年人发病率为3%～5%,80岁后发病率可达8%～10%。合并房颤后心脏病病死率增加2倍,如无适当抗凝,脑卒中增加5倍。

(一)病因

房颤常发生于原有心血管疾病者,常见于风湿性心脏病、冠心病、高血压性心脏病、甲状腺功能亢进、缩窄性心包炎、心肌病、感染性心内膜炎以及慢性肺源性心脏病等。房颤发生在无心脏病变的中青年,称为孤立性房颤。老年房颤患者中部分是心动过缓－心动过速综合征的心动过速期表现。

(二)发病机制

目前得到公认的是多发微波折返学说和快速发放冲动学说。多发微波折返学说认为:多发微波以紊乱方式经过心房,互相碰撞、再启动和再形成,并有足够的心房组织块来维持折返。快速发放冲动学说认为:左右心房、肺静脉、腔静脉、冠状静脉窦等开口部位,或其内一定距离处(存在心房肌袖)有快速发放冲动灶,驱使周围心房组织产生心房颤动,由多发微波折返机制维持,快速发放冲动停止后心房颤动仍会持续。

(三)临床表现

房颤时心房有效收缩消失,心排血量比窦性心律时减少25%或更多。症状的轻重与患者心功能和心室率的快慢有关。轻者可仅有心悸、气促、乏力、胸闷;重者可致急性肺水肿、心绞痛、心源性休克甚至昏厥。阵发性房颤者自觉症状常较明显。房颤伴心房内附壁血栓者,可引起栓塞症状。房颤的典型体征是第一心音强弱不等,心律绝对不规则,脉搏短绌。

(四)诊断

1.心电图特点

(1)各导联中正常P波消失,代之以形态、间距及振幅均绝对不规则的心房颤动波(f波),频率350～600次/分,通常在Ⅱ、Ⅲ、aVF或V1导联较为明显。

(2)R-R间期绝对不规则,心室率较快;但在并发完全性房室传导阻滞或非阵发性交界性心动过速时,R-R规则,此时诊断依靠f波的存在。

(3)QRS波群呈室上性,时限正常。当合并预激综合征、室内差异性传导和束支传导阻滞时,QRS波群增宽、畸形,此时心室率又很快时,极易误诊为室速,食管导联心电图对诊断很有帮助。

(4)在长R-R间期后出现的短R-R间期,其QRS波群呈室内差异性传导(常为右束支传导阻滞型)称为Ashman现象;差异传导连续发生时称为蝉联现象(图13-5)。

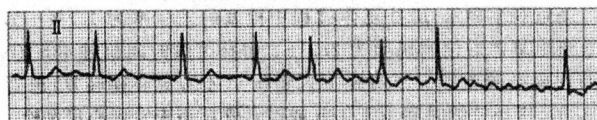

图13-5 心房颤动

2.房颤的分类

(1)阵发性房颤:持续时间<7 d(通常在48 h内),能自行终止,反复发作。

(2)持续性房颤:持续时间>7 d,或以前转复过,非自限性,反复发作。

(3)永久性房颤:终止后又复发,或患者无转复愿望,持久发作。

3.评估

(1)根据病史和体格检查确定患者有无器质性心脏病、心功能不全、电解质紊乱,是否正在使用洋地黄制剂?

(2)心电图中是否间歇出现或持续存在δ波? 如存在则表明为WPW,洋地黄制剂和维拉帕米为禁忌药物。

(3)紧急复律是否有益处? 如快速心室率所致的心肌缺血、肺水肿、血流动力学不稳定。

(4)复律后是否可维持窦律? 如甲状腺疾病、左心房增大、二尖瓣疾病。

(5)发生栓塞并发症的危险因素有哪些? 即是否需要抗凝治疗?

(五)急诊处理

房颤急诊处理的原则及目的:①恢复并维持窦性心律。②控制心室率。③抗凝治疗预防栓塞并发症。

1.复律治疗

1)直流电同步复律:急性心肌梗死、难治性心绞痛、预激综合征等伴房颤患者,如有严重血流动力学障碍,首选直流电同步复律,初始能量200 J。初始电复律失败,保持血钾在4.5~5.0 mmol/L,30 min静脉注射胺碘酮300 mg(随后24 h静脉滴注900~1200 mg),尝试进一步除颤。血流动力学稳定、房颤时心室率快(>100次/分),用洋地黄难以控制,或房颤反复诱发心力衰竭或心绞痛,药物治疗无效,也需尽快电复律。

2)药物复律:房颤发作在7 d内的患者药物复律的效果最好。大多数这样的患者房颤是第一次发作,不少患者发作后24~48 h可自行复律。房颤时间较长的患者(>7 d)很少能自行复律,药物复律的成功率也大大减少。复律成功与否与房颤的持续时间的长短、左心房大小和年龄有关。已证实有效的房颤复律药物有:胺碘酮、普罗帕酮、氟卡尼、伊布利特、多非利特、奎尼丁。

(1)普罗帕酮:用于≤7 d的房颤患者,单剂口服450~600 mg,转复有效率可达60%左右。但不能用于75岁以上的老年患者、心力衰竭、病态窦房结综合征、束支传导阻滞、QRS≥0.12 s、不稳定心绞痛、6个月内有过心肌梗死、二度以上房室传导阻滞者等。

(2)胺碘酮:可静脉或口服应用。口服用药住院患者1.2~1.8 g/d,分次服,直至总量达10g,然后0.2~0.4 g/d维持;门诊患者0.6~0.8 g/d,分次服,直至总量达10 g后0.2~0.4 g/d维持。静脉用药者为30~60 min内静脉注射5~7 mg/kg,然后1.2~1.8 g/d持续静脉滴注或分次口,直至总量达10 g后0.2~0.4 g/d维持。转复有效率为20%~70%。

(3)伊布利特:适用于7 d左右的房颤。1 mg静脉注射10 min,若10 min后未能转复可重复1 mg。应用时必须心电监护4 h。转复有效率为20%~75%。

2.控制心室率

1)短期迅速控制心室率:血流动力学稳定的患者最初治疗目标是迅速控制心室率,使患者心室率≤100次/分,保持血流动力学稳定,减轻患者症状,以便赢得时间,进一步选择最佳治疗方案。初次发作且在24~48 h的急性房颤或部分阵发性患者心室率控制后,可能自行恢复为窦性心律。

(1)毛花苷C(西地兰):是伴有心力衰竭、肺水肿患者的首选药物。0.2~0.4 mg稀释后缓慢静脉注射,必要时于2~6 h后可重复使用,24 h内总量一般不超过1.2 mg。若近期曾口服洋地黄制剂者,可在密切观察下给毛花苷C 0.2 mg。

(2)钙通道阻滞药:地尔硫䓬15 mg,稀释后静脉注射,时间2 min,必要时15 min后重复1次,继以15 mg/h维持,调整静脉滴注速度,使心室率达到满意控制。维拉帕米5~10 mg,稀释后静脉注射,时间10 min,必要时30~60 min后重复1次。应注意这两种药物均有一定的负性肌力作用,可导致低血压,维拉帕米更明显,伴有明显心力衰竭者不用维拉帕米。

(3)β受体阻断药:普萘洛尔 1 mg 静脉注射,时间 5 min,必要时每 5 min 重复 1 次,最大剂量至 5 mg,维持剂量为每 4 h 1~3 mg;或美托洛尔 5 mg 静脉注射,时间 5 min,必要时每 5 min 重复 1 次,最大剂量 10~15 mg;艾司洛尔 0.25~0.5 mg/kg 静脉注射,时间>1 min,继以 50 μg/(kg·rain)静脉滴注维持。低血压与心力衰竭者忌用 β 受体阻断药。

上述药物应在心电监护下使用,心室率控制后应继续口服该药进行维持。地尔硫草或 β 受体阻断药与毛花苷 C 联合治疗能更快控制心室率,且毛花苷 C 的正性肌力作用可减轻地尔硫草和 β 受体阻断药的负性肌力作用。

(4)特殊情况下房颤的药物治疗。

预激综合征伴房颤:控制心室率避免使用 β 受体阻断药、钙通道阻滞药、洋地黄制剂和腺苷等,因这些药物延缓房室结传导、房颤通过旁路下传使心室率反而增快。对心功能正常者,可选用胺碘酮、普罗帕酮、普鲁卡因胺或伊布利特等抗心律失常药物,使旁路传导减慢从而降低心室率,恢复窦律。胺碘酮用法:150 mg(3~5 mg/kg),用 5%葡萄糖溶液稀释,于 10 min 注入。首剂用药 10~15 min 后仍不能转复,可重复 150 mg 静脉注射。继以 1.0~1.5 mg/min 速度静脉滴注 1 h,以后根据病情逐渐减量,24 h 总量不超过 1.2 g。

急性心肌梗死伴房颤:提示左心功能不全,可静脉注射毛花苷 C 或胺碘酮以减慢心室率,改善心功能。

甲状腺功能亢进症伴房颤:首先予积极的抗甲状腺药物治疗。应选用非选择性 8 受体阻断药(如卡维地洛)。

急性肺疾患或慢性肺部疾病伴房颤:应纠正低氧血症和酸中毒,尽量选择钙拮抗药控制心室率。

2)长期控制心室率:持久性房颤的治疗目的为控制房颤过快的心室率,可选用 β 受体阻断药、钙通道阻滞药或地高辛。但应注意这些药物的禁忌证。

3.维持窦性心律

房颤心律转复后要用药维持窦性心律。除伊布利特外,用于复律的药物也用于转复后维持窦律,因此常用普罗帕酮、胺碘酮和多非利特,还可使用阿奇利特、索他洛尔。

4.预防栓塞并发症

慢性房颤(永久性房颤)患者有较高的栓塞发生率。过去有栓塞病史、瓣膜病、高血压、糖尿病、老年患者、左心房扩大、冠心病等使发生栓塞的危险性增大。存在以上任何一种情况,均应接受长期抗凝治疗。口服华法林,使凝血酶原时间国际标准化比率(INR)维持在 2.0~3.0,能安全而有效的预防脑卒中的发生。不宜应用华法林的患者以及无以上危险因素的患者,可改用阿司匹林(每日 100~300 mg)。房颤持续时间不超过 2 d,复律前无需做抗凝治疗。否则应在复律前接受 3 周的华法林治疗,待心律转复后继续治疗 4 周。紧急复律治疗可选用静脉注射肝素或皮下注射低分子肝素,复律后仍给予 4 周的抗凝治疗。在采取上述治疗的同时,要积极寻找房颤的原发疾病和诱发因素,给予相应处理。对房颤发作频繁、心室率很快、药物治疗无效者可施行射频消融、外科手术等。

五、心室扑动与心室颤动

心室扑动和心室颤动是最严重的心律失常,简称室扑和室颤。前者心室有快而微弱的收缩,后者心室各部分肌纤维发生快而不协调的颤动,对血流动力学的影响等同于心室停搏。室扑常为室颤的先兆,很快即转为室颤。而室颤则是导致心脏性猝死的常见心律失常,也是临终前循环衰竭的心律改变。原发性室颤为无循环衰竭基础上的室颤,常见于冠心病,及时电除颤可逆转。在各种心脏病的终末期发生的室扑和室颤,为继发性室扑和室颤,预后极差。

(一)病因

各种器质性心脏病及许多心外因素均可导致室扑和室颤,以冠心病、原发性心肌病、瓣膜性心脏病、高血压性心脏病为最常见。原发性室颤则好发于急性心肌梗死、心肌梗死溶栓再灌注后、原发性心肌病、病态窦房结综合征、心肌炎、触电、低温、麻醉、低血钾、高血钾、酸碱平衡失调、奎尼丁、普鲁卡因胺、锑剂和洋地黄等药物中毒、长 Q-T 间期综合征、Brugada 综合征、预激综合征合并房颤等。

（二）发病机制

室颤可以被发生于心室易损期的期前收缩所诱发，即"R on T"现象。然而，室颤也可在没有"R on T"的情况下发生，故有理论认为当一个行进的波正面碰到解剖障碍时可碎裂产生多个子波，后者可以单独存在并作为高频率的兴奋起源点触发室颤。多数学者认为心室肌结构的不均一是形成自律性增高和折返的基质，而多个研究都提示起源于浦肯野系统的触发活动在室颤发生起始阶段的重要作用。

（三）诊断

1.临床特点

典型的表现为阿一斯(Adams-Stokes)综合征：患者突然抽搐，意识丧失，面色苍白，几次断续的叹息样呼吸之后呼吸停止；此时心音、脉搏、血压消失、瞳孔散大。部分患者阿-斯综合征表现不明显即已猝然死亡。

2.心电图

（1）心室扑动：正常的 QRS-T 波群消失，代之以连续、快速、匀齐的大振幅波动，频率 150～250 次/分，一般在发生心室扑动后，常迅速转变为心室颤动，但也可转变为室性心动过速，极少数恢复窦性心律。室扑与室性心动过速的区别在于后者 QRS 与 T 波能分开，波间有等电位线，且 ORS 时限不如室扑宽。

（2）心室颤动：QRS-T 波群完全消失，代之以形状不同、大小各异、极不均匀的波动，频率 250～500 次/分，开始时波幅尚较大，以后逐渐变小，终于消失。室颤与室扑的区别在于前者波形及节律完全不规则，且电压极小（图 13-6）。

3.临床分型

（1）据室颤波振幅分型：①粗颤型：室颤波振幅＞0.5 mV，多见于心肌收缩功能较好的患者，心肌蠕动幅度相对粗大有力，张力较好，对电除颤效果好。②细颤型：室颤波振幅＜0.5 mV，多见于心肌收缩功能较差的情况。对电除颤疗效差。

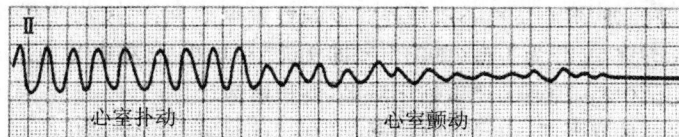

图 13-6　心室扑动与颤动

（2）据室颤前心功能分型：①原发性室颤：又称非循环衰竭型室颤。室颤前无低血压、心力衰竭或呼吸衰竭，循环功能相对较好。室颤的发生与心肌梗死等急性病变有关。除颤成功率约为 80%。②继发性室颤：又称循环衰竭型室颤。室颤前常有低血压、心力衰竭或呼吸衰竭，常同时存在药物、电解质紊乱等综合因素，除颤成功率低（＜20%）。③特发性室颤：室颤发生前后均未发现器质性心脏病，室颤常突然发生，多数来不及复苏而猝死，部分自然终止而幸存。室颤幸存者常有复发倾向，属于单纯的心电疾病。④无力型室颤：又称临终前室颤。临终患者约有 50% 可出现室颤，室颤波频率慢，振幅低。

（四）急诊处理

1.非同步直流电击除颤

心室扑动或心室颤动一旦发生，紧急给予非同步直流电击除颤 1 次，单相波能量选择 360 J，双相波选择 150～200 J。电击除颤后不应检查脉搏、心律，应立即进行胸外心脏按压，2 min 或 5 个 30∶2 按压/通气周期后如仍然是室颤，再予除颤 1 次。

2.药物除颤

2～3 次电击后仍为室颤首选胺碘酮静脉注射，无胺碘酮或有 Q-T 间期延长，可使用利多卡因，并重复电除颤。

3.病因处理

由严重低血钾引起的室颤反复发作,应静脉滴注大量氯化钾,一般用2～3 g氯化钾溶于5‰葡萄糖溶液500 mL内,在监护下静脉滴注,最初24 h内常需给氯化钾10 g左右,持续到心电图低血钾表现消失为止。由锑剂中毒引起的室颤反复发作,可反复用阿托品1～2 mg静脉注射或肌内注射,同时亦需补钾。由奎尼丁或普鲁卡因胺引起的室颤不宜用利多卡因,需用阿托品或异丙肾上腺素治疗。

4.复苏后处理

若经以上治疗心脏复跳,但仍有再次骤停的危险,并可能继发脑、心、肾损害,从而发生严重并发症和后遗症。因此应积极的防治发生心室颤动的原发疾患,维持有效的循环和呼吸功能及水、电解质和酸碱平衡,防治脑水肿、急性肾衰竭和继发感染。

六、房室传导阻滞

房室传导阻滞又称房室阻滞,是指房室交界区脱离了生理不应期后、冲动从心房传至心室的过程中异常延迟、传导部分中断或完全被阻断。房室传导阻滞可为暂时性或持久性。根据心电图上的表现分三度:一度房室传导阻滞,指P-R间期延长,如心率>50次/分且无明显症状,一般不需要特殊处理,但在急性心肌梗死时要观察发展变化;二度房室传导阻滞指心房冲动有部分不能传入心室,又分为I型(莫氏I型即文氏型)与II型(莫氏II型);三度房室传导阻滞指房室间传导完全中断,可引起严重临床后果,要积极治疗。

二度以上的房室传导阻滞,由于心搏脱漏,可有心动过缓及心悸、胸闷等症状;高度或完全性房室传导阻滞时严重的心动过缓可致心源性晕厥,需急诊抢救治疗。

(一)病因

正常人或运动员可发生二度Ⅰ型房室传导阻滞,与迷走神经张力增高有关,常发生于夜间。导致房室传导阻滞的常见病变为:急性心肌梗死、冠状动脉痉挛、病毒性心肌炎、心肌病、急性风湿热、钙化性主动脉瓣狭窄、心脏肿瘤(特别是心包间皮瘤)、原发性高血压、心脏手术、电解质紊乱、黏液性水肿等。

(二)发病机制

一度及二度Ⅰ型房室传导阻滞,阻滞部位多在房室结,病理改变多不明显,或仅有暂时性房室结缺血、缺氧、水肿、轻度炎症。二度Ⅱ型及三度房室传导阻滞,病理改变广泛而严重,且常持久存在,包括传导系统的炎症或局限性纤维化、急性前壁心肌梗死及希氏束、左右束支分叉处或双侧束支坏死、束支的广泛纤维性变。先天性完全性房室传导阻滞,可见房室结或希氏束的传导组织完全中断或缺如。

(三)临床表现

一度房室传导阻滞常无自觉症状。二度房室传导阻滞由于心搏脱漏,可有心悸、乏力等症状,亦可无症状。三度房室传导阻滞的症状决定于心室率的快慢与伴随病变,症状包括疲倦、乏力、头晕、晕厥、心绞痛、心力衰竭。如合并室性心律失常,患者可感到心悸不适。当一度、二度突然进展为三度房室传导阻滞,因心室率过缓,每分钟心排血量减少,导致脑缺血,患者可出现暂时性意识丧失,甚至抽搐,称为阿-斯综合征,严重者可引起猝死。往往感觉疲劳、软弱、胸闷、心悸、气短或晕厥,听诊心率缓慢规律。

一度房室传导阻滞,听诊时第一心音强度减弱。二度Ⅰ型房室传导阻滞的第一心音强度逐渐减弱并有心搏脱漏。二度Ⅱ型房室传导阻滞亦有间歇性心搏脱漏,但第一心音强度恒定。三度房室传导阻滞的第一心音强度经常变化。第二心音可呈正常或反常分裂,间或听到响亮亢进的第一心音。凡遇心房与心室同时收缩,颈静脉出现巨大的a波(大炮波)。

(四)诊断

1.心电图特征

(1)一度房室传导阻滞:每个心房冲动都能传导至心室,仅P-R间期>0.20 s,儿童>0.16～0.18 s(图13-7)。房室传导束的任何部位传导缓慢,均可导致P-R间期延长。如QRS波群形态与时限正常,房室传导延缓部位几乎都在房室结,极少数在希氏束。QRS波群呈现束支传导阻滞图形者,传导延缓可能位于房室结和(或)希氏束—浦肯野系统。希氏束电图记录可协助确定部位。

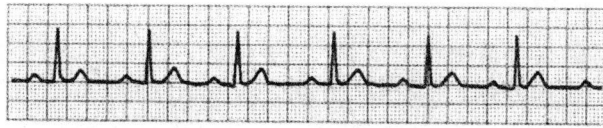

图 13-7　一度房室传导阻滞

(2)二度 I 型房室传导阻滞:是最常见的二度房室传导阻滞类型。表现为 P-R 间期随每一心搏逐次延长,直至一个 P 波受阻不能下传心室,QRS 波群脱漏,如此周而复始;P-R 间期增量逐次减少;脱漏前的 P-R 间期最长,脱漏后的 P-R 间期最短;脱漏前 R-R 间期逐渐缩短,且小于脱漏后的 R-R 间期(图 13-8)。最常见的房室传导比率为 3 : 2 和 5 : 4。在大多数情况下,阻滞位于房室结,QRS 波群正常,极少数位于希氏束下部,QRS 波群呈束支传导阻滞图形。二度 I 型房室传导阻滞很少发展为三度房室传导阻滞。

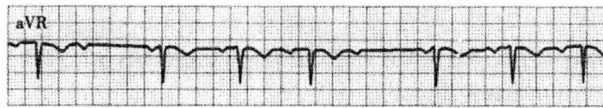

图 13-8　二度 I 型房室传导阻滞

(3)二度 II 型房室传导阻滞:P-R 间期固定,可正常或延长,QRS 波群呈周期性脱漏,房室传导比例可为 2 : 1、3 : 1、3 : 2、4 : 3、5 : 4 等。房室传导比例呈 3 : 1 或 3 : 1 以上者称为高度房室传导阻滞。当 QRS 波群增宽、形态异常时,阻滞位于希氏束-浦肯野系统。若 QRS 波群正常,阻滞可能位于房室结(图 13-9)。

(4)三度房室传导阻滞:又称完全性房室传导阻滞。全部 P 波不能下传,P 波与 ORS 波群无固定关系,形成房室脱节。P-P 间期<R-R 间期。心室起搏点在希氏束分叉以上或之内为房室交界性心律,QRS 波群形态与时限正常,心室率 40～60 次/分,心律较稳定;心室起搏点在希氏束以下,心室率 30～40 次/分,心律常不稳定(图 13-10)。

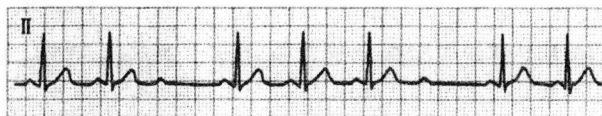

图 13-9　二度 II 型房室传导阻滞

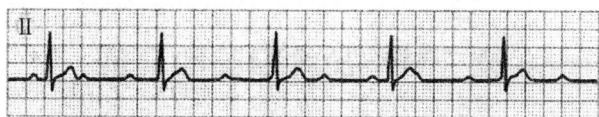

图 13-10　三度房室传导阻滞

2.评估

(1)据病史、体格检查、实验室和其他检查判断有无器质性心脏病、心功能状态和诱因。

(2)判断血流动力学状态。

(五)急诊处理

病因治疗主要针对可逆性病因和诱因。如急性感染性疾病控制感染,洋地黄中毒的治疗和电解质紊乱的纠正等。应急治疗可用药物和电起搏。

1.二度 I 型房室传导阻滞

常见于急性下壁心肌梗死,阻滞是短暂的。若心室率>50 次/分,无症状者不必治疗,可先严密观察,注意勿发展为高度房室传导阻滞。当心室率<50 次/分,有头晕、心悸症状者可用阿托品0.5～1.0 mg静脉注射,或口服麻黄碱 25 mg,3 次/d。异丙肾上腺素 1～2 mg 加入生理盐水500 mL,静脉滴注,根据心室率调节滴速。

2.二度Ⅱ型房室传导阻滞

可见于急性前壁心肌梗死,病变范围较广泛,常涉及右束支、左前分支、左后分支或引起三度房室传导阻滞,病死率极高。经用上述药物治疗不见好转,需安装临时起搏器。

3.洋地黄中毒的治疗

洋地黄中毒可停用洋地黄;观察病情,非低钾者一般应避免补钾;静脉注射阿托品;试用抗地高辛抗体。

4.药物应急治疗的选择

(1)异丙肾上腺素:为肾上腺能β受体兴奋药。兴奋心脏高位节律点窦房结和房室结,增快心率,加强心肌的收缩力,改善传导功能,提高心律的自律性,适用于三度房室传导阻滞伴阿-斯综合征急性发作、病态窦房结综合征。心肌梗死、心绞痛患者禁用或慎用。

(2)肾上腺素:兴奋α受体及β受体,可增强心肌收缩力,增加心排血量,加快心率;扩张冠状动脉,增加血流量,使周围小血管及内脏血管收缩(对心、脑、肺血管收缩作用弱);松弛平滑肌,解除支气管及胃肠痉挛;可兴奋心脏的高位起搏点及心脏传导系统,故心脏停搏时肾上腺素是首选药物。可用于二度或三度房室传导阻滞者。

(3)麻黄碱:为间接及直接兼有作用的拟肾上腺素药,对α受体、β受体有兴奋作用,升压作用弱而持久,有加快心率作用,适用于二度或三度房室传导阻滞症状较轻的患者。

(4)阿托品:主要是解除迷走神经对心脏的抑制作用,使心率加快。适用于治疗各种类型的房室传导阻滞、窦性心动过缓、病态窦房结综合征。

(5)肾上腺皮质激素:具有消炎、抗过敏、抗内毒素、抑制免疫反应,减轻机体对各种损伤的病理反应,有利于房室传导改善,适用于炎症或水肿等引起的急性获得性完全性心脏传导阻滞。5%碳酸氢钠或11.2%乳酸钠,除能纠正代谢性酸中毒外,还有兴奋窦房结的功能。适用于酸中毒、高血钾所致完全性房室传导阻滞及心脏停搏。

5.起搏

适用于先天性或慢性完全性心脏传导阻滞。通常选用永久按需起搏器,急性获得性完全性心脏传导阻滞可选用临时按需起搏器。

(谷元奎)

第二节　急性冠脉综合征

急性冠脉综合征(acute coronary syndrome,ACS)是冠状动脉内存在不稳定的斑块,继而发生斑块破裂和血栓形成,或发生斑块内出血、血管痉挛等,导致完全或不完全性冠状动脉闭塞,以引起心肌缺血、坏死为主要表现的一组临床综合征。ACS是临床常见的致死性心血管疾病之一。按心电图ST段抬高与否,分为ST段抬高及非ST段抬高的ACS。ST段抬高的ACS主要演变为Q波型急性心肌梗死(AMI),非ST段抬高的ACS包括非ST段抬高型心肌梗死和不稳定型心绞痛。

一、病因和发病机制

(一)病因

急性冠脉综合征的基本病因是动脉粥样硬化,其共同病理基础是在冠状动脉内有不稳定动脉粥样硬化斑块的存在,偶为炎症、先天畸形、痉挛或其他原因,导致冠状动脉狭窄、不完全性或完全性冠状动脉闭塞,从而造成不同程度的心肌缺血,根据缺血的严重程度和持续时间不同而出现相应的临床表现。

（二）发病机制

1.易损斑块破裂、糜烂和钙化

美国心脏病学会根据动脉粥样硬化斑块进展过程将其分为6型,早期的粥样硬化病变,即所谓的脂肪条纹或Ⅲ型病变,在脂蛋白摄入和排出失衡时,演变为不稳定的Ⅳ型病变和容易破裂的Ⅴa型病变,主要是由富含脂质的柔软粥状物质与覆盖其上的纤维帽组成。由于斑块内脂类物质含量高,病变部位比较软,容易破裂,导致血栓形成或成为Ⅵ型。ACS便是Ⅳ和Ⅴ型斑块病变进展的结果,而斑块破裂、斑块糜烂和斑块钙化则是引起冠状动脉管腔闭塞的重要前提。

稳定斑块的纤维帽较厚,无脂质坏死核心或较小,平滑肌细胞多而炎症细胞少,胶原含量占70%以上,不易破裂。不稳定斑块发生破裂是多种因素相互作用的结果:①泡沫细胞凋亡后,在金属蛋白酶的作用下胶原降解产生脂质核心;②在蛋白水解酶的作用下,巨噬细胞削弱纤维帽,斑块破裂的进程被激活;③在血压波动、血流冲击、血管收缩等物理因素作用下,易损斑块即在其纤维帽最薄弱点发生破裂。除斑块破裂之外,斑块糜烂也是ACS发病的重要原因之一,在心肌梗死病例中有25%存在斑块糜烂,而在冠心病猝死的患者中,斑块糜烂的检出率更高,且女性患者检出率高于男性,斑块糜烂发生后,在局部的炎症和血栓等因素作用下,粥样斑块发生迅速迁移和体积增大,最终导致急性冠脉综合征的发生。在血栓相关的猝死病例中,斑块钙化结节占冠脉病理类型的2%～7%,虽然远低于斑块破裂、斑块糜烂的比例(分别为60%、30%～35%),但仍被认为是冠脉闭塞形成的重要机制,动脉粥样硬化斑块钙化早在亚临床的早期就可以产生,并能检测到骨相关蛋白的表达,而当脂纹形成时,组织学上就已可以检测到钙化的存在。

2.急性血栓形成

ACS急性血栓形成是在一定的病理基础上继发形成的,血栓形成的速度和血栓体积大小主要取决于斑块破裂的严重程度和机体的凝血纤溶状况。当斑块破裂时,大量暴露的脂质、胶原除可通过细胞因子介导促进大量血栓的形成外,还能激活血浆组织因子,启动外源性凝血系统而导致血栓形成;加之动脉粥样硬化导致的内皮功能障碍,使内皮细胞的抗血栓作用也减弱;此外,高胆固醇血症、吸烟、纤维蛋白原增加、纤溶能力减退、感染、外科手术,高交感活性等局部或全身因素均可能触发高凝状态,促进血栓形成。

通常情况下,血栓在斑块破裂处或糜烂处形成,引起血管狭窄程度加重,或导致血管完全或不完全性闭塞。在斑块破裂处形成的白色血栓在血流的冲击下可分裂成极小碎片,随血流漂移而造成下游小动脉及毛细血管的堵塞,引起小面积心肌坏死(极小的心肌梗死、微梗死),临床变现为不稳定性心绞痛或非ST段抬高型心肌梗死。如果斑块破裂范围大,机体处于高凝状态,血栓形成速度快,形成巨大红色血栓或混合性血栓,冠状动脉完全闭塞,则导致较大面积的心肌梗死,临床常表现为ST段抬高型心肌梗死。

3.血管收缩

冠脉血管收缩在急性冠脉综合征的发生中具有重要作用。严重的动脉粥样硬化导致血管内皮功能发生障碍,生理性缩血管物质释放增多,舒血管物质和(或)抗凝及纤溶物质的释放减少,容易导致血管收缩,甚至血栓形成;引起缺血发作的血管收缩或痉挛,可能是病变血管对内皮功能低下和较重动脉损伤或斑块破裂的一种反应。在ACS患者,病变血管对缩血管物质的反应性增强,血管壁张力增高,特别是在动脉粥样硬化病变严重的部位,其周围正常的动脉壁中平滑肌细胞可发生机械收缩,引起血管收缩甚至痉挛,使血管腔明显变窄,血流通过受阻。

（三）诱因

促使斑块破裂出血和血栓形成的常见诱因包括:

（1）晨起6时至12时交感神经活性增高,机体应激反应性增强,心肌收缩力、心率、血压增高,冠状动脉张力亦增高。

（2）饱餐后特别是进食大量高脂饮食后,血脂增高,血黏度增高。

（3）重体力活动、情绪激动、血压大幅波动或用力大便时,致左心室负荷明显加重。

（4）脱水、休克、出血、外科手术或严重心律失常,导致心输出量下降,冠脉灌注锐减。

二、病理生理

急性冠脉综合征的共同病理基础是冠状动脉内的易损斑块发生斑块内出血、斑块破裂和血栓形成,导致冠脉管腔狭窄或阻塞,引起不同程度的心肌缺血;此外,由于斑块多为偏心性,因此病变血管只要轻度收缩,即可致血管中度以上狭窄,冠脉血流受阻。心肌缺血一方面导致左室扩张,左室充盈压与室壁张力增加;另一方面机体儿茶酚胺释放增加,血压上升与心率加快;二者均使心肌需氧量增加。心率增加时,心室舒张期缩短,冠脉灌注进一步减少,形成恶性循环。

斑块破裂后早期形成的血小板血栓在血流冲击下,可栓塞下游小动脉,引起局部心肌暂时性缺血、室性心律失常及 CK 或 CK-MB 的轻度升高;在不稳定心绞痛患者,即使脂质斑块有极小裂隙或纤维斑块偶有溃烂,也可导致斑块结构急剧变化,冠脉血流减少,使心绞痛加重。同时血小板释放的血管活性物质(5-羟色胺、血栓素 A_2)、凝血酶等的缩血管作用及血管内皮舒张功能障碍,可进一步减少冠状动脉血流。在非 ST 段抬高心肌梗死患者,斑块破坏更严重,血栓阻塞更持久,可达半小时以上,如发生血栓自溶,血管舒张及侧支循环的建立可限制心肌缺血时间的延长。在急性 ST 段抬高心肌梗死患者,比较大的斑块破裂导致巨大的红色血栓形成,至使冠状动脉血流灌注完全而持久的中断,从而出现心肌透壁性缺血坏死;一旦发生心肌透壁性缺血坏死,将出现心肌收缩力减弱、顺应性降低、心肌收缩不协调,左心室压力曲线最大上升速度(dp/dt)减低,左心室舒张末压升高,射血分数降低,心输出量降低,血压下降,或伴有心律失常;严重者动脉血氧含量降低;大面积心肌梗死者,可发生泵衰竭出现急性肺水肿甚至心源性休克;右室心梗患者可出现右心衰,右房压升高,心输出量下降,血压降低;心肌梗死后出现的心室重塑,包括心腔增大、形状改变、梗死节段心肌变薄、非梗死节段心肌增厚等,将对心室的收缩功能和电活动产生持续影响,在心肌梗死急性期后的治疗中应注重对心室重塑的干预。

三、临床表现

(一)不稳定型心绞痛和非 ST 段抬高型心肌梗死(UA/NSTEMI)

不稳定型心绞痛和非 ST 段抬高型心肌梗死临床表现相似但程度不同,主要的不同表现在缺血的严重程度以及是否导致心肌损害。

1.症状

不稳定型心绞痛胸部不适的性质与典型的劳力型心绞痛相似,而且通常程度更重,持续时间更长,可持续长达 30 min,可休息时发生。不稳定型心绞痛临床有三种表现形式,即①静息型心绞痛(rest angina pectoris),休息时发作,持续时间通常大于 20 min。②初发型心纹痛(new onset angina pectoris),新近发生(1~2 个月内)的心绞痛,通常很轻的体力活动即可诱发。③恶化型心绞痛(accelerated angina pectoris),原有稳定型心绞痛近期内发生变化,如发作更频繁、程度更严重、时间延长,轻微活动甚至休息时发作。变异型心绞痛(variant angina pectoris)是心绞痛的特殊类型,常静息时发作,伴有心电图一过性 ST 段抬高,其机制多为冠脉痉挛。

患者的症状如出现下述特点,均提示发生了不稳定型心绞痛:诱发心绞痛的体力活动阈值突然和持久的降低;心绞痛发生频率、严重程度和持续时间增加;出现静息型或夜间型心绞痛;胸痛放射至附近或新的部位;发作时伴有新的相关特征如出汗、恶心、呕吐、心悸或呼吸困难。常用的静息方法和舌下含服硝酸甘油的治疗方法能控制慢性稳定型心绞痛,而对于不稳定型心绞痛通常只能起暂时或不完全性的缓解作用。

2.体征

体格检查一般无特异体征。体检的主要目的是寻找诱发不稳定心绞痛的原因,如未控制的高血压、低血压、心律失常、肥厚型心肌病、贫血、发热、甲亢、肺部疾病等,并确定心绞痛对患者血流动力学的影响,如生命体征、心功能、乳头肌功能或二尖瓣功能等,以提示患者预后。心前区反常搏动、短暂的舒张期附加音(S3 和 S4)常提示左心功能障碍。缺血发生期间或其后,也可有急性乳头肌功能不全的表现,如一过性心尖部收缩期杂音、喀喇音等。这些体征均为非特异性,因为它们也可出现于慢性稳定型心绞痛或急性心肌梗死患者。如疼痛发作时伴有急性充血性心力衰竭或体循环血压过低的体征,则提示预后不良。体格检查对胸痛患者的鉴别诊断至关重要,如背痛、胸痛、脉搏不整、心脏听诊主动脉瓣关闭不全的杂音,提示主动脉夹层;心包摩擦音提示急性心包炎;奇脉提示心包填塞;气胸表现有气管移位、急性呼吸困难、胸痛和呼吸音改变等。

3.危险度分层

UA/NSTEMI二者由于冠脉病变的严重程度和范围不同,同时形成急性血栓(进展为STEMI)的危险性不同,因此进行危险分层评估,有助于尽早确定个体化的治疗方案(表13-1)。

表13-1 不稳定型心绞痛的临床危险度分层

心绞痛类型		发作时 ST 段下降幅度(mm)	持续时间(mm)	TnI 或 TnI
低危组	初发、恶化劳累型,无静息时发作	≤1	<20	正常
中危组	A:1 个月内出现的静息心绞痛,但 48 小时内无发作 B:心梗后心绞痛	>1	<20	正常或轻度升高
高危组	A:48 小时内心绞痛反复发作 B:心梗后心绞痛	>1	>20	升高

注:(1)陈旧性心肌梗死患者其危险度上调一级,若心绞痛由非梗死区缺血所致,视为高危。
(2)LVEF<40%,视为高危组。
(3)若心绞痛发作时并发左心功能不全、二尖瓣反流、严重心律失常或低血压,视为高危组。
(4)若横向指标不一致时,按危险度高的指标分类,如心绞痛类型为低危组,但心绞痛发作时间大于 20 min,应归为高危组。

(二)急性 ST 段抬高型心肌梗死

1.先兆症状

急性心肌梗死约 2/3 患者发病前数天有先兆症状,最常见为心绞痛,其次是上腹疼痛、胸闷憋气、上肢麻木、头晕、心慌、气急、烦躁等。其中心绞痛 50% 为初发型心绞痛,另一半原有心绞痛,突然发作频繁或疼痛程度加重、持续时间延长,诱因不明显,硝酸甘油疗效差,心绞痛发作时伴有恶心、呕吐、大汗、心动过速、急性心功能不全、严重心律失常或血压有较大波动,同时心电图示 ST 段一过性抬高或压低,T 波倒置或增高,应警惕近期内发生心肌梗死的可能。发现先兆,及时积极治疗,有可能使部分患者避免发生心肌梗死。

2.急性心肌梗死临床症状

(1)疼痛:是急性心肌梗死中最先出现和最突出的症状,典型的部位为胸骨后直到咽部或在心前区,向左肩、左臂放射。疼痛有时在上腹部或剑突处,同时胸骨下段后部常憋闷不适,或伴有恶心、呕吐,常见于下壁心肌梗死。不典型部位有右胸、下颌、颈部、牙齿、罕见头部、下肢大腿甚至脚趾疼痛。疼痛性质为绞榨样或压迫性疼痛,或为紧缩感、烧灼样疼痛,常伴有烦躁不安、出汗、恐惧,或有濒死感。持续时间常大于 30 min,甚至长达数小时或更长,休息和含服硝酸甘油一般不能缓解。少数急性心肌梗死患者无疼痛,而是以心功能不全、休克、猝死及心律失常等为首发症状。无疼痛症状也可见于以下情况:①伴有糖尿病的患者。②老年人。③手术麻醉恢复后发作急性心肌梗死者。④伴有脑血管病的患者。⑤脱水、酸中毒的患者。

(2)全身症状:主要是发热,伴有心动过速、白细胞增高和红细胞沉降率增快等,由于坏死物质吸收所引起。一般在疼痛发生后 24~48 h 出现,程度与梗死范围常呈正相关,体温一般在 38 ℃ 左右,很少超过 39 ℃,可持续 1 周左右。

(3)胃肠道症状:疼痛剧烈时常伴有频繁的恶心、呕吐和上腹胀痛,与迷走神经受坏死心肌刺激和心输出量降低,组织灌注不足等有关。肠胀气亦不少见。重症者可发生呃逆。

(4)心律失常:见于 75%~95% 的患者,多发生在起病 1~2 周内,而以 72 小时尤其 24 小时内最多见,可伴乏力、头晕、昏厥等症状。室性心律失常最多见,尤其是室性过早搏动,若室性过早搏动频发(5 次/分以上),成对出现或呈短阵室性心动过速,多源性或落在前一心搏的易损期(R on T)时,常预示即将发生室性心动过速或心室纤颤。

(5)低血压和休克:疼痛期中常见血压下降,若无微循环衰竭的表现则称之为低血压状态。如疼痛缓解而收缩压仍低于 80 mmHg(10.64 kPa),患者烦躁不安、面色苍白、皮肤湿冷、脉细而快、大汗淋漓、尿量减少(<20 mL/h)、神志淡漠、甚至昏厥者则为休克的表现。休克多在起病后数小时至 1 周内发坐,见于 20％的患者,主要是心源性,为心肌广泛(40％以上)坏死,心输出量急剧下降所致,神经反射引起的周围血管扩张为次要因素,有些患者尚有血容量不足的因素参与。严重的休克可在数小时内死亡,一般持续数小时至数天,可反复出现。

(6)心力衰竭:发生率 30％～40％,此时一般左心室梗死范围已＞20％,为梗死后心肌收缩力明显减弱,心室顺应性降低和心肌收缩不协调所致。主要是急性左心衰竭,可在发病最初数天内发生或在疼痛、休克好转阶段出现,也可突然发生肺水肿。患者出现胸闷,窒息性呼吸困难,端坐呼吸、咳嗽、咳白色或粉红色泡沫痰、出汗、发绀、烦躁等,严重者可引起颈静脉怒张、肝大、水肿,浆膜腔积液等右心衰竭的表现。右心室心肌梗死者可一开始即出现右心衰竭表现,伴血压下降。临床常采用 Killip 分级法评估心功能:Ⅰ级,无明显的心力衰竭;Ⅱ级,有左心衰竭,肺部啰音范围<50％肺野,奔马律,窦性心动过速或其他心律失常,肺静脉压升高,肺淤血的 X 线表现;Ⅲ级,肺部啰音范围>50％肺野,可出现急性肺水肿;Ⅳ级,心源性休克,有不同阶段和程度的血流动力学障碍。

3. 急性心肌梗死的体征

根据梗死大小和有无并发症而差异很大。梗死范围不大无并发症者常无异常体征,而左室心肌细胞不可逆性损伤＞40％的患者常发生严重左心衰竭、急性肺水肿和心源性休克。

(1)生命体征:①神志:小范围心肌梗死患者,或无痛型心肌梗死,神志可清晰;剧痛者有烦躁不安,恐惧等;并发休克的患者神志可迟钝,甚至昏厥;并发肺梗死者可出现意识模糊、嗜睡、谵妄;并发脑血管意外或心脏骤停者,可出现昏迷。②血压:发病后半小时内,患者呈现自主神经失调,前壁梗死多表现为交感神经亢进,心率增快至 100 次/分,血压可升高到 160/100 mmHg(21.28/13.3 kPa);心输出量明显降低者,则血压明显降低。下壁梗死多为副交感神经亢进,可出现心率减慢(<60 次/分),血压降低(收缩压<100 mmHg/13.3 kPa)。以后随着心肌广泛坏死和(或)血管扩张剂的应用,几乎所有患者均有血压降低。伴有心动过缓、心动过速、心源性休克或右室梗死及同时合并脑血管意外者,血压会降得更低。这种血压降低以后多不能再恢复到梗死前水平。③体温:梗死后多数患者出现低热(38 ℃左右)。此为心肌坏死物质吸收所致的全身反应,多持续 3～4 d,一般在 1 周内自行消退,如 1 周后体温仍高则可能再梗死或并发感染。④呼吸:急性心肌梗死患者多数呼吸较快,主要是由于疼痛、焦虑和紧张刺激交感神经活动亢进所致。有急性左心衰竭伴肺水肿时,或心肌梗死并发急性肺栓塞、休克时,呼吸可达 40～50 次/分;并发脑血管意外可见潮式呼吸、陈施呼吸或 Biot 呼吸。应用吗啡、哌替啶时可有呼吸抑制。⑤脉搏:心肌梗死患者脉搏可正常、增快或减慢,节律多整齐,严重左心衰竭时可出现交替脉,期前收缩时可有间歇脉,休克时脉搏细速触不到,出现心室扑动、心室纤颤或电机械分离时,脉搏消失。

(2)心脏体征:主要取决于心肌梗死范围以及有无并发症。梗死范围不大,无并发症时可无阳性体征;望诊见心前区饱满时,提示有大量的心包积液;颈静脉间歇性巨大搏动波提示一度或三度房室传导阻滞;如梗死范围大,有心力衰竭、既往高血压心脏病者,心界可向左扩大,心尖搏动弥散,常可触到收缩期前充盈波(A 波),与听诊第四心音(S4)时间一致,早期左室舒张期快速充盈波,与第三心音(S3)时间一致,常不能触到;范围较大的前壁透壁性梗死常在心尖搏动最明显的上内侧触到早期、中期或晚期收缩期搏动,此动力异常区域如持续至梗死发病后 8 周,表明可能存在必尖前部室壁瘤;若触及胸骨左缘新近出现的收缩期震颤,提示室间隔破裂穿孔,触及心前区摩擦感,提示心包炎。叩诊心界可正常或轻到中度扩大。

(3)肺部体征:最初观察时即应注意两肺有无湿性啰音。有些老年人或有慢性支气管炎的患者平时即有湿性啰音,在病程中密切观察对比,以便及时发现病情的变化。心功能不全时,肺部出现湿性啰音,继发于肺静脉压增高,漏出液进入肺间质或肺泡内,随体位而改变,侧卧时肺底侧啰音增多,向上的一侧肺啰音减少或消失。若单侧肺部局限性湿性啰音或双肺湿性啰音不对称,且不随体位的改变而变化,但因咳嗽而改变,则提示可能是由于感染原因引起。

4.并发症

(1)乳头肌功能失调或断裂总发生率可高达50%。造成不同程度的二尖瓣脱垂并关闭不全,引起心力衰竭。重症者可在数日内死亡。

(2)心脏破裂:少见,常在起病1周内出现,多为心室游离壁破裂,造成猝死。偶为心室间隔破裂造成穿孔,可引起心力衰竭和休克而在数日内死亡。心脏破裂也可为亚急性,患者能存活数月。

(3)栓塞:发生率1%~6%,见于起病后1~2周,可为左心室附壁血栓脱落所致,引起脑、肾、脾或四肢等动脉栓塞。也可因下肢静脉血栓形成部分脱落所致,则产生肺动脉栓塞。

(4)心室壁瘤:主要见于左心室,发生率5%~20%。瘤内可发生附壁血栓而导致栓塞。

(5)心肌梗死后综合征:发生率约10%。于AMI后数周至数月内出现,可反复发生,表现为心包炎、胸膜炎或肺炎,有发热、胸痛等症状,为机体对坏死物质的过敏反应。

四、实验室和辅助检查

(一)实验室检查

1.血常规

不稳定型心绞痛和非ST段抬高型心肌梗死血常规检查可无变化,急性ST段抬高型心肌梗死起病24~48 h后白细胞可增至10×10^9~20×10^9/L,中性粒细胞增多,嗜酸粒细胞减少,红细胞沉降率增快,C反应蛋白(CRP)增高,可持续1~3周,起病数小时至2 d内血中游离脂肪酸水平增高。

2.血清心肌生物学指标

中高危组不稳定型心绞痛血浆肌钙蛋白cTnI水平可升高,但不超过正常值上限2倍;AMI心肌损伤标志物均会出现明显的升高,且其增高水平与心肌梗死范围及预后明显相关,①在心肌梗死后1.5~2 h即可增高,12 h达高峰,24~48 h内恢复正常。②肌钙蛋白I(cTnI)或T(cTnT),起病3~4 h后升高,cTnI于11~24 h达高峰,7~10 d降至正常,cTnT于24~48 h达高峰,10~14 d降至正常。肌钙蛋白增高是诊断心肌梗死的敏感指标。磷酸肌酸激酶同工酶CK-MB,起病后4 h内增高,16~24 h达高峰,3~4 d恢复正常。

对心肌坏死标志物测定结果应进行综合评价,如肌红蛋白在AMI后出现最早,敏感性高,但特异性低;cTnI和cTnT出现稍延迟,但特异性很高,在胸痛症状出现6 h以内测定为阴性者,6 h后应再次测定,其缺点是持续时间长达10~14 d,对在此期间出现胸痛,判断是否有新的梗死不太有利。CK-MB虽不如TnT、TnI敏感,但对早期(小于4 h)AMI的诊断有重要价值。

既往沿用多年的心肌酶谱测定,包括肌酸激酶CK、天冬酸氨基转移酶ALT、乳酸脱氢酶LDH等,因其特异性及敏感性均不如上述心肌损伤标志物,目前已不作为用于诊断急性心肌梗死的常规检测项目,但在特定情况下仍有一定参考价值。

(二)辅助检查

1.心电图

UAP患者中,常有伴随症状而出现的短暂ST段改变伴或不伴有T波改变,若变化持续超过12小时可能提示非ST段抬高型心肌梗死。另外,冠状T高度提示急性心肌缺血,可能为前降支狭窄所致。需警惕心电图"假性正常化"。

非ST段抬高型心肌梗死是指心电图上无病理性Q波,仅有ST-T演变的急性心肌梗死,根据急性期心电图特征可分为2种类型:①ST段压低型:无病理性Q波,发作时ST段呈水平型或下斜型压低≥1 mm,但aVR导联(偶见于V1导联)ST段抬高,可伴有对称性T波倒置,ST段和T波常在数日至数周后恢复。②T波倒置型:发作时T波对称性深倒置,无病理性Q波,也无明显ST段移位,T波改变1~6个月内恢复。

急性 ST 段抬高型心肌梗死心电图 ST 段弓背向上呈墓碑状,在面向坏死区周围心肌损伤区的导联上出现 ST 段抬高(肢体导联抬高≥2 mm,V1～V4 抬高≥3 mm);在面向透壁心肌坏死区的导联上出现宽而深的 Q 波(病理性 Q 波);在面向损伤区周围心肌缺血区的导联上出现 T 波倒置。在背向心肌梗死区的导联则出现相反的改变,即 R 波增高、ST 段压低和 T 波直立并增高。ST 段抬高型心肌梗死心电图常出现动态性改变,在起病数小时内,心电图可无异常或出现巨大高耸的 T 波或斜升 ST 段;数小时后,ST 段明显抬高,呈弓背向上,与 T 波前支相连形成单向曲线,数小时至 48 h 内出现病理性 Q 波,R 波振幅降低,是为急性期改变,Q 波在 3～4 d 内稳定不变,70%～80% 的病理性 Q 波在心梗恢复后永久存在。心梗早期如不进行治疗干预,ST 段抬高持续数日至两周左右,逐渐回到基线,T 波变为平坦或倒置,是为亚急性期改变;数周至数月后,T 波对称性倒置,波谷尖锐,可永久存在,亦可在数月至数年内逐渐恢复,是为慢性期改变。

2.放射性核素检查

(1)²⁰¹Tl 心肌显像及负荷试验:²⁰¹Tl 随冠状动脉血流很快被正常心肌细胞摄取,静息状态下的灌注缺损区主要见于心肌梗死后的瘢痕区,可用于诊断慢性期或陈旧性心梗,冠状动脉供血不足部位的心肌,则明显的灌注缺损仅见于运动后缺血区,不能运动的患者,可用腺苷或多巴酚丁胺做负荷试验,变异型心绞痛发作时缺血区常显示明显的灌注缺损。利用坏死心肌细胞中的钙离子能结合放射性锝焦磷酸盐或坏死心肌细胞中的肌凝蛋白可与其特异性抗体结合的特点,静脉注射⁹⁹ᵐTc-焦磷酸盐或¹¹¹In-抗肌凝蛋白单克隆抗体,进行心肌热点扫描或照相,可显示心肌梗死的范围,急性心肌梗死后 12 h,坏死心肌开始摄取并持续 7 天左右,故一般用于诊断急性心肌梗死。

(2)心血池显像:是利用核素标记的蛋白或红细胞等从静脉注入,因其短期内不透过血管壁,均匀地分布在心腔与大血管内,通过闪烁照相可显示心脏房室腔的形态、大小、心室壁与室间隔的厚度、大血管形态及其功能状态、左心室射血分数以及显示室壁局部运动障碍等,常用的有二种方法:①门电路血池扫描:利用电脑装置的心电图门电路技术,将 R-R(心电图 R 波)间期分为若干部分,获得心动周期各个阶段的心室容积,可以计算出心脏射血分数(代表心脏收缩功能)和观察区域性室壁运动,并可以作运动试验,观察运动前后的变化。在心脏正常时,运动后射血分数增加,心肌同步收缩,不产生室壁运动异常。冠心病患者运动后射血分数下降,多数可见区域性室壁运动障碍。②首次通过技术:放射性核素首次通过心脏时,用高敏的多晶体 γ 照相可获得清晰的血池显像。心血池显像目前主要用来测定心脏功能。

(3)正电子发射心肌断层现象(PET):利用发射正电子的核素示踪剂¹⁸F、¹¹C、¹³N 等进行心肌显像,通过对心肌灌注、代谢显像匹配分析可准确评估心肌细胞的活力。

3.超声心动图

切面和 M 型超声心动图也有助于了解心室壁的运动和左心室功能,诊断室壁瘤和乳头及功能失调等。

4.冠状动脉造影

冠状动脉造影的主要目的是评价冠状动脉血管的解剖、数量和畸形,冠状动脉病变的有无、严重程度和病变范围,评价冠状动脉功能性的改变,包括冠状动脉的痉挛和侧支循环的有无,同时可以兼顾左心功能评价。在此基础上,可以根据冠状动脉病变程度和范围进行介入治疗,评价冠状动脉搭桥术和介入治疗后的效果,并可以进行长期随访和预后评价。UAP 有以下情况时为冠脉造影的适应证:①近期心绞痛反复发作,持续时间较长,药物治疗效果不满意。②原有劳力性心绞痛近期内突然出现休息时频繁发作者;③近期活动耐量明显减低。④梗死后心绞痛。⑤原有陈旧性心肌梗死,近期出现由非梗死区缺血所致的劳力性心绞痛。⑥严重心律失常、LVEF＜40% 或充血性心力衰竭。急性心肌梗死拟行冠脉介入治疗或冠脉搭桥手术者需行冠状动脉造影。冠状动脉造影一度被视为冠心病诊断的"金标准",冠脉造影血管腔狭窄程度 50% 以上冠心病即可确诊,75% 以上的狭窄即可出现症状。

5.螺旋 CT 血管造影(CTA)

CTA 对冠状动脉狭窄病变、桥血管、开口畸形、支架管腔、斑块形态均显影良好,对钙化病变诊断率优于冠脉造影,但阴性者不能排除冠心病,阳性者应进一步行冠脉造影检查。CTA 可作为冠心病高危人群无创性筛查及冠脉支架术后随访手段。

6.血管内超声(intravenous ultrasound,IVUS)

IVUS可以准确掌握血管的管壁形态及狭窄程度,尤其是在冠心病的介入性诊疗中有很高的指导价值。血管内超声是利用导管将一高频微型超声探头导入血管腔内进行探测,再经电子成像系统来显示心血管组织结构和几何形态的微细解剖信息。因此,血管内超声不仅可准确测量管腔及粥样斑块或纤维斑块的大小,更重要的是它可提供粥样斑块的大体组织信息,在显示因介入治疗所致的复杂的病变形态时明显优于造影(图13-11)。

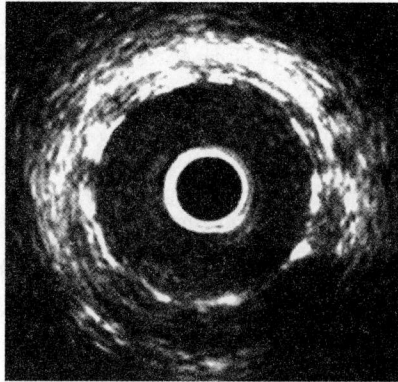

图13-11 冠状动脉血管内超声(IVUS)影像图

在冠心病介入性治疗中,IVUS可用于指导确立最合适的治疗方案,正确选择器具的大小,确定介入性治疗的终点,确定网状支架的位置及扩张效果,预测术后再狭窄的发生等。

7.光学相干断层显像术(optical coherence tomography,OCT)

光学相干断层显像术(OCT)是血管内超声(IVUS)的光学同类技术,但与IVUS相比,高分辨率的OCT可在近似于组织学水平上,诊断和评价冠状动脉斑块,从而更好地了解冠状动脉疾病的病理学特点,并针对不同患者的自身特点进行个体化治疗。OCT采用近红外光进行成像,其优势在于具有非常高的分辨率。OCT的轴向和横向分辨率分别为10 μm和20 μm,是IVUS的10倍。与IVUS相比,OCT可提供有关冠状动脉管壁更加细微和清晰的信息。在评价斑块纤维厚度、脂核大小、钙化存在及其面积,以及确定血栓的存在和性质等方面,OCT相对于IVUS具有非常明显的优势。临床可用于分析斑块特性、识别易损斑块,指导介入治疗。随着OCT的成像技术的进一步完善,OCT将对心血管疾病的诊断和治疗起到重要作用(图13-12)。

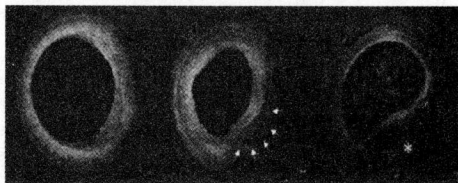

图13-12 OCT呈现的动脉粥样硬化斑块

左图为纤维性斑块,中图为纤维钙化(箭头所示)斑块,右图为脂质(＊所示)斑块

五、诊断和鉴别诊断

结合患者既往合并的冠心病危险因素、典型的临床表现、心电图检查、血清心肌生物学指标的检测,绝大多数急性冠脉综合征的诊断并不困难,部分患者发病年龄小、临床心绞痛症状不典型、或发作时很短心电图难以捕捉有意义的变化,则需进行动态心电图、运动心电图、核素显像、甚至冠状动脉造影方能确诊。

(一)不稳定心绞痛及非ST段抬高的心肌梗死的诊断

UA/NSTEMI是病因和临床表现相似但严重程度不同的密切相关的临床情况,其主要不同表现在缺血是否严重到有足够量的心肌损害,以至于能够检测到心肌损害的标志物,肌钙蛋白 I(TnI)、肌钙蛋白 T(TnT)或 CK-MB。一旦确定没有心肌坏死的标志物释放(至少间隔 6 小时以上采集 2 次以上血标本),就可以将 ACS 患者诊断为 UA。而标志物浓度超过正常值上限 2 倍以上则诊断非 ST 段抬高的心肌梗死。缺血性胸痛症状发作后数小时,可以在血液中检测到心肌损伤的标志物,借此可以鉴别 UA 与 NSTEMI。

(二)急性 ST 段抬高性心肌梗死的诊断

(1)持续时间至少半小时以上的胸痛,疼痛符合冠心病心绞痛特点。

(2)心电图相邻的两个或两个以上导联 ST 段抬高呈弓背向上,继之出现病理性 Q 波,T 波倒置,心电图呈典型的动态演变且持续时间较长往往超过 24 h(一过性心肌缺血发作的 ST-T 改变常在数小时恢复)。

(3)血清心肌生物学指标的改变符合心梗的变化规律和(或)血清肌钙蛋白 T 或 I 升高≥正常值的 2 倍以上。

如有以上(1)或(2)、和(3)两条即可诊断为 ST 段抬高的心梗;仅有胸痛发作而无(2)、(3)改变者不能确立心梗的诊断,高度怀疑者应在 6 h 后复查血清心肌生物学指标;具有典型的急性 ST 段抬高型心肌梗死的心电图改变及其演变规律者可直接确诊;既无胸痛发作,又无典型的心电图改变者,如血清心肌生物学指标的改变达标,仍应诊断急性心肌梗死。

对于胸痛合并的血流动力学不稳定,一过性晕厥、一过性心电图房室传导阻滞、一过性束支特别是左束支阻滞,要高度怀疑 ACS 的可能,应多次复查心电图并行血清心肌生物学指标检测,必要时行冠状动脉造影确诊。

(三)鉴别诊断

1.稳定型劳累性心绞痛

其病理基础是冠状动脉血管内斑块稳定,管腔呈固定狭窄,心绞痛程度较轻,持续时间较短,舌下含服硝酸甘油有效,心绞痛发作的频度和诱发心绞痛的体力活动和情绪激动的程度长期保持稳定,血压多无升高,全身症状少,发作时 ST 段一过性压低,血清心肌生物学指标检测无异常。

2.急性心包炎

疼痛与发热同时出现,呼吸、咳嗽时加重,早期即有心包摩擦音,心电图除 aVR 外,其余导联均为 ST 段弓背向下的抬高,无异常 Q 波。

3.急性肺动脉栓塞

常表现为突发呼吸困难,可伴胸痛、咯血、严重低氧血症,以右心衰为主,心电图呈 I 导 S 波深,Ⅲ导 Q 波显著,胸导联过渡区左移,右胸导联 T 波倒置等可资鉴别,D-二聚体监测和胸部 CT 检查帮助进一步明确诊断。

4.急腹症

急性胰腺炎、消化性溃疡及穿孔、急性胆囊炎、胆石症等,亦可出现上腹部疼痛,并伴有休克,通过详细询问病史,体格检查,心电图、肌钙蛋白和心肌酶检测可鉴别。

5.主动脉夹层

胸痛一开始即达高峰,为严重撕裂样疼痛伴有呼吸困难或晕厥,常放射到背、肋、腹、腰及下肢,两上肢的血压和脉搏可有明显差别。可有下肢一过性瘫痪,偏瘫、主动脉瓣关闭不全表现等有助于鉴别,急性起病的升主动脉夹层撕裂可累及左右冠状动脉近段及大分支,导致冠状动脉急性严重缺血,可出现类似急性心肌梗死的心电图改变,血清心肌生物学指标检测亦可明显升高,部分患者还可出现心包积液,需仔细鉴别诊断,必要时行二维超声心动图、CT、MRI 甚至主动脉血管造影等有助于明确诊断。

六、治疗

（一）非 ST 段抬高型急性冠脉综合征的治疗

1. 治疗原则

UA/NSTEMI 是具有潜在危险的严重疾病,治疗原则包括:①改善心肌缺血。②防止心肌梗死、再梗死以及死亡等不良后果的发生。③根据患者的具体临床情况,结合危险度分层进行血运重建治疗。

2. 一般治疗

(1)休息:患者应卧床休息 1～3 d,并进行 24 h 心电监护。

(2)吸氧:有呼吸困难、发绀者应给以氧气吸入,维持血氧饱和度 90% 以上。

(3)镇静止痛:烦躁不安、疼痛剧烈者可给予吗啡 5～10 mg 皮下注射。

(4)积极处理合并症:肺部感染、发热、低血压或高血压、心衰、心律失常、贫血等均可能导致心肌耗氧量增加,需给以相应的处理。

(5)进行心肌损伤标志物检测,以帮助判断病情进展和临床预后。

3. 药物治疗

(1)抗缺血治疗。

硝酸酯类药物:通过扩张静脉血管,减少回心血量,降低左心室舒张末压、降低前负荷、降低心肌氧耗,并改善左室功能,硝酸酯类药物还能通过扩张冠状动脉改善心肌血供。心绞痛发作时可舌下含服硝酸甘油 0.5 mg,必要时可 3～5 min 重复一次,连续 3 次无效者可静脉给予硝酸甘油或硝酸异山梨酯,症状消失后改口服制剂,常用的口服药物包括硝酸异山梨酯和 5-单硝酸异山梨酯。用药过程中应注意硝酸酯类药物的耐药性和不良反应。

β 受体阻滞剂:通过作用于心脏 β₁ 受体,减慢心率、降低心肌收缩力、降低心室壁张力,缓解心肌缺血,对改善冠心病患者的近、远期预后均有重要作用。无禁忌证的 ACS 患者应尽早应用 β 受体阻滞剂,目前常用选择性 β 受体阻滞剂美托洛尔、比索洛尔,治疗剂量应个体化,以将患者静息心率控制在 55～60 次/分为宜。对于已经使用硝酸酯类药物和钙通道阻滞剂疗效不佳的患者,可联合应用 β 受体阻滞剂。

钙通道阻滞剂:钙通道阻滞剂用于左心功能尚好 UA/NSTEMI 的患者,从发病 24～72 h 开始应用,可显著降低再发心梗和心梗后心绞痛的发生率。钙通道阻滞剂对血管痉挛性心绞痛有特效,长效硝酸盐制剂和钙通道阻滞剂合用缓解症状的效果和单一药物治疗一样,且不能降低死亡率。双氢吡啶类钙通道阻滞剂不宜联合应用,以免对心肌收缩功能和传导功能产生严重的抑制作用而导致不良后果的发生。

(2)抗血小板治疗:冠状动脉斑块破裂后血栓形成和血栓栓塞是导致 ACS 的主要病理生理学机制,而血小板活化是血栓形成和血栓栓塞过程中起决定性作用的关键环节,抗血小板治疗可降低 ACS 患者血栓事件的发生率,改善预后。目前临床上将阿司匹林、氯吡格雷双联抗血小板治疗方案作为 ACS 抗血小板治疗的基础,阿司匹林是目前临床应用最广泛的抗血小板药物,是冠心病抗血小板治疗的基石,长期应用可降低冠心病缺血事件的发生率,目前多数指南推荐阿司匹林负荷剂量 160～325 mg(水溶剂),维持剂量 100 mg/d,所有 ACS 患者均应在使用阿司匹林的基础上加用氯吡格雷,急性期患者或拟接受 PCI 的患者,应给予 300～600 mg 的负荷量,继以 75 mg/d 维持,目前推荐 PCI 术后双联抗血小板治疗至少维持 12 个月,12 个月后如患者情况稳定,可考虑停用氯吡格雷。

在中、高危的 ACS 患者,尤其存在肌钙蛋白升高或糖尿病患者,可在双联抗血小板治疗的的基础上加用血小板膜糖蛋白受体拮抗剂(GP Ⅱ b/Ⅲ a 受体拮抗剂),GP Ⅱ b/Ⅲ a 受体拮抗剂还能使接受 PCI 的患者缺血、死亡事件的发生降低,且该类患者获益最大。临床常用的 GP Ⅱ b/Ⅲ a 受体拮抗剂包括阿昔单抗、依替巴肽、替罗非班等,前者为 ACS 接受 PCI 患者的首选。

此外,选择性磷酸二酯酶抑制剂西洛他唑具有抗血小板聚集、扩血管、抗平滑肌细胞增生、改善内皮功能的作用,在阿司匹林或氯吡格雷存在禁忌的患者可考虑用于替代治疗,常用剂量 50～100 mg,每日 2 次。

近年新研制的 ADP、P 2 Y 12 抑制剂类抗血小板药物还包括普拉格雷、替格雷洛,坎格雷洛等,也被逐渐用于临床。其中普拉格雷为新型噻吩吡啶类药物,抗血小板作用强于氯吡格雷,常用负荷剂量为 60 mg,维持量 10 mg/d。

(3)抗凝治疗:目前临床常用的抗凝药有两大类,一类为间接凝血酶抑制剂,包括肝素、低分子肝素,黄达肝葵钠为人工合成的选择性 Xa 因子抑制剂;另一类为直接凝血酶抑制剂,包括水蛭素、比伐卢定、来匹卢定、阿加曲班等,对凝血酶激活因子 V、Ⅷ、Ⅻ 及凝血酶诱导的血小板聚集均有抑制作用。无论患者是否接受 PCI 和支架植入治疗,所有的非 ST 段抬高型 ACS(UAP/NSTEMI)患者的急性期,在抗血小板治疗的同时,应尽快启动抗凝治疗,低分子肝素、黄达肝葵钠的抗凝治疗效果优于普通肝素,二者均不宜与普通肝素交叉应用。黄达肝葵钠被推荐为在抗凝治疗方面具有最好的疗效与安全性,常用剂量 2.5 mg/d,皮下注射,也可用低分子肝素 5 000 U,每日 2 次皮下注射,连用 8 d 后停药。

(4)调脂治疗:在冠心病的现代防治策略中,调脂治疗已成为不可或缺的重要策略之一,调脂治疗既是一种治疗选择,又是二级预防的重要干预措施。目前国内外血脂异常管理指南均明确指出低密度脂蛋白胆固醇(LDL-C)是调脂治疗干预的首要目标,主张将冠心病患者 LDL-C 降至 2.6 mmol/L 作为调脂治疗的目标值。常用药物包括辛伐他汀、洛伐他汀、普伐他汀、阿托伐他汀、瑞舒伐他汀等。在应用调脂药物方面有三点是必须要明确的,一是要正确选择调脂药物,凡以胆固醇和 LDL-C 为主的血脂异常,首选他汀类调脂药;以甘油三脂为主的血脂异常,首选贝特类调脂药;混合型血脂异常根据血脂增高的具体情况选择调脂药,必要时可二者联合应用;二是要做到个体化和长期用药,依据血脂水平和心血管病状况决定药物选择和起始剂量,首次用药 1～2 个月后复查安全性指标和血脂水平,适当进行调整,以后每 3～6 个月复查一次。只要没有严重不良反应,调脂药物就要坚持服用,不要随意停药;三是要将药物治疗与生活方式调理密切结合起来,在冠心病九大危险因素中,可控制的因素占一半多,这些可控制因素大都与生活方式有关,如吸烟、酗酒、肥胖、过多脂肪和缺乏蔬菜,以及缺乏运动等,纠正这些不良生活方式,并与药物治疗相结合,方能取得理想效果。

(5)冠状动脉血运重建。

介入治疗:急性期选择保守治疗的患者,在病情稳定后根据患者的临床情况及危险度分层进行综合分析,在合理应用抗血小板药物、抗凝药、β受体阻滞剂、硝酸酯类药物、非二氢吡啶类钙拮抗剂的基础之上,根据患者临床情况决定是否选择介入治疗。尽早介入治疗的指征包括:①在药物治疗的情况下,出现反复发作的静息性心绞痛或低活动量下的心绞痛;②CK-MB 和(或)TnT 升高;③新出现的 ST 段压低;④复发性心绞痛伴心功能不全(射血分数<40%)或低血压(<90/60 mmHg/11.97,7.98 kPa);⑤低运动量下的运动试验阳性;⑥持续性室速;⑦6 个月前接受过 PCI 或 CABG 治疗。

冠状动脉旁路移植术:顽固性心绞痛,冠状动脉造影为左主干病变、多支血管病变,合并糖尿病、心功能不全,不宜行 PCI 或 PCI 治疗不成功的患者,可考虑行冠状动脉旁路移植术,可使患者获益。

(二)急性 ST 段抬高型心肌梗死的治疗

1.治疗原则

治疗原则:①改善心肌缺血,挽救濒死心肌。②缩小梗塞范围,维持心脏功能。③防治并发症,挽救患者生命。④尽早进行冠状动脉血运重建。⑤控制危险因素,提高生活质量。

2.院前急救

随 120 出诊的急诊科医师应充分熟悉急性冠脉综合征的院前急救流程,包括:①吸氧、建立静脉通道、心电监护。②生命体征血压、心率、心律、呼吸的监测。③测定氧分压。④18 导联心电图的动态观察。⑤询问病史、体格检查。⑥急诊医师应树立时间就是生命,时间就是心肌的观念,一旦急性 ST 段抬高型心肌梗死诊断确立,应充分做好转运前准备,并通知有介入治疗资质的心血管中心,及时开通急性心肌梗死急救绿色通道,命导管室做好手术准备,同时给予患者阿司匹林 0.3,氯吡格雷 300 mg 口服,如预计转运过程超过 2 h,应于 30 min 钟内给予尿激酶或 rt-PA 静脉溶栓治疗一次;疼痛剧烈者可予吗啡5～10 mg静脉注射或哌替啶 50～100 mg 肌注;如患者于院前出现恶性致命性室性心律失常应立即给予电除颤,同时经静脉给予利多卡因、胺碘酮等抗心律失常药物；出现严重缓慢性心律失常者应给以阿托品1～2 mg静脉注射，有条件者可于当地医院植入临时心脏起搏器，以保证转运安全，并为下一步介入治疗拯救患者生命赢得机会。

3.急诊科处理措施

患者到达急诊科处理措施：①吸氧、建立静脉通道、心电监护。②坐命体征血压、心率、心律、呼吸的监测。③测定氧分压。④18导联心电图的动态观察。⑤询问病史、体格检查。⑥血液生化检查包括心肌酶谱、肌钙蛋白、电解质、凝血系列、血常规、血糖及肝肾功能等。⑦对于急性ST段抬高型心肌梗死患者，在有条件行急诊冠脉介入治疗的医疗单位，应立即经急性心肌梗死急救绿色通道，由急诊科直接进入导管室行介入治疗；急诊科处理应快速、高效，尽量节省时间，缩短就诊—球囊开通冠脉时间，以达到最大限度挽救患者心肌的目的。

4.急诊治疗

（1）一般治疗：①卧床休息，有利于减轻心脏负荷，减轻心肌的缺氧。②给氧，通过吸氧改善症状。③口含硝酸甘油，随后则静脉点滴硝酸甘油。④充分的止痛治疗，可应用吗啡皮下或静脉注射3～5 mg或杜冷丁（哌替啶）50～100 mg肌内注射，并同时选用硝酸甘油和β受体阻滞剂。⑤嚼服阿司匹林，常规应用300 mg。同时口服他汀类药物及氯吡格雷。⑥抗凝治疗，应用低分子肝素皮下注射或静脉应用肝素。⑦防治心律失常，由于可出现各种心律失常，可根据患者的临床特点，进行评估并采取相应治疗措施；通过积极的紧急救治，可达到最大限度挽救濒死心肌、防治并发症、提高生存率、改善患者的预后的目的。

（2）再灌注治疗：再灌注治疗是急性ST段抬高型心肌梗死早期最重要的治疗措施，起病3～6 h使闭塞的冠状动脉再通，心肌得到再灌注，可挽救濒死心肌，缩小梗死范围，有利于心室重塑，能明显改善患者预后。

介入治疗（PCI）：①能在患者住院90 min内施行PCI；②心导管室每年施行PCI手术100例以上并有心外科待命；③术者每年独立施行PCI超过30例；④急性心肌梗死直接PTCA成功率超过90%；⑤在所有送到导管室的患者中，能完成PCI者达85%以上。在患者到达急诊科明确诊断后，在进行常规治疗的同时，做好术前准备，直接将患者送导管室。起病超过6 h，甚至72 h以内，如患者经治疗仍有反复发作的明显胸痛，仍可以考虑行介入治疗。非ST段抬高的急性冠脉综合征，可根据患者的具体情况择期行介入治疗。

溶栓治疗：对于急性ST段抬高型心肌梗死急性心梗发作6 h以内的患者，如无条件行介入治疗，应予尿激酶、链激酶或rt-PA溶栓治疗，常用尿激酶150万～200万U 30 min内静脉滴注；链激酶150万U 60min内静脉滴注，由于链激酶有过敏反应发生，目前临床已基本不用；rt-PA 100 mg 90分钟内静脉给予：先静脉注入15 mg，随后30 min内静脉滴注50 mg，其后60分钟内再静滴35 mg，用rt-PA前需先用肝素5 000单位静脉注射，用药后继续以每小时肝素700～1 000单位持续静脉滴注48 min。使用尿激酶或链激酶溶栓治疗的患者，在用药6 min后开始监测APTT或ACT，在其下降到正常对照值2倍以内时开始给予肝素治疗。溶栓治疗前应仔细权衡治疗效果与潜在的危险性，以下患者禁用：①活动性内出血；②出血性脑卒中病史及6个月内的缺血性脑卒中；③新近（2个月内）颅脑或脊柱的手术及外伤史；④颅内肿瘤、动静脉畸型或动脉瘤；⑤已知的出血体质；⑥严重的未控制的高血压，判断溶栓治疗成功与否，对于决定下一步的治疗策略有重要的意义，溶栓治疗成功的标准包括：①2 h内胸痛症状消失或明显缓解；②2 h时内每半小时前后对照，心电图ST段下降超过50%；③再灌注心律失常，常见室性早搏、短阵室速、室颤、一过性房室传导阻滞或束支阻滞；④CK-MB峰值前移（14 h内）。⑤冠脉造影达TIMI血流3级。

急诊冠脉搭桥手术：介入治疗失败或溶栓治疗无效有手术指征者，应争取在6～8 h时内施行主动脉—冠状动脉旁路移植术。

5.急性期的治疗

（1）消除心律失常：急性冠脉综合征特别是急性心肌梗死的患者，可出现各种类型的心律失常，快速性室性心律失常常发生于前壁心肌梗死的患者，下壁心肌梗死常出现心动过缓、房室传导阻滞等缓慢性心律失常,及时消除心律失常,可避免演变为严重心律失常甚至猝死。①发生心室纤颤或持续性多形性室速,应尽快采用非同步直流电除颤,室性心动过速药物治疗效果不佳时也应尽早同步直流电复律。②对于室性早搏或室性心动过速,立即用利多卡因 50～100 mg 静脉注射,5～10 min 重复一次,直至心律失常消失或总量已达 300 mg,继以 1～3 mg/min 的速度维持;经治疗室性心律失常仍反复发作可用胺碘酮。③缓慢性心律失常可用阿托品 0.5～1 mg 肌内或静脉注射。④并发第二度 2 型或第三度房室传导阻滞,且血流动力学不稳定或患者出现晕厥,阿-斯综合征发作,宜尽快经静脉植入临时心脏起搏器,待传导阻滞恢复后撤出。⑤室上性快速性心律失常发作,可用美托洛尔、洋地黄、胺碘酮、普罗帕酮、如无心功能不全亦可用维拉帕米、地尔硫草等,药物治疗无效,可行同步直流电转复。

(2)纠正心衰:缺血或濒死心肌得到及时再灌注,是改善心功能最有效的措施,缺血或梗死而积过大,未能及时再灌注或再灌注失败,常导致心衰的发生。纠正心衰主要是治疗急性左心衰竭,以应用吗啡(哌替啶)和利尿剂为主,亦可使用血管扩张剂扩张冠状动脉,减轻心肌负荷,必要时可考虑使用多巴酚丁胺 10 μg/(kg·min)静脉滴注或使用小剂量 ACEI,洋地黄类药物在急性心肌梗死早期(24 h 内)疗效欠佳,且容易诱发室性心律失常,应尽量避免使用。药物治疗无效的急性左心衰,在有条件的医院应行主动脉内球囊反搏治疗,以帮助患者度过危险期。有右室心梗的患者,应慎用利尿剂。

(3)控制休克:①补充血容量:对血容量不足,中心静脉压或肺动脉楔压低者,用低分子右旋糖酐或 5%～10% 葡萄糖液静脉滴注,维持中心静脉压 >18 cmH$_2$O(1.76 kPa),肺小动脉楔压 >15 mmHg(2 kPa);右室心梗时,中心静脉压升高并非是补充血容量的禁忌,此时应适当增加补液量,以维持右心室足够的前负荷,提高心输出量。②应用升压药:补充血容量后血压不升,而肺动脉楔压(PCWP)和心输出量正常时,提示周围动脉张力不足,可给予升压药物,常用多巴胺,起始剂量 3～5 μg/(kg·min)或去甲肾上腺素 2～8 μg/(kg·min);亦可用多巴酚丁胺,起始剂量 3～10 μg/(kg·min)静脉滴注。③应用血管扩张药:经上述处理血压仍不升,而肺动脉楔压增高,心输出量低或周围血管收缩、四肢厥冷、发绀,用硝普钠 15 μg/min 开始静脉滴注,每 5 min 增加剂量直至 PCWP 降至 15～18 mmHg(2～2.39 kPa);亦可用硝酸甘油 10～20 μg/min 开始静脉滴注,每 5～10 min 增加剂量 5～10 μg/min 直至左心室充盈压下降。④维持水、电解质、酸碱平衡,保护重要脏器功能;有条件的医院可行主动脉内球囊反搏进行循环支持,同时进行冠状动脉造影及介入治疗,可能挽救部分危重患者的生命。

6.常规药物治疗

(1)抗血小板治疗:抗血小板治疗方案同 UA/NSTENI 患者,见本节 UA/NSTENI 的治疗。

(2)调脂治疗:调脂治疗方案同 UA/NSTENI 患者,见本节 UA/NSTENI 的治疗。

(3)其他治疗:①β 受体阻滞剂和钙通道阻滞剂:急性 ST 段抬高型心肌梗死早期,如无禁忌证,均应尽早使用 β 受体阻滞剂,尤其前壁心肌梗死伴交感神经活性亢进或快速性心律失常者,可防止梗死范围扩大,减少恶性心律矢常的发生,改善近、远期预后。β 受体阻滞剂如有禁忌而无明显心功能不全者,可考虑使用地尔硫草等钙通道阻滞剂,可能达到类似效果。②ACEI/ARB 治疗:ACEI 能够逆转急性心肌梗死患者心室重塑,降低心衰的发生率,改善血管内皮功能,特别适用于 ACS 合并高血压的患者;除非有禁忌,所有患者均应使用。一般从小剂量开始,如能耐受,24～48 h 逐渐增加到目标剂量。ACEI 不能耐受者可用 ARB 替代。③抗凝治疗:急性 ST 段抬高型心肌梗死的患者,如接受溶栓治疗,其肝素的使用见前述,肝素治疗 48 h 后改用低分子肝素或黄达肝葵钠,连用 8 d 后停药;对于接受 PCI 治疗的患者,如术前 12 h 以内已使用低分子肝素皮下注射,则 PCI 手术过程中不需要再交叉使用普通肝素,而用黄达肝葵钠抗凝治疗的患者,PCI 手术过程中需要使用普通肝素 85 U/kg,或 60 U/kg 联合 GP Ⅱb/Ⅲa 受体拮抗剂;直接凝血酶抑制剂与凝血酶发生不可逆结合而将凝血酶灭活,对凝血酶诱导的血小板聚集有抑制作用,但不影响血小板功能,不引起外周血中血小板减少,可用于血小板减少又需要抗凝治疗的患者。急性心肌梗死的后期,下列情况需口服抗凝剂治疗:超声心动图提示心腔内活动性血栓,口服华法林 2～6 月,合并心房纤颤者,长期口服华法林,维持 INR 2～3,并在早期重叠使用肝素或低分子肝素,直到华法林充分显效。④极化液治疗:氯化钾 1.5 g,胰岛素 10 U 加入 10% 葡萄糖液 500 mL 中,静脉滴注,每日 1～2 次,疗程

7~14 d。可促进心肌摄取和代谢葡萄糖,使钾离子进入细胞内,恢复细胞极化状态,以利减少心律失常,保证心脏正常收缩,并使心电图上抬高的 ST 段回到等电位线。

7.右心室心肌梗死的治疗

右心室心肌梗死常引起右心衰伴低血压,可无明显左心功能不全,此时宜扩张血容量。在血流动力学监测下静脉输液,直到低血压纠正或 PCWP 达 15~18 mmHg(2~2.39 kPa)。如输液 1~2 L 低血压仍未纠正者可用正性肌力药物,首选多巴酚丁胺。不宜使用利尿剂。伴有严重心动过缓或房室传导阻滞者可予临时心脏起搏。

七、预防

正常人群预防动脉粥样硬化和冠心病,属一级预防,一级预防的主要措施在于控制危险因素。包括:①戒烟。②控制体重至理想体重。③坚持有计划的适量运动。④进食低盐、低脂、低糖饮食。⑤控制血压。⑥治疗糖尿病。⑦控制血脂水平,使 LDL 达标(<2.6 mmol/L)。已有冠心病患者预防再梗死和其他心血管事件的发生,属二级预防。为便于记忆,可归纳为 ABCDE 五个方面:

(A)Aspirin 抗血小板治疗(或氯吡格雷)

ACEI/ARB

Anti-anginal therapy 抗心绞痛治疗,硝酸酯类药物

(B)β-blocker 控制血压

Blood pressure control 控制血压

BMI control 控制体重

(C)Cigarette quitting 戒烟

Cholesterol-lowering 控制血脂水平

(D)Diet 控制合理饮食

Diabetes treatment 控制糖尿病

(E)Exercise 运动:有计划的适量运动

Education 教育:患者及家属冠心病知识教育

(谷元奎)

第三节　高血压急症

高血压急症是指短时间内(数小时或数天)血压明显升高,舒张压>16.0 kPa(120 mmHg)和(或)收缩压>24.0 kPa(180 mmHg),伴有重要器官组织,如心脏、脑、肾、眼底、大动脉的严重功能障碍或不可逆性损害。高血压急症可以发生在高血压患者,表现为高血压危象或高血压脑病;也可发生在其他许多疾病过程中,主要在心、脑血管病急性阶段,如脑出血、蛛网膜下隙出血、缺血性脑卒中、急性左侧心力衰竭伴肺水肿、不稳定型心绞痛、急性主动脉夹层和急、慢性肾衰竭等情况时。

单纯的血压升高并不构成高血压急症,血压的高低也不代表患者的危重程度;是否出现靶器官损害以及哪个靶器官受累不仅是高血压急症诊断的关键,也直接决定治疗方案的选择。及时正确处理高血压急症,可在短时间内使病情缓解,预防进行性或不可逆性靶器官损害,降低死亡率。根据降压治疗的紧迫程度,高血压急症可分为紧急和次急两类。前者需要采用静脉途径给药在几分钟到 1 h 内迅速降低血压;后者需要在几小时到 24 h 内降低血压,可使用快速起效的口服降压药。

一、发病机制

长期高血压及伴随的危险因素引起小动脉中层平滑肌细胞增殖和纤维化,中动脉、大动脉粥样硬化,

管壁增厚和管腔狭窄,导致重要靶器官,如心、脑、肾缺血。在此基础上或在其他许多疾病过程中,因紧张、疲劳、情绪激动、突然停服降压药、嗜铬细胞瘤阵发性高血压发作等诱因,小动脉发生强烈痉挛,血压急剧上升,使重要靶器官缺血加重而产生严重功能障碍或不可逆性损害;或由于过高的血压突破了脑血流自动调节范围,脑组织血流灌注过多引起脑水肿、脑功能障碍。

妊娠时子宫胎盘血流灌注减少,使前列腺素在子宫合成减少,从而促使肾素分泌增加,通过血管紧张素系统使血压升高。

二、临床表现

1.高血压脑病

常见于急性肾小球肾炎,亦可见于其他原因高血压,但在醛固酮增多症和嗜铬细胞瘤者少见。常表现为剧烈头痛、烦躁、恶心、呕吐、抽搐、昏迷、暂时局部神经体征。舒张压常≥18.7 kPa(130 mmHg),眼底几乎均能见到视网膜动脉强烈痉挛,脑脊液压力可高达 3.9 kPa(400 mmH$_2$O),蛋白增加。经有效的降压治疗,症状可迅速缓解,否则将导致不可逆脑损害。

2.急进型或恶性高血压

多见于中青年,血压显著升高,舒张压持续≥18.7 kPa(130 mmHg),并有头痛、视力减退、眼底出血、渗出和视盘水肿;肾损害突出,持续蛋白尿、血尿与管型尿;若不积极降压治疗,预后很差,常死于肾衰竭、脑卒中、心力衰竭。病理上以肾小球纤维样坏死为特征。

3.急性脑血管病

包括脑出血、脑血栓形成和蛛网膜下隙出血。

4.慢性肾疾病合并严重高血压

原发性高血压可以导致肾小球硬化,肾功能损害,在各种原发或继发性肾实质疾病中,包括各种肾小球肾炎、糖尿病肾病、红斑狼疮肾炎、梗阻性肾病等,出现肾性高血压者可达 80%～90%,是继发性高血压的主要原因。随着肾功能损害加重,高血压的出现率、严重程度和难治程度也加重。

5.急性左侧心力衰竭

高血压是急性心力衰竭最常见的原因之一。

6.急性冠脉综合征(ACS)

血压升高引起内膜受损而诱发血栓形成致 ACS。

7.主动脉夹层

主动脉内的血液经内膜撕裂口流入囊样变性的中层,形成血肿,随血流压力的驱动,逐渐在主动脉中层内扩展。临床特点为急性起病,突发剧烈胸、背部疼痛、休克和血肿压迫相应的主动脉分支血管时出现的脏器缺血症状。多见于中老年患者,约 3/4 的患者有高血压。超高速 CT 和 MRI 能明确诊断,必要时主动脉造影。一旦诊断明确,立即进行解除疼痛、降低血压、减慢心率的治疗。

8.子痫

先兆子痫是指以下三项中有两项者:血压>21.3/14.7 kPa(160/110 mmHg);尿蛋白≥3 g/24 h;伴水肿、头痛、头晕、视物不清、恶心、呕吐等自觉症状。子痫指妊娠高血压综合征的孕产妇发生抽搐。辅助检查:血液浓缩、血黏度升高、重者肌酐升高、凝血机制异常,眼底可见视网膜痉挛、水肿、出血。

9.嗜铬细胞瘤

可产生和释放大量去甲肾上腺素和肾上腺素,常见的肿瘤部位在肾上腺髓质,也可在其他具有嗜铬组织的部位,如主动脉分叉、胸腹部交感神经节等。临床表现为血压急剧升高,伴心动过速、头痛、苍白、大汗、麻木、手足发冷。发作持续数分钟至数小时。通过发作时尿儿茶酚胺代谢产物香草基杏仁酸(VMA)和血儿茶酚胺的测定可以确诊。

高血压次急症,也称为高血压紧迫状态,指血压急剧升高而尚无靶器官损害。允许在数小时内将血压降低,不一定需要静脉用药。包括急进型或恶性高血压无心、肾和眼底损害,先兆子痫,围手术期高血压等。

三、诊断与评估

1. 诊断依据

(1)原发性高血压病史。

(2)血压突然急剧升高。

(3)伴有心功能不全、高血压脑病、肾功能不全、视盘水肿、渗出、出血等靶器官严重损害。

2. 评估

发生高血压急症的患者基础条件不同,临床表现形式各异,要决定合适的治疗方案,有必要早期对患者进行评估,做出危险分层,针对患者的具体情况制订个体化的血压控制目标和用药方案。

在病情诊断及评估中,简洁但完整的病史收集有助于了解高血压的持续时间和严重性、合并症情况以及药物使用情况;需要明确患者是否有心血管、肾、神经系统疾病病史,检查是否有靶器官损害的相关征象;进行必要的辅助检查:血电解质、尿常规、ECG、检眼镜等。根据早期评估选择适当的急诊检查,如X线胸部平片、脑CT等。一旦发现患者有靶器官急性受损的迹象,就应该进行紧急治疗,绝不能一味等待检查结果。

四、治疗原则

1. 迅速降低血压

选择适宜有效的降压药物静脉滴注,在监测下将血压迅速降至安全水平,以预防进行性或不可逆性靶器官损害,避免使血压下降过快或过低,导致局部或全身灌注不足。

2. 降压目标

高血压急症降压治疗的第一个目标是在30~60 min将血压降到一个安全水平。由于患者基础血压水平各异,合并的靶器官损害不一,这一安全水平必须根据患者的具体情况决定。指南建议:①1 h内使平均动脉血压迅速下降但不超过25%。一般掌握在近期血压升高值的2/3左右。但注意对于临床的一些特殊情况,如主动脉夹层和急性脑血管病患者等,血压控制另有要求。②在达到第一个目标后,应放慢降压速度,加用口服降压药,逐步减慢静脉给药的速度,逐渐将血压降低到第二个目标。在以后的2~6 h将血压降至21.3/13.3~14.7 kPa(160/100~110 mmHg),根据患者的具体病情适当调整。③如果这样的血压水平可耐受和临床情况稳定,在以后24~48 h逐步降低血压达到正常水平,即高血压急症血压控制的第三步。

五、常见高血压急症的急诊处理

(一)高血压脑病

高血压脑病临床处理的关键一方面要考虑将血压降低到目标范围内,另一方面要保证脑血流灌注,尽量减少颅内压的波动。脑动脉阻力在一定范围内直接随血压变化而变化,慢性高血压时,该设定点也相应升高,迅速、过度降低血压可能降低脑血流量,造成不利影响。因而降压治疗以静脉给药为主,1 h内将收缩压降低20%~25%,血压下降幅度不可超过50%,舒张压一般不低于14.7 kPa(110 mmHg)。在治疗时要同时兼顾减轻脑水肿、降颅压,避免使用降低脑血流量的药物。迅速降压过去首选硝普钠,起始量20 μg/min,视血压和病情可逐渐增至200~300 μg/min。但硝普钠可能引起颅内压增高,并影响脑血流灌注,以及可能产生蓄积中毒,在用药时需对患者进行密切监护。现多用尼卡地平、拉贝洛尔等。其中由于尼卡地平不仅能够安全平稳地控制血压,同时还能较好的保证脑部、心脏、肾等重要脏器的血供。尼卡地平急诊应用于高血压急症时,以静脉泵入为主,剂量为每分钟0.5~6 μg/kg,起始量每分钟0.5 μg/kg,达到目标血压后,根据血压调节点滴速度。拉贝洛尔50 mg缓慢静脉注射,以后每隔15 min重复注射,总剂量不超过300 mg,或给初始量后以0.5~2 mg/min的速度静脉点滴。对合并有冠心病、心功能不全者可选用硝酸甘油。颅压明显升高者应加用甘露醇、利尿药。一般禁用单纯受体阻断药、可乐定和甲基多巴等。二氮嗪可反射性地使心率增快，并可增加心搏量和升高血糖，故有冠心病、心绞痛、糖尿病者慎用。

(二)急性脑血管病

高血压患者在出现急性脑血管病时，脑部血流的调节机制进一步紊乱，特别是急性缺血性脑卒中患者，几乎完全依靠平均动脉血压的增高来维持脑组织的血液灌注。因而在严重高血压合并急性脑血管病的治疗中，需首先把握的一个原则就是"无害原则"，避免血流灌注不足。急性卒中期间迅速降低血压的风险和好处并不清楚，因此一般不主张对急性脑卒中患者采用积极的降压治疗，在病情尚未稳定或改善的情况下，宜将血压控制在中等水平[约 21.3/13.3 kPa(160/100 mmHg)]，血压下降不要超过 20%。治疗时避免使用减少脑血流灌注的药物，可选用尼卡地平、拉贝洛尔、卡托普利等。联合使用血管紧张素转换酶抑制药(ACEI)和噻嗪类利尿药有利于减少卒中发生率。

1.脑梗死

许多脑梗死患者在发病早期，其血压均有不同程度的升高，且其升高的程度与脑梗死病灶大小及是否患有高血压有关。脑梗死早期的高血压处理取决于血压升高的程度及患者的整体情况和基础血压来定。如收缩压在 24.0～29.3 kPa(180～220 mmHg)或舒张压在 14.7～16.0 kPa(110～120 mmHg)，一般不急于降压治疗，但应严密观察血压变化；如血压≥29.3/16.0 kPa(220/120 mmHg)，或伴有心肌缺血、心衰、肾功能不全及主动脉夹层等，或考虑溶栓治疗的患者，则应给予降压治疗。根据患者的具体情况选择合适的药物及合适剂量。如尼卡地平 5 mg/h 作为起始量静脉点滴，每 5 min 增加 2.5 mg/h 至满意效果，最大 15 mg/h。拉贝洛尔 50 mg 缓慢静脉注射，以后每隔 15 min 重复注射，总剂量不超过 300 mg，或给初始量后以 0.5～2 mg/min 的速度静脉点滴。效果不满意者可谨慎使用硝普钠。β受体阻断药可使脑血流量降低，急性期不宜用。

2.脑出血

脑出血时血压升高是颅内压增高情况下保持正常脑血流的脑血管自动调节机制，脑出血患者合并严重高血压的治疗方案目前仍有争论，降压可能影响脑血流量，导致低灌注或脑梗死，但持续高血压可使脑水肿恶化。一般认为，在保持呼吸道通畅，纠正缺氧，降低颅内压后，如血压≥26.7/14.7 kPa(200/110 mmHg)时，才考虑在严密血压监测下使用经静脉降压药物进行治疗，使血压维持在略高于发病前水平或 24.0/14.0 kPa(180/105 mmHg)左右；收缩压在 22.7～26.7 kPa(170～200 mmHg)或舒张压在 13.3～14.7 kPa(100～110 mmHg)，暂不必使用降压药，先脱水降颅压，并严密观察血压情况，必要时再用降压药。可选择 ACEI、利尿药、拉贝洛尔等。钙通道阻滞药能扩张脑血管、增加脑血流，但可能增高颅内压，应慎重使用。α受体阻断药往往出现明显的降压作用及明显的直立性低血压，应避免使用。在调整血压的同时，防止继续出血、保护脑组织、防治并发症，需要时采取手术治疗。

(三)急性冠脉综合征

急性冠脉综合征包括不稳定性心绞痛和心肌梗死，其治疗目标在于降低血压、减少心肌耗氧量，但不可影响到冠脉灌注压，从而减少冠脉血流量。血压控制的目标是使其收缩压下降 10%～15%。治疗时首选硝酸酯类药物，如硝酸甘油，开始时以 5～10 μg/min 速率静脉滴注，逐渐增加剂量，每 5～10 min 增加 5～10 μg/min。早期联合使用其他降血压药物治疗，如β受体阻断药、ACEI、α_1受体阻断药，必要时还可配合使用利尿药和钙通道阻滞药。另外配合使用镇痛、镇静药等。特别是尼卡地平能增加冠状动脉血流、保护缺血心肌，静脉点滴能发挥降压和保护心脏的双重效果。拉贝洛尔能同时阻断α_1和β受体，在降压的同时能减少心肌耗氧量，也可选用。心肌梗死后的患者可选用 ACEI、β受体阻断药和醛固酮拮抗药。此外，原发病的治疗如溶栓、抗凝、血管再通等也非常重要，对 ST 段抬高的患者溶栓前应将血压控制在 20.0/12.0 kPa(150/90 mmHg)以下。

(四)急性左侧心力衰竭

急性左侧心力衰竭主要是由收缩期高血压和缺血性心脏病导致的。严重高血压伴急性左侧心力衰竭治疗的主要手段是通过静脉用药，迅速降低心脏的前后负荷。在应用血管扩张药迅速降低血压的同时,配合使用强效利尿药,尽快缓解患者的缺氧和高度呼吸困难。就心脏功能而言,应力求将血压降到正常水平。血压被控制的同时,心力衰竭亦常得到控制。血管扩张药可选用硝普钠、硝酸甘油、酚妥拉明等,广泛心肌缺血引起的急性左侧心力衰竭,首选硝酸甘油。在降压的同时以吗啡3～5 mg 静脉缓注,必要时每隔 15 min 重复 1 次,共 2～3 次,老年患者酌减剂量或改为肌内注射;呋塞米 20～40 mg 静脉注射,2 min 内推完,4 h 后可重复 1 次;并予吸氧、氨茶碱等。洋地黄仅在心脏扩大或心房颤动伴快速心室率时应用。

（五）急性主动脉夹层

3/4 的主动脉夹层患者有高血压,血压增高是病情进展的重要诱因。治疗目标为通过扩张血管、减缓心动过速、抑制心脏收缩、降低血压及左心室射血速度、降低血流对动脉的剪切力,从而阻止夹层血肿的扩展。主动脉夹层在升主动脉及有并发症者尽快手术治疗;主动脉夹层病变局限在降主动脉者应积极内科治疗。患者应绝对卧床休息,严密监测生命体征和血管受累征象,给予有效止痛、迅速降压、镇静和吸氧,忌用抗凝或溶栓治疗。疼痛剧烈患者立即静脉使用较大剂量的吗啡或哌替啶。不论患者有无收缩期高血压,都应首先静脉应用 β 受体阻断药来减弱心肌收缩力,减慢心率,降低左心室射血速度。如普萘洛尔0.5 mg 静脉注射,随后每 3～5 min 注射 1～2 mg,直至心率降至 60～70/min。心率控制后,如血压仍然很高,应加用血管扩张药。降压的原则是在保证脏器足够灌注的前提下,迅速将血压降低并维持在尽可能低的水平。一般要求在 30 min 内将收缩降至 13.3 kPa（100 mmHg）左右。如果患者不能耐受或有心、脑、肾缺血情况,也应尽量将血压维持在 16.0/10.7 kPa（120/80 mmHg）以下。治疗首选硝普钠或尼卡地平静脉点滴。其他常用药物有乌拉地尔、艾司洛尔、拉贝洛尔等。必要时加用血管紧张素 II 受体拮抗药、ACEI、或小剂量利尿药,但要注意 ACEI 类药物可引起刺激性咳嗽,可能加重病情。肼苯达嗪和二氮嗪因有反射性增快心率,增加心排血量作用,不宜应用。主动脉大分支阻塞患者,因降压后使缺血加重,不宜采用降压治疗。

（六）子痫和先兆子痫

妊娠急诊患者的处理需非常小心,因为要同时顾及母亲和胎儿的安全。在加强母儿监测的同时,治疗时需把握三项原则:镇静防抽搐、止抽搐;积极降压;终止妊娠。①镇静防抽搐、止抽搐。常用药物为硫酸镁,肌内注射或静脉给药,用药时监测患者血压、尿量、腱反射、呼吸,避免发生中毒反应。镇静药可选用冬眠 1 号或地西泮。②积极降压。当血压升高＞22.7/14.7 kPa（170/110 mmHg）时,宜静脉给予降压药物,控制血压,以防脑卒中及子痫发生。究竟血压应降至多少合适,目前尚无一致意见。注意避免血压下降过快、幅度过大,影响胎儿血供。保证分娩前舒张压在 12.0 kPa（90 mmHg）以上,否则会增加胎儿死亡风险。紧急降压时可静脉滴注尼卡地平、拉贝洛尔或肼苯达嗪。尼卡地平是欧洲妊娠血压综合征治疗的首选药,它的胎盘转移率低,长时间使用对胎儿也无不良影响,能在有效降压的同时,延长妊娠,有利于改善胎儿结局,尤其适用于先兆子痫患者使用。另外,尼卡地平有针剂和口服两种剂型,适合孕产妇灵活应用。但应注意其可能抑制子宫收缩而影响分娩,在与硫酸镁合用时应小心产生协同作用。肼苯达嗪常用剂量为 40 mg 加于 5% 葡萄糖溶液 500 mL 静脉滴注,0.5～10 mg/h。血压稳定后改为口服药物维持。ACEI、血管紧张素 II 受体拮抗药可能对胎儿产生不利影响,禁用;利尿药可进一步减少血容量,加重胎儿缺氧,除非存在少尿情况,否则不宜使用利尿药;硝普钠可致胎儿氰化物中毒亦为禁忌。③结合患者病情和产科情况,适时终止妊娠。

（七）特殊人群高血压急症的处理

1. 老年性高血压急症

老年人患高血压比例较高,容易出现靶器官损害,甚至是多个靶器官损害,高血压急症的发展速度较快,危险度更高。降压治疗可减少老年患者的心脑血管病及死亡率。但是老年高血压患者血压波动大,控制效果差。另外,老年患者多有危险因素和复杂的基础疾病,因而在遵循一般处理原则的同时,需格外注意以下几点:①降压不要太快,尤其是对于体质较弱者。②脏器的低灌注对老年患者的危害更大,建议血压控制目标为收缩压降至 20.0 kPa（150 mmHg）,如能耐受可进一步降低。舒张压若＜9.3 kPa

(70 mmHg)可能产生不利影响。③大多数患者的药物初始剂量宜降低,注意药物不良反应。④常需要两种或更多药物控制血压。由于尼卡地平具有脏器保护功能的优势,对于老年人高血压急症,建议优先使用。⑤注意原有的和药物治疗后出现的直立性低血压。

2.肾功能不全患者

治疗原则为在强效控制血压的同时,避免对肾功能的进一步损害,通常需要联合用药,根据患者的具体情况选择合适的降压药物。血压一般以降至 20.0~21.3/12.0~13.3kPa(150~160/90~100 mmHg)为宜,第 1 小时使平均动脉压下降 10%,第 2 小时下降 10%~15%,在 12 h 内使平均动脉压下降约 25%。选用增加或不减少肾血流量的降压药,首选 ACEI 和血管紧张素 II 受体拮抗药,常与钙通道阻滞药、小剂量利尿药、β 受体阻断药联合应用;避免使用有肾毒性的药物;经肾排泄或代谢的降压药,剂量应控制在常规用量的 1/3~1/2。病情稳定后建议长期联合使用降压药,将血压控制在 < 17.3/10.7 kPa(130/80 mmHg)。

六、常用于高血压急症的药物评价

高血压急症的降压治疗除了选择起效迅速、作用持续时间短、停药后作用消失较快、不良反应小的静脉用药外,为增强降压作用、减少不良反应、保护重要脏器血流,以及出于特殊人群的需要,常需联合使用口服降压药,并且在血压控制后逐步减少静脉用药,转而用口服降压药物长期维持治疗。选择药物时应充分权衡血压与组织灌注、心脏负荷、血管损害、出凝血等的关系,合理控制降压的幅度与速度,考虑各种降压药物的作用和不良反应。

临床上用于降低血压的药物主要分为钙通道阻滞药、ACEI、血管紧张素 II 受体拮抗药、α 受体阻断药、β 受体阻断药、利尿药及其他降压药 7 类,其中常用于高血压急症的静脉注射药物为:硝普钠、尼卡地平、乌拉地尔、二氮嗪、肼苯达嗪、拉贝洛尔、艾司洛尔、酚妥拉明等。其他药物则根据患者的具体情况酌情配合使用,如紧急处理时可选用硝酸甘油、卡托普利等舌下含服;ACEI、血管紧张素 II 受体拮抗药对肾功能不全的患者有很好的肾保护作用;α 受体阻断药可用于前列腺增生的患者;在预防卒中和改善左心室肥厚方面,血管紧张素 II 受体拮抗药均优于 β 受体阻断药;心衰时需采用利尿药联合使用 ACEI、β 受体阻断药、血管紧张素 II 受体拮抗药等药物。

1.硝普钠

能直接扩张动脉和静脉,降压作用迅速,停药后效果持续时间短,可用于各种高血压急症。但是由于快速降低血压的同时也带来一系列不良反应,从而使硝普钠在临床的应用具有一定的局限性。例如其控制血压呈剂量依赖性,同时还可以降低脑血流量,增加颅内压;对心肌供血的影响可引起冠脉缺血,增加急性心肌梗死早期的死亡率。静脉滴注时需密切观察血压,以免过度降压,造成器官组织血流灌注不足。长期或大剂量应用时可导致血中氰化物蓄积中毒,引起急性精神病和甲状腺功能低下等。小儿、冠状动脉或脑血管供血不足、肝肾或甲状腺功能不全者禁用;代偿性高血压、动静脉并联、主动脉狭窄和孕妇禁用。高血压急症伴急性冠状动脉综合征、高血压脑病、急性脑血管病或严重肾功能不全者使用时应谨慎。

2.尼卡地平

尼卡地平为二氢吡啶类钙通道阻滞药,是世界上第一个取得抗高血压适应证的钙通道阻滞药。尼卡地平主要扩张动脉,降低心脏后负荷,对椎动脉、冠状动脉、肾动脉和末梢小动脉的选择性远高于心肌,在降低血压的同时,能改善脑、心脏、肾的血流量,并对缺血心肌具有保护作用。另外,它还具有利尿作用,也不影响肺部的气体交换。基于以上机制,尼卡地平在治疗高血压急症时具有以下特点:降压作用起效迅速、效果显著、血压控制过程平稳、血压波动性小;能有效保护靶器官;不易引起血压的过度降低,用量调节简单、方便;不良反应少且症状轻微,停药后不易出现反跳,长期用药也不会产生耐药性,安全性很好。与硝普钠相比降压效果上近似,而其安全性及对靶器官的保护作用明显优于硝普钠,因而尼卡地平不仅是治疗高血压的一线药物,也是急诊科在处理大多数高血压急症的理想选择。

3.乌拉地尔

选择性 α_1 受体阻断药,具有外周和中枢双重降压作用,起效快,效果显著,不影响心率,无反跳现象,对嗜铬细胞瘤引起的高血压危象有特效。暂不提倡与 ACEI 类药物合用;主动脉峡部狭窄、哺乳期妇女禁用;妊娠妇女仅在绝对必要的情况下方可使用;老年患者需慎用,初始剂量宜小,在脏器供血维持方面欠佳。

4.拉贝洛尔

对 α_1 和 β 受体均有阻断作用,能减慢心率,减少心排血量,减小外周血管阻力。其降压作用温和,效果持续时间较长。特别适用于妊娠高血压。充血性心力衰竭、房室传导阻滞、心率过缓或心源性休克、肺气肿、支气管哮喘、脑出血禁用;肝、肾功能不全、甲状腺功能低下等慎用。

5.艾司洛尔

选择性 β_1 受体阻断药,起效快,作用时间短。能减慢心率,减少心排血量,降低血压,特别是收缩压。支气管哮喘、严重慢性阻塞性肺病、窦性心动过缓、二至三度房室传导阻滞、难治性心功能不全、心源性休克及对本品过敏者禁用。

（谷元奎）

第四节　主动脉夹层

主动脉夹层指主动脉腔内的血液通过内膜的破口进入主动脉壁中层而形成的血肿。急性主动脉夹层是一种不常见、但有潜在生命危险的疾病,如不予以治疗,早期死亡率很高。及时进行适当的药物和(或)手术治疗,可明显提高生存率。

一、病因与发病机制

任何破坏中层弹性或肌肉成分完整性的疾病都可使主动脉易患夹层分离。中层胶原及弹性硬蛋白变性所致的中层退行性变是首要的易患因素。囊性中层退行病变是多种遗传性结缔组织缺陷（马凡和 Ehlers Danlos 综合征）的内在特点。年龄增长和高血压可能是中层退行病变两个重要因素。主动脉夹层的好发年龄为 60~70 岁,男性为女性发病率的 2 倍。某些其他先天性心血管畸形,如主动脉瓣单瓣畸形和主动脉缩窄也易并发主动脉夹层。另外,动脉内导管术及主动脉球囊反搏等诊疗操作也可能引起主动脉夹层。

主动脉夹层开始于主动脉内膜撕裂,血液穿透病变中层,将中层平面一分为二,主动脉壁即出现夹层。由于管腔压力不断推动,分离过程沿主动脉壁推进,典型的为顺行推进,即被主动脉血流向前的力推动,有时也可见从内膜撕裂处逆向推进。主动脉壁分离层之间被血液充盈的空间成为一个假腔,剪切力可能导致内膜进一步撕裂,为假腔内的血流提供出口或额外的进口。假腔可由于血液充盈而扩张,引起内膜突入真腔内,使血管腔狭窄变形。

二、分类

绝大多数主动脉夹层起源于升主动脉和/或降主动脉。主动脉夹层有三种主要的分类方法,对累及的主动脉的部位及范围进行定义（表 13-2,图 13-13）。考虑预后及治疗的不同,所有这三种分类方法都是基于主动脉夹层是否累及升主动脉而定。一般而言,夹层分离累及升主动脉有外科手术指征,而对那些未累及升主动脉的夹层分离可考虑药物保留治疗。

表 13-2　常用的主动脉夹层分类方法

分类	起源和累及的主动脉范围
DeBakey 分类法	
Ⅰ型	起源于升主动脉,扩展至主动脉弓或其远端
Ⅱ型	起源并局限于升主动脉
Ⅲ型	起源于降主动脉沿主动脉向远端扩展
Stanford 分类法	
A 型	所有累及升主动脉的夹层分离
B 型	所有不累及升主动脉的夹层分离
解剖描述分类法	
近端	包括 DeBakey Ⅰ型和Ⅱ型,Stanford 法 A 型
远端	包括 DeBakey Ⅲ型,Stanford 法 B 型

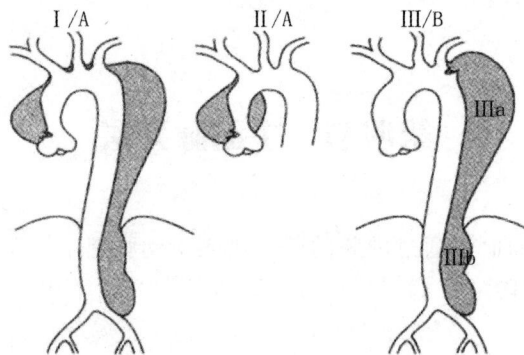

图 13-13　主动脉夹层分类

Ⅰ/A:DeBakey Ⅰ型/StanfordA 型;Ⅱ/A:DeBakey Ⅱ型/StanfordA 型;Ⅲ/B:DeBakey Ⅲ型/StanfordB 型

三、诊断

（一）临床表现特点

1.症状

急性主动脉夹层最常见的症状是剧烈疼痛,而慢性夹层分离多数可能并无疼痛。典型的疼痛突然发生,开始时即为剧痛。患者主诉疼痛呈撕裂、撕扯或刀刺样。当夹层分离沿主动脉伸展时,疼痛可沿着夹层分离的走向逐步向其他部位转移。疼痛部位对判断主动脉夹层的部位有帮助,因为局部的症状通常反应累及的主动脉。如胸痛只在前胸部,或最痛之处在前胸部,提示夹层绝大多数累及升主动脉。如胸痛只在肩胛之间,或最痛之处在肩胛之间,则绝大部分累及降主动脉。颈、喉、颌、面部的疼痛强烈提示夹层累及升主动脉。另外,疼痛在背部的任何部位,或腹部和下肢,强烈提示累及降主动脉。

其他一些不常见情况包括充血性心力衰竭、晕厥、脑血管意外、缺血性周围神经病变、截瘫、猝死等。急性充血性心力衰竭几乎均由近端主动脉夹层所致的严重主动脉瓣反流引起。无神经定位体征的晕厥占主动脉夹层的 4%～5%,一般需紧急外科手术。

2.体征

在一些病例中,单纯的体检结果就足以提示诊断,而在另外一些情况下,即使存在广泛的主动脉夹层,相应的体征也不明显。远端主动脉夹层患者 80%～90% 以上存在高血压,但在近端主动脉夹层患者中高血压较少见。近端主动脉夹层患者与远端主动脉夹层患者相比更易发生低血压。低血压通常是由于心包填塞、胸腔或腹腔内动脉破裂所致。与主动脉夹层相关的最典型体征如脉搏短缺、主动脉反流杂音、神经系统表现更多见于近端夹层分离。急性胸痛伴脉搏短缺（减弱或缺如）强烈提示主动脉夹层。近端主动脉夹层分离中约 50% 有脉搏短缺,而远端主动脉夹层中只占 15%。

主动脉瓣反流是近端主动脉夹层的重要并发症,一些病例可听到主动脉瓣反流杂音。与近端主动脉夹层相关的主动脉瓣膜反流杂音常呈乐音样,胸骨右缘比胸骨左缘听诊更清晰。根据反流的严重程度不同,可能存在其他主动脉瓣关闭不全的周围血管征象,如水冲脉和脉压增宽。

许多疾病的表现可酷似主动脉夹层,包括急性心肌梗死或严重心肌缺血,非主动脉夹层引起的急性主动脉反流,非夹层分离引起的胸主动脉瘤、腹主动脉瘤、心包炎、肌肉骨骼痛或纵隔肿瘤。

(二)实验室和其他辅助检查特点

临床上,一旦诊断上已怀疑主动脉夹层,必须迅速并准确地确定诊断。目前可用的诊断方法包括主动脉造影、造影增强 CT 扫描、磁共振成像(MRI)、经胸或经食管的心脏超声。

1. 胸片

最常见的异常是主动脉影变宽,占病例的 80%～90%,局限性的膨出往往出现于病变起源部位。一些病例可出现上纵隔影变宽。如见主动脉内膜钙化影,则可估测主动脉壁的厚度,正常为 2～3 mm,如主动脉壁厚度增加到 10 mm 以上,高度提示主动脉夹层(图 13-14)。虽然绝大多数患者有一种或多种胸片的异常表现,但相当部分患者胸片改变不明显。因此,正常的 X 线胸片绝不能排除主动脉夹层。

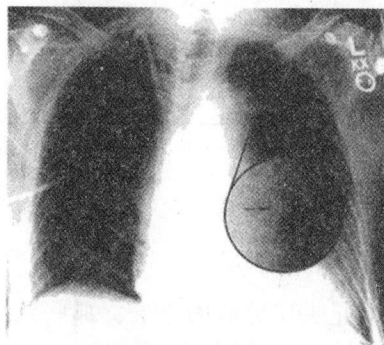

图 13-14 主动脉夹层,胸片可见主动脉内膜
钙化影与主动脉影外侧缘相距 10 mm 以上

2. 主动脉造影

逆行主动脉造影是主动脉夹层的最可靠诊断技术,如考虑行手术治疗或血管内支架治疗,术前须行主动脉造影。血管造影诊断主动脉夹层的直接征象包括主动脉双腔或分离内膜片,提示夹层分离的间接征象包括主动脉腔变形、主动脉壁变厚、分支血管异常,以及主动脉瓣反流。主动脉造影的主要优点在于能明确主动脉夹层和累及的分支血管范围,也能显示主动脉夹层的一些主要并发症,如假腔内血栓和主动脉瓣反流。

3. 计算机体层摄影(CT)

增强 CT 扫描时,如发现内膜片分割或以造影剂密度差来区分的两个明显的主动脉腔时即可诊断主动脉夹层。与主动脉造影不同,CT 扫描的优点在于它是无创的,但需要使用静脉内造影剂。CT 还有助于识别假腔内的血栓,发现心包积液。但 CT 扫描不能可靠地发现有无主动脉瓣反流和分支血管病变。

4. 磁共振成像(MRI)

MRI 特别适用于诊断主动脉夹层,能显示主动脉夹层的真假腔、内膜的撕裂位置、剥离的内膜片和可能存在的血栓等。MRI 是无创性检查,也不需使用静脉内造影剂从而避免了离子辐射。虽然 MRI 以其高度的准确性成为目前无创性诊断主动脉夹层的主要标准,但它存在一些缺点,如对已植入起搏器、血管夹、人工金属心脏瓣膜和人工关节患者禁忌。MRI 也仅提供有限的分支血管图像,不能可靠地识别主动脉瓣反流的存在。另外,由于显影所需时间较长,急性主动脉夹层患者行 MRI 有风险。

5. 超声心动图(UCG)

对诊断升主动脉夹层具有重要意义,且易识别并发症(如心包积血、主动脉瓣关闭不全和胸腔积血等）。在 M 型超声中可见主动脉根部扩大，夹层分离处主动脉壁由正常的单条回声带变成两条分离的回声带。在二维超声中可见主动内分离的内膜片呈内膜摆动征，主动脉夹层形成主动脉真假双腔征。有时可见心包或胸腔积液。多普勒超声不仅能检出主动脉夹层管壁双重回声之间的异常血流，而且对主动脉夹层的分型、破口定位及主动脉瓣反流的定量分析都具有重要的诊断价值。经食管超声心动图（TEE）克服了经胸廓 UCG 的一些局限性。它可以采用更高频率的超声检查，从而提供更好的解剖细节。

几种影像方法都各有其特定的优缺点。在选择时，必须考虑各种检查的准确性、安全性和可行性（表 13-3）。

表 13-3　几种影像学方法诊断主动脉夹层的性能

诊断性能	ANGIO	CT	MRI	TEE
敏感性	++	++	+++	+++
特异性	+++	+++	+++	++/+++
内膜撕裂部位	++	+	+++	+
有无血栓	+++	++	+++	++
有无主动脉关闭不全	+++	－	+	+++
心包积液	－	++	+++	+++
分支血管累积	+++	+	++	+
冠状动脉累及	++	－	－	++

注：+++极好，++好，+一般，－无法检测。ANGLO：主动脉造影；CT：计算机体层摄影；MRI：磁共振成像 TEE：经食管超声心动图

四、治疗

治疗主动脉夹层的主要目的在于阻止夹层分离的进展。那些致命的并发症并不是内膜撕裂本身，而是随之而来的主动脉夹层的并发症，如分离主动脉破裂、急性主动脉瓣关闭不全、急性心包压塞等。如果不进行及时、适当的治疗，主动脉夹层有很高的死亡率。

1. 紧急内科处理

所有高度怀疑有急性主动脉夹层的患者必须予以监护。首要的治疗目的在于解除疼痛并将收缩压降至 13.3～14.7 kPa(100～110 mmHg)[平均动脉压为 8.0～9.3 kPa(60～70 mmHg)]。无论是否存在疼痛和高血压，均应使用 β 受体阻滞剂以降低 dp/dt。对可能要进行手术的患者要避免使用长效降压药物，以免使术中血压控制变得复杂。疼痛本身可以加重高血压和心动过速，可静注吗啡以缓解疼痛。

硝普钠对紧急降低动脉血压十分有效。开始滴速 20 μg/min，然后根据血压反应调整滴速，最高可达 800 μg/min。当单独使用时，硝普钠可能升高 dp/dt，这一作用可能潜在地促进夹层分离的扩展。因此，同时使用足够剂量的 β 受体阻滞剂十分必要。

为了迅速降低 dp/dt，应静脉内剂量递增地使用 β 受体阻滞剂，直至出现满意的 β 受体阻滞效应（心率 60～70 次/分）。超短效 β 受体阻滞剂艾司洛尔对动脉血压不稳定准备行手术治疗的患者十分有用，因为如果需要可随时停用。当存在使用 β 受体阻滞剂的禁忌证，如窦缓，二度或三度房室传导阻滞，充血性心力衰竭，气管痉挛，应当考虑使用其他降低动脉压和 dp/dt 的药物，如钙通道阻滞剂。

当分离的内膜片损害一侧或双侧肾动脉时，可引起肾素大量释放，导致顽固性高血压。在这种情况下可静脉内注射血管紧张素转化酶（ACE）抑制剂。

如果患者血压正常而非高血压，可单独使用 β 受体阻滞剂降低 dp/dt，如果存在禁忌证，可选择使用非二氢吡啶类钙阻滞剂，如地尔硫草或维拉帕米。

如果可疑主动脉夹层的患者表现为严重低血压，提示可能存在心包填塞或主动脉破裂，应快速扩容。如果迫切需要升压药治疗顽固性低血压，可使用去甲肾上腺素。

治疗后一旦患者情况稳定，应立即进行诊断检查。如果病情不稳定，优先使用 TEE，因为它能在急诊

室或重症监护病房床边操作而不需停止监护和治疗。如果一个高度可疑夹层分离的患者病情变得极不稳定,很可能发生了主动脉破裂或心包填塞,患者应立即送往手术室而不是进行影像学诊断。在这种情况下可使用术中 TEE 确定诊断,同时指导手术修补。

2. 心包填塞的处理

急性近端主动脉夹层经常伴有心包填塞,这是患者死亡的最常见原因之一。心包填塞往往是主动脉夹层患者低血压的常见原因。在这种情况下,在等待外科手术修补时通常应进行心包穿刺以稳定病情。

3. 外科手术治疗

主动脉夹层的手术指征见表 13-4。应该尽可能在患者就诊之初决定是否手术,因为这将帮助选择何种诊断检查方法。手术目的包括切除最严重的主动脉病变节段,切除内膜撕裂部分,通过缝合夹层分离动脉的近端和远端以闭塞假腔的入口。下列因素增加患者的手术风险:高龄、伴随其他严重疾病(特别是肺气肿)、动脉瘤破裂、心包填塞、休克、心肌梗死、脑血管意外等。

表 13-4　主动脉夹层外科手术和药物治疗的指征

手术指征	药物治疗指征
1. 急性近端夹层分离	1. 无并发症的远端夹层分离
2. 急性远端夹层分离伴下列情况之一	2. 稳定的孤立的主动脉弓夹层分离
• 重要脏器进行性损害	3. 稳定的慢性夹层分离
• 主动脉破裂或接近破裂	
• 主动脉瓣反流	
• 夹层逆行进展至升主动脉	
• 马凡综合征并发夹层分离	

4. 血管内支架技术

使用血管内介入技术可治疗主动脉夹层的高危患者。例如,夹层分离累及肾动脉或内脏动脉时手术死亡率超过 50%,血管内支架置入可降低死亡率。带膜支架植入血管隔绝术主要适用于 stanford B 型夹层。

五、长期治疗和随访

主动脉夹层患者晚期并发症包括主动脉反流、夹层分离复发、动脉瘤形成或破裂。无论住院期间采用手术还是药物治疗,长期药物治疗以控制血压和 dp/dt 对所有主动脉夹层存活患者都适用。主动脉夹层患者随访评估包括反复认真的体格检查,定期胸片检查和一系列影像学检查包括 TEE,CT 扫描或 MRI。患者刚出院的 2 年内危险性最高,后危险性逐步降低。因此,早期经常的随访十分重要。

(谷元奎)

第五节　急性病毒性心肌炎

急性病毒性心肌炎是指嗜心性病毒感染引起的,以心肌非特异性间质性炎症为主,伴有心肌细胞变性、溶解或坏死病变的心肌炎。病变可累及心脏传导和起搏系统,亦可累及心包膜。临床上以肠道病毒(如柯萨奇病毒 B 组 2、4 两型最多见,其次为 5、3、1 型及 A 组的 1、4、9、16、23 型,艾柯病毒和脊髓灰质炎病毒等)和流感病毒较为常见。此外,麻疹、腮腺炎、乙型脑炎、肝炎和巨细胞病毒等也可引起心肌炎。

一、发病机制

病毒如何引起心肌损伤的机制迄今尚未阐明,可能途径包括:

1.病毒直接侵犯心肌

病毒感染后可引起病毒血症,经血流直接侵犯心肌,导致心肌纤维溶解、坏死、水肿及炎性细胞浸润。有人认为,急性暴发性病毒性心肌炎和病毒感染后1～4周内猝死者,病毒直接侵犯心肌可能是主要的发病机制。

2.免疫变态反应

对于大多数病毒性心肌炎,尤其是慢性心肌炎,目前认为主要是通过免疫变态反应而致病。参与免疫反应可能是病毒本身,也可能是病毒-心肌抗体复合物。既有体液免疫参与,又有细胞免疫参与。此外,患者免疫功能低下在发病中也起重要作用。

二、诊断

(一)临床表现特点

(1)起病前1～3周内常有上呼吸道或消化道感染史。

(2)心脏受累表现:心悸、气促、心前区疼痛等。体检,轻者心界不扩大,重者心浊音界扩大,心率增快且与体温升高不相称,可出现舒张期奔马律,心律失常以频发早搏多见,亦可表现为房室传导阻滞,以至出现心动过缓、心尖区第一心音低钝。可闻及收缩期吹风样杂音。重症患者可短期内出现心衰或心源性休克,少数因严重心律失常而猝死。

(3)老幼均可发病,但以儿童和年轻人较易发病。

(二)实验室检查及其他辅助检查特点

(1)心电图常有各种心律失常表现,以心室性早搏最常见,其次为房室传导阻滞、束支及室内阻滞、心动过速等。心肌损害可表现为ST段降低、T波低平或倒置、Q-T间期延长等。暴发性病毒性心肌炎可有异常Q波、阵发性室性心动过速、高度房室传导阻滞,甚至心室颤动等。心电图改变对心肌炎的诊断并无特异性。

(2)血清酶学检查可有CK及其同工酶(CK-MB)、AST或LDH及其同工酶(LDH1)增高。

(3)X线、超声心动图检查示心脏轻至中度增大,搏动减弱,有时可伴有心包积液,此时称心肌心包炎。

(4)血白细胞可轻至中度增多,血沉加速。

(5)从咽拭、尿、粪、血液及心包穿刺液中分离出病毒,且在恢复期血清中同型病毒抗体滴度较初期或急性期(第一份)血清升高或下降4倍以上,可认为是新近有病毒感染。

诊断病毒性心肌炎必须排除可能引起心肌损害的其他疾病,常见的如风湿性心肌炎、中毒性心肌炎、结缔组织和代谢性疾病所致心肌损害,以及原发性心肌病等。

三、治疗

目前对急性病毒性心肌炎尚缺乏特异性治疗方法,但多数患者经过一段时间休息及对症治疗后能自行痊愈,少数可演变为慢性心肌炎或遗留不同程度心律失常表现,个别暴发型重症病例可导致死亡。本病主要治疗措施如下。

1.充分休息,防止过劳

本病一旦确诊,应卧床休息,进食易消化和富含维生素、蛋白质的食物。充分休息在急性期应列为主要治疗措施之一。早期不重视卧床休息,可能会导致心脏进行性增大和带来较多的后遗症,一般需休息3个月左右。心脏已经扩大或曾出现过心功能不全者应延长至半年,直至心脏不再缩小、心功能不全症状消失后,在密切观察下逐渐增加活动量,恢复期仍应适当限制活动3～6个月。

2.酌情应用改善心肌细胞营养与代谢的药物

辅酶A 50～100 U或肌苷200～400 mg,每日1～2次,肌注或静注;细胞色素C 15～30 mg,每日1～2次,静注,该药应先皮试,无过敏者才能注射。ATP或三磷酸胞苷(CTP)20～40 mg,每日1～2次,肌注,前者尚有口服或静脉制剂,剂量相同。辅酶Q_{10},每日30～60 mg,口服;或10 mg,每日2次,肌注及静注。FDP5～10 g,每日 1～2 次,静滴,对重症病毒性心肌炎可能有效。一般情况下,上述药物视病情可适当搭配或联合应用 2 或 3 种即可,10～14 d 为一疗程。此外,极化液疗法:氯化钾 1～1.5 g,普通胰岛素 8～12 U,加入 10％葡萄糖液 500 mL 内,每日 1 次,静滴,尤适用于频发室性早搏者。在极化液基础上再加入 25％硫酸镁 5～10 mL,对快速型心律失常疗效更佳,7～14 d 为一疗程。大剂量维生素 C,每日 5～10 g 静滴,以及丹参酮注射液40～80 mg,分 2 次加入 50％葡萄糖液 20 mL 内静注或稀释后静滴,连用 2 周,也有一定疗效。

3.肾上腺皮质激素

激素有抑制炎性反应、降低血管通透性、减轻组织水肿及抗过敏作用,但可抑制免疫反应和干扰素的合成、促进病毒繁殖和炎症扩散、加重心肌损害,因此应用激素有利有弊。为此,多数学者主张病毒性心肌炎急性期,尤其是最初 2 周内,病情并非危重者不用激素。但短期内心脏急剧增大、高热不退、急性心衰、严重心律失常、休克、全身中毒症状严重合并多脏器损害或高度房室传导阻滞者,可试用地塞米松,每日 10～30 mg,分次静注,或用氢化可的松,每日 200～300 mg,静滴,连用 3～7 d,待病情改善后改口服,并迅速减量至停,一般疗程不宜超过 2 周。若用药 1 周仍无效,则停用。激素对重症病毒性心肌炎有效,其可能原因与抑制了心肌炎症、水肿,消除过度、强烈的免疫反应和减轻毒素作用有关。

4.抗生素

急性病毒性心肌炎可使用广谱抗生素,如氨苄西林、头孢菌素等,以防止继发性细菌感染,因后者常是诱发病毒感染的条件,特别是流感、柯萨奇及腮腺炎病毒感染,且可加重病毒性心肌炎的病情。

5.抗病毒药物

疗效不肯定,因为病毒性心肌炎主要是免疫反应的结果。即使是由于病毒直接侵犯所致,但抗病毒药物能否进入心肌细胞内杀灭病毒也尚有疑问。流感病毒所致心肌炎可试用吗啉胍(ABOB)100～200 mg,每日 3 次;金刚胺 100 mg,每日 2 次。疱疹病毒性心肌炎可试用阿糖胞苷和利巴韦林(三氮唑核苷),前者剂量为每日 50～100 mg,静滴,连用 1 周;后者为 100 mg,每日 3 次,视病情连用数日至 1 周,必要时亦可静滴,剂量为每日 300 mg。此外,中草药如板蓝根、连翘、大青叶、黄连、黄芩、虎杖等也具抗病毒作用。

6.免疫调节剂

(1)人白细胞干扰素 1.5 万～2.5 万 U,每日 1 次,肌注,7～10 d 为一疗程,间隔 2～3 d,视病情可再用 1～2 个疗程。

(2)应用基因工程制成的干扰素 100 万 U,每日 1 次,肌注,2 周为一疗程。

(3)聚肌胞(ploy:c),每日 1～2 mg,每 2～3 d 1 次,肌注,2～3 个月为一疗程。

(4)简化胸腺素 10 mg,每日肌注 1 次,共 3 个月,以后改为 10 mg,隔日肌注 1 次,共半年。

(5)免疫核糖核酸(IRNA)3 mg,每 2 周 1 次,皮下注射或肌注,共 3 个月,以后每月肌注3 mg,连续 6～12 个月。

(6)转移因子(TF)1 mg,加注射水 2 mL,每周 1～2 次,于上臂内侧或两侧腋部皮下或臀部肌注。

(7)黄芪有抗病毒及调节免疫功能,对干扰素系统有激活作用,在淋巴细胞中可诱生 γ 干扰素,还能改善内皮细胞生长及正性肌力作用,可口服、肌注或静脉内给药。用量为黄芪口服液(每支含生黄芪 15 g)1 支,每日 2 次,口服;或黄芪注射液(每支含生黄芪 4 g/2 mL)2 支,每日 1～2 次,肌注;或在 5％葡萄糖液 500 mL 内加黄芪注射液 4～5 支,每日 1 次,3 周为一疗程。

7.纠正心律失常

基本上按一般心律失常治疗。对于室性早搏、快速型心房颤动可用胺碘酮 0.2 g,每日 3 次,1～2 周后或有效后改为每日 0.1～0.2 g 维持。阵发性室性心动过速、心室扑动或颤动,应尽早采用直流电电击复律,亦可迅速静注利多卡因 50～100 mg,必要时隔 5～10 min 后再注,有效后静滴维持 24～72 h。心动过缓可用阿托品治疗,也可加用激素。对于莫氏Ⅱ型和Ⅲ度房室传导阻滞,尤其有脑供血不足表现或有阿—斯综合征发作者,应及时安置人工心脏起搏器。

8.心衰和休克的防治

重症急性病毒性心肌炎可并发心衰或休克。有心衰者应给予低盐饮食、供氧,视病情缓急可选用口服或静注洋地黄类制剂,但剂量应控制在常规负荷量的 1/2～2/3,必要时可并用利尿剂、血管扩张剂和非洋地黄类正性肌力药物,同时注意水、电解质平衡。

(李东旭)

第六节　心包积液与心包填塞

一、心包积液

心包积液可出现于所有急性心包炎中,为壁层心包受损的反应。临床上可无症状,但如果液体积聚导致心包腔内压升高而产生心脏压迫则可出现心脏压塞。继发于心包积液的心包腔内压力升高与以下几个因素有关:①绝对的积液量。②积液产生的速度。③心包本身的特性。正常人心包腔容纳 15～50 mL 液体,如液体积聚缓慢,心包伸展,心包腔内可适应多达 2 L 液体而不出现心包腔内压升高。然而,正常未伸展的心包腔能适应液体快速增长而仍能维持心包腔内压力-容量曲线在平坦部分的液量仅 80～200 mL。如液体迅速增加超过 150～200 mL,则心包腔内压力会显著上升。如心包因纤维化或肿瘤浸润而异常僵硬则很少量的积液也会使心包腔内压力显著升高。

(一)无心脏压塞的心包积液

无论何种心包积液,它的临床重要性依赖于:①是否出现因心包腔内压力升高而致的血流动力学障碍。②全身性病变的存在及其性质。对疑有急性心包炎患者使用超声心动图来确定心包积液是相当可靠的,因为存在心包积液即使不能诊断也提示心包有炎症。除非有心脏压塞或因诊断需要分析心包积液如急性细菌性心包炎,否则无指征行心包穿刺术。

(二)慢性心包积液

为积液存在 6 个月以上,可出现在各类型的心包疾病中。通常患者可有惊人的耐受力而无心脏受压的症状,常在常规胸部 X 线片检查中发现心影异常增大。慢性心包积液尤好发于以往有特发性病毒性心包炎、尿毒性心包炎和继发于黏液水肿或肿瘤的心包炎患者中。慢性心包积液也可发生在慢性心力衰竭、肾病综合征和肝硬化等各种原因引起的水、钠潴留时且可与腹水、胸腔积液同时出现。有报道,3% 原发性心包疾病患者的初始表现为大量特发性慢性心包积液,其中女性更多见。慢性心包积液的处理,部分依赖于其病因且必须除外隐匿性甲状腺功能减退。无症状、稳定的且是特发性积液的患者除避免抗凝外常不需要特异性治疗。

二、心脏压塞

心脏压塞是由于心包腔内液体积聚引起心包内压力增加所造成。其特征有:①心腔内压力升高。②进行性限制了心室舒张期充盈。③每搏量和心排血量降低。

(一)心导管检查

心导管检查在确定心包积液时血流动力学变化的重要性中是非常有价值的。除非患者处于垂危的紧急状况,有学者喜欢在右心及结合心包穿刺术在心包腔内插入导管。心导管检查可以:①提供心脏压塞绝对肯定的诊断。②测定血流动力学的受损情况。③通过心包抽液血流动力学改善的证据来指导心包穿刺抽液。④可以测定同时并存的血流动力学异常,包括左心衰竭、渗出-缩窄性心包炎和在恶性积液的患者中未料到的肺动脉高压。

心导管检查一般均显示,右心房压升高伴特征性的保持收缩期 X 倾斜而无或仅有一小的舒张期 Y 倾斜。若同步记录心包内压力和右心房压力,显示二者压力几乎一致升高。吸气时二者压力同时下降,在 X 倾斜的收缩期射血时间里,心包内压力略低于右心房压力。如果心包内的压力不高或右心房和心包内压力不一致,则心脏压塞的诊断必须重新考虑。

右心室舒张中期压力是升高的,与右心房和心包内压力相等,但没有缩窄性心包炎的"下陷-高平原"的特征性表现。因为右心室和肺动脉的收缩压等于右心室和心包内压力之和,故右心室和肺动脉收缩压常有中等度升高,其范围为 4.7～6.7 kPa(35～50 mmHg)。在心脏严重受压的病例中,右心室收缩压可以下降,仅略高于右心室舒张压。

通常肺嵌压和左心室舒张压是升高的,若同步记录心包内压力则三者压力相等。呼气时肺嵌压常略高于心包内压力,所形成的压力阶差可促进左心充盈。呼气时肺嵌压暂时的降低超出心包内压力的下降,则肺静脉循环和左心之间的压力阶差降低或消失。在严重左心室功能减退或左心室肥厚和左室舒张压升高的患者中,在心包内和右心房压力相等但低于左心室舒张压时即可发生心脏压塞。根据心脏受压的严重程度,左心室收缩压和主动脉压力可以正常或降低。

通过动脉内插管和压力测定可以很容易地证明有奇脉。同步记录体动脉和右心室压力显示,二者在吸气的变化是超出时相范围之外的。每搏量通常有明显降低,由于心动过速的代偿作用,心排血量可以正常,但在严重心脏压塞时可以明显降低。体循环阻力常常是升高的。

如果在心导管检查前,超声心动图已显示心脏压塞的图像,则心血管造影检查对诊断无特殊意义。在心脏不很正常的病例中,右心室和左心室的舒张末期容量通常是降低的,而射血分数是正常或升高的。

心包抽液后的最初结果是心包内、右心房、右心室和左心室舒张压一致降低,然后心包内压力再低于右心房压。右心房压力波形重新出现 Y 倾斜,继续抽液可以使心包内压力降至零点水平并随胸腔内压力的变化而波动。由于心包的压力容量曲线很陡直,心包液体只要抽取 50～100 mL 就可使心包内压力直线下降且体动脉压力和心排血量改善,奇脉消失。随心包内压力下降通常伴尿量增多,这与增加心排血量和心房钠尿肽的释放有关。

如果心包内压力降至零或负值而右心房压力仍升高,则应高度考虑到渗出-缩窄性心包炎,尤其是肿瘤或曾放疗过的患者。在成功的心包穿刺抽液后右心房压持续升高的其他原因依次为心脏压塞伴以往有左心室功能减退、肺高压和右心房高压、三尖瓣病变及限制型心肌病。在怀疑有恶性病变的患者中,源于肺微血管肿瘤的肺动脉高压是右心房压持续升高的一个重要原因,并且在心包积液完全引流后气急症状亦不能缓解。在肿瘤病变的患者中,必须对心脏压塞和上腔静脉综合征加以区别。因为在肿瘤患者中,以上病变可单独存在亦可并存在上腔静脉梗阻的患者中,由于存在颈静脉压力升高和由呼吸窘迫造成的奇脉可能疑有心脏压塞。在这种情况(不伴有心脏压塞)下,上腔静脉压显著升高,超过右心房和下腔静脉压伴搏动减弱。由于心脏压塞及其他引起中心静脉压升高的原因同样可以改变呼吸对腔静脉内血流的波动,故二维和多普勒超声心动图不能鉴别这些情况。如果肿瘤患者心脏压塞缓解后颈静脉压力持续升高,反映出上腔静脉和右心房之间有压力阶差,应考虑上腔静脉梗阻,用放射治疗可能有效。

(二)心包穿刺术

当为患者做心包穿刺或心包切开术时,所做的血流动力学支持准备中应包括静脉内补充血液、血浆或盐水。已证明,扩容的理论基础是能延缓右心室舒张塌陷和血流动力学恶化的出现。在实验性心脏压塞中给予去甲肾上腺素和多巴酚丁胺能显著促使心排血量和氧的传递大量增加,从而延缓组织缺氧的出现。也曾在实验性心脏压塞中使用过血管扩张药、肼屈嗪和硝普钠,通过降低增高的体循环阻力来促使心排血量增加。给心脏压塞患者应用血管扩张药的同时给予扩容必须非常谨慎,因为对处于临界或明显低血压的患者可能有危险。β受体阻滞药应避免使用,因为提高肾上腺素活性能帮助维持心排血量。正压通气尽可能避免,因已证实它能进一步降低心脏压塞患者的心排血量。

已达压塞压力的心包渗液可采用以下方法清除之:①用针头或导管经皮心包穿刺。②经剑突下切开心包。③部分或广泛的外科心包切除。自 1840 年维也纳内科医师 Franz Schuh 首次演示了心包穿刺术以来,该手术虽已普遍运用,但有关其确切的指征尚存在相当大的争议。心包穿刺术的益处在于能迅速缓解心脏压塞和有机会获得在心包抽液前后准确的血流动力学测量。经皮心包穿刺术的主要危险是可戳破心脏、动脉或肺。20 世纪 70 年代以前，心包穿刺通常是在床边用尖针盲目进行的，没有血流动力学或超声心动图的监测，死亡或危及生命的并发症发生率高达 20%。

（三）心包穿刺术的危险性和并发症

目前心包穿刺术远较 10 年前安全，由有经验的手术者完成时，产生危及生命并发症的危险性一般 <5%。当患者有大量渗液时，超声心动图显示轮廓清晰，前心包有 10 mm 以上的清晰腔隙，穿刺极易成功，且无并发症。近年来的一些心包穿刺经验指出，操作通常应在有血流动力学监测下进行，包括右心及心包腔内压力。由此可：①提供在试图做心包穿刺术前存在心脏压塞的生理改变证据。②排除其他能同时引起颈静脉压力升高的重要原因，诸如渗出-缩窄改变、上腔静脉梗阻、左心室衰竭。在缺乏理想的血流动力学监测或术前超声心动图证实存在大量前后心包渗液的情况下，很少有理由可在床边盲目地用针头行心包穿刺术。

心包穿刺术在下列患者中看来不能改善血流动力学或可使病情恶化：①急性创伤性心包出血，血液流进心包腔与被抽吸出的速度相同。②少量心包渗出，估计积液量<20 mL。③超声心动图示前心包无渗液。④包裹性渗液。⑤手术后除液体外血凝块和纤维蛋白充满了纵隔或心包腔。继发于撕裂、心脏刺伤、左心室壁或主动脉瘤裂缝所致的急性心包出血，在心包放液后是会迅速复发的。这种操作应仅作为对需做心脏或主动脉修补的外科心包探查术之前急诊拖延时间的方法。对由化脓性心包炎引起的压塞患者常可采用外科引流，以便能大量的引流，另可用于怀疑或已确认的结核性心包炎患者，以便能将心包活检标本做细菌学和组织学检查。在缓解心脏压塞后一个可能很少发生但又重要的并发症是突然发生心室扩张和急性肺水肿，其机制可能是在心室功能障碍的情况下，随着心包压缩的缓解，突然增加了肺静脉血流所致。

（四）心包扩开术和心包切除术

1. 经皮球囊心包扩开

经皮球囊心包扩开技术由 Palacios 等提出，且对在多中心登记这一操作的最初 50 例经验作了报道，这一组病例或是大量心包积液或是心脏压塞，大部分（88%）有恶性肿瘤史。球囊心包扩开术作为经皮心包穿刺抽液术的一部分与之同时进行，在做心包积液测量和取样做细胞学检查，以及其他研究之后，留约 200 mL 的液体在心包腔内。在将进入心包的通道进一步扩张后，将一直径 20 mm、长 3 cm 的扩张球囊（Mansfield）沿导引钢丝送入，骑跨在心包壁层，手动扩张球囊，造成心包撕裂（"开窗"）。有时候另做一心包穿刺行球囊撕裂。在心包扩开后，心包导管重新沿着导引钢丝插入，引流所有剩余液体。应在手术24 h 做超声心动图和胸部 X 线片监测左侧胸腔积液情况，并每月随访 1 次。

对 46 例（92%）心包扩开术后压塞缓解成功的患者作了 3 个月的短期随访，由于压塞复发，2 例需要早期手术，2 例需后期手术。并发症包括冠状动脉撕裂，占 2%；发热，占 12%；以及产生胸腔积液（推测是与心包引流有关的）在 30 d 内需要胸前穿刺或放置胸管者，占 16%。因此，认为这是一种对大量心包渗出伴有压塞的新颖而有前途的处理方法。然而，心包扩开术后早期的发病率明显高于前面所述的前瞻性观察 50 例做心包穿刺抽液辅以真空吸引完全引流的方法。对处理伴有血流动力学损害的大量心包渗出，经皮导管心包穿刺术、球囊心包扩开术及外科剑突下心包切开术三者之间的长期疗效尚未在前瞻性实验中进行过比较。

经皮导管心包穿刺术、球囊心包扩开术及外科剑突下心包切开术三者之间的长期疗效尚未在前瞻性实验中进行过比较。

2. 外科心包切开术

对不需要做广泛心包切除的患者可在剑突下做一小的心包切口，在加压下完成外科心包排液。剑突下心包切开常可在局麻下完成。在并非窘迫的患者中，手术通常在事先未做过姑息性心包抽液下进行，因此时心包腔是扩张的。在剑突下由腹白线做一纵行小切口后，将横膈和心包与胸骨分离，横膈向下回缩使前心包直接暴露。可看到具张力的壁层心包，在心包上做一小切口，切除一小片心包以便引流，将管子插入心包腔做胸腔外引流,随重力流入无菌容器中。

对以上描述的手术应避免剑突下心包开窗这个名词,因为它易与小块心包切除术相混淆,它常是指胸膜心包窗或心包窗。经左胸腔做小块心包切除术使心包腔向左侧胸腔引流,不切除所有接触到的心包组织。完全心包切除术是从右侧膈神经到左侧肺静脉(剩下左侧膈神经),再从大血管到纵隔的心包全部被切除,而部分心包切除术则是限于大血管部分。

(李东旭)

第七节　充血性心力衰竭

充血性心衰亦称为慢性心衰或慢性心功能不全。它是指慢性原发性心肌病变和心室因长期压力或容量负荷过重,致心肌收缩力减弱,心室顺应性降低,导致心排血量降低。早期机体通过各种代偿机制,包括根据 Frank-Starling 定律的内在反射机制,即当心排血量减少导致心室舒张末期容量和室壁张力增加,心腔扩大时,使心肌细胞伸张增加,在适当范围内可使心肌收缩力增加;通过颈动脉窦及主动脉弓压力感受器,反射性地兴奋交感-肾上腺素系统的外在后备机制,提高心率和加强心肌收缩力;通过肾素-血管紧张素-醛固酮系统调整血容量,以及心肌细胞肥大、心腔扩大等一系列代偿机制,使心排血量尚能满足机体需要时称为代偿期。后期即使通过充分代偿机制也不能维持足够的排血量,以及神经体液激素过度激活、心脏重塑,使心功能进一步恶化,称为失代偿期。

根据充血性心衰首先或主要发生在那一侧心腔,可分为左心衰竭、右心衰竭和全心衰竭 3 种临床类型。分述如下。

一、左侧心力衰竭的诊断

左心衰竭是指左心不能将肺静脉回流血液充分排出,引起肺淤血和动脉系统缺血,重要脏器供血不足。左心衰竭可进一步分为左心房衰竭和左心室衰竭。前者常见病因有二尖瓣狭窄、左心房黏液瘤、左心房巨大血栓或赘生物阻塞二尖瓣口,导致左心室充盈受阻,左心房淤血、扩大,继而导致肺淤血;后者常见病因包括高血压、缺血性心脏病、心肌炎、心肌病、主动脉瓣狭窄和(或)关闭不全、二尖瓣关闭不全、克山病、急性肾小球肾炎,以及室间隔缺损、动脉导管未闭、主动脉缩窄等先天性心脏病。

(一)临床表现特点

1.呼吸困难

是最主要的临床症状,根据病情轻重,由开始仅在剧烈运动或体力劳动后出现呼吸困难,直至轻微活动甚至休息时也感呼吸困难,当肺淤血和肺水肿严重时可出现端坐呼吸或夜间阵发性呼吸困难等。此外,可伴有咳嗽、咯血、咯白色或粉红色泡沫样痰(急性肺水肿)、乏力、发绀、心悸等症状。严重者可出现潮式呼吸,系脑部严重缺血、缺氧所致。

2.不同病因的心脏病尚有不同病史

并可出现相应的特殊症状,如缺血性心脏病患者可有心绞痛、心肌梗死、乳头肌功能不全等表现;高血压患者有头晕、头痛,甚至脑血管意外的症状;二尖瓣狭窄者可有风湿热史和声音嘶哑;而肥厚型心肌病者可有昏厥史等。

3.左心室衰竭者常有心浊音界向左下扩大(左心室肥大)

心尖区呈抬举性搏动,心率加快,第一心音减弱,出现各种心律失常,心尖区可有收缩期吹风样杂音(左心室扩大,二尖瓣相对关闭不全),常有病理性第三心音、第四心音(奔马律),脉搏强弱交替(即交替脉)。此外,不同心脏病尚可出现相应体征,如主动脉瓣病变可在相应瓣膜区出现收缩期或舒张期杂音;室间隔缺损可在胸骨左缘第三、第四肋间出现 3 级以上收缩期杂音;二尖瓣关闭不全者在心尖区有 3 级以上收缩期反流性杂音等。肺底有小水泡音,可伴哮鸣音,约1/4患者有胸腔积液体征。左心房衰竭临床上以二尖瓣狭窄和左房黏液瘤最常见,除有肺水肿体征外,可有第一心音亢进,心尖区舒张期杂音,前者尚有二尖瓣开瓣音,后者可出现肿瘤扑落音。当肺动脉高压时,可出现肺动脉瓣第二音亢进和格雷厄姆·斯蒂尔(Graham Stell)杂音等体征。

(二)实验室及其他辅助检查特点

1.胸部X线检查

常有左心室和(或)左心房扩大,肺淤血或肺水肿征,出现Kerley B线(肺淋巴管扩张,肺小叶间隔变粗所致)。不同病因尚有相应X线表现,如主动脉瓣病变心脏常呈靴型心,主动脉增宽、伸长等;而二尖瓣狭窄常呈梨形心改变,食管吞钡常有左心房局限性压迹等。慢性左心衰竭患者尚可有胸腔积液X线征。

2.心电图

左心房和(或)左心室肥大、ST-T改变,V1导联P波终末电势负值增大≤−0.02 mm/s。此外,可出现各种心律失常图形,左心房明显扩大者,尤其是二尖瓣狭窄、扩大型心肌病,常出现心房颤动。

3.超声心动图

除可直接显示瓣膜病变、室间隔缺损和其他先天性畸形外,尚可检测心腔大小和室壁活动情况,并可作有关心功能检查,对确立左心衰竭的病因、衡量病变严重程度和估价心功能状况颇有帮助。

4.B型利钠肽(BNP)

在急诊情况下结合临床评估应用,可有助于鉴别引起呼吸困难的原因是心力衰竭还是其他原因,应用这种方法可减少住院时间与治疗费用。

5.其他检查

在某些情况下,左心室功能不全程度尚可用左侧、右侧血流导向气囊导管(Swan-Ganz导管)和心血管X线电影造影术等创伤性检查,以及放射性核素扫描、血池显像,收缩时间间期测定、超声多普勒彩色血流显像或频谱分析等无创性方法予以评价。常用指标有容积指数、心排血量、心排血指数、射血分数、肺毛细血管楔嵌压等。

二、右侧心力衰竭的诊断

右心衰竭是指右心不能将静脉回流血液充分地排出,引起体静脉系统淤血和动脉系统供血不足。常继发于左心衰竭所致肺动脉高压,也可因肺源性心脏病、肺动脉栓塞、肺动脉瓣狭窄或关闭不全、原发性肺动脉高压症、房间隔缺损、法洛四联症、主动脉窦瘤破入右心、心肌炎、心肌病、甲状腺功能亢进性心脏病等疾病所致。

(一)临床表现特点

(1)常有尿少,夜尿增多,胃肠道淤血症状如恶心、呕吐、食欲减退等,也可出现心悸、气促、乏力等症状。

(2)体循环淤血征象,包括下垂性水肿、胸水、腹水、颈静脉怒张并搏动、肝颈静脉反流征阳性、发绀、腹胀、肝肿大,甚至出现黄疸、心源性肝硬化等。

(3)可有相应心脏病的有关体征,因右心衰竭多继发于左心衰竭基础上,故常有左、右心扩大,心前区抬举性搏动,肝有扩张性搏动,以及三尖瓣听诊区有收缩期杂音(三尖瓣相对性关闭不全)、右心室性和第三心音或奔马律。

(二)实验室及其他辅助检查特点

1.X线检查

可有右心或左、右心扩大,上腔静脉和奇静脉扩张,可伴有双侧或单侧胸腔积液征。

2.心电图

右心房、右心室肥大、ST-T改变,电轴右偏等。

3.超声心动图

常有右心房、右心室肥大,右心室流出道增宽,以及相应心脏病改变。

4.其他

静脉压明显增高。重度右心衰竭时可有肝、肾功能异常。

三、全心衰竭的治疗

同时伴有肺循环和体循环淤血表现,其临床表现为左、右侧心力衰竭征象的综合,但可以某一侧心衰为主。不少右心衰竭是继发于左心衰竭,一旦出现右心衰竭后,肺淤血和左心衰竭的症状反而得以部分缓解。

心衰的治疗应包括病因、诱因的防治和心衰本身的治疗两个方面,分述如下。

(一)病因的防治

病因的治疗应视为治疗心衰的基本措施。不少心脏病的病因是可以根治或控制的,因此必须认真对待,如多数先天性心脏病若能及时诊断,可以获得手术根治,若迟至发生不可逆性的血流动力学变化时,如原先左向右分流变为右向左分流,则往往会失去手术时机,心衰也难以纠治。先天性或获得性心瓣膜病变可通过介入性球囊导管扩张术、分离术、瓣膜修补成形术或人造瓣膜置换术,使患者心功能状态获得明显改善。脚气性心脏病、贫血性心脏病、甲状腺功能亢进性或甲状腺功能减退性心脏病,若能及时诊治,均可阻止心衰的发生,或使心衰明显好转或消失。高血压患者采用有效的降血压措施,可以有效地控制心衰。缺血性心脏病、心肌炎、心肌病等通过适当的内科治疗,也可使病情改善。因此,针对病因作相应治疗,在防治心衰方面具有重要的价值。

控制或消除心衰的诱因。患者心功能的恶化常常与某些诱因有关,控制或消除这些诱因常能使患者的心功能明显改善,起到事半功倍的作用。临床上心衰最常见诱因包括感染,特别是呼吸道感染、严重心律失常、过度疲劳、风湿活动、情绪激动或忧虑、过度劳累、肺栓塞、妊娠和分娩等,必须针对诱因进行相应治疗,如应用抗生素控制感染、应用抗心律失常药物或电治疗消除心律失常、应用激素或阿司匹林治疗风湿活动等。

(二)心力衰竭本身的治疗

包括减轻心脏负荷、提高心肌收缩力、改善心脏泵血功能等。减轻心脏负荷的措施有休息、镇静、限制水钠摄入,应用利尿剂和容量血管扩张剂以降低心脏前负荷,使用阻力血管扩张剂以降低心脏后负荷。提高心肌收缩力的措施主要是应用洋地黄类及其他正性肌力药物,改善心室重塑应使用β受体阻滞剂和血管紧张素转换酶抑制剂,现分述如下。

1.休息

休息是减轻心脏负荷和能量消耗的重要措施之一,但休息的程度应根据心衰的轻重而定。心功能属于轻度降低者,可根据具体情况允许做一些轻度活动;而心功能3～4级者,则应卧床休息。急性左心衰竭者宜采取半坐卧位。但是长期卧床休息易发生静脉血栓、肢体废用性萎缩、食欲减退等症状。因此,待病情改善后应鼓励患者做轻度力所能及的活动,做到劳逸结合,这样有利于康复。必须指出,休息不仅仅局限于体力上的休息,亦应包括脑力、精神上的休息,对于焦虑、烦躁不安、失眠的患者,可酌情应用镇静剂,如地西泮等,同时要做好耐心细致的思想工作,取得患者的配合,树立战胜疾病的坚强信心。

2.限制水钠摄入

心衰患者的饮食宜清淡和少食多餐,食物应富含维生素和易于消化,并注意热量平衡。对于肥胖、冠心病患者宜低热量、低脂饮食,适当减轻体重。长期营养不良的慢性患者则要保证营养,提高体质。鉴于心衰的水肿与静脉及毛细血管淤血、细胞外液增加有关,而水肿的发生多继发于钠的潴留。因此适当限制钠的摄入对消除水肿有效。一般认为轻度心衰者每日氯化钠摄入应控制在5g以下,中度心衰者2.5g,重度心衰者不超过1.0g,而不加盐的正常人饮食中每日约含氯化钠2～4g。因此,对于重度心衰或顽固性心衰者,必要时应采取戒盐饮食。但是长期的严格戒盐往往会影响患者的食欲,必须权衡利弊。近年来，由于各种利尿剂不断问世，目前过分严格地限制钠盐摄入已无必要，特别是大量利尿时，有时由于钠盐排泄过多会造成低钠血症，而血钠过低亦会影响利尿剂的疗效，应予注意。在限钠情况下，水分一般可不加限制，但重度心衰、明显水肿者，每日水分摄入应控制在 2 000 mL 左右。

3.利尿剂的应用

经适当限制水钠摄入后仍有水肿者，可使用利尿剂，它可消肿、减少血容量和减轻心脏前负荷。此外，利尿剂亦能降低血压而减轻心脏后负荷，从而增加心排血量，改善心功能。

(1)噻嗪类：大多数噻嗪类利尿剂口服后迅速吸收，口服 2 h 左右达血浓度高峰，作用持续15 h 以上，多数以原形药从尿中排出，主要由近曲小管分泌。其作用部位是髓襻升支粗段的皮质部，抑制该段肾小管对氯化物、钠及水的重吸收，从而促进肾脏对氯化钠的排泄而产生利尿作用。同时由于转运到远曲小管钠增加，遂与钾进行交换，促进了钾的分泌和丢失，故长期使用可引起低钠、低氯和低钾血症及碱血症。不良反应除可造成上述电解质紊乱外，尚可引起高尿酸血症，这是由于在近曲小管，噻嗪类可与尿酸竞争同一载体，干扰尿酸分泌，致血中尿酸浓度增高，也可使血糖升高，这是由于噻嗪类能抑制胰岛素的释放及葡萄糖的利用所致。为了减轻上述不良反应，服药期间要补充钾盐或潴钾利尿剂联用。合并糖尿病、痛风的患者应慎用。

常用制剂有以下几种：①氢氯噻嗪 25 mg，每日 2～3 次；②苄氟噻嗪 5 mg，每日 1～2 次；③环戊氯噻嗪 0.25 mg，每日 2 次；④氯噻酮 50～100 mg，每日 1 次。

噻嗪类属中效利尿剂，一般适用于轻、中度充血性心衰的治疗，对于急、重度心衰或顽固性心衰。则需与其他利尿剂合用，或改用强利尿剂。长期服用时，使用最小维持量，必要时间歇服用，这样不仅利尿效果较好，且可减少水、电解质紊乱。

(2)袢利尿剂：该类药物主要作用于髓襻升支的髓质部及皮质部，抑制其对钠、氯的再吸收，促进钠、氯、钾的排出和影响肾髓质高渗透压的形成，从而干扰尿的浓缩过程。此外，对近曲小管、肾小球滤过率也有作用。本类药物属强利尿剂，视病情可口服或注射，主要适用于急性心衰和重度充血性心衰的患者。

常用制剂有以下几种：①呋塞米：20～40 mg，每日 1～3 次，口服后 20～30 min 开始利尿，1～2 h 达高峰，持续 6～8 h；20～40 mg，每日 1～2 次，肌内注射或静脉注射，注后 2～5 min 开始利尿，30～90 min 达高峰，持续 4～6 h；对于严重顽固性心衰、明显水肿者，有时可采用冲击剂量，每日用量可达 400～600 mg，分次静脉注射或静脉滴注，待利尿和心衰改善后减量，常能取得较好疗效；由于本药属强利尿剂，不良反应包括水、电解质紊乱，低血容量，低血钾、低血氯性碱中毒，长期应用可使听力减退、高尿酸血症和胃肠道症状；为了避免不良反应，一般从小剂量开始，酌情加量，并适当补充钾盐或与潴钾利尿剂联用，以避免水、电解质紊乱；②依他尼酸：其作用机制与呋塞米相似，但毒副反应较大。一般剂量为 25～50 mg，每日 1～2 次，服后 30 min 开始利尿，2 h 达高峰，持续6～8 h；静脉注射 25～50 mg，注后 2～10 min 开始利尿，1～2 h 达作用高峰，持续 2～3 h；③布美他尼：其作用与呋塞相似，1～2 mg，每日 1～2 次，口服，服后 30 min 开始利尿，1～1.5 h 达高峰，持续 5～6 h；0.5～2 mg，每日 1 次，静脉注射，注后 10 min 开始利尿，30 min 后达高峰，持续 2 h。其利尿作用强度为呋塞米的 20～25 倍，不良反应较少，可引起水、电解质紊乱，偶可使血糖、血尿酸增高；④天尼酸：一般剂量为 250～500 mg，每日 1～2 次，口服 1 h 开始利尿，3～5 h 达高峰，持续 12～24 h。

(3)潴钾利尿剂(含醛固酮拮抗剂)：主要作用于远曲小管的远端，有排钠、排氯的作用，对钾则相对潴留，单独应用时其利尿作用弱且起效慢，长期应用可导致血钾增高，临床上常与排钾利尿剂(如噻嗪类和袢利尿剂)联用，这样既可加强利尿作用，又可减轻电解质的紊乱。

常用制剂有以下几种：①螺内酯：尤适用于继发性醛固酮增多性顽固性水肿。常用量为20～40 mg，每日 3～4 次。不良反应少，偶有头痛、嗜睡现象，伴肾功能不全及高血钾者忌用；目前认为，本药除利尿作用外，尚能改善心脏重塑，尤其适用于心功能Ⅳ级患者；②氨苯蝶啶：50～100 mg，每日 3 次，服后 1 h 开始利尿，4～6 h 达高峰，持续 12～16 h。目前认为，本药并非通过拮抗醛固酮起作用，而是作用于远曲小管和集合管，抑制钠的重吸收和钾的排泄，使尿中钠、氯排出增加而利尿，对 K^+ 则有潴留作用。不良反应较少,偶有嗜睡及胃肠道相关症状;③阿米洛利(氨氯吡咪):其作用机制与氨苯蝶啶相似,一般剂量为 5~10 mg,每日 1~2 次。

(4)其他利尿剂如汞撒利,由于毒性大,现已少用;碳酸酐酶抑制剂如乙酰唑胺,因利尿作用弱,且易产生耐受性,也很少应用。

4.血管扩张剂的应用

20 世纪 70 年代以来,各种新型正性肌力药物的问世,血管扩张剂的广泛使用,大大提高了心衰的治疗效果,使不少以往认为是顽固性(难治性)心衰变为可治。血管扩张剂治疗心衰的机制或是降低外周血管阻力和心室排血阻力,减轻心脏的后负荷,或是降低静脉张力,扩张容量血管使回心血量减少,从而降低心室舒张末期容量,减轻心脏的前负荷,减少心肌耗氧,改善心室功能。

血管扩张剂主要适用于心功能 3~4 级的慢性充血性心衰;对于瓣膜反流性心脏病(如二尖瓣、主动脉瓣关闭不全)、室间隔缺损等,可减少反流或分流,增加前向心排血量;但主动脉瓣关闭不全者不宜将血压尤其是舒张压过分降低,以免冠状动脉灌注减少,诱发或加重心绞痛及心肌缺血。对于二尖瓣和(或)主动脉瓣狭窄及左心室流出道梗阻患者,不宜应用动脉扩张剂,可用静脉扩张剂。此外,血容量不足、低血压和肾衰竭者不宜用血管扩张剂。目前认为,单纯血管扩张剂虽可改善临床症状,但长期使用并不能改善心衰的预后。根据血管扩张剂的作用部位和血流动力学反应不同,大致可分为 3 类。

(1)扩张静脉为主:代表药物为硝酸酯类,以硝酸甘油应用最广,视疾病情况采用皮肤、舌下、口服或静脉给药。对于急性心衰和危重患者通常选用静脉给药,一般患者可口服或舌下含服。业已证实,本类药物小剂量时主要扩张外周静脉,中等剂量能降低心室前负荷,较大剂量有扩张动脉作用。最理想的患者是经洋地黄和利尿剂治疗后,仍有呼吸困难和端坐呼吸,左室充盈压增高超过 2.7 kPa(20 mmHg),低心排血量和外周阻力增高的患者。对于左室充盈压<2.7 kPa(20 mmHg)的患者,因其可引起低血压和心动过速,不仅不能改善心衰,而且反而使心排血量减少,应予注意。一般开始剂量为 2~10 μg/min,视病情可每隔 5~15 min 递增 2~10 μg/min。硝酸酯类不良反应有头胀、头痛、心动过速、面红、恶心等,偶有体位性低血压,适当减量或停药后多能消失。

(2)扩张小动脉为主:本类药物主要降低心脏后负荷,对于外周阻力增高为主、心排血量降低的心衰患者最为理想。常用药物包括肼屈嗪、乌拉地尔、血管紧张素转换酶抑制剂。肼屈嗪口服剂量为 25~50 mg,每日 3 次,尤其适用于慢性心衰,若与硝酸酯类如硝酸异山梨酯联用,可获最大每搏量。但长期服用本药,可通过肾素-血管紧张素-醛固酮系统导致水钠潴留,可合用利尿剂来克服。此外,长期服用偶可引起红斑狼疮、类风湿关节炎和周围神经病等不良反应,停药后多能消失。

乌拉地尔具有外周和中枢阻断 α 受体的作用,适用于急性肺水肿及难治性心力衰竭,特别是左心衰竭伴外周阻力明显增高者,但急性肺水肿并非首选。静脉使用,开始用量为每分钟 6 mg,维持量为每小时 120 mg。

血管紧张素转换酶抑制剂已成为防治充血性心衰的基石,除有禁忌外,几乎所有心衰患者均应使用血管紧张素转换酶抑制剂,其禁忌证为低血压、明显肾功能不全和双侧肾动脉狭窄。血管紧张素转换酶抑制剂治疗心衰的作用机制包括:①抑制血管紧张素 I 转变成缩血管活性更强的血管紧张素 II;抑制缓激肽的降解,增加循环前列环素水平,从而扩张外周小动脉和静脉系统,减轻心脏的前、后负荷。②抑制心脏、血管组织的肾素-血管紧张素系统,可能防止心室和血管重塑。③抑制交感神经系统,降低循环儿茶酚胺水平(其活性水平直接与心衰预后有关),因而血管紧张素转换酶抑制剂扩张血管不伴有反射心动过速和继发性血去甲.肾上腺素升高。此外,可使心衰患者下调的 β 受体密度上升而改善心室功能。④有助于纠正心衰患者低钾、低镁血症,降低室性心律失常的发生率。血管紧张素转换抑制剂常用制剂有卡托普利 6.25~25 mg,每 8 h1 次,必要时可增至每日 150 mg;依那普利 2.5~5 mg,每日 1~2 次,可增至 10 mg,每日 2 次;培哚普利 2~4 mg,每日 1 次;培那普利 10~20 mg,每日 1 次;福辛普利 5~20 mg,每日 1 次等。

(3)动、静脉扩张剂:临床上主要使用的是硝普钠,急性肺水肿时硝普钠常为首选,本药需静脉给药,且需避光使用,应临时新鲜配制,并于 4~6 h 更换 1 次,开始量为 2~10μg/min,每 5~10 min 增加

$2\sim10\ \mu g$,直至获效。使用过程中应密切注意血压、心率和全身情况,对血压偏低者可与多巴胺或多巴酚丁胺合用。不良反应有低血压、嗜睡、恶心、呕吐等。长期用药时,血中代谢产物硫氰化物浓度过高,可引起神经中毒的表现及甲状腺功能低下。

选用血管扩张剂视病情而定,一般选用原则是:急性肺水肿为主,多选用硝普钠,其他则首选硝酸甘油。

5.增强心肌收缩力

正性肌力性药物大致分为两大类,即洋地黄和非洋地黄类正性肌力药物,现分述如下。

(1)强心苷:以洋地黄为代表的强心苷,迄今仍是治疗心衰的主要正性肌力药物。目前认为洋地黄应用的目的在于改善收缩性心衰患者的临床状况,它没有明显降低心衰患者病死率的作用,因而不推荐应用于心功能Ⅰ级患者。它能直接增强心肌收缩力,对功能不全的心脏,心肌净耗氧量明显降低。此外,能减慢心率,减慢房室传导,缩短心肌细胞的复极过程,使周围血管收缩,抑制肾小管对钠的再吸收而产生直接利尿作用。但洋地黄正性肌力作用机制迄今尚未完全阐明。现已证实,钙是启动心肌收缩的关键物质,治疗量的洋地黄能增加兴奋时胞质内 Ca^{2+} 浓度,从而增强兴奋—收缩偶联过程。目前认为,心肌细胞收缩所需的 Ca^{2+},主要不是来自肌浆网或线粒体,而是来自细胞膜外,洋地黄类的强心作用在于它能增加 Ca^{2+} 进入细胞内,从而促进肌凝蛋白和肌纤维蛋白结合的过程。此外,尚能抑制细胞膜上 Na^+-K^+-ATP酶(离子主动运转酶系)的活性,使 Na^+-K^+ 交换系统活性降低,导致细胞内 K^+ 减少而 Na^+ 相对增加,以致细胞内 Na^+-Ca^{2+} 交换活跃,促进 Ca^{2+} 内流增加。洋地黄通过直接或间接对自主神经系统的作用,以及心功能的改善,使心率减慢。洋地黄通过减慢心肌细胞动作电位曲线0位相上升速率,降低膜反应性而减慢传导,缩短动作电位间期,缩短不应期,使 Q-T 间期缩短,改变1、2位相的斜率使 ST 段偏移,增强4位相舒张期自动除极,可兴奋低位异位起搏点的自律性,导致心律失常。中毒量洋地黄还可直接作用于心脏传导系统,造成部分或完全性传导阻滞。

洋地黄的适应证:①充血性心衰,尤其心功能3~4级收缩性心衰。②心衰伴快速心房颤动(肥厚型心肌病或预激综合征所致者应属禁忌或慎用)。③对于窦性心律的慢性心衰应先用利尿剂和血管扩张剂(包括血管紧张素转换酶抑制剂),只有在上述治疗无效,无低血钾情况下,给予洋地黄。④非洋地黄引起的心律失常,包括快速心室率性心房扑动或颤动、阵发性室上性心动过速(预激综合征所致者慎用)等。⑤曾有心衰史患者或疑有潜在心功能低下者,施行外科手术(包括心脏手术)、妊娠、分娩或并发其他严重疾病时,可预防性酌情应用洋地黄,以预防心衰发生。

下列情况不宜应用洋地黄:①预激综合征合并心房颤动,洋地黄可缩短旁路不应期而导致心室颤动。②二度及三度房室传导阻滞。③病态窦房结综合征(无起搏器保护者),特别是老年人。④单纯舒张功能不全性心衰,如肥厚型心肌病,尤其伴流出道梗阻者。对于急性心肌梗死早期(前24 h内)、心肌炎、肺源性心脏病、巨大心脏等情况下合并心衰,洋地黄应慎用,剂量宜小,并应密切观察和作相应治疗。对二尖瓣狭窄(心房颤动合并右心衰竭除外)除能减慢心率外,其他帮助不大。大量心包积液或缩窄性心包炎,洋地黄疗效欠佳。洋地黄中毒所致心肌收缩力减退或引起心律失常是洋地黄绝对禁忌证。此外,室性心动过速亦属洋地黄禁忌。

洋地黄类制剂及用法:根据给药后起效的快慢,大致可分为速效、中效和慢效三种制剂。常用速效制剂有毒毛花苷K、毛花苷C(西地兰)、洋角拗苷、铃兰毒苷、黄夹苷(强心灵)和冰凉花总苷(福寿草总苷)等,经静脉给药后多在 $5\sim30$ min 内起效,主要用于急重心衰患者。中效制剂常用的有地高辛、甲基地高辛等,口服后 $1\sim2$ h 内起效,为临床上最常用制剂。慢效制剂常用的有洋地黄叶和洋地黄毒苷等。对于慢性心衰一般情况下可选用中效或慢效制剂,危重或急性心衰患者可选用速效制剂,待症状控制后,改用中效或慢效制剂维持。常用洋地黄类药物用法及剂量详见表13-5。

表 13-5　常用洋地黄类制剂作用时间及剂量

药物	给药途径	起效时间(min)	作用高峰时间(h)	维持时间(d)	消失时间(d)	半衰期(d)	负荷量(mg)	每日维持量(mg)
毒毛花苷 K	静脉注射	5	1~2	1~2	2~5	1~1.5	0.25~0.5	
毛花苷 C	静脉注射	10~30	0.5~2	1~2	3~6	1.5	1.2	
羊角拗苷	静脉注射	5~10	1~2	1~2	2~5	1	0.5~1	
铃兰毒苷	静脉注射	20~30	2	1~2	2~5	1	0.2~0.3	0.05~0.1
冰凉花总苷	静脉注射	15~30	2	1~2	2~5	1	1~1.5	0.5
黄夹苷	静脉注射						0.25~0.5	
	口服	60~120	4~8	1~2	3~5周	2	1.5~2	0.25~0.5
地高辛	口服	60~120	4~12	1~2	5~7	1.5~2	1~2	0.25~0.5
	静脉注射	10~30	2~4	3	3~6	2	0.75~1.25	0.25
甲基地高辛	口服	10~30	1	1~2	5~7	1.5~2	0.6~1.2	0.1~0.3
	静脉注射						0.2~0.3	
洋地黄毒苷	口服	120~240	8~12	3~10	2~3周	5~7	0.8~1	0.05~0.1
	静脉注射	30	4~8	12~20			0.5~1	

强心苷给药方法有两种:①速给法:多采用静脉注射速效洋地黄制剂,如毛花苷 C 可视病情先静脉注射 0.2~0.4 mg,2~4 h 后再注 0.2~0.4 mg;毒毛花苷 K 首剂 0.25 mg,2 h 后再注 0.125~0.25 mg;铃兰毒苷首剂 0.1 mg,加入 5‰葡萄糖液 20 mL 中缓慢静脉注射,2~4 h 后再注 0.05~0.1 mg;羊角拗苷首剂 0.25~0.5 mg,2~4 h 后再注 0.25 mg。这种在治疗上最初快速给予较大剂量洋地黄类制剂,能迅速发挥最高疗效而又不出现毒副反应所需要的剂量称为洋地黄负荷量或洋地黄化量。目前此法主要用于治疗急性左心衰竭或快速心房颤动伴心衰者,亦适用于危重的充血性心衰患者,有效后改口服维持。②每日维持量疗法:适用于病情不太急的慢性心衰患者。目前临床应用最广的是地高辛 0.125~0.25 mg,每日 1 次,口服,心房颤动和个别患者为每日 0.375~0.5 mg,有 5 个半衰期(即 1.5×5=7.5 d)后血浓度即可达到治疗水平。现已证实,洋地黄治疗心衰时剂量与心肌的收缩效应呈线性关系,并非全或无,即使用小剂量也可使心肌收缩力增强,随剂量增加收缩力也随之增强,但剂量超过一定限度后,收缩力不仅不再增加甚至下降。因此,盲目增加洋地黄剂量不仅易出现中毒反应,且能加重心衰。因此,传统的先给予饱和量(负荷量),继以维持量疗法,由于易致洋地黄中毒,现已少用,除非属较急或危重的心衰。在一般情况下宜采用每日维持量疗法,其优点是既可降低洋地黄用量,又可减少其毒副反应。

应用洋地黄类药物的注意事项:人尽皆知使用洋地黄应坚持个体化用药的原则,但对每个具体患者确定其最佳治疗剂量并非易事,一般而言,剂量与体重有关,但肥胖者矫正剂量应以标准体重为准,而不是根据实际体重计算。老人、肾功能损害者、消瘦者,以及同时服用增加洋地黄吸收(尤其口服制剂)、提高有效血浓度或延长其半衰期的药物,如口服吗啡类(可待因、罂粟碱等),抗胆碱能药物(阿托品、莨菪碱、丙胺太林等)、青霉素、红霉素、氯霉素、新霉素和四环素类抗生素,阿司匹林、吲哚美辛和布洛芬等消炎镇痛药,利血平、胍乙啶等降压药,α 受体阻滞,奎尼丁、维拉帕米、胺碘酮、丙吡胺等抗心律失常药,肾上腺皮质激素和利尿剂等,洋地黄应适当减量,以免血清浓度过高导致毒副反应发生。相反,考来烯胺(消胆胺)甲氧氯普胺(胃复安),抗酸剂如三硅酸镁、氢氧化铝等均能降低地高辛的胃肠道吸收,使其血清浓度降低。而酚妥拉明、硝普钠等血管扩张剂可使地高辛肾小管排泄增加,使血清有效浓度降低,苯马比妥、苯妥英钠和保泰松可加速洋地黄在肝内生物转化过程,也可使血清有效浓度降低。故洋地黄与上述药物联用时,则要适当增加剂量。此外,应用洋地黄过程中应密切监测电解质水平,尤其注意低钾、低镁血症可诱发或加重洋地黄毒性反应。近年来应用放射免疫法测定血液中洋地黄的浓度,对防止洋黄中毒的监测有一定作用,一般认为,地高辛有效血浓度在 1~1.5 μg/L,超过 2 μg/L 时易发生中毒。但无中毒者和有中毒者血清洋地黄浓度间仍有明显重叠现象,因此,临床症状的改善及中毒症状的出现与否仍然是调整洋地黄用量的重要依据。

洋地黄的毒副反应:洋地黄治疗量与中毒量仅相差1.6倍,两者十分接近,使用不当易发生中毒,常见的诱因包括:①电解质紊乱,特别是低血钾、低血镁和高钙血症。②甲状腺功能减退。③老年患者。④肾功能减退。⑤风湿活动、心肌炎等对洋地黄敏感性增加。⑥肺源性心脏病、严重缺氧、急性心肌梗死、心肌病、心脏极度扩大等对洋地黄的耐受性降低。⑦同时使用可提高洋地黄血浓度的药物等。

洋地黄中毒在心脏方面的毒性主要表现有频率和节律的变化,其中,以室性早搏最常见,可呈二联律、三联律或多源性,其次是伴或不伴有传导阻滞的房性心动过速、非阵发性交界性心动过速,严重中毒者可引起室性心动过速与心室颤动。洋地黄亦可引起心动过缓,包括窦性心动过缓,窦房阻滞或一度、二度、三度房室传导阻滞等。心律失常是洋地黄中毒的主要表现,老年人在充血性心衰治疗过程中若出现缓慢性心律失常,应考虑到洋地黄中毒的可能。洋地黄心外毒性反应包括胃肠道症状,如厌食、恶心、呕吐、腹泻等;视觉障碍包括视力模糊、色视、出现盲点、复视等;神经系统反应有头痛、忧郁、失眠、乏力等。

洋地黄中毒的治疗:一旦发现中毒应立即停用,一般情况下若属快速性心律失常(无论是室性或室上性),即使血钾不低也可适当补钾,因为血钾正常并不代表细胞内不缺钾,只要血钾不高就可以了。心律失常较轻者可口服10%氯化钾10~15 mL,或缓释钾片1.0 g,每4~6 h1次,直至心律失常纠正。较重者,尤其伴低钾血症者,应静脉给药,一般用量为10%氯化钾10~20 mL,加入5%葡萄糖液250~500 mL中静脉滴注,每小时滴注0.5 g左右,并用心电监护,直至控制异位心律。在紧急室性心律失常时,也可立即静脉注射利多卡因50~100 mg,必要时隔5~10 min重复1次,但1 h总量不宜超过300 mg,然后静脉滴注维持。若利多卡因无效,也可改和苯妥英钠,首剂100 mg,加入20 mL注射用水中,缓慢静脉注射,必要时5~10 min后重复给药,总量不宜超过300 mg,以免发生低血压、呼吸抑制,待症状改善后改为口服100 mg,每日3次。洋地黄中毒致缓慢性心律失常,则不宜在无血钾检查结果时补钾,若同时合并室性早搏,可先用苯妥英钠,待测得血钾结果后再决定是否补钾。高度房室传导阻滞、肾衰竭、少尿者不宜补钾。心动过缓伴阿—斯综合征发作者宜安置临时心脏起搏器,一般情况下可用阿托品类治疗,如阿托品0.5~1 mg肌内注射,视病情每4~8 h 1次。病情轻者也可口服。基于低血钾常伴有低镁血症,硫酸镁不仅能纠正低血镁,而且可兴奋受洋地黄抑制的 Na^+-K^+-ATP 酶,制止心肌钾的丢失,也适用于洋地黄中毒所致心律失常。一般剂量为 25%硫酸镁 10 mL,加入 5%葡萄糖液 250 mL 中静脉滴注;当血钾 <3.5 mmol/L,加 10%氯化钾 5~7 mL,此为 1 剂之量,每日可给 1~2 剂。心律失常纠正后预防用药为隔日或每日 1 剂。对于严重快速心律失常者,可用 25%硫酸镁10 mL,加入 5%葡萄糖液 20 mL 中缓慢静脉注射。此外,亦可用门冬氨酸钾镁 20 mL(每 10 mL 内含镁、钾各 500 mg)加入 5%葡萄糖液 250 mL 中静脉滴注。经上述非特异性疗法仍不能控制的严重心律失常,可采用特异性地高辛抗体进行治疗。用法是治疗前即刻记录心电图及有关电解质(钾、钠、钙、镁)检查,常规作地高辛特异的性抗体 $F(ab')_2$ 皮试:先将 $F(ab')$ 0.1 mL,加生理盐水 0.9 mL,作皮试,其观察方法同青霉素皮试。若皮试阴性,在心电图或心电示波器监护下,将地高辛特异性抗体 $F(ab')_2$ 800 mg,用生理盐水稀释成 20 mL,缓慢静脉注射,如30 min后无任何好转可重复注射 1 次,直至心律失常消失,一般情况下总量为800~2 400 mg。必须指出,使用地高辛性特异抗体 $F(ab')_2$ 之前应肯定为洋地黄中毒才可使用,更不要将洋地黄不足误诊为中毒,因为使用 $F(ab')_2$ 后有可能使心肌内的地高辛急剧转移到抗体上,使原先的正性肌力作用锐减,导致心衰加重。

在基层若无地高辛特异性抗体 $F(ab')_2$,而上述抗心律失常药物又无效时,可考虑施行食管心房调搏术或安置临时起搏器,应用超速抑制或通过程序刺激法多能控制心律失常。至于电击复律,一般不主张用于洋地黄中毒所致室性心动过速,以免发生心室颤动。只有在其他方法均无效情况下,采用低能量(5~10 J,一般应<50 J)电击。

(2)非洋地黄类正性肌力药物:该类药物是近年来发展最为迅速的药物之一,临床上应用较广的包括以下几类。

β受体兴奋剂：目前应用较多的如多巴胺和多巴酚丁胺，两者均能兴奋及心脏β受体，激活腺苷环化酶，使腺苷三磷酸（ATP）转化为cAMP，促进Ca^{2+}进入心肌细胞膜，选择性地增强心肌收缩力，增加心排血量和降低肺毛细血管楔嵌压，改善心功能。但前者使血压、体循环血管阻力、左室充盈压、心率增加；后者主要兴奋$β_1$受体，对血压、左室充盈压和心率影响较小，且能降低体循环血管阻力。因此，对于心排血量低、左室充盈压高、体循环血管阻力正常或低下，特别是合并低血压时宜选多巴胺；而心排血量低、左室充盈压高、体循环血管阻力和动脉压在正常范围的患者，应选用多巴酚丁胺。因两药均需静脉给药，故多用于急性心衰或危重患者。基于充血性心衰时，心室肌β受体数量减少或调低，持久兴奋不足以维持正性肌力作用，故有人主张本药应与洋地黄交替使用，或采用间歇用药。多巴胺常规用量开始为$0.5\sim1.0\ \mu g/(kg \cdot min)$，可逐渐增至$2\sim10\ \mu g/(kg \cdot min)$。多巴酚丁胺用量一般为$2\sim10\ \mu g/(kg \cdot min)$，每日总量可达$80\sim240\ mg$，但滴速不宜过快，以免引起头痛、恶心、呕吐、心悸和心律失常等不良反应。

近年来，应用较广的β-受体兴奋剂尚有：①普瑞特罗（对羟苯心安），为$β_1$受体兴奋剂，口服或静脉注射均有效，作用持久，具有明显正性肌力作用，增加心排血量而无收缩血管作用，且能增加洋地黄的正性肌力作用而不引起的心律失常。静脉注射剂量为每次$2.5\sim5\ mg$，$5\sim10\ min$达最大作用，作用持续$3\ h$；口服为$5\sim20\ mg$，每日3次。由于本药不良反应较大，大剂量可引起心肌缺血，近年来已较少使用。②多培沙明通过降低心脏前、后负荷和正性肌力作用，能明显提高每搏量、心排血量和降低心室充盈压；通过增加肝、肾等内脏器官的血流，可改善重要脏器的功能，增加尿量和钠的排泄。此外，多培沙明尚能改善心室顺应性。常规剂量为$0.25\sim1.0\ \mu g/(kg \cdot min)$，静脉滴注。若剂量高于$1.0\ \mu g/(kg \cdot min)$，可产生心悸，诱发心律失常、心绞痛等不良反应。③吡布特罗（吡丁醇）为$β_2$受体兴奋剂，对$β_1$受体也具兴奋作用。用法为$20\ mg$，每日3次。④沙丁胺醇作用与吡布特罗相似，口服剂量为$4\sim8\ mg$，每日$3\sim4$次。⑤扎莫特罗属新型$β_1$受体兴奋、保护双重作用的药物。用法为每次$0.2\ \mu g/kg$，静脉注射；$200\ mg$，每日2次，口服。⑥异波帕明（多巴胺异丁酯），一般剂量为$100\sim200\ mg$，每日$2\sim3$次。

双异吡啶类：该类药物中，临床应用最广的是氨利酮（氨吡酮）和米利酮（二联吡啶酮）。该类药物主要通过选择性抑制磷酸二酯酶Ⅲc起作用，抑制cAMP降低，使细胞内cAMP含量增加，后者通过3种途径调节或潜在性激发心肌收缩，即：①通过肌膜Ca^{2+}通道磷酸化，促进Ca^{2+}跨膜内流增加。②肌质网有关蛋白磷酸化，激活Ca^{2+}-ATP酶，使肌质网摄取和释放Ca^{2+}增加。③收缩蛋白磷酸化，特别是肌钙蛋白Ⅰ和肌球蛋白磷酸化，使心肌收缩力增强和正性松弛作用。血管平滑肌细胞内cAMP增加，使平滑肌细胞的肌质网摄取Ca^{2+}增加，细胞质Ca^{2+}减少，导致血管扩张。本类药物与洋地黄合用时具有协同作用。氨利酮一般推荐首次负荷量为$0.75\ mg/kg$，静脉注射，必要时$30\ min$后重复1次，然后每分钟$5\sim10\ \mu g/kg$，静脉滴注。口服剂量为$100\sim200\ mg$，每日$2\sim3$次，服后$1\ h$内起作用，最大作用时间$1\sim3\ h$，持续$4\sim6\ h$。本药若与肼屈嗪联用可明显提高心排血量、降低肺毛细血管楔嵌压，适用于顽固性心衰。不良反应包括胃肠道症状、血小板减少和腹痛等。近年来，氨利酮逐渐被作用更强的米利酮代替。米利酮不仅有明显的正性肌力作用，比氨利酮强$10\sim40$倍，而且能选择性地松弛血管平滑肌，具有扩张周围血管作用，并可改善左心室舒张功能，在改善血流动力学的同时不增加氧耗、不使动脉压下降，是较理想的抗心衰的药物之一。剂量为$25\sim75\ \mu g/kg$，静脉注射，从小剂量开始，根据需要递增。口服剂量为$2.5\sim10\ mg$，每日$2\sim4$次。

咪唑类化合物：如依诺昔酮（氢甲苯咪酮），具有正性肌力和扩张血管双重作用，其强心作用与心脏磷酸二酯酶同工酶Ⅲ抑制有关，使心肌cAMP浓度增高，促进心肌细胞Ca^{2+}内流，肌浆网主动摄取Ca^{2+}及激活磷酸化酶而使糖原分解增加，ATP生成增多而使心肌收缩力增强。此外，高浓度时尚能抑制Na^+-K^+-ATP酶，使心肌细胞外Na^+浓度降低，细胞内Na^+浓度，通过抑制Ca^{2+}与载体结合而减少Ca^{2+}外流，以及Na^+促进肌浆网释放Ca^{2+}而产生正性肌力作用，其扩血管作用也可能与平滑肌内cAMP浓度增加有关。当血管平滑肌内cAMP增加，蛋白激酶激活后促进Ca^{2+}外运，阻止Ca^{2+}内流，使细胞内可和少Ca^{2+}浓度降低，平滑肌兴奋—收缩偶联过程受阻，因而外周血管扩张。依诺昔酮剂量为每次$0.5\ mg/kg$，静脉注射，注后$10\ min$有明显血流动力学效应，作用持续$6\ h$左右。口服剂量为每次$3\ mg/kg$，视病情可每日 2～3 次。

其他类似药物有:①匹罗昔酮 50 mg,每日 2～3 次,口服;静脉注射为 0.5 mg/kg。②硫马唑,首剂 0.1～0.4 mg/kg,静脉注射,继之以 0.35 mg/min,静脉滴注,每 30 min 可酌加剂量,但不宜超过 1.4 mg/min,连续静脉滴注 72 h;口服剂量为 50～200 mg,每日 3 次。

鉴于非洋地黄类正性肌力药物仅短期内改善血流动力学效应,长期应用时缺乏持续血流动力学效应,应用不当可诱发严重心律失常,甚至使病死率增加,因此仅适用于充血性心衰急性恶化时,或心衰经利尿剂、ACEI、地高辛和血管扩张剂联合治疗仍无效的患者。

6.改善心肌代谢和供能

有部分学者认为,对于重症心衰患者虽可酌情应用能量合剂和营养心肌药物,如 ATP、辅酶 A、辅酶 Q_{10}、细胞色素 C 和 1,6-二磷酸果糖(FDP),但无明显疗效的循证医学证据。

7.血管紧张素转化酶(ACE)抑制剂

ACE 抑制剂应从小剂量开始,并根据血压等情况逐渐增加剂量,同时监测血压和肾功能的变化。

8.β-受体阻滞剂

病情稳定后从小剂量开始使用。

9.其他治疗措施

包括吸氧、支持疗法、对症治疗、加强护理等。

(李东旭)

第八节　急性左心衰竭

一、诊疗流程

见图 13-15。

二、病因及发病机制

急性心力衰竭是指由于某种原因使心肌收缩力急剧下降或心脏前、后负荷突然加重,而引起的心排血量急剧降低所致的临床综合征,急性左心衰竭以肺水肿为主要表现,个别表现为心源性晕厥,心源性休克或心脏停搏。

(一)病因

急性左心衰竭常见的病因有急性心肌炎,急性广泛性心肌梗死,急进型(恶性)高血压,高血压危象,严重的二尖瓣或主动脉瓣狭窄,感染性心内膜炎或外伤所致的乳头肌功能不全,腱索断裂,瓣膜穿孔,急性二尖瓣或主动脉瓣反流,左室流出道梗阻,左房内球瓣样血栓形成,左房黏液瘤二尖瓣口嵌顿等,以及急性大量心包渗液所致急性心脏填塞。

急性左心衰往往在以上病因基础上,在以下诱因作用下发病,常见诱因有:劳累,情绪激动,感染,发热,快速或缓慢的心律失常,输液过多、过快等。

(二)发病机制

急性左衰竭时心脏收缩力突然严重减弱,心排血量急剧减少,或左室瓣膜性急性反流,左室舒张末压(LVEDP)迅速增高,与之相关的左房压和肺毛细血管压也相应地增高。一旦肺毛细血管压突然升高超过血浆胶体渗透压时,血清即渗入肺组织间隙,引起间质性肺水肿,如渗出速度大于淋巴回流速度,渗出液体迅速增多,则又可进一步从组织间隙通过肺泡上皮渗入肺泡,或进入终末小支气管后再到达肺泡,而引起肺泡性肺水肿。

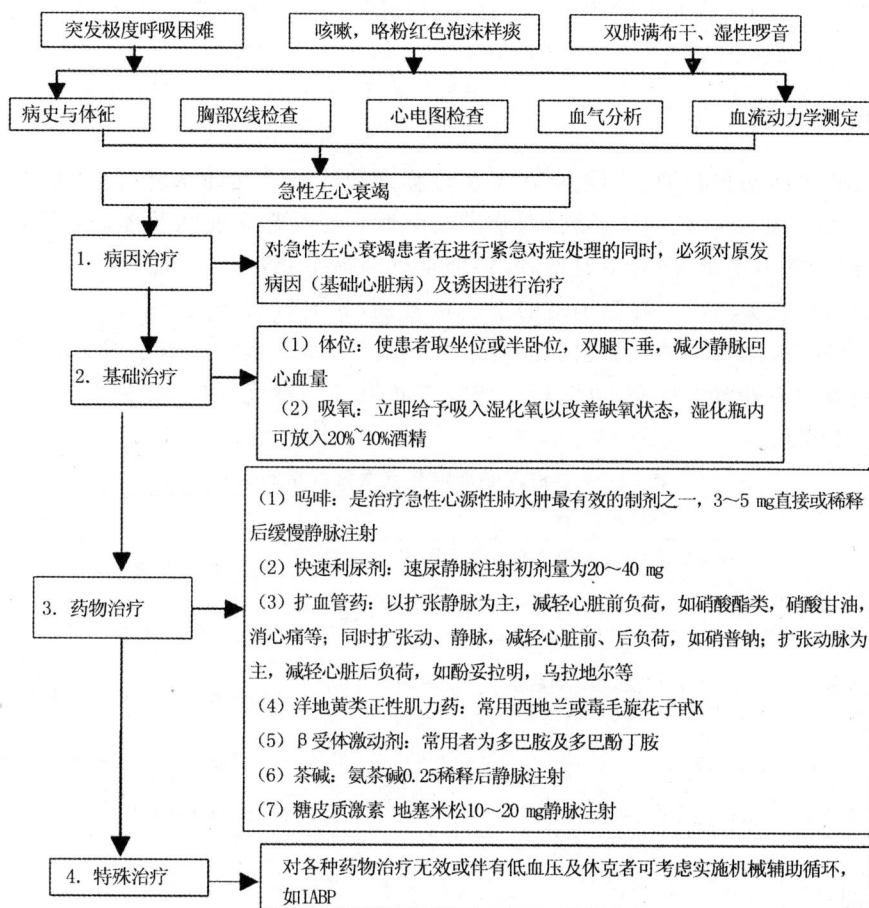

图 13-15　急性左心衰竭的诊疗流程

三、临床表现

（一）病史与症状

有前述急性心源性肺水肿的病因和诱因病史,常表现为突发呼吸困难或呼吸困难加重,迫使患者端坐呼吸或前倾坐位呼吸,常呈喘息性,呼吸极度窘迫,可有三凹征和鼻翼煽动,患者往往焦虑不安、恐惧、大汗淋漓、面色苍白、口唇紫绀、肢端湿冷。急性间质性肺水肿以干咳为主,急性肺泡性肺水肿时可咯出或自口鼻涌出大量白色泡沫痰或粉红色泡沫痰。

（二）体征

双肺或双肺底布满大、中、小水泡音伴哮鸣音。心率加速,肺动脉瓣区第二心音亢进,心尖区可闻及第三心音奔马律或四音奔马律,原有心脏杂音常被响亮的哮鸣音遮掩而不以满意听诊。可触及交替脉,提示心肌受损严重。血压可增高,尤其原为高血压病者,偶可极度增高,以致与高血压危象很容易混淆。血压亦可降低,甚至发生心源性休克,常见于大面积急性心肌梗死和严重慢性心衰急性恶化。

（三）实验室检查

（1）胸部 X 线检查:肺血增多,肺门影增宽,密度增大,界线模糊,出现 Kerley B 线为肺间质水肿所致,肺泡水肿表现为两肺门有呈放射状分布的大片云雾状阴影,典型者呈蝶翼状外延。可有心脏扩大等原有心脏病 X 线征象。

（2）心电图检查:有助于判断急性肺水肿原因,如可发现急性心肌梗死心电图改变等。

（3）血气分析:可见动脉血氧分压降低,通气过度者可有动脉二氧化碳分压降低,pH 略升高(呼吸性碱中毒)。肺水肿严重者尤其应用较大剂量吗啡后可出现呼吸性酸中毒,pH 可降低。

（4）血流动力学测定：肺毛细血管楔嵌压（PCWP）升高，右房压正常或轻度升高，LVEDP升高，CI降低。

四、诊断及鉴别诊断

对急性左心衰竭的诊断和鉴别诊断重点在于及时鉴别和诊断急性肺水肿，急性肺水肿的诊断主要依据突然出现的呼吸困难，咯粉红色泡沫样痰，双肺满布湿性啰音等临床症状及体征，结合X线检查及病因综合判断，典型者诊断并不困难，但对不典型者，特别是早期肺水肿容易误诊。

急性肺水肿需与伴有突然出现呼吸困难的疾病相鉴别，如支气管哮喘（见表13-6），气胸，急性肺源性心脏病，急性呼吸衰竭，也需与其他疾病引起的肺水肿相鉴别，如成人呼吸窘迫综合征，有害气体的吸入，中枢神经系统疾病等。另外肾脏疾病（急性肾小球肾炎和慢性尿毒症）可出现肺水肿，肺水肿可由多因素所致，需与左心衰相鉴别。

表13-6　急性左心衰竭与支气管哮喘的鉴别

鉴别点	急性左心衰竭	支气管哮喘
病史	有引起急性肺淤血的基础心脏病，如高血压性心脏病，心肌梗死，心肌炎，二尖瓣狭窄	有过敏史，常反复发作
症状	多见于中年以上，常在夜间发作，坐起后可减轻	多见于年轻人，任何时间可发作，以冬春季节较多
体征	血压增高，原发心脏病的体征，如二尖瓣或主动脉瓣的杂音，左室或左房增大，心尖区奔马律，肺部干、湿性啰音	血压正常或略微升高，心脏正常，两肺哮鸣音
X线	心影增大，肺淤血的表现	心影正常，两肺野可清晰，或有肺气肿表现
对治疗的反应	快速利尿治疗后症状明显减轻。	应用解痉平喘药后症状缓解

五、急救处理

（一）病因治疗

对急性左心衰竭患者在进行紧急对症处理的同时，必须对原发病因（基础心脏病）及诱因进行治疗，它直接关系到整个治疗的成败。如高血压性心脏病引起的急性左心衰并有严重高血压时，必须选择快速有效的降压药使血压恢复正常；快速型心律失常（如快速性房颤、室上性或室性心动过速）引起的急性左心衰竭纠正心律失常或控制心室率为治疗的关键；急性心肌梗死并发肺水肿时，除应用血管扩张剂，快速利尿治疗等药物治疗外，尽早行心肌再灌注治疗如：静脉溶栓，急诊行经皮冠状动脉腔内成形术及冠状动脉内支架置入术，以挽救濒死心肌；若肺水肿系室间隔穿孔、腱索或乳头肌断裂引起，应先用血管扩张剂等内科治疗，使病情稳定后4～6周再行外科手术治疗。

（二）基础治疗

（1）体位：使患者取坐位或半卧位，双腿下垂，减少静脉回心血量，有人统计双下肢下垂20 min可减少回心血量400 mL左右，必要时四肢轮流扎紧束脉带以减轻前负荷。

（2）吸氧：立即给予吸入湿化氧以改善缺氧状态，氧流量应逐渐增加，开始2～3 L/min，以后可增加至5～6 L/min，突然给予大流量高浓度吸氧易引起呼吸抑制，通常将患者的动脉血氧分压提高到8.0～12.0 kPa（60～90 mmHg）即可。湿化瓶内可放入20%～40%酒精，或加入二甲基硅油去泡剂，有去泡沫作用。在用去泡剂治疗的同时，应间歇使用吸引器吸出气道的分泌物，保持呼吸道通畅，有利于改善通气。

（三）药物治疗

1.吗啡

吗啡是治疗急性心源性肺水肿最有效的制剂之一，主要机制：①增加容量血管容积，降低回心血量，减轻左房压；②降低呼吸频率，减轻呼吸窘迫；③镇静，减轻烦躁和恐惧，有利于降低氧耗量。

禁忌证：①慢性支气管炎及严重肺疾病，伴肺功能不全，肺心病；②颅内出血，肝衰竭及严重中枢神经系统疾病及神志不清时；③低血压慎用，休克禁用。

用法和用量：3～5 mg 直接或稀释后缓慢静脉注射，若无效可间隔 15～20 min 生重复一次，用药过程中应严密观察呼吸，如出现呼吸抑制，可用纳洛酮 0.4 mg 拮抗。

2.快速利尿剂

静注利尿剂可迅速去除体内水分，减少循环血量及回心血量，减轻前负荷，减轻肺水肿，有人观察到单独使用速尿治疗左心衰竭时，在尚未出现大量利尿前，肺内啰音已减少，呼吸困难改善，认为速尿还具有扩张肺小动脉，降低肺动脉压的效果。速尿静脉注射初剂量为 20～40 mg，如果患者既往为慢性心衰，可再给 40～120 mg。在急性心肌梗死左心衰时应慎用，因此类心衰血容量增多不明显，以免引起低血压，且应防止过度利尿导致低血钾，血容量急剧降低也可引起休克。

3.血管扩张剂

主要机制：①扩张容量血管，减少回心血量，使血液从肺循环转移向体循环，起到内放血作用，降低 PCWP；②扩张阻力血管，减轻后负荷，降低左室射血阻力，从而增加 EF 和心排血量，LVEDP 下降，PCWP 降低；③降低左室舒张末压，使室壁张力下降，舒张期心肌供血改善，有助于减轻心肌缺血；④扩张阻力血管，心脏做功减少，降低心肌耗氧量。

(1)硝酸甘油：主要扩张小静脉，减轻心脏前负荷。用法：10 mg 溶于 250 mL 液体中，在密切监测血压的情况下，从 10 μg/min 开始，逐渐增加剂量（每 5 min 增加 5 μg/min），直到肺水肿缓解或已增大到 200 μg/min，维持该剂量静滴，直至病情稳定再逐步减量。消心痛，10 mg 舌下含服，可 20 min 重复一次，其效应可维持 9 h。

(2)硝普钠：该药既扩张小动脉又扩张小静脉，因而可减轻心脏前、后负荷。对急性心肌梗死导致的急性肺水肿效果优于硝酸甘油，尤其适用于严重高血压性心脏病伴急性左心衰竭者。用法：以 25～50 mg 溶于 500～1000 mL 液体中，避光条件下，由 5～10 μg/min 开始，在保持血压不低于 13.3 kPa（100 mmHg）的情况下，逐渐增加剂量（每 5～10 min 增加 5 μg/min），直至出现明显疗效或已达到 40～50 μg/min，则维持该剂量持续静滴。使用硝普钠时应不宜过长，一般不超过 24 h，以免氰化物蓄积。

(3)酚妥拉明：是一种 α 肾上腺素能受体阻滞剂，松弛血管平滑肌而有较强的扩血管作用，减轻心脏后负荷，又有轻微扩张静脉，减轻心脏前负荷作用，以上作用改善左室功能，增加心排血量，可降低毛细血管前、后括约肌张力，改善微循环，扩张支气管减轻呼吸道阻力，改善急性肺水肿时病理生理状态。

4.洋地黄类正性肌力药

速效强心苷适用于左室负荷过重引起的急性肺水肿，如高血压性心脏病，风心病，二尖瓣关闭不全及主动脉瓣病变（关闭不全或狭窄），输血或补液过多过快引起的肺水肿。一般选用西地兰或毒毛花子苷 K 等快速制剂。西地兰适用于心室率快或伴快速型心房颤动等心律失常的肺水肿，如两周内未用过洋地黄，可给予西地兰 0.4～0.8 mg 加入 5% 葡萄糖 20～40 mL 内缓慢静脉注射（5 min 以上），必要时在用药后 2 h，4 h 再给予 0.1～0.2 mg，总剂量不宜超过 1.2 mg。如心率不快（<100 次/分）亦可给予毒毛苷 K，首剂 0.125～0.25 mg，加入 5% 葡萄糖液中缓慢静注 5～10 min，必要时可在数小时后再给 0.25 mg，24 h 总量小于 0.75 mg，若发病前 2 周曾用过洋地黄，强心苷宜从小量开始，以后视病情逐渐增加剂量，一般可在密切观察下先给西地兰 0.2 mg 或毒毛 K 0.125 mg，若无中毒症状可酌情在 2～4 h 后重复以上剂量。

在急性心肌梗死发生的 24 h 内一般主张尽可能不使用洋地黄制剂，因为此时期心肌对洋地黄非常敏感，容易激发心律失常，加剧心肌缺血、缺氧。但急性心肌梗死 24 h 内若合并快速心房颤动者，亦需考虑应用。

5.β 受体激动剂

常用者为多巴胺及多巴酚丁胺。

多巴胺可兴奋 β_1、α_1 受体及多巴胺受体，不同剂量兴奋不同的受体而有不同的血流动力学效应。静脉滴速小于 2 μg/(kg·min)时主要兴奋多巴胺受体，2～5 μg/(kg·min)时有明显的强心，利尿作用；而剂量大于 5 μg/(kg·min)时才对血管起收缩作用，使血压升高。

由于多巴胺和多巴酚丁胺对心肌收缩的增强作用较洋地黄弱,且又有扩血管作用,因此在急性心肌梗死并发急性左心衰竭时常作为首选药物。

多巴胺宜从 0.5～1.0 μg/(kg·min)开始,逐渐增加剂量至心排血量及心排血指数增加,心功能改善为止,一般用 2～6 μg/(kg·min)。多巴酚丁胺一般的常用剂量为 2～10 μg/(kg·min),最高可用至 40 μg/(kg·min),因人而异,该药半衰期短,仅 2～3 min,静滴方便,易于调整剂量,它对外周血管的收缩及心率增快作用较多巴胺小,因而对于有低血压的心力衰竭患者宜选用有较强收缩血管作用的多巴胺,对伴有心率较快,而血压正常的心力衰竭患者可选用多巴酚丁胺。需要指出的是,对重度左心衰竭(肺水肿时)多巴胺的强心作用所起到的效果很微弱,仍需考虑应用洋地黄制剂。

多巴胺禁忌证为有室性心律失常,高血压性心脏病并发的急性左心衰。

6.氨茶碱

氨茶碱为磷酸二酯酶抑制剂,可解除支气管痉挛,减轻呼吸困难。0.25 g 溶于 20～40 mg 葡萄糖液中缓慢静脉注射,注意若注射过快可引起心动过速,心前区疼痛和低血压,甚至严重心律失常。急性心肌梗死者禁用,在难以鉴别心源性哮喘或支气管哮喘时是首选的治疗方法。

7.糖皮质激素

糖皮质激素可降低周围血管阻力,减少回心血量和解除支气管痉挛,降低肺毛细血管壁通透性,减轻肺水肿。可用地塞米松 10～20 mg 静脉注射。

(四)特殊治疗

对各种药物治疗无效的患者或伴有低血压及休克者可考虑实施机械辅助循环,常用的为经皮主动脉内气囊反搏术(IABP),从股动脉插入一特制的导管,顶端置于降主动脉的起始部位,此导管头部有 30 mm 气囊,可注入 20～40 mL 二氧化碳气体,将导管另一端连接于带气泵的机器上,该机器由心电图 R 波触发充气、放气。当心脏收缩时,气囊放气使射血流经主动脉,当心室舒张,主动脉瓣关闭时,气囊充气堵住血流,从而提高降主动脉上段的舒张压,增加冠状动脉灌流量,改善心肌供血。这种辅助循环装置既能使心肌得到较好的灌注,又能减轻后负荷,帮助患者渡过危机。

(岳　巍)

第九节　扩张型心肌病

扩张型心肌病(dilated cardiomyopathy,DCM)主要特征是左心室或双心室扩大,心肌收缩期泵功能障碍而产生充血性心力衰竭,以往被称为充血型心肌病。常伴有心律失常,病死率较高,常见于中、青年,男多于女(2.5∶1),近年住院患者数有明显增多趋势,发病率为5/10 万～10/10 万。

一、病因及发病机制

(一)病因

病因不完全清楚,除特发性、家族遗传性外,近年认为病毒感染是其重要原因,病毒对心肌的直接损伤,或体液、细胞免疫反应所致心肌炎可导致 DCM。此外,围产期、酒精中毒、抗肿瘤药、代谢异常等多因素亦引起本病。表 13-7 列出部分 DCM 的病因。

(二)病理解剖

病理解剖以心腔扩大为主,肉眼见心室扩张,室壁多变薄,心肌苍白而松弛,纤维瘢痕形成,且常有心内膜附壁血栓。瓣膜及冠状动脉多无病变。组织学改变为心肌细胞灶性坏死、变性、萎缩和间质纤维化,部分心肌细胞代偿性肥大。

表 13-7　DCM 的病因

特发性	肉芽肿病	神经肌肉疾病
感染性	特发性	
病毒性疾病	结节病	Duchenne 肌营养不良
柯萨奇病毒	巨细胞病	Friedreich 共济失调
Echo 病毒	Wegener 肉芽肿	肢带肌营养不良
腺病毒	代谢性/内分泌性	神经纤维瘤病
虫媒病毒	巨人症	重症肌无力
细菌	甲状腺机能减退症	中毒性
白喉杆菌	嗜铬细胞瘤	乙醇
结核杆菌	糖尿病	砷
钩端螺旋体	脚气病	钴
立克次体	硒缺乏	铅
斑疹伤寒	Kwashiorkor 病	四氯化碳
Q 热	胶原血管性疾病	儿茶酚胺
原虫	红癍狼疮	苯丙胺
Chaga's 病	皮肌炎	阿霉素
疟疾	结节性多动脉炎	环磷酰胺
利什慢病	硬皮病	

（三）病理生理

1. DCM 的血流动力学改变

DCM 者左和右心室损害程度不等，但以左心室受累者居多。早期在心室等容收缩期左心室内压力上升速度减慢，喷血速度也减慢。此时心搏量由加速心率代偿，心排血量尚可维持。此后左心室排空不尽，舒张末压增高，逐步发展为充血性心力衰竭。左心房和肺静脉压力升高，继而出现肺动脉高压，且也因肺小动脉因病变和发生栓塞而加重，最后导致右心衰竭。因此晚期患者常有严重的双心室功能衰竭。DCM 左右心室收缩和舒张功能均受损，但其心功能不全以收缩障碍为主。

2. 循环内分泌和心脏组织自分泌、旁分泌的激活

DCM 发展到充血性心力衰竭阶段时，神经内分泌包括交感神经系统（SNS）、肾素血管紧张素系统（RAS）和加压素常有过度激活，从而促进心力衰竭恶化。内源性心房肽虽亦有激活，但不足以抵消 SNS 和 RAS 的作用。在 DCM 初始的心肌损害后，循环内分泌迅速激活（SNS、RAS、加压素和心房肽），但当心血管取得代偿，循环内分泌即恢复正常，或仅有轻度升高，此时即进入适应性或代偿性阶段，直至最后发生显著的心力衰竭，即进入适应不良或失代偿性阶段，循环内分泌才又重新激活。目前认为，心肌和微血管内局部的自分泌和旁分泌较循环内分泌在 DCM 心力衰竭发展过程中起更为重要的作用。心脏组织自分泌和旁分泌的持续激活，将损伤心肌，进入适应不良阶段，而发生显著的心力衰竭，此时循环内分泌又重新激活，如此形成恶性循环。

3. 心室重构

DCM 原发性心肌损害引起的心室壁应力增加，可能是心室重构的始动机制，而各种促生长因子如血管紧张素 Ⅱ、醛固酮、成纤维细胞生长因子、β 型转化生长因子起了重要作用，其中血管紧张素 Ⅱ 可能是一切生化反应的核心。在初始的心肌损伤作用下，胶原酶被激活，使胶原网支架遭到破坏，导致成纤维细胞合成新的胶原以加强支架，从而使细胞外基质—胶原网的量和组成发生新的变化，胶原总量尤其是机械性能较弱的 Ⅲ 型胶原含量增加，使心肌僵硬度增加，出现心肌收缩和舒张功能不全。心肌纤维的拉长，胶原支架的破坏及含量、成分变化所引起的心肌细胞滑行都可能参与了心室扩大的过程。

4. 心力衰竭时交感神经的激活与 β 受体的变化

有人发现 DCM 者心室 β 受体数量减低，且 DCM 者受体下调主要发生于 β_1 受体，DCM 发生充血性心力衰竭时，SNS 激活，血中去甲肾上腺素水平增高，且与心衰严重程度呈正相关。DCM 心衰患者长期

暴于高水平的 NE 可使细胞内钙超负荷而损伤心肌,而 NE 与 β_1 受体的亲和力较之与 β_2 受体大 10 倍。因此在重度心衰 NE 水平明显增高情况下,β_1 受体密度下调可维持心肌细胞活力,但对 cAMP 依赖性正性肌力药物的反应亦明显下降。

5.能量来源、生成和利用障碍

正常心肌以脂肪酸为主要能源(约占供能物资总量的 2/3)。DCM 伴严重心衰时由于心肌缺血缺氧,造成脂肪酸的氧化减慢,心肌能量来源不足,因而葡萄糖成为心肌的主要供能物质。但此时因心肌缺血缺氧,糖的无氧酵解加强,氧化不全使能量生成不足。且心衰时由于胰腺供血不足,胰岛素分泌减少,血糖也不易进入心肌细胞,使心肌供能物质进一步缺乏,能量生成明显减少。正常心肌氧化磷酸化过程中所产生的 ATP,在心肌兴奋—收缩偶联过程中受到肌球蛋白头部 ATP 酶的作用而水解,为心肌收缩提供能量。心衰时心肌收缩蛋白结构发生变化,球蛋白头部 ATP 酶活性降低,ATP 水解减少,因此能量利用发生障碍,使心肌收缩力减弱。

二、临床表现

(1)心脏扩大:心脏扩大可能是本病最早的表现。心脏多呈普遍性扩大,而在充血性心力衰竭控制后心脏可以缩小是其特征。由于心腔扩大,可形成相对性二尖瓣或三尖瓣关闭不全而出现收缩期杂音,此杂音在心功能改善后可减弱或消失。

(2)充血性心力衰竭:起病缓慢,最初表现为排出量减少所致的疲乏和虚弱;以后则以充血性心力衰竭为主要表现。临床有心悸、呼吸困难、颈静脉怒张、肝大、下肢水肿,血压常偏低而脉压变小;晚期出现充血性心力衰竭,可有胸水和腹水。听诊第一心音减低,常有第三、第四心音奔马律。

(3)心律失常:约半数患者以心律失常为早期表现。可出现各种类型的心律失常,室性早搏最为常见,房性、交界性早搏及各种传导阻滞、心动过速可发生。20%病例有心房颤动,个别患者可因心室颤动而猝死。同一患者多种心律失常并存是其重要特征。

(4)栓塞症状:约 20%患者由于心腔内附壁血栓脱落,临床有脑、心、肾、肺、肠系膜或肢体动脉的栓塞。

三、辅助检查

(一)胸部 X 线

心影多呈普遍性增大(球形心)。透视或计波摄影示心脏和大血管搏动减弱。肺淤血(轻)和心脏扩大程度(重)不成比例。

(二)心电图

可见各种类型心律失常,如房性、室性早搏,房室、室内传导阻滞,心房颤动等。常有 ST-T 波异常,部分患者可见病理性 Q 波,后者可能与心肌灶性坏死纤维化有关,需与心肌梗死鉴别。

(三)心音图

可见第三心音和(或)第四心音及肺动脉瓣区第二心音增强,这些均为血流动力学改变的反映。有时可在心尖区或三尖瓣区记录到全收缩期杂音,是因为相应瓣膜环扩大而使相应二尖瓣或三尖瓣关闭不全所致,需与风湿性心脏瓣膜病鉴别。

(四)超声心动图

显示各心腔内径均增大而以左侧增大为著,左心室流出道也扩大,室间隔、左室后壁运动普遍减弱,提示心肌收缩力下降。M-超声心动图可见二尖瓣曲线活动幅度减低,呈钻石样改变;二维超声心动图显示大的左室心腔和小的二尖瓣开口是其特征;彩色 Doppler 超声可见收缩期二尖瓣和三尖瓣相对性关闭不全的血液反流。

(五)心导管检查和心血管造影

可见左室舒张末压、左心房压和肺毛细血管楔压增高,心搏量、心脏指数减低。心室造影可见左心室扩大,弥漫性室壁运动减弱,心室射血分数低下。冠状动脉造影多无异常。

（六）心内膜心肌活检

可见心肌细胞肥大、变性、间质纤维化等,虽缺乏特异性,但有时可用于病变程度及预后评价的参考。

（七）放射核素检查

^{99m}Tc-MIBI 心肌灌注显像呈弥漫性花斑样缺损区,无再分布现象;心血池扫描显示心腔增大,室壁搏动弱,射血分数低。

四、诊断与鉴别诊断

临床上有心脏扩大、心力衰竭及(或)心律失常、栓塞,而能除外风湿性、高血压性、冠状动脉性、肺源性及先天性等心脏病,且查不到其他病因者,可考虑为扩张型心肌病。如超声心动图证实各心腔扩大及室壁运动普遍减弱,则可确定诊断。

（一）本病应与下列疾病鉴别

(1)风湿性心脏病:二者均可出现二尖瓣或三尖瓣收缩期杂音,但扩张型心肌病的杂音在心力衰竭控制后减弱或消失;而风湿性心脏病者杂音在心力衰竭控制后增强。超声心动图可显示风湿性瓣膜病变的特征。

(2)心包积液:二者 X 线均显示心影增大且搏动减弱。但心包积液时心尖搏动常不能明视或在心浊音界左外缘的内侧;而扩张型心肌病心尖搏动与心浊音界的左外缘相符。心包积液者无心脏杂音,超声心动图可显示心包腔内有液性暗区。

(3)冠心病:冠心病发病年龄多在 40 岁以后,常有冠心病易患因素或冠心病病史。超声心动图检查冠心病多为节段性室壁运动异常;而扩张型心肌病则呈弥漫性室壁运动减弱。冠状动脉造影可以证实诊断。

（二）几种特殊病因的心肌病

(1)酒精性心肌病:酒精性心肌病对药物治疗的反应与特发性心肌病并无多大区别。乙醇成瘾是心肌病的重要危险因子,据报道在心肌病的构成比可高达 20%～39%。

酒精性心肌病的临床表现差异颇大。一般认为,在心力衰竭出现前患者一般至少有 10 年的大量饮酒史;男性对乙醇损害的易感性高于女性;如合并有吸烟、高血压、营养不良则可能加速心肌病的形成。器官对乙醇的易感性也存在差异,酒精性心肌病患者似乎不太容易形成肝硬化。

戒酒对酒精性心肌病患者的预后有好处。据一组 64 例患者的临床研究报道,近 1/3 病例停止过度饮酒随后 4 年的死亡率仅 9%;而其他患者则高达 57%。

(2)糖尿病心肌病:本病应指发生在糖尿病患者的 DCM,患者一般无冠心病、心瓣膜病,或其他心肌病危险因子。Framinghan 研究的回顾性分析发现,应用胰岛素治疗的糖尿病患者心力衰竭发生率比正常高出 2.4 倍;在特发性心肌病(IDCM)患者中糖尿病的发病率也较高。

糖尿病心肌病的临床表现与 IDCM 并无不同。多数可见心脏容积、左室充盈压、心室质量增高;心指数显著降低;左室收缩时间间期异常等。

合并糖尿病的 DCM 患者心脏的组织病理学改变与不合并糖尿病者相似。除心肌肥厚和间质纤维化外,间质内一种对高碘酸-Schiff(PAS)反应阳性物质增多。

(3)围产期心肌病:20 世纪 30 年代中期,不少作者详细报道了分娩后的妇女出现不明原因的心力衰竭。这一现象起初只是注意到分娩后的患者;实际上早至妊娠的中晚期,晚至分娩后数月均可发生,以分娩后占多数。

围产期心肌病的病因不明。由于在贫困妇女发生率较高,有人推测发病与妊娠期营养不良有关。其他可能的原因还包括妊娠毒血症,免疫因素如抗心肌抗体形成、遗传易感性、药物过敏等。部分病例心肌活检的结果发现心肌有慢性炎症的组织学证据,其确切临床意义尚不清楚。

五、治疗及预后

由于病因及发病机制尚不清楚,故很难有针对性的特效治疗,因此也无法建立一级预防。当 DCM 发展到失代偿期,治疗方案与充血性心力衰竭大致相同。心力衰竭的治疗目标不仅仅是改善症状、提高生活质量,更重要的是针对心肌重塑的机制,防止和延缓心肌重塑的发展,从而降低心力衰竭的死亡率和住院率。

(一)一般治疗

(1)去除诱发因素:避免劳累,预防呼吸道感染;治疗心律失常特别是心房颤动并快速心室律;纠正贫血、电解质紊乱;注意是否并发肺梗死等。

(2)改善生活方式,降低新的心脏损害的危险性:如戒烟、戒酒,肥胖患者应减轻体重。控制高血压、高血脂、糖尿病。饮食宜低脂、低盐,重度心力衰竭患者应限制入水量,每日称体重以早期发现液体潴留。鼓励心力衰竭患者作动态运动,以避免去适应状态。重度心力衰竭患者,可在床边小坐,其他不同程度的心力衰竭患者,可每日多次步行,每次 3～5 min;心力衰竭稳定,心功能较好者,可在专业人员监护下进行症状限制性有氧运动,如步行,每周 3～5 次,每次 20～30 min。但避免作用力的等长运动。

(3)关于心肌能量药物的应用问题:心肌能量药物如辅酶 Q_{10}、肌苷、1,6-二磷酸果糖或某些激素如生长激素等常用于心力衰竭的治疗。虽然这些药物常被称为是"天然"的,然而,它们对心力衰竭的有效性和作用机制,短期和长期应用的安全性等均未经过验证,再者,这些制剂和已肯定的治疗心力衰竭有效药物之间是否有相互作用亦不清楚。因此,不推荐应用营养制剂或激素治疗。

(4)注意避免应用的药物:非甾体类抗炎药物如吲哚美辛(消炎痛)、Ⅰ类抗心律失常药以及大多数的钙拮抗剂均应避免应用。

(二)心力衰竭的药物治疗

其包括肯定为标准治疗的药物和目前尚未肯定为标准治疗的其他药物两部分。

1.肯定为标准治疗的药物

(1)利尿剂:所有心力衰竭患者,有液体潴留的证据或原先有过液体潴留者,均应给予利尿剂。NYHA 心功能Ⅰ级患者一般不需应用利尿剂。

应用利尿剂后心力衰竭症状得到控制,临床状态稳定,亦不能将利尿剂作为单一治疗。一般应与 ACE 抑制剂和 β 受体阻滞剂联合应用。

氯噻嗪适用于轻度液体潴留、肾功能正常的心力衰竭患者,如有显著液体潴留,特别当有肾功能损害时,宜选用襻利尿剂如呋塞米。

利尿剂通常从小剂量开始(氢氯噻嗪 25 mg/d,呋塞米 20 mg/d)逐渐加量,氯噻嗪 100 mg/d 已达最大效应,呋塞米剂量不受限制。

一旦病情控制(肺部罗音消失,水肿消退,体重稳定),即可以最小有效量长期维持,一般需无限期使用。在长期维持期间,仍应根据液体潴留情况随时调整剂量。

每日体重的变化是最可靠的监测利尿剂效果和调整利尿剂剂量的指标。

利尿剂用量不当有可能改变其他治疗心力衰竭药物的疗效和不良反应。如利尿剂用量不足致液体潴留可减弱 ACE 抑制剂的疗效和增加 β 受体阻滞剂治疗的危险。反之,剂量过大引起血容量减少,可增加 ACE 抑制剂和血管扩张剂的低血压反应及 ACE 抑制剂和 AngⅡ受体阻滞剂出现肾功能不全的危险。

在应用利尿剂过程中,如出现低血压和氮质血症而患者已无液体潴留,则可能是利尿过量、血容量减少所致,应减少利尿剂剂量。如患者有持续液体潴留,则低血压和氮质血症很可能是心力衰竭恶化,终末器官灌注不足的表现,应继续利尿,并短期使用能增加肾灌注的药物如多巴胺或多巴酚丁胺。

出现利尿剂抵抗时(常伴有心力衰竭恶化),可用以下方法:①静脉给予利尿剂,如呋塞咪持续静滴(1～5 mg/d);②2 种或 2 种以上利尿剂联合应用;③应用增加肾血流的药物,如短期应用小剂量的多巴胺或多巴酚丁胺 2～5 μg/(kg·min)。

（2）ACE 抑制剂：全部收缩性心力衰竭患者必须应用 ACE 抑制剂，包括无症状性心力衰竭，LVEF＜45％者，除非有禁忌证或不能耐受。

必须告知患者：①疗效在数周或数月后才出现，即使症状未见改善，仍可降低疾病进展的危险性；②不良反应可能早期就发生，但不妨碍长期应用。

ACE 抑制剂需无限期、终生应用。

ACE 抑制剂一般与利尿剂合用，如无液体潴留时亦可单独应用，一般不需补充钾盐。ACE 抑制剂亦可与 β 受体阻滞剂和（或）地高辛合用。

ACE 抑制剂禁忌证或须慎用的情况：对 ACE 抑制剂曾有致命性不良反应的患者，如曾有血管神经性水肿、无尿性肾衰竭或妊娠妇女，绝对禁用 ACE 抑制剂。以下情况须慎用：①双侧肾动脉狭窄；②血肌酐水平显著升高［＞225.2 μmol/L（3 mg/dL）］；③高血钾症（＞5.5 mmol/L）；④低血压（收缩压＜90 mmHg）：低血压患者需经其他处理，待血液动力学稳定后再决定是否应用 ACE 抑制剂。

ACE 抑制剂的剂量：必须从极小剂量开始，如能耐受则每隔 3～7 d 剂量加倍。滴定剂量及过程需个体化，起始治疗前需注意利尿剂已维持在最合适剂量。起始治疗后 1～2 周内应监测肾功能和血钾，以后定期复查。根据 ATLAS 临床试验结果，推荐应用大剂量。ACE 抑制剂的目标剂量或最大耐受量不根据患者治疗反应来决定，只要患者能耐受，可一直增加到最大耐受量，一旦达到最大耐受量后，即可长期维持应用。

（3）β 受体阻滞剂：所有慢性收缩性心力衰竭，NYHA 心功能 Ⅱ、Ⅲ 级患者，LVEF＜40％，病情稳定者，均必须应用 β 受体阻滞剂，除非有禁忌证或不能耐受。

应告知患者：①症状改善常在治疗 2～3 个月后才出现，即使症状不改善，亦能防止疾病的进展；②不良反应常发生在治疗早期，一般不妨碍长期用药。

β 受体阻滞剂不能应用于"抢救"急性心力衰竭患者，包括难治性心力衰竭需静脉给药者。NYHA 心功能 Ⅳ 级心力衰竭患者，需待病情稳定（4d 内未静脉用药；已无液体潴留并体重恒定）后，在严密监护下由专科医师指导应用。应在 ACE 抑制剂和利尿剂基础上加用 β 受体阻滞剂、地高辛亦可应用。

β 受体阻滞剂的禁忌证：①支气管痉挛性疾病；②心动过缓（心率＜60 次/分）；③二度及以上房室传导阻滞（除非已安装起搏器）；④有明显液体潴留，需大量利尿者，暂时不能应用。

β 受体阻滞剂的起始和维持治疗：起始治疗前患者已无明显液体潴留，体重恒定，利尿剂已维持在最合适剂量。β 受体阻滞剂必须从极小剂量开始（美托洛尔 12.5 mg/d、比索洛尔 1.25 mg/d、卡维地洛 3.125 mg，2 次/天）。每 2～4 周剂量加倍。达最大耐用受量或目标剂量后长期维持，不按照患者的治疗反应来确定剂量。

β 受体阻滞剂应用时的监测：①低血压：特别是有 α 受体阻滞作用的制剂易于发生，一般在首剂或加量的 24～48 h 内发生，可将 ACE 抑制剂或扩血管剂减量或与 β 受体阻滞剂在每日不同时间应用，一般不将利尿剂减量；②液体潴留和心力衰竭恶化：常在起始治疗 3～5 d 体重增加，如不处理，1～2 周后常致心力衰竭恶化，应告知患者每日称体重，如有增加，立即加大利尿剂用量；③心动过缓和房室阻滞：与 β 受体阻滞剂剂量大小成正比，如心率＜55 次/分，或出现二、三度房室传导阻滞，应将 β 受体阻滞剂减量或停用。

（4）洋地黄制剂：地高辛应用的目的在于改善收缩性心力衰竭患者的临床状况，应与利尿剂、某种 ACE 抑制剂和 β 受体阻滞剂联合应用。地高辛也可用于伴有快速心室率的心房颤动患者，尽管 β 受体阻滞剂可能对运动时心室率增加的控制更为有效。

地高辛没有明显的降低心力衰竭患者死亡率的作用，因而不主张早期应用。不推荐应用于 NYHA 心功能 Ⅰ 级患者。

地高辛常用剂量 0.25 mg/d。70 岁以上，肾功能减退者宜用 0.125 mg，1 日 1 次或隔日 1 次。

虽然有学者主张应用地高辛血清浓度测定指导选择地高辛的合适剂量，但尚无证据支持这一观点。

与传统观念相反，地高辛安全、耐受性良好。不良反应主要见于大剂量时，但大剂量对治疗心力衰竭并不需要。

长期应用地高辛,剂量在一般认可的治疗范围内,是否会产生不良的心血管作用,目前还不清楚。

2.其他药物

(1)醛固酮拮抗剂:对近期或目前为 NYHA 心功能Ⅳ级心力衰竭患者,可考虑应用小剂量的螺内酯 20 mg/d。至于醛固酮拮抗剂在轻、中度心力衰竭的有效性和安全性则尚有待确定。

(2)AngⅡ受体阻滞剂:ARB 治疗心力衰竭有效,但未证实相当于或是优于 ACE 抑制剂。未应用过 ACE 抑制剂和能耐受 ACE 抑制剂的患者不宜用 ARB 取代。可用于不能耐受 ACE 抑制剂的患者。ARB 与 ACE 抑制剂相同,亦能引起低血压,高血钾及肾功能损害恶化。心力衰竭患者对 β 受体阻滞剂有禁忌证时,可 ARB 与 ACE 抑制剂合用。

(3)钙拮抗剂钙拮抗剂:由于缺乏钙拮抗剂治疗心力衰竭疗效的证据,该类药物不宜用于心力衰竭治疗。考虑用药的安全性,即使用于治疗心绞痛或高血压,在大多数的心力衰竭患者应避免使用大多数的钙拮抗剂。在现有供临床应用的钙拮抗剂中,只有氨氯地平和非洛地平有临床试验显示长期用药的安全性,氨氯地平对生存率无不利影响。

(4)环腺苷酸依赖性正性肌力药的静脉应用。环腺苷酸(cAMP)依赖性正性肌力药包括:①β 肾上腺素能激动剂:如多巴酚丁胺;②磷酸二酯酶抑制剂,如米力农。这两种药物均通过提高细胞内 cAMP 水平而增加心肌收缩力,而且兼有外周血管扩张作用,短期应用均有良好的血液动力学效应。然而长期口服时,不仅不能改善症状或临床情况,反能增加死亡率。

cAMP 正性肌力药的静脉应用:由于缺乏有效的证据,以及考虑到此类药物的毒性,不主张对慢性心力衰竭患者长期、间歇静脉滴注此类正性肌力药。对心脏移植前的终末期心力衰竭、心脏手术后心肌抑制所致的急性心力衰竭、以及难治性心力衰竭可考虑短期支持应用 3～5 d。推荐剂量:多巴酚丁胺 2～5 $\mu g/(kg \cdot min)$;米力农 50 $\mu g/kg$ 负荷量,继以0.375～0.750 $\mu g/(kg \cdot min)$。

(三)心力衰竭伴心律失常的治疗

无症状性、非持续性室性和室上性心律失常不主张抗心律失常药物治疗。持续性室性心动过速、心室颤动、曾经猝死复苏、或室上性心动过速伴快速心室率或血液动力学不稳定者,应予治疗,治疗原则与非心力衰竭者相同。

Ⅰ类抗心律失常药不宜用于心力衰竭患者,除非是短期应用于难治性、致死性室律失常。Ⅲ类抗心律失常药胺碘酮可抑制心律失常且不增加心力衰竭患者的死亡危险性,故优于Ⅰ类或其他Ⅲ类药物而推荐应用于心力衰竭患者并心律失常的治疗。胺碘酮对预防心力衰竭猝死或延长生存尚无确切有效的证据,且有一定的毒性,因而不推荐预防性应用,特别是已在应用 ACE 抑制剂和 β 受体阻滞剂的患者。

任何心力衰竭并心律失常患者,均应注意寻找和去除各种可能引起心律失常的原因,如心力衰竭未控制,心肌缺血,低钾、低镁血症;药物的致心律失常作用,特别是各种正性肌力药和血管扩张剂。

(四)心力衰竭抗凝、抗血小板治疗

心力衰竭时,扩张且低动力的心腔,以及促凝因子活性的增高可能有较高血栓栓塞事件危险,临床研究提示心力衰竭时血栓栓塞事件的年发生率大约在 1%～3%左右。至今尚无心力衰竭患者中华法林或其他抗血栓药物对预防血栓栓塞事件的对照研究,几项回顾性的分析也未得到一致意见。

有关心力衰竭时的抗凝治疗可参照下列原则:①心力衰竭伴房颤及心力衰竭有血栓栓塞史的患者必须长期抗凝治疗,可常规方法口服华法林,并调整剂量使国际标准化比值保持在 2～3 之间;②极低 LVEF 值、左室室壁瘤、显著心腔扩大、心腔内有血栓存在,这些指标在评估血栓栓塞危险中的意义尚未明确,也缺乏长期抗凝效果的评价,但有些医师对上述情况仍给予抗凝治疗以预防可能发生的血栓栓塞事件;③抗血小板治疗常用于心力衰竭以预防冠状动脉事件,对心力衰竭本身的适应证尚未建立。

(五)心力衰竭氧气治疗

慢性心力衰竭并非氧气治疗的适应证,重度心力衰竭患者氧疗可能使血液动力学恶化,但对心力衰竭伴严重睡眠低氧血症患者,夜间给氧可减少 cheyne-stokes 呼吸,减少低氧血症的发生。

（六）心力衰竭的起搏治疗

双心室起搏治疗充血性心力衰竭的适应证由于多中心临床试验的结果已充分证明了双心室起搏治疗充血性心力衰竭的效果。2002 年 10 月，由美国 ACC/AHA/NASEPE 共同制订的心脏起搏器新的临床应用指南中，已正式将双心室起搏治疗充血性心力衰竭列入心脏起搏治疗适应证中。根据这个新的临床应用指南，双心室起搏治疗充血性心力衰竭适应证为：NYHA 分级 Ⅲ 或 Ⅳ 级，伴心室内传导阻滞，QRS 宽度≥130 ms。LVEDD≥55 mm，LVEF≤35%。双心室同步起搏为心力衰竭治疗展示了新的希望。随着研究的不断深入，起搏电极的不断改进，起搏治疗心力衰竭将会使更多的患者受益。但临床应用时需注意掌握好适应证。

（七）心脏移植

由于 DCM 患者比较年轻，没有其他系统疾病，故若能作心脏移植可延长生命，特别应用环孢菌素抑制免疫排异反应提高成效后，心脏移植能使预后大为改观。但据目前国内实际情况，尚难以普遍开展此项治疗。

心力衰竭治疗建议概要不同心功能分级心力衰竭患者的治疗。

NYHA 心功能 Ⅰ 级：控制危险因素；ACE 抑制剂。

NYHA 心功能 Ⅱ 级：ACE 抑制剂；利尿剂；β 受体阻滞剂；地高辛用或不用。

NYHA 心功能 Ⅲ 级：ACE 抑制剂；利尿剂；β 受体阻滞剂；地高辛。

NYHA 心功能 Ⅳ 级：ACE 抑制剂；利尿剂；地高辛；醛固酮受体拮抗剂；病情稳定者，谨慎应用 β 受体阻滞剂。

（岳　巍）

第十四章 消化系统急危重症

第一节 急性胃肠炎

本病是常见的内科疾病,发病原因多与饮食不当、进食不洁食物有关,尤以后者为多见。起病前多有进食过多生冷、粗糙或刺激性食物(如烈酒、浓茶、辛辣食物),服用某些对胃肠黏膜有刺激性药物,食用被细菌或其毒素污染的食物(如沙门菌、嗜盐菌、金黄色葡萄球菌毒素、肠道病毒等)等病史。

一、诊断

起病常急骤,多在进食后数小时至 24 h 内发病。表现为上腹不适或疼痛、恶心、呕吐及食欲不振,伴肠炎者则有腹泻,粪便为水样或烂便,每日数次至 10 余次不等。细菌感染者可伴恶寒及发热,但发热一般不高。严重病例可因呕吐及腹泻导致失水、酸中毒及休克。体检一般腹壁柔软,仅有上腹及脐周轻度压痛,无肌卫或腹肌强直等腹膜刺激征,肠鸣常亢进。

二、治疗

(一)一般治疗

卧床休息,祛除病因,视病情可短期禁食或流质饮食。纠正失水及电解质紊乱。

(二)对症治疗

腹痛者可局部热敷,应用阿托品、溴丙胺太林(普鲁本辛)、颠茄酊等解痉止痛药。亦可针刺足三里、内关等穴位。呕吐者可予多潘立酮(吗丁啉)10 mg,每日 3 次,口服;或 10 mg,每日 1 次,肌注。腹泻频繁可选用下列止泻药物:①次碳酸铋 1～2 g 或碳酸钙 2～4 g,每日 3～4 次。②洛哌丁胺(易蒙停),首剂 6 mg(2 粒),以后视腹泻情况,适当调节剂量,通常每日 2～12 mg。③地芬诺酯(苯乙哌啶),每次 2.5～5 mg,每日 3～4 次。复方苯乙哌啶片(每片含苯乙哌啶 2.5 mg、阿托品 0.025 mg),1/2～2 片,每日 2～3 次,口服。由于苯乙哌啶可抑制呼吸,故不适用于儿童。

(三)抗菌药物治疗

对伴有寒战、发热、白细胞升高,粪便镜检有多量白细胞,疑有细菌感染者,可酌情使用抗菌药物。一般可选用氯霉素、新霉素、磺胺类、黄连素、喹诺酮类(如诺氟沙星、环丙氟沙星等)等。

(芦　敏)

第二节 重症急性胰腺炎

一、概述

急性胰腺炎是指多种病因导致胰酶在胰腺内被激活后引起胰腺自身消化的炎症反应。临床上以急性腹痛及血、尿淀粉酶的升高为特点,病情轻重不等。按临床表现和病理改变,可分为轻症急性胰腺炎

(MAP)和重症急性胰腺炎(SAP)。前者多见,临床上占急性胰腺炎的90%,预后良好;后者病情严重,常并发感染、腹膜炎和休克等,死亡率高。

二、病因和发病机制

1.胆管疾病

胆石、蛔虫或感染致使壶腹部出口处梗阻,使胆汁排出障碍,当胆管内压超过胰管内压时,胆汁、胆红素和溶血磷脂酰胆碱及细菌毒素可逆流入胰管,或通过胆胰间淋巴系统扩散至胰腺,损害胰管黏膜屏障,进而激活胰酶引起胰腺自身消化。

2.十二指肠疾病与十二指肠液反流

一些伴有十二指肠内压增高的疾病,如肠系膜上动脉压迫、环状胰腺、胃肠吻合术后输入段梗阻、邻近十二指肠乳头的憩室炎等,常有十二指肠内容物反流入胰管,激活胰酶,引起胰腺炎。

3.大量饮酒和暴饮暴食

可增加胆汁和胰液分泌、引起十二指肠乳头水肿和Oddi括约肌痉挛;乙醇还可使胰液形成蛋白"栓子",使胰液排泄受阻,引发胰腺炎。

4.胰管梗阻

胰管结石或蛔虫、狭窄、肿瘤、胰腺分裂症等均可引起胰管阻塞,管内压力增高,胰液渗入间质,导致急性胰腺炎。

5.手术与外伤

腹部手术可能直接损伤胰腺或影响其血供。ERCP检查时可因重复注射造影剂或注射压力过高,引起急性胰腺炎(约3%)。腹部钝挫伤可直接挤压胰腺组织引起胰腺炎。

6.内分泌与代谢障碍

甲状旁腺功能亢进症、甲状旁腺肿瘤、维生素D过量等均可引起高钙血症,产生胰管钙化、结石形成,进而刺激胰液分泌和促进胰蛋白酶原激活而引起急性胰腺炎。高脂血症可使胰液内脂质沉着,引起血管的微血栓或损坏微血管壁而伴发胰腺炎。

7.感染

腮腺炎病毒、柯萨奇病毒B、埃可病毒、肝炎病毒感染均可伴急性胰腺炎,特别是急性重型肝炎患者可并发急性胰腺炎。

8.药物

与胰腺炎有关的药物有硫唑嘌呤、肾上腺糖皮质激素、噻嗪类利尿药、四环素、磺胺类、甲硝唑、阿糖胞苷等,使胰液分泌或黏稠度增加。

另外,有5%～25%的急性胰腺炎病因不明,称之为特发性胰腺炎。

急性胰腺炎的发病机制尚未完全阐明。相同的病理生理过程是胰腺消化酶被激活而造成胰腺自身消化。胰腺分泌的消化酶有两种形式:一种是有活性的酶,如淀粉酶、脂肪酶等;另一种是以前体或酶原形式存在的无活性酶,如胰蛋白酶原、糜蛋白酶原、弹性蛋白酶原、磷脂酶A、激肽酶原等。胰液进入十二指肠后被肠酶激活,使胰蛋白酶原转变为胰蛋白酶,胰蛋白酶又引起一串其他酶原的激活,将磷脂酶原A、弹性蛋白酶原、激肽酶原分别激活为磷脂酶A、弹性蛋白酶、激肽酶。磷脂酶A使磷脂酰胆碱转变为溶血磷脂酰胆碱,破坏胰腺细胞和红细胞膜磷脂层,使胰腺组织坏死与溶血;弹性蛋白酶溶解血管壁弹性纤维而致出血;激肽酶将血中激肽原分解为激肽和缓激肽,从而使血管扩张和通透性增加,引起水肿和休克。脂肪酶分解中性脂肪引起脂肪坏死。激活的胰酶并可通过血行与淋巴途径到达全身,引起全身多脏器(如肺、肾、脑、心、肝)损害和出血坏死性胰腺炎。研究提示,胰腺组织损伤过程中一系列炎性介质(如氧自由基、血小板活化因子、前列腺素、白三烯、补体、肿瘤坏死因子等)起着重要介导作用,促进急性胰腺炎的发生和发展。

三、临床特点

（一）症状

1.腹痛

为本病最主要表现。95％急性胰腺炎患者腹痛是首发症状，常在大量饮酒或饱餐后突然发作，程度轻重不一，可以是钝痛、钻顶或刀割样痛，呈持续性，也可阵发性加剧，不能为一般解痉药所缓解。多数位于上腹部、脐区，也可位于左右上腹部，并向腰背部放射。弯腰或起坐前倾位可减轻疼痛。轻症者在3～5 d即缓解；重症腹痛剧烈、且持续时间长。由于腹腔渗液扩散，可弥漫呈全腹痛。

2.恶心、呕吐

大多数起病后即伴恶心、呕吐，呕吐常较频繁。呕吐出食物或胆汁，呕吐后腹痛不能缓解。

3.发热

大多数为中等度以上发热。一般持续3～5 d，如发热持续不退或逐日升高，则提示为出血坏死性胰腺炎或继发感染。

4.黄疸

常于起病后1～2 d出现，多为胆管结石或感染所致，随着炎症消退逐渐消失，如病后5～7 d出现黄疸，应考虑并发胰腺假性囊肿压迫胆总管的可能，或由于肝损害而引起肝细胞性黄疸。

5.低血压或休克

重症常发生低血压或休克，患者烦躁不安、皮肤苍白湿冷、脉搏细弱、血压下降，极少数可突然发生休克，甚至猝死。

（二）体征

轻症急性胰腺炎腹部体征较轻，上腹有中度压痛，无或轻度腹肌紧张和反跳痛，均有腹胀，一般无移动性浊音。

重症急性胰腺炎上腹压痛明显，并有腹肌紧张及反跳痛，出现腹膜炎时则全腹明显压痛、腹肌紧张，重者有板样强直。伴肠麻痹者有明显腹胀、肠鸣音减弱或消失，可叩出移动性浊音。腹水为少量至中等量，常为血性渗液。少数重症患者两侧胁腹部皮肤出现蓝—棕色淤斑，称为 Grey-Turner 征；脐周皮肤呈蓝-棕色淤斑，称为 Cullen 征，系因血液、胰酶、坏死组织穿过筋膜和肌层进入皮下组织所致。起病2～4周后因假性囊肿或胰及其周围脓肿，于上腹可扪及包块。

（三）并发症

1.局部并发症

（1）胰腺脓肿：一般在起病后2～3周，因胰腺或胰周坏死组织继发细菌感染而形成脓肿。

（2）假性囊肿：多在起病后3～4周形成。由于胰液和坏死组织在胰腺本身或胰周围被包裹而形成囊肿，囊壁无上皮，仅为坏死、肉芽、纤维组织。囊肿常位于胰腺体、尾部，数目不等、大小不一。

2.全身并发症

重症急性胰腺炎常并发不同程度的多脏器功能衰竭（MOF）。

（1）急性呼吸衰竭（呼吸窘迫综合征）：呼吸衰竭可在胰腺炎发病48 h即出现。早期表现为呼吸急促，过度换气，可呈呼吸性碱中毒。动脉血氧饱和度下降，即使高流量吸氧，呼吸困难及缺氧也不易改善，乳酸血症逐渐加重。晚期 CO_2 排出受阻，呈呼吸性及代谢性酸中毒。

（2）急性肾衰竭：少尿、无尿、尿素氮增高，可迅速发展成为急性肾衰竭，多发生于病程的前5 d，常伴有高尿酸血症。

（3）心律失常与心功能不全：胰腺坏死可释放心肌抑制因子，抑制心肌收缩，降低血压，导致心力衰竭。心电图可有各种改变，如 ST-T 改变、传导阻滞、期前收缩、心房颤动或心室颤动等。

（4）脑病：表现为意识障碍、定向力丧失、幻觉、躁动、抽搐等，多在起病后3～5 d出现。若有精神症状者，预后差，死亡率高。

(5)其他:如弥散性血管内凝血(DIC)、糖尿病、败血症及真菌感染、消化道出血、血栓性静脉炎等。

(四)辅助检查

1.白细胞计数

多有白细胞增多及中性粒细胞核左移。

2.淀粉酶测定

淀粉酶升高对诊断急性胰腺炎有价值,但无助于水肿型和出血坏死型胰腺炎的鉴别。

(1)血淀粉酶:在起病后6～12 h开始升高,24 h达高峰,常超过正常值3倍以上,维持48～72 h后逐渐下降。若淀粉酶反复升高,提示复发;若持续升高,提示有并发症可能。需注意:淀粉酶升高程度与病情严重性并不一致。在重症急性胰腺炎,如腺泡破坏过甚,血清淀粉酶可不高,甚或明显下降。某些胰外疾病也可引起淀粉酶升高,如胆囊炎、胆石症、溃疡穿孔、腹部创伤、急性阑尾炎、肾功能不全、急性妇科疾病、肠梗阻或肠系膜血管栓塞等,均可有轻度淀粉酶升高。

(2)尿淀粉酶:尿淀粉酶升高较血淀粉酶稍迟,发病后12～24 h开始升高,下降缓慢,可持续1～2周,急性胰腺炎并发肾衰竭者尿中可测不到淀粉酶。

3.血清脂肪酶测定

急性胰腺炎时,血清脂肪酶的增高较晚于血清淀粉酶,于起病后24～72 h开始升高,持续7～10 d,对起病后就诊较晚的急性胰腺炎患者有诊断价值,而且特异性也较高。

4.血钙测定

急性胰腺炎时常发生低钙血症。低血钙程度和临床病情严重程度相平行。若血钙低于1.75 mmol/L,仅见于重症胰腺炎患者,为预后不良征兆。

5.其他生化检查

急性胰腺炎时,暂时性血糖升高常见,与胰岛素释放减少和胰高糖素释放增加有关。持久性的血糖升高(>10 mmol/L)反映胰腺坏死。部分患者可出现高三酰甘油血症、高胆红素血症。胸腔积液或腹水中淀粉酶可明显升高。如出现低氧血症、低蛋白血症、血尿素氮升高等,均提示预后不良。

6.影像学检查

超声与CT显像对急性胰腺炎及其局部并发症有重要的诊断价值。急性胰腺炎时,超声与CT检查可见胰腺弥漫性增大,其轮廓及其与周围边界模糊不清,胰腺实质不均,坏死区呈低回声或低密度图像,并清晰显示胰内、外组织坏死的范围与扩展方向,对并发腹膜炎、胰腺囊肿或脓肿诊断也有帮助。肾衰竭或因过敏而不能接受造影剂者可行磁共振检查。

X线胸片可显示与胰腺炎有关的肺部表现,如胸腔积液、肺不张、急性肺水肿等。腹部平片可发现肠麻痹或麻痹性肠梗阻征象。

四、诊断和鉴别诊断

急性上腹痛,血、尿淀粉酶显著升高时,应想到急性胰腺炎的可能,但重症胰腺炎淀粉酶可能正常,故诊断必须结合临床表现、必要的实验室检查和影像检查结果,并排除其他急腹症者方能确立诊断。具有以下临床表现者有助于重症胰腺炎的诊断:①症状:烦躁不安、四肢厥冷、皮肤呈斑点状等休克征象。②腹肌强直,腹膜刺激征阳性,Grey-Turner征或Cullen征出现。③实验室检查:血钙降至2 mmol/L以下,空腹血糖>11.2 mmol/L(无糖尿病史),血尿淀粉酶突然下降。④腹腔穿刺有高淀粉酶活性的腹水。

前已述及,胰腺外疾病也可出现淀粉酶升高,许多胸腹部疾病也会出现腹痛,故在诊断急性胰腺炎时,应结合病史、体征、心电图、有关的实验室检查和影像学检查加以鉴别。

五、急诊处理

(一)一般处理

1.监护

严密观察体温、脉搏、呼吸、血压与尿量。密切观察腹部体征变化,不定期检测血、尿淀粉酶和电解质(K^+、Na^+、Cl^-、Ca^{2+})、血气分析、肾功能等。

2.维持血容量及水、电解质平衡

因呕吐、禁食、胃肠减压而丢失大量水分和电解质,需给予补充。尤其是重症急性胰腺炎,胰周大量渗出,有效血容量下降将导致低血容量性休克。每天补充3000～4000 mL液体,包括晶体溶液和胶体溶液,如输新鲜血、血浆或清蛋白,注意电解质与酸碱平衡,尤其要注意低钾和酸中毒。

3.营养支持

对重症胰腺炎尤为重要。早期给予全胃肠外营养(TPN),如无肠梗阻,应尽早进行空肠插管,过渡到肠内营养(EN)。可增强肠道黏膜屏障,防止肠内细菌移位。

4.止痛

可用哌替啶50～100 mg肌内注射,必要时可6～8 h重复注射。禁用吗啡,因吗啡对Oddi括约肌有收缩作用。

(二)抑制或减少胰液分泌

1.禁食和胃肠减压

以减少胃酸和胰液的分泌,减轻呕吐与腹胀。

2.抗胆碱能药物

如阿托品0.5 mg,每6 h肌内注射1次,能抑制胰液分泌,并改善胰腺微循环,有肠麻痹者不宜使用。

3.制酸药

如H_2受体拮抗药法莫替丁静脉滴注,或质子泵抑制剂奥美拉唑20～40 mg静脉注射,可以减少胃酸分泌以间接减少胰液分泌。

4.生长抑素及其类似物奥曲肽

可抑制缩胆囊素、促胰液素和促胃液素释放,减少胰酶分泌,并抑制胰酶和磷脂酶活性。

(三)抑制胰酶活性

可抑制胰酶分泌及已释放的胰酶活性,适用于重症胰腺炎早期治疗。

1.抑肽酶

①抑制胰蛋白酶。②抑制纤溶酶和纤溶酶原的激活因子,从而阻止纤溶酶原的活化,可以防治纤维蛋白溶解引起的出血。

2.加贝酯

是一种合成胰酶抑制药,具有强力抑制胰蛋白酶、激肽酶、纤溶酶、凝血酶等活性作用,从而阻止胰酶对胰腺的自身消化作用。

(四)抗生素

因胆管感染、急性胰腺炎继发感染及肠道细菌移位,故可给予广谱抗生素。

(五)并发症的处理

急性呼吸窘迫综合征除用地塞米松、利尿药外,还应做气管切开,并使用呼吸终末正压人工呼吸器。有高血糖或糖尿病时,使用胰岛素治疗;有急性肾衰竭者采用透析治疗。

(六)内镜下Oddi括约肌切开术(EST)

适用于胆源性胰腺炎合并胆管梗阻或胆管感染者,行Oddi括约肌切开术和(或)放置鼻胆管引流。

(七)手术治疗

适应证有:①急性胰腺炎诊断尚未肯定,而又不能排除内脏穿孔、肠梗阻等急腹症时,应进行剖腹探查。②合并腹膜炎经抗生素治疗无好转者。③胆源性胰腺炎处于急性状态,需外科手术解除梗阻。④并发胰腺脓肿、感染性假性囊肿或结肠坏死,应及时手术。

(芦　敏)

第三节　消化性溃疡急性穿孔

急性穿孔是胃、十二指肠溃疡的严重并发症,也是外科常见的急腹症之一。起病急、病情重、变化快是其特点,常需紧急处理,若诊治不当,可危及患者生命。

一、流行病学调查

近几十年来,胃、十二指肠溃疡的发生率下降,住院治疗的胃、十二指肠溃疡患者数量明显减少,特别是胃、十二指肠溃疡的选择性手术治疗数量尤为减少,但溃疡的急性并发症(穿孔、出血和梗阻)的发生率和需要手术率近20年并无明显改变。

溃疡穿孔每年的发病率为0.7/万～1/万;穿孔病住院患者占溃疡病住院患者的7%;穿孔多发生在30～60岁人群,占75%。约2%十二指肠溃疡患者中穿孔为首发症状。估计在诊断十二指肠溃疡后,在第1个10年中,每年约0.3%患者发生穿孔。十二指肠溃疡穿孔多位于前壁,"前壁溃疡穿孔,后壁溃疡出血"。胃溃疡急性穿孔大多发生在近幽门的胃前壁,偏小弯侧,胃溃疡的穿孔一般较十二指肠溃疡略大。

二、病因及发病机制

胃、十二指肠溃疡穿孔发生在慢性溃疡的基础上,患者有长期溃疡病史,但在少数情况下,急性溃疡也可以发生穿孔。下列因素可促进穿孔的发生。

(1)精神过度紧张或劳累,增加迷走神经兴奋程度,溃疡加重而穿孔。

(2)饮食过量,胃内压力增加,使溃疡穿孔。

(3)应用非类固醇抗炎药(nonsteroidal anti-inflammtary durgs,NSAIDs)和十二指肠溃疡、胃溃疡的穿孔密切相关,现在研究显示,治疗患者时应用这类药物是主要的促进因素。

(4)免疫抑制,尤其在器官移植患者中应用激素治疗。

(5)其他因素包括患者年龄增加、慢性阻塞性肺疾病、创伤、大面积烧伤和多器官功能障碍。

三、病理生理

急性穿孔后,有强烈刺激性的胃酸、胆汁、胰液等消化液和食物溢入腹腔,引起化学性腹膜炎,导致剧烈的腹痛和大量腹腔渗出液,甚至可致血容量下降,低血容量性休克。6～8 h后,细菌开始繁殖,并逐渐转变为化脓性腹膜炎,病原菌以大肠埃希菌及链球菌多见。在强烈的化学刺激,细胞外液丢失的基础上,大量毒素被吸收,可导致感染中毒性休克的发生。胃、十二指肠后壁溃疡可穿透全层,并与周围组织包裹,形成慢性穿透性溃疡。

四、临床表现

(一)症状

患者以往多有溃疡病症状或肯定溃疡病史,而且近期常有溃疡病活动的症状。可在饮食不当后或在清晨空腹时发作。典型的溃疡急性穿孔表现为骤发腹痛,十分剧烈,如刀割或烧灼样,为持续性,但也可有阵发加重。由于腹痛发作突然而猛烈,患者甚至有一时性昏厥感。疼痛初起部位多在上腹或心窝部,迅即

255

延及全腹面,以上腹为重。由于腹后壁及膈肌腹膜受到刺激,有时可引起肩部或肩胛部牵涉性疼痛,可有恶心感及反射性呕吐,但一般不重。

(二)体征

患者仰卧拒动,急性痛苦病容,由于腹痛严重而致面色苍白、四肢凉、出冷汗、脉率快、呼吸浅。腹式呼吸因腹肌紧张而消失。在发病初期,血压仍正常,腹部有明显腹膜炎体征,全腹压痛明显,上腹更重,腹肌高度强直,即所谓板样强直。肠鸣音消失。如腹腔内有较多游离气体,则叩诊时肝浊音界不清楚或消失。随着腹腔内细菌感染的发展,患者的体温、脉搏、血压、血常规等周身感染中毒症状以及肠麻痹、腹胀、腹腔积液等腹膜炎症也越来越重。

溃疡穿孔后,临床表现的轻重与漏出至游离腹腔内的胃肠内容物的量有直接关系,亦即与穿孔的大小,穿孔时胃内容物的多少(空腹或饱餐后)以及孔洞是否很快被邻近器官或组织粘连堵塞等因素有关。穿孔小或漏出的胃肠内容物少或孔洞很快即被堵塞,则漏出的胃肠液可限于上腹,或顺小肠系膜根部及升结肠旁沟流至右下腹,腹痛程度可以较轻,腹膜刺激征也限于上腹及右侧腹部。

五、辅助检查

如考虑为穿孔,应做必要的实验室检查,检查项目包括血常规、血清电解质和淀粉酶,穿孔时间较长的需检查肾功能、血清肌酐、肺功能并进行动脉血气分析、监测酸碱平衡。常见白细胞升高及核左移,但在免疫抑制和老年患者中有时没有。血清淀粉酶一般是正常的,但有时升高,通常小于正常的3倍。肝功能一般是正常的。除非就诊延迟,血清电解质和肾功能是正常的。

胸部X线片和立位及卧位腹部X线片是必需的。约70%的患者有腹腔游离气体,因此无游离气体的不能排除穿孔。当疑为穿孔但无气腹者,可做水溶性造影剂上消化道造影检查,确立诊断腹膜炎体征者,这种X线造影是不需要的。

诊断性腹腔穿刺在部分患者是有意义的,若抽出液中含有胆汁或食物残渣常提示有消化道穿孔。

六、诊断及鉴别诊断

(一)诊断标准

胃、十二指肠溃疡急性穿孔后表现为急剧上腹痛,并迅速扩展为全腹痛,伴有显著的腹膜刺激征,结合X线检查发现腹部膈下游离气体,诊断性腹腔穿刺抽出液含有胆汁或食物残渣等特点,正确诊断一般不困难。在既往无典型溃疡病者,位于十二指肠及幽门后壁的溃疡小穿孔,胃后壁溃疡向小网膜腔内穿孔,老年体弱反应性差者的溃疡穿孔及空腹时发生的小穿孔等情况下,症状、体征不太典型,较难诊断。另需注意的是,X线检查未发现膈下游离气体并不能排除溃疡穿孔的可能,因约有20%患者穿孔后可以无气腹表现。

(二)鉴别诊断

1.急性胰腺炎

溃疡急性穿孔和急性胰腺炎都是上腹部突然受到强烈化学性刺激而引起的急腹症,因而在临床表现上有很多相似之处,在鉴别诊断上可能造成困难。急性胰腺炎的腹痛发作虽然也较突然,但多不如溃疡穿孔者急骤,腹痛开始时有由轻而重的过程,疼痛部位趋向于上腹偏左及背部,腹肌紧张程度也略轻。血清及腹腔渗液的淀粉酶含量在溃疡穿孔时可以有所增高,但其增高的数值尚不足以诊断。急性胰腺炎X线检查无膈下游离气体,B超及CT提示胰腺肿胀。

2.胆石症、急性胆囊炎

胆绞痛发作以阵发性为主,压痛较局限于右上腹,而且压痛程度也较轻,腹肌紧张远不如溃疡穿孔者显著。腹膜炎体征多局限在右上腹,有时可触及肿大的胆囊,Murphy征阳性,X线检查无膈下游离气体,B超提示有胆囊结石,胆囊炎,如血清胆红素有增高,则可明确诊断。

3.急性阑尾炎

溃疡穿孔后胃、十二指肠内容物可顺升结肠旁沟或小肠系膜根部流至右下腹,引起右下腹腹膜炎症状和体征,易被误诊为急性阑尾炎穿孔。仔细询问病史当能发现急性阑尾炎开始发病时的上腹痛一般不十分剧烈,阑尾穿孔时腹痛的加重也不以上腹为主,腹膜炎体征则右下腹较上腹明显。

4.胃癌穿孔

胃癌急性穿孔所引起的腹内病理变化与溃疡穿孔相同,因而症状和体征也相似,术前难以鉴别。老年患者,特别是无溃疡病既往史而近期内有胃部不适或消化不良及消瘦、体力差等症状者,当出现溃疡急性穿孔的症状和体征时,应考虑到胃肠穿孔的可能。

七、治疗

对胃、十二指肠溃疡急性穿孔的治疗原则首先是终止胃肠内容物继续漏入腹腔,使急性腹膜炎好转,以挽救患者的生命。经常述及的三个高危因素是:①术前存在休克。②穿孔时间超过24 h。③伴随严重内科疾病。这三类患者病死率高,可达5%～20%;而无上述高危因素者病死率<1%。故对此三类患者的处理更要积极、慎重。具体治疗方法有三种,即非手术治疗、手术修补穿孔以及急症胃部分切除和迷走神经切断术,现在认为后者(胃部分切除术和迷走神经切断术)不是溃疡病的合理手术方式,已很少采用。术式选择主要依赖于患者一般状况、术中所见、局部解剖和穿孔损伤的严重程度。

(一)非手术治疗

近年来,特别是在我国,对溃疡急性穿孔采用非手术治疗累积了丰富经验,大量临床实践经验表明,连续胃肠吸引减压可以防止胃肠内容物继续漏向腹腔,有利于穿孔自行闭合及急性腹膜炎好转,从而使患者免遭手术痛苦。其病死率与手术缝合穿孔者无显著差别。为了能够得到满意的吸引减压,鼻胃管在胃内的位置要恰当,应处于最低位。非手术疗法的缺点是不能去除已漏入腹腔内的污染物,因此只适用于腹腔污染较轻的患者。其适应证:①患者无明显中毒症状,急性腹膜炎体征较轻,或范围较局限,或已趋向好转,表明漏出的胃肠内容物较少,穿孔已趋于自行闭合。②穿孔是在空腹情况下发生的,估计漏至腹腔内的胃肠内容物有限。③溃疡病本身不是根治性治疗的适应证。④有较重的心肺等重要脏器并存病,致使麻醉及手术有较大风险。但在70岁以上、诊断不能肯定、应用类固醇激素和正在进行溃疡治疗的患者,不能采取非手术治疗方法。

因为手术治疗的效果确切,非手术治疗的风险并不低(腹内感染、脓毒症等),一般认为非手术治疗要极慎重。在非手术治疗期间,需动态观察患者的全身情况和腹部体征,若病情无好转或有所加重,即需及时改用手术治疗。

(二)手术治疗

手术治疗包括单纯穿孔缝合术和确定性溃疡手术。

1.单纯穿孔缝合术

单纯穿孔缝合术是目前治疗溃疡病穿孔主要的手术方式.只要闭合穿孔不至引起胃出口梗阻,就应首先考虑。缝闭瘘口、中止胃肠内容物继续外漏后,彻底清除腹腔内的污染物及渗出液。术后须经过一时期内科治疗,溃疡可以愈合。缝合术的优点是操作简便,手术时间短,安全性高,一般认为,以下为单纯穿孔缝合术的适应证。穿孔时间超过8 h,腹腔内感染及炎症水肿较重,有大量脓性渗出液;以往无溃疡病史或有溃疡病史未经正规内科治疗,无出血、梗阻并发症,特别是十二指肠溃疡;有其他系统器质性疾病而不能耐受彻底性溃疡手术。单纯穿孔缝合术通常采用经腹手术,穿孔以丝线间断横向缝合,再用大网膜覆盖,或以网膜补片修补;也可经腹腔镜行穿孔缝合大网膜覆盖修补。一定吸净腹腔内渗液,特别是膈下及盆腔内。吸除干净后,腹腔引流并非必须。对所有的胃溃疡穿孔患者,需做活检或术中快速病理学检查,若为恶性,应行根治性手术。单纯溃疡穿孔缝合术后仍需内科治疗,Hp感染者需根除Hp,以减少复发的机会,部分患者因溃疡未愈合仍需行彻底性溃疡手术。

利用腹腔镜技术缝合十二指肠溃疡穿孔为Nathanson等于1990年首先报道。后来Mouret等描述一种无缝合穿孔修补技术:以大网膜片和纤维蛋白胶封闭穿孔。以后相继报道了明胶海绵填塞、胃镜引导下肝圆韧带填塞等技术。无缝合技术效果不确切,其术后再漏的机会很大(10%左右),尤其在穿孔>5 mm者,因此应用要慎重。缝合技术有单纯穿孔缝合、缝合加大网膜补片加强和以大网膜补片缝合修补等。虽然腔镜手术具有微创特点,而且据报道术后切口的感染发生率较开腹手术低,但并未被广大外科医生普遍接受,原因是手术效果与开腹手术比较仍有争议,术后发生再漏需要手术处理者不少见,手术时间较长和花费高。以下情况不宜选择腹腔镜手术:①存在前述高危因素(术前存在休克、穿孔时间>24 h和伴随内科疾病)。②有其他溃疡并发症如出血和梗阻。③较大的穿孔(>10 mm)。④腹腔镜实施技术上有困难(上腹部手术史等)。

2.部分胃切除和迷走神经切断术

随着对溃疡病病因学的深入理解和内科治疗的良好效果,以往所谓的"确定"性手术方法——部分胃切除和迷走神经切断手术已经很少采用。尤其在急性穿孔有腹膜炎的情况下进行手术,其风险显然较穿孔修补术为大,因此需要严格掌握适应证。仅在以下情况时考虑所谓"确定性"手术:①需切除溃疡本身以治愈疾病。如急性穿孔并发出血;已有幽门瘢痕性狭窄等,在切除溃疡时可根据情况考虑做胃部分切除手术。②较大的胃溃疡穿孔,有癌可能,做胃部分切除。③Hp感染阴性、联合药物治疗无效或胃溃疡复发时,仍有做迷走神经切断术的报道。

(芦　敏)

第四节　急性上消化道出血

一、概论

上消化道出血是指屈氏韧带以上的消化道包括食管、胃、十二指肠、胆管及胰管的出血,胃空肠吻合术后的空肠上段出血也包括在内。大量出血是指短时间内出血量超过 1000 mL 或达血容量 20% 的出血。上消化道出血为临床常见急症,以呕血、黑便为主要症状,常伴有血容量不足的临床表现。

(一)病因

上消化道疾病和全身性疾病均可引起上消化道出血,临床上最常见的病因是消化性溃疡、食管胃底静脉曲张破裂、急性胃黏膜损害及胃癌。糜烂性食管炎、食管贲门黏膜撕裂综合征引起的出血也不少见。其他原因见表 14-1。

表 14-1　上消化道出血的常见病因

食管疾病	食管静脉曲张、食管贲门黏膜撕裂症(Mallory-Weiss 综合征)、糜烂性食管炎、食管癌
胃部疾病	胃溃疡、急性胃黏膜损害、胃底静脉曲张、门脉高压性胃黏膜损害、胃癌、胃息肉
十二指肠疾病	溃疡、十二指肠炎、憩室
邻近器官疾病	胆管出血(胆石症、肝胆肿瘤等)、胰腺疾病(假性囊肿、胰腺癌等)、主动脉瘤破裂入上消化道
全身性疾病	血液病(白血病、血小板减少性紫癜等)、尿毒症、血管性疾病(遗传性出血性毛细血管扩张症等)

(二)诊断

1.临床表现特点

(1)呕血与黑便:是上消化道出血的直接证据。幽门以上出血且出血量大者常表现为呕血。呕出鲜红色血液或血块者表明出血量大、速度快,血液在胃内停留时间短。若出血速度较慢,血液在胃内经胃酸作用后变性,则呕吐物可呈咖啡样。幽门以下出血表现为黑便,但如出血量大而迅速,幽门以下出血也可以反流到胃腔而引起恶心、呕吐,表现为呕血。黑便的颜色取决于出血的速度与肠道蠕动的快慢。粪便在肠道内停留的时间短,可排出暗红色的粪便。反之,空肠、回肠,甚至右半结肠出血,如在肠道中停留时间长,也可表现为黑便。

(2)失血性周围循环衰竭:急性周围循环衰竭是急性失血的后果,其程度的轻重与出血量及速度有关。少量出血可因机体的代偿机制而不出现临床症状。中等量以上出血常表现为头晕、心悸、口渴、冷汗、烦躁及昏厥。体检可发现面色苍白、皮肤湿冷、心率加快、血压下降。大量出血者可在黑便排出前出现晕厥与休克,应与其他原因引起的休克鉴别。老年人大量出血可引起心、脑方面的并发症,应引起重视。

(3)氮质血症:上消化道出血后常出现血中尿素氮浓度升高,24~28 h达高峰,一般不超过14.3 mmol/L(40 mg/dL),3~4 d降至正常。若出血前肾功能正常,出血后尿素氮浓度持续升高或下降后又再升高,应警惕继续出血或止血后再出血的可能。

(4)发热:上消化道出血后,多数患者在24 h内出现低热,但一般不超过38 ℃,持续3~5 d降至正常。引起发热的原因尚不清楚,可能与出血后循环血容量减少,周围循环障碍,导致体温调节中枢的功能紊乱,再加以贫血的影响等因素有关。

2.实验室及其他辅助检查特点

(1)血常规:红细胞及血红蛋白在急性出血后3~4 h开始下降,血细胞比容也下降。白细胞稍有反应性升高。

(2)隐血试验:呕吐物或黑便隐血反应呈强阳性。

(3)血尿素氮:出血后数小时内开始升高,24~28 h内达高峰,3~4 d降至正常。

3.诊断与鉴别诊断

根据呕血、黑便和血容量不足的临床表现,以及呕吐物、黑便隐血反应呈强阳性,红细胞计数和血红蛋白浓度下降的实验室证据,可做出消化道出血的诊断。下面几点在临床工作中值得注意。

(1)上消化道出血的早期识别:呕血及黑便是上消化道出血的特征性表现,但应注意部分患者在呕血及黑便前即出现急性周围循环衰竭的征象,应与其他原因引起的休克或内出血鉴别。及时进行直肠指检可较早发现尚未排出体外的血液,有助于早期诊断。

呕血和黑便应和鼻出血、拔牙或扁桃体切除术后吞下血液鉴别,通过询问发病过程与手术史不难加以排除。进食动物血液、口服铁剂、铋剂及某些中药,也可引起黑色粪便,但均无血容量不足的表现与红细胞、血红蛋白降低的证据,可以借此加以区别。呕血有时尚需与咯血鉴别,支持咯血的要点是:①患者有肺结核、支气管扩张、肺癌、二尖瓣狭窄等病史。②出血方式为咯出,咯出物呈鲜红色,有气泡与痰液,呈碱性。③咯血前有咳嗽、喉痒、胸闷、气促等呼吸道症状。④咯血后通常不伴黑便,但仍有血丝痰。⑤胸部X线片通常可发现肺部病灶。

(2)出血严重程度的估计:由于出血大部分积存于胃肠道,单凭呕出或排出量估计实际出血量是不准确的。根据临床实践经验,下列指标有助于估计出血量。出血量每日超过5 mL时,粪便隐血试验则可呈阳性;当出血量超过60 mL,可表现为黑便;呕血则表示出血量较大或出血速度快。若出血量在500 mL以内,由于周围血管及内脏血管的代偿性收缩,可使重要器官获得足够的血液供应,因而症状轻微或者不引起症状。若出血量超过500 mL,可出现全身症状,如头晕、心悸、乏力、出冷汗等。若短时间内出血量>1 000 mL,或达全身血容量的20%时,可出现循环衰竭表现,如四肢厥冷、少尿、晕厥等,此时收缩压可<12.0 kPa(90 mmHg)或较基础血压下降25%,心率>120次/分,血红蛋白<70 g/L。事实上,当患者体位改变时出现血压下降及心率加快,说明患者血容量明显不足、出血量较大。因此,仔细测量患者卧位与直立位的血压与心率,对估计出血量很有帮助。另外,应注意不同年龄与体质的患者对出血后血容量不足的代偿功能相差很大,因而相同出血量在不同患者引起的症状也有很大差别。

(3)出血是否停止的判断:上消化道出血经过恰当的治疗,可于短时间内停止出血。但由于肠道内积血需经数日(约3 d)才能排尽,因此不能以黑便作为判断继续出血的指征。临床上出现以下情况应考虑继续出血的可能:①反复呕血,或黑便次数增多,粪质转为稀烂或暗红。②周围循环衰竭经积极补液输血后未见明显改善。③红细胞计数、血红蛋白测定与血细胞比容继续下降,网织红细胞持续增高。④在补液与尿量足够的情况下,血尿素氮持续或再次增高。

一般来讲,一次出血后48 h以上未再出血,再出血的可能性较小。而过去有多次出血史,本次出血量大或伴呕血,24 h内反复大出血,出血原因为食管胃底静脉曲张破裂、有高血压病史或有明显动脉硬化者,再出血的可能性较大。

(4)出血的病因诊断:过去病史、症状与体征可为出血的病因诊断提供重要线索,但确诊出血原因与部位需靠器械检查。①内镜检查:是诊断上消化道出血最常用与准确的方法。出血后24～48 h内的紧急内镜检查价值更大,可发现十二指肠降部以上的出血灶,尤其对急性胃黏膜损害的诊断更具意义,因为该类损害可在几日内愈合而不留下痕迹。有报道,紧急内镜检查可发现约90%的出血原因。在紧急内镜检查前需先补充血容量,纠正休克。一般认为患者收缩压>12.0 kPa(90 mmHg)、心率<110次/分、血红蛋白浓度≥70 g/L时,进行内镜检查较为安全。若有活动性出血,内镜检查前应先插鼻胃管,抽吸胃内积血,并用生理盐水灌洗至抽吸物清亮,然后拔管行胃镜检查,以免积血影响观察。②X线钡餐检查:上消化道出血患者何时行钡餐检查较合适,各家有争论。早期活动性出血期间胃内积血或血块影响观察,且患者处于危急状态,需要进行输血、补液等抢救措施而难以配合检查。早期行X线钡餐检查还有引起再出血之虞,因此目前主张X线钡餐检查最好的出血停止和病情稳定数日后进行。③选择性腹腔动脉造影:若上述检查未能发现出血部位与原因,可行选择性肠系膜上动脉造影。若有活动性出血,且出血速度>0.5 mL/min时,可发现出血病灶。可同时行栓塞治疗而达到止血的目的。④胶囊内镜:用于常规胃、肠镜检查无法找到出血灶的原因未明消化道出血患者,是近年来主要用于小肠疾病检查的新技术。国内外已有较多胶囊内镜用于不明原因消化道出血检查的报道,病灶检出率在50%～75%之间,显性出血者病变检出率高于隐性出血者。胶囊内镜检查的优点是无创、患者容易接受,可提示活动性出血的部位。缺点是胶囊内镜不能操控,对病灶的暴露有时不理想,也不能取病理活检。⑤小肠镜:推进式小肠镜可窥见Treitz韧带远端约100 cm的空肠,对不明原因消化道出血的病因诊断率可达40%～65%。该检查需用专用外套管,患者较痛苦,有一定的并发症发生率。近年应用于临床的双气囊小肠镜可检查全小肠,大大提高了不明原因消化道出血的病因诊断率。据国内外报道双气囊全小肠镜对不明原因消化道出血的病因诊断率在60%～77%。双气囊全小肠镜的优势在于能够对可疑病灶进行仔细观察、取活检,且可进行内镜下止血治疗,如氩离子凝固术、注射止血术或息肉切除术等。对原因未明的消化道出血患者有条件的医院应尽早行全小肠镜检查。⑥放射性核素^{99m}Tc:标记红细胞扫描注射^{99m}Tc标记红细胞后,连续扫描10～60 min,如发现腹腔内异常放射性浓聚区则视为阳性。可依据放射性浓聚区所在部位及其在胃肠道的移动来判断消化道出血的可能部位,适用于怀疑小肠出血的患者,也可作为选择性腹腔动脉造影的初筛方法,为选择性动脉造影提供依据。

(三)治疗

上消化道出血病情急,变化快,严重时可危及患者生命,应采取积极措施进行抢救。这里叙述各种病因引起的上消化道出血的治疗的共同原则,其不同点在随后各节中分别叙述。

1.抗休克

上消化道出血的初步诊断一经确立,则抗休克、迅速补充血容量应放在一切医疗措施的首位,不应忙于进行各种检查。可选用生理盐水、林格液、右旋糖酐或其他血浆代用品。出血量较大者,特别是出现循环衰竭者,应尽快输入足量同型浓缩红细胞或全血。出现下列情况时有紧急输血指征:①患者改变体位时出现晕厥。②收缩压<12.0 kPa(90 mmHg)。③血红蛋白浓度<70 g/L。对于肝硬化食管胃底静脉曲张破裂出血者应尽量输入新鲜血,且输血量适中,以免门静脉压力增高导致再出血。

2.迅速提高胃内酸碱度(pH)

当胃内pH提高至5时,胃内胃蛋白酶原的激活明显减少,活性降低。而pH升高至7时,则胃内的消化酶活性基本消失,对出血部位凝血块的消化作用消失,起到协助止血的作用。自身消化作用的减弱或消失,对溃疡或破损部位的修复也起促进作用,有利于出血病灶的愈合。

3.止血

根据不同的病因与具体情况,因地制宜选用最有效的止血措施。

4. 监护

严密监测病情变化,患者应卧床休息,保持安静,保持呼吸道通畅,避免呕血时血阻塞呼吸道而引起窒息。严密监测患者的生命体征,如血压、脉搏、呼吸、尿量及神志变化。观察呕血及黑便情况,定期复查红细胞数、血红蛋白浓度、血细胞比容。必要时行中心静脉压测定。对老年患者根据具体情况进行心电监护。

留置鼻胃管可根据抽吸物颜色监测胃内出血情况,也可通过胃管注入局部止血药物,有助于止血。

二、消化性溃疡出血

胃及十二指肠溃疡出血占全部上消化道出血病因的 50% 左右。

(一)诊断

(1)根据本病的慢性过程、周期性发作及节律性上腹痛,一般可做出初步诊断。出血前上腹部疼痛常加重,出血后可减轻或缓解。应注意约 15% 患者可无上腹痛病史,而以上消化道出血为首发症状。也有部分患者虽有上腹部疼痛症状,但规律性并不明显。

(2)胃镜检查常可发现溃疡灶。对无明显病史、诊断疑难或有助于治疗时,应争取行紧急胃镜检查。若有胃镜检查禁忌证或无条件行胃镜检查,可于出血停止后数日行 X 线钡餐检查。

(二)治疗

治疗原则与上述相同。一般少量出血经适当内科治疗后可于短期内止血,大量出血则应引起高度重视,宜采取综合治疗措施。

1. 饮食

目前不主张过分严格的禁食。若患者无呕血或明显活动性出血的征象,可予流质饮食,并逐渐过渡到半流质饮食。但若患者有频繁呕血或解稀烂黑便,甚至暗红色血便,则主张暂时禁食,直至活动性出血停止才予进食。

2. 提高胃内 pH 的措施

主要措施是静脉内使用抑制胃酸分泌的药物。静脉使用质子泵抑制剂如奥美拉唑首剂 80 mg,然后每 12 小时 40 mg 维持。国外有报道首剂注射 80 mg 后以每小时 8 mg 的速度持续静脉滴注,认为可稳定提高胃内 pH,提高止血效果。当活动性出血停止后,可改口服治疗。

3. 内镜下止血

是溃疡出血止血的首选方法,疗效肯定。常用方法包括注射疗法,在出血部位附近注射 1：10000 肾上腺素溶液,热凝固方法(电极、热探头、氩离子凝固术等)。目前主张首选热凝固疗法或联合治疗,即注射疗法加热凝固方法,或止血类加注射疗法。可根据条件及医生经验选用。

4. 手术治疗

经积极内科治疗仍有活动性出血者,应及时邀请外科医生会诊。手术治疗仍是消化性溃疡出血治疗的有效手段,其指征为:①严重出血经内科积极治疗仍不止血,血压难以维持正常,或血压虽已正常,但又再次大出血的。②以往曾有多次严重出血,间隔时间较短后又再次出血的。③合并幽门梗阻、穿孔,或疑有癌患者。

三、食管胃底静脉曲张破裂出血

为上消化道出血常见病因,出血量往往较大,病情凶险,病死率较高。

(一)诊断

(1)起病急,出血量往往较大,常有呕血。

(2)有慢性肝病史。若发现黄疸、蜘蛛痣、肝掌、腹壁静脉曲张、脾脏肿大、腹水等有助于诊断。

(3)实验室检查可发肝功能异常,特别是白/球蛋白比例倒置、凝血酶原时间延长、血清胆红素增高。血常规检查有红细胞、白细胞及血小板减少等脾功能亢进表现。

（4）胃镜检查或食管吞钡检查发现食管静脉曲张。

值得注意的是，有不少的肝硬化消化道出血原因不是食管胃底静脉曲张破裂出血所致，而是急性胃黏膜糜烂或消化性溃疡。急诊胃镜检查对出血原因部位的诊断具有重要意义。

（二）治疗

除按前述紧急治疗、输液及输血抗休克、使用抑制胃酸分泌药物外，下列方法可根据具体情况选用。

1.药物治疗

是各种止血治疗措施的基础，在建立静脉通路后即可使用，为后续的各种治疗措施创造条件。

（1）生长抑素及其类似品：可降低门静脉压力。国内外临床试验表明，该类药物对控制食管胃底曲张静脉出血有效，止血有效率在 70%～90%，与气囊压迫相似。目前供应临床使用的有 14 肽生长抑素，用法是首剂 250 μg 静注，继而 3 mg 加入 5% 葡萄糖液 500 mL 中，250 μg/h 连续静滴，连用 3～5 d。因该药半减期短，若输液中断超过 3 min，需追加 250 μg 静注，以维持有效的血药浓度。奥曲肽是一种合成的 8 肽生长抑素类似物，具有与 14 肽相似的生物学活性，半减期较长。其用法是奥曲肽首剂 100 μg 静注，继而 600 μg，加入 5% 葡萄糖液 500 mL 中，以 25～50 μg/h 速度静滴，连用 3～5 d。生长抑素治疗食管静脉曲张破裂出血止血率与气囊压迫相似，其最大的优点是无明显的不良反应。在硬化治疗前使用有利于减少活动性出血，使视野清晰，便于治疗。硬化治疗后再静滴一段时间可减少再出血的机会。

（2）血管加压素：作用机制是通过对内脏血管的收缩作用，减少门静脉血流量，降低门静脉及其侧支的压力，从而控制食管、胃底静脉曲张破裂出血。目前推荐的疗法是 0.2 U/min，持续静滴，视治疗反应，可逐渐增加剂量，至 0.4 U/min。如出血得到控制，应继续用药 8～12 h，然后停药。如果治疗 4～6 h 后仍不能控制出血，或出血一度中止而后又复发，应及时改用其他疗法。由于血管加压素具有收缩全身血管的作用，其不良反应包括血压升高、心动过缓、心律失常、心绞痛、心肌梗死、缺血性腹痛等。

目前主张在使用血管加压素同时使用硝酸甘油，以减少前者引起的全身不良反应，取得良好效果，尤以有冠心病、高血压病史者效果更好。具体用法是在应用血管加压素后，舌下含服硝酸甘油 0.6 mg，每 30 分钟 1 次。也有主张使用硝酸甘油 40～400 μg/min 静滴，根据患者血压调整剂量。

2.内镜治疗

（1）硬化栓塞疗法（EVS）：在有条件的医疗单位，EVS 为当今控制食管静脉曲张破裂出血的首选疗法。多数报道 EVS 紧急止血成功率超过 90%，EVS 治疗组出血致死率较其他疗法明显降低。

适应证：一般来说，不论什么原因引起的食管静脉曲张破裂出血，均可考虑行 EVS，下列情况下更是 EVS 的指征：重度肝功能不全、储备功能低下如 Child C 级、低血浆蛋白质、血清胆红素升高的病例；合并有心、肺、脑、肾等重要器官疾病而不宜手术者；合有预后不良或无法切除之恶性肿瘤者，尤以肝癌为常见；已行手术治疗而再度出血，不可再次手术治疗，而常规治疗无效者；经保守治疗（包括三腔二囊管压迫）无效者。

禁忌证：有效血容量不足，血循环状态尚不稳定者；正在不断大量呕血者，因为行 EVS 可造成呼吸道误吸，加上视野不清也无法进行治疗操作；已濒临呼吸衰竭者，由于插管可加重呼吸困难，甚至呼吸停止；肝性脑病或其他原因意识不清无法合作者；严重心律失常或新近发生心肌梗死者；出血倾向严重，虽然内科纠正治疗，但仍远未接近正常者；长期用三腔二囊管压迫，可能造成较广泛的溃疡及坏死者，EVS 疗效常不满意。

硬化剂的选择：常用的硬化剂有下列几种：乙氧硬化醇（AS）：主要成分为表面麻醉剂 polidocanol 与乙醇；AS 的特点是对组织损伤作用小，有较强的致组织纤维作用，黏度低，可用较细的注射针注入，是一种比较安全的硬化剂；AS 可用于血管旁与血管内注射，血管旁每点 2～3 mL，每条静脉内 4～5 mL，每次总量不超过 30 mL；乙醇胺油酸酯（EO）：以血管内注射为主，因可引起较明显的组织损害，每条静脉内不超过 5 mL，血管旁每点不超过 3 mL，每次总量不超过 20 mL；十四羟基硫酸钠（TSS）：据报道硬化作用较强，止血效果好，用于血管内注射；纯乙醇：以血管内注射为主，每条静脉不超过 1 mL，血管外每点不超过 0.6 mL；鱼肝油酸钠：以血管内注射为主，每条静脉 2～5 mL，总量不超过 20 mL。

术前准备:补充血容量,纠正休克;配血备用;带静脉补液进入操作室;注射针充分消毒,检查内镜、注射针、吸引器性能良好;最好使用药物先控制出血,使视野清晰,便于选择注射点。

操作方法:按常规插入胃镜,观察曲张静脉情况,确定注射部位。在齿状线上2～3 cm穿刺出血征象和出血最明显的血管,注入适量(根据不同硬化剂决定注射量)硬化剂。每次可同时注射1～3条血管,但应在不同平面注射(相隔3 cm),以免引起术后吞咽困难。也有人同时在出血静脉或曲张最明显的静脉旁注射硬化剂,以达到直接压迫作用,继而化学性炎症、血管旁纤维结缔组织增生,使曲张静脉硬化。每次静注完毕后退出注射针,用附在镜身弯曲部的止血气囊或直接用镜头压迫穿刺点1 min,以达到止血的目的。若有渗血,可局部喷洒凝血酶或25％孟氏液,仔细观察无活动性出血后出镜。

术后治疗:术后应继续卧床休息,密切注意出血情况,监测血压等生命指征,禁食24 h,补液,酌情使用抗生素,根据病情继续使用降低门静脉压力的药物(后述)。首次治疗止血成功后,应在1～2周后进行重复治疗,直至曲张静脉完全消失或只留白色硬索状血管,多数病例施行3～5次治疗后可达到此目的。

并发症:较常见的并发症有:出血:在穿刺部位出现渗血或喷血,可在出血处再补注1～2针,可达到止血作用;胸痛、胸水和发热:可能与硬化剂引起曲张静脉周围炎症、管溃疡、纵隔炎、胸膜炎的发生有关;食管溃疡和狭窄;胃溃疡及出血性胃炎:可能与EVS后胃血流淤滞加重、应激、从穿刺点溢出的硬化剂对胃黏膜的直接损害有关。

(2)食管静脉曲张套扎术(EVL):适应证、禁忌证与EVS大致相同。其操作要点是在内镜直视下把曲张静脉用负压吸引入附加在内镜前端特制的内套管中,然后通过牵拉引线,使内套管沿外套管回缩,把原放置在内套管上的特制橡皮圈套入已被吸入内套管内的静脉上,阻断曲张静脉的血流,起到与硬化剂栓塞相同的效果。每次可套扎5～10个部位。和EVS相比,两者止血率相近,可达90％左右。其优点是EVL不引起注射部位出血和系统并发症,值得进一步推广。

3.三腔二囊管

三腔二囊管压迫是传统的有效止血方法,其止血成功率在44％～90％,由于存在一定的并发症,目前大医院已较少使用。主要用于药物效果不佳,暂时无法进行内镜治疗者,也适用于基层单位不具备内镜治疗的技术或条件者。

(1)插管前准备:①向患者说明插管的必要性与重要性,取得其合作。②仔细检查三腔管各通道是否通畅,气囊充气后作水下检查有无漏气,同时测量气囊充气量,一般胃囊注气200～300 mL[用血压计测定内压,以5.3～6.7 kPa(40～50 mmHg)为宜],食管囊注气150～200 mL[压力以4.0～5.3 kPa(30～40 mmHg)为宜],同时要求注气后气囊膨胀均匀,大小、张力适中,并作好各管刻度标记。③插管时若患者能忍受,最好不用咽部麻醉剂,以保存喉头反射,防止吸入性肺炎。

(2)正确的气囊压迫:插管前先测知胃囊上端至管前端的距离,然后将气囊完全抽空,气囊与导管均外涂石蜡油,通过鼻孔或口腔缓缓插入。当至50～60 cm刻度时,套上50 mL注射器从胃管作回抽。如抽出血性液体,表示已到达胃腔,并有活动性出血。先将胃内积血抽空,用生理盐水冲洗。然后用注射器注气,将胃气囊充气200～300 mL,再将管轻轻提拉,直到感到管子有弹性阻力时,表示胃气囊已压于胃底贲门部,此时可用宽胶布将管子固定于上唇一侧,并用滑车加重量500 g(如500 mL生理盐水瓶加水250 mL)牵引止血。定时抽吸胃管,若不再抽出血性液体,说明压迫有效,此时可继续观察,不用再向食管囊注气。否则应向食管囊充气150～200 mL,使压力维持在4.0～5.3 kPa(30～40 mmHg),压迫出血的食管曲张静脉。

(3)气囊压迫时间:第一个24 h可持续压迫,定时监测气囊压力,及时补充气体。每1～2小时从胃管抽吸胃内容物,观察出血情况,并可同时监测胃内pH。压迫24 h后每间隔6 h放气1次,放气前宜让患者吞入石蜡油15 mL,润滑食管黏膜,以防止囊壁与黏膜黏附。先解除牵拉的重力,抽出食管囊气体,再放胃囊气体,也有人主张可不放胃囊气体,只需把三腔管向胃腔内推入少许则可解除胃底黏膜压迫。每次放气观察15～30 min后再注气压迫。间歇放气的目的在于改善局部血循环,避免发生黏膜坏死糜烂。出血停止24 h后可完全放气,但仍将三腔管保留于胃内,再观察24 h,如仍无再出血方可拔出。一般三腔二囊管放置时间以不超过 72 h 为宜,也有报告长达 7 d 而未见黏膜糜烂者。

（4）拔管前后注意事项:拔管前先给患者服用石蜡油 15～30 mL,然后抽空 2 个气囊中的气体,慢慢拔出三腔二囊管。拔管后仍需禁食 1 d,然后给予温流质饮食,视具体情况再逐渐过渡到半流质和软食。

三腔二囊管如使用不当,可出现以下并发症:①曲张静脉糜烂破裂。②气囊脱出阻塞呼吸道引起窒息。③胃气囊进入食管导致食管破裂。④食管和(或)胃底黏膜因受压发生糜烂。⑤呕吐反流引起吸入性肺炎。⑥气囊漏气使止血失败,若不注意观察可继续出血引起休克。

4.经皮经颈静脉肝穿刺肝内门体分流术(TIPS)

TIPS 是影像学 X 线监视下的介入治疗技术。通过颈静脉插管到达肝静脉,用特制穿刺针穿过肝实质,进入门静脉。放置导线后反复扩张,最后在这个人工隧道内置入 1 个可扩张的金属支架,建立人工瘘管,实施门体分流,降低门静脉压力,达到治疗食管胃底曲张静脉破裂出血的目的。TIPS 要求有相当的设备与技术,费用昂贵,推广普及尚有困难。

5.手术治疗

大出血时有效循环血量骤降,肝供血量减少,可导致肝功能进一步的恶化,患者对手术的耐受性低,急症分流术死亡率达 15%～30%,断流术死亡率达 7.7%～43.3%。因此,在大出血期间应尽量采用各种非手术治疗,若不能止血才考虑行外科手术治疗。急症手术原则上采取并发症少、止血效果确切及简易的方法,如食管胃底曲张静脉缝扎术、门－奇静脉断流术等。待出血控制后再行择期手术,如远端脾－肾静脉分流术等,以解决门静脉高压问题,预防再出血。

四、其他原因引起的上消化道出血

（一）急性胃黏膜损害

本病是以一组胃黏膜糜烂或急性溃疡为特征的急性胃黏膜表浅性损害,常引起急性出血。主要包括急性出血性糜烂性胃炎和应激性溃疡,是上消化道出血的常见病因。

1.病因

（1）服用非甾体类抗炎药(阿司匹林、吲哚美辛等)。

（2）大量酗烈性酒。

（3）应激状态(大面积烧伤、严重创伤、脑血管意外、休克、败血症、心肺功能不全等)。

2.诊断

（1）具备上述病因之一者。

（2）出血后 24～48 h 内急诊胃镜检查发现胃黏膜(以胃体为主)多发性糜烂或急性浅表小溃疡;有时可见活动性出血。

3.治疗

本病以内科治疗为主。一般急救措施及补充血容量、抗休克与前述相同。本病的治疗要点是。

（1）迅速提高胃内 pH,以减少 H^+ 反弥散,降低胃蛋白酶活力,防止胃黏膜自身消化,帮助凝血。可选用质子泵抑制剂如奥美拉唑或潘妥拉唑,具体用法见"消化性溃疡出血"。

（2）内镜下直视止血:包括出血部位的注射疗法、电凝止血或局部喷洒止血药(凝血酶或去甲肾上腺素溶液等)。

（3）手术治疗:应慎重考虑,因本病病变范围广泛,加上手术本身也是一种应激。对经内科积极治疗无效、出血量大者可考虑手术治疗。

（二）胃癌出血

胃癌一般为持续小量出血,急性大量出血者占 20%～25%,对中年以上男性患者,近期内出现上腹部疼痛或原有疼痛规律消失,食欲下降,消瘦,贫血程度与出血量不符者,应警惕胃癌出血的可能。内镜、活检或 X 线钡餐检查可明确诊断。治疗方法是补充血容量后及早手术治疗。

（三）食管贲门黏膜撕裂综合征

由于剧烈干呕、呕吐或可致腹腔内压力骤增的其他原因，造成食管贲门部黏膜及黏膜下层撕裂并出血。为上消化道出血的常见病因之一，约占上消化道出血病因的 10%，部分患者可致严重出血。急诊内镜检查是确诊的最重要方法，镜下可见纵形撕裂，长 3～20 mm，宽 2～3 mm，大多为单个裂伤，以右侧壁最多，左侧壁次之，可见到病灶渗血或有血痂附着。

治疗上除按一般上消化道出血原则治疗外，可在内镜下使用钛夹、电凝、注射疗法等。使用抑制胃酸分泌药物可减少胃酸反流，促进止血与损伤组织的修复。

（四）胆管出血

本病是指胆管或流入胆管的出血，可分为肝内型和肝外型出血。肝内型出血多为肝外伤、肝脏活检、PTC、感染和中毒后肝坏死、血管瘤、恶性肿瘤、肝动脉栓塞等病因所致。肝外型出血多为胆结石、胆管蛔虫、胆管感染、胆管肿瘤、经内镜胆管逆行造影下十二指肠乳头括约肌切开术后、T 管引流等引起。

1. 诊断

（1）有上述致病因素存在，临床上出现三大症状：消化道出血、胆绞痛及黄疸。

（2）经内镜检查未发现食管和胃内的出血病变，而十二指肠乳头部有血液或血块排出，即可确认胆管出血。必要时可行 ERCP、PTC、选择性动脉造影、腹部探查中的胆管造影、术中胆管镜直视检查等，均有助于确诊。

2. 治疗

首先要查明原发疾病，只有原发病查明后才能制定正确的治疗方案。轻度的胆管出血，一般可用保守疗法止血，急性胆管大出血则应及时手术治疗。除按上述一般紧急治疗、输液及输血、止血药物使用外，以下措施应着重进行。

（1）病因治疗：①控制感染：由于肝内或胆管内化脓性感染所引起的出血，控制感染至关重要，可选用肝胆管系统内浓度较高的抗生素，如头孢菌素类、喹诺酮类等抗生素静滴，可联合两种以上抗生素。②驱蛔治疗：由胆管蛔虫引起者，主要措施是驱蛔、防治感染、解痉镇痛。在内镜直视下钳取嵌顿在壶腹内的蛔虫是一种有效措施。

（2）手术治疗：有下列情况可考虑手术治疗：①持续胆管大出血，经各种治疗仍血压不稳，休克未能有效控制者。②反复的胆管出血，经内科积极治疗无效者。③肝内或肝外有需要处科手术治疗的病变存在者。

（芦 敏）

第五节 肝性脑病

肝性脑病（hepatic encephalopathy，HE）是由于各种急慢性严重肝病或门体分流引起的，以机体代谢紊乱为基础、中枢神经系统功能失调的综合征，其主要临床表现为行为，精神失常，智力减退、意识障碍甚至昏迷。临床上以慢性肝病，主要是肝硬化多见，门脉高压导致门腔静脉之间建立侧支循环，从而使大量的门静脉血绕过肝脏进入体循环，是脑病发生的病理生理基础。肝性脑病随着诱发因素的去除，大多可以恢复，但易反复发作。近年，更强调亚临床型肝性脑病的早期识别。所谓亚临床型肝性脑病指无明显临床表现和生化异常，只能通过精细的心理测试和（或）电生理检测才能做出诊断的肝性脑病，现在主张称为轻微型肝性脑病。

一、诊断步骤

（一）病史采集要点

1. 起病情况

急性肝衰竭所致肝性脑病通常起病较急,发展较快;慢性肝病引起者多数缓慢起病,但可反复发作,又可分为发作性、持续性、轻微型肝性脑病;存在明显门体分流,但无肝病者少见,起病多数与门体分流量有关。

2. 主要临床表现

肝性脑病的临床表现因原有肝病的性质、肝功能损害的轻重以及诱因的不同而很不一致。急性肝性脑病常见于暴发型病毒性肝炎和药物性肝损伤,有大量肝细胞坏死和急性肝衰竭,诱因不明显,患者可无前驱症状,起病数日内即进入昏迷直至死亡。慢性肝性脑病多见于肝硬化患者,由于门体侧支循环和慢性肝衰竭所致,可反复发作,常有上消化道出血、感染、便秘、放腹水、进食高蛋白饮食、大量排钾利尿等诱因。肝硬化终末期肝性脑病逐渐加重,最后导致患者死亡。根据神经系统表现、意识障碍程度和脑电图改变,将肝性脑病分为5期:即0期(亚临床期)、Ⅰ期(前驱期)、Ⅱ期(昏迷前期)、Ⅲ期(昏睡期)、Ⅳ期(昏迷期)。实际各期之间常无明确界限,可重叠症状。详见表14-2。

表14-2　肝性脑病的分期

分期	症状	扑翼震颤	脑电图	心理测试诱发电位
0期(亚临床期,或轻微 HE)	无神经、精神症状,可从事正常生活工作,操作性反应能力下降	无	正常	异常
Ⅰ期(前驱期)	轻度性格改变,行为异常,睡眠紊乱,注意力差,健忘	细震颤,少见	正常	异常
Ⅱ期(昏迷前期)	精神错乱,行为异常,睡眠障碍,轻微定向力障碍,共济失调	有,腱反射亢进	异常三相波	异常
Ⅲ期(昏睡期)	嗜睡,昏迷,精神思维错乱,尚能唤醒,呈木僵状态	有,常见腱反射亢进	异常三相波	异常
Ⅳ期(昏迷期)	昏迷,不能唤醒,无反应	消失,去大脑强直	异常,δ波	异常

3. 既往病史

注意有无药物、毒物接触史,有无代谢性肝病、病毒性肝炎、酒精性肝病史,有无门体分流手术史。

（二）进一步检查项目

1. 肝功能检查

肝功能明显损害,胆红素升高,胆酶分离,凝血酶原时间延长,低清蛋白。

2. 血氨

静脉血氨多升高,但急性肝性脑病血氨可以正常。血氨并不总与症状平行,所以连续监测血氨对诊断有帮助,属诊断所必需。

3. 其他生化检查

如血电解质、血糖、肾功能等。

4. 脑电图

肝性脑病患者脑电图节律变慢,正常α波减少,可出现三相波,但脑电图对轻微 HE 和Ⅰ期 HE 诊断价值不大,其改变特异性不强。

5. 心理智能测验

包括数字连接试验、连线试验、语言试验、韦氏成人智力量表等,对轻微 HE 有诊断价值。

6.脑电诱发电位检测

包括脑干听觉诱发电位、视觉诱发电位和体表诱发电位对轻微 HE 有诊断价值。

7.影像技术

如 CT、MRI、PET、磁共振光谱分析,对 HE 的诊断有一定作用,但费用贵。

二、诊断对策

(一)诊断要点

(1)严重肝病和(或)广泛门体侧支循环。

(2)临床表现有精神错乱、行为失常、意识障碍。

(3)肝性脑病的诱因。

(4)明显肝功能损害或血氨升高。

扑翼样震颤和典型的脑电图改变有重要参考价值。轻微型 HE 诊断依靠智能测试和诱发电位检查。

(二)鉴别诊断

对 HE 的诊断,必须排除代谢性脑病、颅内感染、脑血管意外、颅内占位病变等。

1.精神病

以精神症状为唯一突出表现的 HE 易被误诊为精神病。因此遇到精神错乱而原因不明的患者,应警惕肝性脑病。

2.其他昏迷性疾病

(1)代谢性脑病:如糖尿病酮症酸中毒、低血糖、尿毒症、低钠、高钠血症等。根据基础疾病史,结合实验室检查易于鉴别。

(2)颅脑病变:各种脑血管意外、颅内肿瘤、脑炎、脑膜炎、脑脓肿,根据神经系统症状体征,结合头颅 CT、MRI 检查以及脑脊液检查,可明确诊断。

(3)中毒性脑病:因乙醇中毒、戒酒、药物中毒、毒物及重金属中毒所致的脑病,根据相关病史,结合实验室检查可做出鉴别诊断。

三、治疗对策

(一)治疗原则

去除诱因,防治并发症。

(二)治疗计划

1.消除诱因

出血、感染、低钾碱中毒、水电解质紊乱是肝硬化常见并发症,也是 HE 诱因,应及时预防及处理。原则上禁用吗啡、哌替啶等镇静镇痛药。如患者有烦躁不安或抽搐,可减量使用地西泮、组织胺 H_1 受体拮抗剂。

2.减少肠源性毒物来源、生成及吸收

(1)饮食管理:禁食蛋白质,供给足够热能和维生素,神志恢复后,逐渐增加蛋白质摄入,植物蛋白含支链氨基酸较多,因此较动物蛋白好。

(2)清洁肠道、降低肠道内 pH:可减少肠内毒性代谢产物产生与吸收,口服轻泻剂、乳果糖、山梨醇、大黄可清除肠内积血及积粪,醋酸灌肠可降低血氨浓度。乳果糖在肠道内不吸收,可被肠道内细菌分解成乳酸和醋酸,使肠道 pH 降低,肠腔中 NH_4^+ 增加,氨吸收减少,同时血中的氨向 pH 低的肠腔渗透,形成 NH_4^+ 排出体外。乳果糖还有利于益生菌如双杆菌等生长,抑制分解蛋白细菌的生长,从而使肠道产氨减少。乳果糖使肠道渗透压增高,减少结肠内水分吸收,小分子酸可促进肠蠕动,从而引起腹泻,不利于氨和其他有害物质的吸收。乳果糖储存方式可采用口服和灌肠两种方法,口服剂量视个人情况调整,对不能口服的患者可采取灌肠。

（3）抑制肠道细菌：口服新霉素、氟哌酸或甲硝唑可抑制肠菌生长，减少氨的生成。

3. 促进体内毒物消除

肝性脑病时，血氨大多升高，常用去氨药物有谷氨酸、精氨酸、门冬氨酸钾镁、乙酰谷氨酰胺等静脉滴注。

4. 苯二氮䓬（BZ）受体拮抗剂

氟马西尼是 BZ 受体拮抗剂，通过与中枢 BZ 受体结合，可有催醒作用，并且无明显不良反应。

5. 补充支链氨基酸

可纠正氨基酸失衡，减少进入脑内的芳香氨基酸，降低假性神经递质对大脑的抑制作用，纠正负氮平衡，促进蛋白合成。

6. 人工肝

可代偿肝脏解毒和生物合成功能，稳定内环境，提供肝细胞再生的条件和时间，也可作为等待肝移植的过渡治疗手段。如血液滤过、血浆置换、生物透析吸附及生物人工肝支持系统。

7. 肝移植

对无法逆转的肝性脑病，肝移植不失为一种有效的治疗方法。

四、预后评估

肝性脑病预后主要与原发病性质、程度及有无诱因，以及诱因能否去除有关。无诱因的暴发性肝衰竭及终末期肝病预后较差，随着移植手术技术的进步和抗排斥药物的发展，肝移植给肝性脑病的治疗带来了新希望，但价格昂贵及供体不足仍是目前主要困难。

（李　巍）

第六节　急性重症胆管炎

急性重症胆管炎（ACST）过去称为急性梗阻性化脓性胆管炎（AOSC），是由于胆管梗阻和细菌感染，胆管内压升高，肝脏胆血屏障受损，大量细菌和毒素进入血液循环，造成以肝胆系统病损为主，合并多器官损害的全身严重感染性疾病，是急性胆管炎的严重形式。

一、病因及发病机制

其病因及发病机制主要与以下因素有关：

1. 胆管内细菌感染

正常人胆汁中无细菌。当胆管系统发生病变时（如结石、蛔虫、狭窄、肿瘤和胆管造影等），可引起胆汁含菌数剧增，并在胆管内过度繁殖，形成持续菌胆症。细菌的种类绝大多数为肠源性细菌，以需氧革兰阴性杆菌阳性率最高，其中以大肠杆菌最多见，也可见大肠埃希菌、副大肠杆菌、产气杆菌、绿脓杆菌、变形杆菌和克雷白杆菌属等。需氧和厌氧多菌种混合感染是 ACST 细菌学特点。细菌产生大量强毒性毒素是引起本病全身严重感染综合征、休克和多器官衰竭的重要原因。

2. 胆管梗阻和胆压升高

导致胆管梗阻的原因有多种，常见的病因依次为：结石、寄生虫感染（蛔虫、中华分支睾吸虫）、纤维性狭窄。较少见的梗阻病因有：胆肠吻合术后吻合口狭窄、医源性胆管损伤狭窄、先天性肝内外胆管囊性扩张症、先天性胰胆管汇合畸形、十二指肠乳头旁憩室、原发性硬化性胆管炎、各种胆管器械检查操作等。胆管梗阻所致的管内高压是 ACST 发生、发展和恶化的首要因素。

3.内毒素血症和细胞因子的作用

内毒素是革兰阴性菌细胞壁的一种脂多糖成分,其毒性存在于类脂 A 中。内毒素具有复杂的生理活性,在 ACST 的发病机制中发挥重要作用。

4.高胆红素血症

当胆管压力超过 3.43 kPa(25.7 mmHg)时,肝毛细胆管上皮细胞坏死、破裂,胆汁经肝窦或淋巴管逆流入血,即胆小管静脉反流,胆汁内结合和非结合胆红素大量进入血液循环,引起以结合胆红素升高为主的高胆红素血症。

5.机体应答反应

(1)机体应答反应异常:各种损伤因所触发的体内多种内源性介质反应,在脓毒症和多器官功能障碍的发病中所起的介导作用也非常重要。

(2)免疫防御功能减弱:本病所造成的全身和局部免疫防御系统的损害是感染恶化的重要影响因素。

二、分型

1.病理分型

(1)胆总管梗阻型胆管炎:主要由于胆总管的梗阻而发生的 ACST,此型占 80% 以上。病理范围波及整个胆管系统,较早出现胆管高压和梗阻性黄疸,病情发展迅速,很快成为全胆管胆管炎。

(2)肝内胆管梗阻型胆管炎:主要是肝内胆管结石合并胆管狭窄发生的胆管炎。因病变常局限于肝内的一叶或一段,虽然有严重感染存在,可无明显腹部疼痛,黄疸也往往较少发生。此型胆管炎的临床症状比较隐蔽,同时由于肝内感染灶因胆管梗阻,得不到通畅引流,局部胆管扩张,很快出现胆管高压,胆血屏障被破坏,大量细菌内毒素进入血内,发生败血症。

(3)胰源性胆管炎:胆管急性感染时,可发生急性胰腺炎。反之,胰腺炎时,胰液反流入胆管引起胰源性胆管炎或胆囊炎。此型患者往往是胰腺炎与胆管炎同时存在,增加了病理的复杂性与严重性。

(4)胆管反流性胆管炎:在胆管肠道瘘或胆肠内引流术后,特别是胆总管十二指肠吻合术后,由于肠道内容物和细菌进入胆管,尤其当胆管有梗阻时,可引起复发性反流性胆管炎。

(5)寄生虫性胆管炎:临床上常见的寄生虫性胆管炎,多由胆管蛔虫所引起,占胆管疾病的8%~12%。中华分支睾吸虫被人体摄入,寄生于肝胆管和胆囊内。如引起胆管梗阻和感染,可发生急性胆管炎,严重病例可出现梗阻性黄疸和肝脓肿。肝包虫病破入胆管后,也可发生急性胆管炎。严重的胆管感染可引起中毒性休克。

(6)医源性胆管炎:内镜技术和介入治疗的发展,相应一些操作如 PTC、PTCD、ERCP、EST、经"T"形管进行胆管造影、经"T"形管窦道胆管镜取石等,术后发生急性胆管炎的几率越来越多,特别是在胆管梗阻或感染的情况下更易发生。

2.临床分型

(1)暴发型:有些 ACST 可迅速发展为感染性休克和胆源性败血症,进而转变为弥散性血管内凝血(DIC)或多器官系统衰竭(MODS)。肝胆系统的病理改变呈急性蜂窝织炎,患者很快发展为致命的并发症。

(2)复发型:若胆管由结石或蛔虫形成活塞样梗阻或不完全梗阻,感染胆汁引流不畅,肝胆系统的急性、亚急性和慢性病理改变可交替出现并持续发展。胆管高压使毛细胆管和胆管周围发生炎症、局灶性坏死和弥漫性胆源性肝脓肿。感染也可扩散到较大的肝内、外胆管壁,引起胆管壁溃疡以及全层坏死穿孔,形成膈下或肝周脓肿。肝内或肝周脓肿可能是化脓性细菌的潜在病灶,使急性胆管炎呈多次复发的病理过程。感染灶内血管胆管瘘,可导致胆管感染和周期性大出血。

(3)迁延型:在胆管不全性梗阻和慢性炎症情况下,胆管壁发生炎性肉芽肿和纤维性愈合,继而发展为瘢痕性胆管狭窄、胆汁性肝硬化和局灶性肝萎缩等病理改变。这些改变又常合并肝内隐匿性化脓性病灶,在肝功能逐渐失代偿情况下,致使急性化脓性胆管炎的临床经过呈迁延性,最终发展为整个肝胆系统多种不可逆性病理损害,预后不良。

(4)弥漫型:ACST 的感染成为全身性脓毒血症。由于感染的血液播散,引起肝、肺、肾、脾、脑膜等器官的急性化脓性炎症或脓肿形成。在急性化脓性胆管炎反复发作的同时,出现多器官和系统的功能衰竭。

三、临床表现

1.原发胆管疾病

多数患者有长期胆管感染病史,部分患者有过 1 次以上胆管手术史。原发胆管疾病不同,临床表现也有所不同。

(1)胆管蛔虫病和先天性胆管病:多见于儿童和青年,胆管蛔虫症多为剑突下阵发性钻头顶样绞痛,症状与体征分离。

(2)胆管结石:多于青壮年起病,持续而呈阵发性加剧的剑突下或右上腹绞痛,可伴不同程度的发热和黄疸。

(3)胆管肿瘤:以中老年最为常见,多表现为持续性上腹胀痛,放射至同侧肩背部,常伴有进行性重度梗阻性黄疸。可在胆管造影或介入治疗后出现腹痛加剧、寒战发热和全身中毒症状。接受过胆管手术治疗的患者,多在反复发作急性胆管炎后出现 AOSC。

2.急性胆管感染和全身脓毒性反应

急性胆管感染的症状为各类胆管炎所共有。典型表现为右上腹痛、发热和黄疸的 Charcot 三联征,临床表现因原发病不同而异。根据梗阻部位不同,将其分为肝内梗阻和肝外梗阻两型。

(1)肝外胆管梗阻型:肝外胆管梗阻型一般起病较急骤,腹上区较剧烈疼痛、畏寒发热及黄疸,即 Charcot 三联征,这是肝外梗阻型 AOSC 的典型临床表现。腹痛多为持续性,并有阵发性加剧。高热是此症的特点,热型多为弛张热,常是多峰型,体温一般持续在 39℃ 以上,不少患者可达 41℃。发热前常有畏寒或寒战,有时每日可能有多次寒战及弛张高热。①恶性胆管梗阻:多有深度黄疸和高胆红素血症,尿黄如茶、大便秘结,少数患者胆管完全阻塞,黄疸在不断加深的同时粪便变成灰白色,常伴恶心、呕吐。腹部检查时发现腹上区饱满,腹式呼吸减弱,右上腹及剑突下有明显压痛及肌紧张,肝呈一致性增大,并有明显的压痛和叩击痛,肋下触及肿大的胆囊。②合并肝脓肿时:该处的肋间饱满,凹陷性水肿,并有定点压痛。炎症波及周围者,腹上区压痛及肌紧张更明显。胆管、胆囊发生坏疽穿孔后,则表现局限性或弥漫性腹膜炎刺激征,即有明显压痛、反跳痛和肌紧张。

(2)肝内胆管梗阻型:肝内胆管梗阻型指左右肝胆管汇合以上的梗阻,在我国最常见。其主要特点是阻塞部位越高腹痛越轻,甚至可无疼痛,仅以寒热为主诉而就诊者并不罕见。若非双侧一级胆管同时受阻,则无黄疸或轻度黄疸。缺乏上腹压痛和腹膜刺激征,肝脏常呈不均匀的肿大,以患侧肿大为著,并有明显压痛和叩击痛,胆囊一般不肿大。病变侧肝脏可因长期或反复梗阻致肝纤维化、萎缩。由于梗阻部位高而局限,胆管内高压缺乏缓冲余地,更易发生胆管周围炎以及败血症,故全身感染症状常更突出。由于临床症状不典型,易延误诊治。

3.感染性休克和多器官功能衰竭(MODS)

ACST 常起病急骤,多在腹痛和寒战之后出现低血压,病情严重者可发生于发病后数小时内。出现低血压之前,患者常烦躁不安,脉搏增快,呼吸急促,血压可短暂上升,随后迅速下降,脉搏细弱。随着病情加重发生神志障碍,以反应迟钝、神志恍惚、烦躁不安、谵妄、嗜睡多见,重者可发展至昏迷状态。过去曾认为,低血压和肝性脑病是主要表现,事实上脓毒性反应可累及、循环、呼吸、中枢神经系统及肝脏、肾脏等全身各重要系统及器官而出现相应的症状,因而其临床表现是复杂多样的。

四、辅助检查

1.实验室检查

除年老体弱和机体抵抗力很差者外,多有血白细胞计数显著增高,其上升程度与感染严重程度成正比,分类可见核左移;胆管梗阻和肝细胞坏死可引起血清胆红素、尿胆红素、尿胆素、碱性磷酸酶、血清转氨酶、γ-谷氨酰转肽酶、乳酸脱氢酶等升高。如同时有血清淀粉酶升高,表示伴有胰腺炎。血小板计数降低和凝血酶原时间延长,提示有 DIC 倾向。此外,常可有低氧血症、代谢性酸中毒、低血钾、低血糖等。血细菌培养阳性,细菌种类与胆汁中培养所得一致。

2.B 超检查

B 超检查是最常应用的简便、快捷、无创伤性辅助诊断方法,可显示胆管扩大范围和程度以估计梗阻部位,可发现结石、蛔虫、直径大于 1 cm 的肝脓肿、膈下脓肿等。可见胆总管甚至肝内胆管均有明显扩大(一般直径在 1.5~2.5 cm 之间),胆管内有阻塞因子存在(主要是胆石和胆管蛔虫,偶可为胆管癌或壶腹部癌),肝脏或胆囊也常有增大。

3.胸、腹部 X 线检查

胸、腹部 X 线检查有助于诊断脓胸、肺炎、肺脓肿、心包积脓、膈下脓肿、胸膜炎等。胆肠吻合手术后反流性胆管炎的患者,腹部 X 线平片可见胆管积气。上消化道钡餐示肠胆反流。腹部 X 线平片还可同时提供鉴别诊断,可排除肠梗阻和消化道穿孔等。

4.CT 检查

ACST 的 CT 图像,不仅可以看到肝胆管扩张、结石、肿瘤、肝脏增大、萎缩等的征象,有时尚可发现肝脓肿。若怀疑急性重症胰腺炎,可做 CT 检查。

5.经内镜逆行胆管引流(ERBD)、经皮肝穿刺引流(PTCD)

ERBD、PTCD 既可确定胆管阻塞的原因和部位,又可做应急的减压引流,但有加重胆管感染或使感染淤积的胆汁漏入腹腔的危险。如果 B 超检查发现肝内胆管有扩张,进一步做经皮胆管穿刺(PTC),更可以明确真相,抽出的胆汁常呈脓性,细菌培养结果阳性者往往达 90% 以上;胆管内压也明显增高,一般均在 2.45 kPa(250 mmH$_2$O)以上,有时可高达 3.92 kPa(400 mmH$_2$O)。

6.磁共振胆胰管成像(MRCP)

MRCP 可以详尽地显示肝内胆管树的全貌、阻塞部位和范围。图像不受梗阻部位的限制,是一种无创伤性的胆管显像技术,已成为目前较理想的影像学检查手段。MRCP 比 PTC 更清晰,它可通过三维胆管成像(3DMRC)进行多方位不同角度扫描观察,弥补平面图上由于组织影像重叠遮盖所造成的不足,对梗阻部位的确诊率达 100%,对梗阻原因确诊率达 95.8%。

五、诊断

1.诊断标准

除根据病史、体征和辅助检查外,可参照全国座谈会制订的标准诊断,即有胆管梗阻,出现休克(动脉收缩压低于 9.3 kPa)或有以下两项者,即可诊断为重症急性胆管炎:①精神症状。②脉搏大于 120 次/分。③白细胞计数 20×10^9/L。④体温 39℃ 或低于 36℃。⑤胆汁为脓性伴有胆管压力明显增高。⑥血培养阳性或内毒素升高。

ACST 可因胆管穿孔、肝脓肿溃破引起脓毒败血症、胆管出血、邻近体腔脓肿及多脏器化脓性损害和功能障碍,故可出现相应的多种症状,须密切观察,及时检查确诊。但是,重症急性胆管炎的病理情况复杂,不能待所有症状全部出现。肝外胆管梗阻型患者,术中探查见胆总管压力较高,内有脓性胆汁,常伴有结石和蛔虫等,胆汁细菌培养常为阳性。肝内胆管梗阻型,则手术中可见肝外胆管内压不高,胆汁也可无脓性改变,但当松动肝内胆管的梗阻后,即有脓性胆汁涌出,便可确定哪侧肝胆管梗阻。

2.临床分期

ACST 的病理情况复杂,临床过程也不一致,根据疾病发展的基本规律,按"华西分级标准"可以归纳为四级:Ⅰ级(单纯 ACST),胆管有梗阻和感染的因素,并出现急性胆管炎的症状,病变局限于胆管范围内;Ⅱ级(ACST 伴感染性休克),胆管梗阻和感染发展,产生胆管高压,胆管积脓,出现内毒素血症、败血症和感染性休克;Ⅲ级(ACST 伴胆源性肝脓肿),胆管压力进一步增高,肝脏的病理损伤加重,继发肝脓肿,患者表现为顽固性败血症、脓毒血症和感染性休克，内环境紊乱难以纠正；Ⅳ级（ACST 伴多器官衰竭），患者休克进一步发展，引起多器官系统衰竭，危及患者生命。

分级是病情程度的划分，但病情恶化并不一定按顺序逐级加重，患者可因暴发性休克而迅速死亡，也可不经休克或肝脓肿而发生多器官功能衰竭。经有效的治疗后，病情又可出现不同程度的缓解，甚至痊愈。

六、治疗

（一）处理原则

ACST 一经诊断，应迅速采用强有力的非手术治疗措施。根据患者对治疗的早期反应来决定进一步采取何种治疗对策。如经过数小时的非手术治疗和观察，病情趋于稳定，全身脓毒症表现减轻，腹部症状和体征开始缓解，则继续采用非手术疗法。一旦非手术治疗反应不佳，即使病情没有明显恶化或病情一度好转后再度加重，则应积极地进行胆管减压引流。早期有效地解除胆管梗阻、降低胆压是急性重症胆管炎治疗的基本着眼点和关键环节。长期实践证明，外科手术是最迅速、最确切的胆管减压方法。但急症手术也存在一些不足之处。

首先，患者处于严重感染中毒状态下，对手术和麻醉的耐受能力均差，手术死亡率和并发症发生率较择期手术高。

其次，局部组织因急性炎症，有时合并凝血功能障碍甚至伴有肝硬化、门静脉高压，加上过去胆管手术所形成的瘢痕性粘连等，常给手术带来很大困难，少数极困难者亦有由于渗血不止或找不到胆管而被迫终止手术的。

最后，由于此症常发生在合并有复杂胆管病理改变的基础上，如广泛的肝内胆管结石或肝胆管狭窄，在全身和局部恶劣条件下，不允许较详细探查和处理肝内胆管和肝脏病变，常需再次手术解决。

近年来，非手术胆管减压术已成为急性重症胆管炎急症处理方法之一，对胆管起到一定的减压作用，使患者度过急性期，经充分检查和准备后，行计划性择期手术，从而避免因紧急手术时可能遗留的病变而需二期手术处理。但是，各种非手术胆管减压方法的治疗价值是有限的，有其特定的适应证，并且存在一定的并发症，不能完全取代传统的手术引流。因此，外科医生应根据患者的具体病情、梗阻病因及可能的肝胆系统病变范围来选择有利的胆管减压方式和时机，并处理好全身治疗和局部治疗、手术与非手术治疗的关系。

（二）全身治疗

全身治疗的目的是有效的控制感染、恢复内环境稳定、纠正全身急性生理紊乱、积极的防治休克以及维护重要器官功能，为患者创造良好的手术时机，是急性重症胆管炎治疗的基本措施，也是胆管减压术围手术期处理的重要内容。

1. 一般处理措施

（1）全面检查，了解患者的主要脏器功能。

（2）改善全身状态。

（3）禁食及胃肠减压；保持呼吸道通畅，给予吸氧；高热者采取物理降温，因应用药物降温常对肝脏不利，故应慎用；解痉止痛。

2. 纠正全身急性生理紊乱

（1）补充血容量和纠正脱水应在动脉压、中心静脉压、尿量、血气和电解质、心肺功能等监测下补充血容量，纠正脱水。

（2）纠正电解质紊乱和代谢性酸中毒。

（3）营养和代谢支持急性重症胆管炎患者处于全身高代谢状态，同时由于肝脏首先受累而易于发生代谢危机。因此，当循环稳定后，应即经胃肠外途径给予营养和代谢支持。

3. 抗菌药物治疗合理的选择

抗菌药物是有效的控制感染的重要环节之一。急性重症胆管炎的细菌大多来自肠道，最常见的是混合细菌感染。在选用药物时,应首先选用对细菌敏感的广谱抗菌药物,既要注意能控制需氧菌,又要注意控制厌氧菌,同时强调要足量和联合用药,这既可扩大抗菌谱、增强抗菌效果,又可降低和延缓耐药性的产生。

4.防治休克

出现休克时,要严密监护,做好中心静脉压的测定、监护和动态分析。留置导尿管,记录每小时的尿量和密度。防治休克主要包括以下几个方面。

(1)扩充血容量:维持每小时尿量在 30 mL 以上。

(2)纠正酸中毒:纠正酸中毒可以改善微循环,防止弥散性血管内凝血的发生和发展,并可使心肌收缩力加强和提高血管对血管活性药物的效应。

(3)血管活性药物的应用:血管活性药物包括扩血管和缩血管两类药物。无论应用何种血管活性药物,必须补足有效血容量,纠正酸中毒,这对扩血管药物来讲尤为重要。除早期轻型休克或高排低阻型可单独应用缩血管药物外,晚期病例或低排高阻型宜应用扩血管药物,如山莨菪碱、阿托品、苄胺唑啉等。也可将扩血管药物和缩血管药物联合应用,常用的药物为多巴胺或多巴酚丁胺与间羟胺联用,既可增加心排血量,又不增加外围血管阻力,并扩张肾动脉,以维护肾功能。缩血管药物单独应用时以选用间羟胺或新福林为宜。

(4)肾上腺糖皮质激素:能抑制脓毒症时活化巨噬细胞合成、释放促炎性细胞因子,以及改善肝脏代谢,因而有助于控制急性重症胆管炎时肝内及全身炎症反应。能使血管扩张以改善微循环,增强对血管活性药物的反应,在一定程度上具有稳定细胞溶酶体膜的作用,减轻毒血症症状。强调早期、大剂量、短程使用。常用剂量为氢化可的松每日 200~400 mg,地塞米松每日 10~20 mg,待休克纠正后即应停用。

(5)防治弥散性血管内凝血:可用复方丹参注射液 20~40 mL 加入 10%葡萄糖液 250 mL 中静脉滴注,每日 1~2 次。亦可用短程小量肝素治疗,剂量为 0.5~1.0 mg/kg,每 4~6 h 静脉滴注 1 次,使凝血时间(试管法)延长至正常的 2~3 倍。

(6)强心剂的应用:急性重症胆管炎时,多为低排高阻型休克,故宜早期使用毛花甙丙 0.4 mg 加入 5%葡萄糖溶液 40 mL 中静脉滴注,以增强心肌功能,使肺循环及体循环得以改善。如发生心功能衰竭,4~6 h 可重复 1 次。

5.积极支持各器官系统功能和预防多器官功能衰竭

(1)注意肝脏功能变化:ACST 往往引起肝脏功能的严重损害,目前监测方法尚不能及早发现肝功能衰竭,多在出现精神症状、肝昏迷后做出诊断,因此必须高度重视肝脏功能的保护。

(2)防止肾衰竭:肾衰竭的临床判定指标虽然明确,多能及早发现,但肾脏不像肝脏那样具有较大储备力,一旦发生衰竭,救治亦比较困难,因此应注意预防肾衰竭和对肾脏的监护。应在充分补足液体量的同时间断应用利尿剂,以利于排除毒性物质、"冲洗"沉积于肾小管内的胆栓。当少尿或无尿时,应给予大剂量呋塞米(400~500 mg/d)以及苄胺唑啉、普萘洛尔,也可用微量泵持续静脉泵入多巴胺。

(3)预防呼吸功能衰竭:呼吸功能衰竭早期临床上也无简便易行的观察指标,一旦症状明显,肺功能障碍处于不可逆状态,往往缺乏有效治疗措施。必要时可用呼吸道持续加压呼吸(PEEP),以提高组织的氧供应。

(三)非手术胆管减压

胆管梗阻所致的胆管内高压是炎性病变发展和病情加重的基本原因,不失时机的有效胆管减压,是缓解病情和降低死亡率的关键。近年来,非手术性胆管减压术已用于 ACST 的治疗,并获得了一定的疗效。

1.内镜鼻胆管引流(ENBD)

ENBD 是通过纤维十二指肠镜,经十二指肠乳头向胆管内置入 7F 鼻胆管引流管,由十二指肠、胃、食管、鼻引出体外。此法具有快捷、简便、经济、创伤小、患者痛苦小、并发症少、恢复快、不用手术和麻醉等特点,是一种安全可靠的非手术引流减压方法。ENBD 可重复行胆管造影,具有诊断价值,能明确胆管梗阻的原因和程度,可抽取胆汁进行细菌培养、取出胆管蛔虫,对于泥沙样结石、胆泥或结石小碎片,可经鼻胆管冲洗引流。通过胆管口括约肌切开,用气囊导管或取石篮将结石取出,如胆管内的结石太大,取出困难,可用特制的碎石篮先将结石夹碎。部分病例经单用此法可得到治愈。但这一积极措施只适用于部分胆管病变,如胆总管下端结石的病例,而在高位胆管阻塞时引流常难达到目的。对于胆总管多发结石包括需机械碎石的大结石,在紧急情况下完全清除胆管病变,建立满意胆管减压并非必要,并具有潜在的危险性。通过胆管口括约肌切开还有利于胰液的引流,降低胰管压力,减少胰腺炎的发生。影响其治疗效果的主要因素是鼻导管管径较细,易为黏稠脓性胆汁、色素性结石沉渣和胆泥所堵塞。

因此,泥沙样胆结石引起者,不宜采用 ENBD。最常见的并发症是咽部不适、咽炎及导管脱出。导管反复插入胰管,也有感染扩散,可诱发胰腺炎,甚至发生急性重症胰腺炎。ENBD 前后应用生长抑素以及直视下低压微量注射造影剂可降低胰腺炎的发生。

2. 内镜下乳头切开术(EST)

这是一项在 ERCP 基础上发展而来的治疗性新技术,随着该项技术的不断改良,其安全性和成功率也在提高,乳头括约肌切开以后,胆管内的结石可以随即松动、排出,胆管内的高压脓性胆汁也可以向下引流而达到胆管减压的目的。

3. 内镜胆管内支撑管引流

经纤维内镜置入胆管内支撑管引流,它不仅可以解除胆管梗阻,通畅胆汁引流,排出淤滞的胆汁,而且保证了胆肠的正常循环,是一种比较理想的、符合生理的非手术引流方法。内支撑管分别由聚乙烯、聚四氟乙烯制成。现多采用一种有许多侧孔且两端各有侧瓣的直的内支撑管(5~9F)。最常见的并发症是胆汁引流不通畅引起胆管炎。缺点是不能重复造影,支撑管堵塞时不能冲洗,只有在内镜下换管。

4. 经皮经肝穿刺胆管引流(PTCD)

PTCD 是在 PTC 的基础上,经 X 线透视引导将 4~6F 导管置入阻塞以上胆管的适当位置,可获得满意的引流效果。它既可以引流肝外胆管,也可以引流单侧梗阻的肝内胆管。本法适用于肝内胆管扩张者,特别适用于肝内阻塞型。具有操作方便、成功率高、疗效显著等特点。可常规作为此症的初期治疗措施,为明确胆管病变的诊断及制订确定性治疗对策赢得时间。

PTCD 内引流是使用导丝通过梗阻部位进入梗阻下方,再将有多个侧孔的引流管沿导丝送入梗阻下方,使胆汁经梗阻部位进入十二指肠。若肝门部梗阻,需要在左、右肝管分别穿刺置管。PTCD 本身固有的并发症包括出血、胆瘘、诱发加重胆管感染及脓毒症。进行完善的造影,应在 PTCD 后数日病情确已稳定后进行。当肝内结石致肝内胆管系统多处梗阻,或肝内不同区域呈分隔现象,以及色素性结石沉渣和胆泥易堵塞引流管时,引流出来的胆汁量常不能达到理想程度。

因此,应选择管径足够大的导管,在超声引导下有目的的做选择性肝内胆管穿刺。PTCD 后每日以抗菌药物溶液常规在低压下冲洗导管和胆管 1~2 次。引流过程中,一旦发现 PTCD 引流不畅或引流后病情不能改善时,应争取中转手术。经皮肝穿刺后,高压脓性胆汁可经穿刺孔或导管脱落后的窦道发生胆管腹腔漏,形成局限性或弥漫性腹膜炎,还可在肝内形成胆管血管漏而导致脓毒败血症、胆管出血等并发症,故仍须谨慎选用,不能代替剖腹手术引流。在老年、病情危重不能耐受手术者,可作为首选对象。对于凝血机制严重障碍、有出血倾向或肝、肾功能接近衰竭者,应视为禁忌证。

以上几种非手术的胆管引流法各有其适应证:①对于胆管结石已引起肝内胆管明显扩张者,一般以 PTCD 最为相宜。②对嵌顿在壶腹部的胆石,可考虑做内镜括约肌切开。③对壶腹部癌或胆管癌估计不可能根治者,可通过内镜做内引流术作为一种姑息疗法。总之,胆石症患者一旦急性发作后引起急性胆管炎,宜在患者情况尚未恶化以前及时做手术治疗,切开胆管、取尽胆石并设法使胆管通畅引流,这是防止病变转化为 AOSC 的关键措施。

(四)手术治疗

近年来由于强有力的抗菌药物治疗和非手术胆管减压措施的应用,使需要急症手术处理的 ACST 病例有减少趋势。然而,各种非手术措施并不能完全代替必要的手术处理,急症手术胆管减压仍是降低此病死亡率的基本措施。目前,摆在外科医生面前的是手术的适应证和时机的选择。因此,应密切观察病情变化,以及对全身支持治疗和非手术胆管减压的反应,在各器官功能发生不可逆损害病变之前,不失时机的手术行胆管引流。

1.手术治疗的目的

手术治疗的目的是解除梗阻,祛除病灶,胆管减压,通畅引流。

2.手术适应证

手术时机应掌握在 Charcot 三联征至 Reynold 五联征之间,如在已发生感染性休克或发生多器官功能衰竭时手术,往往为时过晚。恰当的掌握手术时机是提高疗效的关键,延误手术时机则是患者最主要的死亡因素。若出现下列情况时应及时手术。

(1)经积极非手术治疗,感染不易控制,病情无明显好转,黄疸加深、腹痛加剧、体温在 39℃ 以上,胆囊胀大并有持续压痛。

(2)出现精神症状或预示出现脓毒性休克。

(3)肝脓肿破裂、胆管穿孔引起弥漫性腹膜炎。对于年老体弱或有全身重要脏器疾病者,因代偿功能差,易引起脏器损害,一旦发生,难以逆转,故应放宽适应证,尽早手术。

3.手术方法

手术方法主要根据患者的具体情况而定,其基本原则是以抢救生命为主,关键是行胆管减压,解除梗阻,通畅引流。手术方法应力求简单、快捷、有效,达到充分减压和引流的目的即可。有时为了避免再次手术而追求一次性彻底解决所有问题,在急症手术时做了过多的操作和过于复杂的手术,如术中胆管造影、胆囊切除、胆肠内引流术等,对患者创伤大,手术时间延长,反而可加重病情。对于复杂的胆管病变,难以在急症情况下解决者,可留做二期手术处理。分期分阶段处理,适应病情的需要,也是正常、合理的治疗过程。强调应根据患者具体情况采用个体化的手术方法。

(1)急诊手术:急诊手术并非立即施行手术、在实施手术前,需要 4～8 h 的快速准备,以控制感染、稳定血压及微循环的灌注,保护重要器官,使患者更好地承受麻醉和手术,以免发生顽固性低血压及心搏骤停,更有利于手术后恢复。

①胆总管切开减压、解除梗阻及"T"形管引流是最直接而有效的术式,可以清除结石和蛔虫,但必须探查肝内胆管有无梗阻,尽力去除肝胆管主干即 1～2 级分支内的阻塞因素,以达到真正有效的减压目的。胆管狭窄所致梗阻常不允许在急症术中解除或附加更复杂的术式,但引流管必须置于狭窄以上的胆管内。遗漏肝内病灶是急诊手术时容易发生的错误。怎样在手术中快速和简便了解胆系病变和梗阻是否完全解除,应引起足够重视。术中胆管造影时,高压注入造影剂会使有细菌感染的胆汁逆流进入血液循环而使感染扩散,因而不适宜于急诊手术时应用。术中 B 超受人员和设备的限制,术中纤维胆管镜检查快捷安全,图像清晰,熟练者 5～10 min 即可全面观察了解肝内外胆管系统,尚有助于肝内外胆管取石及病灶活组织检查,值得推广。若病情允许,必要时可劈开少量肝组织,寻找扩大的胆管置管引流。失败者可在术中经肝穿刺近侧胆管并置管引流,也可考虑"U"形管引流。术后仍可用胆管镜经"T"形管窦道取出残留结石,以减少梗阻与感染的发生。②胆囊造瘘:胆囊管细而弯曲还可有炎性狭窄或阻塞因素,故一般不宜以胆囊造瘘代替胆管引流,在肝内胆管梗阻更属禁忌。肝外胆管梗阻者,若寻找胆管非常艰难,病情又不允许手术延续下去,亦可切开肿大的胆囊,证实其与胆管相通后行胆囊造瘘术。③胆囊切除术:胆管减压引流后可否同时切除胆囊,须慎重考虑。对一般继发性急性胆囊炎,当胆管问题解决后,可恢复其形态及正常功能,故不应随意切除。严重急性胆囊炎症如坏疽、穿孔或合并明显慢性病变,可行胆囊切除术。有时也要根据当时病情具体对待,如全身感染征象严重、休克或生命体征虽有好转但尚不稳定者,均不宜切除胆囊,以行胆囊造瘘更恰当。④胆肠内引流术:胆肠内引流术应慎重,我国肝内胆管结石、狭窄多见,在不了解肝内病变情况下,即使术中病情允许,加做胆肠内引流术也带有相当盲目性,可因肝内梗阻存在而发生术后反复发作的反流性化脓性胆管炎,给患者带来更多痛苦及危险。但是,对于部分无全身严重并发症,主要是由于胆管高压所致神经反射性休克,在解除梗阻,大量脓性胆汁涌出后,病情有明显好转,血压等重要生命体征趋于平稳。梗阻病变易于一次彻底解决的年轻患者,可适当扩大手术范围,包括对高位胆管狭窄及

梗阻的探查如狭窄胆管切开整形和胆肠内引流术。

胆肠内引流术除能彻底解除梗阻外,还有以下优点:①内引流术使胆汁中的胆盐、胆酸直接进入肠道,可迅速将肠道内细菌产生的内毒素灭活并分解成无毒的亚单位或微聚物,降低血中内毒素浓度,减轻内毒素对心、肺、肝、肾及全身免疫系统的损害,起到阻断病情发展的作用;②有益于营养物质消化吸收,胆汁进入肠道有利于脂肪及脂溶性维生素消化吸收,改善患者营养状况。③避免水、盐、电解质及蛋白质的丢失,有益于内环境稳定。④缩短住院时间。⑤避免再次手术。

(2)择期手术:ACST 患者急性炎症消退后,为了去除胆管内结石及建立良好的胆汁引流通道,需要进行择期手术疗。①胆总管切开后取结石“T”形管引流是最常用的方法,术中运用纤维胆管镜有助于发现及取出结石。②胆总管十二指肠侧侧吻合术是简单、快速和有效的胆肠内引流术,但因术后容易产生反流性胆管炎和“漏斗综合征”等并发症,已很少被采用。③胆肠Rouxen-Y式吻合术有肝内胆管狭窄及结石存在时,可经肝膈面或脏面剖开狭窄胆管,取除肝内结石。胆管整形后与空肠做 Rouxen-Y 式吻合术。该手术被认为是较少引起胆内容物反流的可靠内引流手术方法。有人提出,将空肠祥的盲端置入皮下,术后如有复发结石或残留结石,可在局麻下切开皮肤,以空肠祥盲端为进路,用手指或胆管镜取石。④间置空肠胆管十二指肠的吻合术既能预防反流性胆管炎和十二指肠溃疡,又能保证肠道的正常吸收功能,是目前较为理想的胆肠内引流方法。⑤肝叶切除手术病变局限于一叶、段肝脏或因长期胆管梗阻而导致局限性肝叶萎缩及纤维化者,可做病变肝叶切除术。

(李　巍)

第七节　门静脉高压症

门静脉高压症是由不同原因所致肝硬化以及一些非肝硬化病因造成的门静脉系统回流受阻、内脏血流量增加、内脏血管床扩张、血流淤滞使门静脉压力超过正常范围[$1.27\sim2.35$ kPa ($13\sim24$ cmH$_2$O),一般可为 $2.942\sim4.903$ kPa($30\sim50$ cmH$_2$O)]而表现出来的一组综合征,临床上主要表现为门体循环间侧支循环大量开放形成静脉曲张、腹水、脾大、脾功能亢进,最主要的并发症是食管胃底静脉曲张破裂出血,常因此导致患者死亡,这也是目前外科治疗门脉高压症重点要解决的问题。

造成门静脉高压症患者食管胃底静脉曲张破裂出血的因素是多方面的,即与门脉压力升高的程度有关,也与反流性食管炎等因素有关,目前尚不能准确预测哪部分患者将发生曲张静脉破裂出血,但普遍认为门静脉压力低于 2.452 kPa(25 cmH$_2$O)时一般不会发生曲张静脉破裂出血。另有研究表明:门静脉与腔静脉系统压力梯度低于 1.6 kPa(12 mmHg)时,不会形成食管胃底静脉曲张;即使压力梯度高于 1.6 kPa(12 mmHg)时,这种压力梯度与食管胃底静脉曲张的形成和破裂出血之间也没有很强的相关性。

一、肝硬化门静脉高压症

(一)病因及分类

按门静脉血流受阻部位不同,门静脉高压症可分为肝前型、肝内型和肝后型 3 类。肝内型在我国最常见,占 95% 以上。在肝内型,按病理形态的不同又可分为窦前阻塞、肝窦和窦后阻塞三种。窦前型以及窦后型梗阻可以发生在肝内或肝外。这种分类方法的实用价值在于将非肝硬化性门脉高压症(窦前型)与肝细胞损害造成的门脉高压症(窦型和窦后型)区别开来。

1. 肝前型

肝前型主要病因是门静脉主干的血栓形成(或同时有脾静脉血栓形成存在),在儿童约占 50%,这种肝前阻塞同样使门静脉系的血流受阻,门静脉压增高。

(1)腹腔内的感染如阑尾炎、胆囊炎等或门静脉、脾静脉附近的创伤都可引起门静脉主干的血栓形成。

门静脉血栓形成后,在肝门区形成大量侧支循环血管丛,加之门静脉主干内的血栓机化、再通,状如海绵,因而称为门静脉海绵样变。

(2)先天性畸形,如门静脉主干的闭锁、狭窄或海绵窦样病变,也是肝前型门静脉高压症的常见原因。

(3)单纯脾静脉血栓形成常继发于胰腺炎症或肿瘤,结果是胃脾区的静脉压力增高,而此时肠系膜上静脉和门静脉压力正常,左侧胃网膜静脉成为主要侧支血管,胃底静脉曲张较食管下段静脉曲张更为显著,单纯脾切除即可消除门静脉高压,这是一种特殊类型的门静脉高压症,称为左侧门静脉高压症。

这种肝外门静脉阻塞的患者,肝功能多正常或轻度损害,预后较肝内型好。在成年人,最常见的原因是恶性肿瘤引起的门静脉内血栓形成,其他引起门静脉内血栓形成的原因有:红细胞增多症、胰腺炎、门脉周围淋巴结病。这种患者直接门静脉压升高,而肝静脉楔压正常,肝实质无损害。另外由于凝血机制未受损害,这种患者如发生食管静脉曲张破裂出血,往往可以通过非手术治疗得到控制。

2. 肝后型

肝后型是由于肝静脉和(或)其开口以及肝后段下腔静脉阻塞性病变引起的,其典型代表就是巴德-吉利亚综合征,这是由肝静脉、下腔静脉直至下腔静脉汇入右心房处任何水平的梗阻引起的一组综合征。其病因不明,但往往与肾上腺和肾肿瘤、创伤、妊娠、口服避孕药、肝细胞瘤、静脉阻塞性疾病、急性酒精性肝炎以及肝静脉内膜网状组织形成有关。临床上首先表现为腹水,伴有轻度肝功能异常。由于肝尾叶静脉多独立于肝内其他静脉汇入下腔静脉,病变往往不累及此静脉,所以肝扫描仅见肝尾叶放射性密集。血管造影可以发现肝静脉或下腔静脉内血栓。肝活检表现为特征性的中央静脉扩张伴小叶中心性坏死。

3. 肝内型

肝内型包括窦前、肝窦和窦后阻塞3种。

(1)肝内窦前型梗阻:①最主要的病因是血吸虫病(世界范围内门脉高压症最常见的病因)。血吸虫病患者血吸虫卵沉积在肝内门静脉,引起门静脉壁肉芽肿性炎症反应,进而发生纤维化及瘢痕化,最终导致终末门静脉梗阻。而患有骨髓增生性疾病时,原始细胞物质在门静脉区的沉积也可以造成窦前型门脉高压症。也表现为直接门静脉压升高,肝静脉楔压正常,肝实质无损害。食管静脉曲张破裂出血,也往往可以通过非手术治疗得到控制。②造成窦前型门脉高压症的另一个常见原因是先天性肝纤维化,这是由于广泛浓密的纤维索条包绕、压迫门静脉,导致其梗阻造成的。③慢性的氯乙烯和砷化物中毒也可以引起肝内门静脉纤维化、肉芽肿形成,压迫门静脉,导致窦前型梗阻。④原发性胆汁性肝硬化在形成再生结节以前,也是由肝内门静脉纤维化造成的窦前型梗阻。

(2)肝内窦型梗阻:肝内窦型梗阻往往是由乙型、丙型病毒性肝炎和急性酒精中毒引起的肝硬化发展而来,一般不仅仅是窦型梗阻,多表现为窦前型、窦型、窦后型的复合型梗阻,只是为区别于单独的窦前型梗阻和窦后型梗阻而称之为窦型梗阻。主要病变是肝小叶内纤维组织增生和肝细胞再生。由于增生纤维索和再生肝细胞结节(假小叶)的挤压,使肝小叶内肝窦变或闭塞,以致门静脉血不易流入肝小叶的中央静脉或小叶下静脉,血流淤滞,门静脉压就增高。又由于很多肝小叶内的肝窦变窄或闭塞,导致部分压力高的肝动脉血流经肝小叶间汇管区的动静脉交通支而直接反注入压力低的门静脉小分支,使门静脉压增高。由于患者往往表现为不同程度的肝损害以及凝血机制障碍,食管静脉曲张破裂出血,故一般较难通过非手术治疗控制。

(3)肝内窦后型梗阻:肝内窦后型梗阻往往不是一个独立的现象,其处理也往往很困难。其病因包括酒精性和坏死后性肝硬化以及血红蛋白沉着症。病理表现主要是酒精性肝炎引起中心玻璃样硬化以及再生结节压迫肝实质导致小叶内肝小静脉消失。

另外,肝内淋巴管网同样可被增生纤维索和再生肝细胞结节压迫而扭曲、狭窄,导致肝内淋巴回流受阻。肝内淋巴管网的压力显著增高,这对门静脉压的增高也有影响。

(二)病理

门静脉高压症形成后,可以发生下列病理变化。

1.脾大、脾功能亢进

门静脉系压力增高,加之其本身无静脉瓣,血流淤滞,可出现充血性脾大。长期的脾窦充血引起脾内纤维组织增生和脾组织再生继而发生不同程度的脾功能亢进。长期的充血还可引起脾周围炎,发生脾与膈肌间的广泛粘连和侧支血管形成。

2.交通支扩张

由于正常的肝内门静脉通路受阻,门静脉又无瓣膜,为了疏通淤滞的门静脉血到体循环去,门静脉系和腔静脉系间存在的上述4个交通支(胃底、食管下段交通支,直肠下端、肛管交通支,前腹壁交通支,腹膜后交通支)大量开放,并扩张、扭曲形成静脉曲张。临床上特别重要的是胃冠状静脉、胃短静脉与奇静脉分支间的交通支,也就是食管胃底静脉丛的曲张。它离门静脉和腔静脉主干最近,压力差最大,因而受门静脉高压的影响也最早、最显著。由于静脉曲张导致黏膜变薄所以易被粗糙食物所损伤;又由于胃液反流入食管,腐蚀已变薄的黏膜;特别在恶心、呕吐、咳嗽等使腹腔内压突然升高,门静脉压也随之突然升高时,就有可能引起曲张静脉的突然破裂,导致急性大出血。其他交通支也可以发生扩张,如直肠上、下静脉丛的扩张可以引起继发性痔;脐旁静脉与腹上、下深静脉交通支的扩张,可以引起腹壁脐周静脉曲张,所谓海蛇头症;腹膜后静脉丛也明显扩张、充血。

3.腹水

门静脉压力升高,使门静脉系统毛细血管床的滤过压增加,组织液吸收减少并漏入腹腔而形成腹水。特别在肝窦和窦后阻塞时,肝内淋巴液产生增多,而输出不畅,因而促使大量肝内淋巴自肝包膜表面漏入腹腔,是形成腹水的另一原因。但造成腹水的主要原因还是肝损害,血浆清蛋白的合成减少,引起血浆胶体渗透压降低,而促使血浆外渗。肝损害时,肾上腺皮质的醛固酮和垂体后叶的抗利尿激素在肝内分解减少,血内水平升高,促进肾小管对钠和水的再吸收,因而引起钠和水的潴留。以上多种因素的综合,就会形成腹水。

4.门静脉高压性胃病

约20%的门静脉高压症患者并发门静脉高压性胃病,并且占门静脉高压症上消化道出血的5%。在门静脉高压时,胃壁淤血、水肿,胃黏膜下层的动—静脉交通支广泛开放,胃黏膜微循环发生障碍,导致胃黏膜防御屏障的破坏,形成门静脉高压性胃病。

5.肝性脑病

门静脉高压症是由于自身门体血流短路或手术分流,造成大量门静脉血流绕过肝细胞或因肝实质细胞功能严重受损,导致有毒物质(如氨、硫醇和 γ-氨基丁酸)不能代谢与解毒而直接进入人体循环,从而对脑产生毒性作用并出现精神神经综合征,称为肝性脑病,或称门体性脑病。门静脉高压症患者自然发展成为肝性脑病的不到10%,常因胃肠道出血、感染、过量摄入蛋白质、镇静药、利尿药而诱发。

(三)临床表现

门静脉高压症多见于中年男子,病情发展缓慢。症状因病因不同而有所差异,但主要是脾大和脾功能亢进、呕血或黑便、腹水。

1.脾大和脾功能亢进

所有患者都有不同程度的脾大,大者脾可达盆腔。巨型脾大在血吸虫病性肝硬化中尤为多见。早期,脾质软、活动;晚期,由于纤维组织增生而脾的质地变硬,如脾周围发生粘连可使其活动度减少。脾大常伴有脾功能亢进,白细胞计数降至 $3×10^9/L$ 以下,血小板计数减少至 $(70\sim80)×10^9/L$,逐渐出现贫血。

2.食管静脉曲张、破裂出血

呕血和(或)黑便,半数患者有呕血或黑便史,出血量大且急。由于肝损害使凝血酶原合成发生障碍,又由于脾功能亢进使血小板减少,以致出血不易自止。患者耐受出血能力远较正常人差,约25%患者在第1次大出血时可直接因失血引起严重休克或因肝组织严重缺氧引起肝急性衰竭而死亡。由于大出血引起肝组织严重缺氧,容易导致肝性脑病。部分患者出血虽然自止,但常又复发,约半数患者在第1次出血后1～2年内,约半数患者可再次大出血。

3.腹水

约 1/3 患者有腹水,腹水是肝损害的表现。大出血后,往往因缺氧而加重肝组织损害,常引起或加剧腹水的形成。有些"顽固性腹水"很难消退。此外,部分患者还有黄疸、肝大等症状。

体检时如能触及脾,就可能提示有门静脉高压。如有黄疸、腹水和前腹壁静脉曲张等体征,表示门静脉高压严重。如果能触到质地较硬、边缘较钝而不规整的肝脏,肝硬化的诊断即能成立,但有时肝硬化缩小而难以触到。还可有慢性肝病的其他征象如蜘蛛痣、肝掌、男性乳房发育、睾丸萎缩等。

(四)诊断及鉴别诊断

根据病史(肝炎或血吸虫)和 3 个主要临床表现:脾大和脾功能亢进,呕血或黑便以及腹水,一般诊断并不困难。但由于个体反应的差异和病程的不同,实验室检查和其他辅助检查有助于确定诊断。下列辅助检查有助于诊断。

1.血液学检查

脾功能亢进时,血细胞计数减少,以白细胞和血小板计数减少最为明显。出血、营养不良、溶血或骨髓抑制都可以引起贫血。

2.肝功能检查

常反映在血浆清蛋白降低而球蛋白增高,清蛋白、球蛋白比例倒置。由于许多凝血因子在肝合成,加上慢性肝病患者有原发性纤维蛋白溶解,所以凝血酶原时间可以延长。天冬氨酸转氨酶和丙氨酸转氨酶超过正常值的 3 倍,表示有明显肝细胞坏死。碱性磷酸酶和 γ-谷氨酸转肽酶显著增高,表示有淤胆。在没有输血因素影响的情况下,血清总胆红素超过 51 μmol/L(3 mg/dL),血浆清蛋白低于 30 g/L,说明肝功能严重失代偿。

肝功能检查并进行分级,可评价肝硬化的程度和肝储备功能,还应做乙型肝炎病原免疫学和甲胎蛋白检查。肝炎后肝硬化患者,HBV 或 HCV 常为阳性。

3.B超和多普勒超声

B超和多普勒超声可以帮助了解肝硬化的程度、脾是否增大、有无腹水以及门静脉内有无血栓等。门静脉高压时,门静脉内径通常不小于 1.3 cm,半数以上患者肠系膜上静脉和脾静脉内径不小于 1 cm。通过彩色多普勒超声测定门静脉血流量是向肝血流还是逆肝血流,对确定手术方案有重要参考价值。Child 肝功能分级 ABC;血清胆红素(μmol/L)低于 34.2、34.2~51.3、超过 51.3;血浆清蛋白(g/L)高于 35、30~35、低于 30;腹水无、易控制、难控制;肝性脑病无、轻昏迷、重昏迷;营养状态优、良、差。

4.食管钡剂 X 线造影检查

在食管为钡剂充盈时,曲张的静脉使食管的轮廓呈虫蚀状改变;排空时,曲张的静脉表现为蚯蚓样或串珠状负影,阳性发现率为 70%~80%。

5.腹腔动脉造影的静脉相或直接肝静脉造影

腹腔动脉造影的静脉相或直接肝静脉造影可以使门静脉系统和肝静脉显影,确定静脉受阻部位及侧支回流情况,对于预备和选择分流手术术式等有参考价值。

6.胃镜检查

胃镜检查能直接观察到曲张静脉情况以及是否有胃黏膜病变或溃疡等,并可拍照或录影。

7.CT、MRI 和门静脉造影

如病情需要,患者经济情况许可,可选择 CT、MRI 和门静脉造影检查。

(1)螺旋CT:螺旋 CT 可用于测定肝的体积,肝硬化时肝体积明显缩小,如小于 750 cm³,分流术后肝性脑病发生率比肝体积大于 750 cm³ 者高 4.5 倍。

(2)MRI:MRI 不仅可以重建门静脉、准确测定门静脉血流方向及血流量,还可将门静脉高压患者的脑生化成分做出曲线并进行分析,为制订手术方案提供依据。

(3)门静脉造影及压力测定:经皮肝穿刺门静脉造影,可以确切地了解门静脉及其分支情况,特别是胃冠状静脉的形态学变化,并可直接测定门静脉压。经颈内静脉或股静脉穿刺,将导管置入肝静脉测定肝静脉楔入压(WHVP),同时测定下腔静脉压(IVP),计算肝静脉压力梯度(HVPG)。由于肝窦和门静脉均无瓣膜,因此肝静脉WHVP可以较准确地反映门静脉压,而 HVPG 则反映门静脉灌注压。

当急性大出血时,应与胃十二指肠溃疡大出血等鉴别。

(五)治疗

治疗门静脉高压症,主要是针对门静脉高压症的并发症进行治疗。

1.非外科治疗

肝硬化患者中仅有 40% 出现食管胃底静脉曲张,而有食管胃底静脉曲张的患者中有 50%~60% 并发大出血。这说明有食管胃底静脉曲张的患者不一定发生大出血。临床上还看到,本来不出血的患者,在经过预防性手术后反而引起大出血。尤其鉴于肝炎后肝硬化患者的肝损害多较严重,任何一种手术对患者来说都有伤害,甚至引起肝衰竭。因此,对有食管胃底静脉曲张但并没有出血的患者,不宜做预防性手术,重点是内科的护肝治疗。外科治疗的主要目的在于紧急制止食管胃底静脉曲张破裂所致的大出血,而决定食管胃底曲张静脉破裂出血的治疗方案,要依据门静脉高压症的病因、肝功能储备、门静脉系统主要血管的可利用情况和医师的操作技能及经验。评价肝功能储备,可预测手术的后果和非手术患者的长期预后。目前常用 Child 肝功能分级来评价肝功能储备。Child A 级、B 级和 C 级患者的手术病死率分别为 0~5%、10%~15% 和超过 25%。

(1)非手术治疗的禁忌证和适应证:①对于有黄疸、大量腹水、肝严重受损的患者发生大出血,如果进行外科手术,病死率可为 60%~70%。对这类患者应尽量采用非手术疗法。②上消化道大出血一时不能明确诊断者,要一边进行积极抢救,一边进行必要的检查,以明确诊断。③作为手术前的准备工作。食管胃底静脉曲张破裂出血,尤其是对肝功能储备 Child C 级的患者,尽可能采用非手术治疗。

(2)初步处理:①输血、输液、防止休克:严密观测血压、脉搏变化。如果收缩压低于 10.7 kPa(80 mmHg),估计失血量已达 800 mL 以上,应立即快速输血。适当地输血是必要的,但切忌过量输血,更不能出多少输多少,绝不能认为输血越多越好,因为过多过快地输血,使血压迅速恢复到出血前水平,常可使因低血压已暂时停止出血的曲张静脉再次出血。必要时可输入新鲜冷冻血浆、血小板,但应避免使用盐溶液,这是因为肝硬化患者多表现为高醛固酮血症,水盐代谢紊乱,盐溶液的输入可以促进腹水的产生。患者如在加强监护病房(ICU)监护及处理,必要时放置 Swan-Ganz 管,以监测患者的循环状态,指导输液。②血管加压素:可使内脏小动脉收缩,血流量减少,从而减少了门静脉血的回流量,短暂降低门静脉压,使曲张静脉破裂处形成血栓,达到止血作用。常用剂量:每分钟 0.2~0.4 U 持续静脉滴注,出血停止后减至每分钟 0.1 U,维持 24 h。使门静脉压力下降约 35%,一半以上的患者可控制出血。对高血压和有冠状血管供血不足的患者不适用。如必要,可联合应用硝酸甘油以减轻血管加压素的不良反应。特利加压素的不良反应较轻,近年来较多采用。生长抑素能选择性地减少内脏血流量,尤其是门静脉系的血流量,从而降低门静脉压力,有效地控制食管胃底曲张静脉破裂大出血,而对心排血量及血压则无明显影响。首次剂量为 250 μg 静脉冲击注射,以后每小时 250 μg 持续滴注,可连续用药 3~5 d。生长抑素的止血率(80%~90%)远高于血管加压素(40%~50%),不良反应较少,是目前治疗食管胃底静脉破裂出血的首选药物。③三腔管压迫止血:原理是利用充气的气囊分别压迫胃底和食管下段的曲张静脉,以达止血目的。通常用于对血管加压素或内镜治疗食管胃底曲张静脉出血无效的患者。该管有三腔,一通圆形气囊,充气 150~200 mL 后压迫胃底;一通椭圆形气囊。充气 100~150 mL 后压迫食管下段;一通胃腔,经此腔可行吸引、冲洗和注入止血药。Minnesota 管还有第 4 个腔,用以吸引充气气囊以上口咽部的分泌物。

三腔管压迫止血法:先将 2 个气囊各充气约 150 mL,气囊充盈后,应是膨胀均匀,弹性良好。将气囊置于水下,证实无漏气后,即抽空气囊,涂上石蜡油,从患者鼻孔缓慢地把管送入胃内;边插边让患者做吞咽动作,直至管已插入 50~60 cm,抽到胃内容物为止。先向胃气囊充气 150~200 mL 后,将管向外提拉,感到管子不能再被拉出并有轻度弹力时予以固定,或利用滑车装置,在管端悬以重量约 0.5 kg 的物品,做牵引压迫。接着观察止血效果,如仍有出血,再向食管气囊注气 100~150 mL[压力 1.3~5.3 kPa(10~40mmHg)]。放置三腔管后,应抽除胃内容物,并用生理盐水反复灌洗,观察胃内有无鲜血吸出。如能清除胃内积血及血凝块,则可利于早期的内镜检查和采取进一步的止血治疗。如无鲜血,同时脉搏、血压渐趋稳定,说明出血已基本控制。有人认为洗胃时加用冰水或血管收缩药,但近来普遍认为这并不能起到止血作用。

三腔管压迫可使80％的食管胃底曲张静脉出血得到控制,但约一半的患者排空气囊后又立即再次出血。再者,即使技术熟练的医师使用气囊压迫装置,其并发症的发生率也有10％～20％,并发症包括吸入性肺炎、食管破裂及窒息。故应用三腔管压迫止血的患者,应放在监护室里监护,要注意下列事项:患者应侧卧或头部侧转,便于吐出唾液,吸尽患者咽喉部分泌物,以防发生吸入性肺炎;要严密观察,谨防气囊上滑堵塞咽喉引起窒息;三腔管一般放置24 h,如出血停止,可先排空食管气囊,后排空胃气囊,再观察12～24 h,如确已止血,才将管慢慢拉出。放置三腔管的时间不宜持续超过5 d,否则,可使食管或胃底黏膜因受压迫太久而发生溃烂、坏死、食管破裂。因此,每隔12 h应将气囊放空10～20 min;如有出血即再充气压迫。

(3)内镜治疗:经纤维内镜将硬化剂(国内多选用鱼肝油酸钠)直接注射到曲张静脉腔内,使曲张静脉闭塞,其黏膜下组织硬化,以治疗食管静脉曲张出血和预防再出血。纤维内镜检查时可以见到不同程度的食管静脉曲张。曲张静脉表面黏膜极薄、有多个糜烂点处极易发生破裂大出血。硬化剂的注射可在急性出血期或在出血停止后2～3 d内进行。注射后如出血未止,24 h内可再次注射。注射疗法只有短暂的止血效果,近期效果虽较满意,但再出血率较高,可高达45％,且多发生在治疗后2个月内。对于急性出血的疗效与药物治疗相似,长期疗效优于血管加压素和生长抑素。主要并发症是食管溃疡、狭窄或穿孔。食管穿孔是最严重的并发症,虽然发生率仅1％,但病死率却高达50％。比硬化剂注射疗法操作相对简单和安全的是经内镜食管曲张静脉套扎术。方法是经内镜将要结扎的曲张静脉吸入到结扎器中,用橡皮圈套扎在曲张静脉基底部。最近发现,此法治疗后近期再出血率也较高。硬化剂注射疗法和套扎术对胃底曲张静脉破裂出血无效。

(4)经颈静脉肝内门体分流术:经颈静脉肝内门体分流术(TIPS)是采用介入放射方法,经颈静脉途径在肝内肝静脉与门静脉主要分支间建立通道,置入支架以实现门体分流,展开后的支架口径通常为7～10 mm。TIPS实际上与门静脉－下腔静脉侧－侧吻合术相似,只是操作较后者更容易、更安全,能显著地降低门静脉压,控制出血,特别对顽固性腹水的消失有较好的效果。TIPS适用于食管胃底曲张静脉破裂出血经药物和内镜治疗无效,肝功能失代偿(Child C级)不宜行急诊门体分流手术的患者。TIPS最早用于控制食管胃底曲张静脉破裂出血和防止复发出血。特别适用于出血等待肝移植的患者。

TIPS的绝对禁忌证包括右心衰竭中心静脉压升高、严重的肝衰竭、没有控制的肝性脑病、全身细菌或真菌感染以及多囊肝。TIPS的相对禁忌证包括肝肿瘤和门静脉血栓。

对于经内镜硬化或结扎治疗效果不满意,肝功能储备较差(Child B或C患者)或不能耐受手术治疗的患者,可采用TIPS治疗。TIPS治疗的目的是:控制出血和作为将来肝移植的过渡治疗。

TIPS用于控制出血的目的主要是改善患者的生存质量,对于延长生存期并没有帮助。其存在的问题主要是再出血率较高,原因主要是支架管堵塞或严重的狭窄。TIPS 1年内支架狭窄和闭塞发生率高达50％。为什么在有些患者支架管可长期保持通畅,而在有些患者很快堵塞?因此,研究方向主要是如何改进支架管以及放置技术,保证其长期通畅。

对于适合进行肝移植的患者,作为过渡性治疗方法,TIPS可以使患者有机会等待供体,同时由于降低了门脉压力可减少肝移植术中出血。但为这部分患者进行TIPS,技术要求更高,应当保证支架管位于肝实质内,避免其游走进入肝上下腔静脉、门静脉甚至肠系膜上静脉内,否则将对日后的肝移植带来很大的困难。

2.手术疗法

对于没有黄疸和明显腹水的患者(Child A、B级)发生大出血,应争取及时手术;或经非手术治疗24～48 h无效者即行手术。因为,食管胃底曲张静脉一旦破裂引起出血,就会反复出血,而每次出血必将给肝带来损害。积极采取手术止血,不但可以防止再出血,而且是预防肝性脑病的有效措施。可在食管胃底曲张静脉破裂出血时急诊施行,也可为预防再出血择期手术。手术治疗可分为分流术和断流术,目前仍是国内治疗门静脉高压症最为常用和经典的 2 种手术方法。通过各种不同的分流手术,以降低门静脉压力;通过阻断门奇静脉间的反常血流,从而达到止血目的。

1)门体分流术:门体分流术可分为非选择性分流、选择性分流和限制性分流 3 类。

(1)非选择性门体分流术:是将入肝的门静脉血完全转流入体循环,代表式式是门静脉与下腔静脉端侧分流术,将门静脉肝端结扎,防止发生离肝门静脉血流;门静脉与下腔静脉侧侧分流术是离肝门静脉血流一并转流入下腔静脉,减低肝窦压力,有利于控制腹水形成。

非选择性门体分流术治疗食管胃底曲张静脉破裂出血效果好,但肝性脑病发生率为 30%～50%,易形成肝衰竭。由于破坏了第一肝门的结构,为日后肝移植造成了困难。

非选择性门体分流术还包括肠系膜上静脉与下腔静脉"桥式"(H 形)分流术和中心性脾－肾静脉分流术(切除脾,将脾静脉近端与左肾静脉端侧吻合)等,但术后血栓形成发生率高。上述任何一种分流术,虽然一方面降低了门静脉的压力,但另一方面也会影响门静脉血向肝的灌注,术后肝性脑病的发生率仍达 10% 左右。现已明确,肝性脑病与血液中氨、硫醇和 γ-氨基丁酸等毒性物质升高有关。例如,分流术后由于肠道内的氨(蛋白质的代谢产物)被吸收后部分或全部不再通过肝进行解毒、转化为尿素,而直接进入血液循环,影响大脑的能量代谢,从而引起肝性脑病,且病死率高。

(2)选择性分流术:选择性门体分流术旨在保存门静脉的入肝血流,同时降低食管胃底曲张静脉的压力,以预防或治疗出血。

以远端脾－肾静脉分流术为代表,即将脾静脉远端与左肾静脉进行端侧吻合,同时离断门－奇静脉侧支,包括胃冠状静脉和胃网膜静脉。但国内外大量临床应用结果表明这种式式的治疗之良好效果难以被重复,故已极少应用。并且有大量腹水及脾静脉口径较小的患者,一般不选择这一式式。

(3)限制性门体分流术:目的是充分降低门静脉压力,制止食管胃底曲张静脉出血,同时保证部分入肝血流。代表式式是限制性门－腔静脉分流(侧侧吻合口控制在 10 mm)和门－腔静脉"桥式"(H 形)分流(桥式人造血管口径为 8～10 mm)。前者随着时间的延长,吻合口径可扩大,如同非选择性门体分流术;后者,近期可能形成血栓,需要取出血栓或溶栓治疗。

附加限制环、肝动脉强化灌注的限制性门腔静脉侧侧分流术是限制性门体分流术的改进与发展,有保持向肝血流、防止吻合口扩大、降低门静脉压、保肝作用和肝性脑病发生率均较低等多种效果。

2)断流术:手术阻断门奇静脉间的反常血流,同时切除脾,以达到止血的目的。手术的方式也很多,阻断部位和范围也各不相同,如:食管下端横断术、胃底横断术、食管下端胃底切除术以及贲门周围血管离断术等。在这些断流术中,食管下端横断术、胃底横断术,阻断门奇静脉间的反常血流不够完全,也不够确切;而食管下端胃底切除术的手术范围大,并发症多,病死率较高。其中以贲门周围血管离断术开展的较为普遍,近期效果不错。这一式式还适合于门静脉循环中没有可供与体静脉吻合的通畅静脉,肝功能差(Child C 级),既往分流手术和其他非手术疗法失败而又不适合分流手术的患者。在施行此手术时,了解贲门周围血管的局部解剖十分重要。贲门周围血管可分为 4 组。

(1)冠状静脉:包括胃支、食管支及高位食管支。胃支较细,沿着胃小弯行走,伴行着胃右动脉。食管支较粗,伴行着胃左动脉,在腹膜后注入脾静脉;其另一端在贲门下方和胃支汇合而进入胃底和食管下段。高位食管支源自冠状静脉食管支的凸起部,距贲门右侧 3～4 cm 处,沿食管下段右后侧行走,于贲门上方 3～4 cm 或更高处进入食管肌层。特别需要提出的,有时还出现"异位高位食管支",它与高位食管支同时存在,起源于冠状静脉主干,也可直接起源于门静脉左干,距贲门右侧更远,在贲门以上 5 cm 或更高处才进入食管肌层。

(2)胃短静脉:一般胃有 3 或 4 支,伴行着胃短动脉,分布于胃底的前后壁,注入脾静脉。

(3)胃后静脉:起始于胃底后壁,伴着同名动脉下行,注入脾静脉。

(4)左膈下静脉:可单支或分支进入胃底或食管下段左侧肌层。

门静脉高压症时,上述静脉都显著扩张,高位食管支的直径常为 0.6～1 cm,彻底切断上述静脉,包括高位食管支或同时存在的异位高位食管支,同时结扎、切断与静脉伴行的同名动脉,才能彻底阻断门奇静脉间的反常血流,达到即刻而确切的止血,这种断流术称为"贲门周围血管离断术"。

贲门周围血管离断术后再出血发生率较高,主要原因有二:首先是由于出血性胃黏膜糜烂引起,这种患者,大多有门静脉高压性胃病。手术后患者处于应激状态,导致胃黏膜的缺血、缺氧、胃黏膜屏障破坏,门静脉高压性胃病加重,发生大出血。对于这一类的出血,原则上采用非手术疗法止血;其次是第1次手术不彻底,遗漏了高位食管支或异位高位食管支,又引起了食管胃底静脉的曲张破裂。对于这种情况要争取早期手术,重新离断遗漏了的高位食管支或异位高位食管支。最重要的是断流后门静脉高压仍存在,但交通支出路已断,没有出路,这就必然发生离断后的再粘连、交通血管再生。另外需要指出的是,在选择手术方式时还要考虑到每个患者的具体情况以及手术医师的经验和习惯。

3)分流加断流的联合术:由于分流术和断流术各有特点,治疗效果因人而异,难以判断孰优孰劣。不同学者各有偏好,也存在着争议。近年来,分流加断流的联合术式,如贲门周围血管离断加肠腔静脉侧侧分流术、脾次全切除腹膜后移位加断流术等,正引起人们的浓厚兴趣。初步的实验研究和临床观察显示,联合术式既能保持一定的门静脉压力及门静脉向肝的血供,又能疏通门静脉系统的高血流状态,是一种较理想的治疗门静脉高压症的手术方法。

既往对于术式的改进一直囿于在确切止血的基础上尽可能地保留门静脉的向肝血流方面,未能取得突破性的进展。近年来,有学者基于"门脉高压症的本在于肝硬化"的认识,并提出应注意增加肝动脉血流,提高肝供氧量以达到保护肝的目的,为门脉高压症术后肝功能保护提供了一种新的思路。而单纯的分流术或断流术很难满足上述要求,故有关单一术式的研究报道已相对减少,而分流加断流的联合术式正引起人们的浓厚兴趣。常见的术式有贲门周围血管离断加肠腔静脉侧侧分流术、脾次全切除腹膜后移位加断流术、门腔静脉侧侧分流加肝动脉强化灌注术等。

附加限制环、肝动脉强化灌注的门腔静脉侧侧分流术就是一个很好的开端。通过附加限制环的门腔静脉侧侧分流,取得理想的门脉减压效果并可防止吻合口扩大;而通过结扎胃左、右动静脉、胃十二指肠动脉和脾动脉(脾切除),使腹腔动脉的全部血流都集中供给肝动脉。这就增加了肝血、氧供给而起到了保肝作用。因此,它在一定程度上克服了传统门腔分流术的不足。它在集分流术和断流术优点的同时,使其对于肝血流动力学的改变趋于合理。通过强化肝动脉血流灌注改善肝血供,益于术后恢复,又不影响肠系膜静脉区向肝血流,相对增加了来自胰腺和胃肠道的营养物质对肝的供给;对肝功能起到一定的维护作用,能明显改善术后肝纤维化的程度。另外,本术式在分流术基础上,结扎胃左、右动静脉、胃十二指肠动脉,没有增加手术难度。

4)肝移植:上述的各种治疗方法均是针对门静脉高压症食管胃底曲张静脉破裂出血的措施,对导致门静脉高压症的根本原因肝硬化则无能为力,甚至可能导致进一步的肝损害。肝移植手术无疑是治疗门静脉高压症最为彻底的治疗方法,既替换了病肝,又使门静脉系统血流动力学恢复到正常。在过去的20年,肝移植已经极大地改变了门静脉高压症患者的治疗选择。同其他器官移植所面临问题一样,目前影响肝移植发展的主要障碍是供肝严重不足,尽管劈离式肝移植技术可以部分缓解肝供需间的矛盾,但仍难以彻底解决供肝紧张的局面。目前,全球等待肝移植的患者每年增加达15倍之多,而实施肝移植者只增加3倍,供肝严重缺乏。活体肝移植虽然也有较大发展,仅我国自1995年1月—2008年8月,活体肝移植已达925例,但也只是杯水车薪。亲属部分肝移植由于存在危及供者健康和生命的危险,病例选择不得不慎之又慎。利用转基因动物进行异种肝移植的研究虽有希望彻底解决供肝来源的问题,但由于涉及技术和伦理学方面的问题,短时间内难以应用于临床。

影响肝移植术对肝硬化门静脉高压症治疗效果的另一因素是移植肝病毒性肝炎复发。尽管近年来抗病毒药物研究的进展已使病毒性肝炎的复发率明显降低,但其仍是每一个从事肝移植工作的外科医师必须认真对待的问题。

肝移植手术高昂的治疗费用也是影响其广泛应用的因素之一。即使在一些发达国家,肝移植手术的费用亦非普通患者个人所能轻易负担。在我国目前的经济发展水平下,这一因素甚至已成为影响肝移植手术临床应用的首要因素。肝移植手术无疑是治疗门脉高压症最为彻底的治疗方法,是今后发展的方向。

但在目前情况下,是否将我们有限的医疗卫生资源用于肝硬化的预防上,值得认真思考。

综上所述,我们不难发现,门静脉高压症的外科治疗取得了很大进展,但仍存在诸多不足之处。保护肝功能、微创外科的应用以及肝移植的研究将是门静脉高压症外科在今后相当一个时期内研究的难点和重点。必须指出的是,事实上我国人口众多,肝炎患者多乃至肝硬化、门静脉高压症、食管静脉曲张破裂出血的患者也相应地多。相比之下肝源极少,因此今后在相当长的时期内,非肝移植的上述治疗诸法仍然是主要治疗的手段。

5)严重脾大,合并明显的脾功能亢进的外科治疗:最多见于晚期血吸虫病,也见于脾静脉栓塞引起的左侧门静脉高压症。对于这类患者单纯行脾切除术效果良好。

6)肝硬化引起的顽固性腹水的外科治疗:有效的治疗方法是肝移植。其他疗法包括 TIPS 和腹腔-静脉转流术。放置腹腔-静脉转流管,有窗孔的一端插入腹腔,通过一个单向瓣膜,使腹腔内的液体向静脉循环单一方向流动,管的另一端插入上腔静脉。尽管放置腹腔静脉转流管并不复杂,然而有报道手术后的病死率高达 20%。放置腹腔-静脉转流管后腹水再度出现说明分流闭塞。如果出现弥散性血管内凝血、曲张静脉破裂出血或肝衰竭,就应停止转流。

3. 食管胃底静脉曲张破裂大出血非手术治疗失败的治疗原则

食管胃底静脉曲张破裂大出血非手术治疗包括狭义的内科药物、物理等方法治疗;广义还包括了内镜下套扎、注射,经股动脉、颈静脉置管介入等治疗。

食管胃底静脉曲张破裂大出血非手术治疗失败,能否手术?手术条件、手术时期和手术方式如何掌握和选择?

食管胃底静脉曲张破裂大出血非手术治疗失败,也就是又发生了无法控制的大出血时就必须实施紧急止血手术或于静止期择期手术。

急诊手术的死亡率要高出择期手术数倍,我们 20 世纪 80 年代经统计发现急诊手术病死率是择期手术的 10 倍。因此,还是尽可能地选择择期手术治疗。

主要手术方式有分流手术、断流术和肝移植。

(1)分流手术:分流手术是采用门静脉系统主干及其主要分支与下腔静脉及其主要分支血管吻合,使较高压力的门静脉血液分流入下腔静脉中去,由于能有效地降低门静脉压力,是防治大出血的较为理想的方法。

分流的方式很多,如较为经典的门腔静脉吻合术、脾肾静脉吻合术、肠系膜上静脉下腔静脉吻合术。目前应该说既有止血效果好又有一定保肝作用的"附加限制环及肝动脉强化灌注的门腔静脉侧侧吻合术"的效果最为满意。

(2)断流术:一般包括腔内食管胃底静脉结扎术、贲门周围血管离断术、冠状静脉结扎术。因一般只要能够掌握胃大部切除术的外科医师既能实施贲门周围血管离断术,故此,目前此种手术的开展最为普及。

(3)肝移植:这是治疗终末期肝病的(不包括晚期肿瘤)好办法,在西方已被普遍采用。但在我国,因乙丙型肝炎后肝硬化、门静脉高压症、食管胃底静脉曲张破裂出血的患者较多,而供肝者少,故不能广泛开展,仍以分流术及断流术为主。

内镜下套扎、注射,经股动脉、颈静脉置管介入等治疗属非手术治疗范畴,这里不予赘述。

二、肝后型门静脉高压症

肝后型门静脉高压症,又称巴德-吉利亚综合征,由先天或后天性原因引起肝静脉和(或)其开口以上的下腔静脉段狭窄或阻塞所致。1845 年和 1899 年 Budd 和 Chiari 分别描述了本病,故称 Budd-Chiari syndrome。在欧美国家,多因血液高凝状态导致肝静脉血栓形成所致,常不涉及下腔静脉。在亚洲国家,则以下腔静脉发育异常为多见。其他原因尚有真性红细胞增多症、非特异性血管炎、腔外肿瘤、肥大的肝尾叶压迫等。我国河南、山东两省发病率较高,个别地区高达 6.4/10 万人口。

本病分为 3 种类型:Ⅰ型约占 57%,以下腔静脉隔膜为主的局限性狭窄或阻塞;Ⅱ型约 38%,下腔静脉弥漫性狭窄或阻塞；Ⅲ型仅占5%，主要为肝静脉阻塞。以男性患者多见，男女比例约为2：1。单纯的肝静脉阻塞者，以门静脉高压的症状为主；合并下腔静脉阻塞者，同时可有门静脉高压症和下腔静脉阻塞综合征的临床表现。下腔静脉回流受阻可引起双侧下腔静脉曲张、色素沉着，甚至经久不愈的溃疡；严重者双侧小腿皮肤成树皮样改变。下腔静脉阻塞后，胸、腹壁及腰部静脉扩张扭曲，以部分代偿下腔静脉的回流。晚期患者出现顽固性腹水、食管胃底曲张静脉破裂出血或肝、肾衰竭。

有上述临床表现者，应高度怀疑为布加综合征，并做进一步检查。B型超声或彩色多普勒检查，诊断准确率达90%以上。诊断本病的最好方法为下腔静脉造影，可清楚地显示病变部位、梗阻的程度、类型及范围，对治疗具有指导意义。经皮肝穿刺肝静脉造影可显示肝静脉有无梗阻。CT及MRI也可采用，但不如上述方法准确。

关于治疗，如果同时有下腔静脉阻塞的临床表现，原则上应采用同时缓解门静脉和下腔静脉高压的方案。当两者不能兼顾时，则首先治疗门静脉高压症，然后再解决下腔静脉阻塞问题。治疗方法选择上，现在主张首选介入法，或介入与手术联合治疗。例如，对于下腔静脉局限性阻塞或狭窄者，可做经皮球囊导管扩张，如有必要，可同时安装内支撑架。当阻塞不能通过介入法穿破时，不要强行穿破，应联合采用手术方式经右心房破膜。治疗本病常用的手术有贲门周围血管离断术、脾肺固定术、肠系膜上静脉和（或）下腔静脉与右心房之间的转流术、局部病变根治性切除术等。

（李　巍）

第八节　急性胃扩张

急性胃扩张是指在短期内胃和十二指肠上段的极度扩张，胃腔内大量气体、液体和食物潴留而致的一种综合征。通常为某些内外科疾病或麻醉手术的严重并发症。它可以造成腹胀、腹痛及呕吐，体内严重脱水和电解质丢失，酸碱失衡以及血容量缩减和周围循环衰竭。胃壁因过度伸张变薄或因炎性水肿而增厚，或因血运障碍致胃壁坏死穿孔引起腹膜炎，甚至休克。十二指肠横部受肠系膜上动脉的压迫，可能发生压迫性溃疡。任何年龄均可发病，但以21~40岁男性多见。病死率在18%~20%。

一、病因与发病机制

器质性疾病和功能性因素均可引发急性胃扩张。常见有以下原因。

1. 外科手术

外科手术以腹部大手术和迷走神经切断术后常见。这类手术可直接刺激躯体或内脏神经，引起胃自主神经功能失调，胃动力神经反射被抑制，造成胃平滑肌功能失常，胃壁张力减弱而形成扩张。术后给氧、鼻饲物可使大量气体进入胃腔；或未能有效的胃肠减压和过早拔管；或过早、过量进食等因素而发生扩张。由于麻醉的因素造成食管上段括约肌松弛，大量气体进入胃内形成扩张。

2. 压迫、梗阻

各种原因引起的胃肠扭转、嵌顿性食管裂孔疝以及各种原因所致的十二指肠壅积症、十二指肠肿瘤及异物、小肠梗阻、股疝等均可引起急性胃扩张；幽门附近的病变，如脊柱畸形、环状胰腺、胰腺癌等偶可压迫胃的输出道而引起急性胃扩张；躯体部位上石膏套后1~2 d引起的"石膏套综合征"，可引起脊柱伸展过度，十二指肠受肠系膜上动脉压迫引起急性胃扩张。

3. 创伤

尤以上腹部急性挫伤，致使腹腔神经丛受到强烈刺激所产生的一种应激状态。

4. 暴饮暴食

以进食大量干缩食品和过量饮食后立即劳动或剧烈运动时较常见。它可导致胃壁肌肉过度牵拉而引发反射性麻痹,产生扩张。

5.其他因素

情绪紧张、精神抑郁、营养不良均可引起自主神经功能紊乱,使胃的张力减低和排空延迟;糖尿病神经病变、抗胆碱能药物的应用;水、电解质代谢失调,严重感染性与代谢性疾病如急性胰腺炎、急性梗阻性化脓性胆管炎、急性腹膜炎、糖尿病酮症酸中毒、尿毒症等,均可影响胃的张力和胃的排空,导致急性胃扩张。某些急性中毒时,过量洗胃同样可导致急性胃扩张。

发病机制目前有两种学说:一种学说认为是由于肠系膜上动脉和小肠系膜将十二指肠横部压迫于脊柱和主动脉之间所致。另一种学说认为是由于胃、十二指肠壁原发性麻痹所致。麻痹原因为手术时牵拉、腹膜后引流物的刺激和血肿形成或胃迷走神经切断,或全身中毒,或大量食物过度撑张胃壁所引起的神经反射作用;重体力劳动后疲劳、腹腔内炎症和损伤、剧烈疼痛和情绪波动都可能是促使胃壁肌肉麻痹的因素。"压迫"和"麻痹"可能同时存在,互为因果,而"麻痹"可能起主导作用。胃扩张后将系膜及小肠挤向盆腔,导致肠系膜上动脉压迫十二指肠,造成幽门远端的梗阻,食物和咽下的空气、胃、十二指肠液、胆汁、胰液、肠液大量积存于胃内。这些液体的滞留又可以刺激胃、十二指肠黏膜,导致更多的液体分泌亢进,加重胃扩张,形成恶性循环。胃和十二指肠高度扩张,占据大部分腹腔,胃壁因过度扩张而变得极薄,胃黏膜也被拉平失去其皱襞。由于胃腔内压力不断增高,>1.96 kPa(20 cmH$_2$O)并超过胃静脉压力,进一步引起胃内血管灌注不足,严重影响胃黏膜的血液循环,胃黏膜可出现多数出血点及糜烂面,最后胃壁可发生坏死和穿孔,继而发生腹膜炎和中毒性休克,此为罕见,但是急性胃扩张最为严重的后果。扩张的胃还可机械地压迫门静脉,使血液淤滞于腹腔内脏,亦可压迫下腔静脉,使回心血量减少,最后导致周围循环衰竭。多次呕吐和胃肠减压还造成脱水和电解质紊乱。

二、诊断

(一)临床表现特点

起病时间不一,一些手术患者常于术后3～4 d或第2周开始进食流质后发病,而暴食者,则多在餐后1～2 h内起病。症状有上腹部饱胀,上腹或脐周隐痛,可呈阵发性加剧,超过90%的患者出现反复呕吐或持续性呕吐伴恶心。开始量小,次数频繁,表现为不自主及无力的呕吐,实际上为胃内容物自口中溢出,这对急性胃扩张具有诊断意义。随着病情发展,腹部胀痛加重,呕吐量逐渐增多并嗳出大量的气体。呕吐物初为胃液和食物,以后混有胆汁,逐渐变为棕绿色、黑棕色或咖啡样液体,有酸臭味。纵然多次呕吐,但腹胀、腹痛并不减轻。因失水及电解质丢失,口渴多饮,随饮随吐。全身情况呈进行性恶化,烦躁不安,呼吸浅表急促,手足搐搦,表情痛苦,血压下降和休克,甚至昏迷。体检除有一般衰弱和脱水征外,突出体征为上腹部膨胀隆起,可见无蠕动的胃轮廓,局部有压痛,无反跳痛,叩诊为高度鼓音,有振水音,肠鸣音减弱甚至消失。在部分患者可出现典型的"巨胃窦"征,即在患者脐右偏上出现极度膨大的胃窦,它是急性胃扩张所特有的重要体征,可作为临床诊断的有力佐证。如在病程中突然出现剧烈腹痛,全腹有压痛及反跳痛,腹部移动性浊音阳性,则表示胃壁坏死后发生急性胃穿孔和急性腹膜炎。

(二)辅助检查

1.实验室检查

可见血液浓缩,红细胞计数和血红蛋白显著增高,血钠、血钾、血氯均降低,出现氮质血症。白细胞总数和中性粒细胞升高。

2.X线检查

立位腹部X线平片或CT显示左上腹巨大液平和充满腹腔的巨大胃影及左膈肌抬高。B超可见胃高度扩张,胃壁变薄,可测量出胃内潴留液的量和在体表的投影,但气体则不易与肠胀气区分。

(三)诊断注意事项

对暴饮暴食后或手术后初期的患者,出现腹胀、恶心及呕吐,吐后腹胀不减轻,并有腹部高度膨隆,振水音阳性,插入胃管后,吸引出大量的液体,即可诊断为急性胃扩张。在诊断时,须注意与以下疾病相鉴别。

1. 弥漫性腹膜炎

常有原发病灶可寻，全身感染中毒症状较重，体温常升高，腹膜刺激征明显，肠腔呈普遍性胀气，胃肠减压后并不消失，肠鸣音消失，腹部诊断性穿刺吸出脓液。

2. 高位机械性肠梗阻

有阵发性绞痛，肠鸣音亢进，呕吐次数较多并为喷射状，含小肠内容物（有粪臭），胃肠减压抽出胃液量不多且抽出胃内容物后症状仍不缓解。腹部 X 线平片可见多个扩大的梯形液平面。

3. 消化性溃疡合并幽门梗阻

有溃疡病典型病史，发病不如急性胃扩张迅速，可见胃型和逆蠕动波，胃扩张程度较轻，呕吐内容物为食物和胃液，不含胆汁或血液。X 线钡餐或胃镜检查可见溃疡所致的器质性狭窄。

4. 急性胃肠炎

呕吐及腹泻，腹胀不明显，呕吐后腹胀减轻。

5. 十二指肠慢性梗阻综合征

有长期反复发作呕吐病史，餐后发病，呈自限性。X 线检查见有十二指肠扩张和壅滞，进食后站立位与坐位易诱发，而卧位可缓解或减轻。

三、治疗

（一）非手术疗法

对于急性胃扩张，尤其是手术后或暴饮暴食所致的急性胃扩张，预防很重要。一旦发生，除并发胃壁坏死或穿孔者外，一般均应采用非手术疗法。

1. 胃肠减压

放置胃肠减压管，吸出全部积液，用温等渗盐水洗胃，并持续胃肠减压，一般胃肠减压一次性就能引流出 3～4 L 胃内容物，有时达 6 L。可随意饮水，饮入后即刻吸出，吸出的液量逐一记录，当吸出的液量逐渐减少并清晰时，可在饮水后夹住 1～2 h，如无不适或饱胀，可考虑拔出胃管，但一般应 36 h 左右。对暴饮暴食所致的急性胃扩张，因胃内有大量的食物和黏稠的液体，用一般的胃肠减压管吸出，常需要用较粗的胃管洗胃，但应注意不要用水量过多或过猛，防止胃穿孔的发生。手术后急性胃扩张内容物以液体为主，胃肠减压效果好，常能获得有效地缓解，不需再次手术。

2. 体位

患者应经常改变卧位姿势，以解除十二指肠横部的压迫，促进胃内容物流动。病情允许时，可采用俯卧位或膝胸卧位。

3. 饮食

在持续胃肠减压期间应禁食。吸出的胃液变为正常，腹胀显著减轻，且蠕动恢复后，可开始给予少量流质饮食。

4. 维持水与电解质平衡

5. 加强对原发疾病的治疗

6. 禁用阿托品、丙胺太林（Propantheline，普鲁本辛）等胆碱能阻滞剂

（二）手术疗法

胃神经调节功能紊乱、腹部损伤、十二指肠梗阻压迫等，经过 8～12 h 非手术治疗，腹部或全身情况无好转或恶化者，应及时手术治疗。暴饮暴食后发生者或其他原因引起，同时伴有胃内大量食物积聚，通过胃肠减压、洗胃难以清除，仍需采用手术治疗，可行单纯胃切开减压、胃修补及胃造瘘术。对有腹腔内感染、气腹或疑有胃壁坏死导致胃穿孔或大量胃出血的患者需行胃部分或全部切除加食管空肠吻合术。

（杜雪峰）

急诊与危重症

（下）

谷元奎等◎编著

吉林科学技术出版社

第九节　急性腹膜炎

一、病因及分类

（一）病因

1.原发性腹膜炎

原发性腹膜炎是指腹腔内并无明显的原发感染病灶,病原体经血行、淋巴或经肠壁、女性生殖系统进入腹腔而引起的腹膜炎,较继发性腹膜炎少见。

(1)常发病的患者:①婴儿和儿童。②患肾病综合征的儿童。③肝硬化腹水患者。④免疫功能抑制的患者,如肾移植或用皮质类固醇治疗的血液病患者。⑤全身性红斑狼疮患者。

(2)致病因素:儿童期原发性腹膜炎的主要致病菌是肺炎球菌和链球菌,可能经呼吸道或泌尿道侵入,经血行播散到达腹膜腔;在成人则多为肠道的内源性细菌所致,经女性生殖道上行性感染的细菌种类较多。

2.继发性脓性腹膜炎

(1)腹内脏器穿孔以急性阑尾炎穿孔最为常见,其次是胃、十二指肠溃疡穿孔,其他还有胃癌、结肠癌穿孔、胆囊穿孔、炎症性肠病和伤寒溃疡穿孔等。

(2)肠道和腹内脏器炎症:如阑尾炎、憩室炎、坏死性肠炎、克罗恩病、胆囊炎、胰腺炎和女性生殖器官的化脓性炎症等。

(3)腹部钝性或穿透性损伤致腹内脏器破裂或穿孔。

(4)手术后腹腔污染或吻合瘘。

(5)机械性绞窄性肠梗阻和血运性肠梗阻:如肠扭转、肠套叠、闭袢性肠梗阻、肠坏死、肠系膜血管栓塞或血栓形成等。

(6)医源性损伤:如结肠镜检查时结肠穿孔、肝活检或经皮肝穿刺、胆管造影的胆管瘘、腹腔穿刺后小肠损伤等。

（二）分类

将腹膜炎分为不同类型,主要是为了治疗上的需要。然而这些类型在一定条件下是可以互相转化的,如溃疡穿孔早期为化学性腹膜炎,经过 6～12 h 后可转变成为细菌性化脓性腹膜炎;弥漫性腹膜炎可发展为局限性腹膜炎。相反,局限性腹膜炎也可发展为弥漫性腹膜炎。

1.根据腹膜炎的发病机制分类

(1)原发性腹膜炎:临床上较少见,是指腹腔内无原发病灶,病原菌是经由血液循环、淋巴途径或女性生殖系统等而感染腹腔所引起的腹膜炎。

(2)继发性腹膜炎:是临床上最常见的急性腹膜炎,继发于腹腔内的脏器穿孔,脏器的损伤破裂,炎症和手术污染。常见病因有阑尾炎穿孔,胃及十二指肠溃疡急性穿孔,急性胆囊炎透壁性感染或穿孔,伤寒肠穿孔,以及急性胰腺炎,女性生殖器官化脓性炎症或产后感染等含有细菌的渗出液进入腹腔引起的腹膜炎。

2.根据病变范围分类

(1)局限性腹膜炎:腹膜炎局限于病灶区域或腹腔的某一部分,如炎症由于大网膜和肠曲的包裹形成局部脓肿,如阑尾周围脓肿,膈下脓肿,盆腔脓肿等。

(2)弥漫性腹膜炎:炎症范围广泛而无明显界限,临床症状较重,若治疗不及时可造成严重后果。

3.根据炎症性质分类

(1)化学性腹膜炎:是由于胃酸、十二指肠液、胆盐、胆酸、胰液的强烈刺激而致化学性腹膜炎,见于溃疡穿孔、急性出血坏死性胰腺炎等,此时腹腔渗液中无细菌繁殖。

(2)细菌性腹膜炎:是由细菌及其产生的毒素刺激引起的腹膜炎。如空腔脏器穿孔8h后多菌种的细菌繁殖化脓,产生毒素。

二、病理生理

(1)腹膜受细菌侵犯或消化液(胃液、肠液、胆汁、胰液)刺激后,腹膜充血,由肥大细胞释放组胺和其他渗透因子,使血管通透性增加,渗出富于中性粒细胞、补体、调理素和蛋白质的液体。细菌和补体及调理素结合后就被吞噬细胞在局部吞噬,或进入区域淋巴管。间皮细胞受损伤可释放凝血活酶,使纤维蛋白原变成纤维素。纤维素在炎症病灶的周围沉积,使病灶与游离腹腔隔开,阻碍细菌和毒素的吸收。如果感染程度轻,机体抵抗力强,治疗及时,腹膜炎可以局限化,甚至完全吸收消退。反之,局限性腹膜炎亦可发展成为弥漫性腹膜炎。由于大量中性粒细胞的死亡、组织坏死、细菌和纤维蛋白凝固,渗出液逐渐由清变浊,呈脓性。大肠杆菌感染的脓液呈黄绿色,稍稠,如合并厌氧菌混合感染,脓液有粪臭味。

(2)肠道浸泡在脓液中,可发生肠麻痹。肠管内积聚大量空气和液体,使肠腔扩张。肠腔内积液、腹腔内大量炎性渗液、腹膜和肠壁以及肠系膜水肿,使水、电解质和蛋白质丢失在第三间隙,细胞外液锐减,加上细菌和毒素吸入血,导致低血容量和感染中毒性休克,引起内分泌、肾、肺、心、脑代谢等一系列改变。常发生代谢性酸中毒、急性肾衰竭和成人型呼吸窘迫综合征,最终导致不可逆性休克和患者死亡。

三、临床表现

(一)症状

急性腹膜炎的主要临床表现,早期为腹膜刺激症状如(腹痛、压痛、腹肌紧张和反跳痛等)。后期由于感染和毒素吸收,主要表现为全身感染中毒症状。

1.腹痛

腹痛是腹膜炎最主要的症状。疼痛的程度随炎症的程度而异,但一般都很剧烈,不能忍受,且呈持续性。深呼吸、咳嗽,转动身体时都可加剧疼痛,故患者不易变动体位。疼痛多自原发灶开始,炎症扩散后蔓延及全腹,但仍以原发病变部位较为显著。

2.恶心、呕吐

此为早期出现的常见症状。开始时因腹膜受刺激引起反射性的恶心呕吐,呕吐物为胃内容物。后期出现麻痹性肠梗阻时,呕吐物转为黄绿色的含胆汁液,甚至为棕褐色粪样肠内容物。由于呕吐频繁可出现严重脱水和电解质紊乱。

3.发热

突然发病的腹膜炎,开始时体温可以正常,之后逐渐升高。老年衰弱的患者,体温不一定随病情加重而升高。脉搏通常随体温的升高而加快。如果脉搏增快而体温下降,多为病情恶化的征象,必须及早采取有效措施。

4.感染中毒

当腹膜炎进入严重阶段时,常出现高热、大汗口干、脉快、呼吸浅促等全身中毒表现。后期由于大量毒素吸收,患者则处于表情淡漠,面容憔悴,眼窝凹陷,口唇发绀,肢体冰冷,舌黄干裂,皮肤干燥、呼吸急促、脉搏细弱,体温剧升或下降,血压下降、休克、酸中毒。若病情继续恶化,终因肝肾功能衰弱及呼吸循环衰竭而死亡。

(二)体征

由于致病原因的不同,腹膜炎可以突然发生,也可以逐渐发生。例如,胃、十二指肠溃疡急性穿孔或空腔脏器损伤破裂所引起的腹膜炎,常为突然发生;而急性阑尾炎等引起者,则多先有原发病的症状,而后再逐渐出现腹膜炎征象。

1.腹胀

腹部体征表现为腹式呼吸减弱或消失,并伴有明显腹胀。腹胀加重常是判断病情发展的一个重要标志。

2.压痛及反跳痛

压痛及反跳痛是腹膜炎的主要体征,始终存在,通常是遍及全腹而以原发病灶部位最为显著。

3.腹肌紧张程度

随病因和患者全身情况的不同而轻重不一。突发而剧烈的刺激,胃酸和胆汁这种化学性的刺激,可引起强烈的腹肌紧张,甚至呈"木板样"强直,临床上称"板样腹"。而老年人、幼儿或极度虚弱的患者,腹肌紧张可以很轻微而被忽视。

4.腹部叩诊

当全腹压痛剧烈而不易用叩诊的方法去辨别原发病灶部位时,轻轻叩诊全腹部常可发现原发病灶部位有较显著的叩击痛,对定位诊断很有帮助。腹部叩诊可因胃肠胀气而呈鼓音。

5.腹部听诊

胃肠道穿孔时,因腹腔内有大量游离气体平卧位叩诊时常发现肝浊音界缩小或消失。腹腔内积液多时,可以叩出移动性浊音,也可以用来为腹腔穿刺定位。听诊常发现肠鸣音减弱或消失。

6.直肠指诊

如直肠前窝饱满及触痛,则表示有盆腔感染存在。

四、辅助检查

(一)化验检查

血常规检查示白细胞计数增高,但病情严重或机体反应低下时,白细胞计数并不高,仅有中性粒细胞比例升高或毒性颗粒出现。

(二)X线检查

腹部X线检查可见肠腔普遍胀气并有多个小气液面等肠麻痹征象,胃肠穿孔时,多数可见膈下游离气体存在(应立位透视),这在诊断上具有重要意义。体质衰弱的患者,或因有休克而不能站立透视的患者,可行侧卧摄片也能显示有无游离气体存在。

五、诊断

根据腹痛病史,结合典型体征,白细胞计数及腹部X线检查等,诊断急性腹膜炎一般并不困难。

(一)致病菌

一般空腔脏器穿孔引起的腹膜炎多是杆菌为主的感染,只有原发性腹膜炎是球菌为主的感染。

(二)病因诊断

病因诊断是诊断急性腹膜炎的重要环节。在诊断时需要做进一步的辅助检查,如肛指检查、盆腔检查、低半卧位下诊断性腹腔穿刺和女性后穹窿穿刺检查。

1.诊断性腹腔穿刺

①如果腹腔液体在100 mL以下,诊断性腹穿不易成功。②根据穿刺所得液体颜色、气味、性质及涂片镜检,或淀粉酶值的定量测定等来判定病因,也可做细菌培养。③腹腔抽出的液体大致有透明、混浊、脓性、血性和粪水样几种。④结核性腹膜炎为草黄色透明的黏性液,上消化道穿孔为黄绿色混浊液含有胃液、胆汁。⑤急性阑尾炎穿孔为稀薄带有臭味的脓液。⑥而绞窄性肠梗阻肠坏死,可抽出血性异臭的液体。⑦急性出血坏死性胰腺炎可抽出血性液而且胰淀粉酶含量很高。⑧若腹穿为完全的新鲜不凝血则考虑为腹腔内实质性脏器损伤。

2.诊断性腹腔冲洗

为明确诊断,可行诊断性腹腔冲洗,在无菌下注入生理盐水后再抽出,进行肉眼检查和镜检,给明确诊断提供可靠资料。

3.剖腹探查

对病因实在难以确定而又有肯定手术指征的病例,则应尽早进行剖腹探查以便及时发现和处理原发病灶,不应为了等待确定病因而延误手术时机。

(三)根据腹膜炎的类型诊断

1.原发性腹膜炎

常发生于儿童呼吸道感染期间。患儿突然腹痛呕吐、腹泻并出现明显的腹部体征。病情发展迅速。

2.继发性腹膜炎

病因很多,只要仔细询问病史结合各项检查和体征进行综合分析即可诊断,腹肌的紧张程度并不一定反应腹内病变的严重性。例如,儿童和老人的腹肌紧张度不如青壮年显著;某些疾病如伤寒肠穿孔或应用肾上腺皮质激素后,腹膜刺激征往往有所减轻。故不能单凭某一项重要体征的有无而下结论,要进行全面分析。

六、鉴别诊断

(一)内科疾病

有不少内科疾病具有与腹膜炎相似的临床表现,必须严加区别,以免错误治疗。

1.肺炎、胸膜炎、心包炎、冠心病等

以上疾病都可引起反射性腹痛,疼痛也可因呼吸活动而加重。因此,呼吸短促、脉搏变快,有时出现腹上区腹肌紧张而被误认为腹膜炎,但详细追问疼痛的情况,细致检查胸部,以及腹部缺乏明显和肯定的压痛及反跳痛,即可做出判断。

2.急性胃肠炎、痢疾等

也有急性腹痛、恶心、呕吐、高热、腹部压痛等,易误认为腹膜炎。但急性胃肠炎及痢疾等有饮食不当的病史、腹部压痛不重、无腹肌紧张、听诊肠鸣音增强等,均有助于排除腹膜炎的存在。

3.其他

如急性肾盂肾炎、糖尿病酮中毒、尿毒症等也均可有不同程度的急性腹痛、恶心、呕吐等症状,而无腹膜炎的典型体征,只要加以分析,即可鉴别。

(二)外科疾病

1.急性肠梗阻

多数急性肠梗阻具有明显的阵发性腹部绞痛、肠鸣音亢进、腹胀,而无肯定压痛及腹肌紧张,易与腹膜炎鉴别。但如梗阻不解除,肠壁水肿淤血,肠蠕动由亢进转为麻痹,临床可出现肠鸣音减弱或消失,易与腹膜炎引起肠麻痹混淆。除细致分析症状及体征,并通过腹部X线摄片和密切观察等予以区分外,必要时需做剖腹探查,才能明确。

2.急性胰腺炎

急性胃肠炎、痢疾等水肿性或出血坏死性胰腺炎均有轻重不等的腹膜刺激症状与体征,但并非腹膜感染;在鉴别时,血清或尿淀粉酶升高有重要意义,从腹腔穿刺液中测定淀粉酶值有时能确定诊断。

3.腹腔内或腹膜后积血

各种病因引起腹内或腹膜后积血,均可出现腹痛、腹胀、肠鸣音减弱等临床表现,但缺乏压痛、反跳痛、腹肌紧张等体征。腹部X线摄片、腹腔穿刺和观察往往可以明确诊断。

4.其他

泌尿系结石症、腹膜后炎症等均各有其特征,只要细加分析,诊断并不困难。

七、治疗

治疗原则上应积极消除引起腹膜炎的病因,并彻底清洗吸尽腹腔内存在的脓液和渗出液,或促使渗出液尽快吸收或通过引流而消失。为了达到上述目的,应根据不同的病因,不同的病变阶段,不同的患者体质,采取不同的治疗措施。总的来说,急性腹膜炎的治疗可分为非手术治疗和手术治疗两种。

(一)适应证

1.非手术治疗的适应证

非手术治疗应在严密观察及做好手术准备的情况下进行,其指征如下所述。

(1)原发性腹膜炎或盆腔器官感染引起的腹膜炎,前者的原发病灶不在腹腔内,后者对抗生素有效一般不需手术,但在非手术治疗的同时,应积极治疗其原发病灶。

(2)急性腹膜炎的初期尚未遍及全腹,或因机体抗病力强,炎症已有局限化的趋势,临床症状也有好转,可暂时不急于手术。

(3)急性腹膜炎病因不明病情也不严重,全身情况也较好,腹腔积液不多,腹胀不明显,可以进行短期的非手术治疗进行观察(一般4~6 h)。观察其症状、体征、化验以及特殊检查结果等,根据检查结果和发展情况决定是否需要手术。

2.手术治疗的适应证

手术治疗通常适用于病情严重,非手术治疗无效者,其指征如下所述。

(1)腹腔内原发病灶严重者,如腹内脏器损伤破裂、绞窄性肠梗阻、炎症引起的肠坏死、肠穿孔、胆囊坏疽穿孔、术后胃肠吻合口瘘所致的腹膜炎。

(2)弥漫性腹膜炎较重而无局限趋势者。

(3)患者一般情况差,腹腔积液多,肠麻痹重,或中毒症状明显,尤其是有休克者。

(4)经保守治疗(一般不超过12 h),如腹膜炎症状与体征均不见缓解,或反而加重者。

(5)原发病必须手术解决的,如阑尾炎穿孔、胃及十二指肠穿孔等。

(二)非手术治疗

1.体位

在无休克时,患者应取半卧位,有利于腹内的渗出液积聚在盆腔,因为盆腔脓肿中毒症状较轻,也便于引流处理。半卧位时要经常活动双下肢,改变受压部位,以防发生静脉血栓和褥疮。

2.禁食

对胃肠道穿孔患者必须绝对禁食,以减少胃肠道内容物继续漏出。对其他病因引起的腹膜炎已经出现肠麻痹者,进食则使肠内积液积气腹胀加重,必须待肠蠕动恢复正常后,才可开始进饮食。

3.胃肠减压

胃肠减压可以减轻胃肠道膨胀,改善胃肠壁血运,减少胃肠内容物通过破口漏入腹腔,是腹膜炎患者不可少的治疗,但长期胃肠减压妨碍呼吸和咳嗽,增加体液丢失,可造成低氯低钾性碱中毒,故一旦肠蠕动恢复正常应及早拔去胃管。

4.静脉输液

腹膜炎禁食患者必须通过输液以纠正水、电解质和酸碱失调。对严重衰竭患者应增加血和血浆的输入量,清蛋白以补充因腹腔渗出而丢失的蛋白,防止低蛋白血症和贫血。对轻症患者可输注葡萄糖液或平衡盐,对有休克的患者在输入晶胶体液的同时要有必要的监护,包括血压、脉率、心电、血气、中心静脉压,尿相对密度和酸碱度,血细胞比容、电解质定量观察、肾功能等,以便及时修正液体的内容和速度,增加必要的辅助药物,也可给予一定量的激素治疗。在基本扩容后可酌情使用血管活性药,其中以多巴胺较为安全,确诊后可边抗休克边进行手术。

5.补充热量与营养

急性腹膜炎需要大量的热量与营养以补其需要,其代谢率为正常的140%,每日需要热量达12 558~16 744 kJ。当不能补足所需热量时,机体内大量蛋白质被消耗,则患者承受严重损害,目前除输入葡萄糖供给部分热量外,尚需输注复方氨基酸液以减轻体内蛋白的消耗,对长期不能进食的患者应考虑深静脉高营养治疗。

6.抗生素的应用

由于急性腹膜炎病情危重且多为大肠杆菌和粪链菌所致的混合感染,早期即应选用大量广谱抗生素,再根据细菌培养结果加以调整,给药途径以静脉滴注较好,除大肠杆菌、粪链球菌外,要注意有耐药的金黄色葡萄球菌和无芽孢的厌氧菌(如粪杆菌)的存在,特别是那些顽固的病例,适当的选择敏感的抗生素,如氯霉素、氯林可霉素、甲硝唑、庆大霉素、氨基青霉素等。对革兰阴性杆菌败血症者可选用第三代头孢菌素如头孢曲松钠(菌必治)等。

7.镇痛

为减轻患者痛苦适当地应用镇静止痛剂是必要的。对于诊断已经明确,治疗方法已经决定的患者,用哌替啶或吗啡来制止剧痛也是允许的,而且在增强肠壁肌肉张力和防止肠麻痹有一定作用。但如果诊断尚未确定,患者还需要观察时,不宜用止痛剂以免掩盖病情。

(三)手术治疗

1.病灶处理

清除腹膜炎的病因是手术治疗的主要目的。感染源消除的越早,则预后越好,原则上手术切口应该越靠近病灶的部位越好,以直切口为宜,便于上下延长,并适合于改变手术方式。

(1)探查应轻柔细致,尽量避免不必要的解剖和分离,防止因操作不当而引起感染扩散,对原发病灶要根据情况做出判断后再行处理,坏疽性阑尾炎和胆囊炎应予切除,若局部炎症严重,解剖层次不清或病情危重而不能耐受较大手术时可简化操作,只做病灶周围引流或造瘘术。待全身情况好转、炎症愈合后3～6个月择期行胆囊切除或阑尾切除术。

(2)对于坏死的肠段必须切除,条件不允许时可做坏死肠段外置术。一边抗休克一边尽快切除坏死肠段以挽救患者,此为最佳手术方案。

(3)对于胃、十二指肠溃疡穿孔在患者情况允许下,如穿孔时间短,处在化学性腹膜炎阶段,空腹情况下穿孔、腹腔污染轻,病变需切除时应考虑行胃大部切除术,若病情严重,患者处于中毒性休克状态,且腹腔污染重,处在化脓性腹膜炎阶段,则只能行胃穿孔修补术,待体质恢复,3～6个月后住院择期手术。

2.清理腹腔

在消除病因后,应尽可能地吸尽腹腔内脓汁、清除腹腔内的食物和残渣、粪便、异物等,清除最好的办法是负压吸引,必要时可以辅以湿纱布擦拭,应避免动作粗糙而伤及浆膜表面的内皮细胞。

(1)若有大量胆汁,胃肠内容物严重污染全腹腔时,可用大量生理盐水进行腹腔冲洗,一边洗一边吸引,为防止冲洗时污染到膈下,可适当将手术床摇为头高的斜坡位,冲洗到水清亮为止,若患者体温高时,亦可用4℃～10℃的生理盐水冲洗腹腔,也能收到降温效果。

(2)当腹腔内大量脓液已被形成的假膜和纤维蛋白分隔时,为达到引流通畅的目的,必须将假膜和纤维蛋白等分开、去除,虽有一定的损伤但效果较好。

3.引流

引流的目的是使腹腔内继续产生的渗液通过引流物排出体外,以便残存的炎症得到控制、局限和消失,防止腹腔脓肿的发生。弥漫性腹膜炎手术后,只要清洗干净,一般不需引流。

(1)必须放置腹腔引流的病例:①坏疽病灶未能切除,或有大量坏死组织未能清除时。②坏疽病灶虽已切除,但因缝合处组织水肿影响愈合有漏的可能时。③腹腔内继续有较多渗出液或渗血时。④局限性脓肿。

(2)腹腔引流的方式:通常采用的引流物有烟卷引流、橡皮管引流、双套管引流、潘氏引流管、橡皮片引流,引流物一般放置在病灶附近和盆腔底部。

(杜雪峰)

第十节 急性肠梗阻

急性肠梗阻是由于各种原因使肠内容物通过障碍而引起一系列病理生理变化的临床症候群。由于病因多种多样,临床表现复杂,病情发展迅速,使诊断比较困难,处理不当可导致不良后果。祖国医学对肠梗阻也早有记载,如关格、肠结、吐粪等均指此病。近年来对该病的认识虽然有了提高,但绞窄性肠梗阻的死亡率仍高达 10% 以上,是死亡率较高的急腹症之一。

一、病因及分类

（一）病因分类

肠梗阻是由不同原因引起,根据发病原因可分为三大类。

1.机械性肠梗阻

在临床中最为常见,是由于肠道的器质性病变,形成机械性的压迫或堵塞肠腔而引起的肠梗阻。机械性肠梗阻的常见原因有肠粘连、肿瘤、嵌顿疝、肠套叠、肠扭转、炎症狭窄、肠内蛔虫团或粪块、先天性肠畸形（旋转不良、肠道闭锁）等。

2.动力性肠梗阻

这是由于神经抑制或毒素作用使肠蠕动发生暂时性紊乱,使肠腔内容物通过障碍。根据肠功能紊乱的特点,又有麻痹性和痉挛性之分。麻痹性是由于肠管失去蠕动功能以致肠内容物不能运行,常见于急性弥漫性腹膜炎、腹部创伤或腹部手术后,当这些原因去除后,肠麻痹仍持续存在即形成麻痹性肠梗阻。痉挛性是由于肠壁肌肉过度收缩所致,在急性肠炎、肠道功能紊乱或慢性铅中毒时可以见到。

3.血运性肠梗阻

由于肠系膜血管血栓形成而发生肠管血液循环障碍,肠腔内虽无梗阻,但肠蠕动消失,使肠内容物不能运行。

在临床上,以机械性肠梗阻最多见,麻痹性肠梗阻也有见及,而其他类型的肠梗阻少见。

（二）其他分类

（1）根据是否有肠管血运障碍,肠梗阻可以分为单纯性和绞窄性肠梗阻两种。肠梗阻的同时不合并有肠管血循环障碍者称为单纯性肠梗阻,如肠腔堵塞、肠壁病变引起的狭窄或肠管压迫等一般无血运障碍,都属于单纯性肠梗阻。肠梗阻同时合并有血循环障碍者称为绞窄性肠梗阻,如嵌顿疝、肠套叠、肠扭转等随着病情发展,均可发生肠系膜血管受压,都属于绞窄性肠梗阻。在临床上鉴别是单纯性还是绞窄性对治疗有重要意义,绞窄性肠梗阻如不及时解除,可以很快导致肠坏死、穿孔,以致发生严重的腹腔感染和中毒性休克,死亡率很高。但有时鉴别困难,粘连性肠梗阻可能是单纯性的,也可能是绞窄性的。

（2）根据肠梗阻的部位,可分为高位小肠梗阻、低位小肠梗阻和结肠梗阻。梗阻部位不同,临床表现也有不同之处。如果一段肠袢两端受压,如肠扭转,则称为闭袢性肠梗阻,结肠梗阻时回盲瓣可以关闭防止逆流,也形成闭袢性肠梗阻。这类梗阻时,肠腔往往高度膨胀,容易发生肠壁坏死和穿孔。

（3）根据肠梗阻的程度,分为完全性肠梗阻和不完全性肠梗阻。

（4）根据梗阻发生的缓急,分为急性与慢性肠梗阻。

肠梗阻的这些分类主要是为了便于对疾病的了解及治疗上的需要,而且肠梗阻是处于不断变化的过程中,各类肠梗阻,在一定条件下是可以转化的。如单纯性肠梗阻治疗不及时,可能发展为绞窄性肠梗阻。机械性肠梗阻,梗阻以上的肠管由于过度扩张,到后来也可发展为麻痹性肠梗阻。慢性不完全性肠梗阻,也可由于炎症水肿加重而变为急性完全性肠梗阻。

二、病理生理

肠梗阻急性发生后,肠管局部和机体全身都将出现一系列复杂的病理生理变化。

(一)局部变化

主要是肠蠕动增加,肠腔膨胀、积气积液、肠壁充血水肿、通透性增加而引起变化。

1.肠蠕动增加

正常时肠蠕动由自主神经系统、肠管本身的肌电活动和多肽类激素的调节来控制。当发生肠梗阻时各种刺激增加而使肠管活动增加,梗阻近端肠管肠蠕动的频率和强度均增加,这是机体企图克服障碍的一种抗病反应。在高位肠梗阻时肠蠕动频率较快,每 3～5min 即可有一次,低位小肠梗阻时间隔较长,可10～15min1 次。因此,在临床上可以出现阵发性腹痛、反射性呕吐、肠鸣音亢进、腹壁可见肠型等。如梗阻长时间不解除,肠蠕动又可逐渐变弱甚至消失,出现肠麻痹。

2.肠腔膨胀、积气积液

肠梗阻的进一步发展,在梗阻以上肠腔出现大量积气积液,肠管也随之逐渐扩张、肠壁变薄。梗阻以下肠管则塌陷空虚。肠腔内气体 70% 是咽下的空气,30% 是血液弥散至肠腔内和肠腔内细菌发酵所产生。这些气体大部分为氮气,很少能向血液内弥散,因而易引起肠腔膨胀。肠腔内的液体,一部分是饮入的液体,大部分则是胃肠道的分泌液。肠腔膨胀及各种刺激使分泌增加,但扩张、壁薄的肠管吸收功能障碍,因而使肠腔积液不断增加。

3.肠壁充血水肿、通透性增加

若肠梗阻再进一步发展,则出现肠壁毛细血管和小静脉的淤血、肠壁水肿、肠壁通透性增加、液体外渗,肠腔内液体可渗透至腹腔,血性渗液可进入肠腔。如肠腔内压力增高,使小动脉血流受阻,肠壁上出现小出血点,严重者,可出现点状坏死和穿孔。此时肠壁血运障碍,细菌和毒素可以透过肠壁渗至腹腔内,引起腹膜炎。

(二)全身性病理生理变化

由于不能进食、呕吐、脱水、感染而引起的体液、电解质和酸碱平衡失调以致中毒性休克等。

1.水和电解质缺失

大量体液丧失是急性肠梗阻引起的一个重要的病理生理变化。正常时胃肠道分泌液每天约8 000 mL,绝大部分在小肠吸收回到血液循环,仅约 500 mL 通过回盲瓣到达结肠。肠梗阻时回吸收障碍而液体自血液向肠腔继续渗出,于是消化液不断地积聚于肠腔内,形成大量的第三间隙液,实际上等于丧失到体外。再加上梗阻时呕吐丢失,可以迅速导致血容量减少和血液浓缩。体液的丢失也伴随大量电解质的丢失,高位肠梗阻时更为显著,低位肠梗阻时,积存在肠管内的胃肠液可达 5～10 L 之多。这些胃肠液约与血浆等渗,所以在梗阻初期是等渗性的脱水。胆汁、胰液及肠液均为碱性,含有大量的 HCO_3^-,加上组织灌注不良,酸性代谢产物增加,尿量减少,很容易引起酸中毒。胃液中钾离子浓度约为血清钾离子的两倍,其他消化液中钾离子浓度与血清钾离子浓度相等,因此,肠梗阻时也丧失大量钾离子,血钾浓度降低,引起肠壁肌张力减退,加重肠腔膨胀。

2.对呼吸和心脏功能的影响

由于肠梗阻时肠腔膨胀使腹压增高,横膈上升,腹式呼吸减弱,可影响肺泡内气体交换。同时可影响下腔静脉血液回流,使心输出量明显减少,出现呼吸循环功能障碍,甚至加重休克。

3.感染和中毒性休克

梗阻以上的肠内容物郁积、发酵、细菌繁殖并生成许多毒性产物,肠管极度膨胀,肠壁通透性增加,在肠管发生绞窄,失去活力时,细菌和毒素可透过肠壁到腹腔内引起感染,又经过腹膜吸收进入血液循环,产生严重的毒血症状甚至中毒性休克。这种感染性肠液在手术时如不经事先减压清除,梗阻解除后毒素可经肠道吸收迅速引起中毒性休克。再由于肠梗阻时,大量失水引起血容量减少,一旦发生感染和中毒,往往造成难复性休克,既有失液、失血,又有中毒因素的严重休克,可致脑、心、肺、肝、肾及肾上腺等重要脏器的损害，休克难以纠正。

总之，肠梗阻的病理生理变化程度随着梗阻的性质和部位不同而有差别。高位小肠梗阻容易引起脱水和电解质失衡，低位肠梗阻容易引起肠膨胀和中毒症状，绞窄性肠梗阻容易引起休克，结肠梗阻或闭袢性肠梗阻容易引起肠坏死、穿孔和腹膜炎。梗阻晚期，机体抗病能力明显低下，各种病理生理变化均可出现了。

三、临床表现

（一）症状

由于肠梗阻发生的急缓、病因不同、部位的高低以及肠腔堵塞的程度不同而有不同的临床表现，但肠内容物不能顺利通过肠腔而出现腹痛、呕吐、腹胀和停止排便排气的四大症状是共同的临床表现。

1.腹痛

腹痛是肠梗阻最先出现的症状。腹痛多在腹中部脐周围，呈阵发性绞痛，伴有肠鸣音亢进，这种疼痛是由于梗阻以上部位的肠管强烈蠕动所致。腹痛是间歇性发生，在每次肠蠕动开始时出现，由轻微疼痛逐渐加重，达到高峰后即行消失，间隔一段时间后，再次发生。腹痛发作时，患者常可感觉有气体在肠内窜行，到达梗阻部位而不能通过时，疼痛最重，如有不完全性肠梗阻时，气体通过后则感疼痛立即减轻或消失。如腹痛的间歇期不断缩短，或疼痛呈持续性伴阵发性加剧，且疼痛较剧烈时，则肠梗阻可能是单纯性梗阻发展至绞窄性梗阻的表现。腹痛发作时，还可出现肠型或肠蠕动波，患者自觉似有包块移动，此时可听到肠鸣音亢进。当肠梗阻发展至晚期，梗阻部位以上肠管过度膨胀，收缩能力减弱，则阵痛的程度和频率都减低，当出现肠麻痹时，则不再出现阵发性绞痛，而呈持续性的胀痛。

2.呕吐

呕吐的程度和呕吐的性质与梗阻程度和部位有密切关系。肠梗阻的早期呕吐是反射性的，呕吐物为食物或胃液。然后有一段静止期，再发呕吐时间视梗阻部位而定，高位小肠梗阻，呕吐出现较早而频繁，呕吐物为胃液、十二指肠液和胆汁，大量丢失消化液，短期内出现脱水、尿少、血液浓缩，或代谢性酸中毒。如低位小肠梗阻时呕吐出现较晚，多为肠内容物在梗阻以上部位郁积到相当程度后，肠管逆蠕动出现反流性呕吐，吐出物可为粪样液体，或有粪臭味。如有绞窄性梗阻，呕吐物为血性或棕褐色。结肠梗阻仅在晚期才出现呕吐。麻痹性肠梗阻的呕吐往往为溢出样呕吐。

3.腹胀

腹部膨胀是肠腔内积液、积气所致。一般在梗阻发生一段时间后才出现，腹胀程度与梗阻部位有关。高位小肠梗阻由于频繁呕吐，腹胀不显著，低位小肠梗阻则腹胀较重，可呈全腹膨胀，或伴有肠型。闭袢性肠梗阻可以出现局部膨胀，叩诊鼓音。而结肠梗阻如回盲部关闭可以显示腹部高度膨胀而且不对称。慢性肠梗阻时腹胀明显，肠型与蠕动波也较明显。

4.停止排便排气

有无大便和肛门排气，与梗阻程度有关。在完全性梗阻发生后排便排气即停止。少数患者因梗阻以下的肠管内尚有残存的粪便及气体，由于梗阻早期，肠蠕动增加，这些粪便及气体仍可排出，不能因此而否定肠梗阻的存在。在某些绞窄性肠梗阻如肠套叠、肠系膜血管栓塞，患者可自肛门排出少量血性黏液或果酱样便。

（二）体征

1.全身情况

单纯性肠梗阻早期多无明显全身变化。但随梗阻后症状的出现，呕吐、腹胀、丢失消化液，可发生程度不等的脱水。若发生肠绞窄、坏死穿孔，出现腹膜炎时，则出现发热、畏寒等中毒表现。

一般表现为急性痛苦病容，神志清楚，当脱水或有休克时，可出现神志萎靡、淡漠、恍惚、甚至昏迷。肠梗阻时由于腹胀使膈肌上升，影响心肺功能，呼吸受限、急促，有酸中毒时，呼吸深而快。体温在梗阻晚期或绞窄性肠梗阻时，由于毒素吸收，体温升高，伴有严重休克时体温反而下降。由于水和电解质均有丢失，多属等渗性脱水,表现全身乏力,眼窝、两颊内陷,唇舌干燥,皮肤弹性减弱或消失。急性肠梗阻患者必须注意血压变化,可由于脱水、血容量不足或中毒性休克发生,而使血压下降。患者有脉快、面色苍白、出冷汗、四肢厥冷等末梢循环衰竭时,血压多有下降,表示有休克存在。

2.腹部体征

腹部体征可按视、触、叩、听的顺序进行检查。

急性肠梗阻的患者,一般都有不同程度的腹部膨胀,高位肠梗阻多在上腹部,低位小肠梗阻多在脐区,麻痹性肠梗阻呈全腹性膨隆。闭袢性肠梗阻可出现不对称性腹部膨隆。机械性梗阻时,常可见到肠型及蠕动波。

腹部触诊时,可了解腹肌紧张的程度、压痛范围和反跳痛等腹膜刺激征,应常规检查腹股沟及股三角,以免漏诊嵌顿疝。单纯性肠梗阻时腹部柔软,肠管膨胀可出现轻度压痛,但无其他腹膜刺激征。绞窄性肠梗阻时,可有固定性压痛和明显腹膜刺激征,有时可触及绞窄的肠袢或痛性包块。压痛明显的部位,多为病变所在,痛性包块常为受绞窄的肠袢。回盲部肠套叠时,腊肠样平滑的包块常在右中上腹;蛔虫性肠梗阻时可为柔软索状团块,有一定移动度;乙状结肠梗阻扭转时包块常在左下腹或中下腹;癌肿性包块多较坚硬而疼痛较轻;腹外疝嵌顿多为圆形突出腹壁的压痛性肿块。

腹部叩诊时,肠管胀气为鼓音,绞窄的肠袢因水肿、渗液为浊音。因肠管绞窄腹腔内渗液,可出现移动性浊音,必要时腹腔穿刺检查,如有血性腹水,则为肠绞窄证据。

腹部听诊主要是了解肠鸣音的改变。机械性肠梗阻发生后,腹痛发作时肠鸣音亢进,随着肠腔积液增加,可出现气过水声,肠管高度膨胀时可听到高调金属音。麻痹性肠梗阻或机械性肠梗阻的晚期,则肠鸣音减弱或消失。正常肠鸣音一般在 3~5 次/分,5 次/分以上为肠鸣音亢进,少于 3 次为减弱,3min 内听不到肠鸣音为消失。

(三)实验室检查

单纯性肠梗阻早期各种化验检查变化不明显。梗阻晚期或有绞窄时,由于失水和血液浓缩,化验检查为判断病情及疗效可提供参考。

(1)血常规:血红蛋白、血球压积因脱水和血液浓缩而升高,与失液量成正比。尿比重升高,多在 1.025~1.030。白细胞计数对鉴别肠梗阻的性质有一定意义,单纯性肠梗阻正常或轻度增高,绞窄性肠梗阻可达 $(15~20)×10^9/L$,中性粒细胞亦增加。

(2)血 pH 及二氧化碳结合力下降,说明有代谢性酸中毒。

(3)血清 Na^+、K^+、Cl^- 等离子在早期无明显变化,但随梗阻存在,自身代谢调节的作用,内生水和细胞内液进入循环而稀释,使 Na^+、Cl^- 等逐渐下降,在无尿或酸中毒时,血清 K^+ 可稍升高,随着尿量的增加和酸中毒的纠正而大量排 K^+,血清 K^+ 可突然下降。

(四)X 线检查

这是急性肠梗阻常用的检查方法,常能对明确梗阻是否存在、梗阻的位置、性质以及梗阻的病因提供依据。

1.腹部平片检查

肠管的气液平面是肠梗阻特有的 X 线表现。摄片时最好取直立位,如体弱不能直立时可取侧卧位。在梗阻发生 4~6h 后,由于梗阻近端肠腔内积存大量气体和液体,肠管扩张,小肠扩张在 3 cm 以上,结肠扩张在 6 cm 以上,黏膜皱襞展平消失,小肠皱襞呈环形伸向腔内,呈"鱼骨刺"样的环形皱襞,多见于空肠梗阻。而回肠梗阻时,黏膜皱襞较平滑,至晚期时小肠肠袢内有多个液平面出现,典型的呈阶梯状。根据 Mall 描述将小肠分布位置分为五组:空肠上段为第一组,位于左上腹;第二组为空肠下段,在左下腹;第三组为回肠上段在脐周围;第四组为回肠中段,在右上腹;第五组为回肠下段,在右下腹。这样可以判断梗阻在小肠的上段、中段还是下段。结肠梗阻与小肠梗阻不同,因梗阻结肠近端肠腔内充气扩张,回盲瓣闭合良好时,形成闭袢性梗阻,结肠扩张十分显著,尤以壁薄的右半结肠为著,盲肠扩张超过 9 cm。结肠梗阻时的液平面,多见于升、降结肠或横结肠的凹下部分。由于结肠内有粪块堆积,液平面可呈糊状。如结肠梗阻时回盲瓣功能丧失,小肠内也可出现气液平面,此时应注意鉴别。

2.肠梗阻的造影检查

考虑有结肠梗阻时,可作钡剂灌肠检查。检查前清洁灌肠,以免残留粪块造成误诊。肠套叠、乙状结肠扭转和结肠癌等,可明确梗阻部位、程度及性质。多数为肠腔内充盈缺损及狭窄。在回结肠或结肠套叠时,可见套入的肠管头部呈新月形或杯口状阴影。乙状结肠扭转时,钡柱之前端呈圆锥形或鹰嘴状狭窄影像。另外钡剂或空气灌肠亦有治疗作用。早期轻度盲肠或乙状结肠扭转,特别是肠套叠,在钡(或空气)灌肠的压力下,就可将扭转或套叠复位,达到治疗目的。

肠梗阻时的钡餐检查,由于肠道梗阻,通过时间长,可能加重病情或延误治疗,多不宜应用。而水溶性碘油造影,视梗阻部位,特别是高位梗阻时,可以了解梗阻的原因及部位。

(五)B超检查

B超检查有助于了解肠管积液扩张的情况,判断梗阻的性质和部位,观察腹水及梗阻原因。肠梗阻患者B超常见到梗阻部位以上的肠管有不同程度的扩张,管径增宽,肠腔内有形态不定的强回声光团和无回声的液性暗区。如为实质性病变显示更好,在肠套叠时B超横切面可见"靶环"状的同心圆回声,纵切面可显示套入肠管的长度,蛔虫团引起的肠梗阻可见局部平行旋涡状光带回声区。如肠管扩张明显,大量腹腔积液,肠蠕动丧失,可能发生绞窄性肠梗阻或肠坏死。

四、诊断与鉴别诊断

急性肠梗阻的诊断,首先需要确定是否有肠梗阻存在,还必须对肠梗阻的程度、性质、部位及原因做出较准确的判断。

(一)肠梗阻是否存在

典型的肠梗阻具有阵发性腹部绞痛、呕吐、腹胀、停止排气排便四大症状以及肠型、肠鸣音亢进等表现,诊断一般并不困难。但对于不典型病例、早期病例及不完全性肠梗阻,诊断时有一定困难,可借助X线检查给予帮助。一时难以确诊者,可一边治疗,一边观察,以免延误治疗。诊断时应特别注意与急性胰腺炎、胆绞痛、泌尿系结石、卵巢囊肿扭转等鉴别,应作相关疾病的有关检查,以排除这些疾病。

(二)肠梗阻的类型

鉴别是机械性肠梗阻还是动力性肠梗阻(尤以麻痹性肠梗阻)。机械性肠梗阻往往有肠管器质性病变,如粘连、压迫或肠腔狭窄等,晚期虽可出现肠麻痹,但X线平片检查有助于鉴别。动力性肠梗阻常继发于其他原因,如腹腔感染、腹部外伤、腹膜后血肿、脊髓损伤或有精神障碍等,麻痹性肠梗阻虽有腹部膨胀,但肠型不明显、无绞痛、肠鸣音减弱或消失,这些与机械性梗阻的表现不同。

(三)肠梗阻的性质

鉴别是单纯性还是绞窄性肠梗阻。在急性肠梗阻的诊断中,这两者的鉴别极为重要。因为绞窄性肠梗阻肠壁有血运障碍,随时有肠坏死和腹膜炎、中毒性休克的可能,不及时治疗可危及生命。但两者的鉴别有时有一定困难,有以下表现时应考虑有绞窄性肠梗阻的可能:①腹痛剧烈:阵发绞痛转为持续性痛伴阵发性加重。②呕吐出现较早且频繁,呕吐物呈血性或咖啡样。③腹胀不对称,有局部隆起或有孤立胀大的肠袢。④出现腹膜刺激征或有固定局部压痛和反跳痛,肠鸣音减弱或消失。⑤腹腔有积液,腹穿为血性液体。⑥肛门排出血性液体或肛指检查发现血性黏液。⑦全身变化出现早,如体温升高,脉率增快,白细胞计数升高,很快出现休克。⑧X线腹部平片显示有孤立胀大的肠袢,位置固定不变。⑨B超提示肠管扩张显著,大量腹腔积液。单纯性与绞窄性梗阻的预后不同,有人主张在两者不能鉴别时,在积极准备下以手术探查为妥,不能到绞窄症状很明显时才手术探查,以免影响预后。

(四)肠梗阻的部位

鉴别高位小肠梗阻还是低位小肠梗阻,或是结肠梗阻。由于梗阻部位不同,临床表现也有所差异。高位小肠梗阻呕吐早而频,腹胀不明显;低位小肠梗阻呕吐出现晚而次数少,呕吐物呈粪样,腹胀显著;结肠梗阻,由于回盲瓣作用,阻止逆流,以致结肠高度膨胀形成闭袢性梗阻,其特点是进行性结肠胀气,可导致盲肠坏死和破裂,而腹痛较轻,呕吐较少,腹胀不对称,必要时以钡灌肠明确诊断。

(五)梗阻的程度

鉴别完全性还是不完全性肠梗阻。完全性肠梗阻发病急,呕吐频,停止排便排气,X线腹部平片显示小肠内有气液平面呈阶梯状,结肠内无充气;不完全性肠梗阻发病缓,病情较长,腹痛轻,间歇较长,可无呕吐或偶有呕吐,每有少量排便排气,常在腹痛过后排少量稀便,腹部平片示结肠内少量充气。

(六)肠梗阻的原因

肠梗阻的病因要结合年龄、病史、体检及X线检查等综合分析,尽可能做出病因诊断,以便进行正确的治疗。

1.年龄因素

新生儿肠梗阻以肠道先天性畸形为多见,1岁以内小儿以肠套叠最为常见,1~2岁嵌顿性腹股沟斜疝的发生率较高,3岁以上的儿童应注意蛔虫团引起的肠梗阻,青壮年以肠扭转、肠粘连、绞窄性腹外疝较多,老年人则以肿瘤、乙状结肠扭转、粪便堵塞等为多见。

2.病史

如有腹部手术史、外伤史或腹腔炎症疾病史多为肠粘连或粘连带压迫所造成的肠梗阻;如患者有结核病史,或有结核病灶存在,应考虑有肠结核或腹腔结核引起的梗阻;如有长期慢性腹泻、腹痛应考虑有节段性肠炎合并肠狭窄;饱餐后剧烈活动或劳动考虑有肠扭转;如有心血管疾病,突然发生绞窄性肠梗阻,应考虑肠系膜血管病变的可能。

3.根据检查结果

肠梗阻患者除了腹部检查外,一定要注意腹股沟部检查,除外腹股沟斜疝、股疝嵌顿引起的梗阻,直肠指诊应注意有无粪便堵塞及肿瘤等,指套有果酱样大便时应考虑肠套叠。腹部触及肿块应多考虑为肿瘤性梗阻。大多数肠梗阻的原因比较明显,少数病例一时找不到梗阻的原因,需要在治疗过程中反复检查,再结合X线表现,或者在剖腹探查中才能明确。

五、治疗

肠梗阻的治疗要根据病因、性质、部位、程度和患者的全身性情况来决定,包括非手术治疗和手术治疗。不论是否采取手术治疗,总的治疗原则:①纠正肠梗阻引起的全身生理紊乱,纠正水、电解质及酸碱平衡紊乱。②去除造成肠梗阻的原因,采用非手术治疗或手术治疗。

(一)非手术治疗

非手术治疗措施也适用于每一个肠梗阻的患者,部分单纯性肠梗阻患者,经非手术疗法症状完全解除可免予手术,麻痹性肠梗阻,主要采用非手术疗法。对于需要手术的患者,这些措施为手术治疗创造条件也是必不可少的。

1.禁食、胃肠减压

这是治疗肠梗阻的重要措施之一。肠梗阻患者应尽早给予胃肠减压,有效的胃肠减压可减轻腹胀,改善肠管的血运,有利于肠道功能的恢复。腹胀减轻还有助于改善呼吸和循环功能。胃肠减压的方法是经鼻将减压管放入胃或肠内,然后利用胃肠减压器的吸引或虹吸作用将胃肠中气体和液体抽出,由于禁饮食,下咽的空气经过有效的减压,可使扭曲的肠祥得以复位,肠梗阻缓解。减压管有较短的单腔管(Levin管),可以放入胃或十二指肠内,这种减压管使用简便,对预防腹胀和高位小肠梗阻效果较好,另一种为较长的单腔或双腔管(Miller-Abbot管),管头端附有薄囊,待通过幽门后,囊内注入空气,利用肠蠕动,可将管带至小肠内梗阻部位,对低位小肠梗阻可能达到更有效的减压效果。缺点是插管通过幽门比较困难,有时需在透视下确定管的位置,比较费时。

2.纠正水、电解质和酸碱平衡紊乱

失水和电解质酸碱平衡紊乱是肠梗阻的主要生理改变,必须及时给予纠正。补给的液体应根据病史、临床表现及必要的化验结果来决定,掌握好"缺什么,补什么;缺多少,补多少"和"边治疗、边观察、边调整"

的原则。

(1)补充血容量:由于大量体液的丧失,引起血容量不足,甚至休克。应快速按"先快后慢"来补充液体。失水的同时有大量电解质的丧失,也应按"先盐后糖"(先补充足够的等渗盐水,然后再补充葡萄糖溶液)来补给,绞窄性肠梗阻患者有大量血浆和血液的丢失,还需补充血浆或全血。一般按下列方法来决定补液量:

当天补液量＝当天正常需要量＋当天额外丧失量＋既往丧失量的一半

当天正常需要量:成人每天 2 000～2 500 mL,其中等渗盐水 500 mL,余为 5%或 10%葡萄糖液。

当天额外丧失量:指当天因呕吐、胃肠减压等所丧失的液体。胃肠液一般按等渗盐水∶糖＝2∶1补给。

既往丧失量:指发病以来,因呕吐、禁食等所欠缺的液体量,可按临床症状来估计。

在补液过程,必须注意血压、脉搏、静脉充盈程度、皮肤弹性及尿量和尿比重的变化,必要时监测中心静脉压(CVP)变化,在 CVP 不超过 1.18 kPa(12 cmH₂O)时认为是安全的。

肠梗阻时,一般都缺钾,待尿量充分时可适量补充钾盐。

(2)纠正酸中毒:肠梗阻患者大多伴有代谢性酸中毒,患者表现为软弱、嗜睡、呼吸深快,血液 pH、HCO_3^-、BE 均降低。估计碱量补充的常用方法。

补充碱量(mmol)＝(正常 CO_2-CP-测得患者 CO_2-CP)mmol×患者体重(kg)

1 克 $NaHCO_3$ 含 HCO_3^- 12 mmol

1 克乳酸钠含 HCO_3^- 9 mmol

补碱时可先快速给予 1/2 计算量,以后再作血气分析结果及患者呼吸变化情况决定是否继续补充。

3.抗生素的应用

应用抗生素可以减低细菌性感染,抑制肠道细菌,减少肠腔内毒素的产生和吸收,减少肺部感染等。一般单纯性肠梗阻不需应用抗生素,但对绞窄性肠梗阻或腹腔感染者,需应用抗生素以控制感染。抗生素选择应针对肠道细菌,以广谱抗生素及对厌氧菌有效的抗生素为好。

4.中医中药治疗

(1)针刺治疗:针刺疗法具有增强和调整胃肠蠕动作用,对较轻病例可达治疗目的,特别对麻痹性肠梗阻效果较好。常用主穴:足三里、合谷、天枢、中脘。呕吐者加上脘,腹胀重者加大肠俞,腹痛加内关。可用强刺激手法,或用电针,留针半小时至 1h。还可用耳针:交感、大肠、小肠。也有水针穴位注射,可选用新斯的明,足三里各注射 0.25 mg,或 10%葡萄糖各注射 10 mL。

(2)中药治疗:中药以通里攻下为主,辅以理气活血化瘀、清热解毒等方剂。常用的有:

复方大承气汤:适用于痞结型肠梗阻,肠腔积液少者。组成:炒莱菔子 30 g,厚朴、枳实各 15 g,生军 15 g(后下),芒硝 15～30 g(冲服)。水煎服或胃管注入,每日 1～2 付。

甘遂通结汤:适用于痞结型肠梗阻,肠腔积液多者。组成:甘遂末 0.6～0.9 g(冲服),桃仁、牛膝各 10 g,木香 10 g,生军 10～24 g(后下)。水煎服或胃管注入,每日 1～2 付。

肠粘连松解汤:用于粘连性肠梗阻或不完全性肠梗阻,表现为气滞血瘀者。组成:炒莱菔子、厚朴各 15 g,木香、乌药、桃仁、赤芍、番泻叶、芒硝(冲服)各 10 g。水煎服,每日 1～2 付。

温脾汤:用于偏寒型肠梗阻。组成:大黄 15 g,附子 10 g,干姜、人参、甘草各 6 g。水煎服,每日 1～2 付。

(3)其他疗法:颠簸疗法:适用于早期肠扭转的患者。推拿、按摩疗法:适用于腹胀不重,无腹膜刺激症状的单纯性肠梗阻、肠粘连、肠扭转、蛔虫性肠梗阻时。总攻疗法:在一段时间内,综合各种中西医有效措施,发挥协同作用,产生最大的通下作用,以克服肠内容物通过障碍,缩短疗程。但总攻疗法应慎重,时间应控制在 20h 之内。

在非手术治疗过程中,要严格观察患者的全身和腹部变化,必要时进行 X 线检查,随时判断梗阻是否解除,或是否需要中转手术。

肠梗阻解除的指征:全身情况改善,患者安静入睡;自觉腹痛明显减轻或基本消失;腹胀明显减轻或消失,肠型包块消散;高调肠鸣音消失;通畅的排气排便;X线腹部平片液平面消失。

在非手术治疗过程中,观察不宜过长,一般单纯性肠梗阻可观察24~48h左右,而绞窄性肠梗阻不宜超过4~6h,根据情况及时中转手术。

(4)中转手术指征:全身情况恶化,神志恍惚,烦躁甚至昏迷,脉率增快,体温升高;腹痛加重,由阵发性疼痛转为持续性疼痛,或腹痛很重转为无腹痛反应;腹软或轻压痛变为腹肌紧张及反跳痛,肠鸣音亢进转为减弱或消失;出现移动性浊音,腹腔穿刺有血性液体;白细胞及中性粒细胞计数增多;X线腹部平片显示肠管膨胀加重,横径增宽,液平面增大;粘连性肠梗阻或反复发作的肠梗阻,梗阻缓解不满意,有复发因素存在者;老年肠梗阻患者,有肿瘤可能时亦应考虑中转手术。

(二)手术治疗

手术是急性肠梗阻的重要治疗方法,大多数急性肠梗阻需要手术解除。手术治疗原则:争取较短时间内以简单可靠的方法解除梗阻,恢复肠道的正常功能。手术大致有四种:①解决引起梗阻的原因。②肠切除肠吻合术。③短路手术。④肠造瘘或肠外置术。肠梗阻的手术方式应根据梗阻的性质、原因、部位及患者的具体情况决定,各种术式有其不同的适应证和要求,选择得当则可获得最佳临床效果。

1.肠切除术

由于某种原因使一段肠管失去生理功能或存活能力,如绞窄性肠坏死、肠肿瘤、粘连性团块、先天性肠畸形(狭窄、闭锁)需要行肠段切除术。切除范围要视病变范围而决定。

在绞窄性肠梗阻行肠切除时要根据肠袢的血运情况而决定部分肠切除术,合理判断肠壁生机是否良好,这是正确处理绞窄性肠梗阻的基础,如将可以恢复生机的肠袢行不必要的切除,或将已丧失活力的肠袢纳回腹腔,均会给患者带来损害,甚至危及生命。首先应正确鉴定肠壁生机,在肠袢的绞窄已经解除以后,用温热盐水纱布包敷5~10min,或在肠系膜根部用0.5%奴夫卡因行封闭注射以解除其可能存在的血管痉挛现象,如仍有下列现象存在,可作为判断肠管坏死的依据:①肠管颜色仍为暗紫色或发黑无好转。②肠管失去蠕动能力,可用血管钳等稍加挤压刺激仍无收缩反应者。③肠管终末动脉搏动消失。根据这些特点,受累肠袢不长,应将肠及其内容物立即予以切除并行肠吻合术。但有时虽经上述处理,仔细观察,肠管生机界限难以判断,且受累肠袢长度较长时,应延长观察时间,可用布带穿过系膜并将肠管放回腹腔,维持观察半小时、一小时乃至更长时间,同时维持血容量及正常血压,充分供氧,对可疑肠袢是否坏死失去生机做出肯定的判断,再进行适当处理。如患者情况极为严重,血压不易维持,可将坏死及可疑失去生机的肠袢做肠外置术,如以后肠管的色泽转佳,生机已恢复时,或坏死分界更加明确后,再做适当的肠切除吻合术。

肠切除术大致可分三步:①处理肠系膜,在预定切除肠曲的相应肠系膜上做扇形切口,切断并结扎系膜血管,注意不要损伤切除区邻近肠管的供应血管,肠管在切除线以外清除其系膜约1cm,确保系膜缘做浆肌层缝合。②切除肠曲的两端各置有齿钳两把,可适当斜行钳夹,保证对系膜缘有较好的血供,并可加大吻合口。离两侧钳夹约5cm处,各放置套有橡胶管的肠钳一把,以阻断两侧肠内容物,切除病变肠段,吸去两端间肠内容物,肠壁止血。③将两断端靠拢,1号丝线做间断全层内翻吻合,然后在前后壁做间断浆肌层缝合,缝闭肠系膜缺口,以防内疝。

2.肠短路术

肠短路术又称肠捷径手术适用于急性炎症期的粘连、充血水肿严重、组织脆弱易撕裂、不能切除的粘连性肿块或肿瘤晚期不能切除而仅为解除梗阻的一种姑息性手术。其方法是在梗阻部位上下方无明显炎症、肠壁柔软的肠管间行短路吻合。肠短路手术有两种方式:一种是侧侧式,即在梗阻部位近、远端的肠管间做侧侧吻合;另一种是端侧式,即先将梗阻近侧胀大肠袢切除,远切端予以缝合关闭,近侧端与梗阻远端萎陷的肠袢做端侧吻合。两种术式的优劣各异,可根据病变的情况决定。如患者情况较差,手术以解除梗阻而病变不能再切除者或为完全性梗阻者,则以简单有效的侧侧吻合术为宜,以免在端侧吻合后梗阻近端的肠袢盲端有胀破的可能。如需做二期手术,且能根除梗阻病变者,作为二期病灶切除术前的准备手术,可行端侧式吻合。

3.肠造瘘术

肠造瘘术肠造瘘术包括小肠造瘘及结肠造瘘,主要用于危重患者,由于患者周身状况危急不能耐受更大手术操作时仍不失为一种有效地解除梗阻的外科疗法。但在小肠梗阻时,因术后营养、水电解质平衡都不易维持,造瘘口周围皮肤护理也甚麻烦,因此,应竭力避免小肠造瘘术。对不能切除的结肠肿瘤或直肠肿瘤所致梗阻,或肿瘤虽能切除但因肠道准备不足,患者情况较差等情况下,适宜行结肠造瘘术或永久性人工肛门手术。

肠造瘘术分为三种:①断端造瘘,如为绞窄性肠梗阻、肠管已坏死,则须将坏死肠段切除,近端肠管从侧腹壁造瘘口处拖出并缝合固定,远端缝闭,待病情许可时再行二期手术。②双口造瘘:将梗阻上方肠管提出行双口造瘘,主要适用于结肠梗阻或粘连性梗阻,肠管虽无坏死但无法分离,造瘘目的为单纯减压。③插管造瘘:单纯插管造瘘作为解除肠道梗阻效果不理想,只有在坏死肠管切除后一期吻合,预防术后发生吻合口瘘时,可在吻合口上端肠管内插入减压管,并包埋固定在侧腹壁的腹膜上,戳孔引出,术后减压,避免吻合口瘘的发生。小肠高位插管造瘘又可作为供给肠内营养的备用通道。

4.其他手术

①肠粘连松解术及肠管折叠或肠排列。②肠套叠复位术:使套叠的肠管退出并恢复原位。手术要求尽量在腹腔内操作,术者用手挤压套入部远端,轻柔地将套入部挤出。待完全复位后,仔细观察肠壁血运及蠕动情况,确认有无坏死表现。如为回结肠套叠,可将末端回肠与升结肠内侧壁稍予固定,以免再发生套叠。③肠扭转复位术:将扭转的肠管复位后,恢复原来的功能位置。复位前应注意肠管血运情况及肠腔内容物多少,当肠腔内积存大量液体气体时,应先行减压后再复位,以免突然复位而使大量毒素吸收导致中毒性休克。④肠减压术:如果术中见肠管极度扩张致手术有困难时,可先行肠管减压。常用减压方法有:穿刺减压,用一粗针头接上吸引装置,直刺入膨胀的肠管,尽可能吸出肠内气体和液体,拔针后缝合针眼。因针头易堵塞,减压不满意;橡皮管减压,在肠壁上做一小切口,置入橡皮管或导尿管,还可接上三通管,管周固定后进行吸引减压,可用生理盐水灌洗肠腔,减少中毒机会;切开减压,对较游离肠管可提至切口外,周围保护好后可直接切开肠管进行减压,这种方法减压效果好,但易污染腹腔。

总之,肠梗阻的手术治疗应视患者梗阻情况而定。单纯性肠梗阻可采用解除引起梗阻机制的手术,如粘连松解术、肠切开取出堵塞异物术等,如肠管的病变为肿瘤、炎症可行肠切除、肠吻合术,狭窄病变不能切除时可做肠短路术。绞窄性肠梗阻应尽快采取解除梗阻机制的手术,如肠套叠或肠扭转的复位术、肠管坏死应行肠切除吻合术等。结肠梗阻时由于回盲瓣关闭作用,形成闭袢型肠梗阻,结肠血供也不如小肠丰富,单纯性肠梗阻也容易发生局部坏死和穿孔,应早期进行手术治疗。如患者全身情况差,腹胀严重,梗阻位于左半结肠时,可先以横结肠造瘘,待情况好转再行肠切除吻合,如肠管坏死,应将坏死肠段切除,做肠造瘘术,待全身情况好转后二期手术。由于结肠梗阻时出现的问题较多,手术治疗时需审慎的处理。

急性肠梗阻的预后与梗阻的病因、性质、诊治的早晚、术前后的处理及手术选择是否得当有关,多数良性梗阻效果较好,但单纯性肠梗阻的死亡率仍在3%左右,绞窄性肠梗阻的死亡率在8%左右,如诊治过晚死亡率可达25%以上。死亡多见于老年患者,主要原因是难复性休克、腹膜炎、肺部并发症、肠道术后并发症及全身衰竭等,因此应及时诊断、恰当的处理,减少死亡率。

急性肠梗阻的预防在某些类型的肠梗阻是可能的。如术后粘连性肠梗阻,在进行腹部手术时,操作轻柔,尽量减少脏器浆膜和腹膜的损伤,防止或减少术中胃肠道内容物对腹腔的污染,术后尽早恢复胃肠道蠕动功能,对预防粘连性肠梗阻有积极作用。有报告近年来在腹部手术后,腹腔内置入透明质酸酶可有效减少肠粘连的发生。积极防治肠蛔虫病是预防蛔虫团堵塞性肠梗阻的有效措施。避免饱食后强体力劳动或奔跑,可减少肠扭转的发生。腹腔内炎症及结核等病变,应积极治疗避免发展成粘连或狭窄,如患者存在发生肠梗阻的因素,应嘱患者注意饮食,以防止或减少肠梗阻的发病。

（杜雪峰）

第十五章 呼吸系统急危重症

第一节 急性呼吸衰竭

一、病因和发病机制

急性呼吸衰竭（acute respiratory failure，ARF）简称急性呼衰，是指患者既往无呼吸系统疾病，由于突发因素，在数秒或数小时内迅速发生呼吸抑制或呼吸功能突然衰竭，在海平面大气压、静息状态下呼吸空气时，由于通气和（或）换气功能障碍，导致缺氧伴或不伴二氧化碳潴留，产生一系列病理生理改变的紧急综合征。

病情危重时，因机体难以得到代偿，如不及时诊断，尽早抢救，会发生多器官功能损害，乃至危及生命。必须注意在实际临床工作中，经常会遇到在慢性呼吸衰竭的基础上，由于某些诱发因素而发生急性呼吸衰竭。

（一）急性呼吸衰竭分类

一般呼吸衰竭分为通气和换气功能衰竭两大类，亦有人分为三类，即再加上一个混合型呼吸衰竭。其标准如下。

换气功能衰竭（Ⅰ型呼吸衰竭）以低氧血症为主，$PaO_2 < 8.0$ kPa（60 mmHg），$PaCO_2 < 6.7$ kPa（50 mmHg），$P(A-a)O_2 > 3.3$ kPa（25 mmHg），$PaO_2/PaO_2 < 0.6$。

通气功能衰竭（Ⅱ型呼吸衰竭）以高碳酸血症为主，$PaCO_2 > 6.7$ kPa（50 mmHg），PaO_2 正常，$P(A-a)O_2 < 3.3$ kPa（25 mmHg），$PaO_2/PaO_2 > 0.6$。

混合性呼吸衰竭（Ⅲ型呼吸衰竭）：$PaCO_2 < 8.0$ kPa（60 mmHg），$PaCO_2 > 6.7$ kPa（50 mmHg），$P(A-a)O_2 > 3.3$ kPa（25 mmHg）。

急性肺损伤和急性呼吸窘迫综合征属于Ⅰ型呼吸衰竭。

（二）急性呼吸衰竭的病因

可以引起急性呼吸衰竭的疾病很多，多数是呼吸系统的疾患。

1.各种导致气道阻塞的疾病

急性病毒或细菌性感染，或烧伤等物理化学性因子所引起的黏膜充血、水肿，造成上气道（指隆突以上至鼻的呼吸道）急性梗阻。异物阻塞也可以引起急性呼吸衰竭。

2.引起肺实质病变的疾患

感染性因子引起的肺炎为此类常见疾病，误吸胃内容物，淹溺或化学毒性物质以及某些药物、高浓度长时间吸氧也可引起吸入性肺损伤而发生急性呼吸衰竭。

3.肺水肿

（1）各种严重心脏病、心力衰竭引起的心源性肺水肿。

（2）非心源性肺水肿，有人称之为通透性肺水肿（permeability pulmonary edema），如急性高山病、复张性肺水肿。急性呼吸窘迫综合征（ARDS）为此种肺水肿的代表。此类疾病可造成严重低氧血症。

4.肺血管疾患

肺血栓栓塞是可引起急性呼吸衰竭的一种重要病因,还包括脂肪栓塞、气体栓塞等。

5.胸部疾患

如胸壁外伤、连枷胸、自发性气胸或创伤性气胸、大量胸腔积液等影响胸廓运动,从而导致通气减少或吸入气体分布不均,均有可能引起急性呼吸衰竭。

6.脑损伤

镇静药和对脑有毒性的药物、电解质平衡紊乱及酸、碱中毒、脑和脑膜感染、脑肿瘤、脑外伤等均可导致急性呼吸衰竭。

7.神经肌肉系统疾患

即便是气体交换的肺本身并无病变,因神经或肌肉系统疾病造成肺泡通气不足也可发生呼吸衰竭。如安眠药物或一氧化碳、有机磷等中毒,颈椎骨折损伤脊髓等直接或间接抑制呼吸中枢。也可因多发性神经炎、脊髓灰白质炎等周围神经性病变,多发性肌炎、重症肌无力等肌肉系统疾病,造成肺泡通气不足而呼吸衰竭。

8.睡眠呼吸障碍

睡眠呼吸障碍表现为睡眠中呼吸暂停,频繁发生并且暂停时间显著延长,可引起肺泡通气量降低,导致乏氧和 CO_2 潴留。

二、病理生理

（一）肺泡通气不足

正常成人在静息时有效通气量约为 4 L/min,若单位时间内到达肺泡的新鲜空气量减少到正常值以下,则为肺泡通气不足。

由于每分钟肺泡通气量（VA）的下降,引起缺氧和 CO_2 潴留,PaO_2 下降,$PaCO_2$ 升高。同时,根据肺泡气公式:$PaO_2 = (PB - PH_2O) \cdot FiO_2 - PaCO_2/R$（$PaO_2$,PB 和 PH_2O 分别表示肺泡气氧分压、大气压和水蒸气压力,FiO_2 代表吸入气氧浓度,R 代表呼吸商）,由已测得的 $PaCO_2$ 值,就可推算出理论的肺泡气氧分压理论值。如 $PaCO_2$ 为 9.3 kPa（70 mmHg）,PB 为 101.08 kPa（760 mmHg）,37 ℃时 PH_2O 为 6.3 kPa（47 mmHg）,R 一般为 0.8,则 PaO_2 理论值为 7.2 kPa（54 mmHg）。假若 $PaCO_2$ 的升高单纯因 VA 下降引起,不存在影响气体交换肺实质病变的因素,则说明肺泡气与动脉血的氧分压差（$P(A-a)O_2$）应该在正常范围,一般为 0.4～0.7 kPa（3～5 mmHg）,均在 1.3 kPa（10 mmHg）以内。所以,当 $PaCO_2$ 为 9.3 kPa（70 mmHg）时,PaO_2 为 7.2 kPa（54 mmHg）,动脉血氧分压应当在 6.7 kPa（50 mmHg）左右,则为高碳酸血症型的呼吸衰竭。

通气功能障碍分为阻塞性和限制性功能障碍。阻塞性通气功能障碍多由气道炎症、黏膜充血水肿等因素引起的气道狭窄导致。由于气道阻力与管径大小呈负相关,故管径越小,阻力越大,肺泡通气量越小,此为阻塞性通气功能障碍缺氧和二氧化碳潴留的主要机制。而限制性通气功能障碍主要机制则是胸廓或肺的顺应性降低导致的肺泡通气量不足,进而导致缺氧或合并二氧化碳潴留。

（二）通气/血流灌流（V/Q）失调

肺泡的通气与其灌注周围的毛细血管血流的比例必须协调,才能保证有效的气体交换。正常肺泡每分通气量为 4 L,肺毛细血管血流量是 5 L,两者之比是 0.8。如肺泡通气量与血流量的比率>0.8,示肺泡灌注不足,形成死腔,此种无效腔效应多见于肺泡通气功能正常或增加,而肺血流减少的疾病（如换气功能障碍或肺血管疾病等）,临床以缺氧为主。肺泡通气量与血流量的比率<0.8,使肺动脉的混合静脉血未经充分氧合进入肺静脉,则形成肺内静脉样分流,多见于通气功能障碍,肺泡通气不足,临床以缺氧或伴二氧化碳潴留为主。通气/血流比例失调,是引起低氧血症最常见的病理生理学改变。

（三）肺内分流量增加（右到左的肺内分流）

在肺部疾病如肺水肿、急性呼吸窘迫综合征（ARDS）中,肺泡无气所致肺毛细血管混合静脉血未经气体交换,流入肺静脉引起右至左的分流增加。动－静脉分流使静脉血失去在肺泡内进行气体交换的机会,故 PaO_2 可明显降低,但不伴有 $PaCO_2$ 的升高,甚至因过度通气反而降低,至病程晚期才出现二氧化碳蓄积。另外用提高吸入氧气浓度的办法(氧疗)不能有效地纠正此种低氧血症。

(四)弥散功能障碍

肺在肺泡－毛细血管膜完成气体交换。它由六层组织构成,由内向外依次为:肺泡表面活性物质、肺泡上皮细胞、肺泡上皮细胞基膜、肺间质、毛细血管内皮细胞基膜和毛细血管内皮细胞。弥散面积减少(肺气肿、肺实变、肺不张)和弥散膜增厚(肺间质纤维化、肺水肿)是引起弥散量降低的最常见原因。因 O_2 的弥散能力仅为 CO_2 的 1/20,故弥散功能障碍只产生单纯缺氧。由于正常人肺泡毛细血管膜的面积大约为 $70 \ m^2$,相当于人体表面积的 40 倍,故人体弥散功能的储备巨大,虽是发生呼吸衰竭病理生理改变的原因之一,但常需与其他三种主要的病理生理学变化同时发生、参与作用使低氧血症出现。吸氧可使 PaO_2 升高,提高肺泡膜两侧的氧分压时,弥散量随之增加,可以改善低氧血症。

(五)氧耗量增加

氧耗量增加是加重缺氧的原因之一,发热、寒战、呼吸困难和抽搐均将增加氧耗量。寒战耗氧量可达 $500 \ mL$,健康者耗氧量为 $250 \ mL/min$。氧耗量增加,肺泡氧分压下降,健康者借助增加肺泡通气量代偿缺氧。氧耗量增加的通气功能障碍患者,肺泡氧分压得不到提高,故缺氧也难以缓解。

总之,不同的疾病发生呼吸衰竭的途径不全相同,经常是一种以上的病理生理学改变的综合作用。

(六)缺 O_2、CO_2 潴留对机体的影响

1. 对中枢神经的影响

脑组织耗氧量约占全身耗量的 1/5～1/4。中枢皮质神经原细胞对缺氧最为敏感,缺 O_2 程度和发生的急缓对中枢神经的影响也不同。如突然中断供 O_2,改吸纯氮 20 秒可出现深昏迷和全身抽搐。逐渐降低吸 O_2 的浓度,症状出现缓慢,轻度缺 O_2 可引起注意力不集中、智力减退、定向障碍;随缺 O_2 加重,PaO_2 低于 $6.7 \ kPa(50 \ mmHg)$ 可致烦躁不安、意识恍惚、谵妄;低于 $4.0 \ kPa(30 \ mmHg)$ 时,会使意识消失、昏迷;低于 $2.7 \ kPa(20 \ mmHg)$ 则会发生不可逆转的脑细胞损伤。

CO_2 潴留使脑脊液氢离子浓度增加,影响脑细胞代谢,降低脑细胞兴奋性,抑制皮质活动;随着 CO_2 的增加,对皮质下层刺激加强,引起皮质兴奋;若 CO_2 继续升高,皮质下层受抑制,使中枢神经处于麻醉状态。在出现麻醉前的患者,往往有失眠、精神兴奋、烦躁不安的先兆兴奋症状。

缺 O_2 和 CO_2 潴留均会使脑血管扩张,血流阻力减小,血流量增加以代偿之。严重缺 O_2 会发生脑细胞内水肿,血管通透性增加,引起脑间质水肿,导致颅内压增高,挤压脑组织,压迫血管,进而加重脑组织缺 O_2,形成恶性循环。

2. 对心脏、循环的影响

缺 O_2 可刺激心脏,使心率加快和心搏量增加,血压上升。冠状动脉血流量在缺 O_2 时明显增加,心脏的血流量远超过脑和其他脏器。心肌对缺 O_2 非常敏感,早期轻度缺 O_2 即在心电图上有变化,急性严重缺 O_2 可导致心室颤动或心脏骤停。缺 O_2 和 CO_2 潴留均能引起肺动脉小血管收缩而增加肺循环阻力,导致肺动脉高压和增加右心负荷。

吸入气中 CO_2 浓度增加,可使心率加快,心搏量增加,使脑、冠状血管舒张,皮下浅表毛细血管和静脉扩张,而使脾和肌肉的血管收缩,再加心搏量增加,故血压仍升高。

3. 对呼吸影响

缺 O_2 对呼吸的影响远较 CO_2 潴留的影响为小。缺 O_2 主要通过颈动脉窦和主动脉体化学感受器的反射作用刺激通气,如缺 O_2 程度逐渐加重,这种反射迟钝。

CO_2 是强有力的呼吸中枢兴奋剂,吸入 CO_2 浓度增加,通气量成倍增加,急性 CO_2 潴留出现深大快速的呼吸;但当吸入 CO_2 浓度超过 12% 时,通气量不再增加,呼吸中枢处于被抑制状态。而慢性高碳酸血症,并无通气量相应增加,反而有所下降,这与呼吸中枢反应性迟钝;通过肾脏对碳酸氢盐再吸收和 H^+ 排出,使血 pH 无明显下降;还与患者气道阻力增加、肺组织损害严重、胸廓运动的通气功能减退有关。

4. 对肝、肾和造血系统的影响

缺 O_2 可直接或间接损害肝功能使谷丙转氨酶上升，但随着缺 O_2 的纠正，肝功能逐渐恢复正常。动脉血氧降低时，肾血流量、肾小球滤过量、尿排出量和钠的排出量均有增加；但当 $PaO_2 < 5.3$ kPa（40 mmHg）时，肾血流量减少，肾功能受到抑制。

组织低氧分压可增加红细胞生成素促使红细胞增生。肾脏和肝脏产生一种酶，将血液中非活性红细胞生成素的前身物质激活成生成素，刺激骨髓引起继发性红细胞增多。有利于增加血液携氧量，但亦增加血液黏稠度，加重肺循环和右心负担。

轻度 CO_2 潴留会扩张肾血管，增加肾血流量，尿量增加；当 $PaCO_2$ 超过 8.7 kPa（65 mmHg），血 pH 明显下降，则肾血管痉挛，血流减少，HCO_3^- 和 Na^+ 再吸收增加，尿量减少。

5. 对酸碱平衡和电解质的影响

严重缺 O_2 可抑制细胞能量代谢的中间过程，如三羧酸循环、氧化磷酸化作用和有关酶的活动。这不但降低产生能量效率，还因产生乳酸和无机磷引起代谢性酸中毒。由于能量不足，体内离子转运的钠泵遭损害，使细胞内钾离子转移至血液，而 Na^+ 和 H^+ 进入细胞内，造成细胞内酸中毒和高钾血症。代谢性酸中毒产生的固定酸与缓冲系统中碳酸氢盐起作用，产生碳酸，使组织二氧化碳分压增高。

pH 取决于碳酸氢盐与碳酸的比值，前者靠肾脏调节（1～3 天），而碳酸调节靠肺（数小时）。健康人每天由肺排出碳酸达 15 000 mmol 之多，故急性呼吸衰竭 CO_2 潴留对 pH 影响十分迅速，往往与代谢性酸中毒同时存在时，因严重酸中毒引起血压下降，心律失常，乃至心脏停搏。而慢性呼吸衰竭因 CO_2 潴留发展缓慢，肾碳酸氢根排出减少，不致使 pH 明显降低。因血中主要阴离子 HCO_3^- 和 Cl^- 之和为一常数，当 HCO_3^- 增加，则 Cl^- 相应降低，产生低氯血症。

三、临床表现

因低氧血症和高碳酸血症所引起的症状和体征是急性呼吸衰竭时最主要的临床表现。由于造成呼吸衰竭的基础病因不同，各种基础疾病的临床表现自然十分重要，需要注意。

（一）呼吸困难（dyspnea）

呼吸困难是呼吸衰竭最早出现的症状。可表现为频率、节律和幅度的改变。早期表现为呼吸困难，呼吸频率可增加，深大呼吸、鼻翼煽动，进而辅助呼吸肌肉运动增强（三凹征，three depression），呼吸节律紊乱，失去正常规则的节律。呼吸频率增加（30～40 次/分）。中枢性呼吸衰竭，可使呼吸频率改变，如陈一施呼吸（Cheyne-Stokes respiration）、比奥呼吸（Biot's respiration）等。

（二）低氧血症

当动脉血氧饱和度低于 90%，PaO_2 低于 6.7 kPa（50 mmHg）时，可在口唇或指甲出现发绀，这是缺氧的典型表现。但患者的发绀程度与体内血红蛋白含量、皮肤色素和心脏功能相关，所以发绀是一项可靠但不特异的诊断体征。因神经与心肌组织对缺氧均十分敏感，在机体出现低氧血症时常出现中枢神经系统和心血管系统功能异常的临床征象。如判断力障碍、运动功能失常、烦躁不安等中枢神经系统症状。缺氧严重时，可表现为谵妄、癫痫样抽搐、意志丧失以致昏迷、死亡。肺泡缺氧时，肺血管收缩，肺动脉压升高，使肺循环阻力增加，右心负荷增加，乃是低氧血症时血流动力学的一项重要变化。在心、血管方面常表现为心率增快、血压升高。缺氧严重时则可出现各种类型的心律失常，进而心率减慢，周围循环衰竭，甚至心搏停止。

（三）高碳酸血症

由于急性呼吸衰竭时，二氧化碳蓄积进展很快，因此产生严重的中枢神经系统和心血管功能障碍。高碳酸血症出现中枢抑制之前的兴奋状态，如失眠、躁动，但禁忌给予镇静或安眠药。严重者可出现肺性脑病（"CO_2 麻醉"），临床表现为头痛、反应迟钝、嗜睡、以至神志不清、昏迷。急性高碳酸血症主要通过降低脑脊液 pH 而抑制中枢神经系统的活动。扑翼样震颤也是二氧化碳蓄积的一项体征。二氧化碳蓄积引起的心血管系统的临床表现因血管扩张或收缩程度而异。如多汗，球结膜充血水肿，颈静脉充盈，周围血压下降等。

（四）其他重要脏器的功能障碍

严重的缺氧和二氧化碳蓄积损伤肝、肾功能，出现血清转氨酶增高，碳酸酐酶活性增加，胃壁细胞分泌增多，出现消化道溃疡、出血。当 $PaO_2 < 5.3$（40 mmHg）时，肾血流减少，肾功能抑制，尿中可出现蛋白、血细胞或管型，血液中尿素氮、肌酐含量增高。

（五）水、电解质和酸碱平衡的失调

严重低氧血症和高碳酸血症常有酸碱平衡的失调，如缺氧而通气过度可发生急性呼吸性碱中毒；急性二氧化碳潴留可表现为呼吸性酸中毒。严重缺氧时无氧代谢引起乳酸堆积，肾脏功能障碍使酸性物质不能排出体外，二者均可导致代谢性酸中毒。代谢性和呼吸性酸碱失衡又可同时存在，表现为混合性酸碱失衡。

酸碱平衡失调的同时，将会发生体液和电解质的代谢障碍。酸中毒时钾从细胞内逸出，导致高血钾，pH 每降低 0.1 血清钾大约升高 0.7 mmol/L。酸中毒时发生高血钾，如同时伴有肾衰（代谢性酸中毒），易发生致命性高血钾症。在诊断和处理急性呼吸衰竭时均应予以足够的重视。

又如当测得的 PaO_2 的下降明显超过理论上因肺泡通气不足所引起的结果时，则应考虑存着除肺泡通气不足以外的其他病理生理学变化，因在实际临床工作中，单纯因肺泡通气不足引起呼吸衰竭并不多见。

四、诊断

一般说来，根据急慢性呼吸衰竭基础病史，如胸部外伤或手术后、严重肺部感染或重症革兰阴性杆菌败血症等，结合其呼吸、循环和中枢神经系统的有关体征，及时做出呼吸衰竭的诊断是可能的。但对某些急性呼吸衰竭早期的患者或缺氧、二氧化碳蓄积程度不十分严重时，单依据上述临床表现做出诊断有一定困难。动脉血气分析的结果直接提供动脉血氧和二氧化碳分压水平，可作为诊断呼吸衰竭的直接依据。而且，它还有助于我们了解呼吸衰竭的性质和程度，指导氧疗，呼吸兴奋剂和机械通气的参数调节，以及纠正电解质、酸碱平衡失调有重要价值故血气分析在呼吸衰竭诊断和治疗上具有重要地位。

急性呼吸衰竭患者，只要动脉血气证实 $PaO_2 < 8.0$ kPa（60 mmHg），常伴 $PaCO_2$ 正常或 < 4.7 kPa（35 mmHg），则诊断为 I 型呼吸衰竭，若伴 $PaCO_2 > 6.7$ kPa（50 mmHg），即可诊断为 II 型呼吸衰竭。若缺氧程度超过肺泡通气不足所致的高碳酸血症，则诊断为混合型或 III 型呼衰。

应当强调的是不但要诊断呼吸衰竭的存在与否，尚需要判断呼吸衰竭的性质，是急性呼吸衰竭还是慢性呼吸衰竭基础上的急性加重，更应当判别产生呼吸衰竭的病理生理学过程，明确为 I 型或 II 型呼吸衰竭，以利采取恰当的抢救措施。

此外还应注意在诊治过程中，应当尽快去除产生呼吸衰竭的基础病因，否则患者经氧疗或机械通气后因得到足够的通气量维持氧和二氧化碳分压在相对正常的水平后可再次发生呼吸衰竭。

五、治疗

急性呼吸衰竭是需要抢救的急症。对它的处理要求迅速、果断。数小时或更短时间的犹豫、观望或拖延，可以造成脑、肾、心、肝等重要脏器因严重缺氧发生不可逆性的损害。同时及时、合宜的抢救和处置才有可能为去除或治疗诱发呼吸衰竭的基础病因争取到必要的时间。治疗措施集中于立即纠正低氧血症，急诊插管或辅助通气、足够的循环支持。

（一）氧疗

通过鼻导管或面罩吸氧，提高肺泡氧分压，增加肺泡膜两侧氧分压差，增加氧弥散能力，以提高动脉氧分压和血氧饱和度，是纠正低氧血症的一种有效措施。氧疗作为一种治疗手段使用时，要选择适宜的吸入氧流量，应以脉搏血氧饱和度 $>90\%$ 为标准，并了解机体对氧的摄取与代谢以及它在体内的分布，注意可能产生的氧毒性作用。

由于高浓度（$FiO_2 > 21\%$）氧的吸入可以使肺泡气氧分压提高。若因 PaO_2 降低造成低氧血症或主因通气/血流失调引起的 PaO_2 下降,氧疗可以改善。氧疗可以治疗低氧血症,降低呼吸功和减少心血管系统低氧血症。

根据肺泡通气和 PaO_2 的关系曲线,在低肺泡通气量时,吸入低浓度的氧气,即可显著提高 PaO_2,纠正缺氧。所以通气与血流比例失调的患者吸低浓度氧气就能纠正缺氧。

弥散功能障碍患者,因二氧化碳的弥散能力为氧的弥散能力20倍,需要更大的肺泡膜分压差才足以增强氧的弥散能力,所以应吸入更高浓度的氧(>35%~45%)才能改善缺氧。

由肺内静脉分流增加的疾病导致的缺氧,因肺泡内充满水肿液,肺萎陷,尤在肺炎症血流增多的患者,肺内分流更多,所以需要增加外源性呼气末正压(PEEP),才可使萎陷肺泡复张,增加功能残气量和气体交换面积,提高 PaO_2,SaO_2,改善低氧血症。

(二)保持呼吸道通畅

进行各种呼吸支持治疗的首要条件是通畅呼吸道。呼吸道黏膜水肿、充血,以及胃内容物误吸或异物吸入都可使呼吸道梗阻。保证呼吸道的畅通才能保证正常通气,所以是急性呼吸衰竭处理的第一步。

1.开放呼吸道

首先要注意清除口咽部分泌物或胃内反流物,预防呕吐物反流至气管,使呼吸衰竭加重。口咽部护理和鼓励患者咳痰很重要,可用多孔导管经鼻孔或经口腔负压吸引法,清除口咽部潴留物。吸引前短时间给患者吸高浓度氧,吸引后立即重新通气。无论是直接吸引或是经人工气道(见下节)吸引均需注意操作技术,管径应适当选择,尽量避免损伤气管黏膜,在气道内一次负压吸引时间不宜超过10~15秒,以免引起低氧血症、心律失常或肺不张等因负压吸引造成的并发症。此法亦能刺激咳嗽,有利于气道内痰液的咳出。对于痰多、黏稠难咳出者,要经常鼓励患者咳痰。多翻身拍背,协助痰液排出;给予祛痰药使痰液稀释。对于有严重排痰障碍者可考虑用纤支镜吸痰。同时应重视无菌操作,使用一次性吸引管,或更换灭菌后的吸引管。吸痰时可同时作深部痰培养以分离病原菌。

2.建立人工气道

当以上措施仍不能使呼吸道通畅时,则需建立人工气道。所谓人工气道就是进行气管插管,于是吸入气体就可通过导管直接抵达下呼吸道,进入肺泡。其目的是为了解除上呼吸道梗阻,保护无正常咽喉反射患者不致误吸,和进行充分有效的气管内吸引,以及为了提供机械通气时必要的通道。临床上常用的人工气道为气管插管和气管造口术后置入气管导管两种。

气管插管有经口和经鼻插管两种。前者借喉镜直视下经声门插入气管,容易成功,较为安全。后者分盲插或借喉镜、纤维支气管镜等的帮助,经鼻沿后鼻道插入气管。与经口插管比较需要一定的技巧,但经鼻插管容易固定,负压吸引较为满意,与机械通气等装置衔接比较可靠,给患者带来的不适也较经口者轻,神志清醒患者常也能耐受。唯需注意勿压伤鼻翼组织或堵塞咽鼓管、鼻窦开口等,造成急性中耳炎或鼻窦炎等并发症。

近年来已有许多组织相容性较理想的高分子材料制成的导管与插管,为密封气道用的气囊也有低压、大容量的气囊问世,鼻插管可保留的时间也在延长。具体对人工气道方法的选择,各单位常有不同意见,应当根据病情的需要,手术医生和护理条件的可能,以及人工气道的材料性能来考虑。肯定在3天(72 h)以内可以拔管时,应选用鼻或口插管,需要超过3周时当行气管造口置入气管导管,3~21天之间的情况则当酌情灵活掌握。

使用人工气道后,气道的正常防御机制被破坏,细菌可直接进入下呼吸道;声门由于插管或因气流根本不通过声门而影响咳嗽动作的完成,不能正常排痰,必须依赖气管负压吸引来清除气道内的分泌物;由于不能发音,失去语言交流的功能,影响患者的心理精神状态;再加上人工气道本身存在着可能发生的并发症。因此人工气道的建立常是抢救急性呼吸衰竭所不可少的,但必须充分认识其弊端,慎重选择,尽力避免可能的并发症,及时撤管。

3.气道湿化

无论是经过患者自身气道或通过人工气道进行氧化治疗或机械通气,均必须充分注意到呼吸道黏膜的湿化。因为过分干燥的气体长期吸入将损伤呼吸道上皮细胞和支气管表面的黏液层,使黏膜纤毛清除能力下降,痰液不易咳出,肺不张,容易发生呼吸道或肺部感染。

保证患者足够液体摄入是保持呼吸道湿化最有效的措施。目前已有多种提供气道湿化用的温化器或雾化器装置,可以直接使用或与机械通气机连接应用。

湿化是否充分最好的标志,就是观察痰液是否容易咳出或吸出。应用湿化装置后应当记录每日通过湿化器消耗的液体量,以免湿化过量。

(三)改善 CO_2 的潴留

高碳酸血症主要是由于肺泡通气不足引起,只有增加通气量才能更好的排出二氧化碳,改善高碳酸血症。现多采用呼吸兴奋剂和机械通气支持,以改善通气功能。

1. 呼吸兴奋剂的合理应用

呼吸兴奋剂能刺激呼吸中枢或周围化学感受器,增强呼吸驱动、呼吸频率,潮气量,改善通气,同时氧耗量和二氧化碳的产出也随之增加。故临床上应用呼吸兴奋剂时要严格掌握适应证。

常用的药物有尼可刹米(可拉明)和洛贝林,用量过大可引起不良反应,近年来在西方国家几乎被淘汰。取而代之的有多沙普仑(doxapram),对末梢化学感受器和延脑呼吸中枢均有作用,增加呼吸驱动和通气,对原发性肺泡低通气、肥胖低通气综合征有良好疗效,可防止COPD呼衰氧疗不当所致的 CO_2 麻醉。其治疗量和中毒量有较大差距故安全性大,一般用 $0.5\sim2$ mg/kg 静滴,开始滴速 1.5 mg/min,以后酌情加快,其可致心律失常,长期用有肝毒性及并发消化性溃疡。阿米三嗪(almitrine)通过刺激颈动脉体和主动脉体的化学感受器兴奋呼吸,无中枢兴奋作用,对肺泡通气不良部位的血流重新分配而改善 PaO_2,阿米三嗪不用于哺乳、孕妇和严重肝病,也不主张长期应用以防止发生外周神经病变。

COPD并意识障碍的呼衰患者 临床常见大多数COPD患者的呼衰与意识障碍程度呈正相关,患者意识障碍后自主翻身、咳痰动作、对呼吸兴奋剂的反应均迟钝,并易于吸入感染,对此种病情,可明显改善通气外,并有改善中枢神经兴奋和神志作用,因而患者的防御功能增强,呼衰的病情亦随之好转。

间质性肺疾病、肺水肿、ARDS等疾病 无气道阻塞但有呼吸中枢驱动增强,这种患者 PaO_2、$PaCO_2$ 常均降低,由于患者呼吸功能已增强,故无应用呼吸兴奋剂的指征,且呼吸兴奋剂可加重呼吸性碱中毒的程度而影响组织获氧,故主要应给予氧疗。

COPD并膈肌疲劳、无心功能不全、无心律失常,心率≤100次/分的呼衰 可选用氨茶碱,其有舒张支气管、改善小气道通气、减少闭合气量,抑制炎性介质和增强膈肌、提高潮气量作用,已观察到血药浓度达 13 mg/L 时对膈神经刺激则膈肌力量明显增强,且可加速膈肌疲劳的恢复。以上的茶碱综合作用使呼吸功减少、呼吸困难程度减轻,同时由于呼吸肌能力的提高对咳嗽、排痰等气道清除功能加强,还有助于药物吸入治疗,以及对呼吸机撤离的辅助作用;剂量以 5 mg/kg 于 30 min 静滴使达有效血浓度,继以 $0.5\sim0.6$ mg/(kg·h)静滴维持有效剂量,在应用中注意对心率、心律的影响,及时酌情减量和停用。

COPD、肺心病呼衰合并左心功能不全、肺水肿的患者,应先用强心利尿剂使肺水肿消退以改善肺顺应性,用抗生素控制感染以改善气道阻力,再使用呼吸兴奋剂才可取得改善呼吸功能的较好疗效。否则,呼吸兴奋剂虽可兴奋呼吸,但增加 PaO_2 有限,且呼吸功耗氧和生成 CO_2 量增多,反使呼衰加重。此种患者亦应不用增加心率和影响心律的茶碱类和较大剂量的阿米三嗪,小剂量阿米三嗪(<1.5 mg/kg)静滴后即可达血药峰值,增强通气不好部位的缺氧性肺血管收缩,和增加通气好的部位肺血流,从而改善换气使 PaO_2 增高,且此种剂量很少发生不良反应,但剂量大于 1.5 mg/kg 可致全部肺血管收缩,且使肺动脉压增高、右心负荷增大。

不宜使用呼吸兴奋剂的情况:①使用肌肉松弛剂维持机械通气者:如破伤风肌强直时、有意识打掉自主呼吸者。②周围性呼吸肌麻痹者:多发性神经根神经炎、严重重症肌无力、高颈髓损伤所致呼吸肌无力、全脊髓麻痹等。③自主呼吸频率>20次/分,而潮气量不足者:呼吸频率能够增快,说明呼吸中枢对缺 O_2 或 CO_2 潴留的反应性较强,若使用呼吸兴奋剂不但效果不佳,而且加速呼吸肌疲劳。④中枢性呼衰的早期:如安眠药中毒早期。⑤患者精神兴奋、癫痫频发者。⑥呼吸兴奋剂慎用于缺血性心脏病、哮喘状态、严重高血压及甲亢患者。

2.机械通气

符合下述条件应实施机械通气:①经积极治疗后病情仍继续恶化。②意识障碍。③呼吸形式严重异常,如呼吸频率>35~40 次/分或<6~8 次/分,或呼吸节律异常,或自主呼吸微弱或消失。④血气分析提示严重通气和(或)氧合障碍:PaO_2<6.7 kPa(50 mmHg),尤其是充分氧疗后仍<6.7 kPa(50 mmHg)。⑤$PaCO_2$ 进行性升高,pH 动态下降。

机械通气初始阶段,可给高 FiO_2(100%)以迅速纠正严重缺氧,然后依据目标 PaO_2、PEEP 水平、平均动脉压水平和血流动力学状态,酌情降低 FiO_2 至 50% 以下。设法维持 SaO_2>90%,若不能达到上述目标,即可加用 PEEP、增加平均气道压,应用镇静剂或肌松剂。若适当 PEEP 和平均动脉压可以使 SaO_2>90%,应保持最低的 FiO_2。

正压通气相关的并发症包括呼吸机相关肺损伤、呼吸机相关肺炎、氧中毒和呼吸机相关的膈肌功能不全。

(四)抗感染治疗

呼吸道感染是呼吸衰竭最常见的诱因。建立人工气道机械通气和免疫功能低下的患者易反复发生感染。如呼吸道分泌物引流通畅,可根据痰细菌培养和药物敏感实验结果,选择有效的抗生素进行治疗。

(五)营养支持

呼吸衰竭患者因摄入能量不足、呼吸做功增加、发热等因素,机体处于负代谢,出现低蛋白血症,降低机体的免疫功能,使感染不宜控制,呼吸肌易疲劳不易恢复。可常规给予高蛋白、高脂肪和低碳水化合物,以及多种维生素和微量元素,必要时静脉内高营养治疗。

(张中友)

第二节 慢性呼吸衰竭

一、病因

慢性呼吸衰竭最常见的病因是支气管、肺疾病,如 COPD、重症肺结核、肺间质纤维化等,此外还有胸廓、神经肌肉病变及肺血管疾病,如胸廓、脊椎畸形,广泛胸膜肥厚粘连、肺血管炎等。

二、发病机制和病理生理

(一)缺氧和二氧化碳潴留的发生机制

1.肺通气不足

在 COPD 时,细支气管慢性炎症所致管腔狭窄的基础上,感染使气道炎性分泌物增多,阻塞呼吸道造成阻塞性通气不足,肺泡通气量减少,肺泡氧分压下降,二氧化碳排出障碍,最终导致 PaO_2 下降,$PaCO_2$ 升高。

2.通气/血流比例失调

正常情况下肺泡通气量为 4 L/min,肺血流量 5 L/min,通气/血流比值为 0.8。病理状态下,如慢性阻塞性肺气肿,由于肺内病变分布不均,有些区域有通气,但无血流或血流量不足,使通气/血流>0.8,吸入的气体不能与血液进行有效的交换,形成无效腔效应。在另一部分区域,虽有血流灌注,但因气道阻塞,肺泡通气不足,使通气/血流<0.8,静脉血不能充分氧合,形成动脉-静脉样分流。通气/血流比例失调的结果主要是缺氧,而不伴二氧化碳潴留。

3. 弥散障碍

由于氧和二氧化碳通透肺泡膜的能力相差很大,氧的弥散力仅为二氧化碳的 1/20。病理状态下,弥散障碍主要影响氧交换产生以缺氧为主的呼吸衰竭。

4. 氧耗量增加

发热、寒战、呼吸困难和抽搐等均增加氧耗,正常人此时借助增加通气量以防止缺氧的发生。而 COPD 患者在通气功能障碍基础上,如出现氧耗量增加的因素时,则可出现严重的缺氧。

（二）缺氧对机体的影响

1. 对中枢神经系统的影响

缺氧对中枢神经系统影响的程度随缺氧的程度和急缓而不同。轻度缺氧仅有注意力不集中、智力减退、定向力障碍等。随着缺氧的加重可出现烦躁不安、神志恍惚、谵妄,甚至昏迷。各部分脑组织对缺氧的敏感性不一样,以皮质神经元最为敏感,因此临床上缺氧的最早期表现是精神症状。严重缺氧可使血管通透性增加,引起脑间质和脑细胞水肿,颅内压急剧升高,进而加重脑组织缺氧,形成恶性循环。

2. 对心脏、循环的影响

缺氧可使心率增加,血压升高,冠状动脉血流量增加以维持心肌活动所必需的氧。心肌对缺氧十分敏感,早期轻度缺氧心电图即有变化,急性严重缺氧可导致心室颤动或心搏骤停。长期慢性缺氧可使心肌纤维化、硬化。肺小动脉可因缺氧收缩而增加肺循环阻力,引起肺动脉高压、右心肥厚,最终导致肺源性心脏病,右心衰竭。

3. 对呼吸的影响

轻度缺氧可通过颈动脉窦和主动脉体化学感受器的反射作用刺激通气。但缺氧程度缓慢加重时,这种反射变得迟钝。

4. 缺氧对肝、肾功能和造血系统的影响

缺氧直接或间接损害肝细胞,使丙氨酸氨基转移酶升高,缺氧纠正后肝功能可恢复正常。缺氧可使肾血流量减少,肾功能受到抑制。慢性缺氧可引起继发性红细胞增多,在有利于增加血液携氧量的同时,亦增加了血液黏稠度,甚至可加重肺循环阻力和右心负荷。

5. 对细胞代谢、酸碱平衡和电解质的影响

严重缺氧使细胞能量代谢的中间过程受到抑制,同时产生大量乳酸和无机磷的积蓄引起代谢性酸中毒。因能量的不足,体内离子转运钠泵受到损害,使钾离子由细胞内转移到血液和组织间液,钠和氢离子进入细胞内,造成细胞内酸中毒及高钾血症。

（三）二氧化碳潴留对人体的影响

1. 对中枢神经的影响

轻度二氧化碳潴留,可间接兴奋皮质,引起失眠、精神兴奋、烦躁不安等兴奋症状;随着二氧化碳潴留的加重,皮质下层受到抑制,使中枢神经处于麻醉状态,表现为嗜睡、昏睡,甚至昏迷。二氧化碳潴留可扩张脑血管,严重时引起脑水肿。

2. 对心脏和循环的影响

二氧化碳潴留可使心率加快,心排血量增加,脑血管、冠状动脉、皮下浅表毛细血管及静脉扩张,而部分内脏血管收缩,早期引起血压升高,严重时导致血压下降。

3. 对呼吸的影响

二氧化碳是强有力的呼吸中枢兴奋剂,随着吸入二氧化碳浓度的增加,通气量逐渐增加。但当其浓度持续升高至 12% 时通气量不再增加,呼吸中枢处于抑制状态。临床上 Ⅱ 型呼吸衰竭患者并无通气量的增加原因在于存在气道阻力增高、肺组织严重损害和胸廓运动受限等多种因素。

4. 对肾脏的影响

轻度二氧化碳潴留可使肾血管扩张,肾血流量增加,尿量增加。严重二氧化碳潴留时,由于 pH 的下降,使肾血管痉挛,血流量减少,尿量随之减少。

5.对酸碱平衡的影响

二氧化碳潴留可导致呼吸性酸中毒,血 pH 值取决于碳酸氢盐和碳酸的比值,碳酸排出量的调节靠呼吸,故呼吸在维持酸碱平衡中起着十分重要的作用。慢性呼吸衰竭二氧化碳潴留发展较慢,由于肾脏的调节使血 pH 维持正常称为代偿性呼吸性酸中毒。急性呼吸衰竭或慢性呼吸衰竭的失代偿期,肾脏尚未发生代偿或代偿不完全,使 pH 下降称为失代偿性呼吸性酸中毒。若同时有缺氧、摄入不足、感染性休克和肾功能不全等因素使酸性代谢产物增加,pH 值下降,则与代谢性酸中毒同时存在,即呼吸性酸中毒合并代谢性酸中毒。如在呼吸性酸中毒的基础上大量应用利尿剂,而氯化钾补充不足,则导致低钾低氯性碱中毒,即呼吸性酸中毒合并代谢性碱中毒,此型在呼吸衰竭中很常见。

三、临床表现

除引起慢性呼吸衰竭原发病的症状体征外,主要是缺氧和二氧化碳潴留引起的呼吸衰竭和多脏器功能紊乱的表现。

（一）呼吸困难

呼吸困难是临床最早出现的症状,主要表现在呼吸节律、频率和幅度的改变。COPD 所致的呼吸衰竭,开始只表现为呼吸费力伴呼气延长,严重时则为浅快呼吸,因辅助呼吸肌的参与可表现为点头或提肩样呼吸。并发肺性脑病,二氧化碳麻醉时,则出现呼吸浅表、缓慢甚至呼吸停止。

（二）发绀

发绀是缺氧的典型症状。由于缺氧使血红蛋白不能充分氧合,当动脉血氧饱和度<90%时,可在口唇、指端、耳垂、口腔黏膜等血流量较大的部位出现发绀。但因发绀主要取决于血液中还原血红蛋白的含量,故贫血患者即使血氧饱和度明显降低,也可无发绀表现,而 COPD 患者由于继发红细胞增多,即使血氧饱和度轻度减低也会有发绀出现。此外发绀还受皮肤色素及心功能的影响。

（三）神经精神症状

缺氧和二氧化碳潴留均可引起精神症状。但因缺氧及二氧化碳潴留的程度、发生急缓及机体代偿能力的不同而表现不同。慢性缺氧多表现为记忆力减退,智力或定向力的障碍。急性严重缺氧可出现精神错乱、躁狂、昏迷、抽搐等症状。轻度二氧化碳潴留可表现为兴奋症状,如失眠、烦躁、夜间失眠而白天嗜睡,即昼睡夜醒;严重二氧化碳潴留可导致肺性脑病的发生,表现为神志淡漠、肌肉震颤、抽搐、昏睡甚至昏迷。肺性脑病是典型二氧化碳潴留的表现,在肺性脑病前期,即发生二氧化碳麻醉状态之前,切忌使用镇静、催眠药,以免加重二氧化碳潴留,诱发肺性脑病。

（四）血液循环系统

严重缺氧、酸中毒可引起心律失常、心肌损害、周围循环衰竭、血压下降。二氧化碳潴留可使外周浅表静脉充盈、皮肤红润、潮湿、多汗、血压升高,因脑血管扩张可产生搏动性头痛。COPD 因长期缺氧、二氧化碳潴留,可导致肺动脉高压,右心衰竭。严重缺氧可导致循环淤滞,诱发弥漫性血管内凝血（DIC）。

（五）消化和泌尿系统

由于缺氧使胃肠道黏膜充血水肿、糜烂渗血,严重者可发生应激性溃疡引起上消化道出血。严重呼吸衰竭可引起肝、肾功能异常,出现丙氨酸氨基转移酶、血尿素氮升高。

四、诊断

根据患者有慢性肺部疾病史或其他导致呼吸功能障碍的疾病,如 COPD、严重肺结核等,新近呼吸道感染史以及缺氧、二氧化碳潴留的临床表现,结合动脉血气分析,不难做出诊断。

血气分析在呼吸衰竭的诊断及治疗中是必不可少的检查项目,不仅可以明确呼吸衰竭的诊断,并有助于了解呼吸衰竭的性质、程度,判断治疗效果,对指导氧疗、机械通气各种参数的调节,纠正酸碱失衡和电解质紊乱均有重要意义。常用血气分析指标如下。

（一）动脉血氧分压（PaO_2）

是物理溶解于血液中的氧分子所产生的分压力，是决定血氧饱和度的重要因素，反映机体氧合状态的重要指标。正常值 12.7～13.3 kPa（95～100 mmHg）。随着年龄增长 PaO_2 逐渐降低。当 PaO_2＜7.98 kPa（60 mmHg）可诊断为呼吸衰竭。

（二）动脉血氧饱和度（SaO_2）

是动脉血中血红蛋白实际结合的氧量与所能结合的最大氧量之比，即血红蛋白含氧的百分数，正常值为 96%±3%。SaO_2 作为缺氧指标不如 PaO_2 灵敏。

（三）pH

pH 值是反映体液氢离子浓度的指标。动脉血 pH 值是酸碱平衡中最重要的指标，它可反映血液的酸碱度，正常值 7.35～7.45。pH 值低于 7.35 为失代偿性酸中毒，大于 7.45 为失代偿性碱中毒。但 pH 值的异常并不能说明酸碱失衡的性质，即是代谢性还是呼吸性；pH 值在正常范围，不能说明没有酸碱失衡。

（四）动脉血二氧化碳分压（$PaCO_2$）

动脉血二氧化碳分压是物理溶解于血液中的二氧化碳气体的分压力。它是判断呼吸性酸碱失衡的重要指标，亦是衡量肺泡通气的可靠指标。正常值为 4.7～6.0 kPa（35～45 mmHg），平均 5.32 kPa（40 mmHg）。$PaCO_2$＞6.0 kPa（45 mmHg），提示通气不足。如是原发性的，为呼吸性酸中毒；如是继发性的，可以是由于代偿代谢性碱中毒而引起的改变。如 $PaCO_2$＜4.7 kPa（35 mmHg），提示通气过度，可以是原发性呼吸性碱中毒，也可以是为了代偿代谢性酸中毒而引起的继发性改变。当 $PaCO_2$＞6.7 kPa（50 mmHg）时，可结合 PaO_2＜8.0 kPa（60 mmHg）诊断为呼吸衰竭（Ⅱ型呼吸衰竭）。

（五）碳酸氢离子（HCO_3^-）

HCO_3^- 是反映代谢方面的指标，但也受呼吸因素的影响，$PaCO_2$ 增加时 HCO_3^- 也略有增加。正常值 22～27 mmol/L，平均值 24 mmol/L。

（六）剩余碱（BE）

只反映代谢的改变，不受呼吸因素影响。正常值为 −3～+3 mmol/L。血液偏碱时为正值，偏酸时为负值，BE＞+3 mmol/L 为代谢性碱中毒，BE＜−3 mmol/L 为代谢性酸中毒。

（七）缓冲碱（BB）

指 1 升全血（以 BBb 表示）或 1 升血浆（以 BBp 表示）中所有具缓冲作用的阴离子总和，正常值：42（40～44）mmol/L。

五、治疗

（一）保持气道通畅

保持气道通畅是纠正呼吸衰竭的重要措施。

1. 清除气道分泌物

鼓励患者咳嗽，对于无力咳痰或意识障碍者应加强呼吸道护理，帮助翻身拍背。

2. 稀释痰液、化痰祛痰

痰液黏稠不易咳出者给予口服化痰祛痰药（如强利痰灵片 1.0 每日三次或盐酸氨溴索15 mg，必要时用）或雾化吸入药物治疗。

3. 解痉平喘

对有气道痉挛者，可雾化吸入 β_2 受体激动剂或溴化异丙托品，口服氨茶碱（或静脉点滴）、舒喘灵、特布他林等。

4. 建立人工气道

经以上处理无效或病情危重者，应采用气管插管或气管切开，并给予机械通气辅助呼吸。机械通气的适应证：①意识障碍，呼吸不规则。②气道分泌物多而黏稠，不易排出。③严重低氧血症和（或）CO_2 潴留，危及生命[如 PaO_2≤6.0 kPa（45 mmHg），$PaCO_2$≥9.3 kPa（70 mmHg）]。④合并多器官功能障碍。

在机械通气治疗过程中应密切观察病情,监测血压、心率,加强护理,随时吸痰,根据血气分析结果随时调整呼吸机治疗参数,预防并发症的发生。

(二)氧疗

吸氧是治疗呼吸衰竭必需的措施。

1.吸氧浓度

对于Ⅰ型呼吸衰竭,以缺氧为主,不伴有 CO_2 潴留,应吸入较高浓度(>35%)的氧,使 PaO_2 提高到 8.0 kPa(60 mmHg)或 SaO_2 在 90% 以上。对于既有缺氧又有 CO_2 潴留的Ⅱ型呼衰,则应持续低浓度吸氧(小于 35%)。因慢性呼衰失代偿者缺氧伴 CO_2 潴留是由通气不足所造成,由于 CO_2 潴留,其呼吸中枢化学感受器对二氧化碳反应性差,呼吸的维持主要靠低氧血症对颈动脉窦、主动脉体化学感受器的驱动作用。若吸入高浓度氧,首先 PaO_2 迅速上升,使外周化学感受器丧失低氧血症的刺激,解除了低氧性呼吸驱动从而抑制呼吸中枢。患者的呼吸变浅变慢, $PaCO_2$ 随之上升,严重时可陷入二氧化碳麻醉状态。

2.吸氧的装置

一般使用双腔鼻管、鼻导管或鼻塞吸氧,吸氧浓度 %=21+4×吸入氧流量(L/min)。对于慢性Ⅱ型呼衰患者,长期家庭氧疗(1~2 L/min,每天 16 h 以上),有利于降低肺动脉压,改善呼吸困难和睡眠,增强活动能力和耐力,提高生活质量,延长患者的寿命。

(三)增加通气量、减少 CO_2 潴留

除治疗原发病、积极控制感染、通畅气道等治疗外,增加肺泡通气量是有效排出 CO_2 的关键。根据患者的具体情况,若有明显嗜睡,可给予呼吸兴奋剂,常用药物有尼可刹米与洛贝林[如 5% 或 10% 葡萄糖液 300 mL+尼可刹米 0.375×(3~5)支,静脉点滴,每日 1~2 次]。通过刺激呼吸中枢和外周化学感受器,增加呼吸频率和潮气量以改善通气。需注意必须在气道通畅的基础上应用,且患者的呼吸肌功能基本正常,否则治疗无效且增加氧耗量和呼吸功,对脑缺氧、脑水肿、有频繁抽搐者慎用。主要适用于以中枢抑制为主、通气量不足引起的呼吸衰竭,对以肺炎、弥散性肺病变等以肺换气障碍为主的呼吸衰竭患者不宜应用。近年来尼可刹米与洛贝林这两种药物在西方国家几乎被多沙普仑取代,此药对镇静催眠药过量引起的呼吸抑制和 COPD 并发急性呼吸衰竭有显著的呼吸兴奋作用,对于慢性呼吸衰竭患者可口服呼吸兴奋剂,阿米三嗪 50~100 mg,一日二次,该药通过刺激颈动脉体和主动脉体的化学感受器而兴奋呼吸中枢,从而增加通气量。

(四)水电解质紊乱和酸碱失衡的处理

多种因素均可导致慢性呼衰患者发生水、电解质紊乱和酸碱失衡。

(1)应根据患者心功能状态酌情补液。

(2)未经治疗的慢性呼衰失代偿的患者,常表现为单纯性呼酸或呼酸合并代谢性酸中毒,此时治疗的关键是改善通气,增加通气量,促进 CO_2 的排出,同时积极治疗代酸的病因,补碱不必太积极。如 pH 过低,可适当补碱,先一次给予 5% 碳酸氢钠 100~150 mL 静脉点滴,使 pH 升至 7.25 左右即可。因补碱过量有可能加重 CO_2 潴留。

(3)如经利尿剂、糖皮质激素等药物治疗,又未及时补钾、补氯,则易发生呼酸合并代谢性碱中毒,此时除积极改善通气外,应注意补氯化钾,必要时(血 pH 值明显增高)可补盐酸精氨酸(10% 葡萄糖液 500 mL+盐酸精氨酸 10~20 g),并根据血气分析结果决定是否重复应用。

(五)治疗原发病

呼吸道感染是呼吸衰竭最常见的诱因,故病因治疗首先是根据敏感致病菌选用有效抗生素,积极控制感染。

六、预防

首先应加强慢性胸肺疾病的防治,防止肺功能逐渐恶化和呼吸衰竭的发生。已有慢性呼吸衰竭的患者应注意预防呼吸道感染。

七、预后

取决于慢性呼衰患者原发病的严重程度及肺功能状态。

（张中友）

第三节 急性呼吸窘迫综合征

一、病因

临床上可将 ARDS 相关危险因素分为九类，见表 15-1。其中部分诱因易持续存在或者很难控制，是引起治疗效果不好，甚至患者死亡的重要原因。严重感染、DIC、胰腺炎等是难治性 ARDS 的常见原因。

表 15-1　ARDS 的相关危险因素

1.感染	秋水仙碱
细菌（多为革兰阴性需氧菌和金黄色葡萄球菌）	三环类抗抑郁药
真菌和肺孢子菌	5.弥散性血管内凝血（DIC）
病毒	血栓性血小板减少性紫癜（TTP）
分枝杆菌	溶血性尿毒症综合征
立克次体	其他血管炎性综合征
2.误吸	热射病
胃酸	6.胰腺炎
溺水	7.吸入
碳氢化合物和腐蚀性液体	来自易燃物的烟雾
3.创伤（通常伴有休克或多次输血）	气体（NO_2、NH_3、Cl_2、镉、光气、氧气）
软组织撕裂	8.代谢性疾病
烧伤	酮症酸中毒
头部创伤	尿毒症
肺挫伤	9.其他
脂肪栓塞	羊水栓塞
4.药物和化学品	妊娠物滞留体内
鸦片制剂	子痫
水杨酸盐	蛛网膜或颅内出血
百草枯（除草剂）	白细胞凝集反应
三聚乙醛（副醛，催眠药）	反复输血
氯乙基戊烯炔醇（镇静药）	心肺分流

二、发病机制

（一）炎症细胞、炎症介质及其作用

1.中性粒细胞

中性粒细胞是 ARDS 发病过程中重要的效应细胞，其在肺泡内大量募集是发病早期的组织学特征。中性粒细胞可通过许多机制介导肺损伤，包括释放活性氮、活性氧、细胞因子、生长因子等放大炎症反应。此外中性粒细胞还能大量释放蛋白水解酶，尤其是弹性蛋白酶，损伤肺组织。其他升高的蛋白酶包括胶原酶和明胶酶 A、B，同时也可检测到高水平的内源性金属酶抑制剂，如 TI MP，说明蛋白酶/抗蛋白酶平衡在中性粒细胞诱发的蛋白溶解性损伤中具有重要作用。

2.细胞因子

ARDS 患者体液中有多种细胞因子的水平升高，并有研究发现细胞因子之间的平衡是炎症反应程度和持续时间的决定因素。患者体内的细胞因子反应相当复杂，包括促炎因子、抗炎因子以及促炎因子内源性抑制剂等相互作用。在 ARDS 患者 BALF 中，炎症因子如 IL-Iβ、TNF-α 在肺损伤发生前后均有升高，但相关的内源性抑制剂如 IL-Iβ 受体拮抗药及可溶性 TNF-α 受体升高更为显著，提示在 ARDS 发病早期既有显著的抗炎反应。

虽然一些临床研究提示 ARDS 患者 BALF 中细胞群 NF-κB 的活性升高，但是后者的活化水平似乎与 BALF 中性粒细胞数量、IL-8 水平及病死率等临床指标并无相关性。而另一项对 15 例败血症患者外周血单核细胞核提取物中 NF-κB 活性的研究表明，NF-κB 的结合活性与 APACHE-Ⅱ 评分类似，可以作为评价 ARDS 预后的精确指标。虽然该实验结果提示总 NF-κB 活性水平可能是决定 ARDS 预后的指标，但仍需要大量的研究证实。

3.氧化/抗氧化平衡

ARDS 患者肺部的氧气和抗氧化反应严重失衡。正常情况下，活性氧、活性氮被复杂的抗氧化系统拮抗，如抗氧化酶（超氧化物歧化酶、过氧化氢酶）、低分子清除剂（维生素 E、维生素 C 和谷酰胺），清除或修复氧化损伤的分子（多种 DNA 的蛋白质分子）。研究发现 ARDS 患者体内氧化剂增加和抗氧化剂降低几乎同时发生。

内源性抗氧化剂水平改变会影响 ARDS 的患病风险，如慢性饮酒者在遭受刺激事件如严重创伤、胃内容物误吸后易诱发 ARDS。但易患 ARDS 风险增加的内在机制尚不明确。近来有研究报道慢性饮酒者 BALF 中谷胱甘肽水平约比健康正常人低 7 倍而氧化谷酰胺比例增高，提示体内抗氧化剂如谷胱甘肽水平发生改变的个体可能在特定临床条件下更易发生 ARDS。

4.凝血机制

ARDS 患者凝血因子异常导致凝血与抗凝失衡，最终造成肺泡内纤维蛋白沉积。ARDS 的高危人群及 ARDS 患者 BALF 中凝血活性增强，组织因子（外源性凝血途径中血栓形成的启动因子）水平显著升高。ARDS 发生 3 天后凝血活性达到高峰，之后开始下降，同时伴随抗凝活性下降。ARDS 患者 BALF 中促进纤维蛋白溶解的纤溶酶原抑制剂-1 水平降低。败血症患者中内源性抗凝剂如抗凝血酶Ⅲ和蛋白 C 含量降低，其低水平与较差的预后相关。

恢复凝血/抗凝平衡可能对 ARDS 有一定的治疗作用。给予严重败血症患者活化蛋白 C，其病死率从 30.8% 下降至 24.7%，其主要不良反应是出血。活化蛋白 C 还能使 ARDS 患者血浆 IL-6 水平降低，说明它除了抗凝效果外还具有抗炎效应。但活性蛋白 C 是否对各种原因引起的 ARDS 均有效尚待进一步研究。

（二）肺泡毛细血管膜损害

1.肺毛细血管内皮细胞

肺毛细血管内皮细胞损伤是 ARDS 发病过程中的一个重要环节，对其超微结构的变化特征也早有研究。同时测量肺泡渗出液及血浆中的蛋白含量能够反映毛细血管通透性增高的程度，早期 ARDS 中水肿液/血浆蛋白比＞0.75，相反压力性肺水肿患者的水肿液/血浆蛋白比＜0.65。ARDS 患者肺毛细血管的通透性较压力性肺水肿患者高，并且上皮细胞间形成了可逆的细胞间隙。

2.肺泡上皮细胞

肺泡上皮细胞损伤在 ARDS 的形成过程中发挥了重要作用。正常肺组织中，肺泡上皮细胞是防止肺水肿的屏障。ARDS 发病早期，由于上皮细胞自身的受损、坏死及由其损伤造成的肺间质压力增高可破坏该屏障。肺泡Ⅱ型上皮细胞可产生合成表面活性物质的蛋白和脂质成分。ARDS 患者表面活性物质减少、成分改变及其功能抑制将导致肺泡萎陷及低氧血症。肺泡Ⅱ型上皮细胞的损伤造成表面活性物质生成减少及细胞代谢障碍。此外,肺泡渗出液中存在的蛋白酶和血浆蛋白通过破坏肺泡腔中的表面活性物质使其失活。

肺泡上皮细胞在肺水肿时有主动转运肺泡腔中水、盐的作用。肺泡Ⅱ型上皮细胞通过 Na^+ 的主动运输来驱动液体的转运。大多数早期 ARDS 患者肺泡液体主动清除能力下降,且与预后呈负相关。在肺移植后肺再灌注损伤患者中也存在类似的现象。虽然 ARDS 患者肺泡液主动清除能力下降的确切机制尚不明了,但推测其可能与肺泡上皮细胞间紧密连接或肺泡Ⅱ型上皮细胞受损的程度有关。

三、诊断

1967 年 Ashbaugh 等首次报告 ARDS,1994 年北美呼吸病-欧洲危重病学会专家联席评审会议发表了 ARDS 的诊断标准(AECC 标准),但其可靠性和准确性备受争议。2012 年修订的 ARDS 诊断标准(柏林标准)将 ARDS 定义为:①7 天内起病,出现高危肺损伤、新发或加重的呼吸系统症状。②胸 X 线片或 CT 示双肺透亮度下降且难以完全由胸腔积液、肺(叶)不张或结节解释。③肺水肿原因难以完全由心力衰竭或容量过负荷来解释,如果不存在危险因素,则需要进行客观评估(如超声心动图),以排除静水压增高型水肿。④依据至少 0.49 kPa 呼气末正压机械通气(positive end expiratory pressure,PEEP)下的氧合指数对 ARDS 进行分级,即轻度(氧合指数为 200~300)、中度(氧合指数为 100~200)和重度(氧合指数为≤100)。

中华医学会呼吸病分会也提出了类似的急性肺损伤/ARDS 的诊断标准(草案)。

(1)有发病的高危因素。

(2)急性起病、呼吸频数和(或)呼吸窘迫。

(3)低氧血症,ALI 时动脉血氧分压(PaO_2)/吸氧浓度(FiO_2)≤300 mmHg(1 mmHg=0.133 kPa);ARDS 时 PaO_2/FiO_2≤26.7 kPa(200 mmHg)。

(4)胸部 X 线检查两肺浸润阴影。

(5)肺毛细血管楔压(PCWP)≤2.4 kPa(18 mmHg)或临床上能除外心源性肺水肿。

凡符合以上五项可以诊断为 ALI 或 ARDS。

四、治疗的基本原则

ARDS 治疗的关键在于控制原发病及其病因,如处理各种创伤,尽早找到感染灶,针对病原菌应用敏感的抗生素,制止严重反应进一步对肺的损伤;更紧迫的是要及时改善患者的严重缺氧,避免发生或加重多脏器功能损害。

五、治疗策略

(一)原发病治疗

全身性感染、创伤、休克、烧伤、急性重症胰腺炎等是导致 ALI/ARDS 的常见病因。严重感染患者有 25%~50% 发生 ALI/ARDS,而且在感染、创伤等导致的多器官功能障碍综合征(MODS)中,肺往往也是最早发生衰竭的器官。目前认为,感染、创伤后的全身炎症反应是导致 ARDS 的根本原因。控制原发病,遏制其诱导的全身失控性炎症反应,是预防和治疗 ALI/ARDS 的必要措施。

推荐意见 1:积极控制原发病是遏制 ALI/ARDS 发展的必要措施(推荐级别:E 级)。

(二)呼吸支持治疗

1.氧疗

ALI/ARDS 患者吸氧治疗的目的是改善低氧血症,使动脉血氧分压(PaO_2)达到 8.0~10.7 kPa(60~80 mmHg)。可根据低氧血症改善的程度和治疗反应调整氧疗方式,首先使用鼻导管,当需要较高的吸氧浓度时,可采用可调节吸氧浓度的文丘里面罩或带贮氧袋的非重吸式氧气面罩。ARDS 患者往往低氧血症严重,大多数患者一旦诊断明确,常规的氧疗常常难以奏效,机械通气仍然是最主要的呼吸支持手段。

推荐意见 2：氧疗是纠正 ALI/ARDS 患者低氧血症的基本手段（推荐级别：E 级）。

2.无创机械通气

无创机械通气（NIV）可以避免气管插管和气管切开引起的并发症，近年来得到了广泛的推广应用。尽管随机对照试验（RCT）证实 NIV 治疗 COPD 和心源性肺水肿导致的急性呼吸衰竭的疗效肯定，但是 NI V 在急性低氧性呼吸衰竭中的应用却存在很多争议。迄今为止，尚无足够的资料显示 NIV 可以作为 ALI/ARDS 导致的急性低氧性呼吸衰竭的常规治疗方法。

不同研究中 NIV 对急性低氧性呼吸衰竭的治疗效果差异较大，可能与导致低氧性呼吸衰竭的病因不同有关。2004 年一项荟萃分析显示，在不包括 COPD 和心源性肺水肿的急性低氧性呼吸衰竭患者中，与标准氧疗相比，NIV 可明显降低气管插管率，并有降低 ICU 住院时间及住院病死率的趋势。但分层分析显示 NIV 对 ALI/ARDS 的疗效并不明确。最近 NIV 治疗 54 例 ALI/ARDS 患者的临床研究显示，70％ 的患者应用 NIV 治疗无效。逐步回归分析显示，休克、严重低氧血症和代谢性酸中毒是 ARDS 患者 NIV 治疗失败的预测指标。一项 RCT 研究显示，与标准氧疗比较，NIV 虽然在应用第 1 小时明显改善 ALI/ARDS患者的氧合，但不能降低气管插管率，也不改善患者预后。可见，ALI/ARDS 患者应慎用 NIV。

推荐意见 3：预计病情能够短期缓解的早期 ALI/ARDS 患者可考虑应用无创机械通气（推荐级别：C 级）。

推荐意见 4：合并免疫功能低下的 ALI/ARDS 患者早期可首先试用无创机械通气（推荐级别：C 级）。

推荐意见 5：应用无创机械通气治疗 ALI/ARDS 应严密监测患者的生命体征及治疗反应。神志不清、休克、气道自洁能力障碍的 ALI/ARDS 患者不宜应用无创机械通气（推荐级别：C 级）。

3.有创机械通气

（1）机械通气的时机选择：ARDS 患者经高浓度吸氧仍不能改善低氧血症时，应气管插管进行有创机械通气。ARDS 患者呼吸功明显增加，表现为严重的呼吸困难，早期气管插管机械通气可降低呼吸功，改善呼吸困难。虽然目前缺乏 RCT 研究评估早期气管插管对 ARDS 的治疗意义，但一般认为，气管插管和有创机械通气能更有效地改善低氧血症，降低呼吸功，缓解呼吸窘迫，并能够更有效地改善全身缺氧，防止肺外器官功能损害。

推荐意见 6：ARDS 患者应积极进行机械通气治疗（推荐级别：E 级）。

（2）肺保护性通气：由于 ARDS 患者大量肺泡塌陷，肺容积明显减少，常规或大潮气量通气易导致肺泡过度膨胀和气道平台压过高，加重肺及肺外器官的损伤。

推荐意见 7：对 ARDS 患者实施机械通气时应采用肺保护性通气策略，气道平台压不应超过 $30\sim35\ cmH_2O$（推荐级别：B 级）。

（3）肺复张：充分复张 ARDS 塌陷肺泡是纠正低氧血症和保证 PEEP 效应的重要手段。为限制气道平台压而被迫采取的小潮气量通气往往不利于 ARDS 塌陷肺泡的膨胀，而 PEEP 维持肺复张的效应依赖于吸气期肺泡的膨胀程度。目前临床常用的肺复张手法包括控制性肺膨胀、PEEP 递增法及压力控制法（PCV 法）。其中实施控制性肺膨胀采用恒压通气方式，推荐吸气压为 $30\sim45\ cmH_2O$，持续时间为$30\sim40\ s$。

推荐意见 8：可采用肺复张手法促进 ARDS 患者的塌陷肺泡复张，改善氧合（推荐级别：E 级）。

（4）PEEP 的选择：ARDS 广泛肺泡塌陷不但可导致顽固的低氧血症，而且部分可复张的肺泡周期性塌陷开放而产生剪切力，会导致或加重呼吸机相关性肺损伤。充分复张塌陷肺泡后应用适当水平的 PEEP 防止呼气末肺泡塌陷，改善低氧血症，并避免剪切力，防治呼吸机相关性肺损伤。因此，ARDS 应采用能防止肺泡塌陷的最低 PEEP。

推荐意见 9：应使用能防止肺泡塌陷的最低 PEEP，有条件的情况下，应根据静态 P-V 曲线低位转折点压力＋$2\ cmH_2O$ 来确定 PEEP（推荐级别：C 级）。

(5)自主呼吸:自主呼吸过程中膈肌主动收缩可增加 ARDS 患者肺重力依赖区的通气,改善通气血流比例失调,改善氧合。一项前瞻对照研究显示,与控制通气相比,保留自主呼吸的患者镇静剂使用量、机械通气时间和 ICU 住院时间均明显减少。因此,在循环功能稳定、人机协调性较好的情况下,ARDS 患者机械通气时有必要保留自主呼吸。

推荐意见 10:ARDS 患者机械通气时应尽量保留自主呼吸(推荐级别:C 级)。

(6)半卧位:ARDS 患者合并 VAP 往往使肺损伤进一步恶化,预防 VAP 具有重要的临床意义。机械通气患者平卧位易发生 VAP。研究表明,由于气管插管或气管切开导致声门的关闭功能丧失,机械通气患者胃肠内容物易反流误吸进入下呼吸道,导致 VAP。<30°角的平卧位是院内获得性肺炎的独立危险因素。

推荐意见 11:若无禁忌证,机械通气的 ARDS 患者应采用 30°~45°半卧位(推荐级别:B 级)。

(7)俯卧位通气:俯卧位通气通过降低胸腔内压力梯度、促进分泌物引流和促进肺内液体移动,明显改善氧合。

推荐意见 12:常规机械通气治疗无效的重度 ARDS 患者,若无禁忌证,可考虑采用俯卧位通气(推荐级别:D 级)。

(8)镇静镇痛与肌松:机械通气患者应考虑使用镇静镇痛剂,以缓解焦虑、躁动、疼痛,减少过度的氧耗。合适的镇静状态、适当的镇痛是保证患者安全和舒适的基本环节。

推荐意见 13:对机械通气的 ARDS 患者,应制订镇静方案(镇静目标和评估)(推荐级别:B 级)。

推荐意见 14:对机械通气的 ARDS 患者,不推荐常规使用肌松剂(推荐级别:E 级)。

4.液体通气

部分液体通气是在常规机械通气的基础上经气管插管向肺内注入相当于功能残气量的全氟碳化合物,以降低肺泡表面张力,促进肺重力依赖区塌陷肺泡复张。

5.体外膜氧合技术(ECMO)

建立体外循环后可减轻肺负担,有利于肺功能恢复。

(三)ALI/ARDS 药物治疗

1.液体管理

高通透性肺水肿是 ALI/ARDS 的病理生理特征,肺水肿的程度与 ALI/ARDS 的预后呈正相关。因此,通过积极的液体管理,改善 ALI/ARDS 患者的肺水肿具有重要的临床意义。

研究显示,液体负平衡与感染性休克患者病死率的降低显著相关,且对于创伤导致的 ALI/ARDS 患者,液体正平衡使患者的病死率明显增加。应用利尿药减轻肺水肿可能改善肺部病理情况,缩短机械通气时间,进而减少呼吸机相关性肺炎等并发症的发生。但是利尿减轻肺水肿的过程可能会导致心排血量下降,器官灌注不足。因此,ALI/ARDS 患者的液体管理必须考虑两者的平衡,必须在保证脏器灌注的前提下进行。

推荐意见 15:在保证组织器官灌注的前提下,应实施限制性的液体管理,有助于改善 ALI/ARDS 患者的氧合和肺损伤(推荐级别:B 级)。

推荐意见 16:存在低蛋白血症的 ARDS 患者,可通过补充清蛋白等胶体溶液和应用利尿药,有助于实现液体负平衡,并改善氧合(推荐级别:C 级)。

2.糖皮质激素

全身和局部的炎症反应是 ALI/ARDS 发生和发展的重要机制,研究显示血浆和肺泡灌洗液中的炎症因子浓度升高与 ARDS 的病死率呈正相关。长期以来,大量的研究试图应用糖皮质激素控制炎症反应,预防和治疗 ARDS。早期的三项多中心 RCT 研究观察了大剂量糖皮质激素对 ARDS 的预防和早期治疗作用,结果糖皮质激素既不能预防 ARDS 的发生,对早期 ARDS 也没有治疗作用。但对于过敏原因导致的 ARDS 患者,早期应用糖皮质激素经验性治疗可能有效。此外感染性休克并发 ARDS 的患者,如合并有肾上腺皮质功能不全,可考虑应用替代剂量的糖皮质激素。

推荐意见 17:不推荐常规应用糖皮质激素预防和治疗 ARDS(推荐级别:B 级)。

3. 一氧化氮(NO)吸入

NO 吸入可选择性地扩张肺血管,而且 NO 分布于肺内通气良好的区域,可扩张该区域的肺血管,显著降低肺动脉压,减少肺内分流,改善通气血流比例失调,并且可减少肺水肿形成。临床研究显示,NO 吸入可使约 60% 的 ARDS 患者氧合改善,同时肺动脉压、肺内分流明显下降,但对平均动脉压和心排血量无明显影响。但是氧合改善效果也仅限于开始 NO 吸入治疗的 24~48 h 内。两个 RCT 研究证实 NO 吸入并不能改善 ARDS 的病死率。因此,吸入 NO 不宜作为 ARDS 的常规治疗手段,仅在一般治疗无效的严重低氧血症时可考虑应用。

推荐意见 18:不推荐吸入 NO 作为 ARDS 的常规治疗(推荐级别:A 级)。

4. 肺泡表面活性物质

ARDS 患者存在肺泡表面活性物质减少或功能丧失,易引起肺泡塌陷。肺泡表面活性物质能降低肺泡表面张力,减轻肺炎症反应,阻止氧自由基对细胞膜的氧化损伤。目前肺泡表面活性物质的应用仍存在许多尚未解决的问题,如最佳用药剂量、具体给药时间、给药间隔和药物来源等。因此,尽管早期补充肺表面活性物质有助于改善氧合,还不能将其作为 ARDS 的常规治疗手段。有必要进一步研究,明确其对 ARDS 预后的影响。

5. 前列腺素 E_1

前列腺素 E_1(PGE_1)不仅是血管活性药物,还具有免疫调节作用,可抑制巨噬细胞和中性粒细胞的活性,发挥抗炎作用。但是 PGE_1 没有组织特异性,静脉注射 PGE_1 会引起全身血管舒张,导致低血压。静脉注射 PGE_1 用于治疗 ALI/ARDS 目前已经完成了多个 RCT 研究,但无论是持续静脉注射 PGE_1,还是间断静脉注射脂质体 PGE_1,与安慰剂组相比,PGE_1 组在 28 天的病死率、机械通气时间和氧合等方面并无益处。有研究报道吸入型 PGE_1 可以改善氧合,但这需要进一步的 RCT 来研究证实。因此,只有在 ALI/ARDS 患者低氧血症难以纠正时,可以考虑吸入 PGE_1 治疗。

6. N-乙酰半胱氨酸和丙半胱氨酸

抗氧化剂 N-乙酰半胱氨酸(NAC)和丙半胱氨酸(procysteine)通过提供合成谷胱甘肽(GSH)的前体物质半胱氨酸,提高细胞内 GSH 水平,依靠 GSH 氧化还原反应来清除体内氧自由基,从而减轻肺损伤。静脉注射 NAC 对 ALI 患者可以显著改善全身氧合和缩短机械通气时间。而近期在 ARDS 患者中进行的 II 临床试验证实,NAC 有缩短肺损伤病程和阻止肺外器官衰竭的趋势,不能减少机械通气时间和降低病死率。丙半胱氨酸的 II、III 期临床试验也证实不能改善 ARDS 患者预后。因此,尚无足够证据支持 NAC 等抗氧化剂用于治疗 ARDS。

7. 环氧化酶抑制剂

布洛芬等环氧化酶抑制剂可抑制 ALI/ARDS 患者血栓素 A2 的合成,对炎症反应有强烈的抑制作用。小规模临床研究发现布洛芬可改善全身性感染患者的氧合与呼吸力学。对严重感染的临床研究也发现布洛芬可以降低体温、减慢心率和减轻酸中毒,但是亚组分析(ARDS 患者 130 例)显示,布洛芬既不能降低危重 ARDS 患者的患病率,也不能改善 ARDS 患者的 30 天生存率。因此,布洛芬等环氧化酶抑制剂尚不能用于 ALI/ARDS 的常规治疗。

8. 细胞因子单克隆抗体或拮抗药

炎症性细胞因子在 ALI/ARDS 发病中具有重要作用。动物实验应用单克隆抗体或拮抗药中和肿瘤坏死因子(TNF)、白细胞介素(IL)-1 和 IL-8 等细胞因子可明显减轻肺损伤,但多数临床试验获得阴性结果。细胞因子单克隆抗体或拮抗药是否能够用于 ALI/ARDS 的治疗,目前尚缺乏临床研究证据。因此,不推荐抗细胞因子单克隆抗体或拮抗药用于 ARDS 治疗。

9. 己酮可可碱及其衍化物利索茶碱

己酮可可碱(pentoxifylline)及其衍化物利索茶碱(lisofylline)均可抑制中性粒细胞的趋化和激活,减少促炎因子 TNFA、IL-1 和 IL-6 等释放,利索茶碱还可抑制氧自由基释放。但目前尚无 RCT 试验证实己酮可可碱对 ALI/ARDS 的疗效。因此,已酮可可碱或利索茶碱不推荐用于 ARDS 的治疗。

10.重组人活化蛋白 C

重组人活化蛋白 C(rhAPC)具有抗血栓、抗炎和纤溶特性,已被试用于治疗严重感染。Ⅲ期临床试验证实,持续静脉注射 rhAPC 24 $\mu g/(kg \cdot h) \times 96\ h$ 可以显著改善重度严重感染患者(APACHE Ⅱ>25)的预后。基于 ARDS 的本质是全身性炎症反应,且凝血功能障碍在 ARDS 发生中具有重要地位,rhAPC 有可能成为 ARDS 的治疗手段。但目前尚无证据表明 rhAPC 可用于 ARDS 治疗,当然在严重感染导致的重度 ARDS 患者,如果没有禁忌证,可考虑应用 rhAPC。rhAPC 高昂的治疗费用也限制了它的临床应用。

11.酮康唑

酮康唑是一种抗真菌药,但可抑制白三烯和血栓素 A2 合成,同时还可抑制肺泡巨噬细胞释放促炎因子,有可能用于 ARDS 的治疗。但是目前没有证据支持酮康唑可用于 ARDS 的常规治疗,同时为避免耐药,对于酮康唑的预防性应用也应慎重。

12.鱼油

鱼油富含 ω-3 脂肪酸,如二十二碳六烯酸(DHA)、二十碳五烯酸(EPA)等,也具有免疫调节作用,可抑制二十烷花生酸样促炎因子释放,并促进 PGE_1 生成。研究显示,通过肠道为 ARDS 患者补充 EPA、γ-亚油酸和抗氧化剂,可使患者肺泡灌洗液内中性粒细胞减少,IL-8 释放受到抑制,病死率降低。对机械通气的 ALI 患者的研究也显示,肠内补充 EPA 和 γ-亚油酸可以显著改善氧合和肺顺应性,明显缩短机械通气时间,但对生存率没有影响。

推荐意见 19:补充 EPA 和 γ-亚油酸有助于改善 ALI/ARDS 患者氧合,缩短机械通气时间(推荐级别:C 级)。

(陈　庚)

第四节　重症肺炎

肺炎是指终末气道、肺泡和肺间质的炎症,可由病原微生物、理化因素、免疫损伤、过敏及药物所致。细菌性肺炎是最常见的肺炎,也是最常见的感染性疾病之一。

目前肺炎按患病环境分成社区获得性肺炎(community-acquired pneumonia,CAP)和医院获得性肺炎(hospital-acquired pneumonia,HAP),CAP 是指在医院外罹患的感染性肺实质炎症,包括具有明确潜伏期的病原体感染而在入院后平均潜伏期内发病的肺炎。HAP 亦称医院内肺炎(nosocomial pneumonia,NP),是指患者入院时不存在,也不处于潜伏期,而于入院 48 h 后在医院(包括老年护理院、康复院等)内发生的肺炎。HAP 还包括呼吸机相关性肺炎(ventilator associated pneumonia,VAP)和卫生保健相关性肺炎(healthcare associated pneumonia,HCAP)。CAP 和 HAP 年发病率分别约为 12/1 000 人口和 5/1000~10/1000 住院患者,近年发病率有增加的趋势。肺炎病死率门诊肺炎患者<1%~5%,住院患者平均为 12%,入住重症监护病房(ICU)者约 40%。发病率和病死率高的原因与社会人口老龄化、吸烟、伴有基础疾病和免疫功能低下有关,如慢性阻塞性肺病、心力衰竭、肿瘤、糖尿病、尿毒症、神经疾病、药瘾、嗜酒、艾滋病、久病体衰、大型手术、应用免疫抑制剂和器官移植等。此外,亦与病原体变迁、耐药菌增加、HAP 发病率增加、病原学诊断困难、不合理使用抗生素和部分人群贫困化加剧等有关。

重症肺炎至今仍无普遍认同的定义,需入住 ICU 者可认为是重症肺炎。目前一般认为,如果肺炎患者的病情严重到需要通气支持(急性呼吸衰竭、严重气体交换障碍伴高碳酸血症或持续低氧血症)、循环支持(血流动力学障碍、外周低灌注)及加强监护治疗(肺炎引起的脓毒症或基础疾病所致的其他器官功能障碍)时可称为重症肺炎。

一、病因和发病机制

正常的呼吸道免疫防御机制（支气管内黏液－纤毛运载系统、肺泡巨噬细胞等细胞防御的完整性等）使气管隆凸以下的呼吸道保持无菌。是否发生肺炎决定于两个因素：病原体和宿主因素。如果病原体数量多，毒力强和（或）宿主呼吸道局部和全身免疫防御系统损害，即可发生肺炎。病原体可通过下列途径引起社区获得性肺炎：①空气吸入；②血行播散；③邻近感染部位蔓延；④上呼吸道定植菌的误吸。医院获得性肺炎还可通过误吸胃肠道的定植菌（胃食管反流）和通过人工气道吸入环境中的致病菌引起。病原体直接抵达下呼吸道后，孳生繁殖，引起肺泡毛细血管充血、水肿，肺泡内纤维蛋白渗出及细胞浸润。

二、诊断

（一）临床表现特点

1. 社区获得性肺炎

（1）新近出现的咳嗽、咳痰或原有呼吸道疾病症状加重，并出现脓性痰，伴或不伴胸痛。

（2）发热。

（3）肺实变体征和（或）闻及湿性啰音。

（4）白细胞$>10\times10^9$/L 或$<4\times10^9$/L，伴或不伴细胞核左移。

（5）胸部 X 线检查显示片状、斑片状浸润性阴影或间质性改变，伴或不伴胸腔积液。

以上 1～4 项中任何 1 项加第 5 项，除外非感染性疾病可做出诊断。CAP 常见病原体为肺炎链球菌、支原体、衣原体、流感嗜血杆菌和呼吸病毒（甲、乙型流感病毒，腺病毒、呼吸合胞病毒和副流感病毒）等。

2. 医院获得性肺炎

住院患者 X 线检查出现新的或进展的肺部浸润影加上下列 3 个临床症候中的 2 个或以上可以诊断为肺炎。

（1）发热超过 38℃。

（2）血白细胞增多或减少。

（3）脓性气道分泌物。

HAP 的临床表现、实验室和影像学检查特异性低，应注意与肺不张、心力衰竭和肺水肿、基础疾病肺侵犯、药物性肺损伤、肺栓塞和急性呼吸窘迫综合征等相鉴别。无感染高危因素患者的常见病原体依次为肺炎链球菌、流感嗜血杆菌、金黄色葡萄球菌、大肠杆菌、肺炎克雷白杆菌等；有感染高危因素患者为金黄色葡萄球菌、铜绿假单胞菌、肠杆菌属、肺炎克雷白杆菌等。

（二）重症肺炎的诊断标准

不同国家制订的重症肺炎的诊断标准有所不同，各有优缺点，但一般均注重对客观生命体征、肺部病变范围、器官灌注和氧合状态的评估，临床医生可根据具体情况选用。以下列出目前常用的几项诊断标准。

1. 中华医学会呼吸病学分会 2006 年颁布的重症肺炎诊断标准

（1）意识障碍。

（2）呼吸频率≥30 次/分。

（3）$PaO_2<8.0$ kPa（60 mmHg）、氧合指数（PaO_2/FiO_2）<39.90 kPa（300 mmHg），需行机械通气治疗。

（4）动脉收缩压<12.0 kPa（90 mmHg）。

（5）并发脓毒性休克。

（6）X 线胸片显示双侧或多肺叶受累，或入院 48 h 内病变扩大≥50%。

（7）少尿：尿量<20 mL/h，或<80 mL/4 h，或急性肾衰竭需要透析治疗。

符合1项或以上者可诊断为重症肺炎。

2.美国感染病学会(IDSA)和美国胸科学会(ATS)2007年新修订的诊断标准

具有1项主要标准或3项或以上次要标准可认为是重症肺炎,需要入住ICU。

(1)主要标准:①需要有创通气治疗;②脓毒性休克需要血管收缩剂。

(2)次要标准:①呼吸频率≥30次/分;②PaO_2/FiO_2≤250;③多叶肺浸润;④意识障碍/定向障碍;⑤尿毒症(BUN≥7.14 mmol/L);⑥白细胞减少(白细胞<4×10^9/L);⑦血小板减少(血小板<10×10^9/L);⑧低体温(<36 ℃);⑨低血压需要紧急的液体复苏。

说明:①其他指标也可认为是次要标准,包括低血糖(非糖尿病患者)、急性酒精中毒/酒精戒断、低钠血症、不能解释的代谢性酸中毒或乳酸升高、肝硬化或无脾;②需要无创通气也可等同于次要标准的①和②;③白细胞减少仅系感染引起。

3.英国胸科学会(BTS)2001年制订的CURB(confusion,urea,respiratory rate and blood pressure,CURB)标准

标准一:存在以下4项核心标准的2项或以上即可诊断为重症肺炎:①新出现的意识障碍;②尿素氮(BUN)>7 mmol/L;③呼吸频率≥30次/分;④收缩压<12.0 kPa(90 mmHg)或舒张压≤8.0 kPa(60 mmHg)。

CURB标准比较简单、实用,应用起来较为方便。

标准二:

(1)存在以上4项核心标准中的1项且存在以下2项附加标准时须考虑有重症倾向。附加标准包括:①PaO_2<8.0 kPa(60 mmHg)/SaO_2<92%(任何FiO_2);②胸片提示双侧或多叶肺炎。

(2)不存在核心标准但存在2项附加标准并同时存在以下2项基础情况时也须考虑有重症倾向。基础情况包括:①年龄≥50岁;②存在慢性基础疾病。

如存在标准二中(1)(2)两种有重症倾向的情况时需结合临床进行进一步评判。在(1)情况下需至少12 h后进行一次再评估。

CURB-65即改良的CURB标准,标准在符合下列5项诊断标准中的3项或以上时即考虑为重症肺炎,需考虑收入ICU治疗:①新出现的意识障碍;②BUN>7 mmol/L;③呼吸频率≥30次/分;④收缩压<12.0 kPa(90 mmHg)或舒张压≤8.0 kPa(60 mmHg);⑤年龄≥65岁。

(三)严重度评价

评价肺炎病情的严重程度对于决定在门诊或入院治疗甚或ICU治疗至关重要。肺炎临床的严重性决定于三个主要因素:局部炎症程度,肺部炎症的播散和全身炎症反应。除此之外,患者如有下列其他危险因素会增加肺炎的严重度和死亡危险。

1.病史

年龄>65岁;存在基础疾病或相关因素,如慢性阻塞性肺疾病(COPD)、糖尿病、充血性心力衰竭、慢性肾功能不全、慢性肝病、一年内住过院、疑有误吸、神志异常、脾切除术后状态、长期嗜酒或营养不良。

2.体征

呼吸频率>30次/分;脉搏≥120次/分;血压<12.0/8.0 kPa(90/60 mmHg);体温≥40 ℃或≤35 ℃;意识障碍;存在肺外感染病灶如败血症、脑膜炎。

3.实验室和影像学异常

白细胞>20×10^9/L或<4×10^9/L,或中性粒细胞计数<1×10^9/L;呼吸空气时PaO_2<8.0 kPa(60 mmHg)、PaO_2/FiO_2<39.9 kPa(300 mmHg),或$PaCO_2$>6.7 kPa(50 mmHg);血肌酐>106 μmol/L或BUN>7.1 mmol/L;血红蛋白<90 g/L或血细胞比容<30%;血浆清蛋白<25 g/L;败血症或弥漫性血管内凝血(DIC)的证据,如血培养阳性、代谢性酸中毒、凝血酶原时间和部分凝血活酶时间延长、血小板

减少;X线胸片病变累及一个肺叶以上、出现空洞、病灶迅速扩散或出现胸腔积液。

为使临床医师更精确地做出入院或门诊治疗的决策,近几年用评分方法作为定量的方法在临床上得到了广泛的应用。PORT(肺炎患者预后研究小组,pneumonia outcomes research team)评分系统(表15-2)是目前常用的评价社区获得性肺炎(community acquired pneumonia,CAP)严重度以及判断是否必须住院的评价方法,其也可用于预测 CAP 患者的病死率。其预测死亡风险分级如下:1~2 级,≤70 分,病死率 0.1%~0.6%;3 级,71~90 分,病死率 0.9%;4 级,91~130 分,病死率 9.3%;5 级,>130 分,病死率27.0%。PORT 评分系统因可以避免过度评价肺炎的严重度而被推荐使用,即其可保证一些没必要住院的患者在院外治疗。

表 15-2　PORT 评分系统

患者特征	分值	患者特征	分值	患者特征	分值
年龄		脑血管疾病	10'	实验室和放射学检查	
男性	−10	肾脏疾病	10	pH<7.35	30
女性	+10	体格检查		BUN>11 mmol/L(>30 mg/dL)	20
住护理院		神志改变	20	Na$^+$<130 mmol/L	20
并存疾病		呼吸频率>30 次/分	20	葡萄糖>14 mmol/L(>250 mg/dL)	10
肿瘤性疾病	30	收缩血压<12.0 kPa(90 mmHg)	20	血细胞比容<30%	10
肝脏疾病	20	体温<35 ℃或>40 ℃	15	PaO$_2$<8.0 kPa(60 mmHg)	10
充血性心力衰竭	10	脉率>12 次/分	10	胸腔积液	10

为避免评价 CAP 肺炎患者的严重度不足,可使用改良的 BTS 重症肺炎标准:呼吸频率≥30 次/分,舒张压≤8.0 kPa(60 mmHg),BUN>6.8 mmol/L,意识障碍。四个因素中存在两个可确定患者的死亡风险更高。此标准因简单易用,且能较准确地确定 CAP 的预后而被广泛应用。

临床肺部感染积分(clinical pulmonary infection score,CPIS)(表 15-3)则主要用于医院获得性肺炎(hospital acquired pneumonia,HAP)包括呼吸机相关性肺炎(ventilator−associated pneumonia,VAP)的诊断和严重度判断,也可用于监测治疗效果。此积分从 0~12 分,积分 6 分时一般认为有肺炎。

表 15-3　临床肺部感染积分评分表

参数	标准	分值
体温	≥36.5 ℃,≤38.4 ℃	0
	≥38.5℃~38.9 ℃	1
	≥39 ℃,或≤36 ℃	2
白细胞计数(×10^9)	≥4.0,≤11.0	0
	<4.0,>11.0	1
	杆状核白细胞	2
气管分泌物	<14+吸引	0
	≥14+吸引	1
	脓性分泌物	2
氧合指数(PaO$_2$/FiO$_2$)	>240 或急性呼吸窘迫综合征	0
	≤240	2
胸部 X 线	无渗出	0
	弥漫性渗出	1
	局部渗出	2
半定量气管吸出物培养 (0,1+,2+,3+)	病原菌≤1+或无生长	0
	病原菌≥1+	1
	革兰染色发现与培养相同的病原菌	2

三、治疗

（一）临床监测

1.体征监测

监测重症肺炎的体征是一项简单、易行和有效的方法，患者往往有呼吸频率和心率加快、发绀、肺部病变部位湿啰音等。目前多数指南都把呼吸频率加快（≥30 次/分）作为重症肺炎诊断的主要或次要标准。意识状态也是监测的重点，神志模糊、意识不清或昏迷提示重症肺炎可能性。

2.氧合状态和代谢监测

PaO_2、PaO_2/FiO_2、pH、混合静脉血氧分压（PvO_2）、胃张力测定、血乳酸测定等都可对患者的氧合状态进行评估。单次的动脉血气分析一般仅反映患者瞬间的氧合情况；重症患者或有病情明显变化者应进行系列血气分析或持续动脉血气监测。

3.胸部影像学监测

重症肺炎患者应进行系列 X 线胸片监测，主要目的是及时了解患者的肺部病变是进展还是好转，是否合并有胸腔积液、气胸，是否发展为肺脓肿、急性呼吸窘迫综合征（acute respiratory distress syndrome，ARDS）等。检查的频度应根据患者的病情而定，如要了解病变短期内是否增大，一般每 48 h 进行一次检查评价；如患者临床情况突然恶化（呼吸窘迫、严重低氧血症等），在不能除外合并气胸或进展至 ARDS 时，应短期内复查；而当患者病情明显好转及稳定时，一般可 10～14 d 后复查。

4.血流动力学监测

重症肺炎患者常伴有脓毒症，可引起血流动力学的改变，故应密切监测患者的血压和尿量。这 2 项指标比较简单、易行，且非常可靠，应作为常规监测的指标。中心静脉压的监测可用于指导临床补液量和补液速度。部分重症肺炎患者可并发中毒性心肌炎或 ARDS，如临床上难以区分时应考虑行漂浮导管检查。

5.器官功能监测

包括脑功能、心功能、肾功能、胃肠功能、血液系统功能等，进行相应的血液生化和功能检查。一旦发现异常，要积极处理，注意防止多器官功能障碍综合征（multiple organ dysfunction syndrome，MODS）的发生。

6.血液监测

包括外周血白细胞计数、C-反应蛋白、降钙素原、血培养等。

（二）抗生素治疗

经验性联合应用抗生素治疗重症肺炎的理论依据是联合应用能够覆盖可能的微生物并预防耐药的发生。对于铜绿假单胞菌肺炎，联用 β 内酰胺类和氨基糖苷类具有潜在的协同作用，优于单药治疗；然而氨基糖苷类抗生素的抗菌谱窄，毒性大，特别是对于老年患者，其肾损害的发生率比较高。临床应用氨基糖苷类时要注意其为浓度依赖性抗生素，一般要用足够剂量、提高峰药浓度以提高疗效，同时也应避免与毒性相关的谷浓度的升高。在监测药物的峰浓度时，庆大霉素和妥布霉素＞7 μg/mL，或阿米卡星＞28 μg/mL 的效果较好。氨基糖苷类的另一个不足是对支气管分泌物的渗透性较差，仅能达到血药浓度的 40％。此外，肺炎患者的支气管分泌物 pH 较低，在这种环境下许多抗生素活性都降低。因此，有时联合应用氨基糖苷类抗生素并不能增加疗效，反而增加了肾毒性。

目前对于重症肺炎，抗生素的单药治疗也已得到临床医生的重视。新的头孢菌素、碳青霉烯类、其他 β 内酰胺类和氟喹诺酮类抗生素由于抗菌效力强、广谱，并且耐细菌 β 内酰胺酶，故可用于单药治疗。即使对于重症 HAP，只要不是耐多药的病原体，如铜绿假单胞菌、不动杆菌和耐甲氧西林金黄色葡萄球菌（MRSA）等，仍可考虑抗生素的单药治疗。对重症 VAP 有效的抗生素一般包括亚胺培南、美罗培南、头孢吡肟和哌拉西林/他唑巴坦。对于重症肺炎患者来说，临床上的初始治疗常联用多种抗生素，在获得细菌培养结果后，如果没有高度耐药的病原体就可以考虑转为针对性的单药治疗。

临床上一般认为不适合单药治疗的情况包括：①可能感染革兰阳性、革兰阴性菌和非典型病原体的重症 CAP；②怀疑铜绿假单胞菌或肺炎克雷伯杆菌的菌血症；③可能是金黄色葡萄球菌和铜绿假单胞菌感染的 HAP。三代头孢菌素不应用于单药治疗，因其在治疗中易诱导肠杆菌属细菌产生 β 内酰胺酶而导致耐药发生。

对于重症 VAP 患者，如果为高度耐药病原体所致的感染则联合治疗是必要的。目前有三种联合用药方案：①β 内酰胺类联合氨基糖苷类：在抗铜绿假单胞菌上有协同作用，但也应注意前面提到的氨基糖苷类的毒性作用；②2 个 β 内酰胺类联合使用：因这种用法会诱导出对两种药同时耐药的细菌，故虽然有过成功治疗的报道，仍不推荐使用；③β 内酰胺类联合氟喹诺酮类：虽然没有抗菌协同作用，但也没有潜在的拮抗作用；氟喹诺酮类对呼吸道分泌物穿透性很好，对其疗效有潜在的正面影响。

对于铜绿假单胞菌所致的重症肺炎，联合治疗往往是必要的。抗假单胞菌的 β 内酰胺类抗生素包括青霉素类的哌拉西林、阿洛西林、氨苄西林、替卡西林、阿莫西林；第三代头孢菌素类的头孢他啶、头孢哌酮；第四代头孢菌素类的头孢吡肟；碳青霉烯类的亚胺培南、美罗培南；单酰胺类的氨曲南（可用于青霉素类过敏的患者）；β 内酰胺类/β 内酰胺酶抑制剂复合剂的替卡西林/克拉维酸钾、哌拉西林/他唑巴坦。其他的抗假单胞菌抗生素还有氟喹诺酮类和氨基糖苷类。

1. 重症 CAP 的抗生素治疗

重症 CAP 患者的初始治疗应针对肺炎链球菌（包括耐药肺炎链球菌）、流感嗜血杆菌、军团菌和其他非典型病原体，在某些有危险因素的患者还有可能为肠道革兰阴性菌属包括铜绿假单胞菌的感染。无铜绿假单胞菌感染危险因素的 CAP 患者可使用 β 内酰胺类联合大环内酯类或氟喹诺酮类（如左氧氟沙星、加替沙星、莫西沙星等）。因目前为止还没有确立单药治疗重症 CAP 的方法，所以很难确定其安全性、有效性（特别是并发脑膜炎的肺炎）或用药剂量。可用于重症 CAP 并经验性覆盖耐药肺炎链球菌的 β 内酰胺类抗生素有头孢曲松、头孢噻肟、亚胺培南、美罗培南、头孢吡肟、氨苄西林/舒巴坦或哌拉西林/他唑巴坦。目前高达 40% 的肺炎链球菌对青霉素或其他抗生素耐药，其机制不是 β 内酰胺酶介导而是青霉素结合蛋白的改变。虽然不少 β 内酰胺类和氟喹诺酮类抗生素对这些病原体有效，但对耐药肺炎链球菌肺炎并发脑膜炎的患者应使用万古霉素治疗。如果患者有假单胞菌感染的危险因素（如支气管扩张、长期使用抗生素、长期使用糖皮质激素）应联合使用抗假单胞菌抗生素并应覆盖非典型病原体，如环丙沙星加抗假单胞菌 β 内酰胺类，或抗假胞菌 β 内酰胺类加氨基糖苷类加大环内酯类或氟喹诺酮类。

临床上选取任何治疗方案都应根据当地抗生素耐药的情况、流行病学和细菌培养及实验室结果进行调整。关于抗生素的治疗疗程目前也很少有资料可供参考，应考虑感染的严重程度，菌血症、多器官功能衰竭、持续性全身炎症反应和损伤等。一般来说，根据疾病的严重程度和宿主免疫抑制的状态，肺炎链球菌肺炎疗程为 7～10 d，军团菌肺炎的疗程需要 14～21 d。ICU 的大多数治疗都是通过静脉途径的，但近期的研究表明只要病情稳定、没有发热，即使在危重患者，3 d 静脉给药后亦可转为口服治疗，即序贯或转换治疗。转换为口服治疗的药物可选择氟喹诺酮类，因其生物利用度高，口服治疗也可达到同静脉给药一样的血药浓度。

由于嗜肺军团菌在重症 CAP 的相对重要性，应特别注意其的治疗方案。虽然目前有很多体外有抗军团菌活性的药物，但在治疗效果上仍缺少前瞻性、随机对照研究的资料。回顾性的资料和长期临床经验支持使用红霉素 4 g/d 治疗住院的军团菌肺炎患者。在多肺叶病变、器官功能衰竭或严重免疫抑制的患者，在治疗的前 3～5 d 应加用利福平。其他大环内酯类（克拉霉素和阿齐霉素）也有效。除上述之外可供选择的药物有氟喹诺酮类（环丙沙星、左氧氟沙星、加替沙星、莫西沙星）或多西环素。氟喹诺酮类在治疗军团菌肺炎的动物模型中特别有效。

2. 重症 HAP 的抗生素治疗

HAP 应根据患者的情况和最可能的病原体而采取个体化治疗。对于早发的（住院 4 d 内起病者）重症肺炎患者而没有特殊病原体感染危险因素者，应针对"常见病原体"治疗。这些病原体包括肺炎链球菌、流感嗜血杆菌、甲氧西林敏感的金黄色葡萄球菌和非耐药的革兰阴性细菌。抗生素可选择第二代、第三代、第四代头孢菌素、β 内酰胺类/β 内酰胺酶抑制剂复合剂、氟喹诺酮类或联用克林霉素和氨曲南。

对于任何时间起病、有特殊病原体感染危险因素的轻中症肺炎患者,有感染"常见病原体"和其他病原体危险者,应评估危险因素来指导治疗:如果有近期腹部手术或明确的误吸史,应注意厌氧菌,可在主要抗生素基础上加用克林霉素或单用 β 内酰胺类/β 内酰胺酶抑制剂复合剂;如果患者有昏迷或有头部创伤、肾衰竭或糖尿病史,应注意金黄色葡萄球菌感染,需针对性选择有效的抗生素;如果患者起病前使用过大剂量的糖皮质激素、或近期有抗生素使用史、或长期 ICU 住院史,即使患者的 HAP 并不严重,也应经验性治疗耐药病原体。治疗方法是联用两种抗假单胞菌抗生素,如果气管抽吸物革兰染色见阳性球菌还需加用万古霉素(或可使用利奈唑胺或奎奴普丁/达福普汀)。所有的患者,特别是气管插管的 ICU 患者,经验性用药必须持续到痰培养结果出来之后。如果无铜绿假单胞菌或其他耐药革兰阴性细菌感染,则可根据药敏情况使用单一药物治疗。非耐药病原体的重症 HAP 患者可用任何以下单一药物治疗:亚胺培南、美罗培南、哌拉西林/他唑巴坦或头孢吡肟。

ICU 中 HAP 的治疗也应根据当地抗生素敏感情况,以及当地经验和对某些抗生素的偏爱而调整。每个 ICU 都有它自己的微生物药敏情况,而且这种情况随时间而变化,因而有必要经常更新经验用药的策略。经验用药中另一个需要考虑的是"抗生素轮换"策略,它是指标准经验治疗过程中有意更改抗生素使细菌暴露于不同的抗生素从而减少抗生素耐药的选择性压力,达到减少耐药病原体感染发生率的目的。"抗生素轮换"策略目前仍在研究之中,还有不少问题未能明确,包括每个用药循环应该持续多久? 应用什么药物进行循环? 这种方法在内科和外科患者的有效性分别有多高? 循环药物是否应该针对革兰阳性细菌同时也针对革兰阴性细菌等。

在某些患者中,雾化吸入这种局部治疗可用以弥补全身用药的不足。氨基糖苷类雾化吸入可能有一定的益处,但只用于革兰阴性细菌肺炎全身治疗无效者。多黏菌素雾化吸入也可用于耐药铜绿假单胞菌的感染。

对于初始经验治疗失败的患者,应该考虑其他感染性或非感染性的诊断,包括肺曲霉感染。对持续发热并有持续或进展性肺部浸润的患者可经验性使用两性霉素 B。虽然传统上应使用开放肺活检来确定其最终诊断,但临床上是否活检仍应个体化。临床上还应注意其他的非感染性肺部浸润的可能性。

(三)支持治疗

支持治疗主要包括液体补充、血流动力学、通气和营养支持,起到稳定患者状态的作用,而更直接的治疗仍需要针对患者的基础病因。流行病学证据显示营养不良影响肺炎的发病和危重患者的预后。同样,临床资料也支持肠内营养可以预防肺炎的发生,特别是对于创伤的患者。对于严重脓毒症和多器官功能衰竭的分解代谢旺盛的重症肺炎患者,在起病 48 h 后应开始经肠内途径进行营养支持,一般把导管插入到空肠进行喂养以避免误吸;如果使用胃内喂养,最好是维持患者半卧体位以减少误吸的风险。

(四)胸部理疗

拍背、体位引流和振动可以促进黏痰排出的效果尚未被证实。胸部理疗广泛应用的局限在于:①其有效性未被证实,特别是不能减少患者的住院时间;②费用高,需要专人使用;③有时引起 PaO_2 的下降。目前的经验是胸部理疗对于脓痰过多(>30 mL/d)或严重呼吸肌疲劳不能有效咳嗽的患者是最为有用的,例如对囊性纤维化、COPD 和支气管扩张的患者。

使用自动化病床的侧翻疗法,有时加以振动叩击,是一种有效地预防外科创伤及内科患者肺炎的方法,但其地位仍不确切。

(五)促进痰液排出

雾化和湿化可降低痰的黏度,因而可改善不能有效咳嗽患者的排痰,然而雾化产生的大多水蒸气都沉积在上呼吸道并引起咳嗽,一般并不影响痰的流体特性。目前很少有数据支持湿化能特异性地促进细菌清除或肺炎吸收的观点。乙酰半胱氨酸能破坏痰液的二硫键,有时也用于肺炎患者的治疗,但由于其刺激性因而在临床应用上受到一定限制。痰中的 DNA 增加了痰液黏度,重组的 DNA 酶能裂解 DNA,已证实在囊性纤维化患者中有助于改善症状和肺功能,但对肺炎患者其价值尚未被证实。支气管舒张药也能促进黏液排出和纤毛运动频率,对 COPD 合并肺炎的患者有效。

(陈　庚)

第五节 重症哮喘

支气管哮喘(简称哮喘)是常见的慢性呼吸道疾病之一,近年来其患病率在全球范围内有逐年增加的趋势,参照全球哮喘防治创议(GINA)和我国2008年版支气管哮喘防治指南,将定义重新修订为哮喘是由多种细胞包括气道的炎性细胞和结构细胞(如嗜酸性粒细胞、肥大细胞、T淋巴细胞、中性粒细胞、平滑肌细胞、气道上皮细胞等)和细胞组分参与的气道慢性炎症性疾病。这种慢性炎症导致气道高反应性,通常出现广泛多变的可逆性气流受限,并引起反复发作性的喘息、气急、胸闷或咳嗽等症状,常在夜间和(或)清晨发作、加剧,多数患者可自行缓解或经治疗缓解。如果哮喘急性发作,虽经积极吸入糖皮质激素($\leqslant 1\,000\ \mu g/d$)和应用长效 β_2 受体激动药或茶碱类药物治疗数小时,病情不缓解或继续恶化;或哮喘呈暴发性发作,哮喘发作后短时间内即进入危重状态,则称为重症哮喘。如病情不能得到有效控制,可迅速发展为呼吸衰竭而危及生命,故需住院治疗。

一、病因和发病机制

(一)病因

哮喘的病因还不十分清楚,目前认为同时受遗传因素和环境因素的双重影响。

(二)发病机制

哮喘的发病机制不完全清楚,可能是免疫—炎症反应、神经机制和气道高反应性及其之间的相互作用。重症哮喘目前已经基本明确的发病因素主要有以下几种。

1.诱发因素的持续存在

诱发因素的持续存在使机体持续地产生抗原—抗体反应,发生气道炎症、气道高反应性和支气管痉挛,在此基础上,支气管黏膜充血水肿、大量黏液分泌并形成黏液栓,阻塞气道。

2.呼吸道感染

细菌、病毒及支原体等的感染可引起支气管黏膜充血肿胀及分泌物增加,加重气道阻塞;某些微生物及其代谢产物还可以作为抗原引起免疫—炎症反应,使气道高反应性加重。

3.糖皮质激素使用不当

长期使用糖皮质激素常常伴有下丘脑—垂体—肾上腺皮质轴功能抑制,突然减量或停用,可造成体内糖皮质激素水平的突然降低,造成哮喘的恶化。

4.脱水、痰液黏稠、电解质紊乱

哮喘急性发作时,呼吸道丢失水分增加、多汗造成机体脱水,痰液黏稠不易咳出而阻塞大小气道,加重呼吸困难,同时由于低氧血症可使无氧酵解增加,酸性代谢产物增加,合并代谢性酸中毒,使病情进一步加重。

5.精神心理因素

许多学者提出心理社会因素通过对中枢神经、内分泌和免疫系统的作用而导致哮喘发作,是使支气管哮喘发病率和死亡率升高的一个重要因素。

二、病理生理

重症哮喘的支气管黏膜充血水肿、分泌物增多甚至形成黏液栓以及气道平滑肌的痉挛导致呼吸道阻力在吸气和呼气时均明显升高,小气道阻塞,肺泡过度充气,肺内残气量增加,加重吸气肌肉的负荷,降低肺的顺应性,内源性呼气末正压(PEEPi)增大,导致吸气功耗增大。小气道阻塞,肺泡过度充气,相应区域毛细血管的灌注减低,引起肺泡通气/血流(V/Q)比例的失调,患者常出现低氧血症,多数患者表现为过度通气,通常 $PaCO_2$ 降低,若 $PaCO_2$ 正常或升高,应警惕呼吸衰竭的可能性或是否已经发生了呼吸衰竭。重症哮喘患者,若气道阻塞不迅速解除,潮气量将进行性下降,最终将会发生呼吸衰竭。哮喘发作持续不缓解,也可能出现血液循环的紊乱。

三、临床表现

1. 症状

重症哮喘患者常出现极度严重的呼气性呼吸困难、被迫采取坐位或端坐呼吸,干咳或咳大量白色泡沫痰,不能讲话、紧张、焦虑、恐惧、大汗淋漓。

2. 体征

患者常出现呼吸浅快,呼吸频率>30/min,可有三凹征,呼气期两肺满布哮鸣音,也可哮鸣音不出现,即所谓的"寂静胸",心率增快(>120/min),可有血压下降,部分患者出现奇脉、胸腹反常运动、意识障碍,甚至昏迷。

四、实验室检查和其他检查

1. 痰液检查

哮喘患者痰涂片显微镜下可见到较多嗜酸性粒细胞、脱落的上皮细胞。

2. 呼吸功能检查

哮喘发作时,呼气流速指标均显著下降,第 1 秒钟用力呼气容积(FEV_1)、第 1 秒钟用力呼气容积占用力肺活量比值($FEV_1/FVC\%$,即 1 秒率)以及呼气峰值流速(PEF)均减少。肺容量指标可见用力肺活量减少、残气量增加、功能残气量和肺总量增加,残气占肺总量百分比增高。大多数成人哮喘患者呼气峰值流速<50%预计值则提示重症发作,呼气峰值流速<33%预计值提示危重或致命性发作,需做血气分析检查以监测病情。

3. 血气分析

由于气道阻塞且通气分布不均,通气/血流比例失衡,大多数重症哮喘患者有低氧血症,PaO_2<8.0 kPa(60 mmHg),少数患者 PaO_2<6.0 kPa(45 mmHg),过度通气可使 $PaCO_2$ 降低,pH 上升,表现为呼吸性碱中毒;若病情进一步发展,气道阻塞严重,可有缺氧及 CO_2 潴留,$PaCO_2$ 上升,血 pH 下降,出现呼吸性酸中毒;若缺氧明显,可合并代谢性酸中毒。$PaCO_2$ 正常往往是哮喘恶化的指标,高碳酸血症是哮喘危重的表现,需给予足够的重视。

4. 胸部 X 线检查

早期哮喘发作时可见两肺透亮度增强,呈过度充气状态,并发呼吸道感染时可见肺纹理增加及炎性浸润阴影。重症哮喘要注意气胸、纵隔气肿及肺不张等并发症的存在。

5. 心电图检查

重症哮喘患者心电图常表现为窦性心动过速、电轴右偏,偶见肺性 P 波。

五、诊断

1. 哮喘的诊断标准

(1)反复发作喘息、气急、胸闷或咳嗽,多与接触变应原、冷空气、物理、化学性刺激以及病毒性上呼吸道感染、运动等有关。

(2)发作时双肺可闻及散在或弥漫性、以呼气相为主的哮鸣音,呼气相延长。

(3)上述症状和体征可经治疗缓解或自行缓解。

(4)除外其他疾病所引起的喘息、气急、胸闷和咳嗽。

(5)临床表现不典型者(如无明显喘息或体征),应至少具备以下 1 项试验阳性:①支气管激发试验或运动激发试验阳性;②支气管舒张试验阳性,第 1 秒用呼气容积增加≥12%,且第 1 秒用呼气容积增加绝对值≥200 mL;③呼气峰值流速日内(或2周)变异率≥20%。

符合(1)~(4)条或(4)~(5)条者,可以诊断为哮喘。

2.哮喘的分期及分级

根据临床表现哮喘可分为急性发作期、慢性持续期和临床缓解期。急性发作是指喘息、气促、咳嗽、胸闷等症状突然发生,或原有症状急剧加重,常有呼吸困难,以呼气流量降低为其特征,常因接触变应原、刺激物或呼吸道感染诱发。哮喘急性发作时病情严重程度可分为轻度、中度、重度、危重四级(表15-4)。

表15-4 哮喘急性发作时病情严重程度的分级

临床特点	轻度	中度	重度	危重
气短	步行、上楼时	稍事活动	休息时	
体位	可平卧	喜坐位	端坐呼吸	
谈话方式	连续成句	常有中断	仅能说出字和词	不能说话
精神状态	可有焦虑或尚安静	时有焦虑或烦躁	常有焦虑、烦躁	嗜睡、意识模糊
出汗	无	有	大汗淋漓	
呼吸频率(/min)	轻度增加	增加	>30	
辅助呼吸肌活动及三凹征	常无	可有	常有	胸腹矛盾运动
哮鸣音	散在,呼气末期	响亮、弥漫	响亮、弥漫	减弱、甚至消失
脉率(/min)	<100	100~120	>120	脉率变慢或不规则
奇脉(深吸气时收缩压下降,mmHg)	无,<10	可有,10~25	常有,>25	无
使用β_2受体激动药后呼气峰值流速占预计值或个人最佳值%	>80%	60%~80%	<60%或<100 L/min 或作用时间<2 h	
PaO_2(吸空气,mmHg)	正常	≥60	<60	<60
$PaCO_2$(mmHg)	<45	≤45	>45	>45
SaO_2(吸空气,%)	>95	91~95	≤90	≤90
pH				降低

注:(mmHg)×0.133=(kPa)

六、鉴别诊断

1.左侧心力衰竭引起的喘息样呼吸困难

(1)患者多有高血压、冠状动脉粥样硬化性心脏病、风湿性心脏病和二尖瓣狭窄等病史和体征。

(2)阵发性咳嗽,咳大量粉红色泡沫痰,两肺可闻及广泛的湿啰音和哮鸣音,左心界扩大,心率增快,心尖部可闻及奔马律。

(3)胸部X线及心电图检查符合左心病变。

(4)鉴别困难时,可雾化吸入β_2受体激动药或静脉注射氨茶碱缓解症状后,进一步检查,忌用肾上腺素或吗啡,以免造成危险。

2.慢性阻塞性肺疾病

(1)中老年人多见,起病缓慢、病程较长,多有长期吸烟或接触有害气体的病史。

(2)慢性咳嗽、咳痰,晨间咳嗽明显,气短或呼吸困难逐渐加重。有肺气肿体征,两肺可闻及湿啰音。

(3)慢性阻塞性肺疾病急性加重期和哮喘区分有时十分困难,用支气管扩张药和口服或吸入激素做治疗性试验可能有所帮助。慢性阻塞性肺疾病也可与哮喘合并同时存在。

3.上气道阻塞

(1)呼吸道异物者有异物吸入史。

(2)中央型支气管肺癌、气管支气管结核、复发性多软骨炎等气道疾病,多有相应的临床病史。

(3)上气道阻塞一般出现吸气性呼吸困难。

(4)胸部 X 线摄片、CT、痰液细胞学或支气管镜检查有助于诊断。

(5)平喘药物治疗效果不佳。

此外,应和变态反应性肺浸润、自发性气胸等相鉴别。

七、急诊处理

哮喘急性发作的治疗取决于发作的严重程度以及对治疗的反应。对于具有哮喘相关死亡高危因素的患者,应给予高度重视。高危患者包括:①曾经有过气管插管和机械通气的濒于致死性哮喘的病史;②在过去 1 年中因为哮喘而住院或看急诊;③正在使用或最近刚刚停用口服糖皮质激素;④目前未使用吸入糖皮质激素;⑤过分依赖速效 β₂ 受体激动药,特别是每月使用沙丁胺醇(或等效药物)超过 1 支的患者;⑥有心理疾病或社会心理问题,包括使用镇静药;⑦有对哮喘治疗不依从的历史。

(一)轻度和部分中度急性发作哮喘患者可在家庭中或社区中治疗

治疗措施主要为重复吸入速效 β_2 受体激动药,在第 1 h 每次吸入沙丁胺醇 100～200 μg 或特布他林 250～500μg,必要时每 20 min 重复 1 次,随后根据治疗反应,轻度调整为 3～4 h 再用 2～4 喷,中度1～2 h 用 6～10 喷。如果对吸入性 β_2 受体激动药反应良好(呼吸困难显著缓解,呼气峰值流速占预计值＞80% 或个人最佳值,且疗效维持 3～4 h),通常不需要使用其他药物。如果治疗反应不完全,尤其是在控制性治疗的基础上发生的急性发作,应尽早口服糖皮质激素(泼尼松龙 0.5～1 mg/kg 或等效剂量的其他激素),必要时到医院就诊。

(二)部分中度和所有重度急性发作均应到急诊室或医院治疗

1.联合雾化吸入 β_2 受体激动药和抗胆碱能药物

β_2 受体激动药通过对气道平滑肌和肥大细胞等细胞膜表面的 β_2 受体的作用,舒张气道平滑肌、减少肥大细胞脱颗粒和介质的释放等,缓解哮喘症状。重症哮喘时应重复使用速效 β_2 受体激动药,推荐初始治疗时连续雾化给药,随后根据需要间断给药(6 次/天)。雾化吸入抗胆碱药物,如溴化异丙托品(常用剂量为 50～125 μg,3～4 次/天)、溴化氧托品等可阻断节后迷走神经传出支,通过降低迷走神经张力而舒张支气管,与 β_2 受体激动药联合使用具有协同、互补作用,能够取得更好的支气管舒张作用。

2.静脉使用糖皮质激素

糖皮质激素是最有效的控制气道炎症的药物,重度哮喘发作时应尽早静脉使用糖皮质激素,特别是对吸入速效 β_2 受体激动药初始治疗反应不完全或疗效不能维持者。如静脉及时给予琥珀酸氢化可的松(400～1 000 mg/d)或甲泼尼龙(80～160 mg/d),分次给药,待病情得到控制和缓解后,改为口服给药(如静脉使用激素 2～3 d,继之以口服激素 3～5 d),静脉给药和口服给药的序贯疗法有可能减少激素用量和不良反应。

3.静脉使用茶碱类药物

茶碱具有舒张支气管平滑肌作用,并具有强心、利尿、扩张冠状动脉、兴奋呼吸中枢和呼吸肌等作用。临床上在治疗重症哮喘时静脉使用茶碱作为症状缓解药,静脉注射氨茶碱[首次剂量为 4～6 mg/kg,注射速度不宜超过 0.25 mg/(kg·min),静脉滴注维持剂量为 0.6～0.8 mg/(kg·h)],茶碱可引起心律失常、血压下降、甚至死亡,其有效、安全的血药浓度范围应在 6～15μg/mL,在有条件的情况下应监测其血药浓度,及时调整浓度和滴速。发热、妊娠、抗结核治疗可以降低茶碱的血药浓度;而肝疾患、充血性心力衰竭以及合用西咪替丁(甲氰咪胍)、喹诺酮类、大环内酯类药物等可影响茶碱代谢而使其排泄减慢,增加茶碱的毒性作用,应引起重视,并酌情调整剂量。

4. 静脉使用 β_2 受体激动药

平喘作用较为迅速,但因全身不良反应的发生率较高,国内较少使用。

5. 氧疗

使 $SaO_2 \geqslant 90\%$,吸氧浓度一般 30% 左右,必要时增加至 50%,如有严重的呼吸性酸中毒和肺性脑病,吸氧浓度应控制在 30% 以下。

6. 气管插管机械通气

重度和危重哮喘急性发作经过氧疗、全身应用糖皮质激素、β_2 受体激动药等治疗,临床症状和肺功能无改善,甚至继续恶化,应及时给予机械通气治疗,其指征主要包括意识改变、呼吸肌疲劳、$PaCO_2 \geqslant 6.0 \ kPa(45 \ mmHg)$ 等。可先采用经鼻(面)罩无创机械通气,若无效应及早行气管插管机械通气。哮喘急性发作机械通气需要较高的吸气压,可使用适当水平的呼气末正压治疗。如果需要过高的气道峰压和平台压才能维持正常通气容积,可试用允许性高碳酸血症通气策略以减少呼吸机相关肺损伤。

(陈 庚)

第六节 急性肺脓肿

一、诊疗流程

见图 15-1。

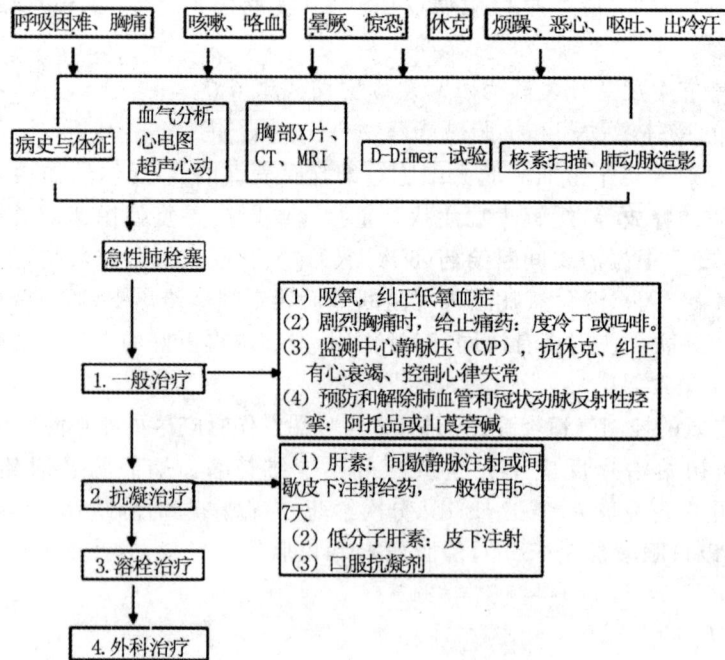

图 15-1 急性肺脓肿的诊断流程

二、病因及发病机制

肺脓肿是由于各种病原菌感染产生肺部化脓性炎症、组织坏死、破坏、液化而形成。

正常人呼吸道的鼻腔、口咽部有大量细菌寄殖,据报道每 mL 唾液中含有 10^8 个厌氧菌,比需氧菌含量(10^7/mL)高出 10 倍,齿缝中有更多的厌氧菌存在,牙周炎部位厌氧菌含量则更高。肺脓肿的致病菌与口咽部的寄殖菌之间密切相关,且常为多种细菌混合感染,其中厌氧菌感染占重要地位,常见的厌氧菌为产黑色素类杆菌、口腔类杆菌、核酸杆菌、消化球菌、消化链球菌、韦荣球菌、微需氧链球菌等。脆弱类杆菌亦占一定比例,坏死梭杆菌已较少见。需氧菌、兼性厌氧菌主要为金葡菌、化脓链球菌(A 组溶血性链球菌)、肺炎杆菌、绿脓杆菌等,由于它们的毒力强、生长繁殖快,容易产生肺组织坏死,形成脓肿。其他如大肠杆菌、变形杆菌、不动杆菌属、军团菌等亦偶可引起肺脓肿。

肺脓肿的发生途径主要为吸入性感染,占 60% 以上,其次为肺外化脓性感染通过血道产生血源性肺脓肿和继发于其他肺部疾病的感染所致继发性肺脓肿。

1. 吸入性肺脓肿

深睡时约 50% 正常人可将口咽部分泌物吸入肺部,但藉咳嗽反射和其他呼吸道正常防御机制,如支气管纤毛活动、肺泡巨噬细胞对细菌的吞噬作用而不致引起疾患。神志改变患者吸入的机会则更多,约占 75%,当咳嗽反射受到抑制和机体免疫功能减退时,若吸入含有大量细菌的上呼吸道分泌物,细菌就可能在肺部生长繁殖,产生化脓性肺炎引起组织坏死,脓肿形成,特别是口腔卫生不良、齿龈炎、牙周炎,齿槽脓溢、上呼吸道手术、全身麻醉、神志不清、食管病变、置鼻饲管、酗酒、体弱有基础疾病的老年人等更易于发病。少数病例可无明显吸入史。医院外感染的吸入性肺脓肿中,厌氧菌感染占重要比例,为 85%~93%,单纯厌氧菌感染约占 1/3~3/4;而院内获得性感染肺脓肿中,厌氧菌占 25% 左右。

2. 血源性肺脓肿

它是由于肺外部位感染病灶的细菌或脓毒性栓子经血道播散至肺部引起小血管梗塞,产生化脓性炎症、组织坏死导致肺脓肿。病原菌以金葡菌最为常见,往往来源于皮肤感染如痈疖,伤口感染、骨髓炎等。泌尿道、腹腔或盆腔感染产生败血症所致肺脓肿的致病菌常为革兰氏阴性杆菌,厌氧菌血行播散引起肺脓肿相对较少发生,其多起源于腹腔和盆腔感染,主要为脆弱类杆菌等类杆菌和厌氧性球菌等。

3. 继发性肺脓肿

其是在某些肺部疾病基础上继发感染所致,常见为支气管囊肿,支气管扩张、癌性空洞、肺结核空洞,支气管肿瘤或异物吸入阻塞支气管引起的远端肺化脓炎症等产生的脓肿。

4. 阿米巴肺脓肿

多继发于阿米巴肝脓肿。由于肝脓肿好发于肝右叶的顶部,易穿破膈肌至右肺下叶,形成阿米巴肺脓肿。

三、临床表现及特征

急性肺脓肿起病急骤、高热、畏寒,部分患者有寒战、咳嗽、咳黏液痰或粘脓性痰,可伴患侧胸痛、气促。1~2 周后有大量脓性痰咳出,每日量数百毫升,约 60% 痰带臭味,提示厌氧菌感染。咯血常见,约占 80%,常有吸入史。单纯厌氧菌感染肺脓肿的症状有时发病较隐袭,病史常超过 2 周,开始仅出现乏力、低热、咳嗽,继而有明显中毒症状及咳脓性臭痰或有体重减轻、贫血等表现。血源性肺脓肿常有肺外感染史,先出现畏寒、高热,1~2 周后始有咳嗽、咳少量黏痰、胸闷不适等呼吸道症状,少有咳脓臭痰或咯血。继发性肺脓肿起病缓慢,咳脓性痰量相对较少,一般少带臭味,发病前常伴有原发疾病的相应临床表现。初始肺部可无阳性体征发现,或于患侧出现湿啰音。随后出现实变体征,可闻及支气管呼吸音,肺脓腔较大时,支气管呼吸音更为明显,可能有空瓮声。病变累及胸膜可闻及摩擦音,产生脓胸或脓气胸则出现相应体征。

X 线表现:早期胸片显示大片边缘模糊的致密阴影,约 75% 位于右上叶后段或下叶尖段;少数亦可在基底段。病灶多紧贴胸膜或叶间裂。形成脓腔后,于立位可见带有液平的空洞,其周围有炎性浸润阴影;亦可于开始见到多个小透亮区的炎症浸润,而后再融合成一较大空洞,多房空洞则出现多个液平、引流支气管阻塞可产生薄壁、张力性空洞,经治疗空洞缩小、关闭,炎症吸收、消散不留痕迹或仅留少许纤维条索状影,如伴脓胸即出现胸腔积液征象。

血源性肺脓肿开始见两肺多发性片状炎症阴影,边缘模糊,大小不一,主要位于两肺周围部位,以后逐渐边缘清楚呈圆形或椭圆形致密影,并形成含有液平的多个脓腔,治疗后炎症吸收,局部纤维化或形成气囊,以后逐渐消失。经常伴有胸腔积液或液气胸征象。

四、诊断及鉴别诊断

发病急、高热、畏寒、咳嗽、咳大量脓性臭痰为肺脓肿典型症状,有吸入史者对诊断更有帮助,周围血白细胞计数及中性粒细胞增多,胸部 X 线片显示脓肿或脓腔伴液平为诊断肺脓肿的重要依据。细菌学诊断可作痰或血培养鉴定致病菌,然而痰液检查往往受到口咽部寄居菌的污染,培养结果不能真正代表肺部感染的病原菌,为尽量减少污染,自下呼吸道直接采样的方法最为理想,尤其对厌氧菌感染的诊断更为必要。常用方法为经气管吸引或经纤支镜以防污染标本刷采样并作细菌定量培养,可获较为可靠的结果。

肺脓肿应与下列疾病相鉴别。

(1)细菌性肺炎:早期肺脓肿与细菌性肺炎在症状及 X 线表现上很相似。细菌性肺炎中肺炎球菌肺炎最常见,常有口唇疱疹、铁锈色痰而无大量黄脓痰。胸部 X 线片示肺叶或段实变或呈片状淡薄炎性病变,边缘模糊不清,但无脓腔形成。其他有化脓性倾向的葡萄球菌、肺炎杆菌肺炎等。痰或血的细菌分离可作出鉴别。

(2)空洞性肺结核:发病缓慢,病程长,常伴有结核毒性症状,如午后低热、乏力、盗汗、长期咳嗽、咯血等。胸部 X 线片示空洞壁较厚,其周围可见结核浸润病灶,或伴有斑点、结节状病变,空洞内一般无液平面,有时伴有同侧或对侧的结核播散病灶。痰中可找到结核杆菌。继发感染时,亦可有多量黄脓痰,应结合过去史,在治疗继发感染的同时,反复查痰可确诊。

(3)支气管肺癌:肿瘤阻塞支气管引起远端肺部阻塞性炎症,呈肺叶、段分布。癌灶坏死液化形成癌性空洞。发病较慢,常无或仅有低度毒性症状。胸部 X 线片示空洞常呈偏心、壁较厚、内壁凹凸不平,一般无液平面,空洞周围无炎症反应。由于癌肿经常发生转移,故常见到肺门淋巴结肿大。通过 X 线体层摄片、胸部 CT 扫描、痰脱落细胞检查和纤维支气管镜检查可确诊。

(4)肺囊肿继发感染:肺囊肿呈圆形、腔壁薄而光滑,常伴有液平面,周围无炎性反应。患者常无明显的毒性症状或咳嗽。若有感染前的 X 线片相比较,则更易鉴别。

五、急救处理

上呼吸道、口腔的感染灶必须加以根治。口腔手术时,应将分泌物尽量吸出。昏迷或全身麻醉患者,应加强护理,预防肺部感染。早期和彻底治疗是根治肺脓肿的关键。

治疗原则为抗炎和引流。

(一)抗生素治疗

急性肺脓肿的感染细菌包括绝大多数的厌氧菌都对青霉素敏感,疗效较佳,故最常用。剂量根据病情,严重者静脉滴注 240 万～1000 万 U/d,一般可用 160 万～240 万 U,每日分 2～3 次肌内注射。在有效抗生素治疗下,体温约 3～10 天可下降至正常,一般急性肺脓肿经青霉素治疗均可获痊愈。脆性类杆菌对青霉素不敏感,可用林可霉素 0.5 g,每日 3～4 次口服;或 0.6 g 每日 2～3 次肌内注射;病情严重者可用 1.8 g 加于 5%葡萄糖溶液 500 mL 内静脉滴注,每日一次。或氯林可霉素 0.15～0.3 g,每日 4 次口服。或甲硝唑 0.4 g,每日 3 次口服。嗜肺军团杆菌所致的肺脓肿,红霉素治疗有良效。抗生素疗程一般为 8～12 周左右,或直至临床症状完全消失,X 线片显示脓腔及炎性病变完全消散,仅残留条索状纤维阴影为止。在全身用药的基础上,加用局部治疗,如环甲膜穿刺、鼻导管气管内或经纤维支气管镜滴药,常用青霉素 80 万 U(稀释 2～5 mL),滴药后按脓肿部位采取适当体位,静卧 1 h。

血源性肺脓肿为脓毒血症的并发症,应按脓毒血症治疗。

(二)痰液引流

祛痰药如氯化铵 0.3 g、沐舒痰 30 mg、化痰片 500 mg、祛痰灵 10 mL,每日 3 次口服,可使痰液易咳出。痰浓稠者,可用气道湿化如蒸气吸入、超声雾化吸入等以利痰液的引流。患者一般情况较好,发热不高者,体位引流可助脓液的排出。使脓肿部位处于高位,在患部轻拍,2～3 次/天,每次 10～15 min。有明显痰液阻塞征象,可经纤维支气管镜冲洗并吸引。

(陈 庚)

第七节　急性脓胸

一、概述

（一）病因

脓性渗出液积聚于胸膜腔内的化脓性感染，称为脓胸。按照病理发展过程可以分为急性脓胸和慢性脓胸，病程在 4～6 周以内为急性脓胸。

1.急性脓胸

主要是由于胸膜腔的继发性感染所致。常见的原因有以下几种。

（1）肺部感染：约 50％ 的急性脓胸继发于肺部炎性病变之后。肺脓肿可直接侵及胸膜或破溃产生急性脓胸。

（2）邻近组织化脓性病灶：纵隔脓肿、膈下脓肿或肝脓肿，致病菌经淋巴组织或直接穿破侵入胸膜腔，可形成单侧或双侧脓胸。

（3）胸部手术：术后脓胸多与支气管胸膜瘘或食管吻合口瘘合并发生。有较少一部分是由于术中污染或术后切口感染穿入胸腔所致。

（4）胸部创伤：胸部穿透伤后，由于弹片、衣服碎屑等异物可将致病菌带入胸膜腔，加之常有血胸，易形成化脓性感染。

（5）败血症或脓毒血症：细菌可经血循环到达胸腔产生脓胸，此类多见于婴幼儿或体弱的患者。

（6）其他：如自发性气胸或其他原因所致的胸腔积液，经反复穿刺或引流后并发感染；自发性食管破裂，纵隔畸胎瘤感染，穿入胸腔均可形成脓胸。

2.慢性脓胸

（1）急性脓胸治疗不及时或处理不适当：急性脓胸期间选用抗生素不恰当，或治疗过程中未能及时调整剂量及更换敏感抗生素，脓液生成仍较多，如果此时引流管的位置高低、深浅不合适，管径过细。或者引流管有扭曲及堵塞，引流不畅，均可形成慢性脓胸。

（2）胸腔内异物残留：外伤后如果有异物，如金属碎片、骨片、衣服碎条等残留在胸腔内，或手术后异物等残留，则脓胸很难治愈，即使引流通畅彻底也因异物残留而不能清除致病菌的来源而不能治愈。

（3）引起脓胸的原发疾病未能治愈：如果脓胸是继发于肺脓肿、支气管瘘、食管瘘、肝脓肿、膈下脓肿、脊椎骨髓炎等疾病，在原发病变未治愈之前，脓胸也很难治愈，易形成慢性脓胸。

（4）特异性感染：结核性感染、真菌性感染、阿米巴性脓胸均容易形成慢性脓胸。

（二）临床表现

急性脓胸患者常有胸痛、发热、呼吸急促、脉快、周身不适、食欲缺乏等症状，如为肺炎后急性脓胸，多有肺炎后 1～2 周出现胸痛、持续高热的病史。查体可见发热面容，有时不能平卧，患侧胸部语颤减弱，叩诊呈浊音并有叩击痛，听诊呼吸音减弱或消失。白细胞计数增高，中性粒细胞增至 80％ 以上，有核左移。胸部 X 线检查因胸膜腔积液的量和部位不同表现各异。少量胸腔积液可见肋膈窦消失的模糊阴影；积液量多时可见肺组织受压萎陷，积液呈外高内低的弧形阴影；大量积液使患侧胸部呈一片均匀模糊阴影，纵隔向健侧移位；脓液局限于肺叶间，或位于肺与纵隔、横膈或胸壁之间时，局限性阴影不随体位改变而变动，边缘光滑，有时与肺不张不易鉴别。有支气管胸膜瘘或食管吻合口瘘者可见气液平面。

继发于肺部感染的急性脓胸往往是在肺部感染症状好转以后，又再次出现高热、胸痛、呼吸困难、咳嗽、全身乏力、食欲缺乏等症状，患者常呈急性病容，不能平卧或改变体位时咳嗽，严重时可出现发绀。患侧呼吸运动减弱，肋间隙饱满、增宽，叩患侧呈实音并有叩击痛，如为左侧积液心浊音界不清、如为右侧积液则肺肝界不清，纵隔心脏向健侧移位，气管偏向健侧，听诊患侧呼吸音减弱或消失或呈管性呼吸音，语颤减弱。

二、诊断要点

（1）患者常有胸痛、高热、呼吸急促、脉快、周身不适、食欲缺乏。

（2）积脓较多者多有胸闷、咳嗽、咳痰等症状。如为肺炎后急性脓胸，多有肺炎后 1～2 周出现胸痛、持续高热的病史。

（3）发热面容，有时不能平卧，患侧胸部语颤减弱，叩诊呈浊音并有叩击痛，听诊呼吸音减弱或消失，严重者可伴有发绀或者休克。

（4）白细胞计数增高，中性粒细胞增多，有核左移。

（5）X 线检查：少量胸腔积液（100～300 mL）时，可见肋膈窦消失的模糊阴影，中等量积液（300～1 000 mL）时，可见肺组织受压萎陷，积液呈外高内低的弧形阴影；大量积液（大于 1 000 mL）时，患侧胸部呈一片均匀模糊阴影，纵隔向健侧移位；脓液局限于肺叶间，或位于肺与纵隔、横膈或胸壁之间时，局限性阴影不随体位改变而变动，边缘光滑，此时应与肺不张相鉴别。

（6）超声波检查可见积液反射波，能明确积液范围并可作出准确定位，并且有助于脓胸的诊断和确定穿刺部位。

（7）胸腔穿刺抽得脓液，可诊断为脓胸。首先，要观察脓液的外观性状，质地，味道。其次，做涂片镜检、细菌培养及抗生素敏感试验，以此指导临床用药。

三、治疗要点

（一）排除脓液

此为治疗脓胸的关键。及早反复的胸腔穿刺抽得脓液，并向胸腔内注入抗生素，如果胸腔内脓液稠厚不易抽出，或者经过治疗脓液量不见减少，患者临床症状无明显改善，或者发现有大量液体，怀疑伴有气管食管瘘或者腐败性脓胸，均宜及早施行胸膜腔闭式引流术，排尽脓液，使肺早日复张。

闭式引流方式有两种：肋间引流术和肋床引流术。

（二）控制感染

根据病原菌及药敏试验选用有效足量的抗生素，以静脉给药为好，观察疗效并及时调整药物和剂量。

（三）全身支持治疗

可给予患者高蛋白、高热量、高维生素饮食，注意水和电解质的平衡，纠正贫血。必要时静脉补液和输血。

脓液排出后，肺逐渐膨胀，两层胸膜靠拢，空腔逐渐闭合，如果空腔闭合缓慢或者不够满意，可早行胸腔扩清及纤维剥除术，若脓腔长期不能闭合，则成为慢性脓胸。

四、药物治疗

（1）对血源性感染脓胸，致病菌主要是葡萄球菌，可考虑头孢唑林（2 g，每 8 小时 1 次，静脉滴注）＋阿米卡星（0.2 g，肌内注射，每日 2～3 次）或庆大霉素（8 万 U，每 8 小时 1 次，静脉或肌内注射）。

（2）如果继发于肺内感染，参考各种肺内感染情况用药，一般可以选用头孢曲松（2 g，每日 1 次，静脉滴注）＋克林霉素（600 mg，每 8 小时 1 次，静脉滴注），抗菌药物疗程为 3～6 周。

五、预后及注意事项

（一）预后

（1）根据血细菌学检查结果和药敏试验结果，指导抗生素选择，处理得当预后良好。

（2）急性脓胸是严重感染，需要积极救治，以免迁延为慢性，影响患者的生活和工作。

（二）注意事项

（1）穿刺引流脓液应做微生物检查，包括培养和细菌涂片检查。

（2）抗菌药物治疗需要根据细菌培养结果进行调整。

（于瑞双）

第八节　恶性胸腔积液

恶性胸腔积液又称癌性胸膜炎，按病因可分为胸膜的原发肿瘤和转移性肿瘤两大类。恶性胸腔积液占胸腔积液的 25%～39%，胸腔积液中渗出液的 77% 为恶性肿瘤所致。估计约有 50% 的癌症患者在其病程中可发生恶性胸腔积液，老年患者的胸腔积液约有 90% 为恶性胸腔积液，中年人约为 60%，青年人仅为 2% 左右。

恶性胸腔积液常为晚期恶性肿瘤的并发症，有时是患者的首发症状。引起恶性胸腔积液最常见的肿瘤是肺癌、乳腺癌和淋巴瘤，三者共占 75%，其次是卵巢癌、胃癌、肉瘤、结肠癌。肺癌患者有 50% 以上的患者可发生恶性胸腔积液，有 7%～15% 的恶性胸腔积液患者无法明确原发病灶。

胸膜腔是胸膜脏层和壁层之间的密闭间隙。在正常情况下，胸腔中可含有 10～20 mL 液体，起润滑作用，然而每天进入胸腔的液体总量多达 5～10 L，其中 80%～90% 被肺静脉毛细血管和胸膜表面重吸收，余下的 10%～20% 被淋巴系统吸收，其产生与吸收处于动态平衡。任何病理因素的产生过多和吸收减少，都会引起胸腔积液。恶性胸腔积液的原因较多，主要有三方面：①肿瘤累及胸膜表面可引起通透性增加，进入胸腔的液体和蛋白增加，则产生渗出性胸腔积液。②纵隔淋巴结转移、肿瘤转移造成胸膜淋巴管阻塞，使胸膜淋巴引流减少，也可形成胸腔积液。③肿瘤分泌的调节物质使血管通透性增高。

恶性肿瘤发生的胸腔积液也可能与肿瘤胸膜转移无直接关系，如支气管阻塞和肺不张，可导致胸腔内负压增加，使液体渗出增加而形成胸腔积液；恶性肿瘤阻塞胸导管，引起胸腔淋巴回流障碍，产生乳糜胸腔积液；肺栓塞、上腔静脉压迫综合征以及手术、化疗、放疗并发症等均可导致胸腔积液；恶性肿瘤慢性消耗导致低蛋白血症，可引起漏出性胸腔积液。

一、临床表现

由于恶性胸腔积液的病因及积液速度不同，其发病症状可呈隐匿或暴发性表现，约有 25% 的患者无症状，只有通过影像学检查才能被发现。

（一）咳嗽气喘

临床症状主要为呼吸系统症状，呼吸困难和干咳是最常见的两类症状。

（二）胸痛胸闷

某些患者可有胸部钝性酸痛、胸膜炎样疼痛、胸闷、疲乏等。

（三）呼吸困难

少量胸腔积液可以无明显症状，胸腔积液量产生愈多愈快则症状愈重，甚则出现呼吸困难、端坐呼吸、发绀。

（四）血性胸腔积液

恶性胸腔积液绝大多数为血性，血性胸腔积液中 80% 以上为恶性，多数生长迅速。

（五）全身症状

疾病后期可出现虚弱、汗出、胸痛、全身不适或伴有发热等症状。

（六）影像检查

X 线检查后前位和侧位胸片可证实胸腔有无积液，卧位片有助于明确胸腔积液是否移动或有无分隔。若怀疑存在分隔，可进行胸部 CT 扫描或 B 超检查以明确分隔部位。胸片检查可能无法检测出少于 30 mL 的积液，但胸腔积液量 >50 mL 时则敏感性可达 100%。对于少量或存在分隔的胸腔积液实施 B 超检查可提高检出率和胸腔穿刺成功率。而与胸片、B 超相比较,CT 扫描可对胸膜增厚与胸腔积液进行鉴别。

恶性胸腔积液判定标准:积液在 X 线平片上低于第 5 前肋水平为少量积液;在第 2～5 前肋水平为中等量积液;第 2 前肋水平以上为大量积液。

二、治疗原则

恶性胸腔积液一旦确诊,应积极采用局部治疗和全身治疗。

(一)局部治疗

恶性胸腔积液一旦诊断明确,应积极对症治疗,尤其是对胸腔积液增长迅速、积液量较大的患者,如不及时治疗,可造成患者呼吸困难,危及生命。

(二)全身治疗

对恶性胸腔积液的治疗,既要考虑原发肿瘤的病理特点,又要结合转移癌的状况来选择全身化疗、抽放胸腔积液以及局部化疗。如是恶性淋巴瘤、小细胞肺癌则对全身化疗敏感,应首选全身化疗;对其他恶性肿瘤引起的恶性胸腔积液,多采用胸腔局部化疗或双路径化疗。临床上经常见到,首发病症为胸腔积液,原发灶不明而又高度怀疑为恶性胸腔积液,但又尚未找到肿瘤细胞的情况,对此类患者也应进行有效的胸腔局部治疗。

三、治疗措施

(一)结合原发癌治疗

一旦确诊为恶性胸腔积液,即应采用全身化疗或局部化疗,恶性淋巴瘤、小细胞肺癌对全身化疗敏感,应首选全身化疗;对其他恶性肿瘤引起恶性胸腔积液,多采用胸腔局部化疗或双路化疗。

(二)胸穿抽液

胸腔穿刺放液是临床最常使用的局部治疗手段,既可暂时缓解症状,同时也是恶性胸腔积液明确诊断的常用方法,还可同时进行胸腔局部化疗或生物治疗。一般每次抽液 750～1 000 mL,可使症状缓解,但是 3～7 d 后胸腔积液又复重聚,97% 的患者在一个月内胸腔积液重聚又回复到以前水平,反复抽放胸腔积液可使蛋白大量丢失,每 100 mL 胸腔积液中含有 4 g 蛋白,所以抽放胸腔积液要注意掌握节奏,补充人体清蛋白,重视全面综合治疗,尽量延缓胸腔积液的发展。反复胸腔穿刺抽放胸腔积液,易并发感染、气胸、支气管胸膜瘘及包裹性积液等,目前临床不主张采用单纯的胸腔穿刺抽液的方法治疗恶性胸腔积液。

胸腔置管闭式引流是目前临床常用,也是推荐治疗恶性胸腔积液的方法。一般在置管引流 24～48 h 后可将积液排尽。当 24 h 引流总量＜250 mL 时才予停止引流。

(三)胸腔内局部化疗

胸腔积液引流后,胸腔内注入化疗药物,以达到抑制胸腔积液生长的效果,其客观有效率可达 50%～60%,常用化疗药物为 5-FU(750～1 000 mg)、MMC(8～10 mg)、DDP(40～80 mg)、PYM(40～60 mg)、ADM(30～60 mg)、TSPA(30 mg)、HCPT(10～20 mg)等。

博来霉素(bleomycin)30～40 mg/m² 胸腔内注射。

如第 1 次给药后 5～7 d 胸腔积液未控制,可再次抽胸腔积液并注入药物。

博来霉素是治疗恶性胸腔积液最有效的药物之一,有效率 63%～85%。注入药物之前,先实施胸腔置管引流,尽量排净胸腔积液,然后注入药物。博来霉素治疗恶性胸腔积液的优点:①无骨髓抑制及免疫抑制作用。②缓解期较长,局部刺激轻。③腔内给药对肺组织几乎无毒性。④不影响患者同时接受联合化疗。

不良反应有发热,发生率 4%～20%,通常体温不超过 38 ℃,数小时很可自行消失,个别患者需要口服解热镇痛药。2%～16% 的患者药后出现胸痛。个别患者出现皮疹及胃肠道反应,无需特殊处理。

(四)生物效应调节剂治疗

胸腔内给予生物反应调节剂,如白介素-2、干扰素、香菇多糖、短小棒状杆菌、胞必佳等,临床效果也较满意。

1.白介素-2(IL-2)

100万~300万 IU/次胸腔内注射每周注射1次,连用2~4次。

注入药物之前,先实施胸腔穿刺抽水或胸腔引流排水,应尽量将胸腔积液排放干净,将白介素-2溶解于10~20 mL生理盐水中,然后将药物注入胸腔。胸腔内给药前半小时可给予异丙嗪25 mg肌内注射、解热镇痛药物如吲哚美辛25 mg口服,以减轻胸腔给药后引起的寒战、发热等不良反应。原则上不使用地塞米松,以避免降低白介素-2的疗效。

2.干扰素 α-2b(IFNα-2b)

$50×10^6$ IU/次胸腔内注射每周注射1次,连用2~4次。

干扰素胸腔内给药前可给予对乙酰氨基酚650 mg,腔内给药后6 h再口服1次。干扰素的不良反应主要见流感样症状、胸痛,偶见低血压。其他的不良反应有肝功能损害和骨髓抑制。干扰素局部给药较全身给药耐受性好,不良反应一般不严重。

3.胞必佳(N2CWS)

600 μg溶于生理盐水20 mL/次胸腔内注射。每2天1次,连用4周。

胞必佳(红色诺卡氏菌细胞壁骨架,N2CWS)是一种由红色诺卡氏菌提取的含有调节免疫功能的物质,经临床证实对恶性胸腔积液具有较好的疗效。不良反应轻,对照组的有效率为53%,不良反应较重。

(五)粘连剂治疗

胸腔内注入粘连剂可使脏层和壁层胸膜粘连,达到姑息治疗的目的。粘连剂主要有以下几类:①生物制剂,包括细菌制剂,如链球菌制剂,此类药物见效快,疗效高,可达80%,但患者的反应大,常伴发热症状,因此须与地塞米松联合应用。短小棒状杆菌,其安全性相对较好。②抗生素类,如四环素。③化疗药物,包括PDD、ADM等。如果肿瘤对化疗敏感,化疗处理胸腔积液的疗效会更好。④其他如米帕林、滑石粉等。参见表15-5。

化学硬化剂中疗效较好的是医用滑石粉,治疗有效率为80%~93%,发热和疼痛发生率分别为16%和7%。临床上可通过胸管给予滑石粉浆或胸腔镜喷洒滑石粉,两种方法的有效率无显著差异,但后者导致的痛苦感更小,患者易耐受,也较安全;对原发性肺癌和乳腺癌的治疗有效率较高。

多西环素治疗有效率为72%,疼痛发生率40%。博来霉素治疗有效率为64%,疼痛、发热和恶心发生率分别为28%、24%和11%,治疗费用较高。

表15-5 化疗药物和生物反应调节剂作为胸膜粘连剂的疗效评价

药物	有效率(%)	不良反应
博来霉素(bleomycin)	64	发热、恶心、呕吐,偶见全身反应
阿霉素(doxorubicin)	47	恶心、疼痛、发热
米托蒽醌(mitoxantrone)	62	骨髓抑制
顺铂(cisplatin)	27	骨髓抑制
阿糖胞苷(cytarabine)	27	骨髓抑制
足叶乙苷(etoposide)	???	骨髓抑制
氟尿嘧啶(fluorouracil)	66	骨髓抑制
丝裂霉素(mitomycin)	41	疼痛、发热
白介素-2(rIL-2)	48	发热
肿瘤坏死因子(TNF)	87	流感样症状

(六)重组人血管内皮抑素治疗

恩度(endostar)40~60 mg/次胸腔内注射,每周注射1次,连用4次。

恶性浆膜腔积液的形成,与 VEGF 有着密切的联系,因此通过抑制 VEGF 来治疗恶性浆膜腔积液,具有坚实的理论基础。恩度腔内给药的剂量、频率和疗程,目前尚无明确的标准,临床报道多为小样本,剂量为 15～60 mg/次,以 60 mg/次居多;频率为 1 次/3 周至 2 次/周不等。但以每周 1 次居多;疗程基本为 2～4 周期;当与化疗药物联合腔内给药时,有序贯应用,也有同时给药,各自依据有限的临床经验使用,还缺乏高级别的循证医学证据。

(七)放射治疗

如纵隔肿瘤或淋巴结肿大引起的中心性胸腔积液,尤其是对放疗敏感的恶性淋巴瘤或中央型肺癌,可获得较好疗效,有报道纵隔放疗能使 68％恶性淋巴瘤患者及 50％转移患者的乳糜胸受到控制。

放射性同位素为 ^{198}Au、^{32}P 等也可行胸腔内放射治疗,可使胸膜间皮细胞和小血管硬化,尚可杀死恶性肿瘤细胞,但存在衰减剂量不容易掌握和放射防护等问题,临床应用不普遍。

四、预后

恶性胸腔积液的预后较差,存活时间一般在 4～12 个月之间,3 个月死亡率为 65％,6 个月为 84％。以恶性胸腔积液为首发症状患者平均存活时间约为 10 个月。其具体预后与患者全身状况、原发肿瘤类型、肿瘤负荷及胸腔积液生长速度有关。如乳腺癌伴有恶性胸腔积液,生存期平均可在一年以上;肺癌伴发恶性胸腔积液生存期很少超过 3～6 个月;卵巢癌和胃肠道肿瘤伴有恶性胸腔积液,平均生存期为 6 个月到 1 年;非霍奇金淋巴瘤伴恶性胸腔积液,平均生存期为 40 个月,而有持续性恶性胸腔积液,则生存期较短,为 6 个月。

(于瑞双)

第九节　自发性气胸

气胸是指气体进入胸膜腔,造成胸腔积气的一种状态。气胸可以自发的发生,也可由于疾病、外伤、手术、诊断或治疗性操作不当等引起。临床上自发性气胸较为常见,自发性气胸是指不明原因或因肺部疾病导致的胸腔脏层胸膜破裂,使肺和支气管内空气进入胸膜腔(并非外伤或人工导致壁层胸膜破裂)而产生的气胸。可分为原发性和继发性自发性气胸。

一、自发性气胸的病因和病理机制

自发性气胸按病因和发病机制可分为以下几点。

(一)原发性自发性气胸

原发性自发性气胸又称为特发性气胸,是指肺部常规 X 射线影像检查未能发现原发病变的健康者所发生的气胸,多见于年龄 20～30 岁瘦高体型的青年男性。气胸发生的原因和病理机制尚未十分明确,多数学者认为与胸膜下微小疱和肺大疱破裂有关。

(二)继发性自发性气胸

继发性自发性气胸是指在原有其他肺部疾病的基础上所产生的气胸,其发生的机制是通过形成肺大疱或直接损伤胸膜所致。基础的肺部疾病最常见者为慢性阻塞性肺疾病和肺结核。此外,肺癌、肺脓肿、尘肺、肺间质纤维化、结节病等也可导致气胸。

(三)特殊类型的自发性气胸

1.月经性气胸

鉴于极少数妇女(多见于 20～40 岁),在月经来潮 48 h 内发生的特殊类型自发性气胸,特点是与月经周期有关的反复发作的气胸,在非月经期不发病。气胸以右胸多见,发生机制与脏层胸膜有子宫内膜异位有关,在月经期因内膜充血肿胀、前列腺素分泌增多,使细支气管收缩导致远端肺泡张力增高而发病。

2.妊娠合并气胸

生育年龄女性在妊娠时发生的气胸。

二、自发性气胸的临床评估和诊断

（一）病史

急骤发病，可能诱因有咳嗽、喷嚏、屏气、抬举重物、大笑、航空和潜水减压、剧烈运动等，多呈一侧出现胸痛，呈刀割样或针刺样，同时伴有胸闷、气短、呼吸困难、刺激性干咳。症状的轻重取决于气胸类型及肺萎陷程度。

1.闭合性气胸的患者

在一侧肺萎陷<30%时，多无自觉症状或仅感活动后胸闷气短。当一侧肺萎陷>60%时，在静止状态下即感到胸闷、气短。

2.开放性气胸患者

除胸闷、气短外，有反射性干咳。

3.张力性气胸患者

呈渐进性呼吸困难和胸闷胀感，当胸腔内压达 30 cmH₂O 以上时，出现发绀、烦躁不安、休克等症状。

（二）体征

视积气量的多少以及是否伴有胸膜腔积液而有所不同，肺萎缩>30%以上时，才有典型的气胸体征。常见体征有：呼吸频率和心率增快，患侧肺部触诊语颤减弱，叩诊呈过清音或鼓音，听诊呼吸音减弱或消失。右侧气胸可有肝浊音界下移，左侧气胸则心浊音界缩小或消失。当肺萎缩>60%时，除上述体征外尚可见鼻翼煽动、出汗、发绀，气管向健侧移位，胸廓运动度明显减弱。张力性气胸严重者可伴有纵隔移位，颈前及胸部皮下气肿，血压下降甚至休克。部分气胸病例在发生气胸24 h 后，患侧胸部可有少量胸腔积液体征。

（三）辅助检查

1.胸部 X 线检查

胸部 X 线检查是诊断气胸最可靠的方法，可显示肺萎缩程度、肺部情况、有无胸膜粘连、胸腔积液以及纵隔移位等。气胸的典型 X 线表现为：肺组织向肺门方向压缩，气体常聚集于胸腔外侧或肺尖，其内透亮度增加，肺纹理消失。萎陷肺边沿的脏层胸膜呈纤细的发线影，随呼吸内外移动。气胸量大时可见纵隔、气管、心脏向健侧移位。

2.胸部 CT 检查

无影像重叠的缺点，诊断非常容易，不易漏诊。气胸的 CT 表现为胸膜腔内出现极低密度的气体影，伴有肺组织不同程度的压缩萎陷改变。

三、自发性气胸的治疗

（一）一般治疗

应卧床休息，减少活动量，尽量少讲话，使肺活动减少，有利于气体吸收。同时给予持续高浓度氧疗，流量 3L/min，可提高气体吸收速率达 3 倍。有胸痛、咳嗽等症状时给予对症治疗。

（二）排气治疗

1.胸膜腔穿刺抽气法

中等量以下闭合性气胸最常用的治疗方法。局麻下以穿刺针经胸壁进入胸腔，抽出胸腔内的积气而达到治疗目的。胸膜腔穿刺抽气可重复进行，一般一次抽气不宜超过 1 000 mL。

2.胸膜腔闭式引流术

胸膜腔闭式引流术适用于各种类型大量气胸的治疗。分为水封瓶正压引流法和持续负压引流法两种，其中水封瓶正压引流对闭合性和张力性气胸效果好，持续负压引流对开放性气胸效果更好。胸膜腔闭式引流术的优点是可连续排气，避免了胸膜腔穿刺抽气法反复操作的损伤和并发症，同时可引流胸腔积液,促进肺早日复张,破口提前愈合,迅速消灭无效腔,减少感染。缺点是可能因引流气体过快偶有发生急性肺水肿,同时胸腔与外界连通,增加了胸腔内感染的危险。

(三)胸膜粘连术

胸膜粘连术适用于持续性或复发性自发性气胸患者,以及有两侧气胸史者、合并肺大疱者。可经胸腔引流管或经胸腔镜,向胸腔内注入高渗糖溶液、维生素 C、滑石粉、盐酸四环素、自身静脉血等,引起脏层和壁层胸膜间无菌性炎症,使两层胸膜粘连而消除气胸。

(四)外科手术治疗

外科手术的目的首先是控制肺漏气,其次是处理肺部病变,第三是使脏层和壁层胸膜粘连以预防气胸复发。适用于经内科治疗无效或反复发作的患者。外科手术可通过开胸或经外科胸腔镜完成,常见的手术方法有肺大疱缝扎术、肺大疱切开缝合术、肺叶切除术、胸膜剥脱术等。

(五)并发症的治疗

气胸发生及治疗过程中会出现一些并发症,如血气胸、脓气胸、纵隔气肿、皮下气肿等,需要进行相应处理。如给予开胸止血、抗感染、高频射流通气给氧、皮下气肿切开引流等。

(于瑞双)

第十节　肺水肿

肺内正常的解剖和生理机制保持肺间质水分恒定和肺泡处于理想的湿润状态,以利于完成肺的各种功能。如果某些原因引起肺血管外液体量过度增多甚至渗入肺泡,引起生理功能紊乱,则称之为肺水肿。临床表现主要为呼吸困难、发绀、咳嗽、咳白色或血性泡沫痰,两肺散在湿啰音,影像学呈现为以肺门为中心的蝶状或片状模糊阴影。理解肺液体和溶质转运的基本原理是合理有效治疗肺水肿的基础。

一、肺内液体交换的形态学基础

肺泡表面为上皮细胞,肺泡表面约有 90％ 被扁平Ⅰ型肺泡细胞覆盖,其余为Ⅱ型肺泡细胞(图 15-2)。细胞间连接紧密,正常情况下液体不能透过。Ⅱ型肺泡细胞含有丰富的磷脂类物质,主要成分是二软脂酰卵磷脂,其分泌物进入肺泡,在肺泡表面形成一薄层减低肺泡表面张力的肺泡表面活性物质,维持肺泡开放,并有防止肺泡周围间质液向肺泡腔渗漏的功能。Ⅱ型肺泡细胞除了分泌表面活性物质外,还参与钠运输。钠先通过肺泡腔侧的阿米洛利敏感性钠通道进入细胞内,再由位于基膜侧的 Na-K-ATP 酶将钠泵入肺间质。肺毛细血管内衬着薄而扁平的内皮细胞,内皮细胞间的连接较为疏松,允许少量液体和某些蛋白质颗粒通过。近来的研究还发现,支气管肺泡上皮还表达 4 种特异性水转运蛋白或称为水通道蛋白(aquaporin,AQP)1、3、4、5,可加速水的转运,参与肺泡液体的交换。

电镜观察可见肺泡的上皮与血管的基膜之间不是完全融合,与毛细血管相关的肺泡壁存在一侧较薄和一侧较厚的边(图 15-3)。薄侧上皮与内皮的基膜相融合,即由肺泡上皮、基膜和毛细血管内皮三层所组成,有利于血与肺泡的气体交换。厚侧由肺毛细血管内皮层、基膜、胶原纤维和弹力纤维交织网、肺泡上皮、极薄的液体层和表面活性物质层组成。上皮与内皮基膜之间被间隙(肺间质)分离,该间隙与支气管血管束周围间隙、小叶间隔和脏层胸膜下的间隙相连通,以利液体交换。进入肺间质的液体主要通过淋巴系统回收。在厚侧肺泡隔中,电镜下可看到神经和点状胶原物质组成的感受器。当间质水分增加,胶原纤维肿胀刺激"J"感受器,传至中枢,反射性使呼吸加深加快,引起胸腔负压增加,淋巴管液体引流量增多。

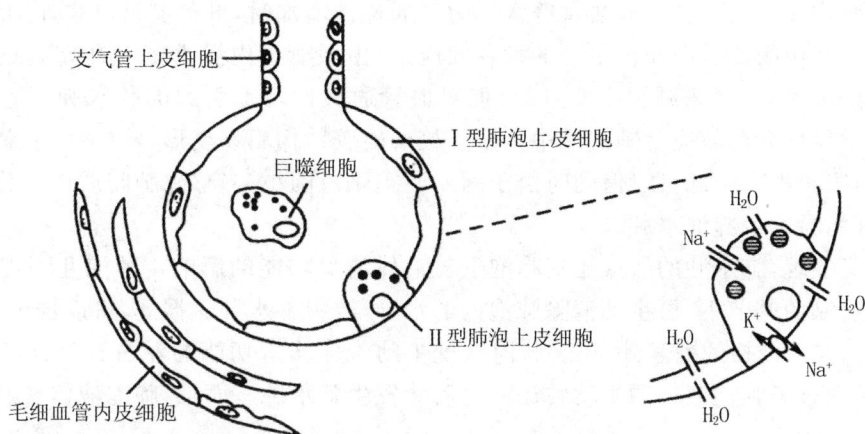

图 15-2　肺泡液体交换形态学基础示意图

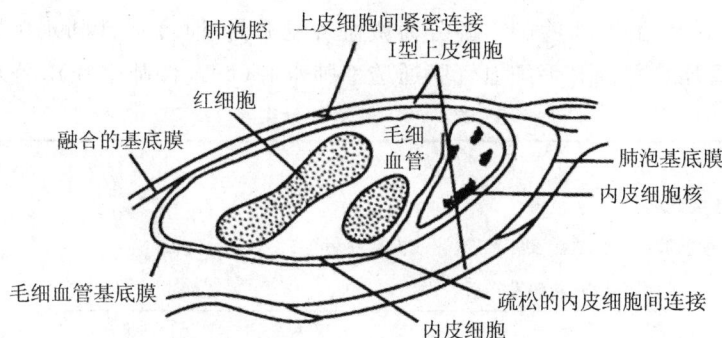

图 15-3　肺泡毛细血管结构示意图

二、发病机制

无肺泡液体清除时，控制水分通过生物半透膜的各种因素可用 Starling 公式概括，若同时考虑到滤过面积和回收液体至血管内的机制，可改写为下面公式：

$$EVLW = \{(SA \times Lp)[(P_{mv} - P_{pmv}) - \sigma(\pi_{mv} - \pi_{pmv})]\} - Flymph$$

式中 EVLW 为肺血管外液体含量；SA 为滤过面积；Lp 为水流体静力传导率；P_{mv} 和 P_{pmv} 分别为微血管内和微血管周围静水压；σ 为蛋白反射系数；π_{mv} 和 π_{pmv}。分别为微血管内和微血管周围胶体渗透压；Flymph 为淋巴流量，概括了所有将液体回收到血管内的机制。

这里之所以使用微血管而不是毛细血管这一术语，是因为液体滤出还可发生在小动脉和小静脉处。此外，$SA \times Lp = K_f$，是水过系数。虽然很难测定 SA 和 Lp，但其中强调了 SA 对肺内液体全面平衡的重要性。反射系数表示血管对蛋白的通透性。如果半透膜完全阻止可产生渗透压的蛋白通过，σ 值为 1.0，相反，如其对蛋白的滤过没有阻力，σ 值为 0。因此，σ 值可反映血管通透性变化影响渗透压梯度，进而涉及肺血管内外液体流动的作用。肺血管内皮的 σ 值为 0.9，肺泡上皮的 σ 值为 1.0。因此，在某种程度上内皮较肺泡上皮容易滤出液体，导致肺间质水肿发生在肺泡水肿前。

从公式可看出，如果 SA、Lp、P_{mv} 和 π_{pmv} 部分或全部增加，其他因素不变，EVLW 即增多。P_{pmv}、σ、π_{mv} 和 Flymph 的减少也产生同样效应。由于重力和肺机械特性的影响，肺内各部位的 P_{mv} 和 P_{pmv} 并不是均匀一致的。在低于右心房水平的肺区域中，虽然 P_{mv} 和 P_{pmv} 均可升高，但前者的升高程度大于后者，这有助于解释为什么肺水肿易首先发生在重力影响最明显的部位。

正常时，尽管肺微血管和间质静水压力受姿势、重力、肺容量乃至循环液体量变化的影响，但肺间质和肺泡均能保持理想的湿润状态。这是由于淋巴系统、肺间质蛋白和顺应性的特征有助于对抗液体潴留并连续不断地清除肺内多余的水分。肺血管静水压力和通透性增加时,淋巴流量可增加 10 倍以上对抗肺水肿的产生。起次要作用的是肺间质内蛋白的稀释效应,它由微血管内静水压力升高后致使液体滤过增多引起,效应是降低 πpmv,反过来减少净滤过量,但对血管通透性增加引起的肺水肿不起作用。预防肺水肿的另一因素是顺应性变化效应。肺间质中紧密连接的凝胶结构不易变形,顺应性差,肺间质轻度积液后压力即迅速升高,阻止进一步滤过。但同时由于间质腔扩张范围小,当移除肺间质内水分的速度赶不上微血管滤出的速度时,易发生肺泡水肿。

近来的研究又发现,肺水肿的形成还受肺泡上皮液体清除功能的影响。肺泡 II 型细胞在儿茶酚胺依赖性和非依赖性机制的调节下,可主动清除肺泡内的水分,改善肺水肿。据此,可以推论,肺水肿的发病机制除了 Starling 公式中概括的因素外,还受肺泡上皮主动液体转运功能的左右。只有液体漏出的作用强于回收的作用,并超过了肺泡液体的主动转运能力后才发生肺水肿。而且,肺泡液体转运功能完整也有利于肺水肿的消散。

三、分类

为便于指导临床诊断和治疗,可将肺水肿分为微血管压升高性(高压性肺水肿)、微血管压正常性(常压性肺水肿)和高微血管压合并高肺毛细血管膜通透性肺水肿(混合性肺水肿)3 类(表15-6)。

表 15-6　肺水肿分类

I	高压性肺水肿
	心源性:左心衰、二尖瓣病、左房黏液瘤
	肺静脉受累:原发性静脉闭塞性疾病、纵隔纤维化或肉芽肿病变
	神经源性:颅脑外伤、颅内压升高、癫痫发作后
II	常压性肺水肿
	吸入有毒烟雾和可溶性气溶胶:二氧化氮、二氧化硫、一氧化碳、高浓度氧、臭氧、烟雾烧伤、氨气、氯气、光气、有机磷酸酯
	吸入有毒液体:液体性胃内容物、淹溺、高张性造影剂、乙醇
	高原肺水肿
	新生儿暂时性呼吸急促
	胸穿后肺复张胜肺水肿
	血浆胶体渗透压减少
	淋巴回流障碍
	其他:外伤性脂肪栓塞、肺挫伤急性放射性反应、循环毒素(四氧嘧啶、蛇毒)、循环的血管活性物质(组胺、激肽、前列腺素、5-羟色胺)
III	混合性肺水肿
	吸毒或注射毒品过量
	急性呼吸窘迫综合征(ARDS)

四、病理和病理生理

肺表面苍白,含水量增多,切面有大量液体渗出。显微镜下观察,可将其分为间质期、肺泡壁期和肺泡期。

间质期是肺水肿的最早表现,液体局限在肺泡外血管和传导气道周围的疏松结缔组织中,支气管、血管周围腔隙和叶间隔增宽,淋巴管扩张。液体进一步潴留时,进入肺泡壁期。液体蓄积在厚的肺泡毛细血管膜一侧,肺泡壁进行性增厚。发展到肺泡期时,充满液体的肺泡壁会丧失其环形结构,出现褶皱。无论是微血管内压力增高还是通透性增加引起的肺水肿,肺泡腔内液体中蛋白与肺间质内相同时,提示表面活性物质破坏,而且上皮丧失了滤网能力。

肺水肿可影响肺顺应性、弥散功能、通气/血流比值和呼吸类型。其程度与病理改变有关,间质期最轻,肺泡期最重。肺含水量增加和肺表面活性物质破坏,可降低肺顺应性,增加呼吸功。间质和肺泡壁液体潴留可加宽弥散距离。肺泡内部分或全部充满液体可引起弥散面积减少和通气/血流比值降低,产生肺泡动脉血氧分压差增加和低氧血症。区域性肺顺应性差异易使吸入气体进入顺应性好的肺泡,加重通气/血流比值失调。同时由于肺间质积液刺激 J 感受器,呼吸浅速,进一步增加每分钟死腔通气量,减少呼吸效率、增加呼吸功耗。当呼吸肌疲劳不能代偿性增加通气和保证肺泡通气量后,即出现 CO_2 潴留和呼吸性酸中毒。

此外,肺水肿间质期即可表现出对血流动力学的影响。间质静水压升高可压迫附近微血管,增加肺循环阻力,升高肺动脉压力。低氧和酸中毒还可直接收缩肺血管,进一步恶化血流动力学,加重右心负荷,引起心功能不全。

五、临床表现

高压性肺水肿体检时可发现心脏病体征。临床表现依病程而变化。在肺水肿间质期,患者可主诉咳嗽、胸闷、呼吸困难,但因为增加的水肿液体大多局限在间质腔内,只表现轻度呼吸浅速,听不到啰音。因弥散功能受影响或通气/血流比值失调而出现动脉血氧分压降低。待肺水肿液体渗入到肺泡后,患者可主诉咳白色或血性泡沫痰,出现严重的呼吸困难和端坐呼吸,体检时可听到两肺满布湿啰音。血气分析指示低氧血症加重,甚至出现 CO_2 潴留和混合性酸中毒。

常压性和混合性肺水肿的临床表现可因病因而异,而且同一病因引起肺水肿的临床表现也可依不同的患者而变化。吸入有毒气体后患者可表现为咳嗽、胸闷、气急,听诊可发现肺内干啰音或哮鸣音。吸入胃内容物后主要表现为气短、咳嗽。通常为干咳,如果经抢救患者得以存活,度过急性肺水肿期,可咳出脓性黏痰,痰培养可鉴定出不同种类的需氧菌和厌氧菌。淹溺后,由于肺泡内的水分吸收需要一定时间,可表现咳嗽、肺内湿啰音,血气分析提示严重的持续性低氧血症,部分病例表现为代谢性酸中毒,呼吸性酸中毒少见。高原肺水肿的症状发生在到达高原的 12 h 至 3 天内,主要为咳嗽、呼吸困难、乏力和咯血,常合并胸骨后不适。体检可发现发绀和心动过速,吸氧或回到海平面后迅速改善。对于吸毒或注射毒品患者来讲,最严重的并发症之一即是肺水肿。过量应用海洛因后,肺水肿的发生率为 $48\% \sim 75\%$,也有报道应用美沙酮、右丙氧芬、氯氮草和乙氯维诺可诱发肺水肿。患者送到医院时通常已昏迷,鼻腔和口腔喷出粉红色泡沫状水肿液,发生严重的低氧血症、高碳酸血症、呼吸性合并代谢性酸中毒、ARDS(见急性呼吸窘迫综合征)。

六、影像学改变

典型间质期肺水肿的 X 线表现主要为肺血管纹理模糊、增多,肺门阴影不清,肺透光度降低,肺小叶间隔增宽。两下肺肋膈角区可见 Kerley B 线,偶见 Kerley A 线。肺泡水肿主要为腺泡状致密阴影,弥漫分布或局限于一侧或一叶的不规则相互融合的模糊阴影,或呈肺门向外扩展逐渐变淡的蝴蝶状阴影。有时可伴少量胸腔积液。但肺含量增加 30% 以上才可出现上述表现。CT 和磁共振成像术可定量甚至区分肺充血和肺间质水肿,尤其是体位变化前后的对比检查更有意义。

七、诊断和鉴别诊断

根据病史、症状、体检和 X 线表现常可对肺水肿做出明确诊断,但需要肺含水量增多超过 30% 时才可出现明显的 X 线变化,必要时可应用 CT 和磁共振成像术帮助早期诊断和鉴别诊断。热传导稀释法和血浆胶体渗透压-肺毛细血管楔压梯度测定可计算肺血管外含水量及判断有无肺水肿,但均需留置肺动脉导管,为创伤性检查。用 ^{99m}Tc-人血球蛋白微囊或 ^{113}In-运铁蛋白进行肺灌注扫描时,如果通透性增加可聚集在肺间质中,通透性增加性肺水肿尤其明显。此外,高压性肺水肿与常压性肺水肿在处理上有所不同,二者应加以鉴别(表 15-7)。

表 15-7　高压性肺水肿与常压性肺水肿鉴别

项目	高血压肺水肿	常压性肺水肿
病史	有心脏病史	无心脏病史,但有其他基础疾患病史
体征	有心脏病体征	无心脏异常体征
发热和白细胞升高	较少	相对较多
X线表现	自肺门向周围蝴蝶状浸润,肺上野血管影增深	肺门不大,两肺周围弥漫性小斑片阴影
水肿液性质	蛋白含量低	蛋白含量高
水肿液胶体渗透压/血浆胶体渗透压	<0.6	>0.7
肺毛细血管楔压	出现充血性心衰时 PCWP>2.4 kPa	≤1.6 kPa
肺动脉舒张压－肺毛细血管楔压差	<0.6 kPa	>0.6 kPa
利尿剂治疗效果	心影迅速缩小	心影无变化,且肺部阴影不能在 1～2 d 内消散

八、治疗

(一)高压性肺水肿治疗

1.病因治疗

输液速度过快者应立即停止或减慢速度。尿毒症患者可用透析治疗。感染诱发者应立即应用恰当抗生素。毒气吸入者应立即脱离现场,给予解毒剂。麻醉剂过量摄入者应立即洗胃及给予对抗药。

2.氧疗

肺水肿患者通常需要吸入较高浓度氧气才能改善低氧血症,最好用面罩给氧。湿化器内置75%～95%酒精或 10%硅酮有助于消除泡沫。

3.吗啡

每剂 5～10 mg 皮下或静脉注射可减轻焦虑,并通过中枢性交感神经抑制作用降低周围血管阻力,使血液从肺循环转移到体循环,并可舒张呼吸道平滑肌,改善通气。对心源性肺水肿效果最好,但禁用于休克、呼吸抑制和慢性阻塞性肺疾病合并肺水肿者。

4.利尿

静脉注射呋塞米(速尿)40～100 mg 或布美他尼(丁尿胺)1 mg,可迅速利尿、减少循环血量和升高血浆胶体渗透压,减少微血管滤过液体量。此外静脉注射呋塞米还可扩张静脉,减少静脉回流,在利尿作用发挥前即可产生减轻肺水肿的作用。但不宜用于血容量不足者。

5.血管舒张剂

血管舒张剂是治疗急性高压性肺水肿的有效药物,通过扩张静脉,促进血液向外周再分配,进而降低肺内促进液体滤出的驱动压。此外,还可扩张动脉、降低系统阻力(心脏后负荷),增加心排出量,其效果可在几分钟内出现。对肺水肿有效的血管舒张剂分别是静脉舒张剂、动脉舒张剂和混合性舒张剂。静脉舒张剂代表为硝酸甘油,以 10～15 μg/min 的速度静脉给药,每 3～5 分钟增加 5～10 μg 的剂量直到平均动脉压下降(通常>2.7 kPa)、肺血管压力达到一定的标准、头痛难以忍受或心绞痛减轻。混合性舒张剂代表为硝普钠,通常以 10 μg/min 的速度静脉给药,每 3～5 分钟增加 5～10 μg 的剂量直到达到理想效果。动脉舒张压不应小于 8.0 kPa(60 mmHg),收缩压峰值应该高于 12.0 kPa(90 mmHg),多数患者在50～100 μg/min剂量时可以获得理想的效果。

6.强心剂

强心剂主要适用于快速心房纤颤或扑动诱发的肺水肿。2 周内未用过洋地黄类药物者,可用毒毛花苷 K 0.25 mg或毛花苷 C 0.4～0.8 mg溶于葡萄糖内缓慢静脉注射,也可选用氨力农静脉滴注。

7.β₂ 受体激动剂

已有研究表明雾化吸入长效、短效 β₂ 受体激动剂,如特布他林或沙美特罗可能有助于预防肺水肿或加速肺水肿的吸收和消散,但其疗效还有待于进一步验证。

8.肾上腺糖皮质激素

对肺水肿的治疗价值存在分歧。一些研究表明,它能减轻炎症反应和微血管通透性,促进表面活性物质合成,增强心肌收缩力,降低外周血管阻力和稳定溶酶体膜。可应用于高原肺水肿、中毒性肺水肿和心肌炎合并肺水肿。通常用地塞米松 20～40 mg/d 或氢化可的松 400～800 mg/d静脉注射,连续 2～3 d,但不适合长期应用。

9.减少肺循环血量

患者坐位,双腿下垂或四肢轮流扎缚静脉止血带,每 20 分钟轮番放松一肢体 5 min,可减少静脉回心血量。适用于输液超负荷或心源性肺水肿,禁用于休克和贫血患者。

10.机械通气

出现低氧血症和(或)CO_2 潴留时,可经面罩或人工气道机械通气,辅以 3～10 cmH_2O 呼气末正压。可迅速改善气体交换和通气功能。但无法用于低血压和休克患者。

(二)常压性肺水肿和混合性肺水肿治疗

参见急性呼吸窘迫综合征等有关章节。

(于瑞双)

第十一节　肺栓塞

肺栓塞(pulmonary embolism,PE)是以各种栓子阻塞肺动脉系统为其发病原因的一组疾病或临床综合征的总称。包括肺血栓栓塞症,脂肪栓塞综合征,羊水栓塞,空气栓塞等。肺血栓栓塞症(pulmonary thrombo embolism,PTE)是来自深静脉或右心的血栓堵塞了肺动脉及其分支所致疾病,以肺循环和呼吸功能障碍为其主要临床和病理生理特征。PTE 占肺栓塞的绝大部分,通常在临床上所说的肺栓塞即指 PTE。引起 PTE 的血栓主要来源于深静脉血栓形成(deep venous thrombosis,DVT),PTE 常为 DVT 的并发症。PTE 与 DVT 是静脉血栓栓塞症(venous thrombo embolism,VTE)的两种重要的临床表现形式。

PTE-DVT 一直是国内外医学界非常关注的医疗保健问题,在世界范围内发病率和病死率都很高,临床上漏诊与误诊情况严重。美国 DVT 的年发病率为 1.0%,而 PTE 的年发病率为 0.5%,未经治疗的 PTE 病死率高达 26%～37%,而如果能够得到早期诊断和及时治疗,其病死率会明显下降。我国目前尚无 PTE 发病的准确的流行病学资料。但据国内部分医院的初步统计和依临床经验估计,在我国 PTE 绝非少见病,而且近年来其发病例数有增加趋势。

一、病因

PTE 的危险因素包括任何可以导致静脉血液淤滞、静脉内皮损伤和血液高凝状态的因素,即 Virchow 三要素。这些因素单独存在或者相互作用,对于 DVT 和 PTE 的发生具有非常重要的意义。易发生 VTE 的危险因素包括原发性和继发性两类。

(一)原发性危险因素

由遗传变异引起,包括凝血、抗凝、纤溶在内的各种遗传性缺陷(表 15-8)。如 40 岁以下的年轻患者无明显诱因出现或反复发生 VTE,或呈家族遗传倾向,应考虑到有无易栓症的可能性。

表 15-8　引起 PTE 的原发性危险因素

抗凝血酶缺乏
先天性异常纤维蛋白原血症
血栓调节因子(thrombomodulin)异常
高同型半胱氨酸血症
抗心脂抗体综合征(anticardiolipin antibodys syndrome)
纤溶酶原激活物抑制因子过量
凝血酶原 20210A 基因变异
XII 因子缺乏
V 因子 Leiden 突变(活性蛋白 C 抵抗)
纤溶酶原缺乏
纤溶酶原不良血症
蛋白 S 缺乏
蛋白 C 缺乏

(二)继发性危险因素

由后天获得的多种病理生理异常所引起,包括骨折、创伤、手术、妊娠、产褥期、口服避孕药、激素替代治疗、恶性肿瘤和抗磷脂综合征等,其他重要的危险因素还包括神经系统病变或卒中后的肢体瘫痪、长期卧床、制动等。在临床上,可将上述危险因素按照强度分为高危、中危和低危因素(表 15-9)。

表 15-9　引起静脉血栓的危险因素

高危因素(OR 值大于 10)
骨折(髋部或大腿)
髋或膝关节置换
大型普外科手术
大的创伤
脊髓损伤
中危因素(OR 值 2~9)
关节镜膝部手术
中心静脉置管
化疗
慢性心衰或呼吸衰竭
雌激素替代治疗
恶性肿瘤
口服避孕药
瘫痪
妊娠/产后
既往 VTE 病史
易栓倾向
低危因素(OR 值小于 2)
卧床大于 3 d
长时间旅行静坐不动(如长时间乘坐汽车或飞机旅行)
年龄
腔镜手术(如胆囊切除术)
肥胖
静脉曲张

即使积极地应用较完备的技术手段寻找危险因素,临床上仍有部分病例发病原因不明,称为特发性VTE。这些患者可能存在某些潜在的异常病变(如恶性肿瘤)促进血栓的形成,应注意仔细筛查。

二、病理生理

PTE 发生后,一方面通过栓子的机械阻塞作用直接影响肺循环、体循环血流动力学状态和呼吸功能;另一方面,通过心脏和肺的反射效应以及神经体液因素(包括栓塞后的炎症反应)等导致多种功能和代谢变化。以上机制的综合和相互作用加上栓子的大小和数量、多个栓子的递次栓塞间隔时间、是否同时存在其他心肺疾病等对 PTE 的发病过程和病情的严重程度均有重要影响。

(一)急性 PTE 后肺循环血流动力学变化

1. 肺动脉高压

肺动脉的机械堵塞和神经-体液因素引起的肺血管痉挛是栓塞后形成肺动脉高压的基础。当肺血管床被堵塞 20%～30%时,开始出现一定程度的肺动脉高压;随着肺血管床堵塞程度的加重,肺动脉压力会相应增加,当肺血管床堵塞达 75%以上时,由于严重的肺动脉高压,可出现右心室功能衰竭甚至休克、猝死。同时,PTE 时受损的肺血管内皮细胞、血栓中活化的血小板及中性粒细胞等可以释放血栓素 A_2(TXA_2)、5-羟色胺、内皮素、血管紧张素Ⅱ等血管活性物质,这些物质可引起肺血管痉挛,加重肺动脉高压。

2. 右心功能障碍

随着肺动脉高压的进展,右心室后负荷增加,导致右心室每搏做功增加,收缩末期压力升高。在栓塞早期,由于心肌收缩力和心率的代偿作用,并不导致心室舒张末期压力升高,不出现右心室扩张,维持血流动力学相对稳定。随着右心室后负荷的进一步增加,心率和心肌收缩力的代偿作用不足以维持有效的心排血量时,心室舒张末期压力开始显著升高,心排血量明显下降,右心室压升高,心房扩大,导致左心回心血量减少,体循环瘀血,出现急性肺源性心脏病。

3. 左心功能障碍

肺动脉堵塞后,经肺静脉回流至左心房的血液减少,左心室舒张末期充盈压下降,体循环压力趋于下降,通过兴奋交感神经使心率和心肌收缩力增加,以维持心排血量的相对稳定。当通过心率和心肌收缩力的改变不能代偿回心血量的继续下降时,心排血量明显减少,造成血压下降,内脏血管收缩,外周循环阻力增加,严重时出现休克症状。

上述病理生理改变的严重程度和发展速度受到以下因素影响:肺血管阻力升高的幅度、速度和患者基础心肺功能状态。如果肺血管阻力突然升高,且幅度越大时,右心功能损害就越严重,病情发展就越快;如果肺血管阻力极度升高,心脏射血功能接近丧失,会出现电机械分离现象,即心脏可以产生接近正常的电活动,但是心肌细胞的运动状态接近等长收缩,心室内压力虽可随心动周期而变化,却不能产生有效的肺循环血流,甚至可发生猝死。

(二)急性 PTE 后呼吸功能的变化

栓塞部位肺血流减少或阻断,肺泡无效腔量增大;肺梗死、肺水肿、肺出血、肺萎陷和肺不张等因素均可导致通气/血流(V/Q)比例失调;支气管痉挛及过度通气等因素综合存在可产生气体交换障碍,从而发生低氧血症和代偿性过度通气(低碳酸血症)。

(三)急性 PTE 的临床分型

按照 PTE 后病理生理变化,可以将 PTE 分为急性大面积 PTE 和急性非大面积 PTE。

急性大面积 PTE:临床上以休克和低血压为主要表现,即体循环动脉收缩压小于 12 kPa(90 mmHg),或较基础值下降幅度不低于 5.3 kPa(40 mmHg),持续 15 min 以上。须除外新发生的心律失常、低血容量或感染中毒症所致血压下降。

急性非大面积 PTE(non-massive PTE):不符合以上大面积 PTE 标准的 PTE。此型患者中,一部分人的超声心动图表现有右心功能障碍(right ventricular dysfunction,RVD)或临床上出现右心功能不全表现,归为次大面积 PTE(submassive PTE)亚型。

三、临床表现

PTE 的临床症状多不典型，表现谱广，从完全无症状到突然猝死，因而极易造成漏诊与误诊。国家"十五"科技攻关课题——肺栓塞规范化诊治方法的研究中，对 516 例 PTE 患者的临床表现进行了分析，其各种临床症状及发生率见表 15-10。

表 15-10　中国人 516 例急性 PET 患者的临床表现

症状	发生率(%)
呼吸困难	88.6
胸痛	59.9
心绞痛样胸痛	30.0
胸膜炎性胸痛	45.2
咳嗽	56.2
咯血	26.0
心悸	32.9
发热	24.0
晕厥	13.0
惊恐、濒死感	15.3

PTE 的体征亦无特异性，最常见的体征是呼吸急促，占 51.7%，可部分反映患者病情的严重程度；心动过速的发生率为 28.1%，主要是缺氧、肺循环阻力增高和右心功能不全等因素引起交感神经兴奋所致；由于严重的低氧血症和体循环瘀血可出现周围型发绀。

呼吸系统的体征较少出现，25.4% 的患者存在细湿啰音，可能与炎症渗出或肺泡表面活性物质减少导致肺泡内液体量增加有关。另有 8.5% 的患者存在哮鸣音，程度一般较轻，有的局限于受累部位，也有的波及全肺。如合并胸腔积液，可出现胸膜炎的相应体征，如局部叩诊实音、胸膜摩擦感和摩擦音等。

41.9% 的患者在肺动脉瓣听诊区可闻及第二心音亢进。当存在右心室扩大时，可使三尖瓣瓣环扩张，造成三尖瓣相对关闭不全，出现收缩期反流。在胸骨左缘第四肋间可闻及三尖瓣收缩期反流性杂音，吸气时增强，发生率 7.8%。另有 20.2% 的患者可出现颈静脉充盈或怒张，为右心压力增高在体表的反映。如果患者病情危重，出现急性右心功能衰竭时，可出现肝大、肝颈反流征阳性、下肢水肿等表现。

四、诊断

(一)诊断策略

中华医学会呼吸病学分会在《肺血栓栓塞症的诊断与治疗指南(草案)》中提出的诊断步骤分为临床疑似诊断、确定诊断和危险因素的诊断三个步骤。

1.临床疑似诊断(疑诊)

对存在危险因素的病例，如果出现不明原因的呼吸困难、胸痛、晕厥和休克，或伴有单侧或双侧不对称性下肢肿胀、疼痛等对诊断具有重要的提示意义。心电图、X 线胸片、动脉血气分析等基本检查，有助于初步诊断，结合 D-二聚体检测(ELISA 法)，可以建立疑似病例诊断。超声检查对于提示 PTE 诊断和排除其他疾病具有重要价值，若同时发现下肢深静脉血栓的证据则更增加诊断的可能性。

2.PTE 的确定诊断(确诊)

对于临床疑诊的患者应尽快合理安排进一步检查以明确 PTE 诊断。如果没有影像学的客观证据，就不能诊断 PTE。PTE 的确定诊断主要依靠核素肺通气/灌注扫描、CTPA、MRPA 和肺动脉造影等临床影像学技术。如心脏超声发现右心或肺动脉内存在血栓征象，也可确定 PTE 的诊断。

3.PTE 成因和易患因素的诊断(求因)

对于临床疑诊和已经确诊 PTE 的患者,应注意寻找 PTE 的成因和易患因素,并据以采取相应的治疗和预防措施。

(二)辅助检查及 PTE 时的变化

1.动脉血气分析

常表现为低氧血症,低碳酸血症,肺泡－动脉血氧分压差$[P_{(A-a)}O_2]$增大,部分患者的血气结果可以正常。

2.心电图

心电图的改变取决于 PTE 栓子的大小、堵塞后血流动力学变化以及患者的基础心肺储备状况。当栓塞面积较小时,心电图表现可以正常或仅有窦性心动过速。而当出现急性右心室扩大时,在Ⅰ导联可出现 S 波,Ⅲ导联出现 Q 波,Ⅲ导联的 T 波倒置,即所谓的 $S_1Q_{III}T_{III}$ 征。右心室扩大可以导致右心传导延迟,从而产生完全或不完全右束支传导阻滞。右心房扩大时,可出现肺型 P 波,在 PTE 患者心电图演变过程中,出现肺型 P 波,时间仅为 6 h。当出现肺动脉及右心压力升高时可出现 $V_1 \sim V_4$ 的 T 波倒置和 ST 段异常,电轴右偏及顺钟向转位等。由于肺栓塞心电图的变化有时是非常短暂的,所需及时、动态观察心电图改变。

3.X 线胸片

可显示肺动脉阻塞征(如区域性肺纹理变细、稀疏或消失),肺野透亮度增加;另可表现为右下肺动脉干增宽或伴截断征,肺动脉段膨隆以及右心室扩大等肺动脉高压症及右心扩大征象;部分患者 X 线胸片可见肺野局部片状阴影,尖端指向肺门的楔形阴影,肺不张或膨胀不全等肺组织继发改变。有肺不张侧可见横膈抬高,有时合并少至中量胸腔积液。X 线胸片对鉴别其他胸部疾病有重要帮助。

4.超声心动图

在提示诊断和除外其他心血管疾患方面有重要价值。对于严重的 PTE 病例,可以发现右室壁局部运动幅度降低;右心室和(或)右心房扩大;室间隔左移和运动异常;近端肺动脉扩张;三尖瓣反流速度增快;下腔静脉扩张,吸气时不萎陷。若在右心房或右心室发现血栓,同时患者临床表现符合 PTE,可以作出诊断。超声检查偶可因发现肺动脉近端的血栓而直接确定诊断。

5.血浆 D-二聚体(D-dimer)

酶联免疫吸附法(ELISA)是较为可靠的检测方法。急性 PTE 时血浆 D-二聚体升高,但 D-二聚体升高对 PTE 并无确诊的价值,因为在外伤、肿瘤、炎症、手术、心肌梗死、穿刺损伤甚至心理应激时血浆 D-二聚体均可增高。

(三)确诊检查方法及影像学特点

1.核素肺灌注扫描

PTE 典型征象呈肺段或肺叶分布的肺灌注缺损。当肺核素显像正常时,可以可靠地排除 PTE。根据前瞻性诊断学研究(prospective investigation of pulmonary embolism diagnosis,PIOPED),将肺灌注显像的结果分为四类,正常或接近正常、低度可能性、中间可能性和高度可能性。高度可能时约 90% 患者有 PTE,对 PTE 诊断的特异性为 96%;低度和中间可能性诊断不能确诊 PTE,需作进一步检查;正常或接近正常时,如果临床征象不支持 PTE,则可以除外 PTE 诊断。

2.CT 肺动脉造影(CTPA)

PIOPED Ⅱ的结果显示,CTPA 对 PTE 诊断的敏感性为 83%,特异性为 96%,如果联合 CT 静脉造影(CTV)检查,则对 PTE 诊断的敏感性可提高到 90%。由于 CTPA 是无创性检查方法,且可以安排急诊检查,已在临床上广泛应用。PTE 的 CT 直接征象是各种形态的充盈缺损,间接征象包括病变部位肺组织有"马赛克"征、肺出血、肺梗死继发的肺炎改变等。

3.磁共振肺动脉造影（MRPA）

在大血管的 PTE，MRPA 可以显示栓塞血管的近端扩张，血栓栓子表现为异常信号，但对外周的 PTE 诊断价值有限。由于扫描速度较慢，故限制其临床应用。

4.肺动脉造影

敏感性和特异性达 95%，是诊断 PTE 的"金标准"。表现为栓塞血管腔内充盈缺损或完全阻塞，外周血管截断或枯枝现象。肺动脉造影为有创性检查，可并发血管损伤、出血、心律失常、咯血、心衰等。致命性或严重并发症的发生率分别为 0.1% 和 1.5%，应严格掌握其适应证。

（四）鉴别诊断

1.肺炎

有部分 PTE 患者表现为咳嗽、咳少量白痰、低中度发热，同时有活动后气短，伴或不伴胸痛症状，化验血周围白细胞增多，X 线胸片有肺部浸润阴影，往往被误诊为上呼吸道感染或肺炎，但经抗感染治疗效果不好，症状迁延甚至加重。肺炎多有明显的受寒病史，急性起病，表现为寒战高热，之后发生胸痛，咳嗽，咳痰，痰量较多，可伴口唇疱疹；查体肺部呼吸音减弱，有湿性啰音及肺实变体征，痰涂片及培养可发现致病菌及抗感染治疗有效有别于 PTE。

2.心绞痛

急性 PTE 患者的主要症状为活动性呼吸困难，心电图可出现 Ⅱ、Ⅲ、aVF 导联 ST 段及 T 波改变，甚至广泛性 T 波倒置或胸前导联呈"冠状 T"，同时存在胸痛、气短，疼痛可以向肩背部放射，容易被误诊为冠心病、心绞痛。需要注意询问患者有无高血压、冠心病病史，并注意检查有无下肢静脉血栓的征象。

3.支气管哮喘

急性 PTE 发作时可表现为呼吸困难、发绀、两肺可闻及哮鸣音。支气管哮喘多有过敏史或慢性哮喘发作史，用支气管扩张药或糖皮质激素症状可缓解，病史和对治疗的反应有助于与 PTE 鉴别。

4.血管神经性晕厥

部分 PTE 患者以晕厥为首发症状，容易被误诊为血管神经性晕厥或其他原因所致晕厥而延误治疗，最常见的要与迷走反射性晕厥及心源性晕厥（如严重心律失常、肥厚型心肌病）相鉴别。

5.胸膜炎

PTE 患者尤其是周围型 PTE，病变可累及胸膜而产生胸腔积液，易被误诊为其他原因性胸膜炎，如结核性、感染性及肿瘤性胸膜炎。PTE 患者胸腔积液多为少量、1～2 周内自然吸收，常同时存在下肢深静脉血栓形成，呼吸困难，X 线胸片有吸收较快的肺部浸润阴影，超声心动图呈一过性右心负荷增重表现，同时血气分析呈低氧血症、低碳酸血症等均可与其他原因性胸膜炎鉴别。

五、治疗

（一）一般治疗

胸痛严重者可以适当使用镇痛药物，但如果存在循环障碍，应避免应用具有血管扩张作用的阿片类制剂，如吗啡等；对于有焦虑和惊恐症状者应予安慰并可以适当使用镇静药；为预防肺内感染和治疗静脉炎可使用抗生素。存在发热、咳嗽等症状时可给予相应的对症治疗。

（二）呼吸循环支持治疗

1.呼吸支持治疗

对有低氧血症患者，可经鼻导管或面罩吸氧。吸氧后多数患者的血氧分压可以达到 10.7 kPa（80 mmHg）以上，因而很少需要进行机械通气。当合并严重呼吸衰竭时可使用经鼻（面）罩无创性机械通气或经气管插管机械通气。但注意应避免气管切开，以免在抗凝或溶栓过程中发生局部不易控制的大出血。

2.循环支持治疗

针对急性循环衰竭的治疗方法主要有扩容、应用正性肌力药物和血管活性药物。急性 PTE 时应用正性肌力药物可以使心排血量增加或体循环血压升高，同时也可增加右心室做功。临床上可以使用多巴胺、多巴酚丁胺和去甲肾上腺素治疗，三者通过不同的作用机制，可以达到升高血压、提高心排血量等作用。

（三）抗凝治疗

抗凝治疗能预防再次形成新的血栓，并通过内源性纤维蛋白溶解作用使已经存在的血栓缩小甚至溶解，但不能直接溶解已经存在的血栓。

抗凝治疗的适应证是不伴血流动力学障碍的急性 PTE 和非近端肢体 DVT；进行溶栓治疗的 PTE，溶栓治疗后仍需序贯抗凝治疗以巩固加强溶栓效果避免栓塞复发；对于临床高度疑诊 PTE 者，如无抗凝治疗禁忌证，均应立即开始抗凝治疗，同时进行 PTE 确诊检查。

抗凝治疗的主要禁忌证：活动性出血（肺梗死引起的咯血不在此范畴）、凝血机制障碍、严重的未控制的高血压、严重肝肾功能不全、近期手术史、妊娠头 3 个月以及产前 6 周、亚急性细菌性心内膜炎、心包渗出、动脉瘤等。当确诊有急性 PTE 时，上述情况大多属于相对禁忌证。

目前抗凝治疗的药物主要有普通肝素、低分子肝素和华法林。

1.普通肝素

用药原则应快速、足量和个体化。推荐采用持续静脉泵入法，首剂负荷量 80 U/kg（或 2 000～5 000 U静推），继之以 18 U/(kg·h)速度泵入，然后根据 APTT 调整肝素剂量（表 15-11）。也可使用皮下注射的方法，一般先予静注负荷量 2 000～5 000 U，然后按250 U/kg剂量每 12 小时 皮下注射 1 次。调节注射剂量使注射后 6～8 h 的 APTT 达到治疗水平。

肝素抗凝治疗在 APTT 达到正常对照值的 1.5 倍时称为肝素的起效阈值。达到正常对照值 1.5～2.5 倍时是肝素抗凝治疗的适当范围，若以减少出血危险为目的，将 APTT 维持在正常对照值 1.5 倍的低限治疗范围，将使复发性 VET 的危险性增加。因此，调整肝素剂量应尽量在正常对照值的 2.0 倍而不是1.5 倍，特别是在治疗的初期尤应注意。

表 15-11　根据 APTT 监测结果调整静脉肝素用量的方法

APTT	初始剂量及调整剂量	下次 APTT 测定的间隔时间(h)
治疗前测基础 APTT	初始剂量：80 U/kg 静推，然后按 18 U/(kg·h)静滴	4～6
低于 35 s(大于 1.2 倍正常值)	予 80 U/kg 静推，然后增加静滴剂量 4 U/(kg·h)	6
35～45 s(1.2～1.5 倍正常值)	予 40 U/kg 静推，然后增加静滴剂量 4 U/(kg·h)	6
46～70 s(1.5～2.3 倍正常值)	无需调整剂量	6
71～90 s(2.3～3.0 倍正常值)	减少静滴剂量 2 U/(kg·h)	6
超过 90 s(大于 3 倍正常值)	停药 1 h，然后减少剂量 3 U/(kg·h)后恢复静滴	6

溶栓治疗后，当 APTT 降至正常对照值的 2 倍时开始应用肝素抗凝，不需使用负荷剂量肝素。

肝素可能会引起血小板减少症（heparin-induced thrombocytopenia，HIT），在使用肝素的第 3～5 d 必须复查血小板计数。若较长时间使用肝素，尚应在第 7～10 天和第 14 天复查。HIT 很少于肝素治疗的 2 周后出现。若出现血小板迅速或持续降低达 30% 以上。或血小板计数小于 $100×10^9/L$，应停用肝素。一般在停用肝素后 10 d 内血小板开始逐渐恢复。

2.低分子肝素（LMWH）

LMWH 应根据体重给药，每日 1～2 次，皮下注射。对于大多数病例，按体重给药是有效的，不需监测 APTT 和调整剂量，但对过度肥胖者或孕妇宜监测血浆抗 X a 因子活性并据以调整剂量。

3.华法林

在肝素治疗的第 1 天应口服维生素 K 拮抗药华法林作为抗凝维持阶段的治疗。因华法林对已活化的凝血因子无效、起效慢,因此不适用于静脉血栓形成的急性期。初始剂量为3.0～5.0 mg/d。由于华法林需要数天才能发挥全部作用,因此与肝素需至少重叠应用4～5 d,当连续两天测定的国际标准化比率(INR)达到2.5(2.0～3.0)时,即可停止使用肝素/低分子肝素,单独口服华法林治疗。应根据INR或PT调节华法林的剂量。在达到治疗水平前,应每日测定INR,其后2周每周监测2～3次,以后根据INR的稳定情况每周监测1次或更少。若行长期治疗,约每4周测定INR并调整华法林剂量1次。

口服抗凝药的疗程应根据PTE的危险因素决定:低危人群指危险因素属一过性的(如手术创伤),在危险因素去除后继续抗凝3个月;中危人群指存在手术以外的危险因素或初次发病找不到明确的危险因素者,至少治疗6个月;高危人群指反复发生静脉血栓形成者或持续存在危险因素的患者,包括恶性肿瘤、易栓症、抗磷脂抗体综合征、慢性血栓栓塞性肺动脉高压者,应该长期甚至终身抗凝治疗,对放置下腔静脉滤器者终身抗凝。

(四)溶栓治疗

溶栓治疗主要适用于大面积PTE病例。对于次大面积PTE,若无禁忌证可以进行溶栓。

溶栓治疗的绝对禁忌证包括活动性内出血和近2个月内自发性颅内出血、颅内或脊柱创伤、手术。

相对禁忌证:10～14 d内的大手术、分娩、器官活检或不能压迫部位的血管穿刺;2个月之内的缺血性卒中;10 d内的胃肠道出血;15 d内的严重创伤;1个月内的神经外科或眼科手术;难以控制的重度高血压[收缩压大于24.0 kPa(180 mmHg),舒张压大于14.7 kPa(110 mmHg)];近期曾进行心肺复苏;血小板计数小于100×10^9/L;妊娠;细菌性心内膜炎;严重的肝肾功能不全;糖尿病出血性视网膜病变;出血性疾病等。

对于大面积PTE,因其对生命的威胁极大,上述绝对禁忌证亦应视为相对禁忌证。

溶栓治疗的时间窗为14 d以内。临床研究表明,症状发生14 d之内溶栓,其治疗效果好于14 d以上者,而且溶栓开始时间越早治疗效果越好。

目前临床上用于PTE溶栓治疗的药物主要有链激酶(SK)、尿激酶(UK)和重组组织型纤溶酶原激活剂(rt-PA)。

目前推荐短疗程治疗,我国的PTE溶栓方案如下。①UK:负荷量4 400 U/kg静脉注射10 min,继之以2 200 U/(kg·h)持续静脉点滴12 h。另可考虑2 h溶栓方案,即20 000 U/kg持续静脉点滴2 h。②SK:负荷量250 000 U静脉注射30 min,继之以1 000 000 U/h持续静脉点滴24 h。SK具有抗原性,故用药前需肌注苯海拉明或地塞米松,以防止变态反应。也可使用1 500 000 U静脉点滴2 h。③rt-PA:50 mg持续静脉滴注2 h。

出血是溶栓治疗的主要并发症,可以发生在溶栓治疗过程中,也可以发生在溶栓治疗结束之后。因此,治疗期间要严密观察患者神志改变、生命体征变化以及脉搏血氧饱和度变化等,注意检查全身各部位包括皮下、消化道、牙龈、鼻腔等是否有出血征象,尤其需要注意曾经进行深部血管穿刺的部位是否有血肿形成。注意复查血常规、血小板计数,出现不明原因血红蛋白、红细胞下降时,要注意是否有出血并发症。溶栓药物治疗结束后每2～4小时测1次活化的部分凝血激酶时间(APTT),待其将至正常值的2倍以下时,开始使用肝素或LWMH抗凝治疗。

(五)介入治疗

介入治疗主要包括经导管吸栓碎栓术和下腔静脉滤器置入术。导管吸栓碎栓术的适应证为肺动脉主干或主要分支大面积PTE并存在以下情况者:溶栓和抗凝治疗禁忌证;经溶栓或积极的内科治疗无效。

为防止下肢深静脉大块血栓再次脱落阻塞肺动脉,可于下腔静脉安装滤器。适用于下肢近端静脉血栓,而抗凝治疗禁忌或有出血并发症;经充分抗凝而仍反复发生PTE;伴血流动力学变化的大面积PTE;近端大块血栓溶栓治疗前;伴有肺动脉高压的慢性反复性PTE;行肺动脉血栓切除术或肺动脉血栓内膜剥脱术的病例。

（六）手术治疗

适用于经积极的非手术治疗无效的紧急情况。适应证包括大面积 PTE,肺动脉主干或主要分支次全堵塞,不合并固定性肺动脉高压者(尽可能通过血管造影确诊);有溶栓禁忌证者;经溶栓和其他积极的内科治疗无效者。

六、预防

主要的预防措施包括机械性预防和药物预防。机械性预防方法包括逐步加压弹力袜和间歇充气压缩泵,药物预防可以使用 LWMH、低剂量的普通肝素等。机械性预防方法主要用于有高出血风险的患者,也可用于与药物预防共同使用加强预防效果。不推荐单独使用阿司匹林作为静脉血栓的预防方法。

（宫铁红）

第十二节　肺性脑病

一、诊疗流程

见图 15-4。

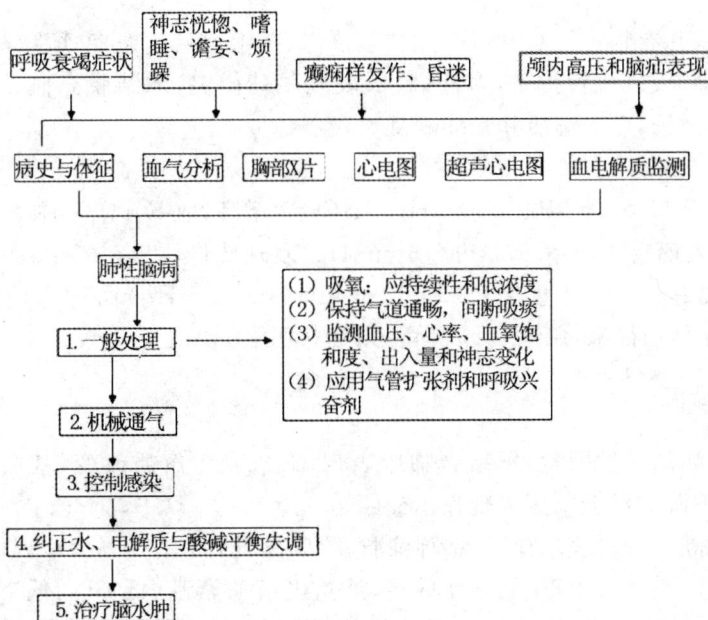

图 15-4　肺性脑病的诊疗流程

二、病因及发病机制

肺性脑病(Pulmonary encephalopathy,下称肺脑)是以中枢神经系统障碍为主要表现的一种临床综合征,由呼吸衰竭发展到机体严重二氧化碳潴留和缺氧所引起。

肺性脑病通常由下述因素诱发:①急性呼吸道感染、严重支气管痉挛、呼吸道痰液阻塞等使肺通气、换气功能进一步减低;②治疗不当:镇静剂使用不当,如应用吗啡、苯巴比妥钠、氯丙嗪、异丙嗪、安定等引起呼吸中枢抑制;其次是供 O_2 不当,如吸入高浓度 O_2,降低了颈动脉体对缺 O_2 的敏感性,导致呼吸中枢抑制;③右心衰竭使脑血流减少和郁积,加重脑的 CO_2 潴留和缺 O_2;④其他:如利尿后、上消化道出血、休克等因素。

肺性脑病的发病机制:主要系由于高碳酸血症和低氧血症所引起的脑水肿之故。①高碳酸血症:一般认为肺性脑病的发生与否主要取决于 $PaCO_2$ 升高和 pH 值降低的程度。当 $PaCO_2$ 显著升高超过 8.0 kPa（60 mmHg），pH 低于 7.30 时即可使脑血管扩张充血，引起脑循环障碍，毛细血管通透性增加，因而发生细胞间质水肿为主的脑水肿；另外，肺性脑病的发生还取决于 CO_2 潴留速度的急缓和体内碱代偿能力的强弱。当 CO_2 急剧潴留时，因肾脏代偿作用尚未充分发挥，pH 可在数分钟内急剧下降，临床上即可出现一系列神经精神症状；如缓慢的 CO_2 潴留，由于肾脏的代偿作用可充分发挥，使 HCO_3^- 成比例增加，因而 pH 改变不大。尽管 $PaCO_2$ 已明显增高，但因 pH 无显著下降，神经精神症状则不一定出现。此外，肺性脑病的发生还与脑组织 pH 值下降密切相关。脑内 pH 和 $PaCO_2$ 的高低，主要取决于 H^+ 和 HCO_3^- 通过血脑屏障的速度和脑组织本身酸性代谢产物蓄积的程度。正常脑脊液的缓冲能力比血为低，故其 pH 值亦较低（7.33～7.40），但脑内 $PaCO_2$ 却比血高 1.07 kPa（8 mmHg）。因此，当 $PaCO_2$ 升高后，由于碳酸酐酶的作用，脑内 pH 下降则更为明显，从而引起酸中毒。此时细胞内 K^+ 外移，而细胞外 Na^+、H^+ 则移入细胞内，便加重了细胞内酸中毒，引起细胞坏死和自溶。由于 Na^+ 进入细胞内，细胞内 Na^+ 含量增多，从而加重脑水肿的程度；②低氧血症：严重脑缺氧时，正常有氧代谢无法进行，血中乳酸堆积使 pH 下降。此外，脑内三磷酸腺苷（ATP）迅速耗竭，中枢神经失去能量供应，因而"钠泵"运转失灵。Na^+ 不能从细胞内外移，Cl^- 便进入膜内与 Na^+ 结合形成 NaCl，从而提高了膜内渗透压，水便进入细胞内，引起了以细胞内水肿为主的脑水肿。

三、临床表现及特征

（一）临床表现

除呼吸衰竭症状外，并有精神症状、体征，如神志恍惚、嗜睡、多言、谵妄、烦躁，四肢搐搦、癫痫样发作、扑翼样震颤、昏迷等；皮肤表现血管扩张，多汗；眼部表现眼球微突，球结膜充血、水肿，眼底静脉迂曲、扩张，视乳头水肿；脑膜刺激征，颅内高压和脑疝表现。

（二）血气及电解质改变

pH＜7.35，$PaCO_2$ 升高＞8.6 kPa（65 mmHg），HCO_3^- 增高，血 K^+ 增高，血 Cl^- 下降。通常当 $PaCO_2$＞8.6 kPa（65 mmHg）表现嗜睡，＞9.97 kPa（75 mmHg）表现恍惚，＞12.6 kPa（95 mmHg）表现昏迷，但可因个体反应不同表现有异，有的患者 $PaCO_2$ 13.3 kPa（100 mmHg）而神志清醒，但也有的 9.31 kPa（70 mmHg）而出现肺性脑病征象，急性 CO_2 潴留，则症状明显。

四、诊断及鉴别诊断

根据存在有肺性脑病的诱发因素，再结合临床表现、血气及电解质改变，基层单位可依据 CO_2CP 增高，血 K^+ 增高，血 Cl^- 下降和结合临床表现作出诊断。

肺源性心脏病（下称肺心病）表现神经、精神症状，除肺脑外，尚有 10%～37% 的病例可因其他原因引起，如脑血管意外，糖尿病酮症酸中毒，低血糖昏迷，严重电解质紊乱（低 Cl^-、低 Na^+、低 K^+、低 Mg^{2+}）、碱中毒、尿毒症、肝昏迷、感染中毒性脑病、DIC、药物等，临床上须注意鉴别。

五、急救处理

强调早期预防；早期诊断、早期治疗。一旦发现肺心病者有意识障碍的初兆，应立即采取措施，可使肺脑的发生率下降。强调综合性治疗，首要保证有充分通气量，包括有效控制呼吸道感染，防止痰液阻塞气道，应用支气管扩张剂、机械通气。适当吸氧使用利尿剂、脱水剂、呼吸兴奋剂、慎用镇静剂、及时治疗并发症、建立肺心病监护室，由专人负责观察、护理，可使肺性脑病的死亡下降。

（一）吸氧

应持续性和低浓度（25%～30%）吸氧，流量 1～2 L/min，疗效期望达到 PaO_2 7.315～7.99 kPa（55～60 mmHg），SaO_2＞85%～90% 的安全水平。在供氧同时，积极控制感染，排痰，并使用气管扩张剂和呼吸兴奋剂，效果较好。吸氧方法，可用鼻导管、鼻塞，其效果大致相同，用 Ventimask 通气面罩，其优点是供氧浓度稳定,可按供氧流速 2 L/min、4 L/min、8 L/min,分别达到氧浓度 24%、28%、34%。如经上述积极治疗,患者仍处于明显缺氧状态,究其原因,主要是通气道阻塞和肺泡弥散功能障碍,应考虑面罩、气管插管或气管切开和机械呼吸加压供氧。

(二)气管插管和气管切开

对嗜睡、昏迷、痰多而无力咳嗽,或有肺部感染而无力咳嗽患者,在经上述各项积极治疗 1~6 d,血 pH<7.30,$PaCO_2$>9.31 kPa(70 mmHg),PaO_2<6.65 kPa(50 mmHg)者,应考虑气管插管或切开。昏迷患者宜争取在 1~3 h 内执行。气管插管,操作简单方便,但只能停留 2~3 d,如改用低压气囊插管,则可放置较久,且清醒患者亦易耐受。气管切开,可减少解剖死腔100 mL,并有利于气管内滴药、吸痰和连接机械呼吸器,并可长期停留套管,但也带来术后护理和不能多次重复切开等问题。对肺功能严重受损,反复感染,反复发生肺脑者,宜长期保留气道内套管,可避免反复插管和切开。对气管插管或切开,吸痰、滴药等应注意无菌操作,每日湔入气管内水分约 150~250 mL(每半小时约 4.5 mL),吸痰的口腔用管和气管内用管要分开,应多次更换消毒吸管,每次吸痰时不超过 15 s。

(三)机械通气

使用机械通气,对肺性脑患者改善通气有十分重要作用。对重症肺心患者,$PaCO_2$>9.31 kPa(70 mmHg),经一般治疗无效而神志清醒者,应及早用密封面罩连接呼吸器,加压同步通气,时间每口数次,每次 1~2 h 左右,可以预防肺性脑病的发生;对咳嗽、咳痰功能尚可,有自主呼吸的肺脑早期患者,亦可用上述方法进行机械通气,时间可按病情而定,此可使 PaO_2 增加,$PaCO_2$ 下降而可避免气管插管或切开。危重肺脑患者、痰阻气道和无效咳嗽者,宜作气管插管或切开,进行机械通气。国内多选用定容型呼吸器,此型能保证有效通气量;定时型和定压型则具有同步性能和雾化效果好的优点。肺心患者通常有肺部感染和支气管痉挛,为保证有恒定的通气量,如选用定压型呼吸器,则宜将吸气相压力调高达 2.94~3.94 kPa(30~40 cmH₂O)。呼吸频率宜慢,以 14~16 次/分为宜,潮气量 10~12 mL/kg,吸呼比为 1:2~1:3,供氧浓度 25~40%。一般选用间歇正压呼吸(IPPV),可满足临床需要,对肺顺应性减低,肺泡萎陷患者,宜选用呼气终末正压呼吸(PEEP),此可改善血流比例,减少肺内分流,提高 PaO_2,但可使气道内压上升,易致气胸和血压下降。

(四)呼吸兴奋剂

应用呼吸兴奋剂要达到较好的效果,则需要呼吸道保持通畅。反之,只兴奋呼吸肌,徒耗氧量。因此必需配合吸氧、应用抗生素、支气管扩张剂和积极排痰等措施。

(1)尼可刹米:为呼吸中枢兴奋剂,每 2~4 h,静脉注射 0.25~0.375 g;重症患者用 5~10 支(每支 0.25~0.375 g)溶于 10%葡萄糖液 500 mL 中静脉滴注。

(2)山莨菪碱:兴奋颈化学感受器,反射性兴奋呼吸中枢,每支 3 mg,皮下或静脉注射,每 2~4 h 1 次,可与尼可刹米交替应用。

(3)二甲弗林(回苏灵):为强大呼吸中枢兴奋剂,8~16 mg,肌注或静脉注射,可隔半小时再注射。

(4)呱醋甲酯(利他林):作用缓和,每次 20~40 mg,肌注或静脉注射。应用醒脑合剂治疗肺脑病者,有一定疗效。其成分为 10%葡萄糖 250~500 mL,加尼可刹米 3~5 支、氨茶碱 0.25~0.5 mg、地塞米松 5~10 mg,静脉滴注,每日 1~2 次,病情严重者,夜间加用 1 次,同时加大供氧量 2 L/min 以上。

(五)支气管解痉剂

使用最广泛的为交感胺类和茶碱类。β₂ 受体兴奋剂有叔丁喘宁(间羟舒喘灵),每日 3 次,每次 2.5 mg,口服;0.25 mg,皮下注射;0.5 mg,雾化吸入。沙丁胺醇(舒喘灵)2 mg,每日 3 次、口服;雾化吸入,每回喷射吸入 1~2 次,每次含药 0.1 mg。上述药物对支气管平滑肌松弛作用强,对心血管作用弱,但长期反复应用,可使席 β₂ 受体处于兴奋状态,对外来或内生的肾上腺素能神经介质形成交叉抗药性而增加死亡率,故用药次数及剂量宜偏少。

茶碱类:氨茶碱 0.25 g,静脉缓注 15 min,或 0.5 g 加入 500 mL,静脉滴注,因茶碱的临床有效量和血中中毒浓度接近,有引起惊厥而死亡的报告,近来国外已采用监测茶碱血浓度法,保证安全使用。此外解痉药可选用地塞米松、氢化可的松等。

（六）抗生素

呼吸道感染是肺性脑病的主要诱因。感染的临床表现可为咳嗽、气喘、发绀加重，脓痰增多、肺部啰音出现或范围增多，周围血白细胞数增多或正常，核左移，发热或无热。致病菌多为肺炎球菌、流感杆菌、甲型链球菌、金黄色葡萄球菌、绿脓杆菌、奈瑟菌、真菌。近年革兰氏阴性杆菌有增多趋势，特别是大肠杆菌和绿脓杆菌。用药前宜常规作痰培养及药敏试验，作以后选用药物之依据。

（七）纠正酸碱、电解质紊乱

（1）呼吸性酸中毒失代偿期：血 pH 每下降 0.1，血 K^+ 增加 0.6 mmol/L（mEq/L）（0.4～1.2 mmol/L），此时宜重点治疗酸中毒，如 pH 恢复正常，血 K^+ 亦随之正常，一般不需要补碱，（除非 pH<7.20）。

（2）慢性呼吸性酸中毒代偿期：血 HCO_3^- 呈代偿性增加，致血 Cl^- 下降，血浆 Cl^- 进入细胞内和从尿中排出，血 Cl^- 减少，此时血 K^+ 虽在正常值内，亦宜口服氯化钾，预防低 K^+、低 Cl^- 血症。

（3）呼吸性酸中毒合并代谢性碱中毒：其诱因多为长期应用排 K^+、排 Cl^- 利尿剂或糖皮质激素，尿排 K^+ 增多，血 K^+ 下降，尿排 H^+ 增多，HCO_3^- 回收增多，致 pH 增高；或应用机械通气，$PaCO_2$ 过快而迅速下降，致使血 HCO_3^- 仍处于高水平值内。血气，电解质改变：pH≥7.40，$PaCO_2$ 增高，血 K^+、血 Cl^- 下降，血 HCO_3^- 明显增高，血 Ca^{2+} 下降。呼吸性酸中毒合并代谢性碱中毒的神态改变以兴奋型多见，当呼吸性酸中毒患者在治疗过程中，好转后又出现兴奋、手足搐搦，血 K^+、血 Cl^- 下降、血 HCO_3^- 显著增高（>45 mmol/L 或高于代偿预计值）符合呼吸性酸中毒合并代谢性碱中毒诊断，此时应补充 K^+、Cl^- 或（及）Ca^{2+}，同时作诱因的处理。

（4）慢性呼吸性酸中毒合并代谢性酸中毒：通常呼吸性酸中毒时，血 HCO_3^- 是呈代偿性增加，反之，如发现 HCO_3^- 下降，血 K^+ 增高，pH 明显下降，则符合慢性呼吸性酸中毒合并代谢性酸中毒诊断，应作代谢性酸中毒相应检查；如 pH<7.20，应补碱。

（八）脑水肿的治疗

肺脑患者神志有进行性恶化、头痛、血压突然升高达 4 kPa（30 mmHg）、脉搏变慢、呼吸节律紊乱、眼球外突、眼球张力增加、球结膜充血和水肿、瞳孔缩小、扩大或一侧扩大等变化，宜及时使用利尿剂和脱水剂，如在出现脑疝后应用脱水剂，效果较差。应用利尿剂、脱水剂，宜采用轻度或中度脱水，以缓泻为主，在利尿出现后，宜及时补充氯化钾，每日 3 g，对低血 K^+ 患者，宜静脉补充，并注意其他电解质变化，及时纠正。控制水分输入量，一般 24 h 输入量为少于总尿量 500～1 000 mL 左右。

1. 渗透性脱水剂

（1）50% 葡萄糖 50～100 mL，静脉推注，每 4～6 h 1 次，高渗葡萄糖有利尿脱水作用，但可透过脑屏障，引起颅内压反跳回升现象，降压效果差，一般不单独应用，通常与甘露醇交替合用，安排在两次甘露醇之间应用。

（2）20% 甘露醇（25% 山梨醇），50～100 mL，每日 2～3 次，静脉注射，以小剂量使用为宜，尿量达到每日 700～1 000 mL 左右即可，常与皮质激素合用，如地塞米松 5～10 mg，每日 2 次。

2. 利尿剂

呋喃苯胺酸（速尿）20 mg 加于 50% 葡萄糖 20 mL 中静脉注射，每日 1～2 次，或呋喃苯胺酸 20 mg（或氢氯噻嗪）和氨苯喋啶 50 mg，交替应用，可减少肾排 K^+ 量，避免低 K^+ 血症。

3. 肾上腺皮质激素

有下述作用：①非特异性抗炎、抗气管痉挛，改善通气和换气功能；②降低毛细血管通透性，减轻脑水肿；③增加肾血流量和肾小球滤过率，促进利尿，作用持久，不引起颅内压反跳回升现象，通常与利尿剂共用治疗脑水肿。地塞米松 10 mg，每日 2～4 次，或氢化可的松 300～500 mg，每日静脉滴注 1 次。皮质激素宜短期内应用，在症状好转后减药或停药。如长期应用，注意可引起消化道出血、穿孔、感染扩散、电解质紊乱和代谢性碱中毒。应用时宜适当配用抗酸剂，如西米替丁（甲氰咪胍），每日 3 次，0.4 g，睡前服；雷尼替丁，150 mg，每日 2 次。或其他制酸剂。

4.低分子右旋糖酐

本品可扩张血容量,解除红细胞聚集,降低血液黏稠度,改善脑部血循环,有利尿脱水作用,减轻脑水肿。降低颅内压,对因缺氧和血液浓缩,引起弥散性血管内凝血,低分子右旋糖酐有疏通微循环作用。本品对肺性脑病,尤以对伴有明显继发性红细胞增多,红细胞数$>5\times10^{12}$/L(500 万/mL)患者,有较好疗效。低分子右旋糖酐,每次 500 mL,静脉滴注,每日 1~2 次。

（宫铁红）

第十三节 肺动脉高压

肺动脉高压(pulmonary hypertention,PH)是不同病因导致的,以肺动脉压力和肺血管阻力升高为特点的一组临床病理生理综合征,肺动脉高压可导致右心室负荷增加,最终右心衰竭。临床常见、多发且致残、致死率均很高。目前肺动脉高压的诊断标准采用美国国立卫生研究院规定的血流动力学标准,即右心导管测得的肺动脉平均压力在静息脉高压状态下 $\geqslant 3.3$ kPa(25 mmHg),运动状态下 $\geqslant 4.0$ kPa(30 mmHg)(高原地区除外)。

依据肺动脉高压的病理生理、临床表现及治疗策略的不同将肺动脉高压进行分类。最新的肺动脉高压的分类是 2003 年在意大利威尼斯举行的第三届世界肺动脉高压大会上制定的(表15-12)。

表 15-12　肺动脉高压分类(2003 年,威尼斯)

1.动脉型肺动脉高压(pulmonary arterial hypertention,PAH)
 (1)特发性肺动脉高压
 (2)家族性肺动脉高压
 (3)相关因素所致的肺动脉高压
 结缔组织疾病
 先天性体－肺分流
 门静脉高压
 HIV 感染
 药物/毒素
 其他:甲状腺疾病,戈谢病,糖原蓄积症,遗传性出血性毛细血管扩张症,血红蛋白病,脾切除术,骨髓增生异常
 (4)肺静脉或毛细血管病变:肺静脉闭塞病、肺毛细血管瘤
 (5)新生儿持续性肺动脉高压
2.左心疾病相关性肺动脉高压
 (1)主要累及左心房或左心室性的心脏疾病
 (2)二尖瓣或主动脉瓣瓣膜疾病
3.呼吸系统疾病和(或)低氧血症均相关性肺动脉高压
 (1)慢性阻塞性肺疾病
 (2)间质性肺疾病
 (3)睡眠呼吸障碍
 (4)肺泡低通气综合征
 (5)慢性高原病
 (6)肺发育异常
4.慢性血栓和(或)栓塞性肺动脉高压
 (1)肺动脉近端血栓栓塞
 (2)肺动脉远端血栓栓塞
 (3)非血栓性肺阻塞(肿瘤、寄生虫、异物)
5.混合性肺动脉高压
 (1)结节病
 (2)肺朗汉斯细胞增生症
 (3)淋巴管肌瘤病
 (4)肺血管受压(淋巴结肿大,肿瘤,纤维素性纵隔炎)

一、特发性肺动脉高压

（一）定义

特发性肺动脉高压（idiopathic pulmonary arterial hypertension，IPAH）是指原因不明的肺血管阻力增加引起持续性肺动脉压力升高，肺动脉平均压力在静息状态下＞3.3 kPa（25 mmHg），在运动状态下＞4.0 kPa（30 mmHg），肺毛细血管嵌压＜2.0 kPa（15 mmHg），心排血量正常或降低，排除所有引起肺动脉高压的已知病因和相关因素所致。特发性肺动脉高压这个名词在 2003 年威尼斯第三届肺动脉高压会议上第一次提出。在此之前，特发性肺动脉高压曾与家族性肺动脉高压统称为原发性肺动脉高压（primary pulmonary hypertension，PPH）。

（二）流行病学

目前国外的统计数据表明 PPH 的发病率为 15/100 万～35/100 万。90％以上的患者为 IPAH。IPAH 患者一般在出现症状后 2～3 年内死亡。老人及幼儿皆可发病，但是多见于中青年人，平均患病年龄为 36 岁，女性多发，女男发病比例为（2～3）：1。易感因素包括药物因素、病毒感染和其他因素及遗传因素。

（三）病理与病理生理学

1. 病理

主要累及肺动脉和右心，表现为右心室肥厚，右心房扩张。肺动脉主干扩张，周围肺小动脉稀疏。特征性的改变为肺小动脉内皮细胞、平滑肌细胞增生肥大，血管内膜纤维化增厚，中膜肥厚，管腔狭窄、闭塞，扭曲变形，呈丛样改变。

2. 病理生理

其机制尚未完全清楚，目前认为与肺动脉内皮细胞功能失调（肺血管收缩和舒张功能异常、内皮细胞依赖性凝血和纤溶系统功能异常）、血管壁平滑肌细胞钾离子通道缺陷、肺动脉重构等多种因素引起血管收缩、血管重构和原位血栓形成有关。

（四）临床表现

1. 症状

患者早期无明显症状。最常见的症状为劳力性呼吸困难，其他常见症状包括胸痛、咯血、晕厥、下肢水肿。约 10％患者（几乎均为女性）呈现雷诺现象，提示预后较差。也可有声嘶。

2. 体征

主要是肺动脉高压和右心功能不全的表现，具体表现取决于病情的严重程度。

（1）肺动脉高压的表现：最常见的是肺动脉瓣区第二心音亢进及时限不等的分裂，可闻及 Graham-Steell 杂音。

（2）右心室肥厚和右心功能不全的表现：右心室肥厚严重者在胸骨左缘可触及搏动。右心衰竭时可见颈静脉怒张、三尖瓣反流杂音、右心第四心音、肝大搏动、心包积液（32％的患者可发生）、腹水、双下肢水肿等体征。

（3）其他体征：①20％的患者可出现发绀。②低血压、脉压差变小及肢体末端皮温降低。

（五）辅助检查

确诊特发性肺动脉高压必须要排除各种原因引起的已知病因和相关因素所致肺动脉高压。

实验室检查需进行自身抗体的检查、肝功能与肝炎病毒标记物、HIV 抗体、甲状腺功能检查、血气分析、凝血酶原时间与活动度及心电图、X 线胸片、超声心动图、肺功能测定、肺通气灌注扫描、肺部 CT、肺动脉造影术、多导睡眠监测以除外继发性因素引起。右心导管术是唯一准确测定肺血管血流动力学状态的方法，同时进行急性血管扩张试验能够估测肺血管反应性及药物的长期疗效。另外还有胸腔镜肺活检及基因诊断等方法。

（六）诊断及鉴别诊断

不仅要确定 IPAH 诊断、明确严重程度和预后，还应对 IPAH 进行功能分级和运动耐力判断，对血管扩张药的急性反应情况等进行评价,以指导治疗。

1.诊断

由于 IPAH 患者早期无特异的临床症状,诊断有时颇为困难。早期肺动脉压轻度升高时多无自觉症状,随病情进展出现运动后呼吸困难、疲乏、胸痛、昏厥、咯血、水肿等症状。本病体征主要是由于肺动脉高压,右心房、右心室肥厚进而右心衰竭引起。常见体征是颈静脉搏动,肺动脉瓣听诊区第二心音亢进、分裂,三尖瓣区反流性杂音,右心第四心音,肝大、腹水等。依靠右心导管及心血管造影检查确诊 IPAH。IPAH 诊断标准为肺动脉平均压在静息状态下≥3.3 kPa(25 mmHg),在活动状态下≥4.0 kPa(30 mmHg),而肺毛细血管压或左心房压力<2.0 kPa(15 mmHg),心排血量正常或降低,并排除已知所有引起肺动脉压力升高的疾病。IPAH 确诊依靠右心导管及心血管造影检查。心导管检查不仅可以明确诊断,而且对估计预后有很大帮助。特发性肺动脉高压是一个排除性的诊断,要想确诊,必须将可能引起肺动脉高压的病因一一排除(图 15-5)。具体可参考肺动脉高压的鉴别诊断。

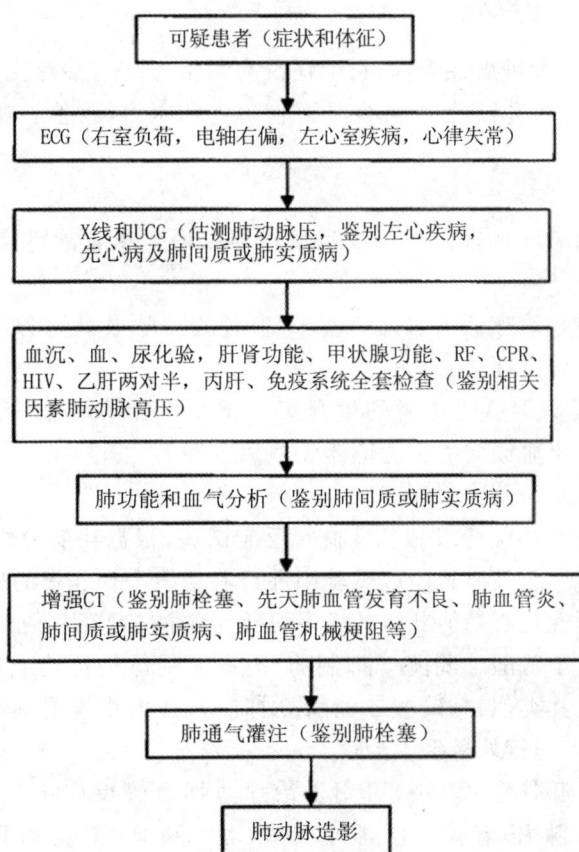

图 15-5 肺动脉高压诊断流程

2.鉴别诊断

IPAH 是一个排除性的诊断,鉴别诊断很重要。主要是应与其他已知病因和相关因素所致肺动脉高压相鉴别。正确诊断 IPAH 必须首先熟悉可引起肺动脉高压的各种疾病的临床特点,掌握构成已知病因和相关因素所致肺动脉高压的疾病谱,熟悉肺动脉高压的病理生理,然后从病史采集、体格检查方面细致捕捉诊断线索,再合理安排实验室检查,一一排除。通过 X 线片、心电图、超声心动图、肺功能测定及放射性核素肺通气/灌注扫描,排除肺实质性疾病、肺静脉高压性疾病、先天性心脏病及肺栓塞。血清学检查可明确有无胶原血管性疾病及 HIV 感染。

3.病情评估

(1)肺动脉高压分级:见表 15-13。

表 15-13　WHO 对肺动脉高压患者的心功能分级

分级	描述
Ⅰ	日常体力活动不受限，一般体力活动不引起呼吸困难、乏力、胸痛或晕厥
Ⅱ	日常体力活动轻度受限，休息时无不适，但一般体力活动会引起呼吸困难、乏力、胸痛或晕厥
Ⅲ	日常体力活动明显受限，休息时无不适，但轻微体力活动就可引起呼吸困难、乏力、胸痛和晕厥
Ⅳ	不能进行体力活动，休息时就有呼吸困难、乏力，有右心衰竭表现

（2）运动耐量评价：6 min 步行试验简单易行，可用于肺动脉高压患者活动能力和预后的评价。

（3）急性血管扩张试验：检测患者对血管扩张药的急性反应情况。用于指导治疗，对 IPAH 患者进行血管扩张试验的首要目标是筛选可能对口服钙通道阻滞药治疗有效的患者。血管扩张试验阳性标准：应用血管扩张药物后肺动脉平均压下降≥1.3 kPa（10 mmHg），且肺动脉平均压绝对值≤5.3 kPa（40 mmHg），心排血量不变或升高。

（七）治疗

治疗原则：由于 IPAH 是一种进展性疾病，目前还没有根治方法。治疗主要应针对血管收缩、血管重构、血栓形成及心功能不全等方面进行，旨在降低肺血管阻力和压力，改善心功能，增加心排血量，提高生活质量，改善症状及预后。

1.一般治疗

（1）健康教育：包括加强 IPAH 的宣传教育及生活指导以增强患者战胜疾病的信心，平衡膳食，合理运动等。

（2）吸氧：氧疗可用于预防和治疗低氧血症，IPAH 患者的动脉血氧饱和度宜长期维持在 90% 以上。但氧疗的长期效应尚需进一步研究评估。

（3）抗凝：口服抗凝药可提高 IPAH 患者的生存率。IPAH 患者应用华法林治疗时，INR 目标值为 2.0~3.0。但是咯血或其他有出血倾向的患者应避免使用抗凝药。

2.针对肺动脉高压发病机制的药物治疗

确诊为 IPAH 后应对其进行功能分级和急性血管反应试验，根据功能分级和急性血管反应性试验制定肺动脉高压的阶梯治疗方案。急性血管反应试验阳性且心功能Ⅰ~Ⅱ级的患者可给予口服钙通道阻滞药治疗。急性血管反应试验阴性且心功能Ⅱ级的患者可给予磷酸二酯酶-5 抑制药治疗；急性血管反应试验阴性且心功能Ⅲ级的患者给予磷酸二酯酶-5 抑制药、内皮素受体拮抗药或前列环素及其类似物；心功能Ⅳ级的患者应用前列环素及其类似物、磷酸二酯酶-5 抑制药或内皮素受体拮抗药，必要时予以联合治疗。如病情没有改善或恶化，考虑行外科手术治疗。

1）钙通道阻滞药：钙通道阻滞药（CCBs）可用于治疗急性血管反应试验阳性且心功能Ⅰ~Ⅱ级的 IPAH 患者。CCBs 使肺动脉压下降，心排血量增加，肺血管阻力降低。心排血指数大于 2.1 L/(min·m²)和（或）混合静脉血氧饱和度大于 63%、右心房压力低于 1.3 kPa（10 mmHg），而且对急性扩血管药物试验呈明显的阳性反应的患者，在密切监控下可开始用 CCBs 治疗，并应逐渐增加剂量至最大可耐受量且无不良反应表现。对于不满足上述标准的患者，不推荐使用 CCBs。最常用的 CCBs 包括地尔硫䓬、氨氯地平和长效硝苯地平。应避免选择有明显负性肌力作用的药物（如维拉帕米）。国内以应用地尔硫革和氨氯地平经验较多。应用 CCBs 需十分谨慎，从小剂量开始，逐渐摸索患者的耐受剂量，且要注意药物不良反应，主要不良反应包括低血压、急性肺水肿以及负性肌力作用。

2）前列环素及其类似物：前列环素是很强的肺血管舒张药和血小板凝集抑制药，还具有细胞保护和抗增殖的特性。在改善肺血管重塑方面，具有减轻内皮细胞损伤和减少血栓形成等作用。目前临床应用的前列环素制剂包括吸入制剂依洛前列环素、静脉用的依前列醇、皮下注射制剂曲前列环素、口服制剂贝前列环素。

（1）依洛前列环素：依洛前列环素是一种更加稳定的前列环素类似物，可通过吸入方式给药。通过吸入方式给药不仅可充分扩张通气良好的肺血管,更好地改善通气/血流比值,而且可减少或避免全身不良反应,并发症也更少。治疗方法是每次雾化吸入 $10\sim20~\mu g$,每日吸入 $6\sim9$ 次。主要不良反应是少数患者有呼吸道局部刺激症状等。已有大样本、随机双盲、安慰剂对照、对中心临床研究证实了依洛前列环素治疗心功能Ⅲ~Ⅳ级肺动脉高压患者的安全性和有效性。该药于 2006 年 4 月在我国上市。

(2)其他前列环素类似物:①依前列醇:1995 年美国 FDA 已同意将该药物用于治疗 IPAH 的患者(NYHA 心功能分级为Ⅲ和Ⅳ级),是 FDA 批准第一种用于治疗 IPAH 的前列环素药物。依前列醇半衰期短,只有 $1\sim2~min$,故需连续静脉输入。主要不良反应有头痛、潮热、恶心、腹泻。其他的慢性不良反应包括血栓栓塞、体重减轻、肢体疼痛、胃痛和水肿,但大多数症状较轻,可以耐受。依前列醇必须通过输液泵持续静脉输注需要长期置入静脉导管,临床应用有很大不便,并增加了感染机会,在治疗过程中短暂的中断也会导致肺动脉压的反弹,且往往是致命的。②曲前列环素:皮下注射制剂,其半衰期比前列环素长,为 $2\sim4~h$。常见的不良反应是用药局部疼痛。美国 FDA 已批准将曲前列环素用于治疗按 NYHA 心功能分级为Ⅱ~Ⅳ级的肺动脉高压患者。③贝前列环素:口服制剂,贝前列环素在日本已用于治疗 IPAH。口服贝前列环素将可能成为临床表现更轻的肺动脉高压患者的一种治疗选择。

以上其他前列环素类似物尚未在我国上市。

3)内皮素受体拮抗药:内皮素-1 是强烈的血管收缩药和血管平滑肌细胞增殖的刺激药,参与了肺动脉高压的形成。在肺动脉高压患者的血浆和肺组织中 ET-1 表达水平和浓度都升高。波生坦是非选择性的 ET-A 和 ET-B 受体拮抗药,已有临床试验证实该药能改善 NYHA 心功能分级为Ⅲ和Ⅳ级的 IPAH 患者的运动能力和血流动力学指标。治疗方法是起始剂量每次 62.5 mg,每日 2 次,治疗 4 周,第 5 周加量至 125 mg,每日 2 次。用药过程应严密监测患者的肝肾功能及其他不良反应。2006 年 10 月在我国上市。选择性内皮素受体拮抗药包括西他生坦和安贝生坦,目前在国内尚未上市。

4)磷酸二酯酶-5 抑制药:磷酸二酯酶-5 抑制药(phospho diest erase inhibitors,PDEI)可抑制肺血管磷酸二酯酶-5 对环磷酸鸟苷(cyclic guanosine monophos phate,cGMP)的降解,提高 cGMP 浓度,通过一氧化氮通路舒张肺动脉血管,降低肺脉压力,改善重构。在国外包括美国 FDA 批准上市治疗肺动脉高压的磷酸二酯酶-5 抑制药有西地那非。西地那非的推荐用量为每次 $20\sim25~mg$,每日 3 次,饭前 $30\sim60~min$ 空腹服用。主要不良反应为头痛、面部潮红、消化不良、鼻塞、视觉异常等。

5)一氧化氮:一氧化氮(nitric oxide,NO)由血管内皮细胞Ⅲ型一氧化氮合酶(nitric oxide synthase,NOS)分解精氨酸而生成,有舒张血管、抑制血管平滑肌增生和血小板黏附的重要生理作用。吸入一氧化氮已用于诊断性的急性肺血管扩张试验,也已用于治疗围术期的肺动脉高压,该方法治疗肺动脉高压选择性高,起效快,但应用于临床时最大缺点是不仅需要一个持续吸入的监测装置,而且吸入的一氧化氮氧化成二氧化氮还有潜在毒性。已发现通过外源给予 L-精氨酸可促进内源性一氧化氮的生成,目前国外已出现 L-精氨酸的片剂和针剂,临床试验研究尚在进行中。

3.心功能不全的治疗

IPAH 可引起右心室功能不全。然而,标准的治疗充血性心力衰竭的方法对严重肺动脉高压或右心室功能不全的患者却作用有限。

利尿药是治疗合并右心衰竭[如有外周水肿和(或)腹水]IPAH 的适应证。一般认为应用利尿药使血容量维持在接近正常水平,谨慎限制水钠摄入对 IPAH 患者的长期治疗十分重要。但利尿药应慎重使用,以避免出现电解质平衡紊乱、心律失常、血容量不足。

洋地黄治疗能使 IPAH 患者循环中的去甲肾上腺素迅速减少,心排血量增加,但长期治疗的效果尚不肯定,可用于治疗难治性右心衰竭,右心功能障碍伴发房性心律失常或者右心功能障碍并发左心室功能衰竭的患者。应用过程中需密切监测患者的血药浓度,尤其对肾功能受损的患者更应警惕。

血管紧张素转化酶抑制药和血管紧张素受体拮抗药只推荐用于右心衰竭引起左心衰竭的患者,在多数肺动脉高压右心功能衰竭者不适用。

有研究表明,重症肺动脉高压患者改善心功能和微循环的血管活性药物首选多巴胺。

4.介入治疗

经皮球囊房间隔造口术(balloon atrial septostomy,BAS)是一种侵袭性的手术,是通过建立心房内缺损使产生心内从右到左的分流,达到减轻症状的目的。目前认为只适用于那些在接受最佳血管扩张药物治疗方案前提下仍出现发作性晕厥和(或)有严重心力衰竭的患者。可作为肺移植治疗前的一种过渡治疗。

5.外科手术治疗

治疗肺动脉高压的新药开发及其令人乐观的初步临床结果,使得肺移植和心肺联合移植术仅在严重IPAH且内科治疗无效的患者中继续应用。

(八)预后

IPAH进展迅速,若未及时诊断、积极干预,预后险恶。IPAH是一种进行性血管病,晚期IPAH患者出现进行性右心功能障碍,血流动力学指标出现心排血量下降、右心房压力上升以及右心室舒张末压力升高表现,最终导致心衰和死亡。随着科学技术的发展,IPAH患者的预后有望得到改善。

二、其他类型肺动脉高压

(一)家族性肺动脉高压

家族中有两个或两个以上成员患肺动脉高压,并除外其他引起肺动脉高压的原因时可诊断为家族性肺动脉高压(familial pulmonary arterial hypertension,FPAH)。据统计,PPH中有6%～10%是家族性的。目前认为多数患者与由骨形成蛋白Ⅱ型受体(BMPR-Ⅱ)基因突变有关,以常染色体显性遗传,具有外显率不完全、女性发病率高和发病年龄变异的特点,大多数基因携带者并不发病。对怀疑有FPAH患者,应进行基因突变的遗传学筛查。治疗方法同IPAH。

(二)结缔组织病相关性肺动脉高压

结缔组织病是引起肺动脉高压的常见原因之一。肺动脉高压可以继发于任何一种结缔组织病,总体发生率约2%,但是不同结缔组织病合并肺动脉高压的发生率不同,以硬皮病、混合性结缔组织病、系统性红斑狼疮多见。结缔组织病相关性肺动脉高压的发病机制尚不十分清楚,可能与肺的雷诺现象(肺血管痉挛)、自身免疫因素、肺间质病变和血栓栓塞或原位血栓有关。患者有一些特殊表现,如雷诺现象和自身抗体阳性。结缔组织病合并肺动脉高压对患者基础疾病的预后有较大影响,常常提示预后差。应定期对结缔组织病患者进行心脏超声检查。肺CT检查有助于明确有无肺栓塞或肺间质病变的存在。要积极治疗原发病,根据病情使用皮质激素和免疫抑制药治疗结缔组织病。前列环素类、西地那非、波生坦等药物对肺动脉高压的治疗均有一定效果。长期预后不如IPAH患者。由于此类患者常合并多系统病变,并使用过免疫抑制药治疗,肺移植治疗要慎重。

(三)先天性体一肺循环分流疾病相关性肺动脉高压

当心脏和血管在胚胎发育时出现先天畸形和缺损,会发生体一肺循环分流,由于肺循环血容量增加、低氧血症、肺静脉回流受阻、肺血管收缩等因素导致肺动脉高压。疾病早中期以动力性因素为主,肺动脉高压可逆,晚期发展到肺血管结构重塑,肺动脉高压难以逆转。

各种不同体一肺循环分流先心病的临床表现不同,相应肺动脉高压出现的时间、轻重程度和进展速度也不同。根据病史、临床表现、心电图、胸部X线片和心脏超声检查,大部分患者可明确诊断,少数复杂的先心病患者需要做CT、磁共振。心导管检查和心血管造影是评价体肺分流性肺动脉高压和血流动力学改变最准确的方法,并且也是原发疾病手术适应证选择的重要依据。早期治疗原发疾病先心病,避免肺动脉高压的发生是预防的关键。各种体一肺循环分流合并肺动脉高压的先心病患者,需要尽早外科手术和(或)介入治疗以防止出现肺血管结构重塑。正确地评估患者的临床情况是决定治疗选择和预后的关键,一旦出现艾森曼格综合征就不能做原发先心病的矫正手术。此外,新型肺血管扩张药物前列环素类似物、磷酸二酯酶-5抑制药、波生坦、一氧化氮对治疗先天性体一肺循环分流疾病相关性肺动脉高压有一定效果。此类患者的预后较IPAH好。

（四）门脉高压相关性肺动脉高压

慢性肝病和肝硬化门脉高压患者中肺动脉高压的发生率为 3%～5%。其发生机制可能是由于门脉分流使肺循环血流增加和未经肝脏代谢的血管活性物质直接进入肺循环引起血管增殖、血管收缩、原位血栓形成，从而引起肺动脉高压。超声心动图是筛查的首选无创检查，但仅肺动脉平均压力增加而肺血管阻力正常，不能诊断门脉高压相关性肺动脉高压（portopulmonary hypertension，POPH），右心导管检查是确诊的"金标准"。对于 POPH 患者行急性血管扩张试验推荐使用依洛前列环素或依前列醇。钙通道阻滞药可以使门脉高压恶化。由于 POPH 患者有出血倾向，抗凝药使用应权衡利弊。降低 POPH 肺动脉压力药物主要为前列环素类、西地那非，在肝损患者中应注意波生坦的肝毒性。POPH 预后较差。肝移植对 POPH 预后尚有争议。

（五）HIV 感染相关性肺动脉高压

HIV 感染是肺动脉高压的明确致病因素，肺动脉高压在 HIV 感染患者中的年发病率约 0.1%，至少较普通人群高 500 倍。其发生机制可能是 HIV 通过逆转录病毒导致炎症因子和生长因子释放，诱导细胞增殖和内皮细胞损伤，引起肺动脉高压。HIV 感染相关性肺动脉高压（pulmonary arterial hypertension related to HIV infection，PAHRH）的病理改变和临床表现与 IPAH 相似。PAHRH 的治疗包括抗逆转录病毒治疗和对肺动脉高压的治疗。PAHRH 的预后比 IPAH 还差，HIV 感染者一旦出现肺动脉高压，肺动脉高压就成为其主要死亡原因。

（六）食欲抑制药物相关性肺动脉高压

食欲抑制药物中阿米雷司、芬氟拉明、右芬氟拉明可以明确导致肺动脉高压，苯丙胺类药物可能会导致肺动脉高压，且停药后假少逆转。食欲抑制药物引起肺动脉高压的机制可能与 5-羟色胺通道的影响有关，血游离增高的 5-羟色胺使肺血管收缩和肺血管平滑肌细胞增殖。食欲抑制药物相关性肺动脉高压在病理和临床与 IPAH 相似。

（七）甲状腺疾病相关性肺动脉高压

国外文献报道，IPAH 患者中各类甲状腺疾病的发病率高达 49%，其中合并甲状腺功能减退的发病率为 10%～24%，因此应对所有 IPAH 患者进行甲状腺功能指标的筛查。发病机制可能与自身免疫反应和高循环血流动力学状态导致肺血管内皮损伤及功能紊乱等因素有关。对此类患者不仅应针对甲状腺功能紊乱进行治疗，同时也应针对肺动脉高压进行治疗。

（八）肺静脉闭塞病和肺毛细血管瘤样增生症

这两种疾病是罕见的以肺动脉高压为表现的疾病，临床表现与 IPAH 相似。肺静脉闭塞病（pulmonary veno-occlusive disease，PVOD）主要影响肺毛细血管后静脉，病理表现为肺静脉内膜增厚、纤维化，严重的肺瘀血和间质性纤维化形成的小病灶是其特征性改变。PVOD 的胸部 CT 显示肺部出现磨玻璃样变，伴或不伴边界不清的结节影，叶间胸膜增厚，纵隔肺门淋巴结肿大，这些征象对于 IPAH 鉴别有特征意义。肺毛细血管瘤样增生症（pulmonary capillary hemangioma，PCH）病理表现为大量灶状增生的薄壁毛细血管浸润肺泡组织，累及胸膜、支气管和血管壁，有特征的 X 线表现是弥漫分布的网状结节影。这两种疾病的确诊很困难，需要开胸肺活检。它们的治疗与 IPAH 不同，使用扩张肺动脉的药物会加重肺动脉高压，甚至导致严重的肺水肿和死亡。这两种疾病的预后差，肺移植是唯一有效的治疗方法。

（九）左心疾病相关性肺动脉高压

各种左心疾患，如冠心病、心肌病、瓣膜病、缩窄性心包炎等会引起肺静脉压力增加，进而使肺动脉压力增高，又称肺静脉高压。肺静脉高压对呼吸功能的影响较明显，使肺的通气、换气、弥散功能下降。临床表现不仅有劳力性呼吸困难，而且有端坐呼吸和夜间阵发性呼吸困难。X 线胸片显示左心衰征象。超声心动图对原发疾病有确诊价值。治疗主要针对原发疾病，瓣膜病、心包疾病患者适时手术治疗。内科药物治疗减低心脏负荷、改善心功能。

（十）呼吸疾病和（或）缺氧相关的肺动脉高压

患有各种慢性肺疾病的患者由于长期缺氧肺血管收缩、肺血管内皮功能失衡、肺血管结构破环（管壁增厚)、血管内微小血栓形成以及患者的遗传因素使之易发,这些最终造成各种慢性肺疾病的患者发生肺动脉高压。慢性肺部疾病引起的肺动脉高压有一些与其他类型肺动脉高压不同的特点:肺动脉高压的程度较轻,多为轻至中度增高,间质性肺病可为中度至重度增高;肺动脉高压的发展通常缓慢;在一些特殊情况下,如活动、肺部感染加重,肺动脉压力会突然增加;基础肺疾病好转后,肺动脉高压也会明显缓解。临床表现既有基础肺疾病又有肺动脉高压的症状和体征,肺部听诊有助于判断肺疾病的严重程度。肺功能检查和血气分析提示呼吸功能障碍和呼吸衰竭的类型和程度。肺动脉高压影响慢性肺疾病患者的预后。积极治疗基础肺疾病能够使肺动脉高压明显缓解,长程氧疗对降低肺动脉压力有益并能提高患者的生存率。新型肺血管扩张药对此类患者肺动脉高压的治疗价值有限。晚期患者可考虑肺移植。

(十一)慢性血栓栓塞性肺动脉高压

肺动脉及其分支的血栓不能溶解或反复发生血栓栓塞,血栓机化,肺动脉内膜慢性增厚,肺动脉血流受阻;未栓塞的肺血管在长期高血流量的切应力等流体力学因素的作用下,血管内皮损伤,肺血管重构;上述两方面的因素使肺血管阻力增加,导致肺动脉高压。由于非特异的症状和缺乏静脉血栓栓塞症的病史,其发生率和患病率尚无准确的数据。以往的尸检报道表明慢性血栓栓塞性肺动脉高压(chronic thrombo-embolism pulmonary hypertension,CTEPH)的总发生率为1%~3%,其中急性肺栓塞幸存者的发生率为0.1%~0.5%。临床表现缺乏特异性,易漏诊和误诊。渐进性劳力性呼吸困难是最常见症状。心电图、胸部X线片、血气分析、超声心动图是初筛检查,核素肺通气灌注显像、CT肺动脉造影、右心导管和肺动脉造影可进一步明确诊断。核素肺通气灌注显像诊断亚段及以下的CTEPH有独到价值,但也可能低估血栓栓塞程度。多排螺旋CT与常规肺动脉造影相比,有较高的敏感性和特异性,但可能低估亚段及以下的CTEPH。需要同时做下肢血管超声、下肢核素静脉显像确定有无下肢深静脉血栓形成。CTEPH患者病死率很高,自然预后差,肺动脉平均压力>5.3 kPa(40 mmHg),病死率为70%;肺动脉平均压力>6.7 kPa(50 mmHg),病死率为90%。传统的内科治疗手段,如利尿、强心和抗凝治疗以及新型扩张肺动脉的药物对CTEPH有一定效果。肺动脉血管内球囊扩张及支架置入术对部分CTEPH患者也有一定效果。肺动脉血栓内膜剥脱术是治疗CTEPH的重要而有效方法,术后大多数患者肺动脉压力和肺血管阻力持续下降,心排血量和右心功能提高。手术死亡率为5%~24%。对于不能做肺动脉血栓内膜剥脱术的患者,可考虑肺移植。

(宫铁红)

第十四节　肺不张

一、定义

肺不张(atelectasis)又称肺萎陷,是指全肺或部分肺呈收缩和无气状态。肺不张不是一个独立的疾病,而是支气管、肺、胸膜等疾病较常见的并发症之一。任何原因,凡是能引起气道阻塞、肺组织受压以及肺表面活性物质减少,肺泡表面张力增高的疾病均可引起全肺或肺叶、肺段、亚肺段的肺组织含气量减少、体积缩小,形成肺不张。

二、病因和发病机制

(一)分类

肺不张有多种分类方法,按发病机制可分为阻塞性肺不张(又称吸收性肺不张)、压缩性肺不张、纤维性肺不张(又称瘢痕收缩性肺不张)、反射性肺不张及弥漫性肺泡不张(又称透明膜病);按病因可分为癌性肺不张、结核性肺不张、炎性肺不张、支气管异物所致的肺不张等;按发病时间大致可分为先天性和获得性肺不张;按发病年龄可分为儿童和成年人肺不张。此外,按肺解剖和 X 线检查形态学方法可分为一侧性全肺不张、大叶性肺不张、肺段性肺不张、小叶性肺不张、圆形肺不张、线形或盘形肺不张等。

（二）病因

1.阻塞性肺不张

（1）支气管腔内阻塞:成人急性或慢性肺不张的主要原因是支气管腔内阻塞,常见原因为肿瘤、支气管结核、黏液栓、肉芽肿、异物、支气管结石、支气管痉挛、支气管狭窄等。

（2）支气管外压性阻塞:肺癌、血管瘤、肿大的淋巴结（结核、结节病）等外源性因素可压迫支气管造成支气管外压性狭窄或阻塞。

2.压缩性肺不张

压缩性肺不张指由于大量胸腹水或高压性气胸等压迫引起肺组织膨胀不全,肺含气量减少。此型肺不张常属可逆性的,胸液短期内吸收,胸腔内气体被排除,肺即复张,反之,则形成不可逆性肺不张。

3.纤维性肺不张

纤维性肺不张主要指肺部病变好转、纤维瘢痕形成,作为继发性改变,肺组织膨胀不全。最常见的病因为纤维空洞性肺结核、硅沉着病、肺组织胞浆病等。肺囊样纤维化也可引起叶性或肺段性肺不张。

4.反射性肺不张

肺组织的膨胀与收缩是受迷走神经、肋间神经的支配的,当神经感受器受到剧烈刺激时,可反射性引起肺组织强烈收缩而引起肺不张。胸部外伤、膈神经损伤、胸膜受刺激也可引起肺不张。

5.肺泡性肺不张

各种原因引起的肺泡表面活性物质生成障碍,肺泡易于萎陷导致肺泡性肺不张,引起严重的不可逆的低氧血症。

（三）发病机制

正常情况下,肺组织是一个富有弹性的含气的器官,位于胸腔内进行着一定容量与幅度的扩展与收缩交替的、有节律的呼吸运动。有效呼吸运动的进行依赖于以下几个条件:①健全的神经支配与调节。②健全的、顺应性良好的胸廓、膈肌与肺组织。③完整、密闭的胸膜腔。④通畅的呼吸道。⑤侧支通气系统。⑥肺泡表面活性物质。

一旦上述各因素发生障碍,就可能发生不同类型的肺不张,其中气道阻塞是最主要的原因。支气管阻塞后,其远端肺组织由于通气障碍发生一系列变化:肺泡内气体经肺泡毛细血管血液循环吸收,形成肺无气状态和肺组织收缩。在急性肺不张的早期阶段,受累肺区通气、血流比值下降,动脉氧分压（PaO_2）降低,毛细血管和组织缺氧导致液体渗漏和肺水肿,肺泡腔内充满分泌物和细胞成分,使不张的肺不能完全萎陷。虽然未受损害的周围肺组织膨胀可部分代偿肺体积的缩小,但在大面积肺不张时,还有横膈抬高,心脏和纵隔移向患侧,胸廓塌陷。

胸腔积液、气胸等外压性因素,使肺泡被动性萎陷,导致肺体积缩小。肺结核、真菌感染等慢性炎症及其他各种原因引起的纤维增生,都可由于瘢痕收缩导致外围肺组织萎陷。其他原因如肺泡表面活性物质减少所致的肺泡表面张力改变可引起局部或弥漫性微小肺不张,造成轻至重度气体交换障碍。

在肺不张发生的最初 24 h 或以后,由于缺氧导致的神经反射和介质调节,肺不张部位血管床收缩,通气/血流比值回升,PaO_2 可有所改善。

肺组织长期萎陷者,由于肺泡壁持续缺氧,慢性肿胀,肺泡壁网硬蛋白、胶原纤维增生,支气管、血管周围结缔组织增生,胸膜亦有纤维组织增生,肺组织不再复张。

三、临床表现

肺不张的临床表现轻重不一,主要取决于原发病的性质与严重程度、肺不张发生的快慢、肺不张累及的范围以及有无并发症等因素。缓慢发生的肺不张或小面积肺不张,无继发感染及其他并发症者,可无症状或症状轻微,如中央型肺癌、支气管结核、肿大的支气管旁淋巴结压迫所导致的肺不张。急性大范围的肺不张,可有胸闷、气急、口唇发绀、心跳过速等症状。当合并感染时,可引起患侧胸痛,突发呼吸困难和唇绀、咳嗽、喘鸣、脓痰、咯血、发热,甚至血压下降,有时出现休克。例如大咯血时,可因凝血块阻塞引起一侧全肺或全叶肺不张,患者咯血可突然停止,出现胸闷、呼吸困难加重,大气道阻塞时可发生窒息,危及生命。异物误吸,重症患者的黏稠痰液及支气管淋巴瘘形成时,大量干酪样坏死物均可导致支气管阻塞而发生肺不张。此时常起病突然,呈急性经过。胸部体格检查除原发病的体征外,病变范围小或缓慢发病者,可无阳性体征。肺叶或全肺不张者,可见病变部位胸廓活动减弱或消失,气管和心脏移向患侧,叩诊呈浊音至实音,呼吸音减弱或消失。

四、实验室检查

(一)血液检查

肺不张的血液检验结果与引起肺不张的原因及病变肺组织的范围及是否存在并发症等因素有关。缓慢起病的肺不张,病变范围小,且无合并感染的患者,血常规检查可以完全正常。合并细菌感染者常有白细胞总数及中性粒细胞分类计数升高,中性粒细胞核左移。由肺结核及气管、支气管结核引起的肺不张,血沉常增快,血清结核抗体可呈阳性。由肺癌压迫或阻塞支气管引起的肺不张,血液肿瘤标志物浓度常升高。

(二)血气分析

肺不张患者血气分析结果与病变肺组织的范围及肺部基础疾病状态有关,青壮年无慢性疾病史者,肺功能代偿能力强,此时小范围的肺不张如肺段范围以内的肺不张患者,血气分析指标可以正常。病变肺组织范围较大的肺不张患者,常出现肺通气和换气功能异常,通常表现为限制性通气障碍,患者出现肺容量减少,肺顺应性下降,通气/血流比值异常,以及程度轻重不等的动静脉分流,低氧血症等。动脉血气分析出现 PaO_2 降低,如果病变范围大,亦可以出现 $PaCO_2$ 升高。如果患者合并慢性阻塞性肺病、肺结核、哮喘等基础疾病,则 PaO_2 降低,$PaCO_2$ 升高。

五、影像学表现

(一)X 线表现

肺不张的基本 X 线表现为:患区透亮度降低,均匀性密度增高,不同程度的体积缩小;叶间裂向患区移位,局部支气管与血管纹理聚拢,肺门向不张的肺叶移位,纵隔、心脏、气管向患侧移位;横膈升高,胸廓缩小,肋间隙变窄。各叶肺不张的表现如下。

1. 右上叶肺不张

表现为正位呈扇形或三角形致密影,其尖端指向肺门基底部与胸壁接触,个别萎缩程度较重者则完全紧贴纵隔呈纵隔肿瘤样改变。右上肺容积缩小可致胸廓下陷,肋间隙变窄,气管向右侧移位,肺门上提,右中下肺代偿性肺气肿。侧位片于气管前后出现边缘较清晰的扇形影。"横 S 征"为肺门区占位性病变引起右上叶肺不张时出现的水平裂移位征象。

2. 左上叶肺不张

表现为后前位片上肺野内中带密度增高,而上肺野外带和下肺野相对较为透亮,为所谓"新月征"的 X 线征象。侧位片上整个斜裂向前移位并稍向前弯曲紧贴于胸骨后,形成"垂帘征"。下叶可出现代偿性肺气肿。

3. 右中叶肺不张

表现为后前位胸片上心缘模糊,侧位片显示自后心缘向前胸壁走行的三角形或矩形阴影。

4. 右下叶肺不张

后前位片示中下肺野近椎旁,自肺门向下呈三角形致密影,右肺门、右肺动脉、上叶支气管影随之下移,下腔静脉影消失,部分膈影消失,下叶不张时中叶代偿性膨胀可于膈上不张阴影内显示透亮区,称之为"膈上透亮区"。侧位片显示上斜裂向下,下斜裂向后移位,右肺门至后肋膈角间呈境界不清的三角形阴影。

5. 左下叶肺不张

后前位片示尖端指向肺门、以膈面为基底的三角形致密影,由于左下叶体积缩小,此阴影可隐藏于心影后,即"心后三角征",易被忽略。此时降主动脉影常消失,左下叶体积缩小,心脏向左移位,致使心脏左缘平直,出现"平腰征"。同时左上纵隔呈现垂直的锐利边缘,将主动脉顶缘轮廓覆盖,称"主动脉结顶征"。此垂直线上界于或超过左锁骨水平,下端可连于左心缘。

弥漫性肺不张早期 X 线胸片常无阳性发现,随病情进展,逐渐发展为斑片状或弥漫性网状结节状阴影,并进一步发展为肺水肿样阴影,中晚期病例仅表现为双侧肺透亮度降低。圆形肺不张又称"褶皱肺",系较少见的外周型肺叶萎陷,X 线胸片表现为肺部阴影呈圆形,直接位于胸膜下,与胸膜之间呈锐角形成特征性的彗星尾征,可能系进入肺不张区的受压血管和支气管影。

(二)胸部 CT 表现

与 X 线胸片相比,胸部 CT 可以准确地发现肺不张的部位和范围,能提高诊断可靠性,并且在鉴别肺不张的病因方面,胸部 CT 优于 X 线胸片。

(1)支气管腔内阻塞引起的肺不张在 CT 影像上能看到支气管影中断现象,由肺癌向支气管内生长导致的支气管阻塞,不仅具有肺不张的图像,还能显示肿块的部位、大小、生长方式,并通过注射造影剂的成像技术,比较前后 CT 值的变化初步鉴别肿块的良恶性,通过气道重建技术更能发现支气管狭窄部位、程度和范围。

(2)支气管外压性狭窄引起的肺不张通过 CT 检查能够鉴别压迫的原因是肿块压迫还是大量胸腔积液或气胸所致。

(3)由肺结核或慢性炎症引起的瘢痕收缩性肺不张,在胸部 CT 图像上能发现纤维条索性病灶的特征性阴影,以及结核病转归产生的钙化病灶。

六、支气管镜检查

支气管镜检查是肺不张病因诊断的一种重要手段。除右肺中叶不张外,引起各叶肺不张的病因以肿瘤占首位,其次为急慢性炎症和肺结核,其他少见病因有支气管异物、支气管结石、白血病肺浸润、良性肿瘤等。通过支气管镜检查,不仅可以直接观察各支气管黏膜状况、分泌物性状、有无新生物、溃疡、肉芽肿、瘢痕等,还可通过支气管镜进行细菌学、细胞学、免疫学等检查。

七、诊断及鉴别诊断

肺不张通常根据病史、临床表现、胸部 X 线摄片及 CT 检查作诊断。肺不张是多种支气管、肺、胸膜疾病的并发症,病因学诊断尤为重要。临床上结核病、肿瘤、炎症是最常见的病因,治疗方案及预后均不同,鉴别诊断十分重要。

(一)结核性肺不张

在结核性肺不张中,支气管淋巴结结核是主要原因,尤其儿童支气管内径较细、分支角度较大也是重要的诱因。支气管结核也是导致肺不张的主要原因。支气管结核支气管镜下表现为支气管黏膜充血、水肿,分泌物增加,重者则糜烂、溃疡、肉芽组织增生,纤维瘢痕形成,支气管管腔狭窄或阻塞。当淋巴支气管瘘形成,干酪样坏死物排出过程中可阻塞管腔形成肺不张。发生咯血时,凝血块也可引起肺不张,如不及时咳出或清除,则可形成难以复张的肺不张。肺结核的纤维化等造成结核性肺硬变,可引起非阻塞性肺不张。

临床表现可有咳嗽、咳痰、咯血或痰血、胸痛及呼吸困难等,常伴有发热、盗汗、乏力等全身中毒症状。

X 线胸片示肺不张体积缩小明显,尤其纤维收缩性肺不张其萎陷肺组织可明显缩小如带状;具有明显的胸膜肥厚粘连;其他肺野可见结核病灶;阻塞部位多发生在 2～4 级支气管;肺硬化为非阻塞性肺不张,常伴有支气管扩张和陈旧性空洞以及支气管播散灶。

痰涂片可找到抗酸杆菌,痰培养结核分枝杆菌可生长。

支气管镜检查:结核性病变多数表现为炎症性改变或管壁浸润,病变区域支气管扭曲、转位,管腔也可以呈漏斗状狭窄或新生物样向支气管腔内突出。在直视下观察到支气管腔内的阻塞性病变后,常规活检可发现结核结节或呈慢性炎症,刷片、灌洗液可检出抗酸杆菌。

(二)癌性肺不张

多发生于中央型肺癌,尤其多发生于管内生长以及沿管壁生长者。相应引流区域的肿大淋巴结的外在压迫也可引起管腔狭窄乃至阻塞。在支气管管腔完全阻塞发生肺不张前,首先是支气管狭窄,因活瓣机制而引起局限性阻塞性肺气肿及阻塞性肺炎,呈渐进性发展过程,此阶段易被患者和医生所忽视。

临床表现,其呼吸道症状比肺结核更明显,且呈进行性加重。癌肿造成较大支气管不同程度阻塞时,可出现胸闷、喘鸣、气促等症状。并发阻塞性肺炎或形成癌性空洞的病例,可有发热、脓痰。肺癌晚期可出现各种转移症状,并可呈现恶液质。

X线胸片示肺不张区域体积缩小常不显著,叶间裂移位幅度较小,甚至体积增大,叶间裂饱满,呈现"肺叶膨隆征""波浪征""横 S 征"。胸部 CT 在诊断肺癌方面优于 X 线胸片,并可通过增强扫描区分不张的肺组织与肿块病灶。

痰细胞学及细菌学检查对明确病因有重要意义。

支气管镜检查:镜下所见的肺癌组织学类型以鳞癌居多,病变外观常呈菜花样,突向管腔,表面常有灰白色坏死物覆盖。小细胞性肺癌也较常见,其病变大多沿支气管壁浸润性生长,支气管黏膜呈纵行皱襞,表面粗糙不平,或有颗粒状隆起。腺癌的外观与未分化癌难以区别。常规活检做细胞学、免疫学检查。

(三)急性炎症性肺不张

各种病原体所致的支气管肺部病变,如麻疹、百日咳、肺炎、支气管扩张等亦可引起肺不张。炎症导致支气管壁黏膜的炎性肿胀及炎性刺激,引起支气管痉挛。感染时,气道的分泌物增加,特别是浓稠的分泌物引流不畅,阻塞支气管腔引起支气管阻塞。同时,感染损伤导致肺泡表面张力的降低和丧失均可引起肺不张。

临床表现:起病急,通常有高热,胸部刺痛,随呼吸和咳嗽加剧。咳嗽,有铁锈色痰或脓痰。常伴有恶心、呕吐,全身不适和肌酸痛。肺部听诊可闻及啰音。抗感染治疗多有效。

血常规检查白细胞总数和中性粒细胞多有升高。

X线胸片可显示为肺实变伴有不同程度的体积缩小,并伴有呼吸系急性感染的表现。

痰及经支气管镜采集标本可检出致病菌。

八、治疗

肺不张的治疗应根据导致肺不张的原因、气道阻塞的急缓程度以及肺功能情况而定。急性肺不张,应积极消除病因。缓慢形成或存在时间较久的肺不张,即使气道阻塞解除,也难以复张。肺不张并发支气管扩张并有反复咯血或感染者,可作全肺或肺叶切除。确诊为肺不张的患者应采取使患侧处于最高位的体位,以利于体位引流;进行适当物理治疗;以及鼓励患者翻身、咳嗽和深呼吸。如果肺不张发生于医院外以及怀疑有感染,则开始时即应经验性给予广谱抗生素治疗。如系住院患者,且病情严重,则应根据该医院常见病原菌和药敏检测给予抗生素治疗。

由于血块或分泌物滞留所引起的肺不张,通常可借支气管镜清除黏液栓、凝血块,使不张的肺得以重新充气。如疑为异物吸入,应立即作支气管镜检查,而摘取异物可能需采用硬质支气管镜。

支气管结核、支气管淋巴结结核导致的肺不张,除全身抗结核治疗外,局部药物雾化吸入可促使支气管黏膜水肿消退、溃疡好转,争取早日复张,经支气管镜直接给药也常可取得明显疗效。如系瘢痕狭窄则创造条件手术治疗。因胸液或气胸、胸膜腔内压增高引起的压缩性肺不张,积极排液排气可复张。

癌性肺不张宜尽早手术治疗,如无手术条件,放疗及化疗后瘤体及相应引流区淋巴结缩小后,支气管引流改善可使肺复张。

九、预后

肺不张的转归取决于致病原因是否持续存在以及所并发的感染。如果致病因素消除,气体重新进入病变部位,并发的感染消散,肺组织最终可恢复正常。如果致病因素持续存在且并发感染,则局部无气和无血流可导致纤维化和支气管扩张。

(宫铁红)

第十五节　原发性支气管肺癌

原发性支气管肺癌简称肺癌,肿瘤细胞源于支气管黏膜或腺体,常有区域性淋巴结和血行转移,早期常有刺激性咳嗽、痰中带血等呼吸道症状,病情进展速度与细胞的生物特性有关。肺癌为当前世界各地最常见的恶性肿瘤之一,是一种严重威胁人民健康和生命的疾病。半个世纪以来,世界各国肺癌的发病率和病死率都有明显增高的趋势。世界卫生组织(WHO)2000年报告:1997年全世界死于恶性肿瘤的共706.5万人,占死亡人数的12.6%,其中肺癌占恶性肿瘤死亡的19%,居恶性肿瘤死因的第一位。

一、病因

(一)吸烟

已经公认吸烟是肺癌的重要危险因素,1999年WHO年报,肺癌患者的发病与吸烟密切相关。国内的调查均证明,80%~90%的男性肺癌与吸烟有关,女性约19.3%~40%与吸烟有关。吸烟者的肺癌死亡率比不吸烟者死亡率高。纸烟中含有各种致癌物质,其中苯并芘为致癌的主要物质。被动吸烟也容易引起肺癌。

(二)职业致癌因子

已被确认的致人类肺癌的职业因素包括石棉、无机砷化合物、二氯甲醚、铬及其化合物、镍、氡、芥子气、氯乙烯、煤烟、焦油和石油中的多环芳烃、烟草的加热产物等。

(三)空气污染

空气污染包括室内小环境和室外大环境污染。如室内被动吸烟、燃料燃烧和烹调过程中可能产生的致癌物。城市中汽车废气、工业废气、公路沥青都有致癌物质存在,其中主要是苯并芘。有资料统计,城市肺癌发病率明显高于农村,大城市高于中、小城市。

(四)电离辐射

大剂量电离辐射可引起肺癌,不同射线产生的效应也不同,如在日本广岛原子弹释放的是中子和α射线,长崎则仅有α射线,前者患肺癌的危险性高于后者。

(五)饮食与营养

动物实验证明,维生素A及其衍生物——胡萝卜素能够抑制化学致癌物诱发的肿瘤。一些调查报告认为,摄取食物中维生素A含量少或血清维生素A含量低时,患肺癌的危险性增高。维生素A为抗氧化剂,可直接抑制甲基胆蒽、苯并芘、亚硝胺的致癌作用,并抑制某些致癌物和DNA的结合,拮抗促癌物的作用,因此可直接干扰癌变过程。

(六)其他

美国癌症学会将结核列为肺癌的发病因素之一。有结核病者患肺癌的危险性是正常人群的10倍。其主要组织学类型是腺癌。近年研究表明,肺癌的发生与某些癌基因的活化及抑癌基因的失活密切相关。

已经证明在肺癌中几个癌基因家族中均有异常,包括引起突变的 ras 族、放大基因的 myc 族、C-erB$_2$ 及由野生型变异的抗癌基因 P53、P16 和 RB 等。

二、病理与分类

(一)按解剖学部位分类

1.中央型肺癌

发生在段支气管至主支气管的癌肿称为中央型肺癌约占 3/4,以鳞状上皮细胞癌和小细胞未分化癌较多见。

2.周围型肺癌

发生在段支气管以下的癌肿称为周围型肺癌,约占 1/4,以腺癌较为多见。

(二)按组织病理学分类

肺癌的组织病理学分类现分为两大类。

1.非小细胞肺癌(NSCLC)

(1)鳞状上皮细胞癌(简称鳞癌):包括梭形细胞癌。典型的鳞癌细胞大,呈多形性,胞浆丰富,有角化倾向,核畸形,染色深,细胞间桥多见,常呈鳞状上皮样排列。

(2)腺癌:包括腺泡状腺癌、乳头状腺癌、细支气管－肺泡细胞癌、实体癌黏液形成。腺癌呈腺管或乳头状结构,细胞大小比较一致,圆形或椭圆形,胞浆丰富,常含有黏液,核大,染色深,常有核仁,核膜比较清楚。

(3)大细胞癌:包括巨细胞癌、透明细胞癌。可发生在肺门附近或肺边缘的支气管。细胞较大,但大小不一,常呈多角形或不规则形,呈实性巢状排列;癌细胞核大,核仁明显,核分裂像常见,胞浆丰富,可分巨细胞型和透明细胞型。大细胞癌的转移较小细胞未分化癌晚,手术切除机会较大。

2.小细胞肺癌(SCLC)

小细胞肺癌包括燕麦细胞型、中间细胞型、复合燕麦细胞型。癌细胞多为类圆形或菱形,胞浆少,类似淋巴细胞。燕麦细胞型和中间型可能起源于神经外胚层的 Kulchitsky 细胞或嗜银细胞。细胞浆内含有神经内分泌颗粒,具有内分泌和化学受体功能,能分泌 5-羟色胺、儿茶酚胺、组胺、激肽等肽类物质,可引起类癌综合征。

三、临床表现

肺癌的临床表现与其部位、大小、类型、发展阶段、有无并发症或转移有密切关系。有 5%～15% 的患者于发现肺癌时无症状。主要症状包括以下几方面。

(一)由原发肿瘤引起的症状和体征

1.咳嗽

咳嗽为常见的早期症状,肿瘤在气管内可有刺激性干咳或咳少量黏液痰。细支气管－肺泡细胞癌可有大量黏液痰。

2.咯血

由于癌肿组织的血管丰富,局部组织坏死常引起咯血。以中央型肺癌多见,多为痰中带血或间断血痰,常不易引起患者的重视而延误早期诊断。

3.喘鸣

由于肿瘤引起支气管部分阻塞,约有 2% 的患者可引起局限性喘鸣。

4.体重下降

消瘦为恶性肿瘤的常见症状之一。肿瘤发展到晚期,由于肿瘤毒素和消耗的原因,并有感染、疼痛所致的食欲减退,可表现为消瘦或恶病质。

5.发热

肿瘤组织坏死可引起发热,多数发热的原因是由于肿瘤引起的继发性肺炎所致,抗生素治疗效果不佳。

(二)肿瘤局部扩展引起的症状和体征

1.胸痛

约有 30% 的肿瘤直接侵犯胸膜、肋骨和胸壁,可引起不同程度的胸痛。若肿瘤位于胸膜附近,则产生不规则的钝痛或隐痛,疼痛于呼吸、咳嗽时加重。肋骨、脊柱受侵犯时则有压痛点,而与呼吸、咳嗽无关。

2.呼吸困难

肿瘤压迫大气道,出现呼吸困难。

3.咽下困难

癌肿侵犯或压迫食管,可引起咽下困难。

4.声音嘶哑

癌肿直接压迫或转移致纵隔淋巴结压迫喉返神经(多见左侧),可发生声音嘶哑。

5.上腔静脉阻塞综合征

癌肿侵犯纵隔压迫上腔静脉时,上腔静脉回流受阻,产生头面部、颈部和上肢水肿以及胸前部瘀血和静脉曲张,可引起头痛、头昏或眩晕。

6.Horner 综合征

位于肺尖部的肺癌称肺上沟癌(Pancoast 癌),可压迫颈部交感神经,引起病侧眼睑下垂、瞳孔缩小、眼球内陷、同侧额部与胸壁无汗或少汗。

(三)肺外转移引起的症状和体征

1.转移至中枢神经系统

可发生头痛、呕吐、眩晕、复视、共济失调、脑神经麻痹、一侧肢体无力甚至偏瘫等神经系统表现。严重时可出现颅内高压的症状。

2.转移至骨骼

特别是肋骨、脊椎、骨盆时,可有局部疼痛和压痛。

3.转移至肝

可有厌食、肝区疼痛、肝大、黄疸和腹水等。

4.转移至淋巴结

锁骨上淋巴结是肺癌转移的常见部位,可以毫无症状。多无痛感。淋巴结的大小不一定反映病程的早晚。

(四)癌作用于其他系统引起的肺外表现

包括内分泌、神经肌肉、结缔组织、血液系统和血管的异常改变,又称伴癌综合征。有下列几种表现。

1.肥大性肺性骨关节病

常见于肺癌,也见于局限性胸膜间皮瘤和肺转移癌(胸腺、子宫、前列腺转移)。多侵犯上、下肢长骨远端,发生杵状指(趾)和肥大性骨关节病。前者具有发生快、指端疼痛、甲床周围环绕红晕的特点。两者常同时存在,多见于鳞癌。

2.分泌促性腺激素

分泌促性腺激素引起男性乳房发育,常同时伴有肥大性肺性骨关节病。

3.分泌促肾上腺皮质激素样物

分泌促肾上腺皮质激素样物可引起 Cushing 综合征。

4.分泌抗利尿激素

分泌抗利尿激素引起稀释性低钠血症,表现为食欲不佳、恶心、呕吐、乏力、嗜睡、定向障碍等水中毒症状,称抗利尿激素分泌失调综合征(SIADHS)。

5.神经肌肉综合征

神经肌肉综合征包括小脑皮质变性、脊髓小脑变性、周围神经病变、重症肌无力和肌病等。发生原因不明确。这些症状与肿瘤的部位和有无转移无关。可发生于各型肺癌但多见于小细胞未分化癌。

6.高钙血症

肺癌骨转移致骨骼破坏或分泌异生性甲状旁腺样激素,导致血钙升高。多见于鳞癌。高钙血症可引起恶心、嗜睡、烦渴、多尿和精神紊乱等症状。手术切除肺癌后血钙可恢复正常,肿瘤复发又可引起血钙增高。

四、影像学及其他检查

(一)胸部普通 X 线检查

该检查是发现肿瘤最重要的方法之一,可通过透视或正侧位 X 线胸片发现肺部阴影。

1.中央型肺癌

多为一侧肺门类圆形阴影,边缘大多毛糙,有时有分叶表现,或为单侧不规则的肺门部肿块,为肺癌本身与转移性肺门或纵隔淋巴结融合而成的表现;也可以与肺不张或阻塞性肺炎并存,形成所谓"S"形的典型 X 线征象。肺不张、阻塞性肺炎、局限性肺气肿均为癌肿完全或部分阻塞支气管所引起的间接征象。

2.周围型肺癌

早期常呈局限性小斑片状阴影,边缘不清,密度较淡,易误诊为炎症或结核。如动态观察,阴影渐增大,密度增高,呈圆形或类圆形,边缘清楚常呈分叶状,有切迹或毛刺,尤其是细毛刺或长短不等的毛刺。如发生癌性空洞,其特点为空洞壁较厚,多偏心,内壁不规则,凹凸不平,也可伴有液平面。

3.细支气管-肺泡细胞癌

有结节型与弥漫型两种表现。结节型与周围型肺癌的圆形病灶不易区别。弥漫型为两肺大小不等的结节状播散病灶,边界清楚,密度较高,随病情发展逐渐增多和增大。

(二)电子计算机 X 线体层显像(CT)

CT 的优点在于能够显示一些普通 X 线检查所不能发现的病变,包括小病灶和位于心脏后、脊柱旁、肺尖、近膈面及肋骨头部位的病灶。CT 还可显示早期肺门和纵隔淋巴结肿大。CT 更易识别肿瘤有无侵犯邻近器官。

(三)磁共振显像(MRI)

MRI 对肺癌的诊断价值基本与 CT 相似,但又各有特点。如 MRI 在明确肿瘤与大血管之间的关系上明显优于 CT,而在发现小病灶(<5 mm)方面则不如 CT 敏感。

(四)正电子发射计算机体层显像(PET)

PET 可探查局部组织细胞代谢有无异常。与正常细胞相比,肺癌细胞的代谢及增殖加快,对葡萄糖的摄取增加,作为反映葡萄糖在肿瘤细胞内代谢的标记物,注入体内的 18-氟-2-脱氧 D-葡萄糖(FDG)相应地在肿瘤细胞内大量积聚,其相对摄入量可以反映肿瘤细胞的侵袭性及生长速度,故 PET 可用于肺癌及淋巴结转移的定性诊断。

(五)痰脱落细胞检查

痰细胞学检查的阳性率取决于标本是否符合要求、病理医生的水平、肿瘤的类型以及送检标本的次数(以 3~4 次为宜)等因素,非小细胞肺癌的阳性率较小细胞肺癌的阳性率高,一般在 70%~80% 左右。

(六)纤维支气管镜检查(简称纤支镜检)

可获取组织供组织学诊断。对位于近端气道内可视的肿瘤,经纤支镜刷检结合钳夹活检的阳性率为 90%~93%。

(七)经胸壁细针穿制活检

经胸壁、胸腔对可疑的周边病灶做细胞和组织活检,比纤支镜更为可靠。通常在 X 线或超声引导下进行,如果病灶在大血管附近,在 CT 引导下进行更好。有报道成功率达 90%。常见的并发症是气胸。

五、诊断

肺癌的治疗效果与肺癌的早期诊断密切相关。一般依靠详细的病史询问、体格检查和有关辅助检查进行综合判断,约80%～90%的患者可以得到确诊。肺癌的早期诊断包括两方面的重要因素,其一是普及肺癌的防治知识,患者有任何可疑肺癌症状时能及时就诊;其二是医务人员应对肺癌的早期征象提高警惕,避免漏诊、误诊。对有高危险因素的人群或有可疑征象时,宜定期进行防癌或排除癌肿的有关检查。

六、治疗

肺癌的治疗是根据患者的机体状况、肿瘤的病理类型、侵犯的范围和发展趋向,合理地、有计划地应用现有的治疗手段,以期较大幅度地提高治愈率和患者的生活质量。根据肺癌的生物学特点及预后,大多数临床肿瘤学家将肺癌分为非小细胞肺癌(包括鳞癌、腺癌、大细胞癌)和小细胞肺癌两大类。非小细胞肺癌与小细胞肺癌的治疗原则不同:①非小细胞肺癌:早期患者以手术治疗为主,可切除的局部;晚期(Ⅲa)患者可采取新辅助化疗＋手术治疗±放疗;不可切除的局部晚期(Ⅲb)患者可采取化疗与放疗联合治疗,远处转移的晚期患者以姑息治疗为主。②小细胞肺癌:以化疗为主,辅以手术和(或)放疗。

（一）化学药物治疗（简称化疗）

常用的化疗药物有:依托泊苷(VP-16,足叶乙甙)、顺铂(DDP)、卡铂(CBP)、环磷酰胺(CTX)、阿霉素(ADM)、异环磷酰胺(IFO)、去甲长春碱(NVB)、吉西他滨(GEM)、紫杉醇(TXL)、长春地辛(VDS)。肺癌联合化疗方案如下。

1. 小细胞肺癌

(1)EP方案:VP-16 100 mg/(m^2·d),静脉滴注,第1～3天;DDP 80 mg/m^2,静脉滴注,第1天。每3周为1周期。

(2)EC方案:VP-16 120 mg/(m^2·d),静脉滴注,第1～3天;CBP(卡铂)300 mg/m^2或曲线下面积(AUC)为5,静脉滴注,第1天。每3周为1周期。

2. 非小细胞肺癌

(1)EP方案:VP-16 100 mg/(m^2·d),静脉滴注,第1～3天;DDP 100 mg/m^2,静脉滴注,第1天。每3～4周为1周期。

(2)NP方案:NVB 25～30 mg/(m^2·d),静脉注射,第1、第8、第15天;DDP 80 mg/m^2,静脉滴注,第1天。每4周为1周期。

(3)TP方案:TXI＋135～175 mg/m^2,静脉滴注,第1天;DDP 75～80 mg/m^2或CBP(AUC＝5～6)静脉滴注,第1天。每3周为1周期。

（二）手术治疗

目的是彻底切除肺部原发癌肿病灶和局部及纵隔淋巴结。据统计,我国肺癌的手术切除率为85%～97%,术后30天死亡率在2%以下,总的5年生存率为30%～40%。肺切除术的范围取决于病变的部位和大小。常见的手术方式有肺叶切除、全肺切除、支气管袖状肺叶切除术等。

（三）放射治疗（简称放疗）

放射线对癌细胞有杀伤作用。癌细胞受照射后,射线可直接作用于DNA分子,引起断裂;射线引起的电离物质又可使癌细胞发生变性,被吞噬细胞吞噬,最后被成纤维细胞所代替。但放疗的生物效应受细胞群增殖动力学的影响。

放疗对小细胞肺癌效果较好,其次为鳞癌和腺癌,其放射剂量以腺癌最大,小细胞癌最小。对全身情况太差,有严重心、肺、肝、肾功能不全者应列为禁忌。重症阻塞性肺气肿患者易并发放射性肺炎,使肺功能受损害,宜慎重应用。放射性肺炎可用糖皮质激素治疗。

（四）其他局部治疗

近几年来,许多局部治疗方法可缓解患者的症状和控制肿瘤的发展。如经支气管动脉灌注加栓塞治疗,经纤维支气管镜用电刀切割瘤体,激光烧灼及血卟啉衍生物(HPD)静脉注射后用 Nd-YAG 激光局部照射产生光动力反应,使肿瘤组织变性坏死。

（五）生物反应调节剂（BRM）

BRM 为小细胞肺癌提供了一种新的治疗手段,如小剂量干扰素(2×10^6 U)每周 3 次间歇疗法。

（六）中医药治疗

祖国医学有许多单方及配方在肺癌的治疗中可与西药治疗起协同作用,减少患者对放疗、化疗的反应,提高机体的抗病能力,在巩固疗效、促进、恢复机体功能中起到辅助作用。

（宫铁红）

第十六章 泌尿系统急危重症

第一节 急进性肾小球肾炎

急进性肾小球肾炎系指迅速进行性肾小球肾炎。临床表现同急性肾小球肾炎,但症状重且日益加剧,肾功能急剧进行性恶化,未经治疗多数患者于数周或数月内发展成终末期肾功衰竭,死于尿毒症。病理上表现为新月体形成,即毛细血管外增生,故亦称新月体性肾小球肾炎。

一、病因

(一)原发性肾小球疾病
原发性弥漫增生性新月体肾炎及其他原发性肾小球疾病伴广泛新月体形成。
(二)感染
细菌、病毒。
(三)多系统疾病
风湿类疾病、冷球蛋白血症、复发性多发性软骨炎、肺癌、淋巴瘤等。

二、病理

免疫病理分三型:Ⅰ型即抗基底膜抗体肾炎,Ⅱ型即免疫复合物性肾炎,Ⅲ型即细胞免疫介导急进性肾炎。

三、临床表现

(一)青壮年多见
男女比 2:1,具急性肾炎综合征表现,起病急,尿量显著减少,蛋白尿、血尿、水肿及高血压,进行性肾衰竭,半数患者有前驱感染史。
(二)尿改变
尿量减少甚至尿闭,肉眼血尿及持续性镜下血尿,中等量蛋白尿,2/3 表现为肾病综合征。
(三)水肿
程度不一,可无水肿,亦可表现为肾病综合征样全身水肿。
(四)高血压
早期无或轻微升高,后期持续性增高,短期内出现心脑并发症。
(五)肾功能
进行性持续性肾功损害,至肾功能恶化、尿毒症终末期,表现为尿少、恶心、呕吐,严重者出现消化道出血、肺水肿、心包炎、高钾血症、酸中毒、脑水肿。

四、诊断

(1)成年人具典型急性肾炎综合征表现,尿量极度减少甚至无尿,持续性进行性肾功恶化。

（2）特发性急进性肾小球肾炎，血 C_3 正常，尿 FDP 增加。

（3）肾活检：可靠诊断有赖于肾活组织病理检查。

五、治疗

（一）一般治疗

绝对卧床休息；低盐或无盐、优质低蛋白饮食。

（二）药物治疗

1.抗凝及抗血小板聚集药物

肝素 5000 U 加入 5% 或 10% 葡萄糖溶液 500 mL，静脉滴注，凝血时间延长至用药前 1 倍后以维持量滴注；双密达莫 50 mg，每日 3 次，渐加至 100 mg。

2.肾上腺皮质激素及免疫抑制剂

（1）肾上腺皮质激素与细胞毒药物联合应用：泼尼松 1.0～1.5 mg/kg，每日 1 次，8 周后逐渐减量，并辅以环磷酰胺 2～3 mg/kg 加入生理盐水 20 mL，静脉注射，隔日 1 次，累计总量应＜150 mg/kg。

（2）甲泼尼龙冲击疗法：甲泼尼龙 10～30 mg/kg 加入 5% 或 100% 葡萄糖溶液 500 mL，静脉滴注，每日 1 次，3～5 d 为一疗程。1 月后可重复冲击一疗程，冲击治疗之间服泼尼松 1.0～1.5 mg/kg，每日 1 次，6 周后逐渐减量，总疗程 1～5 年。必要时可重复冲击，激素撤减前可加用细胞毒药物，用法同上，可减少复发。

（3）四联疗法：泼尼松、环磷酰胺、肝素、双密达莫联合应用，用法用量参上。

（三）其他治疗

1.血浆置换

每日或隔日置换 1 次，3～5 次后改为每周 3 次，12 次为一疗程，每次置换容量 50 mL/kg。

2.透析及肾移植

上述诸治疗无效者，应予以透析治疗，半年后可行肾移植，移植前须行双肾切除，可降低急进性肾小球肾炎的复发率。

（李杰冲）

第二节 急性肾小球肾炎

急性肾小球肾炎是一组病因及发病机制不明，临床以血尿、水肿、高血压三大主征为特点的肾小球疾病。多发于链球菌感染后，故临床上以急性链球菌感染后肾小球肾炎相称。大部分预后良好，少数患者在急性期死亡，多与重症并发症相关，部分患者病程迁延转为慢性肾小球肾炎。

一、病因

（1）β 溶血性链球菌 A 族致肾炎菌株感染，引起急性链球菌感染后肾小球肾炎。

（2）非链球菌感染后肾炎可由葡萄球菌、肺炎双球菌、伤寒杆菌、淋球菌、脑膜炎双球菌、病毒、疟原虫感染引起。

（3）系统性疾病：系统性红斑狼疮、过敏性紫癜性肾炎、自发性冷球蛋白血症等。

二、病理

（一）大体标本

肾脏肿大，色灰白光滑，表面可有出血点，切面皮髓境界分明，锥体充血，肾小球呈灰色点状。

（二）显微镜检查

1.光镜

内皮细胞增殖、肿胀、系膜细胞及基质增生，呈毛细血管内增生或系膜增殖样改变。

2.荧光或酶标记

上皮下细颗粒沉积物，沉积物为 IgG、C_3、备解素。

3.电镜

上皮侧驼峰样沉积物。

肾间质水肿伴白细胞浸润，肾小管上皮细胞肿胀和脂肪变，管腔内红细胞、白细胞和管型。

三、临床表现

（一）病前多有前驱感染史

咽颊炎潜伏期 1～2 周，皮肤感染潜伏期 1～4 周。

（二）肉眼血尿

常为初始症状，呈洗肉水样，酸性尿中呈酱油色，多半数日消失，也有镜下血尿达 1～3 年消失者。

（三）少尿

肾小球滤过率下降、球管失衡。1～2 周内尿量渐增加。

（四）水肿

常为初始症，晨起有睑面部水肿，重者波及全身，甚至出现胸腔积液、腹水。

（五）高血压

中等度高血压，18.7～22.7/12.0～14.7 kPa，表现为头痛、头晕，严重者可发生高血压脑病。

（六）全身表现

疲乏、厌食、恶心、呕吐、腰痛等。

四、诊断

病前有前驱感染，起病表现为血尿、水肿、少尿、高血压。实验室检查示蛋白尿，镜检红细胞及其管型、白细胞；一过性氮质血症；链球菌感染后肾炎 ASO 增高，血 C_3 降低，血液中查到免疫复合物。

五、治疗

（一）一般治疗

卧床休息至肉眼血尿消失，血压恢复正常，水肿减退。合并心衰、肾功衰竭、高血压脑病是绝对卧床休息的指征。

水肿严重、高血压者须限水、限盐，氯化钠摄入限制在每日 0.3 g，液体摄入为尿量与不显性失水之和。不显性失水量＝摄入液体量－排出液体量－体重增减数。

氮质血症者应限制蛋白质摄入量，成人每日 20 g，小儿以 0.5 g/kg 计，并选用优质蛋白。

（二）药物治疗

1.抗生素

本病多于链球菌感染后发病，应用抗生素控制感染，阻断抗原物质进入体内，以达阻断抗原抗体复合物形成。故主张全部病例均使用 10～14 d 青霉素（640 万～960 万 U，静脉滴注，每日 1 次），生理盐水量依患者水肿、高血压情况选用 200～500 mL。

2.利尿剂

适用于少尿、水肿、高血压、心衰者。双氢氯噻嗪 50 mg，每日 3 次；低钾者合用螺内酯 40 mg，每日 3 次；内生肌酐清除率＜30 mL/min 者，应用呋塞米 40～100 mg，生理盐水 20 mL，静脉注射，无效者呋塞米 200～1000 mg，生理盐水 100～200 mL，静脉滴注。

3.降压药

适用于高血压、高血压脑病者,可选用硝苯地平 10～20 mg,每日 3～4 次;卡托普利 25～50 mg,每日 3 次。高血压脑病时,硝普钠 50 mg 溶于 5%～10% 葡萄糖溶液 250 mL,以 0.5 μg/(kg·min)速度,静脉滴注并随血压调整剂量。

4.酚妥拉明

10～20 mg 溶于 5% 或 10% 葡萄糖溶液 250～500 mL,以 1～2 μg/min 速度静脉滴注,用于急性心力衰竭,以减轻心脏前后负荷。

(李杰冲)

第三节　肾病综合征

肾病综合征(NS)的定义为:①大量蛋白尿[在成人>3～3.5 g/d,在儿童>50 mg/(kg·d)或 40 mg/(h·m²)];②低蛋白血症,血清蛋白<30 g/L,儿童<25 g/L;③高脂血症(血清胆固醇>6.5 mmol/L);④水肿。大量蛋白尿及其导致的低蛋白血症是肾病综合征诊断的必备条件。换言之,肾病综合征是持续性大量蛋白尿的后果,其他表现都是在持续大量蛋白尿的基础上发生的。某些继发性肾病综合征时,高脂血症不那么显著。肾病综合征的水肿可为重度,也可为轻度。所以高脂血症及水肿并非诊断的不可缺少条件。

肾病综合征分原发性及继发性两大类。原发性肾病综合征即原始病变发生在肾小球,如急性肾炎、急进性肾炎、慢性肾炎、肾小球肾病等。在病理学上,引起原发性肾病综合征的肾小球病变主要病理类型有:①微小病变肾小球病(MCD);②系膜增生性肾小球肾炎(MsPGN),包括 IgA 肾病;③局灶性节段性肾小球硬化(FsGs);④膜性肾小球病(MGN);⑤膜性增生性肾小球肾炎(MPGN):MPGN 第 1 型,MPGN 第 2 型,其他变异品种;⑥其他不常见病损:新月体肾小球肾炎、局灶性节段性增生性肾炎、不能分类的病变。继发性肾病综合征病因广泛而复杂,包括:①感染性疾病:病毒感染(乙型肝炎病毒、巨细胞病毒、柯萨奇病毒及腺病毒等感染)、细菌感染(如链球菌、葡萄球菌、肺炎双球菌、沙门菌属、麻风杆菌及梅毒螺旋体等感染)、原虫感染(如疟原虫及毒浆体原虫感染)、寄生虫感染(各型血吸虫、锥虫及丝虫等);②多系统及结缔组织疾病:如系统性红斑狼疮、皮肌炎、结节性多动脉炎、变应性血管炎、舍格伦综合征、类风湿性关节炎、过敏性紫癜、疱疹性皮炎、结节病及牛皮癣等;③过敏性:如蛇咬伤、花粉、血清、疫苗、常春藤、青霉胺及丙磺舒、甲苯磺丁脲等;④代谢性疾病:如糖尿病肾病、淀粉样变性及黏液性水肿等;⑤肿瘤:如淋巴瘤、慢性淋巴细胞性白血病、多发性骨髓瘤、结肠癌、乳癌、胃癌等;⑥其他:如先兆子痫、肾动脉狭窄、肾静脉血栓形成、逆流性肾病、肾移植慢性排异、慢性心力衰竭及缩窄性心包炎等。

一、诊断依据

(一)临床表现

1.一般病例的表现

(1)严重的蛋白尿(>3.5 g/d):是肾病综合征的标志。因为这样大量的蛋白尿,在其他肾小球病不会见到。大量蛋白尿是肾小球滤过屏障发生异常所致,这包括电荷异常及通透性异常。尿蛋白量与 GFR、血浆清蛋白浓度和饮食有关。

(2)低蛋白血症(常<30 g/L):长期的丢失大量蛋白尿,最后终会造成低蛋白血症。在低蛋白血症时,药物与血中清蛋白的结合会有所减少,因而血中游离的药物水平增高,会增加药物毒性。严重血浆容量减少,可出现直立性低血压、晕厥,个别患者可发生急性肾衰。

(3)水肿:水肿的出现及其严重程度与低蛋白血症呈正相关。当血清蛋白浓度下降时,机体通过一系列自我调节,以避免水肿发生,只有当血浆胶体渗透压严重下降时,水肿才会发生。此外,肾病综合征的钠潴留,是由于肾本身调节钠平衡的障碍(例如肾小管转运钠的机能障碍),而与低血容量激活肾素-血管紧张素-醛固酮系统似乎关系不大。大多数学者认为,水肿的发生似乎不能仅以一个机制解释,其真正的发生机制,目前未明。水肿常渐起,多见于距小腿(踝)部,严重者可有胸腔积液和腹水。

(4)血浆胆固醇升高(>6 mmol/L):三酰甘油亦增高,是因血浆胶体渗透压的降低和尿内丢失一种调节因子,而促进肝脂蛋白的合成。此外,外周分解脂蛋白减少,亦是其原因。狼疮性肾炎所致肾病综合征可无高脂血症,其机制未明;总的来说,胆固醇、三酰甘油与血清蛋白、血浆胶体渗透压呈明显的负相关。此种高脂血症发生动脉硬化的危险性有很大的个体差异性。

2.并发症

(1)感染:为常见并发症,与蛋白质营养不良、免疫球蛋白水平低下,以及应用肾上腺糖皮质激素、免疫抑制剂治疗等有关。在发现抗生素之前,本综合征患者主要死于感染。常见感染部位有呼吸道、泌尿道、皮肤和原发性腹膜炎等,临床表现常不典型。

(2)血栓、栓塞性并发症:与血液浓缩、高黏状态、抗凝因子缺乏和纤溶机制障碍有关。发生率为10%~50%。多为肾静脉血栓,常为慢性无症状性,次为下肢静脉血栓,亦可发生冠状血管血栓及致死性栓塞。

(3)急性氮质血症和肾损害:除由原发性肾小球疾病引起的肾损伤外,可因严重循环血容量不足而致肾血流量下降,发生一过性肾前性氮质血症。一般经扩容、利尿治疗后即可恢复。少数患者肾小管上皮细胞可因缺血和大量重吸收分解清蛋白颗粒而致严重脂肪变性,加之原尿量少、蛋白管型引起肾小管腔内阻塞,可致真性急性肾小管坏死,或近端肾小管功能紊乱。

(4)其他:蛋白质、脂肪和多种微量元素如钙、铜、铁、锌等代谢紊乱,可导致小儿生长发育迟缓,成年人动脉硬化等。

二、治疗措施

(一)一般治疗

1.休息

肾病综合征时应以卧床休息为主。卧床可增加肾血流量,有利于利尿,并减少对外界接触以防交叉感染。但应保持适度床上及床旁活动,以防肢体血管血栓形成。当肾病综合征缓解后可逐步增加活动,有利减少合并症、降低血脂。如活动后尿蛋白增加则应酌情减少活动。

2.饮食

对于肾病综合征患者,既不可严格控制蛋白质摄入量,又不可过分强调高蛋白饮食,因为血浆蛋白持续低下可使抵抗力下降、易发感染、水肿反复、加重病情,而高蛋白饮食可引起肾小球的高滤过,久之则促进肾小球硬化。目前主张肾功能正常的肾病综合征患者,每日蛋白质的摄入量以 1 g/kg 为宜,而且要以优质蛋白为主。如果肾病患者没有水肿或高血压的情况不必限盐,可与正常人一样每日进盐 10 g,限制盐的摄入量主要针对水肿和高血压的患者,因为不限制盐可加重水钠潴留,使水肿难以消退,引起血压升高。

(二)对症治疗

1.利尿消肿

(1)利尿剂:治疗肾病综合征水肿时,首选的利尿药是呋塞米。它的主要作用机制是抑制髓袢升支对氯和钠的重吸收,是治疗肾病综合征水肿最强有力的利尿药。一般可用呋塞米 20 mg,每日 2 次口服,如无效,可递增其剂量至每日 60~120 mg。因其能奏效的剂量有很大的个体差异性,必要时,可静脉注射,常较口服效果好。也可将呋塞米 100 mg 加入葡萄糖液 40 mL 内,缓慢静脉注射。呋塞米用药 7~10 d后,利尿作用大为减弱,故最好采用间歇用药(停 3 d 后再用)。根据患者具体情况的需要,亦可配合使用其他利尿药,例如可同时给予拮抗醛固酮利尿药(如螺内酯)。螺内酯为醛固酮的竞争拮抗剂,其利尿作用不强,主要作用于肾皮质部的集合管,保钾排钠,与呋塞米合用,可对抗其排钾作用。螺内酯的用量为

20 mg,每日 3 次口服。通常经上述治疗,已可消除水肿。

(2)提高血浆胶体渗透压:血浆、清蛋白、血浆代用品、低分子葡萄糖酐等,均可提高血浆胶体渗透压,造成肾小管内高渗状态,减少水、钠重吸收,产生显著的利尿效果。合并心脏病的患者应慎用,以免因血容量急性扩张引起左心衰。近年,对肾病综合征患者的研究表明,给予血浆蛋白组对肾上腺糖皮质激素的治疗反应明显地慢于未用血浆制品组,而且用血浆制品愈多则蛋白尿缓解愈慢,所以不能过度滥用血浆制品。

2.降低尿蛋白

长期大量蛋白尿本身可导致肾小球高滤过、加重小管—间质损伤、促进肾小球硬化,故减少尿蛋白可延缓肾功能的恶化。ACEI(如苯那普利 5~20 mg,每日 1 次,或卡托普利,每次6.25 mg开始,渐增至每次25 mg,每日 3 次),可以减少蛋白尿,对糖尿病及非糖尿病患者均有效,从投药到产生降蛋白尿的作用约需数月。据报道,长期(>36 月)应用 ACEI 能有效减慢 GFR 下降速度,可阻止病情,蛋白尿同时得以控制,蛋白尿减少幅度与肾功能的保护作用密切相关,ACEI 的降蛋白尿、保护肾功能作用在尿蛋白>3 g/d 的患者尤为突出。

(三)主要治疗——抑制免疫与炎症反应

1.肾上腺糖皮质激素(激素)

(1)作用机制:激素为治疗肾病综合征的主要药物。一般认为这类药物具有非特异抗炎作用,可调节机体免疫反应、抑制白细胞趋化、稳定溶酶体膜、降低肾小球基膜的通透性,消除蛋白尿,并能抑制醛固酮、血管升压素的分泌,而达到利尿作用。

(2)激素制剂:激素制剂较多,根据对下丘脑—垂体—肾上腺皮质轴的抑制作用持续时间,可将激素分为短效(如可的松和氢化可的松,<12 h)、中效(如泼尼松、泼尼松龙及甲泼尼龙,12~36 h)和长效(如地塞米松,>48 h)三类。其中以中效制剂最适用于肾病综合征。泼尼松价格便宜,使用方便,为目前最常用的制剂。泼尼松龙适用于有肝严重损害者,因为泼尼松在肝内转化障碍,不能充分发挥作用。甲泼尼龙和地塞米松目前多用于冲击疗法。

(3)用法和用量:目前比较公认的方案是将中程疗法分为治疗阶段和减量阶段,将长程疗法分为治疗、减量和维持三个阶段,但遵循的总原则是:初量足、减量慢、维持长。现以泼尼松为例说明。①治疗阶段要做到初量足:成人可按每日 1 mg/kg 计算,一般每日量为 40~60 mg,儿童按每日2 mg/kg 计算。多采用清晨顿服的方式投药。只有足够大的剂量才能起到迅速诱导缓解的作用,一般 2 周内尿蛋白明显减少或消失。如6~8 周无效,则多数病例可认为对激素不敏感。有效者足量使用8~12 周,如 4 周后尿蛋白和水肿才完全消失,则治疗量要服用12 周,再进入减量阶段。②减药阶段要慢:一般每3~5 d 或7~10 d 减量一次,每次减去总量的 10%(成人为 5 mg),减至每日总量为 20 mg 时,则每次减去 2.5 mg,可将两日量改成隔日一次顿服。总之,减至剂量愈小,减量速度应愈慢。治疗阶段长,减量时间也要延长。在减量过程中,若尿蛋白增加,则应重新增加激素剂量。③维持阶段要长:一般为 6~12 个月,也可长达数年,应视患者具体情况决定。维持阶段激素的用量也是因人而异,在逐渐减量的过程中泼尼松不能完全撤除,应将最低有效量作为维持量。对激素敏感、较快获得缓解的病例,减至维持量后(通常为每日口服0.4~0.5 mg/kg),服 4~6 月再逐渐减量至停药。初量足但仅获部分缓解的病例,按维持量用 8 个月或更长一段时间,若在维持量上获完全缓解,则在完全缓解后再按维持量给药 4 周,然后再缓慢减药至停药。根据对激素的治疗反应,又将肾病综合征分为激素敏感型(用药后 2~12 周左右消肿,尿蛋白减少,各项化验均恢复正常)、激素依赖型(激素减量到一定阶段即复发)和激素无效型。

(4)激素的不良反应:①并发或加重感染:多见于病情较重、体质较弱者。较常见的感染是呼吸道、皮肤、尿路等感染和结核病等,一旦有感染的迹象,应及时选用强有力的抗菌药加以控制,并发感染时,勿骤减激素量,待病情控制后,再逐步递减,以防发生肾上腺皮质功能不全,另外,大剂量激素会引起血白细胞增加,有时可达 20×10^9/L,不要仅因此误诊为感染。②引起水电解质失调:大剂量激素可引起利尿作用。但在开始治疗时,激素仍未能发挥利尿作用,反而能引起水、钠潴留,加重水肿。在出现利尿后,应注意有低钾血症的可能,应劝患者适当进食含钾丰富的食物,或合用保钾利尿药,如仍出现低血钾,可适当补充钾盐,激素能增加钙、磷排泄,减少钙的吸收,长期大量应用,可引起骨质疏松、自发性骨折和无菌性股骨头坏死,应予注意。③神经精神症状:可引起激动、失眠,个别可诱发精神病,可适当使用安定等镇静药。④抑制生长发育:见于小儿长期应用激素者。但如每日用泼尼松事 10 mg,一般对生长无多大影响。⑤类似肾上腺皮质功能亢进症:如向心性肥胖、满月脸、痤疮、多毛、无力、易感染、低血钾、浮肿、高血压、糖尿等,关于柯兴样状态,无须治疗,会随着激素量撤减而减轻乃至消失。激素能促进蛋白质分解而抑制其合成造成负氮平衡,故宜给予高蛋白饮食,有些患者原先有轻度氮质血症,在激素治疗后加重,甚至出现肾衰,则宜停药。激素能促进糖原异生,降低组织对葡萄糖的利用,严重者可发生血糖增高和糖尿,但一般不会发生酮症酸中毒,通常不需停用激素治疗,可根据病情控制饮食或注射胰岛素,一般开始时皮下注射 10 U/d。⑥长期应用激素尚可诱发白内障、青光眼、伤口愈合不良、血栓形成和栓塞症、多汗和盗汗,以及月经失调等。

2.细胞毒类药物

(1)环磷酰胺(CTX):主要是通过杀伤免疫细胞,阻止其繁殖而抑制免疫反应。本药主要用于经常复发的肾病综合征和激素依赖型者。肾病综合征反复发作,每需长期反复使用大量激素,易招致激素不良反应,故宜加用本药以减少激素的用量。肾病综合征对激素疗效不够理想时,加用本药,有时可得到缓解。本药与激素同用,可增加此两种药物的疗效,还有一个益处,本药致白细胞减少的不良反应,可被激素致白细胞增加的作用抵消。

CTX 有时可发生严重不良反应。早期的不良反应有:①严重的骨髓抑制,血白细胞减少,多在用药过程中的 10～14 d 出现,但在停药 2 周后常可恢复;②发生感染;③出血性膀胱炎,与剂量呈正相关;④有约半数患者会发生脱发,但停药后可恢复;⑤恶心、呕吐等消化系统症状,在较大剂量静脉注射时较常见,停药会自动消失。远期的不良反应:睾丸生精能力损害:此不良反应与本药的疗程长短呈正相关,<100 d者,很少发生精子缺乏症,>100 d 者,发生率可达 57%。故认为:①剂量应每天少于 3 mg/kg,疗程总剂量<250 mg/kg,如此用法,纵使发生精子缺乏,也有可能恢复,女性生殖系统不良反应较轻,然而,亦有报告会发生停经,偶会发生卵巢纤维化;②发生恶性肿瘤,较常见的是膀胱癌、生殖系统癌、急性白血病,其发生率与本药累积总剂量呈正相关,例如发生急性白血病者,其累积总剂量常>25 g。

CTX 的合理剂量是:每日服 2～3 mg/kg,可分 2 次口服,亦可将 2d 的剂量加入注射用生理盐水 20 mL内,隔日静脉注射 1 次,累积总剂量为 150 mg/kg。常与激素疗法同时使用。据报告,CTX 冲击疗法,较口服疗法的慢性骨髓抑制和出血性膀胱炎等不良反应均少。用法为:CTX 8～12 mg/kg 加入注射用生理盐水(0.9%氯化钠注射液)100 mL 内静脉滴注,滴注时间不少于 1 h,应于上午用药,连用 2 d,每 2 周1 次,累积总剂量(150 mg/kg),并应注意监测血白细胞数,如<3.0×10⁹/L,则应暂停用药,并嘱患者多饮水、勤排尿,如患者注射后有呕吐,可于注射前给予服用多潘立酮 10 mg,每日 2 次。同时给予上述激素疗程,接着以后每隔 3 个月以 CTX 冲击疗法 1 次,以后视病情酌用维持剂量的激素。本方案的理论根据是:CTX 的常规剂量是每日2 mg/kg,将 2 周的 CTX 总量集中于两天注射,符合冲击疗法的原则,而其累积总剂量150 mg/kg。

(2)盐酸氮芥:为最早使用的细胞毒药物,对肾病综合征有良好的利尿和消除尿蛋白的效果。作用机制未明,可能与免疫抑制有关。用法为:以 20 mL 生理盐水稀释后,置通畅的输液管道中注入(以免发生静脉炎)。首次为 1 mg,以后隔日 1 次,每次增加 1 mg,直至每次 3～5 mg(逐步加量可减轻胃肠道反应)。以后维持在每次 3～5 mg,每周两次,总量可达 1.5～2 mg/kg。该药不良反应有胃肠反应、静脉炎、骨髓抑制和中毒性肝损害,与激素合用有协同治疗作用,不良反应也可减轻。

(3)其他:硫唑嘌呤、长春新碱、塞替哌亦有报道使用,但疗效较弱。

3.环孢素 A(CsA)

此药主要作用于 T 淋巴细胞的早期阶段:①抑制核内 RNA 包装蛋白质所必需的一种酶,从而抑制T 细胞内淋巴因子基因转录的活性,这一作用是通过抑制因子所介导的;②此药主要抑制辅助/诱导性

T 细胞及细胞毒性 T 细胞的活性,而对抑制性 T 细胞无影响。此药还有影响全身及肾血流动力学的作用。肾病综合征患者用药后血容量下降、肾血流量下降、肾小球滤过率下降。尿蛋白下降的数值若以肾小球滤过率下降值纠正后则无变化,说明此药降尿蛋白是改变血流动力学的结果,不是降低蛋白滤过。并且此药选择性地作用于收缩入球小动脉,从而降低肾小球毛细血管静水压而影响蛋白滤过。所以本药降尿蛋白作用常为一过性,停药后作用不能巩固。环孢素 A 开始剂量为 5 mg/(kg·d),然后调整剂量达血中环孢素 A 谷浓度在 100～200 mg/mL,服药 2～3 个月后缓慢减量,共服半年左右。本类药的肾毒性(引起间质性肾炎)、停药后复发,以及药物昂贵使此类药物的使用有较大局限性。

4.霉酚酸酯(MMF)

此药又称骁悉,是一种新型免疫抑制剂,通过抑制嘌呤从头合成途径而选择性地抑制 T、B 淋巴细胞的增生及其细胞因子和抗体产生,发挥其免疫抑制作用。MMF 口服后首先代谢为具有生物活性的霉酚酸(MTA)。于 1997 年开始用于治疗肾小球疾病,能有效减少蛋白尿,改善低清蛋白血症,对传统免疫抑制剂治疗无效的难治性肾病综合征有一定疗效。用法:MMN1.0 g,每日 2 次,上、下午空腹服,当尿蛋白≤0.3 g/24 h 连续 2 周后,减为 0.75 g,每日 2 次,持续 30 d 后,再减为 0.5 g,每日 2 次,维持,疗程 3 个月至一年,目前 MMF 治疗肾小球疾病的适应证、起始剂量、最佳疗程、减量指标等问题仍在探索中。MMF 最常见的不良反应为胃肠道反应、骨髓抑制和感染,其发生率及严重程度与剂量明显相关。

(四)中医中药治疗

单纯用中医、中药治疗肾病综合征疗效较慢,故多主张与肾上腺糖皮质激素(激素)、细胞毒类药物联合应用,以增加疗效,减少不良反应。大剂量激素治疗时用滋阴降火的中药如知柏地黄汤、秦艽鳖甲散,以对抗其阴虚内热或伴湿热的激素不良反应;激素减量时应用补肾温阳及补益气血之剂如金匮肾气丸等,可有助于顺利撤药,巩固疗效;应用细胞毒类药物时配合补气益血的药物,可减轻骨髓抑制和白细胞减少等。多年来,运用雷公藤治疗肾病综合征,往往只作为维持阶段的辅助性治疗。但 1997 年胡伟新等提出双倍剂量雷公藤多苷对临床表现为单纯肾病综合征、组织学病变为系膜增生的多种肾小球疾病具有良好的疗效,可以作为首选药物。给药方案是:起始剂量将传统用量 1 mg/(kg·d)改为 2 mg/(kg·d),分 3 次餐后口服(一般为每片 10 mg,每次 4 片,每日 3 次);持续 4 周后改为 1.5 mg/(kg·d);服用 4 周后减至 1 mg/(kg·d)维持。但这一治疗方法有待进一步验证。

(五)非甾体类抗炎药

此类药物(吲哚美辛等)通过抑制前列腺素 E_2 产生,减少肾局部炎症性、通透性,有较肯定的减轻尿蛋白作用。但由于前列腺素 E_2 减少影响肾内血液分布,肾皮质血流量减少,引起肾小球滤过率下降。故目前不提倡应用此类药降尿蛋白。而且此类药物降尿蛋白效果很不恒定,停药后数周即反复。

(六)降脂治疗

既往对肾病综合征时应用降脂措施重视不够。最近已认识到高脂血症可以促进肾小球局灶性、节段性硬化,而且又有增加心血管合并症的可能性。降脂药物可选择降胆固醇为主的羟甲基戊二酸单酰辅酶 A(HMG－CoA)还原酶抑制剂,如洛伐他汀、普伐他汀或辛伐他汀等他汀类药物;或以降三酰甘油为主的贝特类,如苯扎贝特、非诺贝特等。肾病综合征患者用这类药时需注意:与免疫抑制药并用时该类药物应用最小剂量,以免发生肌痛等肌病;这类药物能增强抗凝效果,所以,与双香豆素类药(华法林等)并用时,则抗凝药要减少用量;肾严重受损者,该类药物只给最小剂量。

(七)并发症的治疗

1.感染

肾病综合征时易发生感染,其原因已前述。近年来由于强效抗生素的应用,感染的危害性已显著下降,因感染致命者很少,但可影响疗效或使肾病综合征复发。感染一旦发生,应及时选用敏感、强效及无肾毒性的抗菌药物治疗,并加强支持疗法。

2.各种肾衰竭

特发性急性肾衰治疗。

①积极治疗基础疾病：因为该肾病多为微小病变，经治疗可以缓解，故应积极治疗，以从根本上解除导致急性肾衰因素。用泼尼松治疗常有效；②血液透析：在补充血浆制品后适当脱水，以减轻组织及肾间质水肿，帮助度过少尿或无尿难关；③应用髓襻利尿药：有效者应积极给予，冲刷阻塞肾小管管型；④口服碳酸氢钠：用药碱化尿液，以减少管型形成。

3.血栓、栓塞

一般认为，当血浆清蛋白＜20 g/L 时，即存在高凝状态，此时应预防性抗凝治疗。血栓、栓塞一经证实立即给予抗凝治疗，可阻止血栓扩展；慢性血栓患者，也能防止并减少新血栓及肺栓塞的发生。肝素25 mg静脉滴注或皮下注射，4～6 h 一次，或使用低分子肝素制剂。需要长期抗凝时，用口服双香豆素类抗凝药（如华法林），一般至少持续半年以上，对膜性肾病更应如此。用抗血小板药物防止血栓形成和进展，常用双嘧达莫每日 300～600 mg或阿司匹林每日 40～80 mg。及时给尿激酶或链激酶或组织型纤溶酶原激活剂，用后者时，因肾病综合征患者血浆纤溶酶原减少常能降低上述药物疗效，故必要时同时输浓缩的纤维溶酶原或新鲜血浆。6 h 内溶栓最佳，3～4 d 仍可望有效。溶栓和抗凝治疗时应避免药物过量而致出血，故用药时应密切监测凝血酶原时间。

（李杰冲）

第四节　急性尿潴留

尿潴留指膀胱内充满尿液而不能排出。尿潴留是一种临床症状，可由某些疾病、外伤、手术或麻醉等因素引起。急性尿潴留是指患者突然发生的短时间内膀胱充盈，膀胱迅速膨胀而成为无张力性膀胱，下腹胀满并膨隆，尿液急迫而不能自行排出。急性尿潴留是临床工作中经常遇到的问题，情况紧急，且原因很多，必须正确诊断和及时处理。

一、病因

引起急性尿潴留的病因很多，有时是多种原因引起。通常将引起急性尿潴留的病因分为机械性梗阻和动力性梗阻两大类。

（一）机械性梗阻

膀胱颈、尿道或邻近器官的各种梗阻病变都可能引起急性尿潴留。较常见的如前列腺增生、尿道损伤和尿道狭窄。分析此类病因时可以从以下两方面考虑。

1.膀胱或尿道外的梗阻

包括前列腺增生、急性前列腺炎、前列腺囊肿、前列腺肿瘤、骨盆骨折压迫尿道、盆腔内的巨大肿瘤或脓肿、妊娠子宫后倾嵌顿于骨盆等。

2.膀胱颈或尿道的梗阻

尿道结石、尿道异物、后尿道瓣膜病、膀胱颈挛缩，先天性、炎症性或损伤性尿道狭窄，膀胱颈或尿道原发性肿瘤或因被宫颈癌、女阴癌浸润时也可能引起尿潴留。

（二）动力性梗阻

膀胱、尿道并无器质性梗阻病变，由膀胱逼尿肌或尿道括约肌功能障碍引起。

1.手术后尿潴留

盆底组织经广泛分离的宫颈癌根治术或会阴部手术等。

2.产后尿潴留

多见于第二产程延长的产妇，系因胎先露对膀胱颈长时的压迫，引起组织水肿和神经功能障碍所致。

3. 药物作用

抗胆碱药过量(如溴丙胺太林等)、脊髓麻醉(腰麻)等。

4. 神经系统疾病

中枢神经或周围神经的损伤、炎症、肿瘤等及昏迷患者等。

5. 精神因素

如癔症、对疼痛敏感、有旁人在场或不习惯卧床排尿等。

二、临床表现

体检在下腹部或盆部可扪及肿块,前列腺增生患者尿潴留表现为进行性排尿困难,症状逐渐加重,出现尿频、尿急和夜间增多,排尿不尽,最终出现尿潴留。由于患者排尿困难、膀胱内有残余尿存留,故膀胱区有胀满感,当残余尿较多,膀胱内压力较高时,可因咳嗽、弯腰等使腹内压增高,出现压力性尿失禁。尿道狭窄主要表现也为排尿困难。尿道结石患者表现为排尿时剧痛、血尿、尿闭等,球部尿道以下的结石体检可以触及。尿道狭窄或前列腺增生常合并膀胱结石,加重尿痛,并可出现排尿中断现象。前列腺增生中叶突入膀胱腔,有时可出现急性血尿。

三、诊断要点和鉴别诊断

诊断尿潴留时,应尽量确定原发病变,明确诱因。

(1)仔细询问病史,了解有无原发病史及外伤史,有无应用某些特殊药物等,女性患者应注意妊娠与分娩史。

(2)急性尿潴留时,下腹部胀痛、尿意紧迫,但排不出尿液,患者采用各种体位企图排出尿液,但均无法排出,故患者辗转呻吟,时起时卧,异常痛苦。

(3)下腹部耻骨上区隆起,可扪及胀满的膀胱,即叩诊呈浊音,压之有胀痛感。若膀胱偏移可能伴有膀胱憩室。检查有无尿道外口狭窄、包茎及皮疹,尿道有无狭窄、结石、异物和肿瘤。

(4)辅助检查:尿潴留应进行以下辅助检查。①直肠指诊,以了解前列腺、直肠及盆腔的情况,同时应检查肛门括约肌及会阴部感觉;②疑有神经性尿潴留者,应进行神经系统检查;③肾功能检查,测量尿素氮、肌酐、血电解质,并进行尿常规、尿培养及药敏试验。必要时可进一步做腹部 X 线平片、B 超、尿道及膀胱造影。

(5)根据病因进行鉴别诊断。

四、治疗方法

急性尿潴留的治疗原则是解除病因,恢复排尿,根据不同原因采取不同处理措施。

(一)病因明确并有条件及时解除梗阻者

应立即解除病因,恢复排尿。例如包皮口或尿道口狭窄,可局部切开恢复排尿;又如尿道结石,可立即手术取出结石。有一些药物或低血钾引起的尿潴留,可在停药或补钾后恢复正常排尿。

(二)腰麻和肛管直肠术后的尿潴留

应尽量采用针灸治疗。常选用的穴位有中极、曲骨、阴陵泉、三阴交等。亦可用穴位注射新斯的明0.25 mg。

(三)脊髓损伤引起的急性尿潴留

应争取膀胱尚未十分胀满时掌压排尿,即以手掌置膀胱上方持续向下、向后压迫,但用力不宜过猛,以免造成膀胱破裂。掌压可使膀胱里尿液被动排出,这样可以避免导尿或留置导尿管引起感染。

(四)如果一时无法了解病因,或已明确病因而医疗条件又不能处理时

应按以下原则处理。

1. 施行导尿

导尿是解除急性尿潴留最直接、最常用的办法,泌尿外科医师在夜间急诊或急会诊中常会遇到。任何情况下,膀胱高度膨胀时应立即导尿,以免膀胱极度膨胀后成为无张力膀胱。同时,导尿亦可作为诊断措施,对不能插入导尿管者,可考虑施行耻骨上膀胱穿刺或耻骨上膀胱造口术。一般先用硅胶气囊导尿管留置导尿,导尿时一定要将尿管和尿道外口充分润滑,尽可能用合适的尿管,必要时可用质地较硬的吸痰管和胃管,如果导尿一时不能成功,可用带导丝的尿管或金属探子轻柔试插导尿。应用探子不宜选择过细的,从大到小选择,以能插入膀胱为宜,禁止强行导尿。导尿时,放尿液应缓缓进行,并分次排出,以免引起血管破裂,大量出血。

2. 膀胱穿刺术

导尿失败,可暂时行耻骨联合上膀胱穿刺,应用细针引流,缓解症状。

3. 穿刺造口术

确定膀胱充盈时,在耻骨联合上 1~2 横指处施行穿刺。最关键的问题还是部位的确定。穿刺时进针一定要垂直。这主要是由于多数患者是因前列腺增生、导尿失败而进行的一项治疗。若部位偏低,则穿刺时有可能损伤前列腺而致出血。膀胱穿刺后,应防止穿刺处膀胱及腹壁出血。穿刺造口后插入气囊导尿管,注水后,向腹壁适度力量牵拉;另由腹壁处导尿管纱布打结后,并向腹壁方向推压固定导尿管,膀胱穿刺处以气囊压迫止血,腹壁穿刺处以纱布压迫止血,从而起到止血作用。术后 24 h 去除纱布,防止出现腹壁穿刺缘缺血坏死。

(李杰冲)

第五节　急性肾衰竭

急性肾衰竭(ARF)是指由多种病因引起的肾功能在短时间内急骤恶化,血肌酐和尿素氮水平逐日增加,平均每日血肌酐增加$\geqslant$44.2 μmol/L($\geqslant$1.0 mg/dL)或血尿素氮增加$\geqslant$3.57 mmol/L(10 mg/dL),患者出现少尿($<$500 mL/d),甚至无尿($<$100 mL/d)的一种急性尿毒症综合征(在非少尿型者,可无少尿表现)。与慢性肾衰的不可逆性不同,大多数形式的 ARF 是可逆性肾衰。

一、病因

急性肾衰竭可在许多致病因素下发生,常见的病因分为肾前功能性、肾内结构性、和肾后梗阻性 3 大类。

(一)肾前性 ARF

主要是由肾血流量灌注不足引起肾小球滤过率(GFR)下降、排泄能力降低,引起水、电解质及代谢产物的积聚。见于血容量不足、循环功能不全、血管紧张素转换酶抑制药的使用等引起的肾血流动力学紊乱。

(二)肾后性 ARF

是指各种原因所致的急性尿路梗阻所致的肾功能损害,可以是肾内的梗阻,也可以是肾外的梗阻。引起梗阻的原因可以是尿路内的,也可以是尿路外的。常见的有结石、肿瘤、血凝块、后腹膜肿瘤、前列腺肥大、医原性等,多见于膀胱颈下阻塞。

上述 2 种情况,如果病因能够很快得到解除,肾功能常能很快恢复。

(三)肾性 ARF

是由各种肾实质性疾病引起,包括急进性肾小球肾炎综合征、肾血管疾病、肾间质疾病、急性肾小管坏死等,其中急性肾小管坏死(ATN)占全部急性肾衰综合征的 75%～80%,本章主要是讨论急性肾小管坏死,即狭义的急性肾衰。ATN常继发于缺血性或肾毒性损伤所致,在临床上,这两种因素往往同时存在,相互作用。例如缺血性损伤就常会由于肾毒素而加重肾损伤。

1.肾缺血

如各种休克、大量失血、严重脱水、失钠、大面积烧伤、严重创伤、感染、外科手术后以及产科并发症都可引起肾缺血,从而导致急性肾小管坏死。此外,血管内溶血也可引起急性肾小管坏死,后者原因不是很清楚,可能与红细胞内释放肾毒性物质及急性溶血伴有休克有关。

2.肾中毒

(1)外源性肾毒性物质,如某些抗生素(氨基糖苷类、四环素类、两性霉素B、磺胺、多粘菌素、利福平等),含碘的X线造影剂,抗癌剂中的丝裂霉素C、环磷酰胺,生物毒素(如蛇毒、蜂毒、生鱼胆、毒蕈),有机溶剂(四氯化碳、丙二醇等),重金属(汞、铋、砷、金、银、锑等)。

(2)内源性肾毒性物质,包括肌红蛋白、血红蛋白、尿酸、骨髓瘤的凝溶蛋白沉积等。

二、诊断

(一)临床表现

1.少尿型急性肾小管坏死

(1)有原发病史,如创伤、外科手术、异型输血、休克等。

(2)常在原发病出现数小时至数日后,突然发生少尿,血尿素氮和肌酐等代谢物逐渐增加、二氧化碳结合力下降。

(3)临床过程,可分为少尿期、多尿期和恢复期,分述如下:①少尿期:a.出现少尿(<500 mL/d)或无尿(<100 mL/d),持续2~3 d至3~4周,平均10 d,>1个月者提示肾皮质坏死。b.氮质血症,逐日加重,到后期血尿素氮可达71.4 mmol/L(200 mg/dL)。一般为BUN每日升高3.57~7.14 mmol/L(10~20 mg/dL)左右,血肌酐每日升高88.4~176.8 umol/L(1.0~2.0 mg/dL)。c.代谢性酸中毒,由于酸性代谢产物的堆积和肾小管泌H^+功能、产氨功能丧失,导致代谢性酸中毒,患者出现疲倦嗜睡,呼吸快而深,食欲不振,恶心、呕吐、腹痛,甚至昏迷。d.水中毒和钠潴留,由于不能很好地控制水分的摄入,体内水分过多,会发生水中毒。出现头痛、嗜睡、举止异常、共济失调、凝视、失语、意识淡漠和精神失常。重者发生惊厥和昏迷而死亡。如果不严格控制氯化钠的摄入,则会发生钠潴留,导致体重增加、高血压、水肿和心力衰竭。e.高钾血症,在组织创伤、感染性休克、酸中毒、高分解代谢状态下,细胞内钾会溢出到细胞外,加上摄入富含钾的食物、药物、输入库存血等,就会增加钾的入量。此时,因肾的排钾功能差,故少尿数日后,常出现高血钾而危及生命。患者表现为乏力、鼓肠、心律失常等。f.消化道出血,与应激状态及止血机制的异常有关。g.并发感染,约有50%的患者可并发感染。h.尿毒症的症状,少尿出现数日后,尿毒症的症状开始出现。表现为恶心、呕吐、全身瘙痒、抽搐、昏迷。尚可出现高血压、左心衰竭、高磷血症、低钙血症、贫血等。②多尿期:a.多发生在少尿期的数日至数周后。当每日尿量>500 mL后,提示病情进入多尿期,尿量增加迅速,一周左右每日尿量可达3 000 mL以上。b.在多尿期的早期,由于肾功能单位功能仍未恢复正常,因而未能充分排泄氮质性代谢产物、钾、磷等。即使尿量达到1 000 mL,上述成分在血中浓度仍可增高,仍可出现氮质血症的症状。但在晚期,由于大量利尿,可导致低钠血症和低钾血症,临床上应小心加以监护。c.此期的经过约为2周左右。③恢复期:多尿期过后,由于肾功能大大改善,尿量逐渐恢复正常,氮质血症症状基本消失。个别患者可能难以恢复而导致慢性肾衰。

2.非少尿型急性肾小管坏死

此型患者尿量一般>600 mL/d,可由各种原因引起,但由肾毒性物质引起者较为常见。患者尿量虽然不少,但血尿素氮和肌酐却逐渐增加,并可出现尿毒症症状。其症状多数较轻,持续的时间亦较短,预后较好。

3.急性肾皮质坏死

若急性肾衰的患者少尿期>30 d,则应考虑急性肾皮质坏死,这是急性肾小管坏死中最严重的一种类型,X线检查在部分患者可出现肾皮质部钙化现象或皮质变薄,多数在1~2年内发生恶性高血压和慢性肾衰。

(二)辅助检查

1.尿比重测定

少尿期尿比重常为1.010~1.015,少尿早期可达1.018。一般于数月后恢复正常。

2.尿渗透压测定

常呈低张性,约为300 mOsm/kgH$_2$O(300 mmol/L)。

3.尿常规

可有红细胞、白细胞、上皮细胞碎片、颗粒管型、肾衰管型,常有轻度蛋白尿(+)。

4.尿指标测定

(1)尿钠>40 mmol/L,如尿钠<20 mmol/L,表明为肾前性氮质血症,若在20~40 mmol/L之间,表明患者正在由肾前性氮质血症向急性肾衰发展。

(2)尿肌酐/血肌酐<10/1(同时采血)。

(3)滤过钠排泄分数(FE$_{Na}$)=(尿钠÷血钠)÷(尿肌酐÷血肌酐)×100,ATN时FE$_{Na}$>1;肾衰指数(RFI)=尿钠÷(尿肌酐÷血肌酐),ATN时RFI>2。上述两式中,尿钠、血钠的单位是mmol/L,尿肌酐、血肌酐是mg/dL。

5.肾功能测定

BUN进行性升高,甚至可达71 mmol/L以上,若每日升高>9 mmol/L者,称为高分解代谢型急性肾衰;血肌酐升高,BUN/血肌酐<10/1。尿尿素/血尿素<15/1,恢复期逐渐正常。

6.血生化检查

少尿期血钾升高,每日递增约0.3 mmol/L,可有低钠血症、低钙血症,CO$_2$结合力降低,血清磷、镁和尿酸升高。

7.血常规检查

患者有贫血,血小板减少,凝血功能障碍及溶血的实验室检查异常,合并感染者,有白细胞升高。

8.心电图检查

血钾异常时,有相应的心电图异常表现。

9.其他辅助检查

包括B超,CT,X线,造影核素肾图及活检等,以进行鉴别诊断。

(三)鉴别诊断

1.肾前性急性肾衰

表16-1介绍肾前性急性肾衰与急性肾小管坏死的鉴别指标。

表16-1　肾前性急性肾衰与急性肾小管坏死的鉴别指标

诊断指标	肾前性急性肾衰	急性肾小管坏死
尿比重	>1.020	<1.015
尿钠(mmol/L)	<20	>40
尿肌酐/血肌酐	>10	<20
肾衰指数	<1	>2
滤钠分数(FENa)	<1	>1
尿渗透压(mOsm/kg)	>500	<250
血尿素氮/肌酐比率	>20	<15
尿沉渣检查	常无异常	颗粒管型,小量红、白细胞

2.肾后性急性肾衰

（1）有导致梗阻的原发病，如尿路结石、前列腺肥大等。

（2）膀胱区触诊、叩诊发现膀胱膨胀。

（3）短期内无尿与多尿交替出现。

（4）肾区叩痛。

（5）尿指标与 ATN 相同；但尿常规中沉渣无异常或仅有少量白细胞。

（6）通过辅助检查确定有无梗阻。

3.肾实质疾病

在诊断肾小管坏死型急性肾衰之前，首先要排除肾前性与肾后性肾衰，然后才考虑肾实质疾病。在肾实质疾病中，急性肾小球疾病、肾血管疾病、慢性肾小球疾病的急骤进展、急性间质性肾炎和 ATN 都可引起 ARF，需仔细鉴别。

三、急救措施

（一）治疗原发病，纠正可逆的诱因和病因

（1）纠正水、电解质和酸碱平衡失调。

（2）恢复有效血容量，当疑有血浆容量不足，静脉输等渗盐水 500～1 000 mL。有水肿或腹水者不用，因为在这种情况下肾内血管收缩，它不会因静脉输液而抵消。而且有水肿或腹水时，患者体内钠呈正平衡，输盐水将使水肿或腹水加重。

（3）积极抗休克与纠正低血压，若有出血和贫血，给予输血或等渗盐水，以扩充细胞外容量，恢复血压。

（4）控制感染。

（5）清除坏死组织。

（二）防止额外的肾损伤

避免使用造影剂、肾毒性抗生素、非类固醇抗炎药等，条件许可时，对所有应用的药物，应根据肾功能调整剂量，监测药物浓度。

（三）初发期的治疗

在少尿出现后 24～48 h 内，可认为是 ATN 的初发期，此时尿钠在 20～40 mmol/L 之间，蛋白尿较轻，如果给予恰当的处理，则该病可以逆转；即使不能完全逆转，也可以使病情大为减轻，变为非少尿型，因此，此期的治疗非常重要。对于 ATN 时是否要用甘露醇或呋塞米仍有争议，有证明它们在损伤前应用，能改善缺血性 ARF 的肾功能，但这种方法与简单的容量控制相比常常并不更加有益。在无水肿及 FENa 低时，一般可用 40～80 mg 呋塞米加入 500 mL 盐水中静滴或甘露醇 12.5～25 g 快速静滴，可使少尿型转向非少尿型及预防有些患者的 ATN 进入少尿期。对水肿患者可给呋塞米（2～10 mg/kg）加入等渗盐水 500 mL 中静滴或静脉注射，以增加排尿。

用血管扩张药解除肾血管痉挛，增加肾血流量：小剂量多巴胺预防 ARF 和治疗少尿者已很流行，常用 1～5 μg/（kg·min），一般用多巴胺 10～20 mg 加酚妥拉明 5～10 mg 缓慢静滴。亦常与呋塞米合用，一般在 24 h 内尿量可超过 20～30 mL/h，则多巴胺和呋塞米或两者联合仍可继续，如尿量不增加，则说明患者已确立了急性肾衰，对利尿药无效，不应再用。值得注意的是，呋塞米与多巴胺应用时均应倍率增长使用。

（四）少尿期的治疗

1.入液量的控制

每日入液量（mL）＝显性失水＋500。显性失水包括前一日的尿量、粪便、呕吐物、引流液、渗出物。若有发热，体温每升高 1 ℃，增加液量 100 mL。每日摄入钠量＜2 g/d。具体监测指标是：①每日体重减轻 0.3～0.5 kg、血钠为 140～150 mmol/L，表示补液适当。②如体重不减，暗示体液过多。③血钠 ＜140 mmol/L，常提示入液量过多。④如体重下降＞1 kg/d，血钠＞145 mmol/L，提示补液不足。⑤维持正常血压，若血压过高、浮肿加重，提示入量过多。

2.电解质及酸碱平衡紊乱的纠正

(1)高钾血症:高钾血症是急性肾衰的重要死因之一,血钾轻度升高(<6 mmol/L)可通过限制钾的摄入及撤除各种导致钾升高的药物来处理,或血钾升高到6.5 mmol/L以上时应采取以下措施:①限制钾的入量。②10%葡萄糖酸钙10～20 mL缓慢静注,但用过洋地黄的患者慎用。③5%碳酸氢钠100 mL静脉注射,5 min注完。以提高血的pH值,使钾移入细胞内。注射后15 min内起作用,维持1～2 h,对心力衰竭患者慎用。④可用葡萄糖加适量的胰岛素治疗(4:1)。一般用50%的葡萄糖50 mL静注,普通胰岛素6 U皮下注射。

(2)代谢性酸中毒:轻度代谢性酸中毒,可限制蛋白质的摄入,只有当血清碳酸氢盐<15 mmol/L时,才予补碱。可视病情用口服或静滴碳酸氢钠、乳酸钠治疗。在紧急情况下,可先输入5%碳酸氢钠,按3 mL/kg计算,以后再按血气结果计算来酌情输入。应注意在纠正酸中毒过程中可能导致血清钙下降而发生手足抽搐,可静脉注射钙剂治疗。

(3)其他电解质失调的治疗:低钠和低钾血症时,通常是水分潴留稀释所致,这时需要的是清除过多的水分,而不是随便补充钠、钾。若有失钠的病史与症状,同时又有低氯血症等真性低钠血症时,可适当补充钠盐。低钙血症一般如无症状,不予治疗。对高磷血症可给予氢氧化铝凝胶30 mL,每日3～4次。

3.饮食和营养

急性肾衰患者的营养很重要,为了减少氮质血症,应限制蛋白质的摄入,每日0.3～0.6 g/kg。存在高分解代谢时蛋白质的摄入应增加到0.8 g/kg,最好选用优质蛋白(牛奶、蛋类、鱼肉等)。热量的补充以糖类为主,每日供给患者糖100～200 g,可使内源性蛋白质分解减少到最低限度。供给适量脂肪和维生素,限制钠盐的摄入,每日应小于20 mmol。在急性肾衰患者,进行必需氨基酸(EAA)的输注被认为是最佳的营养物质,通常每日9～23 g,静脉滴注,也可加入高浓度的葡萄糖(一般为30%)和多种维生素(称为肾衰液),疗效更佳。今后的治疗方向可能朝着抑制分解代谢旁路,如蛋白酶体抑制剂。给予重组生长因子,如生长激素、胰岛素样生长因子及表皮生长因子,以促进蛋白质的合成,减少分解代谢。

4.心力衰竭的治疗

心力衰竭是急性肾衰的主要死因之一。与体内水钠潴留、电解质及酸碱平衡紊乱有关,治疗上最好的办法是及早施行血液透析疗法。使用洋地黄时,须注意按肾功能情况调节剂量。

5.感染的预防和治疗

使用抗生素预防感染因效果不确切,故一般很少使用。但当临床上出现感染迹象时,应积极处理,最常见的是肺和尿路感染,应选择好对肾脏无毒或毒性小的抗生素,按肌酐清除率调节剂量。加强护理,预防褥疮、静脉导管、导尿管的感染。

6.透析疗法

如果上述保守治疗不理想,应该尽早转为透析疗法。透析指征为:①少尿或无尿2 d。②尿毒症症状发生,如恶心、呕吐、嗜睡。③严重的酸中毒。④严重的水钠潴留,出现脑水肿、肺水肿先兆。⑤尿毒症性心包炎。⑥高血钾≥6.5 mmol/L,或血肌酐≥700 μmol/L,血尿素氮>30 mmol/L,CO_2 CP≤13 mmol/L。

(五)多尿期的治疗

在多尿期的早期,由于血肌酐和血钾仍可增高,故开始数日仍按少尿期原则处理。在随后的数日里,尿量大量增多,要注意失水及低钾血症的发生,但除非有水和电解质缺失的根据,一般不宜补液。如需补液,原则是每日补液量为尿量的1/3～2/30在多尿期的4～7 d,可逐渐放松对患者的水和饮食的限制,逐渐恢复正常饮食,但蛋白质仍应继续适当限制,直到血BUN和肌酐正常。

(六)恢复期的治疗

主要是加强营养,增加活动量,避免使用损害肾脏的药物。定期复查肾功能,完全恢复可能要半年到一年时间,个别患者可遗留永久性肾实质损害。

四、注意事项

(1)当患者发生急性或突然的肾衰伴少尿时,结合既往肾功能正常的病史,一般容易想到 ARF 的诊断,值得注意的是,部分 ARF 常常是无症状的,不少患者是在进行常规生化检查时才发现血尿素氮及肌酐升高,因此在确定 ARF 之前,仍应注意除外慢性肾衰。

(2)由于 ARF 死亡率高,且治疗大多是支持疗法,因此对高危患者的预防特别重要。对老年、糖尿病患者应禁用或慎用肾毒性药物,如氨基糖苷类抗生素、造影剂、ACEI 及非甾体类抗炎药等,注意及时纠正血容量不足。

(3)应牢记的是,在水、电解质平衡紊乱的纠正上,药物治疗仅为临时的急救措施,彻底的解决办法还是及早地作透析治疗,无论何种水、电解质失衡,有效的透析疗法都将会使之迅速纠正。

(李杰冲)

第六节　肾绞痛

肾绞痛又称肾、输尿管绞痛,系某种病因引起的肾盂或输尿管平滑肌痉挛或管腔的急性部分梗阻所致,为泌尿系统疾病临床上常见的急症之一。

一、病因

(1)肾、输尿管结石,系结石活动引起肾盂、输尿管平滑肌痉挛或结石阻塞部分管腔所致。患者肋脊角处多有程度不等的叩击痛,尿检有多数红细胞,一般无肉眼血尿。

(2)体外冲击波碎石(ESWL)后,肾绞痛是 ESWL 后较常见的并发症,尤其肾结石患者极易出现,有报道接受 ESWL 治疗的患者,结石粉碎后发生肾绞痛者达 45%;发生原因是由于粉碎的结石碎块或小的血块沿肾盂输尿管向下移动时,刺激了肾盂输尿管平滑肌,引起平滑肌痉挛所致。

(3)肾盂、输尿管炎症,此炎症的刺激或产生的脓块、脱落细胞等引起肾绞痛。以女性多见,除血尿外,尿中多有脓细胞。常伴有尿路刺激症状。

(4)肾及肾盂或输尿管肿瘤,肾肿瘤侵入血管时破裂出血;或肾盂、输尿管肿瘤细胞脱落等情况。血块及脱落细胞组织引起输尿管急性梗阻发生肾绞痛。

(5)乳糜血尿。因尿中的乳糜块刺激肾盂、输尿管而引起绞痛。

(6)狄特尔(Dietl)危象,为肾绞痛的一种,是由于肾下垂的患者在站立或跑跳后,肾脏骤然下垂,使输尿管及其邻近血管发生扭曲。其特点为阵发性急性发作,时轻时重,时痛时止,间歇时间也不一定。

二、临床表现

肾绞痛是一种突然发生的剧烈疼痛,尤如刀割样,患者翻转难忍,伴恶心、呕吐,甚至出现面色苍白、大汗淋漓,脉搏细数,血压下降等。绞痛常由肋脊角开始,沿输尿管的走向放射至髂骨上方、下腹部、大腿内侧和会阴部。绞痛时间短则几分钟,长者达数小时。绞痛后转为钝痛可持续数日之久。如结石或血块等排至膀胱或退回肾盂,疼痛可突然消失。一般而言,绞痛出现于病侧,偶有结石在一侧而疼痛在对侧,即所谓"肾反射性疼痛",此时,应仔细了解对侧有无病变,以免误诊。患侧肾区有压痛、叩击痛。沿输尿管行走部位有压痛。尿液检查有红细胞,有时呈肉眼血尿。

三、诊断

(一)病史分析

(1)病史中应注意有无外伤、血尿、脓尿、排尿石病史及乳糜病史等。

（2）根据肾绞痛发作的伴随症状进行分析：①先有绞痛后出现血尿，可能为肾或输尿管结石，肾绞痛同时伴有尿频、尿急、排尿困难者，可能为输尿管末端结石。②先表现为无痛性血尿，后有绞痛发作，可能为肾、输尿管肿瘤。③肾绞痛伴有脓尿，可能为上尿路感染。④肾绞痛后出现少尿、无尿者，可能为一侧或双侧肾、输尿管结石。⑤外伤后出现血尿，伴有肾绞痛，可能为肾损伤。⑥腰部持续性胀痛伴发作性肾绞痛，可能为输尿管梗阻。⑦服用大量的磺胺药后发生少尿或无尿，伴有肾绞痛，应考虑磺胺结晶阻塞的可能。⑧先有肾绞痛，后经平卧疼痛缓解，且排出大量的尿液，可能为肾下垂。

（3）依据肾绞痛所放射的部位进行分析：①肾盂、上段输尿管梗阻时，肾绞痛放射的部位系由肋脊角开始，沿输尿管的走向，放射至髂嵴上方和腹外侧。②中段输尿管梗阻时，肾绞痛由腹外侧放射至下腹部、睾丸（女性为阴唇）和大腿内侧。③下端输尿管梗阻时，肾绞痛放射至会阴部，同时有尿频、尿急和排尿困难等症状。

（二）体格检查

体格检查时应注意以下几点：①肋脊角有无压痛及叩击痛。②腰肌有无紧张与压痛等急性腰扭伤的体征。③脊柱有无变形和压痛，如脊柱结核等。④有无腹肌压痛、反跳痛、肌紧张等。

（三）辅助检查

1.尿液检查

对每一个疑为肾绞痛的患者都应作尿液检查，多数有红细胞＋～＋＋，此可作为肾绞痛诊断和鉴别诊断的依据。

2.X线检查

（1）尿路平片可发现肾或输尿管结石。

（2）静脉尿路造影有助于查明原因及病变部位。是否在绞痛期间或绞痛缓解后做静脉尿路造影，尚有不同意见。一般认为，应在绞痛缓解后3～4周，再考虑造影检查，因在绞痛期间造影有部分患者患侧肾不显影，从而导致患侧肾无功能的错觉，产生误诊。

四、鉴别诊断

诊断肾绞痛时需认真做好鉴别诊断，特别是与急性阑尾炎的鉴别。临床工作中，将右侧肾绞痛误诊为"急性阑尾炎"而施行阑尾切除术者并不少见，此类误诊应引起足够重视。

需与肾绞痛相鉴别的疾病有。

（一）腹部外科疾病

1.急性阑尾炎

典型急性阑尾炎有上腹部不适，2～3 h后转移至右下腹，呈持续性疼痛；右下腹有压痛、反跳痛，腹肌抵抗明显。尿分析一般无红细胞，少数后位阑尾炎累及输尿管时，尿中有少许红细胞，但较少见。腹部平片上无泌尿系结石影像。

2.急性胆囊炎、胆石症

呈阵发性右上腹痛，向右肩部放射。检查右上腹有压痛，反跳痛与肌紧张，有时可触及增大的胆囊，或有典型的墨菲氏征，伴肝区叩击痛。有时有寒战、高热、黄疸。血化验检查白细胞增高，但尿常规阴性。

3.胆管蛔虫症

儿童和青年多见，呈上腹部剑突下偏左侧剧烈的阵发性绞痛，有向上钻顶感。间歇期几乎无症状，检查无明显阳性体征，尿常规阴性。

4.急性胰腺炎

有上腹部急性剧痛，向肩部或腰背部放射，伴恶心、呕吐。可有胆管疾患史，或与饮食有关。检查有上腹部压痛。尿常规检查阴性，但血、尿淀粉酶常增高。

（二）女性患者尚需与下列疾病鉴别

1.卵巢肿瘤蒂扭转

下腹部绞痛，伴恶心、呕吐。多有下腹部肿块史。下腹或阴道指诊局部有压痛并可触及肿块，可活动，并呈囊性或半实质性。

2.宫外孕

下腹部突然剧烈的撕裂样疼痛，伴阴道出血与休克表现。多可询问出有停经史。体检下腹部或全腹部有压痛及反跳痛、移动性浊音。妇科检查，后穹隆饱满，宫颈举痛，后穹隆穿刺可抽出不凝血液。

3.急性输卵管炎

下腹两侧疼痛，有压痛、反跳痛。常伴体温升高。妇科检查附件区有明显压痛，血化验白细胞升高。

五、治疗

肾绞痛的治疗首要的是对症治疗，其次为病因治疗。

（一）对症治疗

1.药物治疗

（1）解痉、镇痛药。可采用阿托品 0.5 mg 或 654—2 10 mg 加杜冷丁 50～100 mg 肌内注射。此联合用药效果较好。

（2）前列腺素合成抑制剂。新近研究发现，肾绞痛的发生与肾内前列腺素的释放增加有关。前列腺素的释放增加了肾血流量及肾小球滤过，抑制了抗利尿激素的分泌，提高了输尿管平滑肌的张力，使已经急性输尿管梗阻的肾盂内压进一步升高而引起肾绞痛；另外，结石导致局部炎症也是引起肾绞痛的原因之一。前列腺素合成抑制剂（非类固醇抗炎药）能抑制前列腺素合成过程中所必需的环氧化酶，阻止花生四烯酸转化为前列腺素，从而达到减少尿量，降低肾盂内压，解除输尿管平滑肌痉挛的目的。同时，炎症局部组织中前列腺素合成的抑制还可减轻炎症递质致痛的增敏作用，因此，肾绞痛得以缓解。临床上已应用的有：消炎痛栓，双氯灭痛栓等。据临床观察双氯灭痛栓疗效优于消炎痛栓且起效较快。

（3）钙拮抗剂。实验和临床研究均证明，钙拮抗剂可抑制输尿管平滑肌痉挛性收缩。动物实验证实舌下含服钙拮抗剂心痛定 3～5 min 即出现效果，吸收率 90％以上，20～40 min 内达到血内最高浓度，可维持 3～4 h。临床上采用心痛定片 10～20 mg 咬碎舌下含服，疗效确切，且安全、方便、无成瘾性。

（4）其他药物，如黄体酮 20 mg 肌内注射，安定 10 mg 静脉注射等。

2.针刺及水针疗法

（1）穴位针刺，取肾俞、京门、三阴交、阴陵泉、足三里等穴位。采用泻法，如配用电针机则效果更佳。

（2）肋脊角皮内注射止痛，取注射用水 1.5～2 mL，注入病侧肋脊角部最痛点，约注完 3～5 min，即止痛，其即时效应显著，但长时效应较差，故仍应配合其他镇静药应用。

3.抗生素

静脉输液及应用抗生素预防或治疗感染。

（二）病因治疗

消除肾绞痛的根本措施是病因治疗。在肾绞痛缓解后，作进一步检查。明确诊断后，针对病因进行治疗，方能获得彻底治愈。

（李杰冲）

第十七章　神经系统急危重症

第一节　自发性蛛网膜下隙出血

自发性蛛网膜下隙出血(spontaneous subarachnoid hemorrhage,SSAH)是指各种非外伤性原因引起的脑血管破裂,血液流入蛛网膜下隙的统称。它不是一种独立的疾病,而是某些疾病的临床表现,占急性脑血管疾病的 10%～20%。

一、病因病机

最常见的病因为颅内动脉瘤,约占自发性蛛网膜下隙出血的 75%～80%,其次为脑血管畸形(10%～15%),高血压性动脉硬化、动脉炎、烟雾病、脊髓血管畸形、结缔组织病、血液病、颅内肿瘤卒中、抗凝治疗并发症等为少见原因。

本病的发生是由于脏腑功能失调,气血逆乱于脑,致血溢脑络之外而成。

（一）情志失调

平素情志不遂或肝肾阴亏,阴阳失调,肝失其条达舒畅,使气机郁结,郁久化火。若突受情志刺激,则肝阳上亢化风,风火上扰,血随气逆,血溢脑络之外而为昏仆,此即《素问·生气通天论》所谓:"阳气者,大怒则形气绝,而血菀于上,使人薄厥。"

（二）饮食偏嗜

嗜酒肥甘,酿湿生痰;偏嗜辛辣,则生痰热。脾胃受损,中焦气机不畅,升清降浊失常,宿舍积滞内阻胃肠,腑气不通,致痰浊上蒙清窍或痰火内盛,上扰脑府,脑络受损,或为疼痛,或为昏仆。

（三）劳累过度

年老体衰,肝肾阴虚,肝阳偏亢,兼之思虑烦劳过度,"阳气者,烦劳则张,精绝",致水不涵木,肝阳暴张,夹风夹痰上冲,气血逆乱于上而发病。

（四）素体虚弱

平素体弱,气血不足,气虚则血行乏力,瘀滞不畅,使肌肉、筋骨失养;若气不摄血,溢于脑络之外,则可出现"不通则痛"及"不荣则痛"之头痛。

二、临床表现

（一）性别、年龄

男女比例为 1：(1.3～1.6)。可发生在任何年龄,发病率随年龄增长而增加,并在 60 岁左右达到高峰,以后随年龄增大反而下降。各种常见病因的自发性蛛网膜下隙出血的好发年龄见本节鉴别诊断部分。

（二）起病形式

绝大部分在情绪激动或用力等情况下急性发病。

（三）症状、体征

（1）出血症状:表现为突然发病,剧烈头痛、恶心呕吐、面色苍白、全身冷汗。半数患者可出现精神症状,如烦躁不安、意识模糊、定向力障碍等。意识障碍多为一过性的,严重者呈昏迷状态,甚至出现脑疝而死亡。20%可出现抽搐发作。有的还可出现眩晕、项背痛或下肢疼痛,脑膜刺激征明显。

(2)颅神经损害:6%~20%患者出现一侧动眼神经麻痹,提示存在同侧颈内动脉后交通动脉动脉瘤或大脑后动脉动脉瘤。

(3)偏瘫:20%患者出现轻偏瘫。

(4)视力、视野障碍:发病后1小时内即可出现玻璃体膜下片状出斑,引起视力障碍。10%~20%有视乳头水肿。当视交叉、视束或视放射受累时产生双颞偏盲或同向偏盲。

(5)其他:约1%的颅内动静脉畸形和颅内动脉瘤出现颅内杂音。部分蛛网膜下隙出血发病后可有发热。

(四)并发症

(1)再出血:以出血后5~11天为再出血高峰期,80%发生在1个月内。颅内动脉瘤初次出血后的24小时内再出血率最高,为4.1%,第2次再出血的发生率为每天1.5%,到第14天时累计为19%。表现为在经治疗病情稳定好转的情况下,突然再次发生剧烈头痛、恶心呕吐、意识障碍加重、原有局灶症状和体征重新出现等。

(2)血管痉挛:通常发生在出血后第1~2周,表现为病情稳定后再出现神经系统定位体征和意识障碍。腰穿或头颅CT检查无再出血表现。

(3)急性非交通性脑积水:常发生在出血后1周内,主要为脑室内积血所致,临床表现为头痛、呕吐、脑膜刺激征、意识障碍等,复查头颅CT可以诊断。

(4)正常颅压脑积水:多出现在蛛网膜下隙出血的晚期,表现为精神障碍、步态异常和尿失禁。

三、辅助检查

(一)CT

颅脑CT是诊断蛛网膜下隙出血的首选方法,诊断急性蛛网膜下隙出血准确率几乎100%,主要表现为蛛网膜下隙内高密度影,即脑沟与脑池内高密度影(图17-1A、B)。动态CT检查有助于了解出血的吸收情况、有无再出血、继发脑梗死、脑积水及其程度等。强化CT还显示脑血管畸形和直径大于0.8 cm的动脉瘤。

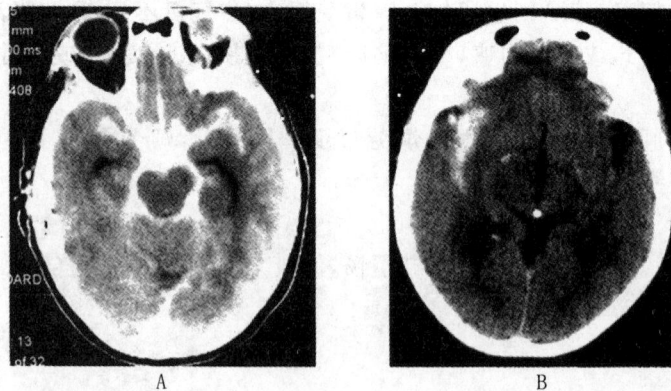

图17-1 自发性蛛网膜下隙出血CT表现

A.自发性蛛网膜下隙出血(鞍上池与环池)的CT表现;B.自发性蛛网膜下隙出血(外侧裂池)的CT表现

蛛网膜下隙出血的CT分级(Fisher)见表17-1。

由于自发性蛛网膜下隙出血的原因脑动脉瘤占一半以上,因此,可根据CT显示的蛛网膜下隙出血的部位初步判断或提示颅内动脉瘤的位置。如颈内动脉动脉瘤破裂出血常是鞍上池不对称积血,大脑中动脉动脉瘤破裂出血多见外侧裂积血,前交通动脉动脉瘤破裂出血则是纵裂池、基底部积血,而出血在脚间池和环池者,一般不是动脉瘤破裂引起。

表 17-1　蛛网膜下隙出血的 CT 分级（Fisher 法）

级别	CT 发现
Ⅰ级	无出血所见
Ⅱ级	蛛网膜下隙一部分存在弥漫性薄层出血（1 mm）
Ⅲ级	蛛网膜下隙有较厚（1 mm 以上）出血或局限性血肿
Ⅳ级	伴脑实质或脑室内积血

（二）脑脊液检查

通常 CT 检查已确诊者，腰穿不作为临床常规检查。如果出血量较少或者距起病时间较长，CT 检查无阳性发现时，需要行腰穿检查脑脊液。蛛网膜下隙的新鲜出血，脑脊液检查的特征性表现为均匀血性脑脊液；脑脊液变黄或发现了含有红细胞、含铁血黄素或胆红质结晶的吞噬细胞等，则提示为陈旧性出血。

（三）脑血管影像学检查

（1）DSA：即血管造影的影像通过数字化处理，把不需要的组织影像删除掉，只保留血管影像，这种技术叫做数字减影技术。其特点是图像清晰，分辨率高，对观察血管病变，血管狭窄的定位测量，诊断及介入治疗提供了真实的立体图像，为脑血管内介入治疗提供了必备条件（图17-2A～D）。主要适用于全身血管性疾病、肿瘤的检查及治疗。是确定自发性蛛网膜下隙出血病因的首选方法，也是诊断动脉瘤、血管畸形、烟雾病等颅内血管性病变的最有价值的方法。DSA 不仅能及时明确动脉瘤大小、部位、单发或多发、有无血管痉挛，而且还能显示脑动静脉畸形的供应动脉和引流静脉，以及侧支循环情况。对怀疑脊髓动静脉畸形者还应行脊髓动脉造影。脑血管造影可加重脑缺血、引起动脉瘤再次破裂等，因此，造影时机宜避开脑血管痉挛和再出血的高峰期，即出血 3 天内或 3 周后进行为宜。

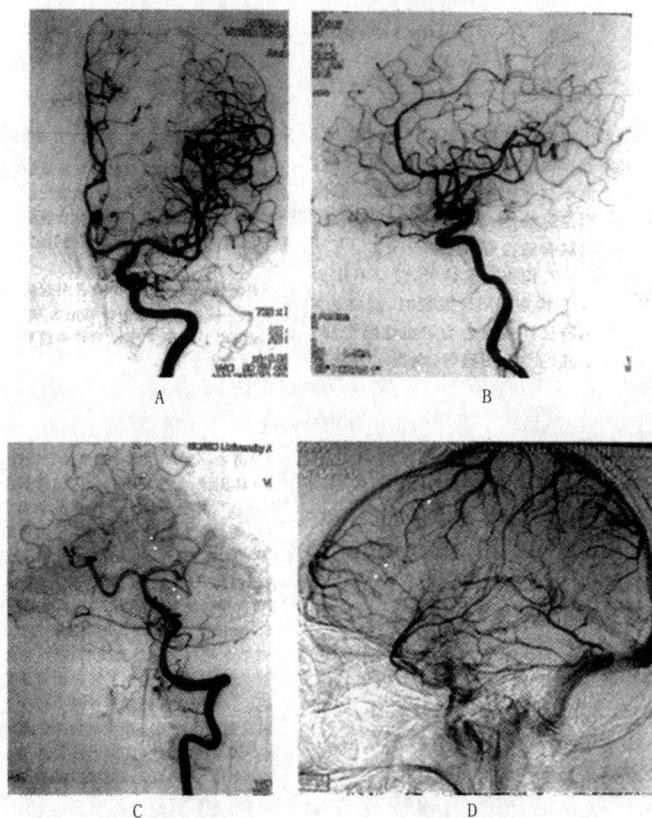

图 17-2　脑血管 DSA 表现
A. 正常一侧颈内动脉 DSA 表现（正位片动脉期）；B. 正常一侧颈内动脉 DSA 表现（侧位片动脉期）；C. 正常椎－基底动脉 DSA 表现（动脉期）；D. 正常一侧颈内动脉 DSA 表现（侧位片静脉期）

旋转 DSA 及三维重建技术的应用,使其能在三维空间内做任意角度的观察,清晰地显露出动脉瘤体、瘤颈、载瘤动脉及与周围血管解剖关系;有效地避免了邻近血管重叠或掩盖。此项技术突破了常规 DSA 一次造影只能显示一个角度和图像后处理手段少等局限性,极大地方便了介入诊疗操作,对脑血管病变的诊断和治疗具有很大的应用价值。

由于 DSA 显示的是造影剂充盈的血管管腔的空间结构,因此,目前仍被公认为是血管性疾病的诊断"金标准",诊断颅内动脉瘤的准确率达 95% 以上。但是,随着 CTA、MRA 技术的迅速发展,在某些方面大有取代 DSA 之势。

(2)CT 血管成像(CTA):CTA 检查经济、快速、无创,可同时显示颈内动脉系、椎动脉系和 Willis 环血管全貌,因此,是筛查颅内血管性疾病的首选影像学诊断方法之一。由于 CTA 受患者病情因素限制少,急性脑出血或蛛网膜出血患者,当临床怀疑动脉瘤或脑动静脉畸形可能为出血原因时,DSA 检查受限,CTA 可作为早期检查的可靠方法(图 17-3A～C)。

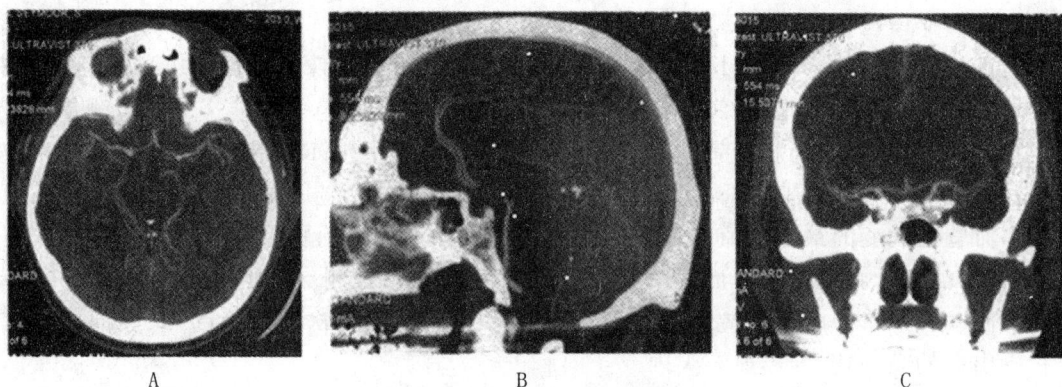

图 17-3　正常 CTA 表现
A.轴位;B.矢状位;C.冠状位

由于脑血流循环时间短,脑动脉 CTA 容易产生静脉污染以及颅底骨质难以彻底清除,Willis动脉环近段动脉重建效果欠佳,血管性病变漏诊率高。但是,近年来,64 层螺旋 CT 的扫描速度已超越动脉血流速度,因此,无论是小剂量造影剂团注测试技术还是增强扫描智能触发技术,配合 64 层螺旋 CT 扫描,纯粹的脑动脉期图像的获取已不成问题,尤其是数字减影 CTA(Subtraction CT Angiography,DSCTA)技术基本上去除了颅底骨骼对 CTA 的影响。超薄的扫描层厚使其能最大限度的消除了常规头部 CT 扫描时颅底骨质伪影,显著地提高了 Willis 动脉环近段动脉 CTA 图像质量,真正地使其三维及二维处理图像绝对无变形、失真,能最真实的显示脑血管病变及其邻近结构的解剖关系,图像质量媲美 DSA,提供诊断信息量超越 DSA。表面遮盖法(SSD)及最大密度投影法(MIP)是最常用的三维重建方法,容积显示法(VR)是最高级的三维成像方法。DSCTA 对脑动脉瘤诊断的特异性和敏感性与 DSA 一致,常规 CTA 组诊断 Willis 动脉环及其远段脑动脉瘤的特异性和敏感性亦与 DSA 一致,但对 Willis 动脉环近段动脉瘤有漏诊的情况,敏感性仅 71.4%。但是,DSCTA 也存在一定局限性,基础病变,如血肿、钙化、动脉支架及动脉银夹等被减影导致漏诊或轻微运动可致减影失败,患者照射剂量增加及图像噪声增加等也是问题。近期临床上应用的 320 层螺旋 CT 更显示出了其优越性。

目前,CTA 主要用于诊断脑动脉瘤、脑动静脉畸形、闭塞性脑血管病、静脉窦闭塞和脑出血等。CTA 能清晰观察到脑动脉瘤的瘤体大小、瘤颈宽度及与载瘤动脉的关系;能清晰观察到脑动静脉畸形血管团大小、形态及供血动脉和引流静脉;能清晰观察到脑血管狭窄或闭塞部位、形态及血管壁硬、软斑块。64 层螺旋 CTA 对脑动脉瘤检查有较高的敏感性和特异性,诊断附和率达 100%,能查出约 1.7 mm 大小的动脉瘤。采用多层面重建(MPR)、曲面重建(CPR)、容积显示(VR)和最大密度投影(MIP)等技术可清楚地显示动脉瘤的瘤体大小、瘤颈宽度及与载瘤动脉的关系;并可任意旋转图像,多角度观察,能获得完整的形态及与邻近血管、颅骨的空间解剖关系,为制定治疗方案和选择手术入路提供可靠依据。CTA 可显示脑动静脉畸形的供血动脉、病变血管团和引流静脉的立体结构,有助于临床医生选择手术入路,以避开较大脑血管和分支处进行定位和穿刺治疗。脑动静脉畸形出血急性期的 DSA 检查,其显示受血肿影响,而 CTA 三维图像能任意角度观察,显示病灶与周围结构关系较 DSA 更清晰。CTA 诊断颈内动脉狭窄的附和率为 95%,最大密度投影法可更好地显示血管狭窄程度。在脑梗死早期显示动脉闭塞,指导溶栓治疗。CTA 可清晰显示静脉窦是通畅。CTA 显示造影剂外溢的患者,往往血肿增大。

总之,CT 血管造影(CTA)与数字减影血管造影(DSA)相比,最大优势是快速和无创伤,并可多方位、多角度观察脑血管及病变形态,提供近似实体的解剖概念,对筛查自发性蛛网膜下隙出血的病因和诊断某些脑血管疾病不失为一种重要而有效的检查方法。但是,CTA 的不足之处在于造影剂用量大,需掌握注药与扫描的最佳时间间隔,不能显示扫描范围以外的病变,可能漏诊。并且对侧支循环的血管、直径小于 1.2 mm 的穿动脉、动脉的硬化改变及血管痉挛的显示不如 DSA。

(3)磁共振血管成像(MRA):包括时间飞越法 MRA 及相位对比法 MRA,其具有无创伤、无辐射、不用对比剂的特点,被广泛应用于血管性病变的诊断中,可显示颈内动脉狭窄、颅内动静脉畸形、动脉瘤等疾病。主要用于有动脉瘤家族史或破裂先兆者的筛查,动脉瘤患者的随访以及急性期不能耐受脑血管造影检查的患者。不足之处是由于扫描时间长及饱和效应,使得血流信号下降,血管分支显示不佳,大大降低了图像的效果及诊断的准确性(图 17-4A~C)。

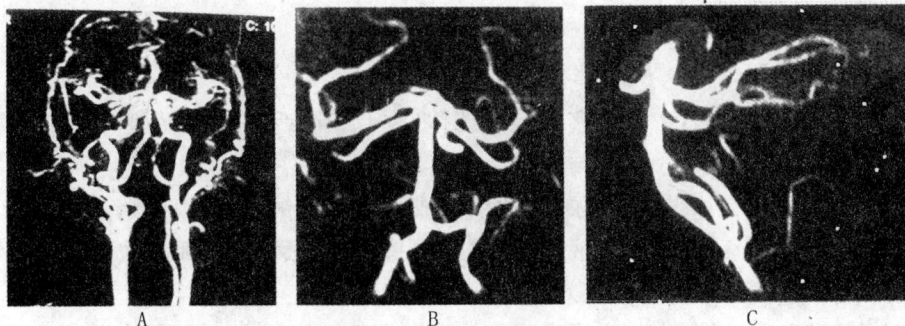

图 17-4　正常 MRA 表现
A. 全脑;B. 椎－基底动脉正位片;C. 椎－基底动脉侧位片

MRA 探测脑动脉瘤有很高的敏感性,特别是探测没有伴发急性蛛网膜下隙出血的动脉瘤。MRA 能完全无创伤性地显示血管解剖和病变及血流动力学信息,能清楚的显示瘤巢的供血动脉和引流静脉的走行、数量、形态等。另外,MRI 可通过其直接征象"流空信号簇"对脑动静脉畸形做出明确的诊断。因此,MRI 与 MRA 的联合应用,作为一种完全无损伤性的血管检查方法,在临床症状不典型或临床症状与神经系统定位不相符时,可以大大提高脑血管畸形的发现率和确诊率。

四、诊断与鉴别诊断

(一)诊断

根据急性发病方式、剧烈头痛、恶心呕吐等临床症状、体征,结合 CT 检查,确诊蛛网膜下隙出血并不困难。进一步寻找蛛网膜下隙出血的原因,即病因诊断更为重要,尤其是确定外科疾病引起蛛网膜下隙出血的原因。因此,对于自发性蛛网膜下隙出血患者,若无明显的血液病史、抗凝治疗等病史,均要常规行脑血管造影或/和 CTA、MRA 检查,以寻找出血原因,明确病因。

(二)病因鉴别诊断

临床上常见的自发性蛛网膜下隙出血的病因鉴别诊断见表 17-2。

表 17-2　自发性蛛网膜下隙出血的病因鉴别诊断

病因	动脉瘤	动静脉畸形	高血压	烟雾病	脑瘤出血
发病年龄	40～60 岁	35 岁以下	50 岁以上	青少年多见	30～60 岁
出血前症状	无症状,少数动眼神经麻痹	常见癫痫发作	高血压史	可见偏瘫	颅压高和病灶症状
出血	正常或增高	正常	增高	正常	正常
复发出血	常见且有规律	年出血率 2%	可见	可见	少见
意识障碍	多较严重	较重	较重	有轻有重	较重
颅神经麻痹	2～6 颅神经	无	少见	少见	颅底肿瘤常见
偏瘫	少见	较常见	多见	常见	常见
眼部症状	可见玻璃体出血	可见同向偏盲	眼底动脉硬化	少见	视乳头水肿
CT 表现	蛛网膜下隙高密度	增强可见 AVM 影	脑萎缩或梗死灶	脑室出血铸型或梗死灶	增强后可见肿瘤影
脑血管造影	动脉瘤和血管痉挛	动静脉畸形	脑动脉粗细不均	脑底动脉异常血管团	有时可见肿瘤染色

五、治疗

(一)急性期治疗

1.一般处理

(1)密切观察:生命体征监测;密切观察神经系统体征的变化;保持呼吸道通畅,维持稳定的呼吸循环系统功能。

(2)降低颅内压:常用的有甘露醇、速尿、甘油果糖或甘油氯化钠,也可以酌情选用清蛋白。

(3)纠正水、电解质平衡紊乱:记出入液体量;注意维持液体出入量平衡。适当补液、补钠、补钾,调整饮食和静脉补液中晶体胶体的比例可以有效预防低钠血症。

(4)对症治疗:烦躁者给予镇静药,头痛给予镇痛药,禁用吗啡、哌替啶等镇痛药。癫痫发作,可采用抗癫痫药物,如安定、卡马西平或者丙戊酸钠。

(5)加强护理:卧床休息,给予高纤维、高能量饮食,保持尿便通畅。意识障碍者可放置鼻胃管,预防窒息和吸入性肺炎。尿潴留者,给予导尿并膀胱冲洗,预防尿路感染。定时翻身,局部按摩、被动活动肢体、应用气垫床等措施预防褥疮、肺不张和深静脉血栓形成等并发症。

2.防治再出血

(1)安静休息:绝对卧床 4～6 周,镇静、镇痛,避免用力和情绪激动。

(2)控制血压:如果平均动脉压>16.7 kPa(125 mmHg)或收缩压>24.0 kPa(180 mmHg),可在血压监测下使用降压药物,保持血压稳定在正常或者起病前水平。可选用钙离子通道阻滞剂、β-受体阻滞剂等。

(3)抗纤溶药物:常用 6-氨基己酸(EACA)、止血芳酸(PAMBA)或止血环酸(氨甲环酸)。抗纤溶治疗可以降低再出血的发生率,但同时也增加脑动脉痉挛和脑梗死的发生率,建议与钙离子通道阻滞剂同时使用。

(4)外科手术:已经确诊为动脉瘤性蛛网膜下隙出血者,应根据病情,及早行动脉瘤夹闭术或介入栓塞治疗。

3.防治并发症

(1)脑动脉痉挛及脑缺血:①维持正常血压和血容量:保持有效的血液循环量,给予胶体溶液(清蛋白、血浆等)扩容升压。②早期使用尼莫地平:常用剂量 10～20 mg/d,静脉滴注 1 mg/h,共 10～14 天,注意其低血压的不良反应。③腰穿放液:发病后 1～3 天行腰穿释放适量的脑脊液,有利于预防脑血管痉挛,减轻脑膜刺激征等。但是,有诱发颅内感染、再出血及脑疝的危险。

(2)脑积水:①药物治疗:轻度脑积水可先行醋氮酰胺等药物治疗,酌情选用甘露醇、速尿等。②脑室穿刺脑脊液外引流术:蛛网膜下隙出血后脑室内积血性扩张或出现急性脑积水,经内科治疗后症状仍进行性加重者,可行脑室穿刺外引流术。但是,可增加再出血的几率。③脑脊液分流术:对于出血病因处理后,出现慢性交通性脑积水,经内科治疗仍进行性加重者,可行脑室-腹腔分流术。

(二)病因治疗

(1)手术治疗:对于出血病因明确者,应及时进行病因手术治疗,例如开颅动脉瘤夹闭术、脑动静脉畸形或脑肿瘤切除术等。

(2)血管内介入治疗:适合血管内介入治疗的动脉瘤、颅内动静脉畸形患者,也可采用动脉瘤或动静脉畸形栓塞术。

(3)立体定向放射治疗:主要用于小型动静脉畸形以及栓塞或手术后残余病灶的治疗。

(三)辨证治疗

1.风火上扰

(1)症状:剧烈头痛,恶心呕吐,烦躁易怒,口苦咽干,面红目赤,抽搐时作,甚则谵语,昏迷,不省人事。舌红苔黄,脉弦数。

(2)治法:清肝泄热,熄风开窍。

(3)方药:羚角钩藤汤加减。羚羊角粉 3 g(冲服),钩藤 15 g,菊花 10 g,生地 15 g,生白芍 15 g,黄芩 10 g,夏枯草 15 g,地龙 12 g,川牛膝 15 g。若肝火旺可合龙胆泻肝汤;昏迷、谵语先服安宫牛黄丸;大便燥结加生大黄、芒硝;腹胀加枳实、厚朴;恶呕较重加竹茹、姜半夏;手足蠕动、筋惕肉眴加龟甲、生龙牡。

2.痰火交炽

(1)症状:剧烈头痛,恶心呕吐,项强身热,烦躁或神昏、谵语,肢体强痉拘急,喉中痰鸣,口渴口臭,畏光怕声,尿黄便结。舌红苔黄腻,脉洪数或沉滑。

(2)治法:清热泻火,涤痰通腑。

(3)方药:星蒌承气汤。胆南星 10 g,瓜蒌 15 g,生大黄 10 g(后下),枳实 10 g,厚朴 8 g,葛根 20 g,芒硝 10 g(冲服)。热象明显加生石膏、知母;抽搐加天麻、钩藤;昏迷加菖蒲、郁金,或先服至宝丹、牛黄清心丸。

3.痰浊上蒙

(1)症状:头部胀痛沉重,项强不舒,眩晕,恶心呕吐,胸闷脘痞,嗜睡,甚则昏不知人。舌淡红,苔白腻,脉弦滑。

(2)治法:化痰降浊,熄风开窍。

(3)方药:半夏白术天麻汤加减。制半夏 10 g,天麻 10 g,炒白术 15 g,橘红 10 g,茯苓 15 g,钩藤 15 g,菖蒲 10 g,郁金 10 g,葛根 15 g。嗜睡、昏迷加服苏合香丸;抽搐时作加全蝎、僵蚕、蜈蚣;便秘加大黄、瓜蒌、枳实;苔黄腻、脉弦滑数加黄芩、栀子、胆南星。

4.痰瘀阻窍

(1)症状:剧烈头痛,如针刺刀劈,部位固定,入夜加重,恶心呕吐,眩晕,咯吐白痰量多,脘腹胀满,神志恍惚,思睡神疲,谵语。舌淡暗,有瘀点、瘀斑,苔白腻,脉弦滑或细涩。

(2)治法:活血化瘀,豁痰开窍。

(3)方药:通窍活血汤合涤痰汤加减。麝香 0.1 g(冲服),赤芍 15 g,川芎 12 g,桃仁 10 g,红花 10 g,枳实 10 g,橘红 10 g,制半夏 10 g,生南星 8 g,菖蒲 10 g,远志 6 g,茯苓 15 g,竹茹 6 g,生姜 10 g。痰多嗜睡加郁金、天竺黄;抽搐加僵蚕、钩藤;便秘加焦大黄、芒硝;瘀象明显加三七粉;呕吐剧烈加代赭石、旋覆花。

5.瘀热内阻

(1)症状:头痛剧烈,颈项强直,烦躁如狂,善忘、谵语,胸中烦痛,口干,但欲漱水不欲咽,呕吐频频,呈喷射状,尿赤便秘。舌红绛起刺,苔黄燥,脉弦细数。

(2)治法:清热泻火,凉血消瘀。

（3）方药：犀角地黄汤加味。犀角 5 g（磨汁冲服）（现用水牛角代），生地 20 g，赤芍 15 g，丹皮 15 g，三七粉 3 g（冲服），葛根 15 g，生大黄 10 g（后下）。发热加生石膏、连翘；短暂神昏、抽搐加羚羊角粉、钩藤或冲服紫雪丹；腹胀便秘加芒硝、枳实；苔黄腻、恶心呕吐加黄连、竹茹；谵语、昏迷加服安宫牛黄丸。

6.气虚血瘀

（1）症状：头痛绵绵，项强不舒，眩晕，时有呕吐，神疲乏力，心悸气短，手足肿胀、麻木，纳少便溏。舌淡暗，或有瘀点、瘀斑，苔薄白或白腻，脉细涩或沉细。

（2）治法：益气活血，通络止痛。

（3）方药：补阳还五汤加减。生黄芪 30 g，当归 15 g，川芎 12 g，赤芍 10 g，红花 10 g，丹参 20 g，地龙 10 g。气虚明显加党参，并重用黄芪；手足肿胀、麻木加桑枝、川牛膝、木瓜、泽泻；健忘、言语不利加菖蒲、远志、郁金；病程长、瘀象明显加水蛭粉。

（四）其他疗法

1.针刺疗法

（1）体针：风池、风府、百会、合谷、太阳、内庭。恶心呕吐加内关、足三里、公孙；昏迷不省人事加人中、太冲、涌泉。均用泻法。

（2）耳针：取神明、皮质下、脑干、心、肝、肾等穴。

（3）穴位封闭：顽固性呃逆，用 654-2 3 mg 封闭内关穴（双），每日 1 次。

2.推拿疗法

恢复期常以推、拿、摩、搓等手法，结合穴位推拿，循序渐进，逐渐增加强度，以疏通经络，促进肢体麻木、拘急的恢复。

六、预后

自发性蛛网膜下隙出血的预后与病因、治疗等诸多因素相关，脑动静脉畸形引起的蛛网膜下隙出血预后最佳，血液病引起的蛛网膜下隙出血效果最差。动脉瘤第 1 次破裂后，死亡率高达 30%～40%，其中半数在发病后 48 小时内死亡，5 年内死亡率为 51%；存活的病例中，1/3 生活不能自理，1/3 可再次发生出血，发生再次出血者的死亡率高达 60%～80%。脑动静脉畸形初次出血死亡率 10% 左右。80% 血管造影阴性的蛛网膜下隙出血患者能恢复正常工作，而动脉瘤破裂引起的蛛网膜下隙出血患者只有 50% 能恢复健康。

（崔洪源）

第二节　原发性脑出血

脑出血（ICH）是指原发性非外伤性脑实质和脑室内出血，占全部脑卒中的 20%～30%。从受损破裂的血管可分为动脉、静脉及毛细血管出血，但以深部穿通支小动脉出血为最多见。常见者为高血压伴发的脑小动脉病变在血压骤升时破裂所致，称为高血压性脑出血。

一、临床表现

1.脑出血共有的临床表现

（1）高血压性脑出血多见于 50～70 岁的高血压患者，男性略多见，冬春季发病较多。多有高血压病史。

（2）多在动态下发病，如情绪激动、过度兴奋、排便用力过猛时等。

（3）发病多突然急骤，一般均无明显的前驱症状表现。常在数分钟或数小时内致使患者病情发展到高峰。

（4）发病时常突然感到头痛剧烈，并伴频繁呕吐，重症者呕吐物呈咖啡色。继而表现意识模糊不清，很快出现昏迷。

（5）呼吸不规则或呈潮式呼吸，伴有鼾声、面色潮红、脉搏缓慢有力、血压升高、大汗淋漓、大小便失禁，偶见抽搐发作。

（6）若患者昏迷加深、脉搏快、体温升高、血压下降，则表示病情危重，生命危险。

2.基底节区出血

约占全部脑出血的70%，壳核出血最常见。由于出血常累及内囊，并以内囊损害体征为突出表现，又称内囊区出血；壳核出血又称为内囊外侧型，丘脑出血又称内囊内侧型。本征除具有以上脑出血的一般表现外，患者的头和眼转向病灶侧凝视和偏瘫、偏身感觉障碍及偏盲。病损如在主侧半球可有运动性失语。个别患者可有癫痫发作。三偏的体征多见于发病早期或轻型患者，如病情严重意识呈深昏迷状，则无法测得偏盲，仔细检查可能发现偏瘫及偏身感觉障碍。因此，临床一定要结合其他症状与体征，切不可拘泥于三偏的表现。

3.脑桥出血

约占脑出血的10%，多由基底动脉脑桥支破裂所致。出血灶多位于脑桥基底与被盖部之间。大量出血（血肿＞5 mL）累及双侧被盖和基底部，常破入第四脑室。

（1）若开始于一侧脑桥出血，则表现交叉性瘫痪，即病变侧面瘫和对侧偏瘫。头和双眼同向凝视病变对侧。

（2）脑桥出血常迅速波及双侧，四肢弛缓性瘫痪（休克期）和双侧面瘫。个别病例有去脑强直的表现。

（3）因双侧脑桥出血，头和双眼回到正中位置，双侧瞳孔极度缩小，呈针尖状，是脑桥出血的特征之一。此系脑桥内交感神经纤维受损所致。

（4）脑桥出血因阻断丘脑下部的正常体温调节功能，而使体温明显升高，呈持续高热状态，此是脑桥出血的又一特征。

（5）双侧脑桥出血由于破坏或阻断上行网状结构激活系统，常在数分钟内进入深昏迷。

（6）由于脑干呼吸中枢受到影响，表现呼吸不规则或呼吸困难。

（7）脑桥出血后，如出现两侧瞳孔散大、对光反射消失、脉搏血压失调、体温不断上升或突然下降、呼吸不规则等为病情危重的表现。

4.小脑出血

小脑出血的临床表现较复杂，临床症状和体征多种多样，因此，常依其出血部位、出血量、出血速度，以及对邻近脑组织的影响来判断。小脑出血的临床特点如下：

（1）患者多有高血压、动脉硬化史，部分患者有卒中史。

（2）起病凶猛，首发症状多为眩晕、头痛、呕吐、步态不稳等小脑共济失调的表现，可有垂直性或水平性眼球震颤。

（3）早期患者四肢常无明显的瘫痪，或有的患者仅感到肢体软弱无力，可有一侧或双侧肢体肌张力低下。

（4）双侧瞳孔缩小或不等大，双侧眼球不同轴，角膜反射早期消失，展神经和面神经麻痹。

（5）脑脊液可为血性，脑膜刺激征较明显。

（6）多数患者发病初期并无明显的意识障碍，随着病情的加重而出现不同程度的意识障碍，甚至迅速昏迷、瞳孔散大、眼一前庭反射消失、呼吸功能障碍、高热、强直性或痉挛性抽搐。

根据小脑出血的临床表现将其分为3型。①暴发型（闪电型或突然死亡型）：约占20%，患者暴发起病，呈闪电样经过，常为小脑蚓部出血破入第四脑室，并以手抓头或颈部，表示头痛严重剧烈，意识随即丧失而昏迷，亦常出现双侧脑干受压的表现，如出现四肢瘫、肌张力低下、双侧周围性面瘫、发绀、脉细、呼吸节律失调、瞳孔散大、对光反射消失。由于昏迷深，不易发现其他体征。可于数分钟至1~2 h内死亡，病程最长不超过 24 h。②恶化型（渐进型或逐渐恶化型或昏迷型）：此型约占 60%，是发病最多的一型。常以严重头痛、不易控制的呕吐、眩晕等症状开始，一般均不能站立行走，逐渐出现脑干受压三联征：瞳孔明显缩小，时而又呈不等大，对光反射存在；双眼偏向病灶对侧凝视；周期性异常呼吸。更有临床意义的三联征：肢体共济失调；双眼向病灶侧凝视麻痹；周围性面瘫。迅速发生不同程度的意识障碍，直至昏迷。此时患者瞳孔散大、去大脑强直，常在 48 h 或数日内死亡。③良性型（缓慢进展型）：此型约占 20%，多数为小脑半球中心部小量出血，病情进展缓慢，早期小脑体征表现突出，如头痛、眩晕、呕吐、共济失调、眼震、角膜反射早期消失，如出血停止，血液可逐渐被吸收，使之完全恢复，或遗留一定程度的后遗症；如继续出血病情发展转化为恶化型。

自从 CT 和 MRI 检查技术问世以来该病的病死率明显下降，尤其以上前二型如能及时就诊并做影像学检查经手术治疗常能挽救生命。

5.脑室出血

一般为脑实质内的出血灶破入脑室，引起继发性脑室出血。由于脑室内脉络丛血管破裂引起原发性脑室出血非常罕见。较常见的是由内囊、基底节出血破入侧脑室或第三脑室。脑干或小脑出血则可破入第四脑室。出血可限于一侧脑室，但以双侧侧脑室及第三四脑室即整个脑室系统都充满了血液者多见。脑室出血的临床表现通常是在原发出血的基础上突然昏迷加深，阵发性四肢强直，脑膜刺激征阳性，高热、呕吐、呼吸不规则，或呈潮式呼吸，脉弱且速，眼球固定，四肢瘫，肌张力增高或减低，腱反射亢进或引不出，浅反射消失，双侧病理反射阳性，脑脊液为血性。如仅一侧脑室出血，临床症状缓慢或较轻。

二、辅助检查

（一）腰椎穿刺

如依据临床表现脑出血诊断明确，或疑有小脑出血者，均不宜做腰椎穿刺检查脑脊液，以防因穿刺引发脑疝。如出血与缺血性疾病鉴别难以明确时，应慎重地进行腰椎穿刺（此时如有条件最好做 CT 检查）。多数病例脑压升高 2 kPa(200 mmH$_2$O)以上，并含有数量不等的红细胞和蛋白质。

（二）颅脑 CT 检查

CT 检查可以直接显示脑内血肿的部位、大小、数量、占位征象，以及破入脑室与否。从而为制订治疗方案、疗效的观察和预后的判断等提供直观的证据。脑出血的不同时期 CT 表现如下。

1.急性期（血肿形成期）

发病后 1 周以内。血液溢出血管外形成血肿，其内含有大量的血红蛋白，血红蛋白对 X 线吸收系数高于脑组织，故 CT 呈现高密度阴影，CT 值达 60~80 HU。

2.血肿吸收期

此期从发病第 2 周到 2 个月。自第 2 周血肿周围的血红蛋白逐渐破坏，纤维蛋白溶解，使其周围低密度带逐渐加宽，血肿高密度影像呈向心性缩小，边缘模糊，一般于第 4 周变为等密度或低密度区。在此期若给予增强检查，约有 90% 的血肿周围可显示环状强化。此环可直接反映原血肿的大小和形状。

3.囊腔形成期

发病 2 个月后血肿一般完全吸收，周围水肿消失，不再有占位表现，呈低密度囊腔，其边缘清楚。

关于脑出血病因诊断问题：临床上最多见的病因是动脉硬化、高血压所致，但是应想到除高血压以外的其他一些不太常见引起脑出血的病因。尤其对 50 岁以下发病的青壮年患者，更应仔细地考虑有无其他病因的可能。如脑实质内小型动静脉畸形或先天性动脉瘤破裂；结节性动脉周围炎、病毒、细菌、立克次体等感染引起动脉炎，导致血管壁坏死、破裂；维生素 C 和 B 族维生素缺乏、砷中毒、血液病；颅内肿瘤侵犯脑血管或肿瘤内新生血管破裂，抗凝治疗过程中等病因。

三、诊断与鉴别诊断

(一)诊断要点

典型的脑出血诊断并不困难。一般发病在 50 岁以上,有高血压、动脉硬化史,在活动状态时急骤发病,病情迅速进展,早期有头痛、呕吐、意识障碍等颅内压增高症状,短时内即出现严重的神经系统症状如偏瘫、失语及脑膜刺激征等,应考虑为脑出血。

如果腰椎穿刺脊液呈血性或经颅脑 CT 检查即可确诊。当小量脑出血时,特别是出血位置未累及运动与感觉传导束时,症状轻微,常需要进行颅脑 CT 检查方能明确诊断。

(二)鉴别诊断

对于迅速发展为偏瘫的患者,首先要考虑为脑血管疾病。以昏迷、发热为主要症候者应注意与脑部炎症相鉴别;若无发热而有昏迷等神经症状,应与某些内科系统疾病相鉴别。

1.脑出血与其他脑血管疾病的鉴别

(1)脑血栓形成:本病多在血压降低状态如休息过程中发病。症状出现较迅速但有进展性,常在数小时至 2 d 而达到高峰。意识多保持清晰。如过去有过短暂性脑缺血发作,本次发作又在同一血管供应区,尤应考虑本病。若临床血管定位诊断可局限在一个血管供应范围之内(如大脑中动脉或小脑后下动脉等)或既往有过心肌梗死、高脂血症者也有助于血栓形成的诊断。本症患者脑脊液检查,肉眼观察大多数皆为无色透明,少数患者检有红细胞$(10\sim100)\times10^6/L$,可能是出血性梗死的结果。脑血管造影可显示血管主干或分支闭塞,脑 CT 显示受累脑区出现界限清楚的楔形或不规则状的低密度区。

(2)脑栓塞:多见于有风湿性瓣膜病的年轻患者,也可见于有严重全身性动脉粥样硬化的老年人。发病急骤,多无前驱症状即出现偏瘫等神经症状。意识障碍较轻。眼底有时可见栓子,脑脊液正常,脑 CT 表现和脑血栓形成引起的脑梗死相同。

(3)蛛网膜下隙出血:多见于青壮年因先天性动脉瘤破裂致病。老年人则先有严重的动脉硬化,受损的动脉多系脑实质外面的中等粗细动脉形成动脉瘤,一旦此瘤破裂可导致本病。起病急骤,常在情绪激动或用力时诱发,表现为头部剧痛、喷射性呕吐及颈项强直。意识障碍一般较轻。多数无局限性体征而以脑膜刺激征为主。由于流出的血液直接进入蛛网膜下隙,故皆可引起血性脑脊液。CT 显示蛛网膜下隙,尤其外侧沟及环池中出现高密度影可以确诊。

(4)急性硬膜外血肿:本病有头部外伤史,多在伤后 24~48 h 内进行性出现偏瘫,常有典型的昏迷—清醒—再昏迷的所谓中间清醒期。仔细观察,患者在第 2 次昏迷前,往往有头痛、呕吐及烦躁不安等症状。随偏瘫之发展可有颅内压迅速升高现象,甚至出现脑疝。脑 CT 多在颞部显示周边锐利的梭形致密血肿阴影。脑血管造影在正位片上,可见颅骨内板与大脑皮质间形成一无血管区,并呈月牙状,可确诊。

2.当脑出血患者合并高热时,应注意和下列脑部炎症相鉴别

(1)急性病毒性脑炎:本病患者先有高热、头痛,以后陷入昏迷。常有抽搐发作。查体可有颈项强直及双侧病理征阳性,腰椎穿刺查脑脊液,多数有白细胞尤其单核白细胞升高。如患者有疱疹性皮肤损害,更应考虑本病的可能。

(2)结核性脑膜炎:少数患者因结核性脑血管内膜炎引起小动脉栓塞或因脑底部蛛网膜炎而导致偏瘫,临床颇似脑出血。但患者多先有发热、头痛,脑脊液白细胞数增多,氯化物及糖含量降低可助鉴别。

3.当脑出血患者已处于昏迷状态,尤其老年人应与下列疾病相鉴别

(1)糖尿病性昏迷:患者有糖尿病病史,常在饮食不加控制或停止胰岛素注射时发病。临床出现酸中毒表现如恶心、呕吐、呼吸深而速,呼吸有酮体味,血糖升高>33.6 mmol/L,尿糖及酮体呈强阳性,因无典型的偏瘫及血性脑脊液可与脑出血鉴别。

(2)低血糖性昏迷:常因应用胰岛素过量或严重饥饿引起。除昏迷外,尚有面色苍白、脉速而弱、瞳孔散大、血压下降、出汗不止及局部或全身抽搐发作,可伴有陈施呼吸。血糖在2.8~3.4 mmol/L 以下,又无显著的偏瘫及血性脑脊液,可以排除脑出血。

（3）尿毒症：患者有肾脏病史，昏迷多呈渐进性，皮肤黏膜干燥呈慢性病容及失水状态，可有酸中毒表现。眼底动脉痉挛，可在黄斑区见有棉絮状弥散样白色渗出物。血压多升高，呼吸有尿素味，血 BUN 及 CR 明显升高，无显著偏瘫可以鉴别。

（4）肝性昏迷：有严重的肝病史或因药物中毒引起，可伴黄疸、腹水及肝大，可出现病理反射，但偏瘫症状不明显，可有抽搐，多为全身性。根据血黄疸指数增高、肝功异常及血氨增高、脑脊液无色透明不难鉴别。

（5）一氧化碳中毒性昏迷：老年患者常出现轻偏瘫，但有明确的一氧化碳接触史，体温升高，皮肤及黏膜呈樱桃红色，检测血中碳氧血红蛋白明显升高可助鉴别。

四、治疗与预后

在急性期，特别是已昏迷的危重患者应采取积极的抢救措施，其中主要是控制脑水肿，调整血压，防止内脏综合征及考虑是否采取手术消除血肿。采取积极合理的治疗，以挽救患者的生命，减少神经功能残废程度和降低复发率。

（一）稳妥运送

发病后应绝对休息，保持安静，避免频繁搬运。在送往医院途中，可轻搬动，头部适当抬高 15°，有利于缓解脑水肿及保持呼吸道通畅，并利于口腔和呼吸道分泌物的流出。患者可仰卧在担架上，也可视情况使患者头稍偏一侧，使呕吐物及分泌物易于流出，途中避免颠簸，并注意观察患者的一般状态包括呼吸、脉搏、血压及瞳孔等变化，视病情采取应急处理。

（二）控制脑水肿，常为抢救能否成功的主要环节

由于血肿在颅内占一定的空间，其周围脑组织又因受压及缺氧而迅速发生水肿，致颅内压急剧升高，甚至引起脑疝，因此，在治疗上控制脑水肿成为关键。常用的脱水药为甘露醇、呋塞米及皮质激素等。临床上为加强脱水效果，减少药物的不良反应，一般均采取上述药物联合应用。常用者为甘露醇＋激素、甘露醇＋呋塞米或甘露醇＋呋塞米＋激素等方式，但用量及用药间隔时间均应视病情轻重及全身情况，尤其是心脏功能及有否高血糖等而定。20％甘露醇为高渗脱水药，体内不易代谢且不能进入细胞，其降颅内压作用迅速，一般用量成人为 1 g/kg 体重，每 6 h 静脉快速滴注 1 次。呋塞米有渗透性利尿作用，可减少循环血容量，对心功能不全者可改善后负荷，用量 20～40 mg/次，每日静注 1 或 2 次。皮质激素多采用地塞米松，用量 15～20 mg 静脉滴注，每日 1 次。有糖尿病史或高血糖反应和严重胃出血者不宜使用激素。激素除能协助脱水外，并可改善血管通透性，防止受压组织在缺氧下自由基的连锁反应，免使细胞膜受到过氧化损害。在发病最初几天脱水过程中，因颅内压力可急速波动上升，密切观察瞳孔变化及昏迷深度非常重要，遇有脑疝前期表现如一侧瞳孔散大或角膜反射突然消失，或因脑干受压症状明显加剧，可及时静脉滴注 1 次甘露醇，一般滴后 20 min 左右即可见效，故初期不可拘泥于常规时间用。一般水肿于 3～7 d 内达高峰，多持续 2 周至 1 个月之久方能完全消散，故脱水药的应用要根据病情逐渐减量，再减少用药次数，最后终止，由于高渗葡萄糖溶液静注的降颅内压时间短，反跳现象重，注入高渗糖对缺血的脑组织有害，故目前已不再使用。

（三）调整血压

脑出血后，常发生血压骤升或降低的表现，这是由于直接或间接损害丘脑下部等处所致。此外，低氧血症也可引起脑血管自动调节障碍，导致脑血流减少，使症状加重。临床上观察血压，常采用平均动脉压，即收缩压加舒张压之和的半数（或舒张压加 1/3 脉压差）来计算。正常人平均动脉压的上限是 20.0～26.9 kPa（150～200 mmHg），下限为 8.00 kPa（60 mmHg），只要在这个范围内波动，脑血管的自动调节功能正常，脑血流量基本稳定。如果平均动脉压降到 6.67 kPa（50 mmHg），脑血流就降至正常时的 60％，出现脑缺血缺氧的症状。对高血压患者来讲，如果平均动脉压降到平常的 30％，就会引起脑血流的减少；如血压太高，上限虽可上移，但同样破坏自动调节，引起血管收缩，出现缺血现象。发病后血压过高或过低，均提示预后不良，故调整血压甚为重要。一般可将发病后的血压控制在发病前血压数值略高一

些的水平。如原有高血压,发病后血压又上升至更高水平者,所降低的数值也可按上升数值的30％左右控制。常用的降压药物如利血平0.5～1 mg/次肌肉注射或25％硫酸镁10～20 mg/次,肌肉注射。注意不应使血压降得太快和过低。血压过低者可适量用阿拉明或多巴胺静脉滴注,使之缓慢回升。

（四）肾上腺皮质激素的应用

脑出血患者应用激素治疗,其价值除前述可有改善脑水肿作用外,还可增加脑脊液的吸收,减少脑脊液的生成,对细胞内溶酶体有稳定作用,能抑制抗利尿激素的分泌,促进利尿作用,具有抗脂过氧化反应,而减少自由基的生成,此外,尚有改善细胞内外离子通透性的作用,故激素已普遍用于临床治疗脑出血。但也有认为激素不利于破裂血管的修复,可诱发感染,加重消化道出血及引起血糖升高,而这些因素均可促使病情加重或延误恢复时间。故激素应用与否,应视患者具体情况而定。如无显著消化道出血、高血糖及血压过高,可在急性期及早应用。常用的激素有地塞米松静脉滴注10～20 mg,1次/天;或氢化可的松静脉滴注100～200 mg,1次/天。一般应用2周左右,视病情好转程度而逐渐减量和终止。

（五）关于止血药的应用

由于脑出血是血管破裂所致,凝血机制并无障碍,且多种止血药可以诱发心肌梗死,甚至弥漫性血管内凝血。另外,实验室研究发现高血压性脑出血患者凝血、抗凝及纤溶系统的变化与脑梗死患者无差异,均呈高凝状态;再者,高血压性脑出血血管破裂出血一般在4～6 h内停止,几乎没有超过24 h者;还有研究发现应用止血药者,血肿吸收比不用者慢,故目前多数学者不同意用止血药。

（六）急性脑出血致内脏综合征的处理

包括脑心综合征、急性消化道出血、中枢性呼吸形式异常、中枢性肺水肿及中枢性呃逆等。这些综合征的出现,常常直接影响预后,严重者导致患者死亡。综合征的发生原因,主要是由于脑干或丘脑下部发生原发性或继发性损害之故。脑出血后急性脑水肿而使颅压迅速增高,压力经小脑幕中央游离所形成的"孔道"而向颅后窝传导,此时,脑干背部被迫向尾椎推移,但脑干腹侧,由于基底动脉上端的两侧大脑后动脉和Willis动脉环相互联结而难以移动,致使脑干向后呈弯曲状态。如果同时还有颞叶钩回疝存在,则将脑干上部的丘脑下部向对侧推移。继而中脑水管也被挤压变窄,引起脑脊液循环受阻,加重了脑积水,使颅内压进一步增高,这样颅压升高形成恶性循环,脑干也随之扭曲不断加重而受到严重损害。可导致脑干内继发性出血或梗死,引起一系列严重的内脏综合征。

1. 脑心综合征

发病后1周内做心电图检查,常发现S-T段延长或下移,T波低平倒置,以及Q-T间期延长等缺血性变化。此外,也可出现室性期前收缩,窦性心动过缓、过速或心律不齐以及房室传导阻滞等改变。这种异常可以持续数周之久,有人称作"脑源性"心电图变化。其性质是功能性的还是器质性的,尚有不同的认识,临床上最好按器质性病变处理,应根据心电图变化,给予氧气吸入,服用异山梨酯(消心痛)、门冬酸钾镁,甚至毛花苷C(西地兰)及利多卡因等治疗,同时密切随访观察心电图的变化,以便及时处理。

2. 急性消化道出血

经胃镜检查,半数以上出血来自胃部,其次为食管,少数为十二指肠或小肠。胃部病变呈急性溃疡,多发性糜烂及黏膜下点状出血。损害多见于胃窦部、胃底腺区或幽门腺区。临床上出血多见于发病后1周之内,重者可在发病后数小时内就发生大量呕血,呈咖啡样液体。为了了解胃内情况,对昏迷患者应在发病后24～48 h置胃管,每日定时观察胃液酸碱度及有否潜血。若胃液酸碱度在5以下,即给予氢氧化铝胶凝胶15～20 mL,使酸碱度保持在6～7,此外,给予西咪替丁(甲氰咪胍)鼻饲或静脉滴注,以减少胃酸分泌。如已发生胃出血,应局部止血,可给予卡巴克洛(安络血)每次20～30 mL与氯化钠溶液50～80 mL,3次/天,此外,云南白药也可应用。大量出血者应及时输血或补液,以防发生贫血及休克。

3. 中枢性呼吸异常

多见于昏迷患者。呼吸快、浅、弱及呼吸节律不规则,潮式呼吸,中枢性过度换气和呼吸暂停。应及时给予氧气吸入,人工呼吸器进行辅助呼吸。可适量给予呼吸兴奋药如洛贝林或二甲弗林(回苏灵)等,一般从小剂量开始静脉滴注。为观察有否酸碱平衡及电解质紊乱,应及时送检血气分析,若有异常,即应纠正。

4.中枢性肺水肿

多见于严重患者的急性期,在发病后 36 h 即可出现,少数发生较晚。肺水肿常随脑部变化加重或减轻,又常为病情轻重的重要标志。应及时吸出呼吸道中的分泌物,甚至行气管切开,以便给氧和保持呼吸通畅。部分患者可酌情给予强心药物。此类患者呼吸道颇易继发感染,故可给予抗生素,并注意呼吸道的雾化和湿化。

5.中枢性呃逆

呃逆可见于病程的急性期或慢性期,轻者偶尔发生几次,并可自行缓解;重者可呈顽固持续性发作,后者干扰患者的呼吸节律,消耗体力,以致影响预后。一般可采用针灸处理,药物可肌内注射哌甲酯(利他林),每次 10～20 mg,也可试服奋乃静,氯硝西泮 1～2 mg/次也有一定的作用,但可使睡眠加深或影响对昏迷患者的观察。膈神经刺激常对顽固性呃逆有缓解作用。部分患者可试用中药治疗如柿蒂、丁香及代赭石等。

近来又发现脑出血患者可引起肾脏损害,多表现为血中尿素氮升高等症状,甚至可引起肾衰竭。脑出血患者出现两种以上内脏功能衰竭又称为多器官功能衰竭,常为导致死亡的重要原因。

(七)维持营养

注意酸碱平衡及水、电解质平衡及防治高渗性昏迷。初期脱水治疗时就应考虑这些问题,特别对昏迷患者,发病后 24～48 h 即可置鼻饲以便补充营养及液体。在脱水过程中,每日入量一般控制在1 000～2 000 mL,其中包括从静脉给予的液体。因需要脱水,故每日应是负平衡,一般水分以负500～800 mL为宜,初期每日热量至少为 6 276 kJ(1 500 kcal),以后逐渐增至每日至少 8 368 kJ(2 000 kcal)以上,且脂肪、蛋白质及糖等应配比合理,必要时应及时补充复合氨基酸、人血清蛋白及冻干血浆等。对于高热者尚应适当提高入水量。由于初期加强脱水治疗,或同时有呼吸功能障碍,故多数严重患者可出现酸碱平衡紊乱及水、电解质失衡,常见者为酸中毒、低钾及高钠血症等,均应及时纠正。应用大量脱水药和皮质激素,特别是对有糖尿病者应防止诱发高渗性昏迷,表现为意识障碍程度加重、血压下降、有不同程度的脱水症,可出现癫痫发作。高渗性昏迷的确诊还要检查是否有血浆渗透压增高提示血液浓缩。此外,高血糖、尿素氮及血清钠升高、尿比重增加也均提示有高渗性昏迷的可能。另外,低渗液不宜输入过多,过快;有高血糖者应尽早应用胰岛素,避免静注高渗葡萄糖溶液。此外,应经常观察血浆渗透压及水、电解质的变化。

(八)手术治疗

当确诊为脑出血后,应根据血肿的大小、部位及患者的全身情况,尽早考虑是否需要外科手术治疗。如需要手术治疗,又应考虑采用何种手术方法为宜,常用的手术方法有开颅血肿清除术、立体定向血肿清除术以及脑室血液引流术等。关于手术的适应证、手术时机及选用的手术方式目前尚无统一意见,但在下述情况,多考虑清除血肿:①发病之初病情尚轻,但逐步恶化,并有显著的颅压升高症状,几乎出现脑疝,如壳核出血、血肿向内囊后肢及丘脑进展者。②血肿较大,估计应用内科治疗难以奏效者,如小脑半球出血,血肿直径＞3 cm;或小脑中线血肿,估计将压迫脑干者。③患者全身状况能耐受脑部手术操作者。

关于脑出血血肿清除治疗的适应证:

1.非手术治疗的适应证

(1)清醒伴小血肿(血肿直径＜3 cm 或出血的量＜20 mL),常无手术治疗的必要。

(2)少量出血的患者,或较少神经缺损。

(3)格拉斯哥昏迷指数(GCS)≤4 分的患者,由于手术后无一例外的死亡或手术结果非常差,手术不能改变临床结局。但是,GCS≤4 分的小脑出血的患者伴有脑干受压,在特定的情况下,手术仍有挽救患者生命的可能。

2.手术治疗的适应证

(1)手术的最佳适应证是清醒的患者,中至大的血肿。

(2)小脑出血量＞3 mL,神经功能恶化、脑干受压和梗阻性脑积水的患者,尽可能快地清除血肿或行脑室引流,可以挽救生命,预后良好。即使昏迷的患者也应如此。

(3)脑出血合并动脉瘤、动静脉畸形或海绵状血管瘤,如果患者有机会获得良好的预后并且手术能达到血管部位,应当行手术治疗。

(4)年轻人中等到大量的脑叶出血,临床恶化的应积极行手术治疗。

立体定向血肿清除术与以往开颅血肿清除术比较更有优越性。采用 CT 引导立体定向技术将血肿排空器置入血肿腔内,采用各种方法将血肿粉碎并吸出体外。该方法定位准确,减少脑组织损伤,对急性期患者也适用。立体定向血肿抽吸术治疗壳核血肿效果较好。但一般位于大脑深部的血肿,包括基底节及丘脑部位的血肿,手术虽可挽救生命,但后遗瘫痪较重。脑干及丘脑出血也可手术治疗,但危险性较大。脑叶及尾状核区域出血,手术治疗效果较佳。

血肿清除后临床效果不理想的原因很多,但目前注意到脑出血后引起的脑缺血体积可以超过血肿体积的几倍,可能是重要原因之一,缺血机制包括直接机械压迫、血液中血管收缩物质的参与及出血后血液呈高凝状态等。因此,血肿清除后应同时应用神经保护药、钙通道阻滞药等,以提高临床疗效。

(九)康复治疗

脑出血后生存的患者,多数遗留瘫痪及失语等症状,重者不能起床或站立。如何最大限度地恢复其运动及语言等功能,物理及康复治疗起着重要作用。一般主张只要可能应尽早进行,诸如瘫肢按摩、被动运动、针灸及语言训练等。有一定程度运动功能者,应鼓励其主动锻炼和训练,直到患者功能恢复到最好的状态。失语患者训练语言功能应有计划,由简单词汇开始逐渐进行训练。感觉缺失障碍,似难康复,但仍随全身的康复而逐渐好转。

病程依出血的多少、部位、脑水肿的程度及有否并发内脏综合征而各不相同。发病后生存时间可自数小时至几个月,除非大的动脉瘤破裂引起的脑出血,一般不会发生猝死。丘脑及脑干部位出血,出血量虽少,但容易波及丘脑下部以及生命中枢故生存时间短。脑内出血量、脑室内出血量和发病后格拉斯哥昏迷指数(GCS)是预测脑出血的病死率的重要因素。CT 显示出血量≥60 cm³,GCS≤8,30 d 死亡的可能性为91%,而 CT 显示出血量≤30 cm³,GCS≥9 的患者,死亡的可能性为 19%。平均动脉压对皮质下、小脑、脑桥出血的预后无相关性;但影响壳核、丘脑出血的预后,平均动脉压越高,预后越差,血肿破入脑室有利于丘脑出血的恢复,但不利于脑叶出血的恢复。

(崔洪源)

第三节　高血压脑病

高血压脑病是伴随着血压升高而发生的一种暂时性急性脑功能障碍综合征,是高血压危象之一。临床表现起病急骤,以血压升高和全脑或局灶性神经损害为主要症状。早期及时降血压处理后,各种症状或体征可在数分钟或数天内部分或完全恢复,如得不到及时治疗,可致死亡。

一、病因及病理

(一)病因和发病机制

各种病因所致的动脉性高血压,无论是原发性还是继发性,均可引起高血压脑病,其中最重要的是恶性高血压。长期服用抗高血压药物的患者,突然停药可诱发高血压脑病。服用单胺氧化酶抑制药的患者同时用酪胺(奶油、乳酪)也可激发血压升高而引起高血压脑病。

高血压脑病的发病机制尚未完全清楚。但可以肯定的是与动脉血压增高有关。至于动脉血压升高如何引起脑部损害,目前主要有两种学说。

1.脑内小动脉痉挛学说

高血压脑病常发生在血压极度且急剧升高时,此时由于脑血流自身调节作用存在,因而脑内小动脉强烈收缩而痉挛,从而导致毛细血管缺血,通透性增加,血管内液体渗透到细胞外间隙,引起脑水肿。同时,脑以外的其他器官也存在血管痉挛,如视网膜血管痉挛导致一过性失明,肢体末端血管痉挛引起缺血性坏死等,均支持脑血管痉挛学说。

2.自动调节崩溃学说

动物实验研究发现,血压急剧升高致血脑屏障破坏时,该区域的脑血流量大于血脑屏障完整区,血管扩张区的血脑屏障破坏比收缩区更明显,提示导致血脑屏障破坏的主要因素是血管扩张,而不是痉挛。因此,有研究者认为脑血流自动调节功能崩溃或被动性血管扩张才是高血压脑病的真正发病机制。脑内小动脉收缩是脑血流自动调节的早期表现。当急剧升高的血压超过脑血流自动调节的上限时,脑内小动脉就被动扩张而不再收缩,从而使自动调节功能崩溃,结果导致脑血流被动增加,脑组织因血流过度灌注而发生脑水肿,毛细血管壁被破坏,从而引起继发性小灶性出血和梗死。

事实上,高血压脑病的发生,除与血管痉挛、自动调节功能崩溃外,血管内皮细胞损伤、血小板激活导致广泛性微血管闭塞、凝血机制紊乱、前列腺素-血栓素失平衡、内皮细胞源性舒张因子释放减少等均可能有联系。

(二)病理

高血压脑病的脑外观呈水肿、发白,脑沟消失,脑回扁平,脑室缩小,脑实质最具特征性的变化是表面或切面可见淤点样或裂隙状出血及微梗死灶。有的可见海马沟回疝及小脑扁桃体疝形成。

脑血管病变特征性的改变是脑内细小动脉节段性、局灶性纤维性样坏死;非特征性的改变有脑内细小动脉透明样变性、中层肥厚、大中动脉粥样硬化等,还可见小动脉及毛细血管内微血栓形成。

二、临床表现

高血压脑病的发病年龄以原有的疾病而定,如急性肾小球肾炎多见于少年儿童,慢性肾小球肾炎多见于青年或成年人,子痫仅见于妊娠期妇女,恶性高血压在30～45岁多见。

(一)症状与体征

高血压脑病的发病特点为起病急骤,病情进展非常迅速,在数小时或数10小时可达十分严重的程度。主要临床表现有。

1.动脉血压增高

原有高血压的患者,脑病起病前血压进一步升高,收缩压可超过 26.7 kPa(200 mmHg),舒张压达16.0 kPa(120 mmHg)以上。但急性起病的继发性高血压患者,血压水平可能不甚高,收缩压可在24.0 kPa(180 mmHg)以下,也发生脑病。这主要与慢性高血压患者脑血流自动调节的上限上调有关。

2.头痛

几乎所有高血压脑病患者均有头痛。可局限于后枕部或全头痛,初起时呈隐痛、胀痛或搏动性痛,严重时表现为持续性压榨样或刀割样剧痛,伴恶心、呕吐或视力模糊。

3.抽搐

抽搐发生率可高达41%,多为全身性,亦可局灶性,表现为癫痫样发作。严重者发展成癫痫持续状态,并致死亡。

4.颅内高压

主要症状为头痛、恶心、呕吐、视盘水肿。视盘水肿可在高血压脑病发生后数分钟内出现,严重者可在视盘周围出现火焰状出血。

5.脑功能障碍的其他表现

全脑功能障碍除头痛、呕吐、全身抽搐外,意识障碍是常见表现,其程度与病情严重程度有关,轻者反应迟钝,也可出现定向、记忆、判断、计算障碍,甚至冲动、谵妄或精神错乱等精神症状;重者浅昏迷,甚至深昏迷。局灶性脑功能障碍可表现为短暂性失语、偏瘫、偏身感觉障碍、视力或听力障碍等。

6.内脏合并症

当脑水肿影响到丘脑下部和脑干时,可出现上消化道出血、应急性溃疡和急性肾衰竭等。

7.呼吸和循环障碍

脑干受损时,出现中枢性呼吸循环衰竭。

以上症状一般只持续数分钟至数小时,经适当降压治疗后完全缓解。但有尿毒症的患者可持续较长时间,甚至1~2个月。癫痫持续状态、急性心力衰竭或呼吸衰竭是本病的主要致死原因。本病可反复发作,每次发作的症状可以相似或不同。

(二)辅助检查

1.血尿常规和生化检查

血常规可有白细胞计数增高,尿常规可发现蛋白、红细胞、白细胞和管型。

2.脑脊液检查

腰穿脑脊液压力多数明显增高,少数可正常。脑脊液中蛋白轻度增高,偶有白细胞增多或有少量红细胞。必须注意的是有明显颅内高压表现的患者,腰穿宜慎重,以免诱发脑疝。

3.眼底检查

眼底除有视盘水肿、渗出、出血和高血压所致的眼底动脉改变外,视网膜荧光造影可见水肿的视盘周边有扩张的毛细血管,且有液体渗出。

4.脑电图

可出现双侧同步的尖、慢波,α节律减少或消失,有些区域可描记到局灶性异常,严重脑水肿时可显示广泛性慢节律脑电活动。

5.经颅多普勒超声(TCD)

表现为舒张期流速降低,收缩峰上升支后1/3倾斜,$P_1 = P_2$ 或 $P_1 < P_2$,P_1 和 P_2 融合成圆钝状,有时可监测到涡流 TCD 信号。颅内高压明显时,收缩峰变尖,舒张峰减低或消失,舒张期峰速和平均速度降低,收缩期血流速度也降低,脑周围血管阻力增加,RI 值增大可达 0.8~0.9,PI 值增大可达 1.55~1.61。

6.CT、MRI 及 SPECT

CT 可显示低密度区,主要位于枕叶,但不甚敏感。MRI 敏感性高,可在血脑屏障破坏区显示 T_2 加权像高信号,主要位于颞枕叶、额叶前部皮质、基底节和小脑皮质,也可见小灶性出血或梗死灶。SPECT 显示 MRI T_2 高信号区与脑血流量增加。经适当降血压治疗后,这些影像学改变可很快恢复正常。但小灶性出血或梗死灶持续较长时间。

三、诊断与鉴别诊断

根据起病急骤,发病时有明显血压增高,剧烈头痛、抽搐、意识改变、眼底病变等表现,应考虑为高血压脑病。治疗后,血压一旦被降低,神经症状立即消失,不留后遗症,即可确诊为高血压脑病。

对血压降低后,症状体征持续数日或数月仍不消失者,应注意是否有尿毒症存在,否则即提示脑内有出血灶或梗死灶。如果血压正常后,局灶性神经体征(偏瘫、失语)等仍持续较长时间,即要注意是脑出血或脑梗死所致。

表现为癫痫或癫痫持续状态的高血压脑病,必须与原发性或其他原因的继发性癫痫鉴别;原有心房颤动病史,突发抽搐者,须注意脑栓塞;青壮年突发头痛、抽搐、血压升高应注意蛛网膜下隙出血。小儿急性肾炎所致的高血压脑病,尿和血的化验有异常;妊娠毒血症所致的高血压脑病多发生在妊娠6个月以后,且有水肿和蛋白尿,不难鉴别。

头痛伴眼底改变须与青光眼鉴别,后者除头痛外,还有眼部表现,如视盘凹陷、眼压增高等。

四、治疗与预防

(一)治疗

原则是安静休息,立即控制血压,制止抽搐,减轻脑水肿,降低颅内压,保护心、肺、肾等重要脏器。

1.一般治疗

应在重症监护病房治疗。卧床休息、保持呼吸道通畅、给氧,心电、血压监护。严密观察神经系统的症状和体征。勤测血压(每隔 15～30 min 1 次)。

2.降低血压

应选用强效、作用迅速、低毒、易于撤离、不影响心输出量、对神经系统影响小的药物,静脉使用。力求简单,避免降血压幅度过大、速度过快,短期内不要求血压降至完全正常水平;对老年人或原有高血压患者,更应警惕降压过度所致的脑缺血。最初目标一般是在数分钟至 2 h 内使平均动脉压(舒张压＋1/3 脉压)下降不超过 25％,以后的 2～6 h 使血压降至 160/100 mmHg。也有建议静脉用药的近期目标是在 30～60 min 以内使舒张压下降 10％～15％,或者降至 110 mmHg 左右。一旦血压降至目标水平,应开始口服给药维持。

快速和不可控制的血压下降可以导致心、脑、肾缺血或坏死,或者原有的缺血或坏死加重。有些既往推荐用于静脉给药的降血压药物,由于其不良反应,目前不再主张用于治疗高血压脑病。如静脉使用肼屈嗪(肼苯哒嗪)可以导致严重、长时间和不可控制的低血压。不再推荐用于高血压脑病。舌下含服硝苯地平或者硝苯地平胶囊口服无法控制降压的速度和幅度,并可能导致严重后果,应禁止用于高血压脑病。

降血压药物的选择是控制血压的关键,可选用的降血压药物有以下几种。

(1)拉贝洛尔(labetalol):静脉注射 2～5 min 起效,5～15 min 达高峰,持续 2～4 h。常用剂量为首次静脉推注 20 mg,接着 20～80 mg/次静脉推注,或者从 2 mg/min 开始静脉注射;24 h 最大累积剂量 300 mg。

(2)尼卡地平:静脉使用起效在 5～15 min,作用持续 4～6 h。常用剂量为 5 mg/h,根据效果每 5 min 增减 2.5 mg/h,直至血压满意控制,最大剂量 15 mg/h。

(3)硝普钠:静脉给药数秒钟至 1 min 起效,通过扩张周围血管,明显降低外周阻力而降血压,但失效快,停药后仅维持 2～15 min,因此,必须静脉维持用药,在监护条件下,采用输液泵调节滴入速度,可将血压维持在理想水平;如无监护条件,应在开始治疗后每隔 5～10 min 测血压 1 次。常用剂量为硝普钠 50 mg 溶于 5％葡萄糖注射液 1 000 mL 内,以每分钟 10～30 滴[0.25～10 μg/(kg・min)]的速度静脉滴入,因性质不稳定、易分解。必须新鲜配制,并于 12 h 内用完;滴注瓶应用黑纸遮住,避光使用。停药时应逐渐减量.并加服血管扩张药,以免血压反跳。滴速过快可引起严重低血压,必须警惕。用药超过 24 h 者,可引起氰化物中毒,从而导致甲状腺功能减退。如果剂量过大,可引起脑血流量减少。

(4)非诺多泮(fenoldopam):静脉使用 5 min 内起效,15 min 达到最大效果,作用持续 30～60 min。常用剂量为初始 0.1 μg(kg・min),每次增量 0.05～0.1 μg(kg・min),最大 1.6 μg(kg・min)。

(5)二氮嗪:静脉注射后 1 min 内起效,2～5 min 降压作用明显,可维持 2～12 h。一般将二氮嗪 200～400 mg 用专用溶剂溶解后,快速静脉注射,在 15～20 s 内注完。必要时可在 0.5～3 h 内再注射 1 次,1 d 总量不超过 1 200 mg 由于该药起效快,持续时间长,以前被作为高血压脑病的首选降压药物,但由于不良反应多,且引起脑血流量减少,现认为宜慎重选用。

(6)甲磺酸酚妥拉明:常用剂量为 5～10 mg 静脉注射,使用后应严密监测血压。注射量大时可引起体位性低血压及较严重的心动过速。消化性溃疡病患者慎用。

(7)硫酸镁:用 25％硫酸镁溶液 5～10 mL 加入 50％葡萄糖溶液 40 mL 中,缓慢静脉注射,2 h 后可重复使用 1 次。但注射过快可引起呼吸抑制,血压急剧下降,此时,可用葡萄糖酸钙对抗。

血压降低后,即用口服降血压药物维持,可选用血管紧张素转换酶抑制药、长效钙拮抗药或 β 阻滞药等。利血平和甲基多巴由于具有较明显的镇静作用,影响意识观察,故被认为不宜用于高血压脑病急性期的降压治疗。

3.控制抽搐

对于频繁抽搐或呈癫痫持续状态者,可用地西泮 10～20 mg 缓慢静脉注射,注射时应严密观察有无呼吸抑制,抽搐控制后用地西泮 40～60 mg 加入 5％葡萄糖溶液中维持点滴。也可选用鲁米那钠 0.1 g 肌内注射,每 4～6 h 1 次;或 10％水合氯醛 15 mL 灌肠,抽搐停止后,应鼻饲或口服苯妥英钠 0.1 g 或丙戊酸钠 0.2 g,每日 3 次,以控制抽搐复发。

4.降低颅内压

可选用 20％甘露醇 125 mL 快速静脉点滴,每 6～8 h 1 次。静脉注射呋塞米 40～80 mg 也有明显的脱水、降颅压效果,且能减少血容量,降低血压。可单独应用或与甘露醇交替使用。甘油制剂脱水起效慢,人血清蛋白可加重心脏负荷,在高血压脑病时使用应慎重。

5.其他治疗

有心力衰竭者可用洋地黄治疗。有明显脑水肿、颅内高压时,使用吗啡必须慎重,以免抑制呼吸。合并应激性溃疡者应使用抗酸药和胃黏膜保护药。严重肾功能不全者可配合透析治疗。

(二)预防

早期发现高血压病积极治疗是预防高血压脑病的关键。对各种原因引起的继发性高血压应积极治疗病因,同时有效地控制血压。原发性高血压患者平时须注意劳逸结合,生活规律化,避免过度劳累和紧张,戒烟戒酒,限制食盐每天 4～5 g。有药物治疗适应证者必须长期规则服用抗高血压药物,绝不能突然停药。

(崔洪源)

第四节　缺血性脑卒中

缺血性脑血管疾病又称缺血性脑卒中,是脑血管狭窄或闭塞等各种原因使颅内动脉血流量减少,造成脑实质缺血的一类疾病,包括短暂性脑缺血发作、可逆性缺血性神经功能缺损,进展性卒中和完全性卒中。

一、病理生理

(一)脑血流量和脑缺血阈

正常成人在休息状态下脑血流量(CBF)为 50～55 mL/(100 g/min),脑白质的脑血流量为 25 mL/(100 g/min),脑灰质的血流量为 75 mL/(100 g/min)。某区域的脑血流量,称为局部脑血流量(rCBF)。

正常时,脑动、静脉之间的氧含量差约为 7％容积,称为脑的氧抽取量,用以维持氧代谢率在正常水平。当脑血流量不能维持正常水平时,为了维持氧代谢率,必须加大氧抽取量,在脑血流量降到 20 mL/(100 g/min)时,氧抽取量增至最高限度,如脑血流量继续下降,脑氧需求不再能满足,氧代谢率即会降低,脑组织就会发生缺氧。

当脑血流量降到 20 mL/(100 g/min)时,脑皮层的诱发电位和脑电波逐渐减弱,降到 15～18 mL/(100 g/min)时,脑皮层诱发电位和脑电图消失。此时神经轴突间的传导中断,神经功能丧失,该脑血流量阈值称为"轴突传导衰竭阈"。脑血流量降到 10 mL/(100 g/min)以下时,细胞膜的离子泵功能即发生衰弱,此时细胞内 K^+ 逸出于细胞外,Na^+ 和 Ca^{2+} 进入细胞内,细胞的完整性发生破坏,此脑血流量阈值称为"细胞膜衰竭阈"或"离子泵衰竭阈"。

脑血流量降低到缺血阈值以下并非立即发生脑梗死,决定缺血后果的关键因素是缺血的程度与缺血持续时间。在脑血流量降低到 18 mL/(100 g/min)以下时,经过一定的时间即可发生不可逆转的脑梗死,脑血流量水平愈低,脑梗死发生愈快。在脑血流量为 12 mL/(100 g/min)时,仍可维持 2 小时以上不致发生梗死。在 18～20 mL/(100 g/min)时,虽然神经功能不良,但仍可长时期不发生梗死。

在缺血性梗死中心的周边地带,由于邻近侧支循环的灌注,存在一个虽无神经功能但神经细胞仍然存活的缺血区,称为缺血半暗区。如果在一定的时限内提高此区的脑血流量,则有可能失神经功能恢复。

(二)脑缺血的病理生理变化

脑血流量下降导致脑的氧代谢率降低,当脑血流量降到离子泵衰竭阈以下时,如不能在短时间内增加脑血流量,即可发生一系列继发性病理改变,称为"缺血瀑布"。"缺血瀑布"一旦启动后,即一泻而下,最终导致脑梗死。

脑缺血引起的脑水肿先是细胞毒性水肿,以后发展为血管源性水肿,此过程在脑梗死后数小时至数天内完成,称为脑水肿的成熟。

二、病因

(一)脑动脉狭窄或闭塞

颅内脑组织由两侧颈内动脉和椎动脉供血,其中两侧颈内动脉供血占脑的总供血量的 80%～90%,椎动脉占 10%～20%。由于存在颅底动脉环和良好的侧支循环,在其中一条动脉发生狭窄或闭塞时,不一定出现临床缺血症状;若侧支循环不良或有多条动脉发生狭窄,使局部或全脑的脑血流量减少到脑缺血的临界水平[18～20 mL/(100 g/min)]以下时,就会产生临床脑缺血症状。全脑组织缺血的边缘状态的血流量为 31 mL/(100 g/min),此时如有全身性血压波动,即可引发脑缺血。

脑动脉粥样硬化是造成脑动脉狭窄或闭塞的主要原因,并且绝大多数累及颅外段大动脉和颅内的中等动脉,其中以颈动脉和椎动脉起始部受累的机会最多。

一般认为必须缩窄原有管腔横断面积的 80% 以上才足以使血流量减少。由于在脑血管造影片上无法测出其横断面积,只能测量其内径,所以,动脉内径狭窄超过其原有管径的 50% 时,相当于管腔面积缩窄 75%,才具有外科治疗意义。

(二)脑动脉栓塞

动脉粥样硬化斑块上的溃疡面上常附有血小板凝块、附壁血栓和胆固醇碎片。这些附着物被血流冲刷脱落后即可形成栓子,被血流带入颅内动脉时,就会发生脑栓塞,引起供血区脑缺血。

最常见的栓子来自颈内动脉起始部的动脉粥样硬化斑块,也是短暂性脑缺血发作的最常见的原因。

风湿性心瓣膜病、亚急性细菌性心内膜炎、先天性心脏病、人工瓣膜和心脏手术等形成的心源性栓子是脑动脉栓塞的另一个主要原因。少见的栓子如脓毒性栓子、脂肪栓子、空气栓子等也可造成脑栓塞。

(三)血流动力学因素

低血压、心肌梗死、严重心律失常、休克、颈动脉窦过敏、体位性低血压、锁骨下动脉盗血综合征等影响血流动力学的因素均可造成脑缺血,尤其是存在脑血管的严重狭窄或多条脑动脉狭窄时。

(四)血液学因素

口服避孕药物、妊娠、产妇、手术后和血小板增多症引起的血液高凝状态,红细胞增多症、镰状细胞贫血、巨球蛋白血症引起的血黏稠度增高均可发生脑缺血。

(五)其他因素

各种炎症、外伤、颅内压增高、脑血管本身病变、局部占位性病变、全身结缔组织疾病、变态反应以及某些遗传疾病等均可影响脑血管供血,出现脑组织缺血。

三、临床分类与临床表现

(一)短暂性脑缺血发作(TIA)

短暂性脑缺血发作为脑缺血引起的短暂性神经功能缺失。其特征为:①发病突然。②局灶性脑或视网膜功能障碍的症状。③持续时间短暂,一般 10～15 分钟,多在 1 小时内,最长不超过 24 小时。④恢复完全,不遗留神经功能缺损体征。⑤多有反复发作的病史。⑥症状多种多样,取决于受累血管的分布。短暂性脑缺血发作是脑卒中的重要危险因素和即将发生脑梗死的警告。未经治疗的短暂性脑缺血发作患者约有 1/3 在数年内有发生完全性脑梗死的可能,1/3 由于短暂性脑缺血反复发作而损害脑功能,另 1/3 可能出现自然缓解。TIA 发作后一个月内发生卒中的机会是 4%～8%;在第一年内发生的机会是 12%～13%;以后 5 年则高达 24%～29%。

(1)颈动脉系统短暂性脑缺血发作:主要表现为颈动脉供血区的神经功能障碍。以突然发作性一侧肢体无力或瘫痪、感觉障碍、失语和偏盲为特点,可反复发作;有的出现一过性黑蒙,表现为突然单眼失明,持续 2～3 分钟,很少超过 5 分钟,然后视力恢复。有时一过性黑蒙伴有对侧肢体运动和感觉障碍。

(2)椎-基底动脉系统短暂性脑缺血发作:椎-基底动脉系统短暂性脑缺血发作的症状比颈动脉系统短暂性脑缺血发作复杂。发作性眩晕是最常见的症状,其他依次为共济失调、视力障碍、运动感觉障碍、吞咽困难、面部麻木等。有的患者还可发生"跌倒发作",即在没有任何先兆的情况下突然跌倒,无意识丧失,患者可很快自行站起来。

(二)脑血栓形成

本病好发于中年以后,50 岁以上有脑动脉硬化、高血脂症和糖尿病者最易发生。男性多于女性。占全部脑血管病的 30%～50%。部分患者起病前多有前驱症状如头晕、头痛、一过性肢体麻木无力,约 25%左右患者有 TIA 病史。起病较缓慢,多在安静休息状态或夜间睡眠中发病,清晨或夜间醒来时发现偏瘫、失语等;部分患者白天发病,常先有短暂性脑缺血发作症状,以后进展为偏瘫。脑血栓患者多数发病时无意识障碍,无头痛、恶心、呕吐等症状,局灶症状可在数小时或数天内进行性加重。大面积脑梗死患者或椎-基底动脉血栓形成因累及脑干网状结构,则可出现不同程度的意识障碍,如同时合并严重脑水肿,也可伴有颅内压增高症状。

1.临床类型

临床中脑血栓形成的临床表现各异,按病程常可分为以下临床类型。

(1)可逆性缺血性神经功能缺损(reversible ischemic neurologic deficits,RIND):患者的神经症状和体征在发病后 3 周内完全缓解,不遗留后遗症,常因侧支循环代偿完善和迅速,血栓溶解或伴发的血管痉挛解除等原因未导致神经细胞严重损害。

(2)稳定型:神经症状和体征在几小时或 2～3 d 达到高峰,以后不再发展,病情稳定,病初可有短暂性意识丧失。以后由于侧支循环建立,梗死区周围脑水肿消退,症状可减轻。

(3)缓慢进展型:由于血栓逐渐发展,脑缺血、水肿的范围继续扩大,症状逐渐加重,历时数日甚至数周,直到出现完全性卒中,常见于颈内动脉颅外段以及颈内动脉的进行性血栓。

(4)急性暴发型:发病急骤,往往累及颈内动脉或大脑中动脉主干或多根大动脉造成大面积脑梗死,脑组织广泛水肿伴有头痛、呕吐等颅内高压症状及不同程度意识障碍,偏瘫完全、失语等,症状和体征很像脑出血,但 CT 扫描常有助于鉴别。

2.不同血管闭塞的临床特征

脑血栓形成的临床表现常与闭塞血管的供血状况直接有关,不同的脑动脉血栓形成可有不同临床症状和定位体征。

(1)颈内动脉:颈内动脉血栓的发病形式。临床表现及病程经过,取决于血管闭塞的部位、程度及侧支循环的情况。有良好的侧支循环,可不出现任何临床症状,偶尔在脑血管造影或尸检时发现。脑底动脉环完整,眼动脉与颈外动脉分支间的吻合良好,颈内动脉闭塞时临床上可无任何症状;若突然发生闭塞,则可出现患侧视力障碍和 horner 综合征以及病变对侧肢体瘫痪、对侧感觉障碍及对侧同向偏盲,主侧半球受累尚可出现运动性失语。检查可见患者颈内动脉搏动减弱或消失,局部可闻及收缩期血管杂音,同侧视网膜动脉压下降,颞浅动脉额支充血搏动增强。多普勒超声示颈内动脉狭窄或闭塞外,还可见颞浅动脉血流呈逆向运动,这对诊断本病有较大意义,脑血管造影可明确颈内动脉狭窄或闭塞。

(2)大脑中动脉:大脑中动脉主干或Ⅰ级分支闭塞,出现对侧偏瘫、偏身感觉障碍和同向性偏盲,优势半球受累时还可出现失语、失读、失算、失写等言语障碍。梗死面积大症状严重者可引起头痛、呕吐等颅高压症状及昏迷等。大脑中动脉深穿支闭塞，出现对侧偏瘫（上下肢瘫痪程度相同），一般无感觉障碍及偏盲，优势半球受损时可有失语。大脑中动脉皮质支闭塞：出现偏瘫（上肢重于下肢）及偏身感觉，优势半球受累可有失语，非优势半球受累可出现对侧偏侧复视症等体象障碍。

（3）大脑前动脉：大脑前动脉主干闭塞，如果发生在前交通动脉之前，因病侧大脑前动脉远端可通过前交通动脉代偿供血，可没有任何症状和体征；如血栓发生在前交通动脉之后的主干，则出现对侧偏瘫和感觉障碍（以下肢为重），可伴有排尿障碍（旁中央小叶受损），亦可出现反应迟钝、情感淡漠、欣快等精神症状以及强握、吸吮反射，在优势半球者可有运动性失语。大脑前动脉皮质支闭塞常可引起对侧下肢的感觉和运动障碍，并伴有排尿障碍（旁中央小叶），亦可出现情感淡漠、欣快等精神症状以及强握、吸吮反射。深穿支闭塞：由于累及纹状体内侧动脉——Huebner 动脉，内囊前支和尾状核缺血，出现对侧中枢性面舌瘫及上肢瘫痪。

（4）大脑后动脉：主要供应枕叶、颞叶底部、丘脑及上部脑干。主干闭塞常引起对侧偏盲和丘脑综合征。皮质支闭塞时常可引起对侧偏盲，但有黄斑回避现象；优势半球可有失读及感觉性失语，一般无肢体瘫痪和感觉障碍。深穿支包括丘脑穿通动脉、丘脑膝状体动脉，丘脑穿通动脉闭塞由于累及丘脑后部和侧部，表现为对侧肢体舞蹈样运动，不伴偏瘫及感觉障碍。丘脑膝状体动脉闭塞时常可引起丘脑综合征，表现为对侧偏身感觉障碍如感觉异常、感觉过度、丘脑痛，轻偏瘫，对侧肢体舞蹈手足徐动症，半身投掷症，还可出现动眼神经麻痹、小脑性共济失调。

（5）基底动脉：基底动脉分支较多，主要分支包括小脑前下动脉、内听动脉、旁正中动脉、小脑上动脉等，该动脉闭塞临床表现较复杂。基底动脉主干闭塞可引起广泛桥脑梗死，出现四肢瘫痪，瞳孔缩小，多数脑神经麻痹以及小脑症状等，严重者可迅速昏迷、高热以至死亡。脑桥基底部梗死可出现闭锁综合征（locked-in syndrome），患者意识清楚，因四肢瘫、双侧面瘫、球麻痹、不能言语、不能进食、不能做各种动作，只能以眼球上下运动来表达自己的意愿。基底动脉之分支一侧闭塞，可因脑干受损部位不同而出现相应的综合征。Weber 综合征，因中脑穿动脉闭塞，病侧动眼神经麻痹，对侧偏瘫，Ciaude 综合征，同侧动眼神经麻痹，对侧肢体共济失调。Millard-Gubler 综合征，因桥脑旁中央支动脉闭塞，出现病侧外展神经和面神经麻痹，对侧肢体瘫痪。Foville 综合征，因内侧纵束及外展神经受损，出现病侧外展和面神经麻痹，双眼向病灶侧水平凝视麻痹，对侧肢体瘫痪。内听动脉闭塞，则常引起眩晕发作，伴有恶心、呕吐、耳鸣、耳聋等症状。小脑上动脉闭塞，因累及小脑半球外侧面、小脑蚓部和中脑四叠体及背外侧，可引起同侧小脑性共济失调，对侧痛温觉减退，听力减退。

（6）椎动脉：此处闭塞为小脑后下动脉损害，典型为延髓外侧综合征或 Wallenberg syndrome 综合征。临床表现为突然眩晕、恶心、呕吐、眼球震颤（前庭外侧核及内侧纵束受刺激），病灶侧软腭及声带麻痹（舌咽、迷走神经疑核受损），共济失调（前庭小脑纤维受损），面部痛觉、温觉障碍（三叉神经脊束核受损），Horner 综合征（延髓网状结构下行交感神经下行纤维受损），对侧半身偏身痛、温觉障碍（脊髓丘脑束受损）。偶或表现为对侧延髓综合征，因锥体梗死而发生对侧上下肢瘫痪，可有病侧吞咽肌麻痹和对侧身体的深感觉障碍。

（7）小脑梗死：表现为眩晕、恶心、呕吐、头痛、共济失调。患者有明显运动障碍而无肌力减退或锥体束征，大面积梗死可压迫脑干而出现外展麻痹、同向凝视、面瘫、锥体束征。严重颅压增高可引起呼吸麻痹，昏迷。

（三）脑栓塞

（1）任何年龄均可发病，但以青壮年多见。多在活动中突然发病，常无前驱症状，局限性神经缺失症状多在数秒至数分钟内发展到高峰，是发病最急的脑卒中，且多表现为完全性卒中。个别病例因栓塞反复发生或继发出血，于发病后数天内呈进行性加重，或局限性神经功能缺失症状，一度好转或稳定后又加重。

（2）大多数患者意识清楚或仅有轻度意识模糊，颈内动脉或大脑中动脉主干的大面积脑栓塞可发生严重脑水肿、颅内压增高、昏迷及抽搐发作，病情危重；椎一基底动脉系统栓塞也可发生昏迷。

（3）局限性神经缺失症状与栓塞动脉供血区的功能相对应。约 4/5 脑栓塞累及 Villis 环部，多为大脑中动脉主干及其分支，出现失语、偏瘫、单瘫、偏身感觉障碍和局限性癫痫发作等，偏瘫，多以面部和上肢为主，下肢较轻；约 1/5 发生在 Villis 环后部，即椎基底动脉系统，表现眩晕、复视、共济失调、交叉瘫四肢瘫、发音与吞咽困难等；栓子进入一侧或两侧大脑后动脉可导致同性偏盲或皮层盲；较大栓子偶可栓塞在基底动脉主干，造成突然昏迷、四肢瘫或基底动脉尖综合征。

（4）大多数患者有栓子来源的原发疾病，如风湿性心脏病、冠心病和严重心律失常等；部分病例有心脏手术、长骨骨折、血管内治疗史等；部分病例有脑外多处栓塞证据如皮肤、球结膜、肺、肾、脾、肠系膜等栓塞和相应的临床症状和体征，肺栓塞常有气急、紫绀，胸痛、咯血和胸膜摩擦音等，肾栓塞常有腰痛、血尿等，其他如皮肤出血或成淤斑、球结膜出血、腹痛、便血等。

（四）腔隙性脑梗死

老年人多见，60 岁左右。常有高血压、高血脂和糖尿病。症状突然或隐袭发生，约 30% 患者症状可在 36 h 内逐渐加重。也有部分患者可以没有任何症状，仅在影像学检查时发现，所以有人又将其归类为无症状性脑梗死。临床上常见的腔隙综合征有纯运动卒中、纯感觉卒中、感觉运动卒中、构音障碍-手笨拙综合征、共济失调轻偏瘫综合征。

（1）纯运动卒中：约占腔隙性脑梗死的 50% 左右，有偏身运动障碍，表现为对侧面、舌瘫和肢体瘫。也可为单纯的面舌瘫或单肢瘫痪，常不伴有失语、感觉障碍或视野缺损。病灶主要在内囊、脑桥基底部，有时在放射冠或大脑脚处。

（2）纯感觉卒中：约占腔隙性脑梗死的 5%，主要表现为一侧颜面、上肢和下肢感觉异常或感觉减退。病灶主要位于丘脑腹后核，也可在放射冠后方、内囊后肢、脑干背外侧部分等。

（3）感觉运动卒中：约占腔隙性脑梗死的 35%，累及躯体和肢体部分的纯运动卒中伴有感觉障碍。病变部位累及内囊和丘脑，由大脑后动脉的丘脑穿通支或脉络膜动脉病变所致。

（4）构音障碍-手笨拙综合征：约占腔隙性脑梗死的 10%，其临床特征为突然说话不清，一侧中枢性面舌瘫（常为右侧）伴有轻度吞咽困难以及手动作笨拙，共济失调（指鼻试验欠稳），但无明显肢体瘫痪。病灶位于桥脑基底部上 1/3 和 2/3 交界处或内囊膝部上方。

（5）共济失调轻偏瘫：约占腔隙性脑梗死 10%，常表现为突然一侧轻偏瘫，下肢比上肢重，伴有同侧肢体明显共济失调。病损通常在放射冠及脑桥腹侧。

此外，腔隙脑梗死还可引起许多其他临床综合征，如偏侧舞蹈性综合征、半身舞动性综合征、闭锁综合征、中脑丘脑综合征、丘脑性痴呆等。

（五）基底动脉尖综合征（TOB 综合征）

本病以老年人发病为多，发病年龄 23～82 岁，平均为 59～76 岁。症状可有眩晕、恶心、呕吐、头痛、耳鸣、视物不清、复视、肢体无力、嗜睡、意识障碍、尿失禁等。

神经系统查体可见以下表现。

（1）中脑和丘脑受损的脑干首端栓塞表现：①双侧动眼神经瘫——出现眼球运动及瞳孔异常：一侧或双侧动眼神经部分或全部麻痹、眼球上视不能（上丘受累），瞳孔反应迟钝而调节反应存在，类似 Argyu-Robertson 瞳孔（顶盖前区病损）。②意识障碍，注意行为的异常：一过性或持续数天，或反复发作（中脑及/或丘脑网状激活系统受累）。③异常运动与平身投掷、偏瘫、共济运动障碍及步态不稳，癫痫发作，淡漠，记忆力定向力差（丘脑受损）。

（2）大脑后动脉区梗死（枕叶、颞叶内侧面梗死）表现：视物不清，同向象限性盲或偏盲，皮质盲（双侧枕叶视区受换），Balint 综合征（注视不能症、视物失认症、视觉失用症），严重记忆障碍（颞叶内侧等等）。

四、辅助检查

（一）脑血管造影

脑血管造影是诊断缺血性脑血管疾病的重要辅助检查，尤其是外科治疗中所必需的最基本的检查评估措施,它不仅能提供脑血管是否存在狭窄、部位、程度、粥样斑块、局部溃疡、侧支循环情况,而且还可发现其他病变以及评估手术疗效等。

如狭窄程度达到50%,表示管腔横断面积减少75%;狭窄度达到75%,管腔面积已减少90%;如狭窄处呈现"细线征"(图17-5),则管腔面积已减少90%~99%。

动脉粥样硬化上的溃疡形态可表现为:①动脉壁上有边缘锐利的下陷。②突出的斑块中有基底不规则的凹陷。③当造影剂流空后在不规则基底中有造影剂残留。

颈动脉狭窄程度(%)=(1-狭窄动脉内径/正常颈内动脉管径)×100%。颈动脉狭窄可分为轻度狭窄(<30%)、中度狭窄(30%~69%)、重度狭窄(70%~99%)和完全闭塞。

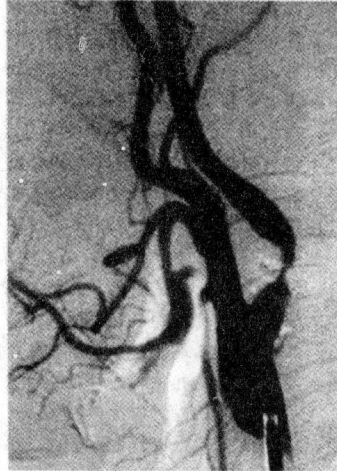

图 17-5　DSA 显示颈内动脉重度狭窄(细线征)

(二)经颅多普勒超声(TCD)

多普勒超声可测定颈部动脉内的峰值频率和血流速度,可借以判断颈内动脉狭窄的程度。残余管腔愈小其峰值频率愈高,血流速度也愈快。根据颈动脉峰值流速判断狭窄程度的标准见表17-3。

表 17-3　多普勒超声探测颈内动脉狭窄程度

狭窄的百分比(%)	颈内动脉/颈总动脉峰值收缩期流速比率	峰值收缩期流速(cm/s)
41~50	<1.8	>125
60~79	>1.8	>130
80~99	>3.7	>250 或 <25(极度狭窄)

颈动脉指数等于颈总动脉的峰值收缩期频率除颈内动脉的峰值收缩期频率。根据颈动脉指数也可判断颈内动脉狭窄的程度(表17-4)。

表 17-4　颈动脉指数与颈内动脉狭窄

狭窄程度	狭窄的百分比(%)	残余管径(mm)	颈动脉指数
轻度	<40	>4	2.5~4.0
中度	40~60	2~4	4.0~6.9
重度	>60	<2	7.0~15

经颅多普勒超声(TCD)可探测颅内动脉的狭窄,如颈内动脉颅内段、大脑中动脉、大脑前动脉和大脑后动脉主干的狭窄。

(三)磁共振血管造影(MRA)

MRA是一种无创检查方法,可显示颅内外脑血管影像。管腔狭窄10%~69%者为轻度和中度狭窄,此时MRA片上显示动脉管腔虽然缩小,但血流柱的连续性依然存在。管腔狭窄70%~95%者为重度狭窄,血流柱的信号有局限性中断,称为"跳跃征"。管腔狭窄95%~99%者为极度狭窄,在信号局限性中断中,若血流柱很纤细甚至不能显示,称为"纤细征"。目前在 MRA 像中尚难可靠地区分极度狭窄和闭塞,MRA 的另一缺点是难以显示粥样硬化的溃疡。与脑血管造影相比,MRA 对狭窄的严重性常估计过度,因此,最好与超声探测结合起来分析,可提高与脑血管造影的附和率。

（四）CT 脑血管造影（CTA）

CT 脑血管造影是另一种非侵袭性检查脑血管的方法。先静脉注入 100～150 mL 含碘造影剂,然后进行扫描和重建。与脑血管造影的诊断附和率可达 90%。其缺点是难以区分血管腔内的造影剂与血管壁的钙化,因此,对狭窄程度的估计不够准确。

（五）正电子发射计算机断层扫描（PET）

PET 即派特,在短暂性脑缺血发作（TIA）与急性脑梗死的早期定位诊断、疗效评价以及是否需做血管重建手术及其评价等方面具有重要的诊断价值。派特主要测量的指标是局部脑血容量（CBV）、局部脑血流量（rCBF）和脑血流灌注量（PR）。在脑缺血早期的 1 小时到数天形态学发生变化之前,派特图像表现为病灶区低灌注,脑血流量减少,大脑氧摄取量增加,脑血容量增加,这在一过性脑缺血发作和半暗区组织表现非常明显;脑缺血进一步发展,脑血流量会降低,图像表现为放射性缺损。

五、诊断

缺血性脑血管疾病要根据病史、起病形式、症状持续的时间与发作频率,神经系统查体以及辅助检查,进行综合分析,做出诊断。依据脑血管造影、经颅多普勒超声、MRA、CTA 及 PET 检查,不仅可对缺血性脑血管疾病做出定性、定量诊断,还可指导选择治疗方案与判断疗效。

诊断要点为:①年龄在 50 岁以上具在动脉硬化、糖尿病、高血脂者。②既往有短暂性脑缺血发作史。③多在安静状态下发病,起病缓慢。④意识多清楚,较少头痛、呕吐,有局限性神经系统体征。⑤神经影像学检查显示有脑缺血表现。

六、治疗

（一）TIA

应针对能引起 TIA 的病因与危险因素进行积极治疗,如高血压、高脂血症、糖尿病、心脏病等。

1. 抗血小板聚集治疗

研究表明,抗血小板聚集能有效地防止血栓形成和微栓子的形成,减少 TIA 发作,常用:①阿司匹林,可抑制环氧化酶,抑制血小板质内花生四烯酸转化为血栓素 A_2,故能抑制血小板的释放和聚集。但使用阿司匹林剂量不宜过大,否则同时亦抑制血管内皮细胞中的前列环素的合成,不利于对血栓素 A_2 作用的对抗与平衡。阿司匹林的剂量为每日口服 50～300 mg 为益,有消化道溃疡病及出血性疾患者慎用。②潘生丁可抑制磷酸二酯酶,阻止环磷酸腺苷（CAMP）的降解,抑制 ADP 诱发血小板聚集的敏感性,而有抗血小板聚集作用。常用剂量 25～50 g,3 次/天,可与阿司匹林合用。急性心梗时忌用。③抵克力得是一新型有效的抗血小板聚集药物,疗效优于阿司匹林,常用剂量为 125～250 mg,1 次/天。

2. 抗凝治疗

对 TIA 发作频繁,程度严重,发作症状逐渐加重,或存在进展性卒中的可能性时,尤其是椎-基底动脉系统的 TIA,如无明显的抗凝禁忌证,应在明确诊断后及早进行抗凝治疗。

常用药物:①肝素:在体内外均有迅速抗凝作用,静脉注射 10 分钟即可延长血液的凝血时间。方法:用肝素 100 mg（12 500 U）加入 10% GS 1 000 mL 中,缓慢静滴（20 滴/分）维持治疗7～10 d。定期监测凝血时间,并根据其凝血时间调整滴速,使凝血酶原时间保持在正常值的2～2.5倍,凝血酶原活动20%～30%之间。维持 24～48 h。②口服抗凝剂:病情较轻或肝素治疗控制病情后可用此法,华法令片首剂 4～6 mg,以后 2～4 mg/d 维持。新抗凝疗片首剂为8 mg,以后 7～2 mg/d 维持。新双香豆素片,首剂300 mg,维持量为 150 g/d。口服抗凝药一般要连用半年至 1 年,用药期间应及时查出凝血时间。抗凝治疗的禁忌证:70 岁以上者出血性疾病、血液病创口未愈,消化道溃疡活动期、严重肝肾疾病及颅内出血,妊娠者等。③低分子肝素：这是通过化学解聚或酶解聚生成的肝素片等,其大小相当于普通肝素的1/3,其出血不良反应小,同时有促纤溶作用,增强血管内皮细胞的抗血栓作用而不干扰血管内皮细胞的其他功能。因此低分子肝素比其他肝素更安全,用法:低分子肝素 5 000 u,腹部皮下垂直注射,1～2 次/天,7～10 d 为一疗程。

3.手术治疗

经检查指之短暂性脑缺血发作是由于该部大动脉病变如动脉粥样硬化斑块致严重动脉狭窄致闭塞所引起时,为了消除微栓子来源,恢复和改善脑血流,建立侧支循环,对颈动脉粥样硬化颈动脉狭窄＞70%者,可考虑手术治疗。常用方法有:颈动脉内膜剥离术,颅外－颅内血管吻合术,及近年来发展起来的颈动脉支架成形术。

4.血管扩张药物

能增加全脑的血流量,扩张脑血管,促进侧支循环。引用罂粟碱 30～60 mg 加入 5% GS 液体中滴或川芎嗪 80～160 mg 加入 5% GS 液体滴,14 天为一疗程,其他如丹参、烟酸等。

(二)脑血栓形成

脑血栓形成急性期治疗原则:①要特别重视超早期和急性期处理,要注意整体综合治疗与个体化治疗相结合,针对不同病情、不同病因采取针对性措施。②尽早溶解血栓及增加侧支循环,恢复缺血区的血液供应、改善微循环,阻断脑梗死的病理生理。③重视缺血性细胞的保护治疗,应尽早应用脑细胞保护剂。④积极防治缺血性脑水肿,适时应用脱水降颅压药物。⑤要加强监护和护理,预防和治疗并发症。⑥尽早进行康复治疗,促进神经功能恢复。⑦针对致病危险因素的治疗,预防复发。

1.一般治疗

是急性缺血性脑血管病的基础治疗,不可忽视,否则可发生并发症导致死亡。意识障碍患者应予气道支持及辅助呼吸,定期监测 PaO_2 和 $PaCO_2$。注意防治褥疮及呼吸道或泌尿系感染,维持水、电解质平衡及心肾功能,预防肺栓塞、下肢深静脉血栓形成等并发症。

2.调整血压

急性脑梗死后高血压的治疗一直存在争论,应慎用降血压药。急性脑卒中时血管自主调节功能受损,脑血流很大程度取决于动脉压,明显降低平均动脉压可能对缺血脑组织产生不利影响。Yamagnchi 提出缺血性脑卒中急性期的血压只有在平均动脉压超过 17.3 kPa 或收缩压超过 29.3 kPa 时才需降压,降压幅度一般降到比卒中前稍高的水平。急性缺血性脑血管病患者很少有低血压。如血压过低,应查明原因,及时给予补液或给予适当的升压药物如多巴胺、间羟胺等以升高血压。

3.防治脑水肿

脑血栓形成后,因脑缺血、缺氧而出现脑水肿,在半小时即可出现细胞毒性水肿,继而在3～5 d 出现血管源性水肿,7～10 d 后水肿开始消退,2～3 周时水肿消失。大面积脑梗死或小脑梗死者可致广泛而严重的脑水肿,如不及时处理,可并发脑疝死亡。常用有效降颅内压药物为甘露醇、速尿、甘油果糖和清蛋白。甘露醇快速静脉注射后,因它不易从毛细血管外渗入组织,从而能迅速提高血浆渗透压,使组织间液水分向血管内转移,达到脱水作用,同时增加尿量及尿 Na^+、K^+ 的排出,尚有清除自由基的作用。通常选用20%甘露醇125 mL 静脉快速滴注,1 次/6～12 h,直至脑水肿减轻。主要不良反应有循环负担而致心力衰竭或急性肺水肿,剂量过大,应用时间长可出现肾脏损害。为减少上述不良反应,可配合速尿使用,速尿常用剂量为 20～40 mL/次静脉滴注,2～4 次/天。用药过程中注意水电解质平衡。甘油果糖具有良好的降颅压作用,常用量 250 mL 静脉滴注,1～2 次/天;清蛋白具有提高血浆胶体渗透压作用,与甘露醇合用,取长补短,可明显提高脱水效果。用法 2～10 g/次,静脉滴注,1 次/天或 1 次/2 d,连用7～10 d。

4.溶栓治疗

适用于超早期(发病 6 h 以内)及进展型卒中。应用溶栓治疗应严格掌握溶栓治疗的适应证与禁忌证。

(1)适应证:①年龄小于 75 岁。②对 CA 系梗死者无意识障碍,对 VBA 梗死者由于本身预后极差,对昏迷较深者也不必禁忌,而且治疗开始时间也可延长。③头颅 CT 排除颅内出血和与神经功能缺损相应的低密度影者。④可在发病 6 h 内完成溶栓。⑤患者或家属同意。

(2)禁忌证:①溶栓治疗之前瘫痪肢体肌力已出现改善。②活动性内出血和已知出血倾向。③脑出血史,近 6 个月脑梗死史及颅内、脊柱手术外伤史。④近半年内活动性消化溃疡或胃肠出血。⑤严重心、肝、肾功能不全。⑥正在使用抗凝剂。⑦未控制的高血压,收缩压高于 26.7 kPa,或舒张压高于 14.7 kPa。⑧收缩压低于 13.3 kPa(年龄小于 60 岁)。

(3)血栓溶解的原理:血栓溶解主要是指溶解血栓内纤维蛋白。纤维蛋白降解主要依靠纤溶酶,它产生于纤溶酶原被一系列活化因子激活时,纤溶酶原是一种相对分子质量为 92 000 的糖蛋白,由 790 个氨基酸组成,分为谷氨酸纤溶酶原和赖氨酸纤溶酶原,这两种酶原可被内源性的 t-PA 和外源性的尿激酶和链激酶所激活,在溶栓过程中,给予患者某些药物(如尿激酶、链激酶、t-PA 等)可以促进血栓溶解,将血栓分解为可溶性纤维蛋白降解产物。

(4)常用溶栓剂及作用机制:溶栓剂共 3 代。①第一代:非选择性溶栓剂——链激酶(SK)、尿激酶(UK)。SK 是国外应用最早、最广的一种溶栓剂,它通过与血中纤维蛋白原形成 1∶1 复合物,再促进游离的纤溶酶原转化为纤溶酶,因此它是间接的纤溶酶激活剂。链激酶由于抗原性较强,易引起变态反应,溶栓同时也易引起高纤溶血症,目前临床上较少使用。欧洲几项大规模临床研究结果证实,SK 溶栓死亡率及出血发生率高,效果不明显,不推荐使用。UK 是一种丝氨酸蛋白酶,它可使纤溶酶原中的精氨酸560-缬氨酸 561 化学键断裂,直接使纤溶酶原转变为纤溶酶,由于其无抗原性、无热源性、毒副反应小,且来源丰富等特点,至今仍是亚洲一些国家(如中国和日本)临床应用的主要药物。②第二代:选择性溶栓剂——重组组织型纤溶酶原激活剂(rt-PA),重组单链尿激酶型纤溶酶原激活剂(rscu-PA)ort-PA 分子上有一纤维蛋白结合点,故能选择性地和血栓表层的纤维蛋白结合,所形成的复合物对纤溶酶有很高的亲和力及触酶活性,使纤溶酶原在局部转变为纤溶酶,从而溶解血栓,而很少产生全身抗凝、纤溶状态。但它价格非常昂贵,大剂量使用也会增加出血的可能性,同时由于其半衰期更短,因此有一定的血管再闭塞,使其临床应用受到一定的限制。Rscu-PA 是人血、尿中天然存在的一种蛋白质,它激活与纤维蛋白结合的纤溶酶原比激活血循环中游离的纤溶酶原容易;③第三代:试图用基因工程选择技术改良天然溶栓药物的结构,以提高选择性溶栓剂效果,延长半衰期,减少剂量,这类药物有嵌合型溶栓剂(将 t-PA、scu-PA 二级结构进行基因工程杂交而得)单克隆抗体导向溶栓。

(5)溶栓剂量:脑梗死溶栓治疗剂量尚无统一标准,由于人体差异、给药途径的不同,剂量波动范围也较大。通常静脉溶栓剂量大,SK 15 万～50 万 U,UK 100 万～150 万 U,rt-PA 10～100 mg;动脉用药 SK 0.6 万～25 万 U,UK 10 万～30 万 U,rt-PA 20～100 mg。

(6)溶栓治疗时间:Astrup 根据动物实验首次提出了"缺血半暗带"的概念,表明缺血半暗带仅存在 3～4 h,因此大多数临床治疗时间窗定在症状出现后 6 h 内进行。美国食品与药物管理局(FDA)批准在发病 3 h 内应用 rt-PA。尿激酶一般在发病 6 h 内进行。近来有学者提出 6 h 的治疗时间窗也绝不是僵化的,有些患者卒中发病超过 6 h,如果侧支循环好,仍可考虑延迟性溶栓。

(7)溶栓治疗的途径:溶栓治疗的途径主要有静脉和动脉用药两种。在 DSA 下行动脉内插管,于血栓附近注入溶栓药,可增加局部的药物浓度,减少用药剂量,直接观察血栓崩解,一旦再通即刻停止用药,便于掌握剂量,但它费时(可能延误治疗时间)、费用昂贵,需要造影仪器及训练有素的介入放射人员。因而受到技术及设备的限制。相反静脉溶栓简便易行,费用低。近来有一些学者提出将药物注入 ICA,而不花更多时间将导管插入 MCA 或在血栓近端注药。至于何种用药途径更佳,尚未定论,Racke 认为动脉、静脉用药两者疗效无明显差异。

(8)溶栓治疗脑梗死的并发症。

继发脑出血:①发生率:多数文献报告,经 CT 证实的脑梗死后出血性梗死自然发生率为 5%～10%;脑实质出血约为 5%。WardLaw 等综述 1992 年以前 30 多篇文献的 1 573 例应用 UK、SK、rt-PA 经静脉或动脉途径溶栓治疗,出血性脑梗死发生率为 10%。1 781 例溶栓治疗继发脑实质出血发生率为 5%。当然不同给药方法和时机,出血的发生率不同,据现有资料颅内出血的发生率为 4‰～26‰。②最主要危险因素:a.溶栓治疗时机:高血压,溶栓开始前收缩压超过 24.0～26.7 kPa 或舒张压超过14.7～16.0 kPa。b.溶栓药物的剂量:脑水肿,早期脑 CT 检查有脑水肿或占位效应患者有增加出血性梗死的发生率。③潜在的危险因素:年龄(70 岁以上)、病前神经状况、联合用药(如肝素、阿司匹林等)。④发生机制可能是:继发性纤溶亢进和凝血障碍;长期缺血的血管壁已经受损,在恢复血供后由于通透性高而血液渗出;血流再灌注后可能因反射而使灌注压增高。

再灌注损伤:再灌注早期,脑组织氧利用率低,而过氧化脂质含量高,过剩氧很容易形成活性氧,与细胞膜脂质发生反应,使脑细胞损害加重。通常脑梗死发病 12 h 以内缺血脑组织再灌注损伤不大,脑水肿较轻,但发病 12 h 以后则可能出现缺血脑组织过度灌注,加重脑水肿。

血管再闭塞:脑梗死溶栓后血管再闭塞发生率约为 10‰～20‰,其发生原因目前尚不十分清楚,可能与溶栓药物的半衰期较短有关,尿激酶的半衰期为 16 min,PA 仅为 7 min;溶栓治疗可能伴有机体凝血活性增高。

5.抗凝治疗

临床表现为进展型卒中的患者,可有选择地应用抗凝治疗。但有引起颅内和全身出血的危险性,必须严格掌握适应证和禁忌证。抗凝治疗包括肝素和口服抗凝剂。肝素:12 500 U 加入 10‰葡萄糖1 000 mL中,缓慢静脉滴注(每分钟 20 滴),仅用 1～2 d,凝血酶原时间保持在正常值的 2～2.5 倍,凝血酶原活动度在 20‰～30‰ 之间。但有关其疗效及安全性的确切资料有限,结果互有分歧。低分子肝素安全性增加,但其治疗急性缺血性脑血管病的疗效尚待评估,目前已有的资料难以做出肯定结论。用法:速避凝 3 000～5 000 U,腹部皮下垂直注射,1～2 次/天。口服抗凝剂:新双香豆素 300 mg,双香豆素 100～200 mg或华法林 4～6 mg,刚开始时每天检查凝血酶原时间及活动度,待稳定后可每周查 1 次,以便调整口服药物剂量。治疗期间应注意出血并发症,如有出血情况立即停用。

6.降纤治疗

降解血栓纤维蛋白原、增加纤溶系统活性及抑制血栓形成或帮助溶解血栓。适用于脑血栓形成早期,特别是合并高纤维蛋白血症患者。常用药物有巴曲酶、蛇毒降纤酶及 ancrod 等。

7.抗血小板凝集药物

抗血小板凝集药物能降低血小板聚集和血黏度。目前常用有阿司匹林和盐酸噻氯匹定。阿司匹林以小剂量为宜,一般 50～100 mg/d,盐酸噻氯匹定 125～250 mg/d。

8.血液稀释疗法

稀释血液和扩充血容量可以降低血液黏稠度,改善局部微循环。常用低分子右旋糖酐或 706 代血浆 500 mL,静脉滴注,1 次/天,10～14 d 为 1 个疗程。心肾功能不全者慎用。

9.脑保护剂

目前临床上常用的制剂有:①钙离子拮抗剂:能阻止脑缺血、缺氧后神经细胞内钙超载,解除血管痉挛,增加血流量,改善微循环。常用的药物有尼莫地平、尼莫通、盐酸氟桂嗪等。②胞二磷胆碱:它是合成磷脂胆碱的前体,胆碱在磷脂酰胆碱生物合成中具有重要作用,而磷脂酰胆碱是神经膜的重要组成部分,因此具有稳定神经细胞膜的作用。胞二磷胆碱还参与细胞核酸、蛋白质和糖的代谢,促进葡萄糖合成乙酰胆碱,防治脑水肿。用法:500～750 mg 加入 5‰葡萄糖液 250 mL,静脉滴注,1 次/天,10～15 d 为 1 个疗程。③脑活素:主要成分为精制的必需和非必需氨基酸、单胺类神经介质、肽类激素和酶前体,它能通过血脑屏障,直接进入神经细胞,影响细胞呼吸链,调节细胞神经递质,激活腺苷酸环化酶,参与细胞内蛋白质合成等。用法:20～50 mL 加入生理盐水 250 mL,静脉滴注,1 次/天,10～15 d 为 1 个疗程。

10.外科治疗和介入治疗

半球大面积脑梗死压迫脑干,危及生命时,若应用甘露醇无效时,应积极进行去骨瓣手术减压和坏死脑组织吸出术。对急性大面积小脑梗死产生明显肿胀及脑积水者,可行脑室引流术或去除坏死组织以挽救生命。对颈动脉粥样硬化颈动脉狭窄＞70‰者,可考虑手术治疗。常用的手术方法有颈动脉内膜剥离修补术,颅外-颅内血管吻合术及近年来发展起来的颈动脉支架成形术。

11.康复治疗

主张早期进行系统、规范及个体化的康复治疗。急性期一旦病情平稳,应立即进行肢体功能锻炼和语言康复训练,降低致残率。

(三)脑栓塞

(1)发生在颈内动脉前端或大脑中动脉主干的大面积脑栓塞,以及小脑梗死可发生严重的脑水肿,继发脑疝,应积极进行脱水、降颅压治疗,必要时需要进行大颅瓣切除减压。大脑中动脉主干栓塞可立即施行栓子摘除术,据报道70%可取得较好疗效,亦应争取在时间窗内实验溶栓治疗,但由于出血性梗死更多见,溶栓适应证更应严格掌握。

(2)由于脑栓塞有很高的复发率,有效的预防很重要。房颤患者可采用抗心律失常药物或电复律,如果复律失败,应采取预防性抗凝治疗。由于个体对抗凝药物敏感性和耐受性有很大差异,治疗中要定期监测凝血功能,并随时调整剂量。在严格掌握适应证并进行严格监测的条件下,适宜的抗凝治疗能显著改善脑栓塞患者的长期预后。

(3)部分心源性脑栓塞患者发病后2~3小时内,用较强的血管扩张剂如罂粟碱点滴或吸入亚硝酸异戊酯,可收到较满意疗效,亦可用烟酸羟丙茶碱(脉栓通、烟酸占替诺)治疗发病1周内的轻中度脑梗死病例收到较满意疗效者。

(4)对于气栓的处理应采取头低位,左侧卧位。如系减压病应立即行高压氧治疗,可使气栓减少,脑含氧量增加,气栓常引起癫痫发作,应严密观察,及时进行抗癫痫治疗。脂肪栓的处理可用血管扩张剂,5%硫酸氢钠注射液250 mL静脉滴注,2次/天。感染性栓塞需选用有效足量的抗生素抗感染治疗。

(四)腔隙性脑梗死

该病无特异治疗其关键在于防治高血压动脉粥样硬化和糖尿病等。急性期适当的康复措施是必要的。纯感觉性卒中主要病理是血管脂肪透明变性,巨噬细胞内充满含铁血黄素,提示红细胞外渗,因此禁用肝素等抗凝剂,但仍可试用阿司匹林、潘生丁;纯运动型较少发生血管脂肪变性,可以应用肝素、东菱精纯克栓酶及蝮蛇抗栓酶,但应警惕出血倾向。腔隙梗死后常有器质性重症抑郁,抗抑郁药物患者常不易耐受,最近有人推荐选择性5-羟色胺重摄取抑制剂Cialopram 10~14 mg/d,治疗卒中后重症抑郁安全有效,无明显不良反应。无症状型腔隙性脑梗死主要针对其危险因素:高血压、糖尿病、心律失常、高脂、高黏血症及颈动脉狭窄等,进行积极有效的治疗,对降低其复发率至关重要,对本病的预防也有极其重要的意义。

(崔洪源)

第五节　急性颅内高压症

急性颅内压增高是多种疾病共有的一种症候群。正常成人侧卧时颅内压力经腰椎穿刺测定为0.69~0.78 kPa(7~8 cmH$_2$O),若超过1.96 kPa(20 cmH$_2$O)时为颅内压增高。

一、颅内压的生理调节

颅腔除了血管与外界相通外,基本上可看作是一个不可伸缩的容器,其总容积是不变的。颅腔内的3种内容物——脑、血液及脑脊液,它们都是不能被压缩的。但脑脊液与血液在一定范围内是可以被置换的。所以颅腔内任何一种内容物的体积增大时,必然导致其他两种内容物的体积代偿性减少来相适应。如果调节作用失效,或颅内容物体积增长过多过速,超出调节功能所能够代偿时,就出现颅内压增高。

脑脊液从侧脑室内脉络丛分泌产生,经室间孔入第三脑室,再经大脑导水管到第四脑室,然后经侧孔和正中孔进入蛛网膜下隙。主要经蛛网膜颗粒吸收入静脉窦,小部分由软脑膜或蛛网膜的毛细血管所吸收。

脑血流量是保证脑正常功能所必需的,它决定于脑动脉灌注压(脑血流的输入压与输出压之差)。当脑动脉血压升高时,血管收缩,限制过多的血液进入颅内。当脑动脉压力下降时,血管扩张,使脑血流量不致有过多的下降。当颅内压增高时,脑灌注压减少,因而脑血流量减少。一般认为颅内压增高需要依靠减少脑血流量来调节时,说明脑代偿功能已达到衰竭前期了。

在3种内容物中,脑实质的体积变动很少,而脑血流量在一定范围内由脑血管的自动调节反应而保持相对稳定状态。所以,颅内压主要是依靠脑脊液量的变化来调节。

颅内压的调节很大程度取决于机体本身的生理和病理情况。调节有一定的限度,超过这个限度就引起颅内压增高。

二、颅内压增高的病理生理

临床常见有下列几种情况:①颅内容物的体积增加超过了机体生理代偿的限度,如颅内肿瘤、脓肿、急性脑水肿等。②颅内病变破坏了生理调节功能,如严重脑外伤、脑缺血、缺氧等。③病变发展过于迅速,使脑的代偿功能来不及发挥作用,如急性颅内大出血、急性颅脑外伤等。④病变引起脑脊液循环通路阻塞。⑤全身情况差使颅内压调节作用衰竭,如毒血症和缺氧状态。

颅内压增高有2种类型:①弥漫性增高,如脑膜脑炎、蛛网膜下隙出血、全脑水肿等。②先有局部的压力增高,通过脑的移位及压力传送到别处才使整个颅内压升高,如脑瘤、脑出血等。

三、诊断

(一)临床表现特点

在极短的时间内发生的颅内压增高称为急性颅内压增高。可见于脑外伤引起的硬膜外血肿、脑内血肿、脑挫裂伤等或急性脑部感染、脑炎、脑膜炎等引起的严重脑水肿;脑室出血或近脑室系统的肿瘤或脑脓肿等。

1.头痛

急性颅内压增高意识尚未丧失之前,头痛剧烈,常伴喷射性呕吐。头痛常在前额与双颞,头痛与病变部位常不相关。

2.视乳头水肿

急性颅内压增高可在数小时内见视乳头水肿,视乳头周围出血。但急性颅内压增高不一定都呈现视乳头水肿。因而视乳头水肿是颅内压增高的重要体征,但无否定的意义。

3.意识障碍

是急性颅内压增高的最重要症状之一,可以为嗜睡、昏迷等不同程度的意识障碍。

4.脑疝

整个颅腔被大脑镰和天幕分成3个相通的腔,并以枕骨大孔与脊髓腔相通。当颅内某一分腔有占位病变时,压力高、体积大的部分就向其他分腔挤压、推移而形成脑疝。由于脑疝压迫,使血液循环及脑脊液循环受阻,进一步加剧颅内高压,最终危及生命。常见的脑疝有2类:小脑幕切迹疝及枕骨大孔疝。

(1)小脑幕切迹疝:通常是一侧大脑半球占位性病变所致,由于颞叶海马钩回疝入小脑幕切迹孔,压迫同侧动眼神经和中脑,患者呈进行性意识障碍,病变侧瞳孔扩大、对光反射消失,病情进一步恶化时双侧瞳孔散大、去大脑强直,最终呼吸、心跳停止。

(2)枕骨大孔疝:主要见于颅后窝病变。由于小脑扁桃体疝入枕骨大孔,延髓受压。临床表现为突然昏迷、呼吸停止、双瞳孔散大,随后心跳停止而死亡。

5.其他症状

可有头晕、耳鸣、烦躁不安、展神经麻痹、复视、抽搐等。儿童患者常有头围增大、颅缝分离、头皮静脉怒张等。颅内压增高严重时,可有生命体征变化,血压升高、脉搏变慢及呼吸节律趋慢。生命体征变化是颅内压增高的危险征象。

(二)诊断要点

1.是否急性颅内压增高

急性发病的头痛、呕吐、视乳头水肿及很快出现意识障碍、抽搐等则应考虑有急性颅内压增高。应做颅脑 CT 或 MRI 检查并密切观察临床症状、体征的变化。

2.颅内压增高的程度

颅内压增高程度可分 3 级:压力在 1.96～2.55 kPa(20～26 cmH$_2$O)为轻度增高;压力在 2.55～5.30 kPa(26～54 cmH$_2$O)为中度增高;超过 5.30 kPa(54 cmH$_2$O)为重度增高。如出现以下情况说明颅内压增高已达严重地步。

(1)头痛发作频繁,反复呕吐,眼底检查发现视乳头水肿进行性加重者。

(2)意识障碍逐渐加深者。

(3)血压上升、脉搏减慢、呼吸节律变慢者表示颅内压增高较严重。

(4)观察过程中出现瞳孔大小不等者。

3.颅内压增高的原因

应详细询问病史并体检,做有关的实验室检查,同时做脑脊液检查,脑 CT、MRI、脑电图、脑血管造影等辅助检查可提供重要的诊断资料,从而采取相应的治疗措施。

四、治疗

降低颅内压。

1.脱水治疗

(1)高渗性脱水:20％甘露醇 250 mL/次静滴,于 20～40 min 内滴完,每 6 h1 次,作用迅速,可以维持 4～8 h,为目前首选的降颅压药物。甘油可以口服,剂量为每日 1～2 g/kg;也可静滴,剂量为每日 0.7～1 g/kg。成人可用 10％甘油每日 500 mL,滴注速度应慢,以防溶血。同时应限制液体入量和钠盐摄入量,并注意电解质平衡,有心功能不全者应预防因血容量突然增加而致急性左侧心力衰竭及肺水肿。

(2)利尿剂:可利尿脱水,常用呋塞米(速尿)和依他尼酸(利尿酸),其脱水作用不及高渗脱水剂,但与甘露醇合用可减少其用量。用法:成人一般剂量为每次 20～40 mg,每日 1～6 次,肌注或静注。

(3)血清清蛋白:每次 50 mL,每日 1 次,连续用 2～3 d。应注意心功能。

(4)激素:作用机制尚未十分肯定,主要在于改善血-脑屏障功能及降低毛细血管通透性。常用地塞米松,每日 10～20 mg,静滴或肌注。

2.减少脑脊液容量

对阻塞性或交通性脑积水患者可作脑脊液分流手术,对紧急患者可作脑室穿刺引流术,暂时缓解颅内高压。也可以口服碳酸酐酶抑制剂,如乙酰唑胺(醋唑磺胺),可抑制脑脊液生成,剂量为 250 mg,每日 2～3 次。

3.其他

对严重脑水肿伴躁动、发热、抽搐或去大脑强直者,可采用冬眠低温治疗,充分供氧,必要时可气管切开以改善呼吸道阻力。有条件时可使用颅内压监护仪,有利于指导脱水剂的应用和及时抢救。

4.病因治疗

当颅内高压危象改善后,应及时明确病因,以便进行病因治疗。

(魏明顺)

第六节　帕金森病

帕金森病(PD)又名震颤麻痹,由英国的帕金森于 1817 年描述而得名。PD 是中老年常见的神经系统变性疾病,以黑质多巴胺(DA)能神经元变性缺失和路易小体形成为特征,以静止性震颤、运动迟缓、肌强直和姿势步态异常为主要临床表现。一般在 50～65 岁开始发病,发病率随年龄增长而逐渐增加,60 岁发病率约为 1‰,70 岁发病率达 3‰～5‰,我国目前大概有 170 多万人患有这种疾病。随着人口的老龄化,其发病率呈逐年上升趋势,给家庭和社会都造成了负面影响。

一、病因和发病机制

迄今为止,帕金森病的病因仍不完全清楚。目前的研究倾向于与年龄老化、遗传和环境毒素因素等综合因素有关。

(1)年龄老化:PD 主要发生于中老年人,40 岁以前发病少见,提示老龄与发病有关。随年龄增长,每 10 年纹状体的多巴胺量可减少 5%～13%;当黑质内多巴胺能神经元损害达 80% 以上以及纹状体的多巴胺量下降 80% 时则可引发本病。

(2)遗传性:绝大多数 PD 患者为散发性,约 10% 有家族史,呈不完全外显的常染色体显性内科学性遗传或隐性遗传。

(3)环境因素:流行病学调查结果发现,PD 的患病率存在地区差异,与长期接触杀虫剂、除草剂或某些工业化学品等有毒物质相关。

此外,感染、中毒、药物、脑动脉硬化等原因均可产生与帕金森病类似的临床症状或病理改变,这些情况统称为继发性帕金森综合征或震颤麻痹综合征。

目前普遍认为,遗传因素可使患病易感性增加,只有在环境因素及衰老的相互作用下,通过氧化应激、线粒体功能衰竭、钙超载、兴奋性氨基酸毒性作用、细胞凋亡、免疫异常等机制才导致黑质 DA 能神经元大量变性丢失而发病。

帕金森病的主要病变是在脑部的黑质及纹状体。黑质为制造并贮存纹状体所需要的神经递质——多巴胺的场所,并经黑质-纹状体环路向纹状体输送多巴胺。多巴胺为纹状体的抑制性神经递质,乙酰胆碱为纹状体的兴奋性递质。功能相互拮抗,维持两者平衡,对基底节环路活动起重要的调节作用。PD 患者黑质 DA 能神经元变性丢失、黑质-纹状体 DA 通路变性,纹状体 DA 含量显著降低(>80%),造成 ACh 系统功能相对亢进,产生临床上的诸多症状。

二、病理

主要是黑质致密区含黑色素的神经元严重缺失,残余细胞发生变形,细胞质内出现同心形 Lewy 包涵体。此小体为圆形,分层状,可用 HE 染色法染出。组织化学方面发现纹状体中的多巴胺和其代谢产物高香草酸明显减少,5-羟色胺和去甲肾上腺素亦稍有减少等变化,类似的改变也可见于蓝斑、迷走神经背核、脊髓侧角以及交感神经节中。

三、临床表现

PD 起病隐匿,缓慢进展。临床症状主要表现如下:

(一)震颤

典型的震颤以肢体远端部分为著,通常从一侧上肢的远端,随着病情的发展,对侧的肢体、口唇、下颌以及舌部也可以出现。患肢的震颤主要是由拮抗的肌群出现 4～8 次/秒有节律的收缩与松弛所引起。手的掌指关节和拇指震颤最为明显,呈"搓丸样"动作。震颤为静止性震颤,具有静止时发生、随意运动时减轻、入睡后消失、情绪激动时加重的特征。

（二）肌肉强直

伸肌和屈肌肌张力均增高，屈肌更为明显。如伸屈关节所受到的阻力比较均匀一致，称"铅管样强直"；若患者合并有震颤成分，在被动屈伸关节时感到阻力不均匀，不是一种流畅的运行，有断续的停顿感，称为"齿轮样强直"；肌张力增高常出现在四肢、颈区及面部的肌肉，表现为面部表情呆板，很少瞬目，称为"面具脸"；吞咽肌肌强直，表现为吞咽困难和流涎；与言语相关肌肉的强直，表现为言语单调而缓慢、声小及重复。

（三）运动迟缓

患者日常生活中的各种主动运动，如穿衣、扣纽扣、刷牙、洗脸、系鞋带等动作缓慢、减少。书写时越写越小，称为"写字过小征"。行走时两步之间的距离缩小，呈小碎步。讲话语音低沉，语言单调，后期可有吞咽困难，进食咳呛。

（四）姿势步态异常

由于四肢、躯干及颈区肌肉强直，患者出现特殊的姿势，站立时头颈与躯干前倾，膝关节微屈；上肢连带运动消失，患者越走越快，呈前冲姿势而不能突然停下来，称"慌张步态"。

（五）其他症状

可有大小便困难、出汗多、皮脂溢出和直立性低血压等自主神经失调症状；还可有情绪低落、性欲低下，智力和情感反应大多数正常，但偶有痴呆或精神异常。

四、并发症

病情晚期因患者生活不能自理，常出现肺部感染、压疮、骨折、关节固定而致功能丧失。

五、实验室和其他检查

（一）基因检测

在少数家族性 PD 患者，采用 DNA 印迹技术、PCR、DNA 序列分析等可能发现基因突变。

（二）CT 和 MRI 检查

可以排除某些病变，有助于鉴别诊断及进一步确定临床诊断。

（三）脑脊液和尿中的高香草酸（HVA）检查

HVA 是多巴胺的代谢产物，PD 患者脑脊液和尿中的 HVA 含量降低。

六、诊断和鉴别诊断

PD 多中老年发病，缓慢进行性病程，具有震颤、肌强直、运动迟缓、姿势步态异常等临床表现，结合相应的辅助检查可做出诊断。需要与以下疾病相鉴别：

（一）特发性震颤

多在早年起病，属显性遗传病，表现为头、下颌、肢体不自主震颤，震颤频率可高可低，高频率者甚似甲状腺功能亢进症；低频者甚似帕金森震颤。本病无运动减少、肌张力增高及姿势反射障碍，饮酒后或服普萘洛尔治疗有效。

（二）继发性帕金森综合征

有明确病因可寻，如脑外伤、脑卒中、病毒性脑炎、药物（神经安定药、利血平、甲氧氯普胺（胃复安）、甲基多巴、锂、氟桂利嗪（氟桂嗪）等）、金属及一氧化碳中毒等。

（三）帕金森叠加综合征

又称症状性帕金森综合征，在神经科临床上是指具有帕金森病的基本表现，但病因、发病机制和临床特征有所不同的一组锥体外系病变。常见的有：①进行性核上性麻痹，常出现双眼球的上下活动障碍。②直立性低血压综合征，于直立体位时可出现血压明显下降。③肝豆状核变性。可查到眼角膜色素环以及血清铜氧化酶减少。④橄榄—脑桥—小脑萎缩症,在脑 MRI 影像学上表现为明显的脑干、小脑萎缩等,可以协助鉴别诊断。

七、治疗

本病的病程长,常需终身服药。一般从小剂量开始,缓慢加量,以最合适剂量,达到最佳疗效,并注意治疗方案的个体化。对于症状轻微的早期 PD 患者,如果没有影响到功能,可以先不服用药物,以加强功能锻炼为主,必要时服用一些神经保护药,如维生素 E、泛癸利酮(辅酶 Q₁₀)、单胺氧化酶抑制药等。

(一)药物治疗

目标是延缓疾病进展、控制症状,并尽可能延长症状控制的年限,同时尽量减少药物的不良反应和并发症。目前应用的药物如下:

1. 抗胆碱药物

通过抑制乙酰胆碱的作用,纠正 DA 和乙酰胆碱的失调而缓解病情,对震颤的改善效果较好,用于早期和轻症患者。主要不良反应为口干、头晕、便秘、排尿困难、视力减退等。前列腺肥大、青光眼患者禁用。此类药可影响记忆和认知功能,所以对 70 岁以上 PD 患者应慎用。常用药物有:苯海索(安坦片)2 mg,2~3 次/天;丙环定(开马君)2.5 mg,3 次/天,可逐渐增加至 20 mg/d。

2. 金刚烷胺

对少动、强直、震颤均有改善作用,对伴异动症患者可能有帮助。用法 50~100 mg,每日总剂量不超过 300 mg,2~3 次/天。肾功能不全、严重胃溃疡、肝病患者慎用,哺乳期妇女禁用。

3. 左旋多巴

是目前治疗帕金森病最有效的药物,其有效率可达 75% 或更高,适用于运动障碍较为严重的患者。常用剂量为 2.5~6 g/d,分 3 次饭后服。一般从小剂量开始,逐渐增量,至显效后改为维持量。

4. 其他药物

(1)DA 受体激动药:溴隐亭可直接激活多巴胺受体,疗效迅速,作用持续时间较长,一般与左旋多巴类药物联合应用,以增加疗效。从小剂量开始,治疗剂量 7.5~15 mg/d。不良反应有头痛、失眠、鼻塞、复视、呕吐、腹泻等。

(2)单胺氧化酶 β 抑制药。司来吉兰(丙炔苯丙胺)能阻断 DA 降解,增加脑内 DA 的含量,与维生素 E 合用,治疗早期患者,保护神经元,延缓疾病进展。用法为 2.5~5 mg,2 次/天。不良反应有失眠、口干、直立性低血压等。

(二)外科治疗

早期药物治疗显效,而长期治疗疗效明显减退,同时出现异动症者并药物治疗难以改善者可考虑手术治疗。主要有神经核团细胞毁损手术与电刺激手术两种方式,原理都是为了抑制脑细胞的异常活动,达到改善症状的目的。前者是在异常活跃的神经核团上制造一个直径约 3 mm 的毁损灶,后者则是埋植刺激器通过高频电刺激达到类似毁损的效果。手术对肢体震颤和(或)肌强直有较好疗效,但对躯体性中轴症状,如姿势步态异常、平衡障碍无明显疗效。

(三)针灸治疗

多以震颤熄风为主,常用穴位为四神聪、风池、曲池、合谷、阳陵泉、太冲、太溪等,留针时间 30~50 min,疗程以 10~15 天为佳。头皮针多以舞蹈震颤控制区为主要的刺激区域,根据症状可配合运动区、感觉区及其他头部经穴。本病的疗程较长,临床上常使用电针,常用频率为 100~180 次/分不等,以连续波为主,有时可选择疏密波。

(四)康复治疗

针对患者采用放松和呼吸锻炼,面部、头颈部、躯干、腹肌、手部、下肢、步态锻炼,平衡运动的锻炼,语言障碍的训练等康复治疗,可改善生活质量。

（五）心理治疗

心理因素在疾病治疗和康复过程中有着重要作用，心理治疗应该贯穿整个治疗过程之中。为患者创造良好的治疗和休养环境，给予充分的关心和爱护，帮助认识疾病的原因、表现、治疗和规律，树立战胜疾病的信心。

八、健康指导

（一）注意膳食和营养

饮食宜清淡、少盐，禁烟酒及刺激性食品。膳食中注意满足糖、蛋白质的供应，以植物油为主，少进动物脂肪。无机盐、维生素、膳食纤维供给应充足。多吃新鲜蔬菜和水果，能够提供多种维生素，并能促进肠蠕动，防治大便秘结。

（二）生活中的指导和帮助

疾病早期，应指导患者尽量参与各种形式的活动，坚持四肢各关节的功能锻炼。随着病情的发展，宜注意患者在活动中的安全问题。

（三）加强肢体功能锻炼

主动进行肢体功能锻炼，四肢各关节做最大范围的屈伸、旋转等活动，以预防肢体挛缩、关节僵直的发生；晚期患者做被动肢体活动和肌肉、关节的按摩，以促进肢体的血液循环。

（四）预防并发症

预防感冒。卧床患者要按时翻身，做好皮肤护理，防止尿便浸渍和压疮的发生。被动活动肢体，加强肌肉、关节按摩，对防止和延缓骨关节的并发症有意义。加强口腔护理，定时翻身、叩背，以预防吸入性肺炎和坠积性肺炎。

九、预后

PD 是一种慢性神经系统变性性疾病，进展较缓慢，目前尚无根治方法。据统计，在应用左旋多巴治疗以前的年代，PD 能减少患者的预期寿命，病死率为普通人群的 3 倍；应用左旋多巴替代治疗以后，PD 患者与普通人的病死率大致持平。大多数患者药物治疗获得良好的症状控制的时间可维持 4～5 年，一般 5～8 年会逐渐药效减退，10～12 年出现生活自理能力的下降。目前认为帕金森病本身不会明显缩短患者的寿命，但疾病严重限制患者的活动能力，影响其生活质量，给患者造成极大痛苦，也给家庭和社会造成严重负担。

（魏明顺）

第七节　周期性瘫痪

根据发作时血清钾的水平可将周期性瘫痪分为三种类型：低血钾性周期性瘫痪、高血钾性周期性瘫痪和正常钾性周期性瘫痪。国内以散发性、低血钾性周期性瘫痪最常见。根据病因又分为原发性低钾性瘫痪和继发性低钾性瘫痪，后者有甲状腺功能亢进、原发性醛固酮增多症、肾衰竭、代谢性疾病等。

一、低血钾性周期性瘫痪

低血钾性周期性瘫痪（HOPP）是 1863 年 Cavare 首先报道。临床特征为肌无力，血清钾水平降低，活动或高碳水化合物饮食可诱发肌无力发作。1885 年 Goldflam 强调此病与遗传有关，故又称为家族性周期性瘫痪。在我国有家族史者极为罕见，以散发性最多见。

（一）病因及发病机制

家族性周期性瘫痪常见的遗传方式是常染色体显性遗传钙通道病，女性外显率低，男女比率为

（3～4）：1。该病是1q32染色体编码的二氢吡啶受体基因突变所致，也与11q13-q14和17q23.1-q25.3位点突变有关。

周期性瘫痪发作时血钾降低，肌细胞内钾增加，引起膜电位过度极化，膜电位下降，从而引起肌无力及瘫痪。细胞内钾的升高可能是泵的间断活动过度所致，泵对胰岛素或肾上腺素的反应增高会导致一过性钠钾泵转运的加速。也有认为是肾上腺素皮质激素间歇性分泌过多所致的钾功能紊乱，故患者在妊娠期少发病。另一种可能的缺陷是肌纤维膜的离子通透性异常。因在发作期间血清肌酸激酶亚单位B(S-CKB)活性增加，血清肌球蛋白增高，说明肌膜有缺陷。尚有认为与磷酸己糖原的合成有关。此外还证明了与胰岛素密切相关，因胰岛素有促进各种细胞转运钾的功能，故用氯苯甲嗪阻断胰岛素释放，就不致诱发肌无力；反之，静脉注入葡萄糖则可使胰岛素分泌增加而诱发肌无力，显示胰岛素在疾病发作中起重要的作用。碳水化合物大量进入体内易诱发肌瘫痪的原因是葡萄糖进入肝脏和肌细胞合成糖原，代谢需要带入钾离子，使血液中钾离子浓度降低。由于钾内流过度，因而使不能透过膜的阳离子的数目增加，从而被动地引起水和阳离子的内流。也有指出本病的发生与神经机制有关，如间脑部病变可伴有周期性瘫痪，在睡眠时或过度疲劳时发生，这与大脑皮质进入抑制状态、失去其对下丘脑的控制有关。

（二）病理

病情较长者肌肉可有轻度改变，活检中可见肌纤维空泡变性。电镜检查见肌浆网小管局限性膨大，呈空泡状，内含糖原及糖类物质，肌肉钾及水分含量均升高。

（三）临床表现

以20～40岁多见，男多于女。剧烈运动后、疲劳、受凉、酗酒、饱餐、过量进食碳水化合物、感染、创伤、月经、情绪激动、精神刺激等常为诱因。

发病前可有肢体酸胀、麻木、烦渴、多汗、少尿、面色潮红和恐惧等前驱症状，部分患者此时活动后可抑制发作。常于夜间入睡后或清晨转醒时发作，出现四肢肌肉对称性无力或完全瘫痪，可伴有肢体酸胀、针刺感等。瘫痪的肢体近端重于远端，下肢重于上肢，可以从下肢逐渐累及上肢。瘫痪肢体肌张力降低，腱反射减弱或消失。脑神经支配肌肉一般不受影响，膀胱直肠括约肌功能正常。症状于数小时至数天达到高峰。

少数严重患者可发生呼吸肌瘫痪，心动过速或过缓、室性早搏等心律失常和血压增高而危及生命。大多可以完全恢复。

发作数小时至数日逐渐恢复，瘫痪最早的肌肉先恢复。部分患者在肌力恢复时伴多尿、大汗以及瘫痪的肌肉酸痛与僵硬。发作频率不等，数周或数月一次，个别病例每日发作，也有数年一次或终生仅发作一次。发作间歇一切正常。

（四）辅助检查

发作时血清钾含量减少，血清钾浓度往往低于3.5 mmol/L。尿钾减少，血清CK升高，血清肌球蛋白含量升高。心电图可见典型的低钾性改变：U波出现，P-R间期与Q-T间期延长、QRS波群增宽、T波平坦、S-T段降低或显示传导阻滞。肌电图显示电位幅度降低，数量减少；完全瘫痪时运动单位消失、电刺激无反应、静息电位低于正常。运动感觉传导速度正常。

（五）诊断及鉴别诊断

1.诊断

通常可根据：①典型的病史与症状；②血钾低；③心电图、神经电生理的特征性改变；④给予钾盐治疗效果好。

诊断有困难时，可行葡萄糖诱发试验，即口服葡萄糖100 g，或于1 h内静脉滴注葡萄糖100 g同时应用胰岛素20 U，0.5～2 h后随血糖降低而出现四肢无力或瘫痪为阳性。在瘫痪发生前，可见到快速感应电刺激引起的肌肉动作电位幅度的节律性波动，继而潜伏期延长，动作电位间期增宽，波幅降低，甚至反应消失。瘫痪出现后可给氯化钾6～10 g加于盐水1 000 mL中静脉点滴，以中止发作。事前应取得患者及家属的了解和同意，必须严密观察，并作好应付一切可能发生意外（如呼吸肌瘫痪、心律失常）的准备。

2.鉴别诊断

(1)高血钾性周期性瘫痪:发病年龄较早,发作多在白天,肌无力发作的时间较短,血钾含量升高,用钾后症状反而加重。

(2)正常血钾性周期性瘫痪:血清钾正常,补钾后症状加重,给予钠盐后症状好转,进食大量碳水化合物不会诱发肌无力。

(3)继发性周期性瘫痪:①甲状腺功能亢进:常以低钾性瘫痪作为首发症状,T_3、T_4增高,TSH降低,以及发作频率高,每次持续时间短以资鉴别;②原发性醛固酮增多症:常有高血压、高血钠和碱中毒;③肾小管酸中毒:多有高血氯、低血钠和酸中毒;④药物作用:应注意最近有无服用双氢克尿噻、肾上腺皮质激素等药物。其他如17α-羟化酶缺乏症和腹泻造成短期内失钾过多等。

(4)吉兰-巴雷综合征:急性起病,四肢对称性弛缓性瘫痪,有神经根痛及四肢末梢型感觉障碍,可有脑神经损害;脑脊液呈蛋白-细胞分离,血清钾正常,肌电图呈神经源性改变;病程较长,少有反复发生。

(5)癔症性瘫痪:起病常有精神刺激因素,临床症状表现多样,暗示治疗有效,血清钾正常,肌电图无改变。

(六)治疗

1.控制急性发作

口服10%氯化钾溶液30~40 mL。24 h内再分次口服,隔2~4 h可重复给药,总量不超过10~15 g,病情好转后逐渐减量。病情重者可用10%氯化钾溶液20~30 mL加入生理盐水1 000 mL中静滴,每小时输入量不超过1 g(20 mmol/h)。

严重心律失常应在心电监护下积极纠治;呼吸肌瘫痪应予辅助呼吸。

2.预防发作

频繁发作者,发作间期可选用钾盐1 g,每日3次口服;螺内酯(安体舒通)20~100 mg,每日分次口服;或乙酰唑胺250 mg,每日3次口服。应避免各种诱发因素,如受凉、饱餐、饮酒、剧烈运动等,可减少复发。低钠低碳水化合物高钾饮食,平时多食含钾丰富的食物及蔬菜水果,如肉类、香蕉、菠菜、薯类等有助于预防发作。预后良好,发作往往随年龄增大而逐渐减少或停止。

二、高血钾性周期性瘫痪

高血钾性周期性瘫痪由Tyler(1951年)首先报道,Gamstorp(1956年)称为遗传性发作无力临床罕见,主要在北欧国家。

(一)病因及发病机制

疾病的发生与膜电位下降,膜对钠的通透性增加或肌细胞内钾钠转换能力的缺陷有关。由于钠通道失活,肌细胞膜长时间去极化,抑制骨骼肌兴奋收缩。亦有提出钾的调节持续变化与胰岛素分泌异常有关。Lewis认为疾病发作时,对外源钾比对血清钾含量更为敏感是该病的特点。遗传方式为常染色体显性遗传,外显率高。近年来认为这是由于钠通道基因突变引起,定位于17q22~24。用连接酶链反应(LCR)方法,发现钠通道基因有两个新的突变点,即蛋氨酸1592变为缬氨酸,苏氨酸704变为蛋氨酸。

(二)病理

与低血钾性周期性瘫痪相似。

(三)临床表现

多在10岁前起病,男性居多。饥饿、受凉、感染、情绪不佳、妊娠、全身麻醉、服用激素及钾盐时可诱发。肌无力症状与低血钾性周期性瘫痪者相似。常在剧烈运动后休息几分钟至几小时出现肌无力发作,往往从下肢近端开始,然后影响到上肢和脑神经支配的肌肉;常伴有肌肉的痛性痉挛,发作时腱反射减弱或消失。发作多见于白天,持续几分钟至几小时(通常15~60 min),发作频率可从每天数次至每年数次。久病者可有持续性肌无力和肌肉萎缩。可伴有轻度肌强直,常见于肌无力发作时,一些患者只在肌电图检查时出现肌强直放电,但当肢体浸入冷水中则易引起肌肉僵硬,故又称为肌强直性周期性瘫痪。

（四）辅助检查

肌无力发作时血钾及尿钾均升高，且无力程度与血钾量有密切的关系。血钙降低。心电图呈 T 波高尖等高钾表现。

肌电图在瘫痪发作间期检查，当肌肉放松时可有纤颤波，并有肌强直放电及运动电位时限缩短的肌源性变化。瘫痪发作时检查可见插入电位延长，主动收缩后移动针电极时，可出现肌强直样放电，随意运动时动作电位的数量、时限及波幅均减少。在发作高峰时肌电图呈电静息，自发的或随意的运动或电刺激均不见有关电位出现。肌纤维细胞内的静止电位在瘫痪发作时下降更明显，这与钠渗透性增加有关。

（五）诊断及鉴别诊断

1.诊断

有家族史，发作性无力及血钾含量升高等作为临床诊断的根据。如仍有困难，可做以下试验以助诊：①钾负荷试验：口服 4～5 g 氯化钾（成人量），30～90 min 内出现肌无力，数分钟至 1 h 达高峰，可持续20 min 至 1 天；②运动诱发试验：蹬自行车，并加有 400～750 kg 的阻力，持续 30～60 min，停止运动后30 min 诱发肌无力并伴血钾升高；③冷水诱发试验：将前臂浸入 11 ℃～13 ℃水中，20～30 min 可诱发肌无力，停止浸冷水 10 min 后恢复。

2.鉴别诊断

（1）低血钾性周期性瘫痪：发病年龄较晚，多在 20～40 岁，常见于晚上或早上起床时发作，肌无力的时间较长，饱食等常可诱发。血钾含量减低，用钾后症状明显好转。

（2）正常血钾性周期性瘫痪：肌无力持续时间较长，无肌强直表现，在肌无力发作时血钾正常，服钾后症状加重，但用钠后症状迅速好转。

（3）先天性副肌强直症：血钾正常，用钾负荷试验不会加重病情，肌电图检查可助区别。

（4）其他：尚需鉴别的疾病是肾功能不全、肾上腺皮质功能下降、醛固酮缺乏症及药物性高钾性瘫痪。

（六）治疗

无力发作时可用 10％葡萄糖酸钙溶液 10～20 mL 或氯化钙，缓慢静脉注射；或葡萄糖加胰岛素静滴以降低血钾，或口服葡萄糖 2 g/kg 和皮下注射胰岛素 10～20 U；也可用呋塞米排钾。患者预感发作时，可吸入 β 肾上腺阻滞剂，必要时 10 min 后重复 1 次，往往可避免发作。

发作频繁者口服乙酰唑胺（125～250 mg，一日 3 次）、双氢克尿塞（25 mg，一日 3 次）或二氯苯二磺胺（100 mg，一日 1 次），可帮助排钾，达到减少或防止发作。给予高碳水化合物饮食可预防发作。规律而不是过剧的运动对患者有利。

三、正常血钾性周期性瘫痪

正常血钾性周期性瘫痪又名钠反应正常血钾性周期性瘫痪。

（一）病因及发病机制

有认为是常染色体显性遗传，但亦有人指出遗传方式未能确定。

（二）病理

肌肉活检有的可见肌质网纵管系统扩大、肌小管积贮、线粒体增大增多。

（三）临床表现

多在 10 岁以前发病，主要为发作性肌无力，多在晚上发生。诱发因素及发作形式与低血钾性周期性瘫痪相似，发作持续时间较长，往往持续数天到数周。限制钠盐的摄入或补充钾盐均可诱发，补钠后好转。

（四）辅助检查

血清钾浓度正常。肌活检可见线粒体增多等改变。

（五）诊断及鉴别诊断

1.诊断

主要根据发作性无力，血清钾正常，大剂量生理盐水静滴可使瘫痪恢复。如有困难可作钾负荷试验，即口服氯化钾或其他钾制剂,如为本病则可出现肌无力而血钾正常。

2.鉴别诊断

(1)高血钾性周期性瘫痪:发作多在白天,发作无力的时间较短,可有肌强直表现,血清钾偏高,给钾后症状加重,而补钙后好转。

(2)低血钾性周期性瘫痪:发病年龄较晚,多在 20～40 岁,常于晚上或早上起床时发作,肌无力的时间较长,服大量碳水化合物后可以诱发。血钾含量减低,心电图检查有低钾表现,补钾后症状减轻或消失。

(六)治疗

瘫痪发作时,可给予下列药物:①10％葡萄糖酸钙 10～20 mL,每天 1～2 次,缓慢静脉注射;或用钙片,每天 0.6～1.2 g,分 1～2 次口服。②碳酸酐酶抑制剂,口服乙酰唑胺,每日250～500 mg,分次口服。③每日摄入 10～15 g 食盐,必要时用大剂量生理盐水静滴使瘫痪消失。避免进食含钾多的食物。防止过劳或过度的肌肉活动,注意寒冷或暑热的影响。

间歇期可给氟氢可的松,每日 0.1～0.2 mg 和乙酰唑胺 250 mg,每日 2～4 次口服,可预防发作。

(魏明顺)

第八节　癫　痫

一、概述

(一)定义

1.癫痫

癫痫是一组由不同病因所引起,脑部神经元高度同步化,且常具有自限性的异常放电所导致的综合征,以发作性、短暂性、重复性及通常为刻板性的中枢神经系统功能失常为特征。

2.痫性发作

痫性发作为大脑神经元的一次不正常的过度放电,并包括高度同步的一些行为上的改变。

3.急性发作

急性发作是由于大脑结构出现损害或代谢障碍,或急性全身性的代谢紊乱而引起的痫性发作,如低血糖、乙醇中毒等可能引起易感个体痫性发作。

(二)病因

癫痫的病因复杂,是获得性和遗传性因素等多因素共同作用的结果。目前根据病因分为三类,即症状性、特发性(遗传性)和隐源性。病因与年龄有明显的关系。在新生儿期病因主要为感染、代谢异常(如维生素 B_6 依赖、低血糖、低钙血症)、出生时缺氧、颅内出血、脑部发育异常;婴儿或年龄小的儿童的病因主要为热性惊厥、遗传代谢性或发育异常性疾病、原发性/遗传性综合征、感染、发育异常、退行性变化;儿童和青春期年轻人主要病因为海马硬化、原发性/遗传性综合征、退行性疾病、发育异常、创伤、肿瘤;成年人最常见的病因为创伤、肿瘤、脑血管病、先天性代谢病、乙醇/药物、海马硬化、感染、多发性硬化、退行性疾病;老年人的主要病因为脑血管病、药物/酒精、肿瘤、创伤、退行性变化(如痴呆病)。

(三)发病机制

发病机制尚不完全清楚,但一些重要的发病环节已为人类所知,发病机制见图 17-6。

(四)分类

1.癫痫发作的分类

1981 年国际抗癫痫联盟关于癫痫发作的分类参照两个标准:①发作起源于一侧或双侧脑部;②发作时有无意识丧失。其依据是脑电图和临床表现,详见表 17-5。

各种病因 —→ 基因表达异常 —→ 神经递质或调质异常 —→ 离子通道结构和功能异常 —→

离子跨膜运动异常 —→ 神经元异常放电 —→ 神经元间的扩布 —→ 引起癫痫发作

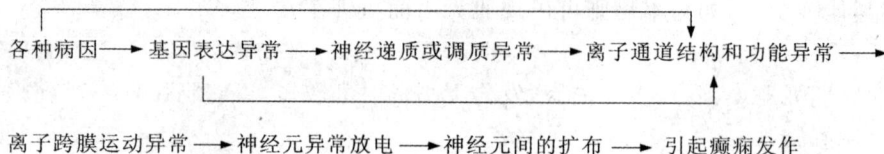

图 17-6　癫痫发病机制

表 17-5　1981 年癫痫发作的国际分类

Ⅰ.部分性(局灶性,局限性)发作
单纯部分性发作
运动症状发作
躯体感觉或特殊感觉症状性发作
有自主神经症状的发作
有精神症状的发作
复杂部分性发作
单纯部分性发作起病,继而意识丧失
发作开始就有意识丧失
部分性发作进展至继发全身发作
单纯部分性发作继发全身发作
复杂部分性发作继发全身发作
单纯部分性发作进展成复杂部分性发作,然后继发全身发作
Ⅱ.全身(全面)发作
失神发作
典型失神发作
不典型失神发作
肌阵挛发作
阵挛性发作
强直发作
强直阵挛发作
失张力发作
Ⅲ.不能分类的癫痫发作

2.癫痫及癫痫综合征的分类

癫痫及癫痫综合征的分类见表 17-6。

表 17-6　1989 年癫痫和癫痫综合征的国际分类

Ⅰ.与部位有关的癫痫(局部性、局灶性、部分性)
与发病年龄有关的特发性癫痫
具有中央颞区棘波的良性儿童期癫痫
具有枕区发放的良性儿童期癫痫
原发性阅读性癫痫
症状性
儿童慢性进行性局限型癫痫状态
有特殊促发方式的癫痫综合征
颞叶癫痫
额叶癫痫
枕叶癫痫
顶叶癫痫
隐源性:通过发作类型、临床特征、病因学以及解剖学定位

续表

Ⅱ. 全身型癫痫和癫痫综合征

与年龄有关的特发性全面性癫痫

良性家族性新生儿惊厥

良性新生儿惊厥

良性婴儿肌阵挛性癫痫

儿童失神发作

青少年失神发作

青少年肌阵挛性癫痫

觉醒时全身强直阵挛发作的癫痫

其他全身性特发性癫痫

特殊活动诱导的癫痫

隐源性或症状性癫痫

West 综合征（婴儿痉挛）

Lennox-Gastaut 综合征

肌阵挛－起立不能性癫痫

肌阵挛失神发作性癫痫

症状性全身性癫痫

无特殊病因

早发性肌阵挛性脑病

伴暴发抑制的早发性婴儿癫痫性脑病

其他症状性全身性发作

特殊性综合征

其他疾病状态下的癫痫发作

Ⅲ. 不能确定为局灶性或全身性的癫痫或癫痫综合征

有全身性和部分性发作的癫痫

新生儿癫痫

婴儿重症肌阵挛性癫痫

慢波睡眠中伴有连续性棘－慢波的癫痫

获得性癫痫性失语

其他不能确定的发作

没有明确的全身或局灶特征的癫痫

Ⅳ. 特殊综合征

热性惊厥

孤立单次发作或孤立性单次癫痫状态

由乙醇、药物、子痫、非酮症高血糖等因素引起急性代谢或中毒情况下出现的发作

（五）癫痫发作的临床表现

癫痫发作的共同特征：发作性、短暂性、重复性、刻板性。不同类型癫痫发作的特点分述如下。

1. 部分性发作

此类发作起始时的临床表现和脑电图均提示发作起源于大脑皮质的局灶性放电，根据有无意识改变和继发全身性发作又分为以下几类。

1）单纯部分性发作：起病于任何年龄，发作时患者意识始终存在，异常放电限于局部皮质内，发作时的

临床表现取决于异常放电的部位。分为以下 4 类。

(1)部分运动性发作:皮质运动区病灶诱发的局灶性运动性癫痫表现为身体相应部位的强直和阵挛。痫性放电按人体运动区的分布顺序扩展时称 Jackson 发作,多起始于拇指和示指、口角或趾和足。阵挛从起始部位逐渐扩大,可以扩展至一侧肢体或半身,但不扩展至全身。神志始终清楚。发作过后可有一过性发作的肢体瘫痪,称 Todd 瘫痪,可持续数分钟至数日。病灶位于辅助运动区时,发作表现为头或躯体转向病灶的对侧、一侧上肢外展伴双眼注视外展的上肢。

(2)部分感觉(体觉性发作或特殊感觉)性发作:不同感觉中枢的痫性病灶可诱发相应的临床表现,如针刺感、麻木感、视幻觉、听幻觉、嗅幻觉、眩晕、异味觉等。

(3)自主神经性发作:包括上腹部不适感、呕吐、面色苍白、潮红、竖毛、瞳孔散大、尿失禁等。

(4)精神性发作:表现为情感障碍、错觉、结构性幻觉、识别障碍、记忆障碍等。

2)复杂部分性发作:起病于任何年龄,但青少年多见。痫性放电通常起源于颞叶内侧或额叶,也可起源于其他部位。发作时有意识障碍,发作期脑电图有单侧或双侧不同步的病灶。常见以下类型:①单纯部分性发作开始,继而意识障碍。②自动症系在癫痫发作过程中或发作后意识朦胧状态下出现的协调的、相适应的不自主动作,事后往往不能回忆。自动症可表现为进食样自动症、模仿样自动症、手势样自动症、词语性自动症、走动性自动症、假自主运动性自动症和性自动症等。③仅有意识障碍。④意识障碍伴有自动症。发作后常有疲惫、头昏、嗜睡,甚至定向力不全等。

3)部分性发作进展为继发全面性发作:部分性发作进展为继发全面性发作可表现为全身强直、强直或阵挛,发作时脑电图为部分性发作迅速泛化成为两侧半球全面性发放。单纯部分性发作可发展为复杂部分性发作,单纯或复杂部分性发作也可进展为全面性发作。

2.全面性发作

全面性发作的临床表现和脑电图都提示双侧大脑半球同时受累,临床表现多样,多伴有意识障碍并可能是首发症状,分为 6 类。

(1)全面性强直-阵挛发作(generalized tonic-clonic seizure,GTCS):GTCS 是最常见的发作类型之一,以意识丧失和全身对称性抽搐为特征,伴自主神经功能障碍。大多数发作前无先兆,部分患者可有历时极短含糊不清或难以描述的先兆。其后进入:①强直期,患者突然出现肌肉的强直性收缩,影响到呼吸肌时发生喘鸣、尖叫、面色青紫,可出现舌咬伤、尿失禁,持续 10~30 s 进入阵挛期。②阵挛期,表现为一张一弛的阵挛惊厥性运动,呼吸深而慢,口吐白沫,全身大汗淋漓,持续 30 s 至数分钟。③阵挛后期,阵挛期之末出现深呼吸,所有肌肉松弛。整个发作过程持续 5~10 min。部分患者进入深睡状态。清醒后常感到头昏、头痛和疲乏无力。发作间期脑电图半数以上有多棘慢复合波、棘慢复合波或尖慢复合波。发作前瞬间脑电活动表现为波幅下降,呈抑制状态,强直期呈双侧性高波幅棘波爆发,阵挛期为双侧性棘波爆发与慢波交替出现,发作后为低波幅不规则慢波。

(2)强直性发作:多见于弥漫性脑损害的儿童,睡眠中发作较多。表现为全身或部分肌肉的强直性收缩,往往使肢体固定于某种紧张的位置,伴意识丧失、面部青紫、呼吸暂停、瞳孔散大等。发作持续数秒至数十秒。发作间期脑电图可有多棘慢复合波或棘慢复合波,发作时为广泛性快活动或 10~25 Hz 棘波,其前后可有尖慢复合波。

(3)阵挛性发作:几乎都发生于婴幼儿,以重复性阵挛性抽动伴意识丧失为特征。持续 1 至数分钟。发作间期脑电图可有多棘慢复合波或棘慢复合波,发作时为 10~15 Hz 棘波或棘慢复合波。

(4)肌阵挛发作:发生于任何年龄。表现为突发短促的震颤样肌收缩,可对称性累及全身,可突然倒地,也可能限于某个肌群,轻者仅表现为头突然前倾。单独或成簇出现,刚入睡或清晨欲醒时发作频繁。发作间期脑电图呈现双侧同步的 3~4 Hz 多棘慢复合波或棘慢复合波,发作时可见广泛性棘波或多棘慢复合波。

(5)失神发作:失神发作分为典型失神和非典型失神发作。①典型失神发作:儿童期起病,预后较好,有明显的自愈倾向。表现为突然发生和突然终止的意识丧失,同时中断正在进行的活动。有时也可伴有自动症或轻微阵挛，一般只有几秒钟。发作后即刻清醒，继续发作前活动。每日可发作数次至数百次。脑电图在发作期和发作间期均可在正常的背景上出现双侧同步对称的 3 Hz 棘慢复合波。②非典型失神发作：多见于有弥漫性脑损害的患儿，常合并智力减退，预后较差。发作和终止均较典型者缓慢，肌张力改变明显。发作期和发作间期脑电图表现为不规则、双侧不对称、不同步的棘慢复合波。两者鉴别见表17-7。

表 17-7　典型失神发作与非典型失神发作的鉴别

项目	典型失神发作	不典型失神发作
持续时间	10～20s	较长
意识丧失	完全	不完全
开始	突然	不太突然
终止	突然	不太突然
发作次数	每日多次	较少
过度换气	常可诱发	不常诱发
合并现象	短暂眼睑阵挛	自动症、肌张力变化、自主神经表现
年龄	4～20 岁	任何年龄
病因	原发性	症状性
脑电图	背景正常，双侧对称同步 2～4 Hz 棘慢复合波	背景异常，不对称、不规则 2.5～3 Hz 棘（尖）慢复合爆发，阵发性快波
治疗	疗效好	疗效差

(6)失张力发作：多见于发育障碍性疾病和弥漫性脑损害，儿童期发病。其表现为部分或全身肌肉张力突然丧失，出现垂颈、张口、肢体下垂、跌倒发作或猝倒等。持续数秒至 1 min。可与强直性、非典型失神发作交替出现。发作间期脑电图为多棘慢复合波，发作时表现为多棘慢复合波、低电压、快活动脑电图。

（六）常见癫痫及癫痫综合征的临床表现

1.与部位有关的癫痫

1)与发病年龄有关的特发性癫痫。

(1)具有中央－颞区棘波的良性儿童性癫痫：好发于 2～13 岁，有显著的年龄依赖性，多于 15～16 岁前停止发作。男女比例为 1.5∶1。发作与睡眠关系密切，大约 75% 的患儿只在睡眠时发生。多表现为部分性发作，出现口部、咽部、一侧面部的阵挛性抽搐，偶尔可以涉及同侧上肢，有时会发展为全面强直阵挛发作，特别是在睡眠中。一般体格检查、神经系统检查及智力发育均正常。脑电图显示中央颞区单个或成簇出现的尖波或棘波，可仅局限于中颞或中央区，也可向周围扩散。异常放电与睡眠密切相关，睡眠期异常放电明显增多。

(2)具有枕区放电的良性儿童癫痫：好发年龄 1～14 岁，4～5 岁为发病高峰。发作期主要表现为视觉异常和运动症状。一般首先表现为视觉异常，如一过性视力丧失、视野暗点、偏盲、幻视等。视觉异常之后或同时可出现一系列的运动症状，如半侧阵挛、复杂部分发作伴自动症、全身强直阵挛发作。发作后常常伴有头痛和呕吐，约 30% 的患者表现为剧烈的偏侧头痛。17% 还伴有恶心、呕吐。发作频率不等，清醒和睡眠时都有发作。一般体格检查、神经系统检查及智力发育均正常。典型发作间期脑电图表现为背景正常，枕区出现高波幅的双相棘波。棘波位于枕区或后颞，单侧或双侧性。

(3)原发性阅读性癫痫：由阅读引起，没有自发性发作的癫痫综合征。临床表现为阅读时出现下颌痉挛，常伴有手臂的痉挛，如继续阅读则会出现全身强直－阵挛发作。

2)症状性癫痫。

(1)颞叶癫痫：主要发生在青少年，起病年龄为 10～20 岁，62% 的患者在 15 岁以前起病。发作类型有多种，主要包括单纯部分性发作、复杂部分性发作以及继发全身性发作。发作先兆常见，如上腹部感觉异常、似曾相识、嗅觉异常、幻视、自主神经症状等。复杂部分性发作多表现为愣神，各种自动症如咀嚼、发音、重复动作以及复杂的动作等。发作间期脑电图正常或表现为一侧或双侧颞区尖波/棘波、尖慢波/棘慢波、慢波。蝶骨电极或长程监测可以提高脑电图阳性率。

（2）额叶癫痫：发作形式表现为单纯性或复杂性部分性发作，常伴有继发全身性发作。丛集性发作，每次发作时间短暂，刻板性突出，强直或姿势性发作及下肢双侧复杂的运动性自动症明显，易出现癫痫持续状态。发作间期脑电图可显示正常、背景不对称、额区尖波/棘波、尖慢波/棘慢波、慢波。

（3）枕叶癫痫：发作形式主要为伴有视觉异常的单纯性发作，伴有或不伴有继发全身性发作。复杂部分性发作是因为发放扩散到枕叶以外的区域所致。视觉异常表现为发作性盲点、偏盲、黑矇、闪光、火花、光幻视及复视等，也可出现知觉性错觉，如视物大小的变化或距离变化以及视物变形；非视觉性症状表现为眼和头强直性或阵挛性向病灶对侧或同侧转动，有时只有眼球转动，眼睑抽动或强迫性眼睑闭合，可见眼震。发作间期脑电图表现为枕部背景活动异常，如一侧性 α 波波幅降低、缺如或枕部尖波/棘波。

（4）顶叶癫痫：发作形式为单纯部分性发作，伴有或不伴有继发全身性发作。通常有明显主观感觉异常症状。少数有烧灼样疼痛感。

（5）儿童慢性进行性局限型癫痫状态：表现为持续数小时、数天，甚至数年的，仅影响身体某部分的节律性肌阵挛。脑电图表现为中央区局灶性棘慢波，但无特异性。

（6）有特殊促发方式的癫痫综合征：指发作前始终存在环境或内在因素所促发的癫痫。有些癫痫发作由特殊感觉或知觉所促发（反射性癫痫），也可由高级脑功能的整合（如记忆或模式认知）所促发。

2. 全身型癫痫和癫痫综合征

1）与发病年龄有关的特发性癫痫。

（1）良性家族性新生儿惊厥：发病年龄通常在出生后 2～3 天。男女发病率大致相当。惊厥形式以阵挛为主，有时呈强直性发作，也可表现为呼吸暂停，持续时间一般不超过 1～3 min。起病开始日内发作频繁，以后发作减少，有些病例的散在发作持续数周。发作期脑电图可见快波、棘波。发作间期脑电图检查正常。部分有病例局灶性或多灶性异常。

（2）良性新生儿惊厥：发作常在出生后 3～4 天发生，男孩多于女孩。惊厥形式以阵挛为主，可从一侧开始，然后发展到另一侧，很少为全身四肢同时阵挛，发作持续时间为 1～3 min，发作频繁。1/3 患儿出现呼吸暂停。惊厥开始时神经系统检查正常，惊厥持续状态时可出现昏睡状态及肌张力低下。60％病例发作间期脑电图可见交替出现的尖样 θ 波，部分可显示局灶性异常。发作期 EEG 可见有规律的棘波或慢波。

（3）良性婴儿肌阵挛癫痫：病前精神运动发育正常。发病年龄为出生后 4 个月至 3 岁，男孩多见。部分患者有热性惊厥史或惊厥家族史。发作表现为全身性粗大肌阵挛抽动，可引起上肢屈曲，如累及下肢可出现跌倒。发作短暂，约 1～3 s。发作主要表现在清醒时。无其他类型的发作。脑电图背景活动正常，发作间期脑电图正常或有短暂的全导棘慢波、多棘慢波爆发，发作期全导棘慢波或多棘慢波爆发。

（4）儿童失神发作：发病年龄 3～10 岁，发病高峰年龄为 6～7 岁，男女之比约为 2：3。发作形式为典型的失神发作。表现为突然意识丧失，但不跌倒，精神活动中断，正在进行的活动停止，两眼凝视前方，持续数秒钟，绝大多数在 30 s 以内，很少超过 45 s，随之意识恢复。发作频繁，每天数次至数百次。临床表现可分为简单失神和复杂失神两种。简单失神发作仅有上述表现，约占 10％。复杂失神发作占大多数，表现为失神发作同时可伴有其他形式的发作，常见为轻微阵挛、失张力、自动症、自主神经的症状。患儿智力发育正常，神经系统检查无明显异常。脑电图表现为正常背景上双侧同步的 3 Hz 的棘慢波综合。光和过度换气可诱发发作。

（5）青少年期失神发作：在青春期或青春期前开始发作，无性别差异。发作形式为典型的失神发作，但其他临床表现与儿童失神癫痫不同。约 80％伴有强直－阵挛发作。大部分病侧在醒后不久发生。15％～20％的病例伴有肌阵挛发作。发作频率明显少于儿童失神发作。智力发育正常。脑电图背景正常，发作期和发作间期显示 3 Hz 弥漫性棘慢波综合。

（6）青少年肌阵挛性癫痫：发病年龄主要集中在 8～22 岁，平均发病年龄为 15 岁，发病无性别差异。

发作形式以肌阵挛为主。约30%的患者发展为强直-阵挛、阵挛-强直-阵挛和失神发作。发作常出现在夜间、凌晨或打盹后。最早的症状往往是醒后不久即出现肌阵挛或起床不久手中所拿的物品突然不自主地掉落。85%的患儿在起病数月或数年后出现全面性强直-阵挛发作,10%~15%的患儿有失神发作。患者神经系统发育及智能均正常,神经影像学检查正常。一般不能自行缓解,亦无进行性恶化。发作期脑电图表现为广泛、快速、对称的多棘慢波,随后继发少数慢波。发作间期脑电图可有快速、广泛、不规则的棘慢波放电,睡眠剥夺、闪光刺激等可诱发发作。

(7)觉醒时全身强直阵挛发作的癫痫:起病于10~20岁,主要于醒后不久发作,第2个发作高峰为傍晚休息时间,绝大部分以全身强直阵挛发作为唯一发作形式。剥夺睡眠和其他外界因素可激发发作。常有遗传因素。

(8)其他全身性特发性癫痫:指其他自发性癫痫,如不属于上述综合征之一,可归于本项内。

(9)特殊活动诱导的癫痫:包括反射性癫痫及其他非特异因素(不眠、戒酒、药物戒断、过度换气)诱发的癫痫。

2)隐源性或症状性癫痫。

(1)West综合征(婴儿痉挛):是一类病因不同几乎只见于婴儿期的有特异性脑电图表现且抗癫痫药物治疗效果不理想的癫痫综合征。由特异性三联征组成:婴儿痉挛、精神运动发育迟滞及高度节律失调。85%~90%的患儿在出生后1年内发病,发病高峰为6~8个月。发病性别无显著差异。痉挛可为屈曲性、伸展性和混合性三种形式。

(2)Lennox-Gastaut综合征:特发性LGS无明确病因。症状性LGS的病因主要包括围生期脑损伤、颅内感染、脑发育不良、结节性硬化和代谢性疾病等。LGS的主要特点包括:起病年龄早,多在4岁前发病,1~2岁最多见;发作形式多样,可表现为强直发作、肌阵挛发作、不典型失神发作、失张力发作和全身强直-阵挛性发作等多种发作类型并存;发作非常频繁;常伴有智力发育障碍。脑电图表现为背景活动异常、慢棘慢波复合(<3 Hz)。

(3)肌阵挛-起立不能性癫痫:常有遗传因素。起病年龄为6个月至6岁,发病高峰年龄为3~4岁。发作形式多样,常见轴性肌阵挛发作,以头、躯干为主,表现为突然、快速地用力点头、向前弯腰,同时两臂上举。有时在肌阵挛后出现肌张力丧失,表现为屈膝、跌倒、不能站立,故称之为站立不能发作。发病前智力发育正常,发病后有智力减退。脑电图早期有4~7 Hz节律,余正常,以后可有不规则快棘慢综合波或多棘慢波综合波。

(4)肌阵挛失神发作性癫痫:起病年龄2~12.5岁,发病高峰年龄为7岁,男性略多于女性。发作类型以失神发作和肌阵挛发作为主,表现为失神发作伴双侧节律性肌阵挛性抽动,发作持续时间较失神发作长,为10~60 s。约一半患儿在发病前即有不同程度的智力低下,但无其他神经系统的异常发现。脑电图上可见双侧同步对称、节律性的3 Hz棘慢复合波,类似失神发作。

3)症状性全身性癫痫及癫痫综合征:症状性全身性癫痫及癫痫综合征包括无特殊病因的早期肌阵挛性癫痫性脑病、伴暴发抑制的早发性婴儿癫痫性脑病、其他症状性全身性癫痫和有特殊病因的癫痫。

(1)早发性肌阵挛性脑病:出生后3个月内(多在1个月内)起病,男女发病率大致相当。病前无脑发育异常。初期为非连续性的单发肌阵挛(全身性或部分性),然后为怪异的部分性发作,大量的肌阵挛或强直阵挛。脑电图特征为"暴发-抑制",随年龄增长可逐渐进展为高度节律失调。家族性病例常见,提示与先天代谢异常有关。

(2)伴爆发抑制的早发性婴儿癫痫性脑病:又称大田原综合征。新生儿及婴儿早期起病,半数以上发病在1个月以内,男女发病率无明显差异。发作形式以强直痉挛为主。常表现为"角弓反张"姿势,极度低头、肢伸向前、身体绷紧。发作极为频繁。伴有严重的精神运动障碍,常在4~6个月时进展为婴儿痉挛。脑电图呈周期性爆发抑制波形是本病的特点,但并非本病所特有。

3.不能分类的癫痫

(1)新生儿癫痫:由于新生儿的特点,癫痫发作的临床表现常容易被忽略。发作包括眼水平性偏斜、伴或不伴阵挛、眼睑眨动或颤动、吸吮、咂嘴及其他颊—唇—口动作、游泳或踏足动作,偶尔为呼吸暂停发作。新生儿发作还见于肢体的强直性伸展、多灶性阵挛性发作、局灶性阵挛性发作。脑电图表现为爆发抑制性活动。

(2)婴儿重症肌阵挛性癫痫:起病年龄1岁以内,病因不清。发作形式以肌阵挛为主。早期为发热诱发长时间的全身性或一侧性惊厥发作,常被误诊为婴儿惊厥。1~4岁以后渐出现无热惊厥,易发生癫痫持续状态,进行性精神运动发育倒退,特别是语言发育迟缓。60%的患儿有共济失调,20%的患儿有轻度的锥体束征。脑电图表现为广泛性棘慢波、多棘慢波。

(3)慢波睡眠中伴有连续性棘—慢波的癫痫:本型癫痫由各种发作类型联合而成。在睡眠中有部分性或全身性发作,当觉醒时为不典型失神,不出现强直发作。特征脑电图表现为在慢波睡眠相中持续的弥散性棘慢波。

(4)获得性癫痫性失语:又称Landau-Kleffner综合征(LKS),主要特点为获得性失语和脑电图异常。本病的病因尚未明确,发病年龄在18个月至13岁,约90%在2~8岁起病。男性发病略高于女性。发病前患儿语言功能正常。失语表现为能听到别人说话的声音,但不能理解语言的意义,逐渐发展为不能用语言进行交流,甚至完全不能表达。患儿已有的书写或阅读功能也逐渐丧失。失语的发展过程有3种类型:突发性失语,症状时轻时重,最终可以恢复;失语进行性发展,最终导致不可恢复的失语;临床逐渐出现失语,病情缓慢进展,失语恢复的情况不尽一致。80%的患者合并有癫痫发作。约一半患者以癫痫为首发症状,而另一半以失语为首发症状。癫痫的发作形式包括部分运动性发作、复杂部分性发作、全面性强直—阵挛发作、失张力发作或不典型发作。清醒和睡眠时均有发作,发作的频率不等。70%的患儿有精神行为异常,表现为多动、注意力不集中、抑郁、暴躁、智力减退、易激动和破坏性行为,有些患儿可表现为孤独症样动作。发作间期清醒脑电图背景活动多正常,异常脑电活动可见于单侧或双侧颞区单个或成簇的棘波、尖波或$1.5\sim2.5$ Hz的棘慢波综合。睡眠时异常放电明显增多,阳性率几乎100%。有时异常放电呈弥漫性分布。

4.特殊癫痫综合征

热性惊厥:指初次发作在1个月至6岁,在上呼吸道感染或其他感染性疾病的初期,当体温在38℃以上时突然出现的惊厥,排除颅内感染或其他导致惊厥的器质性或代谢性异常。其有明显的遗传倾向。发病与年龄有明显的依赖性,首次发作多见于6个月至3岁。

(七)癫痫的诊断思路

1.确定是否为癫痫

(1)病史:癫痫有两个重要特征,即发作性和重复性。发作性是指突然发生,突然停止;重复性是指在一次发作后,间隔一定时间后会有第二次乃至更多次相同的发作。癫痫患者就诊时间多在发作间歇期,体格检查多正常,因此诊断主要根据病史。但患者发作时常有意识丧失,难以自述病情,只能依靠目睹患者发作的亲属及其他在场人员描述,经常不够准确。医生如能目睹患者的发作,对诊断有决定性的作用。

(2)脑电图检查:脑电图的痫性放电是癫痫的一个重要特征,也是诊断癫痫的主要证据之一。某些形式的电活动对癫痫的诊断具有特殊的意义。与任何其他检查一样,脑电图检查也有其局限性,对临床表现为痫性发作的患者,脑电图检查正常不能排除癫痫,脑电图出现癫痫波形,而临床无癫痫发作的患者也不能诊断癫痫,只能说明其存在危险因素。目前脑电图检查主要有常规脑电图检查、携带式脑电图检查及视频脑电图监测。随着视频脑电图监测的临床应用,提高了癫痫诊断的阳性率。

2.明确癫痫发作的类型或癫痫综合征

不同类型的癫痫治疗方法亦不同,发作类型诊断错误可能导致药物治疗的失败。

3.确定病因

脑部MRI、CT检查可确定脑结构性异常或损害。

二、全面性发作

全面性发作的神经元痫性放电起源于双侧大脑半球,特征是发作时伴有意识障碍或以意识障碍为首发症状。

（一）病因及发病机制

1. 与遗传关系密切

150种以上少见的基因缺陷综合征是以癫痫大发作或肌阵挛发作为临床表现的,其中常染色体显性遗传疾病有25种,如结节性硬化和神经纤维瘤病;常染色体隐性遗传疾病约100种,如家族性黑矇性痴呆和类球状细胞型脑白质营养不良等,热性惊厥的全身性发作与编码电压门控钠通道β亚单位基因的突变有关。良性少年型肌阵挛性癫痫基因定位于6q21.3。

2. 大脑弥漫性损害

弥漫性损害大脑的病因如缺氧性脑病、中毒等。皮层痫性放电病灶的胶质增生、灰质异位、微小胶质细胞瘤或毛细血管瘤改变。电镜下病灶的神经突触间隙电子密度增加,痫灶周围有大量星形细胞,改变了神经元周围的离子浓度,使兴奋易于向周围扩散。

（二）临床表现

1. 失神发作

（1）典型失神发作:典型失神发作通常称为小发作。①无先兆和局部症状:突然意识短暂中断,患者停止当时的活动,呼之不应,两眼瞪视不动,状如"愣神",约3～15 s;可伴有简单的自动性动作,如擦鼻、咀嚼、吞咽等,一般不会跌倒,手中持物可能坠落,事后对发作全无记忆,每日可发作数次至数百次。②EEG:发作时呈双侧对称,3周/s棘慢波或多棘慢波,发作间期可有同样的或较短的阵发活动,背景波形正常。

（2）不典型失神发作。①意识障碍发生及休止:较典型者缓慢,肌张力改变较明显。②EEG:较慢而不规则的棘慢波或尖慢波,背景活动异常。

2. 肌阵挛发作

（1）多为遗传性疾病。

（2）某一肌肉或肌群呈突然短暂的快速收缩,颜面或肢体肌肉突然短暂跳动,单个出现,或有规律的反复发生。发作时间短,间隔时间长,一般不伴意识障碍,清晨欲觉醒或刚入睡时发作较频繁。

（3）EEG多为棘慢波或尖慢波。

3. 阵挛性发作

（1）年龄:仅见于婴幼儿。

（2）表现:全身重复性阵挛性抽搐。

（3）EEG:快活动、慢波及不规则棘慢波。

4. 强直性发作

（1）年龄:儿童及少年期多见。

（2）表现:睡眠中较多发作,全身肌肉强烈的强直性肌痉挛,使头、眼和肢体固定在特殊位置,伴有颜面青紫、呼吸暂停和瞳孔散大;躯干强直性发作造成角弓反张,伴短暂意识丧失,一般不跌倒,持续30 s至1 min以上,发作后立即清醒。

（3）常伴自主神经症状:面色苍白、潮红、瞳孔扩大等。

（4）EEG:低电位10周/s波,振幅逐渐增高。

5. 全面性强直-阵挛发作（GTCS）

GTCS是最常见的发作类型之一,也称大发作,特征是意识丧失和全身对称性抽搐。发作分为三期。

（1）强直期:①意识和肌肉:突然意识丧失,跌倒在地,全身骨骼肌呈持续性收缩。②五官表现:上睑抬起,眼球上窜,喉部痉挛,发出叫声;口先强张,而后突闭,或咬破舌尖;③抽搐:颈部和躯干先屈曲而后反张,上肢先上举后旋再变为内收前旋,下肢自屈曲转变为强烈伸直。④持续 10～20 s 后,在肢端出现细微的震颤。

(2)阵挛期:①震颤:幅度增大并延及全身成为间歇性痉挛,即进入阵挛期。②每次痉挛都继有短促的肌张力松弛,阵挛频率由快变慢,松弛期逐渐延长,本期持续 1/2～1 min。③最后一次强烈阵挛后,抽搐突然终止,所有肌肉松弛。

(3)惊厥后期:①牙和二便:阵挛期以后尚有短暂的强直痉挛,造成牙关紧闭和大小便失禁。②意识:呼吸首先恢复,心率、血压、瞳孔等恢复正常,肌张力松弛,意识逐渐苏醒。③自发作开始至意识恢复历时 5～10 s。④清醒后,常头昏、头痛、全身酸痛和疲乏无力,对抽搐全无记忆。⑤或发作后进入昏睡,个别在完全清醒前有自动症或暴怒、惊恐等情感反应。

强直期和阵挛期可见自主神经征象,如心率加快,血压升高,汗液、唾液和支气管分泌物增多,瞳孔扩大等。呼吸暂时中断,皮肤自苍白转为发绀,瞳孔散大,对光及深、浅反射消失,病理反射阳性。

强直期逐渐增强的弥漫性 10 周/s 波;阵挛期逐渐变慢的弥漫性慢波,附有间歇发作的成群棘波;惊厥后期呈低平记录。

6.无张力性发作

(1)肌肉张力:①部分或全身肌肉张力突然降低,造成颈垂、张口、肢体下垂或躯干失张力而跌倒,持续 1～3s。②短暂意识丧失或不明显的意识障碍,发作后立即清醒和站起。

(2)EEG:多棘－慢波或低电位快活动。

(三)诊断及鉴别诊断

1.诊断

(1)GTCS 的诊断依据:①发作史及其表现,关键是发作时有无意识丧失性。②间接证据:舌咬伤和尿失禁,或发生跌伤及醒后头痛、肌痛也有参考意义。

(2)失神发作:①特征性脑电表现。②结合相应的临床表现。

2.鉴别诊断

(1)晕厥:①意识瞬时丧失:脑血流灌注短暂性全面降低,缺氧所致。②多有明显诱因:如久站、剧痛、见血、情绪激动和严寒等,胸内压力急剧增高,如咳嗽、抽泣、大笑、用力、憋气、排便、解尿等诱发。③发作先兆:常有恶心、头晕、无力、震颤、腹部沉重感或眼前发黑等,与癫痫发作相比,摔倒时较缓慢。④自主神经症状:面色苍白、出汗,有时脉搏不规则,或伴有抽动、尿失禁。⑤四肢强直阵挛性抽搐:少数发生,多发生于意识丧失 10 s 以后,持续时间短,强度较弱,与痫性发作不同。⑥脑电图和心电图监测:帮助鉴别。

(2)低血糖症:①血糖水平:发作低于 2 mmol/L 时,可产生局部癫痫样抽搐或四肢强直发作,伴有意识丧失。②病因:胰岛 β 细胞瘤或长期服用降糖药的 2 型糖尿病患者。③既往病史:有助于确诊。

(3)发作性睡病:①鉴别:因意识丧失和摔倒,易误诊为癫痫。②突然发作的不可抑制的睡眠、睡眠瘫痪、入睡前幻觉及摔倒症等四联症。

(4)基底型偏头痛:①鉴别:因有意识障碍与失神发作鉴别;但发生缓慢,程度较轻,意识丧失前常有梦样感觉。②偏头痛:双侧,多伴眩晕、共济失调、双眼视物模糊或眼球运动障碍。③脑电图:可有枕区棘波。

(5)假性癫痫发作:①又称癔病性发作:多在情绪波动后发生,可有运动、感觉、自动症、意识模糊等类癫痫发作症状。②症状有戏剧性:表现双眼上翻、手足抽搐和过度换气,伴有短暂精神和情绪异常,无自伤和尿失禁。③特点:强烈的自我表现,精神刺激后发生,发作中哭叫、出汗和闭眼等,暗示治疗可终止发作。④脑电监测:有鉴别意义(表 17-8)。

国外报道,假性发作患者中 10% 左右可患有癫痫,癫痫伴有假性发作者为 10%～20%。

表 17-8　癫痫性发作与假癫痫发作的鉴别

特点	癫痫发作	假癫痫发作
发作场合和特点	任何情况下,突然及刻板式发作	有精神诱因及有人在场时,发作形式多样
眼位	上睑抬起,眼球上蹿或转向一侧	眼睑紧闭,眼球乱动
面色	发绀	苍白或发红
瞳孔	散大,对光反射消失	正常,对光反射存在
摔伤,舌咬伤,尿失禁	可有	无
Babinski 征	常为阳性	阴性
对抗被动运动	无	有
持续时间及终止方式	1~2 min,自行停止	可长达数小时,需安慰及暗示治疗

（四）治疗

癫痫是可治性疾病,大多数预后较好。在最初 5 年内 70%~80% 缓解,其中 50% 可完全停药。精确定位癫痫源,合理选择手术治疗可望使约 80% 难治性癫痫病患者彻底治愈。

1.药物治疗的一般原则

1)明确癫痫诊断,确定发作类型。①及时服用抗癫痫药物（AEDs）控制发作。②首次发作者在调查病因之前,不宜过早用药,应等到下次发作再决定是否用药。③根据所用 AEDs 的不良反应,确定用药时间和预后。用药前说明治疗癫痫的长期性、药物毒不良反应及生活中注意事项。

2)病因治疗:病因明确者如调整低血糖、低血钙等代谢紊乱,手术治疗颅内占位性病变,术后残余病灶使继续发作者,需药物治疗。

3)根据发作类型选择 AEDs:根据发作类型选择 AEDs,详见表 17-9。

表 17-9　根据癫痫的发作类型推荐选择的抗癫痫药物

发作类型	一线 AEDs	二线或辅助 AEDs
①单纯及复杂部分性发作、部分性发作继发 CTCS	卡马西平、丙戊酸钠、苯妥英钠、苯巴比妥、扑痫酮	氧异安定、氯硝西泮
②GTCS	卡马西平、苯巴比妥、丙戊酸钠、苯妥英钠、扑痫酮	乙酰唑胺、奥沙西泮、氯硝西泮
特发性大发作合并失神发作	首选丙戊酸钠,其次为苯妥英钠或苯巴比妥	
继发性或性质不明的 GTCS	卡马西平、苯妥英钠或苯巴比妥	
③失神发作	丙戊酸钠、乙琥胺	乙酰唑胺、氯硝西泮、三甲双酮
④强直性发作	卡马西平、苯巴比妥、苯妥英钠	奥沙西泮、氯硝西泮、丙戊酸钠
⑤失张力性和非典型性失神发作	奥沙西泮、氯硝西泮、丙戊酸钠	乙酰唑胺、卡马西平、苯妥英钠、苯巴比妥/扑痫酮
⑥肌阵挛性发作	丙戊酸钠、乙琥胺、氯硝西泮	乙酰唑胺、奥沙西泮、硝西泮、苯妥英钠
⑦婴儿痉挛症	促肾上腺皮质激素（ACTH）、强的松、氯硝西泮	
⑧有中央-颞部或枕部棘波的良性儿童期癫痫	卡马西平或丙戊酸钠	
⑨Lennox-Gastaut 综合征	首选丙戊酸钠,次选氯硝安定	

4)常用剂量和不良反应:常用剂量和不良反应,详见表 17-10。

（1）药物监测:药物疗效受药物吸收、分布及代谢的影响,用药应采取个体化原则。儿童需按体重（kg）计算药量,婴幼儿由于代谢较快,用量应比年长儿童相对较大。多数 AEDs 血药浓度与药效相关性明显高于剂量与药效相关性,因此,测定血药浓度,即应进行药物监测（TDM）,检测苯妥英钠、卡马西平、苯巴比妥及乙琥胺血药水平,可提高用药的有效性和安全性。

（2）不良反应:所有 AEDs 都有,最常见剂量相关性不良反应,通常于用药初始或增量时发生,与血药浓度有关;多数为短暂性的,缓慢减量可明显减少。进食时服药可减少恶心反应。

表 17-10 抗痫药的剂量和不良反应

药物	成人剂量/(kg/d)		儿童剂量 [mg(kg·d)]	不良反应(剂量有关)	特异反应
	起始	维持			
苯妥英(PHT)	200	300~500	4~12	胃肠道症状,毛发增多,齿龈增生,面容粗糙,小脑征,复视,精神症状	骨髓、肝、心损害,皮疹
卡马西平(CBZ)	200	600~2 000	10~40	胃肠道症状,小脑征,复视,嗜睡,精神症状	骨髓与肝损害,皮疹
苯巴比妥(PB)		60~300	2~6	嗜睡,小脑征,复视,认知与行为异常	甚少见
扑米酮(PMD)	60	750~1 500	10~25	同苯巴比妥	同苯巴比妥
丙戊酸盐(VPA)	500	1 000~3 000	10~70	肥胖,震颤,毛发减少,踝肿胀,嗜睡,肝功能异常	骨髓与肝损害,胰腺炎
乙琥胺(ESM)	500	750~1 500	10~75	胃肠道症状,嗜睡,小脑症状,精神异常	少见,骨髓损害
加巴喷丁	300	1 200~3 600		胃肠道症状,头晕,体重增加,行走不稳,动作增多	
拉莫三嗪(LTG)	25	100~500		头晕,嗜睡,恶心,神经症状(与卡马西平合用时出现)	儿童多见
非氨酯	400	1 800~3 600	15	头晕,镇静,体重增加,视野缩小,精神异常(少见)	较多见,骨髓与肝损害
托吡酯	25	200~400		震颤,头痛,头晕,小脑征,肾结石,胃肠道症状,体重减轻,认知或精神症状	

(3)特异反应:与剂量无关,难以预测。严重的特异反应如皮疹、粒细胞缺乏症、血小板缺乏、再生障碍性贫血和肝衰竭等可威胁生命。约 1/4 的癫痫转氨酶轻度增高,但并不发展为肝炎或肝衰竭。

5)坚持单药治疗原则:提倡小剂量开始的单药治疗,缓慢增量至能最大程度地控制发作而无不良反应或反应很轻的最低有效剂量。单药治疗癫痫约 80% 有效,切勿滥用多种药物。

6)联合治疗。

(1)原则:30% 以上患者需联合治疗。一种药物不能控制发作或出现不良反应,则需换用第二种 AEDs,如合用乙琥胺和丙戊酸钠治疗失神或肌阵挛发作,或其一加用苯二氮䓬类可有效。

(2)注意:化学结构相同的药物,如苯巴比妥和扑痫酮、氯硝西洋和地西泮等不宜联合使用。合用两种或多种 AEDs 常使药效降低,易致慢性中毒而使发作加频。传统 AEDs 都经肝脏代谢,通过竞争可能抑制另一种药的代谢。

7)长期坚持:AEDs 控制发作后,必须坚持长期服用,除非严重不良反应出现,不宜随意减量或停药,以免诱发癫痫持续状态。

8)增减药物、停药及换药原则:①增减药物:增药可适当的快,但必须逐一增加,减药一定要慢,以利于确切评估疗效和不良反应。②停药:遵循缓慢和逐渐减量原则,完全控制发作 4~5 年后,根据情况逐渐减量,减量 1 年左右时间内无发作者方可停药,一般需要半年甚至一年才能完全停用,以免停药所致的发作。③换药:应在第 1 种药逐渐减量时逐渐增加第 2 种药的剂量至控制发作,并应监控血药浓度。

2. 传统 AEDs

药物相互作用复杂,均经肝代谢,多数血浆蛋白结合率高,肝脏或全身疾病时,应注意调整剂量。

(1)苯妥英钠(PHT):PHT 对 GTCS 和部分性发作有效,加重失神和肌阵挛发作。胃肠道吸收慢,半清除期长,达到稳态后成人可日服 1 次,儿童日服 2 次。因治疗量与中毒量接近,不适于新生儿和婴儿。不良反应为剂量相关的神经毒性反应,如皮疹、齿龈增厚、毛发增生和面容粗糙,干扰叶酸代谢可发生巨红细胞性贫血,建议同时服用叶酸。

（2）苯巴比妥（PB）：适应证同苯妥英钠。小儿癫痫的首选药物，对 GTCS 疗效好，或用于单纯及复杂部分性发作，对少数失神发作或肌阵挛发作也有效，预防热性惊厥。价格低廉，可致儿童兴奋多动和认知障碍，应尽量少用。

（3）卡马西平（CBZ）：适应证同苯妥英钠，是单纯及复杂部分性发作的首选药物，对复杂部分性发作疗效优于其他 AEDs。治疗 3～4 周后半清除期降低一半以上，需增加剂量维持疗效。与其他药物呈复杂而难以预料的交互作用，20％患者白细胞减少至 $4×10^9/L$ 以下，个别可短暂降至 $2×10^9/L$ 以下。

（4）丙戊酸钠（VPA）：广谱抗癫痫药。良好控制失神发作和 GTCS，胃肠道吸收快，抑制肝的氧化、结合、环氧化功能，与血浆蛋白结合力高，与其他 AEDs 有复杂的交互作用。半衰期短，联合治疗时半清除期为 8～9 h。因有引起致死性肝病的危险，2 岁以下婴儿有内科疾病时禁用此药治疗。也用于单纯部分性发作、复杂部分性发作及部分性发作继发 GTCS；GTCS 合并失神小发作的首选药物。

（5）扑痫酮（PMD）：适应证是 GTCS，对单纯及复杂部分性发作有效。经肝代谢成为具抗痫作用的苯巴比妥和苯乙基丙二酰胺。

（6）乙琥胺（ESX）：ESX 仅用于单纯失神发作和肌阵挛。吸收快，约 25％以原型由肾排泄，与其他 AEDs 很少相互作用，几乎不与血浆蛋白结合。

3. 新型 AEDs

多经肾排泄，肾功能损害应调整剂量；血浆蛋白结合率低，药物间相互作用少。

（1）加巴喷丁（GBP）：GBP 不经肝代谢，以原型由肾排泄。治疗部分性发作和 GTCS。

（2）拉莫三嗪（LTG）：起始剂量应小，经 6～8 周逐渐增加剂量。对部分性发作、GTCS 和 Lennov-Gastaut 综合征有效。胃肠道吸收完全，经肝代谢。

（3）非氨酯（FBM）：单药治疗部分性发作和 Lennox-Gastaut 综合征。胃肠道吸收好，90％以原型经肾排泄。可发生再生障碍性贫血和肝毒性，其他 AEDs 无效时才考虑试用。

（4）氨己烯酸（VGB）：用于部分性发作、继发 GTCS 和 Tennox-Gastcnlut 综合征，对婴儿痉挛症有效，也可用作单药治疗。经胃肠道吸收，主要经肾脏排泄。不可逆性抑制 GABA 转氨酶，增强 GABA 能神经元作用。有精神病史的患者不宜应用。

（5）托吡酯（TPM）：亦称妥泰。天然单糖基右旋果糖硫代物，可作为丙戊酸的替代药物。对难治性部分性发作、继发 GTCS、Lennox-Gastaut 综合征和婴儿痉挛症等有效。远期疗效好，无明显耐受性，大剂量也可用作单药治疗。卡马西平和苯妥英钠可降低托吡酯麻药浓度，托吡酯也可降低口服避孕药的疗效及增加苯妥英钠的血药浓度。

4. AEDS 的药代动力学

（1）血药浓度：药物口服吸收后分布于血浆和各种组织内。多数 AEDs 部分地与血浆蛋白相结合，仅游离部分透过血脑屏障发挥作用。常规所测血药浓度是血浆内总浓度，当血浆蛋白或蛋白结合部位异常增多或减少时，虽药物血浆总浓度不变，其游离部分却异常减少或增多，出现药物作用与血药浓度的预期相矛盾的现象。

（2）药物半清除期：药物半清除期反映药物通过代谢或排泄而清除的速度；稳态是指药物吸收和清除阈达到平衡的状态，只有在达到稳态时测得的血药浓度才可靠，而一种药物达到稳态的时间大致相当于其 5 个半清除期的时间。为了减少 AEDs 血浓度的过大波动，应以短于稳态时的药物半清除期 1/3～1/2 的间隔服用。半清除期为 24h 或更长时间的 AEDs，每日服用 1 次即可维持治疗血药浓度，于睡前服可避免药物达峰浓度时的镇静作用。

5. 手术治疗

（1）考虑手术治疗基本条件：①长时间正规单药治疗，或先后用两种 AEDs 达到最大耐受剂量，或经一次正规、联合治疗仍不见效者。②难治性癫痫指复杂部分性发作患者用各种 AEDs 治疗难以控制发作，血药浓度在正常范围之内，并治疗 2 年以上，每月仍有 4 次以上发作者。③难治性部分性发作者最适宜手术治疗。

（2）最理想的适应证：最理想的适应证始自大脑皮质的癫痫放电。手术切除后不会产生严重神经功能缺损。

（3）常用的手术方法：①前颞叶切除术：难治性复杂部分性癫痫的经典手术。②颞叶以外的脑皮质切除术：局灶性癫痫治疗的基本方法。③癫痫病灶切除术。④胼胝体部分切除术。⑤大脑半球切除术。⑥多处软脑膜下横切术：适于致痫灶位于脑重要功能皮质区的部分性发作。如角回及缘上回、中央前后回、优势半球 Broca 区、Wernicke 区等，不能行皮质切除术时选用。

（五）预后

典型失神发作预后最好，药物治疗 2 年儿童期失神通常发作停止，青年期失神癫痫易发展成全身性发作，治疗需更长时间；原发性全身性癫痫控制较好；5～10 岁起病者有自发缓解倾向，易被 AEDs 控制；外伤性癫痫预后较好；无明显脑损伤的大发作预后较好，缓解率 85%～90%；有器质性脑损伤及/或神经系统体征的大发作预后差；发病较早、病程较长、发作频繁及伴有精神症状者预后差；无脑损伤的肌阵挛性癫痫预后尚可，伴有脑部病变者难以控制。

三、部分性发作

（一）概述

1.概念

痫性放电源于一侧大脑半球，向周围正常脑区扩散可扩展为全身性发作。成年期痫性发作最常见的类型是部分性发作。

2.分型

根据发作期间是否伴有意识障碍分为三型。

（1）无意识障碍：为单纯部分性发作。

（2）有意识障碍：发作后不能回忆，为复杂部分性发作。

（3）单纯和复杂部分性发作：均可能继发全身性强直－阵挛发作。

（二）病因及发病机制

1.病因

（1）单纯部分性发作：多为症状性癫痫，常见脑器质性损害，以脑外伤、产伤、脑炎、脑瘤和脑血管疾病及其后遗症居多。

（2）复杂部分性发作：多因产伤，或脑炎、脑外伤、肿瘤、脑血管意外、脑动脉硬化、脑血管畸形及脑缺氧等。

2.发病机制

异常神经元突触重建及胶质增生与复杂部分性发作密切相关。颞叶结构的异常放电引起复杂部分性发作，在痫性活动的发生、发展及传播中海马和杏仁核起重要作用。颞叶癫痫与诱发痫性发作的特定结构受损，或海马硬化（AH）相关。

（三）临床表现

1.单纯部分性发作

痫性发作的起始症状提示痫性灶多在对侧脑部，发作时限不超过 1 min，无意识障碍。分为四型。

1）部分运动性发作：①表现：局部肢体抽动，一侧口角、眼睑、手指或足趾多见，或整个一侧面部或一个肢体远端，有时言语中断。②杰克逊癫痫：发作自一处开始后沿大脑皮质运动区分布顺序缓慢移动，如自一侧拇指沿腕部、肘部、肩部扩展。③Todd 瘫痪：病灶在对侧运动区。部分运动性发作后如遗留暂时性（数分钟至数日）局部肢体瘫痪或无力。④部分性癫痫持续状态：癫痫发作持续数小时或数日。

2）体觉性发作或特殊感觉性发作。

（1）体觉性发作：肢体常麻木感和针刺感，多在口角、舌、手指或足趾发生，病灶在中央后回体感觉区，偶有缓慢扩散犹如杰克逊癫痫。

（2）特殊感觉性发作：①视觉性：视幻如闪光，病灶在枕叶；②听觉性：幻听为嗡嗡声，病灶在颞叶外侧或岛回；③嗅觉性：焦臭味，病灶在额叶眶部、杏仁核或岛回；④眩晕性：眩晕感、飘浮感、下沉感，病灶在岛间或顶叶。

特殊感觉性发作可是复杂部分性发作或全面强直－阵挛发作的先兆。

3）自主神经发作：①年龄：以青少年为主。②临床症状：很少单独出现，以胃肠道症状居多，如烦渴、欲排尿感、出汗、面部及全身皮肤发红、呕吐、腹痛等。③病灶：杏仁核、岛回或扣带回。④EEG：阵发性双侧同步 θ 节律，频率为 4～7 次/s。

4）精神性发作：①各种类型遗忘症：如似曾相识、似不相识、快速回顾往事、强迫思维等，病灶多在海马部。②情感异常：如无名恐惧、愤怒、忧郁和欣快等，病灶在扣带回。③错觉：如视物变大或变小，听声变强或变弱，以及感觉本人肢体变化等，病灶在海马部或颞枕部。

精神症状可单独发作，常为复杂部分性发作的先兆，或为继发的全面性强直－阵挛发作的先兆。

2.复杂部分性发作

（1）占成人痫性发作 50% 以上：在发作起始精神症状或特殊感觉症状出现，随后意识障碍、自动症和遗忘症，或发作开始即意识障碍，又称精神运动性发作。病灶多在颞叶，故又称颞叶癫痫，或见于额叶、嗅皮质等部位。先兆或始发症状包括单纯部分性发作的各种症状，特别是错觉、幻觉等精神症状及特殊感觉症状。

（2）在先兆之后发生复杂部分性发作：患者做出似有目的的动作，即自动症。自动症是在痫性发作期或发作后意识障碍和遗忘状态下发生的行为，先瞪视不动，然后无意识动作，如机械地重复动作，或出现吮吸、咀嚼、舔唇、清喉、搓手、抚面、解扣、脱衣、摸索衣裳和挪动桌椅等，甚至游走、奔跑、乘车上船，也可自动言语或叫喊、唱歌等。病灶多在颞叶海马部、扣带回、杏仁核、额叶眶部或边缘回等。在觉醒时 EEG 仅30% 呈发作放电。EEG 表现为一侧或两侧颞区慢波，杂有棘波或尖波。

3.全面性强直－阵挛发作

全面性强直－阵挛发作多由单纯或复杂部分性发作继发而来：脑电图可见快速发展为全面性异常。大发作之后可回忆起部分性发作时的情景。

（四）诊断及鉴别诊断

1.诊断

（1）首先确认癫痫是否发作：①详细了解首次发作的时间和情况，仔细排除内科或神经科急性疾病。②除单纯部分性发作外，患者并不能记忆和表述发作时的情景，需向目睹者了解整个发作过程，如发作的环境、时间，发作时姿态、面色、声音，有无肢体抽搐及大致顺序，发作后表现，有无怪异行为和精神失常等。③有多次发作的患者需了解发病后情况、发作形式、相关疾病及事件、可能的触发因素，以及发作的频率下最长间隔、间隙期有无异常等。④了解家族史，怀孕期、分娩期和产后生长发育情况，有否热性惊厥、严重颅脑外伤、脑膜炎、脑炎、寄生虫感染史等。

（2）确定发作类型：依靠病史等确定发作类型及可能属于哪种癫痫综合征。

（3）最后确定病因：①首次发作者，排除内科或神经科疾病，如低血糖、高血糖、高渗状态、低钙血症、低钠血症、高钠血症、肝衰竭、肾衰竭、高血压脑病、脑膜炎、脑炎、脑脓肿和脑瘤等。②排除药物或毒物引起的痫性发作，如异烟肼、茶碱、氨茶碱、哌替啶、阿米替林、多塞平、丙米嗪、氯丙嗪、氟哌啶醇、氨甲喋呤、环孢霉素 A、苯丙胺等。③若先后用两种抗痫药治疗效果不佳，就应再次评估，复查 EEG 和高分辨率 MRI。

2.鉴别诊断

（1）偏头痛：①应与复杂部分性发作持续状态鉴别。②多有头痛发作史和家族史。③主要症状为剧烈偏头痛，无意识障碍。④EEG 正常或仅少数患者出现局灶性慢波，如有尖波常局限于头痛侧颞区。⑤如幻觉则以闪光、暗点、视物模糊为特征。

（2）短暂性脑缺血发作（TIA）：①一过性记忆丧失、幻觉、行为异常和短暂意识丧失等，可与复杂部分性发作混淆。②年龄大、脑动脉硬化及脑电图阴性。

（3）非痫性发作：详细询问病史与屏气发作、遗尿、梦魇、腹痛、低血糖发作等鉴别。

（五）预后

起源于脑结构性病变的部分性癫痫患者，预后与病因是否得到根除有关。这类癫痫对药物治疗有抵抗性，但经 3～5 年治疗后缓解率可达 40%～45%。发作形式仅有一种的患者比多种发作形式预后好，缓解率达 65% 以上。复杂部分性发作停药后复发率高，应长期服药。

四、癫痫持续状态

（一）概述

1. 概念

癫痫持续状态指一次癫痫发作持续 30 min 以上，或连续多次发作，发作间期意识或神经功能未恢复至通常水平称癫痫状态。

2. 特点

一般指全面强直-阵挛发作持续状态。神经科常见急诊，致残率和死亡率高。任何类型癫痫均可出现癫痫持续状态。

（二）病因与病理生理

1. 常见原因和诱因

（1）常见原因：停药不当和不规范的 AEDs 治疗。

（2）常见诱因：感染、精神因素、过度疲劳、孕产和饮酒等。

（3）年龄不同，病因有异：①婴儿、儿童期：感染、产伤、先天畸形为主。②青壮年：多见于脑外伤、颅内占位。③老年：脑卒中、脑肿瘤和变性疾病等。

2. 病理生理

（1）持续或反复惊厥发作引起大脑耗氧和耗糖量急剧增加，使神经元内 ATP 减少，导致离子泵功能障碍，钾离子游离到细胞外，钙离子进入细胞内超载。兴奋性氨基酸及神经毒性产物（如花生四烯酸、前列腺素等）大量增加，导致神经元和轴突水肿死亡。

（2）低血糖、缺氧使脑损害出现不可逆；脑血流自动调节功能失调，脑缺血加重，相继出现代谢性并发症，如高热、代谢性酸中毒、休克、低血糖、高血钾、蛋白尿等，甚至因心、肝、肺、肾多脏器衰竭而死亡。

（三）分类与治疗

1. 惊厥性全身性癫痫持续状态

1）临床表现：①最常见，主要是 GTCS 引起，其次为强直性、阵挛性、肌阵挛性等。②特征：全身性抽搐一次接一次发生，始终意识不清，不及时控制可多脏器损害，危及生命。

2）对症处理。

（1）保持呼吸道通畅，面罩或鼻导管吸氧，必要时气管切开。

（2）监护心电、血压、呼吸，定时血气、血化学分析。

（3）查找诱发原因并治疗。

（4）防止舌咬伤，牙关紧闭者应放置牙垫。

（5）防止坠床，放置床档。

（6）应及时处理常伴的脑水肿、感染、高热等。①防治脑水肿：20% 甘露醇快速静脉滴注，或地塞米松 10～20 mg 静脉滴注；②预防或控制感染：应用抗生素；③物理降温高热；④纠正代谢紊乱，如发作引起的低血糖、低血钠、低血钙；⑤纠正酸中毒，维持水及电解质平衡，营养支持治疗。

3）药物治疗：快速控制发作是治疗的关键，可酌情选用以下几种药物。

（1）安定（地西泮）：地西泮静脉推注对成人或儿童各型持续状态均为最有效的首选药物。成人剂量通常为 10～30 mg。单次最大剂量不超过 20 mg，儿童用量为 0.3～0.5 mg/kg，5 岁以上儿童 5～10 mg，5 岁以下每岁 1 mg 可控制发作。以每分钟 3～5 mg 速度静脉注射。15 min 后如复发可重复给药，或用

100～200 mg地西泮溶于5％葡萄糖或氯化钠溶液中,于12h内缓慢静脉滴注。地西泮偶可抑制呼吸,则需停止注射。

(2)苯妥英钠:迅速通过血脑屏障,脑中很快达到有效浓度,无呼吸抑制,不减低觉醒水平,对GTCS持续状态尤为有效。成人剂量15～18 mg/kg,儿童18 mg/kg,溶于氯化钠溶液中静脉注射,静脉注射速度不超过50 mg/min。但起效慢,约80％患者20～30 min内停止发作,作用时间长(半清除期10～15 h),可致血压下降及心律失常,需密切监控,有心功能不全、心律失常、冠心病及高龄者宜慎用和不用。

(3)异戊巴比妥钠。

(4)10％水合氯醛:成人25～30 mL加等量植物油保留灌肠。

(5)副醛:8～10 mL肌内注射或15～30 mL用植物油稀释保留灌肠。因引起剧咳,有呼吸疾病者勿用。

(6)利多卡因:用于地西泮静脉注射无效者。2～4 mg/kg加入10％葡萄糖内,以50 mg/h速度静脉滴注,有效或复发时均可重复应用。心脏传导阻滞及心动过缓者慎用。

(7)氯硝安定(氯硝西泮):药效是安定的5倍,半清除期22～32 h,成人首次剂量3 mg静脉注射,数分钟奏效,对各型癫痫状态疗效俱佳,以后每日5～10 mg,静脉滴注。注意对呼吸及心脏抑制较强。

(8)其他:上述方法均无效者,可用硫喷妥钠静脉注射或乙醚吸入麻醉控制发作。

4)维持治疗:控制癫痫发作后,立即使用长效AEDs,苯巴比妥0.1～0.2 g转肌内注射,每8 h一次,维持疗效。同时鼻饲卡马西平或苯妥英钠,待口服药达到稳态血浓度后逐渐停用苯巴比妥。

2.非惊厥性全身性癫痫持续状态

(1)临床表现:主要为失神发作持续状态,发作持续可达数小时,表现意识障碍、失语、精神错乱等。

(2)快速控制发作:首选安定地西泮静脉注射,继之口服丙戊酸钠或乙琥胺,或二者合用。

(3)预后较好:一般不导致死亡,治疗不及时可留智能障碍等后遗症。

3.复杂部分性发作持续状态

(1)临床表现:复杂部分性发作持续状态的恢复时间较失神发作要慢;部分患者出现发作后浮肿或记忆减退,记忆缺损可能成为永久性损害。

(2)快速控制发作:用地西泮或苯妥英钠静脉注射控制发作,继之以苯巴比妥肌内注射、口服苯妥英钠维持疗效。

4.单纯部分性发作持续状态(又称Kojewnikow癫痫)

(1)临床表现:此型较难控制,由单纯部分性发作持续状态可扩展为继发性全身性发作,发作终止后可遗留发作部位Todd麻痹。

(2)快速控制发作:首选苯妥英钠以较大负荷剂量(20 mg/kg)静滴,然后再用常规剂量,可辅以苯巴比妥或卡马西平口服。

(魏明顺)

第九节　脑损伤

脑损伤是指暴力作用于头部造成的脑组织器质性损伤。根据致伤物、受力程度等因素不同,将伤后脑组织是否与外界相通而分为开放性和闭合性脑损伤;前者多由锐器或火器直接造成,均伴有头皮裂伤、颅骨骨折、硬脑膜破裂和脑脊液漏;后者为头部受到钝性物体或间接暴力所致,往往头皮颅骨完整,或即便头皮、颅骨损伤,但硬脑膜完整,无脑脊液漏,为闭合性脑损伤。

根据脑损伤发生的时间,可将顿脑损伤分为原发性和继发性脑损伤,前者主要是指暴力作用在脑组织的一瞬间所造成损伤,即神经组织和脑血管的损伤,表现为神经纤维的断裂和传出功能障碍,不同类型的神经细胞功能障碍甚至细胞的死亡,包括脑震荡、脑挫裂伤等;后者是指受伤一定时间后出现的脑损伤,包括脑缺血、颅内血肿、脑肿胀、脑水肿和颅内压升高等。

一、脑震荡

脑震荡又称轻度创伤性脑损害,头部受力后在临床上观察到有短暂性脑功能障碍,系由轻度脑损伤所引起的临床综合征,其特点是头部外伤后短暂意识丧失,旋即清醒,除有近事遗忘外,无任何神经系统缺损表现。脑的大体标本上无肉眼可见到的神经病理改变,显微病理可有毛细血管充血、神经元胞体肿大、线粒体和轴索肿胀。

(一)临床表现

(1)意识改变:受伤当时立即出现短暂的意识障碍,对刺激无反应,可完全昏迷,常为数秒或数分钟,大多不超过半个小时。个别出现为期较长的昏迷,甚至死亡。

(2)短暂性脑干症状:伤情较重者在意识改变期间可有面色苍白、出汗、四肢肌张力降低、血压下降、心动徐缓、呼吸浅慢和各生理反射消失。

(3)无意识凝视或语言表达不清。

(4)语言和运动反应迟钝:回答问题或遵嘱运动减慢。

(5)注意力易分散:不能集中精力,无法进行正常的活动。

(6)定向力障碍:不能判断方向、日期、时间和地点。

(7)语言改变:急促不清或语无伦次,内容脱节或陈述无法理解。

(8)动作失调:步态不稳,不能保持连贯的行走。

(9)情感夸张:不适当的哭泣,表情烦躁。

(10)记忆缺损:逆行性遗忘,反复问已经回答过的同一问题,不能在5min之后回忆起刚提到的3个物体的名称。

(11)恢复期表现:头痛、头昏、恶心、呕吐、耳鸣、失眠等症状。通常在数周至数月内逐渐消失,有的患者症状持续数月甚至数年,即称脑震荡后综合征或脑外伤后综合征。

(12)神经系统检查:可无阳性体征。

(二)辅助检查和神经影像检查

1.实验室检查

腰椎穿刺颅内压正常;脑脊液无色透明,不含血,白细胞计数正常。

2.神经影像检查

头颅X检查,有无骨折发现。

(三)诊断

诊断主要以受伤史、伤后短暂意识障碍、近事遗忘,无神经系统阳性体征作为依据。目前尚缺乏客观诊断标准,常需参考各种辅助方法,如腰穿测压、颅骨平片。

(四)治疗

1.观察病情变化

伤后短时间内可在急诊科观察,密切注意意识、瞳孔、肢体运动和生命体征的变化。对于离院患者,嘱其家属在当日密切注意头痛、恶心、呕吐和意识障碍,如症状加重即来院检查。

2.无须特殊治疗

卧床休息,急性期头痛、头晕较重时,嘱其卧床休息,症状减轻后可离床活动。多数患者在2周内恢复正常,预后良好。

3.对症治疗

头痛时可给予罗通定等镇痛剂。对有烦躁、忧虑、失眠者可给予地西泮,三溴合剂等药物。

二、弥漫性轴索损伤

弥漫性轴索损伤(DAI)是指头部遭受加速性旋转暴力时,在剪应力的作用下,脑白质发生的以神经轴索断裂为特征的一系列病理生理变化。

病理改变主要以位于脑的中轴部(胼胝体、脑白质、脑干上端背外侧及小脑上脚等处)的挫伤、出血或水肿为主。大体改变:组织间裂隙及血管撕裂性出血灶。镜下检查可见神经轴索断裂、轴浆溢出,并可见轴索断裂形成的圆形轴缩球及血细胞溶解后的含铁血黄素。

(一)临床表现

1.意识障碍

意识障碍是其典型的表现,通常 DAI 均有脑干损伤表现,且无颅内压增高。受伤当时立即出现昏迷,且昏迷时间较长。神志好转后,可因继发性脑水肿而再次昏迷。

2.瞳孔变化

如累及脑干,可有一侧或双侧瞳孔散大。对光反应消失,或同向性凝视。

(二)辅助检查

1.血常规检查

了解应激状况。

2.血生化检查

鉴别昏迷因素。

3.头颅 CT 扫描

可见大脑皮质与髓质交界处、胼胝体、脑干、内囊区或第三脑室周围有多个点或片状出血灶,常以脑挫伤改变作为诊断标准。

4.头颅 MRI 扫描

可精确反映出早期缺血灶、小出血灶和轴索损伤改变。

(三)诊断

(1)创伤后持续昏迷 6h 以上。

(2)CT 扫描显示脑白质、第三脑室、胼胝体、脑干及脑室内出血。

(3)颅内压正常但临床状况差。

(4)无颅脑明确结构异常的创伤后持续植物状态。

(5)创伤后弥漫性脑萎缩。

(6)尸检 DAI 可见的病理征象。

(四)治疗及预后

(1)对 DAI 的治疗仍沿用传统的综合治疗方式,无突破性进展。此病预后差,占颅脑损伤早期死亡的 33%。

(2)脱水治疗。

(3)昏迷期间加强护理,防止继发感染。

三、脑挫裂伤

暴力作用于头部时,着力点处颅骨变形或发生骨折,同时脑组织在颅腔内大幅度运动,导致脑组织着力点或冲击点损伤,均可造成脑挫伤和脑裂伤,由于两种改变往往同时存在,故又统称脑挫裂伤。前者为脑皮质和软脑膜仍保持完整;而后者,有脑实质及血管破损、断裂,软脑膜撕裂。脑挫裂伤的显微病理表现为脑实质点片状出血,水肿和坏死。脑皮质分层结构不清或消失,灰质与白质分界不清。脑挫裂伤常伴有邻近的局限性血管源性脑水肿和弥漫性脑肿胀。

外伤性急性脑肿胀又称弥漫性脑肿胀(DBS),是指发生在严重的脑挫裂伤和广泛脑损伤之后的急性继发性脑损伤,以青少年多见。治疗以内科为主。

(一)临床表现

1.意识障碍

受伤当时立即出现,一般意识障碍时间均较长,短者半小时、数小时或数日,长者数周、数月,有的为持续昏迷或植物状态。

2.生命体征改变

常较明显,体温多在38℃左右,脉搏和呼吸增快,血压正常或偏高。如出现休克,应注意全身检查。

3.局灶症状与体征

受伤当时立即出现与伤灶相应的神经功能障碍或体征,如运动区损伤的锥体束征、肢体抽搐或瘫痪,语言中枢损伤后的失语及昏迷患者脑干反应消失等。颅内压增高为继发脑水肿或颅内血肿所致。尚可有脑膜刺激征。

4.头痛、呕吐

患者清醒后有头痛、头晕、恶心呕吐、记忆力减退和定向力障碍。

(二)检查

1.实验室检查

(1)血常规:了解应激状况。

(2)血气分析:可有血氧低、高二氧化碳血症存在。

(3)脑脊液检查:脑脊液中有红细胞或血性脑脊液。

2.神经影像学检查

(1)头颅 X 平片:多数患者可发现有颅骨骨折。

(2)头颅 CT 扫描:了解有无骨折、有无中线移位及除外颅内血肿。

(3)头颅 MRI 扫描:不仅可以了解具体脑损伤部位、范围及其周围脑水肿情况,而且尚可推测预后。

(三)常规治疗

(1)轻型脑挫裂伤患者,通过急性期观察后,治疗与弥漫性轴索损伤相同。

(2)抗休克治疗:如合并有休克的患者首先寻找原因,积极抗休克治疗。

(3)重型脑挫裂伤患者,应送重症监护病房。

(4)对昏迷患者,应注意维持呼吸道通畅。

(5)对来院患者呼吸困难者,立即行气管插管连接人工呼吸机进行辅助呼吸。对呼吸道内分泌物多,影响气体交换,且估计昏迷时间较长者(3~5d 以上),应尽早行气管切开术。

(6)对伴有脑水肿的患者,应适当限制液体入量,并结合脱水治疗。

(7)脱水治疗颅内压仍在 40~60mmHg(5.32~7.98kPa)会导致严重脑缺血或诱发脑疝,可考虑行开颅去骨瓣减压和(或)脑损伤灶清除术。

(8)手术指征:对于脑挫裂伤严重,局部脑组织坏死伴有脑水肿和颅内压增高的患者,经各种药物治疗无效,症状进行性加重者。具体方法:清除挫伤坏死的脑组织及小的出血灶,再根据脑水肿、脑肿胀的情况进行颞肌下减压或局部去骨瓣减压。

(四)其他治疗

(1)亚低温治疗,维持体温 33 ℃~34 ℃,多针对重型或特重型脑外伤患者。

(2)药物治疗:糖皮质激素、改善脑细胞代谢、止血剂等。

(3)高压氧疗法(HBO)。

四、脑干损伤

脑干原发损伤在头、颈部受到暴力后可以立即出现,多不伴有颅内压增高表现。病理变化有脑干神经组织结构紊乱、轴索断裂、挫伤和软化。由于脑干内除脑神经核团、躯体感觉运动传导束外,还有网状结构和呼吸、循环等生命中枢,故其致残率和死亡率均较高。

原发性脑干损伤的病理变化常为脑挫伤伴灶性出血和水肿,多见于中脑被盖区,脑桥及延髓被盖区次之。继发性脑干损伤常因严重颅内高压致脑疝形成,脑干受压移位,变形使血管断裂可引起出血和软化等继发病变。

(一)临床表现

1.典型表现

多为伤后立即陷入持续昏迷状态,生命体征多有早期紊乱,表现为呼吸节律紊乱,心跳及血压波动,双瞳大小多变,眼球斜视,四肢肌张力增高,去皮质强直状态,伴有锥体束征。多有高热、消化道出血、顽固性呃逆、甚至脑性肺水肿。

2.中脑损伤表现

意识障碍突出,瞳孔可时大时小双侧交替变化,去皮质强直。

3.脑桥损伤表现

除持久意识障碍外,双瞳常极度缩小,角膜反射及嚼肌反射消失,呼吸节律不整,呈现潮式呼吸或抽泣样呼吸。

4.延髓损伤表现

主要为呼吸抑制和循环紊乱,呼吸缓慢、间断,脉搏快弱、血压下降,心眼反射消失。

(二)辅助检查

1.腰椎穿刺

脑脊液多呈血性,压力多为正常或轻度升高,当压力明显升高时,应除外颅内血肿。

2.头颅 X 线平片检查

往往多伴有颅骨骨折。

3.头颅 CT 扫描

在伤后数小时内检查,可显示脑干有点片状高密度区,脑干肿大,脚间池、桥池,四叠体池及第四脑室受压或闭塞。

4.头颅及上颈段 MRI 扫描

有助于明确诊断,了解伤灶部位和范围。

5.脑干诱发电位

波峰潜伏期延长或分化不良。

(三)治疗

(1)一般治疗措施同脑挫裂伤。

(2)对一部分合并有颅内血肿者,应及时诊断和手术。对合并有脑水肿或弥漫性轴索损伤及脑肿胀者,应用脱水药物和激素等予以控制。

(3)伤后 1 周,病情较为稳定时,为保持患者营养,应由胃管进食。

(4)对昏迷时间较长的患者,应加强护理,防止各种并发症。

(5)有条件者,可行高压氧治疗,以助于康复。

五、下丘脑损伤

单纯下丘脑损伤少见,多伴有严重脑干损伤和(或)脑挫裂伤,可引起神经-内分泌紊乱和机体代谢障碍。其损伤病理多为灶性出血、水肿、缺血、软化及神经细胞坏死,偶可见垂体柄断裂和垂体内出血。

（一）临床表现

（1）意识与睡眠障碍。

（2）循环及呼吸紊乱。

（3）体温调节障碍，中枢性高热，高达41℃甚至42℃。

（4）水电解质代谢紊乱，尿崩。

（5）糖代谢紊乱。

（6）消化系统障碍。

（7）间脑发作。

（二）诊断

通常只要有某些代表丘脑下部损伤的征象，即可考虑伴有此部位的损伤。

（三）治疗

与原发性脑干损伤基本相同。需加强监测。

（郭文龙）

第十节 颅内血肿

一、概述

颅内血肿属颅脑损伤严重的继发性病变，在闭合性颅脑损伤中约占10％；在重型颅脑损伤中占40％～50％。颅内血肿继续发展，容易导致脑疝。因此，颅内血肿的早期诊断和及时手术治疗非常重要。

一般而言，急性颅内血肿量幕上超过20mL，幕下10mL即可引起颅内压增高症状。由于脑实质不能被压缩，所以调节颅内压作用主要在脑脊液和脑血容量之间进行。颅内压增高时只有8％的颅腔代偿容积。若颅内高压的发生和发展较为缓和，颅腔容积的代偿力可以充分发挥，这在颅内压监测示容积压力曲线上可以看到。若颅内高压的发生与发展十分急骤，超出容积代偿力，越过容积压力曲线的临界点，则可很快进入失代偿期。此时，颅腔容积的顺应性极差，即使从脑室入出1mL脑脊液，亦可使压力下降0.4kPa（3mmHg）以上。若颅内高压达到平均体动脉压水平时，脑灌注压已少于2.6kPa（20mmHg），则脑血管趋于闭塞，中枢血液供应濒临中断，患者将陷于脑死亡状态。

颅内血肿类型如下。

1.按血肿在颅内结构的解剖层次不同可分为3种类型

（1）硬脑膜外血肿：指血肿形成于颅骨与硬脑膜之间者。

（2）硬脑膜下血肿：指血肿形成于硬脑膜与蛛网膜之间者。

（3）脑内（包括脑室内）血肿：指血肿形成于脑实质内或脑室内者（见图17-7）。

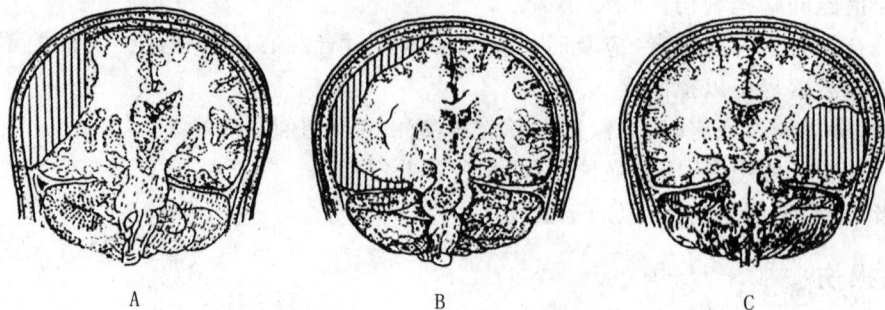

图 17-7　颅内血肿类型

A.硬脑膜外血肿；B.硬脑膜下血肿；C.脑内血肿

2.按血肿的症状出现时间的不同亦分为 3 型

(1)急性型:伤后 3d 内出现者,大多数发生在 24h 以内。

(2)亚急性型:伤后 4～21d 出现者。

(3)慢性型:伤后 3 周以后出现者。

3.特殊部位和类型的血肿

如颅后窝血肿、多发性血肿等。因其各有临床特点而与一般血肿有所区别。

(一)临床表现

1.症状与体征

(1)头痛、恶心、呕吐:血液对脑膜的刺激或颅内血肿引起颅内压增高可引起症状。一般情况下,脑膜刺激所引起的头痛、恶心和呕吐较轻。在观察中若症状加重,出现剧烈头痛、恶心和频繁呕吐时,可能有颅内血肿,应结合其他症状或必要时采用辅助检查加以确诊。

(2)意识改变:进行意识障碍为颅内血肿的主要症状之一。颅内血肿出现意识变化过程,与原发性脑损伤的轻重有密切关系,通常有 3 种情况:原发性脑损伤较轻,可见到典型的"中间清醒期"(昏迷→清醒→再昏迷),昏迷出现的早晚与损伤血管的大小或出血的急缓有关,短者仅 20～30min,长者可达数日,但一般多在 24h 内。有的伤后无昏迷,经过一段时间后出现昏迷(清醒→昏迷),多见于小儿,容易导致漏诊;若原发性脑损伤较重,则常表现为昏迷程度进行性加深(浅昏迷→昏迷),或一度稍有好转后又很快恶化(昏迷→好转→昏迷);若原发性脑损伤过于严重,可表现为持续性昏迷。一般认为,原发性昏迷时间的长短取决于原发性脑损伤的轻重,而继发性昏迷出现的迟早主要取决于血肿形成的速度。所谓的中间清醒期或中间好转期,实质上就是血肿逐渐长大,脑受压不断加重的过程,因而,在此期内,伤员常有躁动、嗜睡、头痛和呕吐加重等症状。在排除了由于药物引起的嗜睡或由于尿潴留等原因引起的躁动后,即应警惕有并发颅内血肿的可能。

(3)瞳孔改变:对于颅内血肿者,阳性体征的出现极为重要。一侧瞳孔进行性散大,光反应消失,是小脑幕切迹疝的重要征象之一。在瞳孔散大之前,常有短暂的瞳孔缩小,这是动眼神经受刺激的表现。瞳孔散大多出现在血肿的同侧,但约 10% 的伤员发生在对侧。若脑疝继续发展,则脑干受压更加严重,中脑动眼神经核受损,可出现两侧瞳孔均散大,表明病情已进入垂危阶段。

一般情况下,出现两侧瞳孔散大,可迅速注入脱水药物,如一侧缩小而另一侧仍然散大,则散大侧多为脑疝或血肿侧;如两侧瞳孔仍然散大,则表示脑疝未能复位,或由于病程已近晚期,脑干已发生缺血性软化。若术前两侧瞳孔均散大,将血肿清除后,通常总是对侧瞳孔先缩小,然后血肿侧缩小;如术后血肿侧瞳孔已缩小,而对侧瞳孔仍然散大,或术后两侧瞳孔均已缩小,但经过一段时间后对侧瞳孔又再次散大,多表示对侧尚有血肿;如术后两侧瞳孔均已缩小,病情一度好转,但经一段时间后手术侧的瞳孔再度散大,应考虑有复发性血肿或术后脑水肿的可能,还应及时处理。瞳孔散大出现的早晚,也与血肿部位有密切关系。颞区血肿,瞳孔散大通常出现较早,额极区血肿则出现较晚。

(4)生命体征变化:颅内血肿者多有生命体征的变化。血肿引起颅内压增高时,可出现 Cushing 反应,血压出现代偿性增高,脉压增大,脉搏徐缓、充实有力,呼吸减慢、加深。血压升高和脉搏减慢常较早出现。颅后窝血肿时,则呼吸减慢较多见。随着颅内压力的不断增高,延髓代偿功能衰竭,出现潮式呼吸乃至呼吸停止,随后血压亦逐渐下降,并在呼吸停止后,经过一段时间心跳亦停止。如经复苏措施,心跳可恢复,但如血肿未能很快清除,则呼吸恢复困难。一般而言,如果血压、脉搏和呼吸 3 项中有 2 项的变化比较肯定,对颅内血肿的诊断有一定的参考价值。但当并发胸腹腔脏器损伤并发休克时,常常出现血压偏低、脉搏增快,此时颅内血肿的生命体征变化容易被掩盖,必须提高警惕。

(5)躁动:常见于颅内血肿伤员,容易被临床医师所忽视,或不做原因分析即给予镇静剂,以致延误早期诊断。躁动通常发生在中间清醒期的后一阶段,即在脑疝发生(继发性昏迷)前出现。

(6)偏瘫:幕上血肿形成小脑幕切迹疝后,疝出的脑组织压迫同侧大脑脚,引起对侧中枢性面瘫和对侧上下肢瘫痪,同时伴有同侧瞳孔散大和意识障碍,也有少数伤员的偏瘫发生在血肿的同侧,这是因为血肿将脑干推移致对侧,使对侧大脑脚与小脑幕游离缘相互挤压,这时偏瘫与瞳孔散大均发生在同一侧,多见于硬脑膜下血肿;血肿直接压迫大脑运动区,由于血肿的位置多偏低或比较局限,故瘫痪的范围也多较局限,如额叶血肿和额颞叶血肿仅出现中枢性面瘫或中枢性面瘫与上肢瘫,范围较广泛的血肿亦可出现偏瘫,但一般瘫痪的程度多较轻,有时随着血肿的发展,先出现中枢性面瘫,而后出现上肢瘫,最后出现下肢瘫。矢状窦旁的血肿可出现对侧下肢单瘫,跨矢状窦的血肿可出现截瘫。左侧半球血肿还可伴有失语;由伴发的脑挫裂伤直接引起,这种偏瘫多在伤后立即出现。

(7)去脑强直:在伤后立即出现此症状,应考虑为原发性脑干损伤。如在伤后观察过程中出现此症状时,则为颅内血肿或脑水肿继发性脑损害所致。

(8)其他症状:婴幼儿颅内血肿可出现前囟突出。此外,由于婴幼儿的血容量少,当颅内出血量达100mL左右即可产生贫血的临床表现,甚至发生休克。小儿的慢性血肿可出现头颅增大等。

2.影像学检查

(1)颅骨X线平片:在患者身情情况允许时,应行颅骨X线平片检查,借此可确定有无骨折及其类型,尚可根据骨折线的走行判断颅内结构可能出现的损伤情况,利于进一步的检查和治疗。颅盖骨折X线平片检查确诊率为95%~100%,骨折线经过脑膜中动脉沟、静脉窦走行区时,应注意有无硬脑膜外血肿发生的可能。颅底骨折经X线平片确诊率仅为50%左右,因此,必须结合临床表现做出诊断,如有无脑神经损伤及脑脊液漏等。

(2)头颅CT扫描:是目前诊断颅脑损伤最理想的检查方法。可以准确地判断损伤的类型及血肿的大小、数量和位置。脑挫裂伤区可见点、片状高密度出血灶,或为混杂密度;硬脑膜外血肿在脑表面呈现双凸球镜片形高密度影;急性硬脑膜下血肿则呈现新月形高密度影;亚急性或慢性硬脑膜下血肿表现为稍高密度、等密度或稍低密度影。

(3)头颅MRI扫描:一般较少用于急性颅脑损伤的诊断。头颅CT和MRI扫描对颅脑损伤的诊断各有优点。对急性脑外伤的出血,CT显示较MRI为佳,对于亚急性、慢性血肿及脑水肿的显示,MRI常优于CT。急性早期血肿在T1及T2加权图像上均呈等信号强度,但亚急性和慢性血肿在T1加权图像上呈高信号,慢性血肿在T2加权图像上可见低信号边缘,血肿中心呈高信号。应注意血肿与脑水肿的MRI影像鉴别。

(二)手术技术

1.早期手术

对有颅内血肿可能的伤员,应在观察过程先把头发剃光,并做好手术器械的消毒和人员组织的准备,诊断一经确定,即应很快施行手术。对已有一侧瞳孔散大的脑疝伤员,应在静脉滴注强力脱水药物的同时,做好各项术前准备,伤员一经送到手术室,立即进行手术。对双侧瞳孔散大、病理呼吸、甚至呼吸已经停止的伤员,抢救更应当争分夺秒,立即在气管插管辅助呼吸下进行手术。为了争取时间,术者可带上双层手套(不必刷手),迅速进行血肿部位钻孔,排出部分积血,使脑受压得以暂时缓解,随后再扩大切口或采用骨瓣开颅,彻底清除血肿。

2.钻孔检查

当病情危急,又未做CT扫描,血肿部位不明确者,可先做钻颅探查。在选择钻孔部位时,应注意分析损伤的机制,参考瞳孔散大的侧别、头部着力点、颅骨骨折的部位、损伤的性质及可能发生的血肿类型等安排钻孔探查的先后顺序(见图17-8)。

(1)瞳孔散大的侧别:因多数的幕上血肿发生在瞳孔散大的同侧,故首先应选择瞳孔散大侧进行钻孔。如双侧瞳孔均散大,应探查最先散大的一侧。如不知何侧首先散大,可在迅速静脉滴入强力脱水药物过程中观察,如一侧缩小而另侧仍散大或变化较少,则首先在瞳孔仍然散大侧钻孔。

(2)头部着力部位:可借头皮损伤的部位来推断头部着力点。如着力点在额区,血肿多在着力点处或其附近,很少发生在对冲部位,应先探查额区和颞区。如着力点在颞区,则血肿多发生在着力部位,但也可能发生在对冲的颞区,探查时宜先探查同侧颞区,然后再探查对侧颞区。如着力点在枕区,则以对冲部位的血肿为多见,探查应先在对侧额叶底区和颞极区,然后同侧的额叶底区和颞极区,最后在着力侧的颅后窝和枕区。

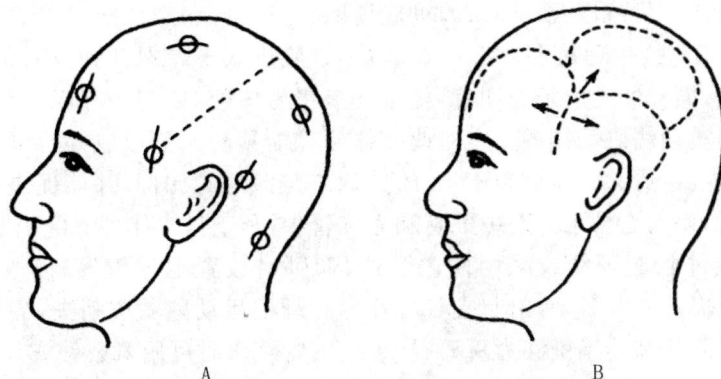

图 17-8　钻孔探查和开颅手术切口设计
A.常用钻孔探查部位;B.开颅手术切口设计

(3)有无骨折和骨折部位:骨折线通过血管沟,并与着力部位和瞳孔散大的侧别相一致时,以硬脑膜外血肿的可能性为大,应首先在骨折线经过血管沟处钻孔探查。若骨折线经过上矢状窦,则应在矢状窦的两侧钻孔探查,并先从瞳孔散大侧开始。如无骨折,则以硬脑膜下血肿的可能性为大,应参考上述的头部着力部位确定钻孔探查顺序。

(4)损伤的性质:减速性损伤的血肿,既可发生在着力部位,也可发生在对冲部位,例如枕部着力时,发生对冲部位的硬脑膜下血肿机会较多,故应先探查对冲部位,根据情况再探查着力部位。前额区着力时,应探查着力部位。头一侧着力时,应先探查着力部位,然后再探查对冲部位。加速性损伤,血肿主要发生在着力部位,故应在着力部位探查。

3.应注意多发血肿存在的可能

颅内血肿中约有15%为多发性血肿。在清除一个血肿后,如颅内压仍很高,或血肿量少不足以解释临床症状时,应注意寻找是否还有其他部位的血肿,如对冲血肿、深部的脑内血肿和邻近部位的血肿等。怀疑多发血肿,情况容许时,应立即进行 CT 检查,诊断证实后再行血肿清除。

4.减压术

清除血肿后脑迅速肿胀,无搏动,且突出于骨窗处,经注入脱水药物无效者,在排除多发性血肿后,应同时进行减压术。术中脑膨出严重,缝合困难者,预后多不良。

5.注意合并伤的处理

闭合性颅脑伤伤员在观察过程中出现血压过低时,除注意头皮伤的大量失血或婴幼儿颅内血肿所引起外,应首先考虑有其他脏器损伤,而未被发现,必须仔细进行全身检查,根据脏器出血和颅内血肿的急缓,决定先后处理顺序。一般应先处理脏器出血,然后行颅内血肿清除手术。如已出现脑疝,可同时进行手术。

6.复发血肿或遗漏血肿的处理

术后病情一度好转,不久症状又加重者,应考虑有复发性血肿或多发性血肿被遗漏的可能。如及时再次进行手术清除血肿,仍能取得良好效果。如无血肿,则行一侧或双侧颞肌下减压术,也可使伤员转危为安。

(三)并发症及其防治

部分颅内血肿患者同时伴有重型颅脑损伤,因全身处于应激状态和长期昏迷,极易造成全身并发症。其中肺部并发症、肾衰竭、严重上消化道出血及丘脑下部功能失调等严重并发症是临床患者死亡和伤残的主要原因之一,正确处理这些并发症是颅脑救治工作中的重要环节。

1.肺部感染

肺部感染十分常见,它可进一步加重脑损害,形成恶性循环,是导致死亡的重要原因。防治措施如下。

(1)保持呼吸道通畅:①保持口腔清洁,及时彻底清除口腔及呼吸道的分泌物、呕吐物及凝血块等,做好口腔护理,用3%过氧化氢或生理盐水清洗口腔,防止口唇皮肤干燥裂开和及时治疗口腔炎、黏膜溃疡及化脓性腮腺炎等口腔感染。②定时翻身叩背,经常变换患者体位,以利于呼吸道分泌物排出,防止呕吐物误吸,并定时采用拍击震动法协助排痰。定时改变体位除能预防压疮形成外,尚能减轻肺淤血,提高氧气运送能力,克服重力影响造成的气体分布不均,改善通气与灌注的比例,并能促进分泌物的排出。拍击震动可使小支气管分泌物松动而易于排至中气管和大气管中,利于排出体外。③消除舌后坠,舌后坠影响呼吸通畅者,应取侧卧位并抬起下颌或采用侧俯卧位,仰卧时放置咽导管等,以改善呼吸道通气情况。④解除支气管痉挛,由于炎症的刺激,常引起支气管痉挛和纤毛运动减弱或消失,导致通气不畅和痰液积聚,故解除支气管痉挛对防治肺部感染甚为重要,严重支气管痉挛时可用氨茶碱或异丙肾上腺素肌内或静脉注射。一般可用雾化吸入。⑤及时清理呼吸道,彻底吸痰对预防颅脑损伤患者肺部感染是极其重要的,可经口腔、鼻腔或气管切开处吸痰。吸痰动作要轻柔,吸痰管自气管深部左右前后旋转,向外缓慢退出,防止因吸力过大或动作过猛造成口腔、气管黏膜损伤,引起出血。⑥纤维支气管镜吸痰和灌洗,主要用于严重误吸、鼻导管不易插入气管、插入气管内吸痰已无效、或已证实大片肺不张时,应尽早行纤维支气管镜吸痰。吸痰过程中要注意无菌操作。吸痰前要先从X线胸片了解痰液积聚和肺不张的部位,进行选择性吸引;双侧肺病变时应先吸重的一侧,后吸轻的一侧,防止发绀发生。吸引时间不宜过长,一般不超过1min。吸痰过程中要进行心电、血压、呼吸和氧饱和度的监测,观察口唇、指甲颜色,遇到心率增快,血压过低或过高,氧饱和度下降明显或发绀严重时应暂停操作,予以大流量面罩吸氧,待情况稳定后重新进行。严重肺部感染患者,即使在纤维支气管镜直视下进行吸痰,有时也难将呼吸道清理干净,此时可采用灌洗方法,将气管插管放入左支气管或右支气管内,注入灌洗液,当患者出现呛咳时,立即向外抽吸。可反复灌洗,左右支气管交替进行,灌洗液中可加入相应的抗生素,目前认为灌洗是治疗严重肺部感染的有效措施。⑦气管切开,颅脑损伤患者咳嗽反应差,如出现误吸、呼吸道梗阻、气管内分泌物增多而排出不畅,或合并颅面伤、颅底骨折及昏迷或预计昏迷时间长的患者,均应尽早行气管切开。气管切开及时能有效解除呼吸道梗阻,易于清除下呼吸道分泌物阻塞,减少通气无效腔,改善肺部通气功能,保证脑组织供氧,对减轻脑水肿和防治肺部感染具有积极重要作用。

(2)加强营养支持治疗,提高机体免疫力:颅脑损伤患者基础代谢率升高,能量消耗增加,蛋白分解利用大于合成,呈低蛋白血症、负氮平衡状态,营养不良可以导致机体免疫力降低。因此,对颅脑损伤患者应采用高热量、高蛋白营养支持治疗,可采用胃肠道内营养和胃肠道外营养两种方式予以补充,必要时应给予输新鲜血及血液制品等支持,同时注意维持水电解质和酸碱平衡。

(3)抗生素的应用:正确及时地选用抗生素,是肺部感染治疗成功的关键。由于颅脑损伤合并肺部感染的致病菌株不断增多,菌群复杂,毒力和侵袭力强的致病菌表现为单纯感染,而毒力和侵袭力弱的致病菌则以混合感染的形式存在。因此,临床用药宜根据细菌敏感试验。在早期尚无药敏试验之前,可根据经验用药。采用足量针对性强的抗生素,严重的混合感染应采用联合用药。临床资料显示,颅脑损伤合并肺部感染的主要病原菌为革兰阴性杆菌,其病死率高达70%。颅脑损伤合并肺部感染诊断一旦明确,经验性给药应选用广谱抗菌力强的抗生素,如第2代或第3代头孢菌素类药物或氟喹诺酮类。在经验性给药后24~48h内必须密切观察患者病情,注意症状、体征、体温的变化,痰的性状和数量增减等,以评估患者病情是否好转,同时行必要的痰涂片,细菌培养及药敏试验或其他有助于病因学确诊的检查,为进一步更有效治疗提供依据。治疗中,患者体温持续不退,肺部感染症状体征及X线胸片检查无改善,应考虑是否存在混合感染、二重感染及抗药性病原菌。应根据反复呼吸道分泌物的培养结果,调整抗生素种类和剂量,或采用联合用药,以便达到最佳的治疗效果。抗生素的使用时间应该根据肺部感染的性质和轻重而定,不能停药太早,但也不宜长期用药。一般情况下,体温维持在正常范围5d左右,外周血白细胞计数已在正常范围,临床肺部感染症状体征消失者,即可考虑停药。对于严重感染、机体免疫功能低下者,疗程应适当延长。

2. 上消化道出血

上消化道出血是颅脑损伤的常见并发症,文献报道其发生率为 16%~47%,多见于下丘脑损伤、脑干损伤、广泛脑挫裂伤及颅内血肿等重症患者,对患者的生命有很大威胁。

(1)预防性措施:①积极治疗原发性病变,如降低增高的颅内压,纠正休克,维持正常血氧浓度,保持水电解质及酸碱平衡等措施,解除机体的持续应激状态。②早期留置胃管,抽吸胃液及观察其性状,有利于早期发现和及时处理。③应用抗酸药物。严重颅脑损伤尤其有下丘脑损伤时,可预防性应用如氢氧化铝凝胶、雷尼替丁或法莫替丁,抑制胃酸分泌,提高胃液 pH,减轻胃肠黏膜损害。④维持能量代谢平衡,予以静脉高价营养,纠正低蛋白血症,给予大剂量维生素 A,有助于胃黏膜的再生修复。⑤减少使用大剂量肾上腺皮质激素及阿司匹林等诱发应激性溃疡的药物。

(2)非手术治疗:①密切观察病情,注意血压、脉搏及呕血或黑便的数量。②持续胃肠减压,吸尽胃液及反流的胆汁,避免胃扩张。③停用肾上腺皮质激素。④应用维生素 K、酚磺乙胺(止血敏)、巴曲酶(立止血)、凝血因子 I(纤维蛋白原)及抗纤维蛋白溶解药等止血药物。⑤建立通畅的静脉通道,对大出血者应立即输血,进行抗休克治疗。⑥抗酸止血治疗,通过中和胃酸、降低胃液 pH 或抑制胃液分泌,达到抗酸止血目的。常用药物包括氢氧化铝凝胶、西咪替丁(甲氰咪胍)、雷尼替丁、法莫替丁(高舒达)、奥美拉唑(洛赛克)、生长抑素等。⑦局部止血治疗,胃管注入冰盐水去甲肾上腺素液(去甲肾上腺素 6~8mg 溶于100mL 等渗冰盐水中),每 4~6 小时可重复使用 1 次。⑧内镜止血治疗,可经内镜注射高渗盐水、肾上腺素混合液或注射医用 99.9% 纯乙醇,使血管收缩,血管壁变性及血管腔内血栓形成而达到止血目的;或经内镜通过激光、高频电凝、热探头及微波等热凝固方式,起到有效的止血作用;也可通过内镜活检管道将持夹钳送入胃腔,直视下对出血部位进行钳夹止血,适用于喷射性小动脉出血。⑨选择性动脉灌注血管紧张素胺(加压素),经股动脉插管,将导管留置于胃左动脉,持续灌注血管紧张素胺(加压素),促使血管收缩,达到止血目的。

(3)手术治疗:部分患者出血量大或反复出血,经非手术治疗无效,应考虑行手术治疗。可根据情况选择全胃切除、胃部分切除、幽门窦切除加迷走神经切除或幽门成形加迷走神经切除等手术方式。

3. 急性肾衰竭(ARF)

颅脑损伤出现急性肾衰竭是一严重的并发症,其病情发展快,对机体危害大,如处理不当,可导致严重后果。

(1)预防性措施:①消除病因,积极抗休克,控制感染,及时发现和治疗弥散性血管内凝血,积极治疗脑损伤,清除颅内血肿,防治脑水肿,避免神经源性肾衰竭的发生。②及时纠正水、电解质失衡,对颅脑损伤患者,要补充适量的含钠盐溶液,避免过分脱水,维持有效循环血量,改善和维护肾小管功能和肾小球滤过率,减少肾衰竭的发生。③减轻肾脏毒性损害作用,避免或减少使用对肾脏有损害的抗生素及其他药物(如氨基糖苷类抗生素);积极碱化尿液,防止血红蛋白在肾小管内形成管型;对已有肾功能损害者,减少或停用甘露醇降颅压,改用甘油果糖或呋塞米(速尿)注射液,可取得同样降颅压效果;积极控制感染消除内毒素的毒性作用。④解除肾血管痉挛,减轻肾缺血,休克患者伴有肾衰竭时,不宜使用易致肾血管收缩的升压药物(如去甲肾上腺素等);如补充血容量后仍少尿,可用利尿合剂或扩血管药物(如多巴胺)以解除肾血管痉挛。

(2)少尿或无尿期的治疗:①严格控制液体入量,准确记录 24h 出入水量,包括显性失水、隐性失水及内生水,按"量出为入,宁少勿多"的原则进行补液。②控制高钾血症,高血钾是急性肾衰竭的危险并发症,可引起严重心律失常,威胁患者生命。因此,必须每日 1 或 2 次监测血清钾离子浓度及心电图变化,及时处理。措施包括禁用钾盐,避免使用含钾离子的药物(青霉素钾盐)、陈旧库存血及控制含钾离子饮食的摄入;彻底清创,减少创面坏死和感染引起的高血钾;积极预防和控制感染,纠正酸中毒,防治缺氧和血管内溶血;供给足够热量,减少蛋白质分解;高渗葡萄糖液加胰岛素静脉滴注,使钾离子转移至细胞内;5% 碳酸氢钠对抗钾离子对心脏的毒性作用;应用阳离子交换树脂,每次 15g,口服,每日 3 次;对抗心律失常:钙剂能拮抗钾离子的抑制心脏作用和兴奋、加强心肌收缩作用,减轻钾离子对心脏的毒性作用。③纠正酸中毒,可根据患者情况给予 11.2％乳酸钠,5％碳酸氢钠或 7.2％三羟甲基氨基甲烷溶液,每次 100～200mL 静脉滴注。④供给足够热量,减少蛋白分解,采用低蛋白、高热量、高维生素饮食,减少机体蛋白质的分解,减轻氮质血症及高血钾。同时应用促进蛋白质合成的激素苯丙酸诺龙或丙酸睾酮。⑤防治感染,患者应适当隔离,注意口腔、皮肤及会阴部的护理。在应用抗生素控制感染时,应考虑药物半衰期在肾功能不全时的延长因素,适当减少用药剂量及用药次数,避免引起肾脏毒性反应或选用对肾脏无毒性损害的抗菌药物。⑥透析治疗,随着透析设备的普及及技术上的提高,对急性肾衰竭患者,近年多主张早期进行透析治疗,对减轻症状、缩短病程、减少并发症和争取良好预后有着重要意义;对防治水中毒、高钾血症及其他电解质紊乱、消除体内代谢毒物或产物、纠正酸中毒、改善全身症状等都有肯定作用。

(3)多尿期的治疗:急性肾衰竭进入多尿期,病情初步好转,患者的尿量明显增加,体内电解质特别是钾离子大量丢失,需积极补充入量,以防止细胞外液的过度丧失造成缺水,补液量以每日出量的 1/3～1/2 为宜,每日根据电解质测定结果,来决定补充适量的钾盐、钠盐,以维持水电解质的平衡。同时要补充足够的维生素,逐步增加蛋白质的摄入,以保证组织修复的需要,积极治疗感染,预防并发症的发生,纠正贫血,使患者迅速康复。

(4)恢复期的治疗:此期患者仍十分虚弱,还应加强支持治疗,增强抗病能力;定期复查肾功能,避免使用损害肾脏的药物,注意休息,积极治疗原发病,促进肾功能的完全恢复。

二、急性与亚急性硬脑膜外血肿

在颅脑损伤中,硬脑膜外血肿占 30％左右,可发生于任何年龄,但以 15～30 岁的青年比较多见。小儿则很少见,可能因小儿的脑膜中动脉与颅骨尚未紧密靠拢有关。血肿好发于幕上半球的凸面,绝大多数属于急性,亚急性型者少见,慢性型者更为少见。现在主要讨论急性与亚急性硬脑膜外血肿的内容。

(一)出血来源与血肿位置

1.出血来源

(1)脑膜中动脉:为最为常见的动脉破裂出血点。脑膜中动脉经棘孔进入颅腔后,沿脑膜中动脉沟走行,在近翼点处分为前后两支,当有骨折时,动脉主干及分支可被撕破出血,造成硬脑膜外血肿。脑膜中动脉的前支一般大于后支,骨沟也较深,故前支较后支更容易遭受损伤,发生血肿的机会也更多,而且血肿形成的速度也更快。

(2)静脉窦:骨折若发生在静脉窦附近,可损伤颅内静脉窦引起硬脑膜外血肿,血肿多发生在矢状窦和横窦,通常位于静脉窦的一侧,也可跨越静脉窦而位于其两侧,称骑跨性血肿。

(3)脑膜中静脉:与脑膜中动脉伴行,较少损伤,出血较缓慢,容易形成亚急性或慢性血肿。

(4)板障静脉或导血管:颅骨板障内有网状的板障静脉和穿通颅骨的导血管。骨折时出血,流入硬脑膜外间隙形成血肿,系静脉性出血,形成血肿较为缓慢。

(5)脑膜前动脉和筛动脉:是硬脑膜外血肿出血来源中少见的一种,发生于前额部和颅前窝颅底骨折时,出血缓慢,易漏诊。

此外,少数病例并无骨折,可能是外力造成颅骨与硬脑膜分离,以致硬脑膜表面的小血管撕裂,此类血肿形成亦较缓慢。

2.血肿位置

硬脑膜外血肿最多见于颞部区、额顶区和颞顶区。近脑膜中动脉主干处的出血,血肿多在颞区,可向额区或顶区扩展;前支出血,血肿多在额顶区;后支出血,则多在颞顶区;由上矢状窦出血形成的血肿则在它的一侧或两侧;横窦出血形成的血肿多在颅后窝或同时发生在颅后窝与枕区。脑膜前动脉或筛动脉所形成的血肿则在额极区或额叶底区。

(二)临床表现

1.症状与体征

(1)颅内压增高:由于血肿形成造成颅内压增高,患者在中间清醒期内,颅内压增高症更为明显,常有剧烈头痛、恶心、呕吐、血压升高、呼吸和脉搏缓慢等表现,并在再次昏迷前患者出现躁动不安。

(2)意识障碍:一般情况下,因为脑原发性损伤比较轻,伤后原发性昏迷的时间较短,多数出现中间清醒或中间好转期,伤后持续性昏迷者仅占少数。中间清醒或中间好转时间的长短,与损伤血管的种类及血管直径的大小有密切关系。大动脉出血急剧,可在短时间内形成血肿,其中间清醒期短,再次昏迷出现较早,多数正数小时内出现。个别严重者或合并严重脑挫裂伤,原发性昏迷未恢复,继发性昏迷又出现,中间清醒期不明显,酷似持续性昏迷。此时,与单纯的严重脑挫裂伤鉴别困难。但可详细了解伤后昏迷过程,如发现昏迷程度有进行性加重的趋势,应警惕有颅内血肿的可能。

(3)神经损害症状与体征:硬脑膜外血肿多发生在运动区及其附近,可出现中枢性面瘫、偏瘫及运动性失语等;位于矢状窦的血肿可出现下肢单瘫;颅后窝硬脑膜外血肿出现眼球震颤和共济失调等。

(4)脑疝症状:当血肿发展很大,引起小脑幕切迹疝时,则出现 Weber 综合征,即血肿侧瞳孔散大,对光反射消失,对侧肢体瘫痪,肌张力增高,腱反射亢进和病理反射阳性。此时伤情多发展急剧,短时间内即可转入脑疝晚期,有双瞳散大、病理性呼吸或去皮质强直等表现。如抢救不及时,即将引起严重的脑干损害,导致生命中枢衰竭而死亡。

2.影像学检查

(1)颅骨 X 线平片检查:颅骨骨折发生率高,硬脑膜外血肿患者约有 95％显示颅骨骨折,绝大多数发生在着力部位。以线形骨折最多,凹陷骨折少见。骨折线往往横过脑及脑膜血管沟或静脉窦。

(2)CT 或 MRI 检查:对重症患者应作为首选检查项目,不仅能迅速明确诊断,缩短术前准备时间,而且可显示血肿发生的位置,为手术提供准确部位。一般而言,CT 的阳性发现在急性期优于 MRI。

(3)脑血管造影:在无 CT 设备时,如病情允许可行脑血管造影检查,在血肿部位显示典型的双凸形无血管区,并有中线移位等影像,在病情危急时,应根据受伤部位、局灶神经症状、体征及 X 线颅骨平片征象果断进行血肿探查和清除术。

(三)手术技术

1.适应证

(1)伤后有明显的中间清醒期,骨折线经过血管沟或静脉窦,伴有明显脑受压症状和(或)出现一侧肢体功能障碍及早期钩回疝综合征者。

(2)头颅 CT 检查,颅内有较大的血肿,中线明显移位者。

(3)经钻孔探查证实为硬脑膜外血肿者。

2.禁忌证

(1)双侧瞳孔散大,自主呼吸停止 1h 以上,经积极的脱水、降颅压治疗无好转,处于濒死状态者。

(2)患者一般状态良好,CT 检查见血肿量较小,且无明显脑受压症状者,在严密观察病情变化情况下,可先行非手术治疗。

3.术前准备

(1)麻醉:一般麻醉方法多采用气管插管全身麻醉,部分患者也可在局部麻醉下进行。可根据血肿部位。应采用相应的体位。

(2)术前认真采集病史,进行全身体格检查和神经系统检查,阅读辅助检查资料,明确诊断,讨论手术方案。

(3)向患者家属交代病情、手术必要性、危险性及可能发生的情况,以求理解。

(4)剃光全部头发,头皮清洗、消毒后用无菌巾包扎。

(5)备血及术前、麻醉前用药。

4.手术入路与操作(见图 17-9)

(1)皮瓣的大小依血肿大小而定,切口一般为马蹄形,基底部较宽。以保证有充足的血液供应。

(2)按常规行皮瓣、肌骨瓣或游离骨瓣开颅,部分患者可行骨窗开颅,开瓣大小要充分,以能全部或大部暴露血肿范围为宜。

(3)翻开骨瓣后可见到血肿,血肿多为暗红色血细胞凝集块,附着在硬脑膜外,可用剥离子或脑压板轻轻将血肿自硬脑膜上游剥离下来,亦可用吸引器将其吸除。血肿清除后如遇到活动小血,应仔细寻找出血来源,探明损伤血管后,应将其电凝或用丝线贯穿结扎,以期彻底止血。位于骨管内段的脑膜中动脉破裂时,可采用骨蜡填塞骨管止血处理。如上矢状窦或横窦损伤,可覆盖吸收性明胶海绵压迫止血,出血停止后,可于静脉窦损伤处,用丝线缝合对吸收性明胶海绵加以固定。对硬脑膜表面的小血管渗血,要一一予以电凝,务求彻底止血。

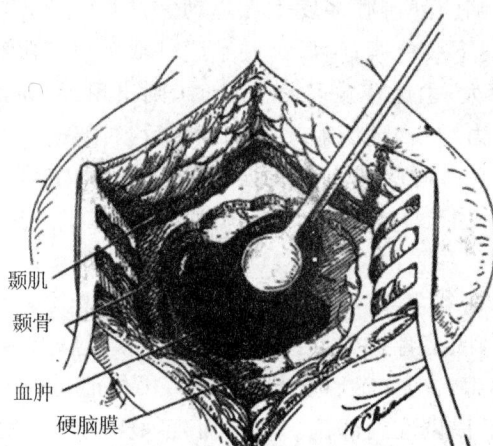

颞肌
颞骨
血肿
硬脑膜

图 17-9 骨窗开颅,硬脑膜外血肿清除术

(4)血肿清除、彻底止血后,应沿骨瓣周围每隔 2~3cm,用丝线将硬脑膜与骨膜悬吊缝合。如仍存有渗血处,须在硬脑膜与颅骨内板之间放置吸收性明胶海绵止血。对骨瓣较大者,应根据骨瓣大小,于骨瓣上钻数小孔。做硬脑膜的悬吊,尽量消灭无效腔。

(5)硬脑膜外放置引流,回复骨瓣,缝合切口各层。

5.术中注意事项

(1)在清除血肿过程中,如残留薄层血块与硬脑膜紧密粘连,且无活动出血时,不必勉强剥离,以免诱发新的出血。

(2)血肿清除后,如果发现硬脑膜张力很高,脑波动较弱,硬脑膜下方呈蓝色,说明硬脑膜下可能留有血肿,应切开硬脑膜进行探查,如发现有血肿,则按硬脑膜下血肿继续处理。如未见硬脑膜下有血肿并排除邻近部位的脑内血肿时,提示可能在远隔部位存在血肿,应行 CT 复查或钻孔探查,以免遗漏血肿。

(3)如果血肿清除后,受压的脑部不见膨起回复,已无波动,多因脑疝未能复位所致。可将床头放低,行腰椎穿刺,向内注入生理盐水 20~30mL,常能使脑疝复位,脑即逐渐膨起。若仍处于塌陷状态不见膨起,可经颞叶下面轻轻上抬钩回使之复位,或切开小脑幕游离缘,解除钩回的嵌顿。

(4)特殊紧急情况下,为争取抢救时间,可采取骨窗开颅清除血肿,但术后遗留有颅骨缺损,需后期修补。

6.术后处理

术后处理方面与一般开颅术后处理相同,但出现下列 3 种情况应予特殊处理。

(1)脑疝时间较长,年老体弱,或并发脑损伤较重,脑疝虽已回复,但估计意识障碍不能在短时间内恢复者,宜早期行气管切开术,保持呼吸道通畅。

（2）对继发严重脑干损伤，术后生命体征不平稳。可采用人工呼吸机辅助呼吸，必要时进行冬眠低温疗法。

（3）对重症患者，如条件许可，应收入重症监护病房，进行监护。

（四）并发症及其防治

除一般颅脑损伤与开颅术后常易发生的并发症外，尤应注意：①术后应严密观察病情变化，发现复发血肿及迟发性血肿，应及时处理；②应妥善控制继发性脑肿胀和脑水肿；③重症患者可并发上消化道出血，术后早期应加以预防；④长期昏迷患者易发生肺部感染、水电解质平衡紊乱、下丘脑功能紊乱、营养不良、褥疮等。在加强护理措施的同时，及时予以相应的处理；⑤出院后应于1～3个月内进行随访调查，以了解手术效果和可能存在的颅内并发症（见图17-10）。

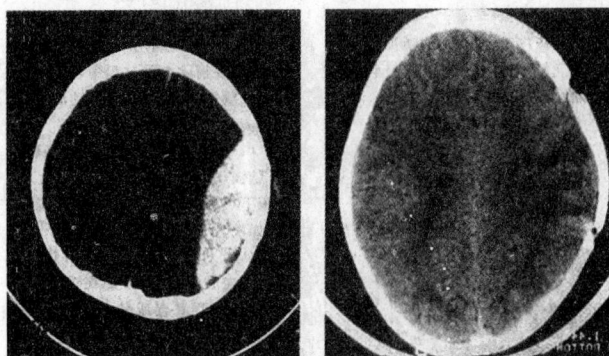

图 17-10　急性硬脑膜外血肿手术前、后
CT 扫描显示血肿已获清除，但术后局部仍有轻度水肿

三、慢性硬脑膜外血肿

（一）概述

慢性硬脑膜外血肿较少见，系指伤后 2～3 周以上出现血肿者。一般而言，伤后 13d 以上，血肿开始有钙化现象即可作为慢性血肿的诊断依据。

慢性硬脑膜外血肿的转归与硬脑膜下血肿不同，通常在早期血细胞凝集块状，后期在局部硬脑膜上形成一层肉芽组织，这些肉芽组织可在 CT 上显示。仅有少数慢性血肿形成包膜及中心液化，但为时较久，一般约需 5 周。临床上可发现少数迟发性硬脑膜外血肿：即首次 CT 扫描时无明显影像异常，但在相隔几小时甚至十多天之后再次 CT 扫描时，才发现血肿，这是指血肿的期龄或病程的急缓。此外，整个硬脑膜外血肿的 5％～22％，男性青年较多，原因可能是患者头部外伤时存在硬脑膜的出血源，但因伤后脑组织水肿、其他与此形成的血肿及某些引起颅内压增高的因素，形成了填塞效应而对出血源有压迫作用。但继后来采用过度换气、强力脱水、控制脑脊液漏、清除颅内血肿及手术减压等措施，或因全身性低血压的影响使颅内高压迅速降低，突然失去了填塞效应，故而造成硬脑膜自颅骨剥离，遂引起迟发性硬脑膜外血肿。

（二）临床表现

1.症状与体征

以青年男性为多见，好发部位与急性或亚急性硬脑膜外血肿相似，多位于额区、顶区、枕区等处，位于颞区较少。临床出现慢性颅内高压症状，也可出现神经系统阳性体征，如意识障碍、偏瘫、瞳孔异常或眼部症状等。

2.影像学检查

（1）慢性硬脑膜外血肿的诊断有赖影像学检查。绝大多数患者有颅骨骨折，骨折线往往穿越硬脑膜血管压迹或静脉窦。

（2）CT 扫描表现典型，见位于脑表面的梭形高密度影，周界光滑，边缘可被增强，偶见钙化。

（3）MRI 扫描 T_1 和 T_2 加权图像上均呈边界锐利的梭形高信号区。

（三）手术技术

1.适应证

对已有明显病情恶化的患者,应及时施行手术治疗。除少数血肿发生液化,包膜尚未钙化者,可行钻孔冲洗引流之外,其余大多数患者须行骨瓣开颅清除血肿,达到暴露充分与不残留颅骨缺损的目的,同时,利于术中查寻出血点和施行止血操作。

2.禁忌证

对个别神志清楚、症状轻微、没有明显脑功能损害的患者,亦有人采用非手术治疗,在 CT 监护下任其自行吸收或机化。

术前准备、手术入路与操作、术中注意事项、术后处理与并发症及其防治与急性、亚急性硬脑膜外血肿处理基本相同。

四、急性与亚急性硬脑膜下血肿

（一）概述

硬脑膜下血肿可分为急性、亚急性和慢性 3 种。急性、亚急性硬脑膜下血肿在闭合性颅脑损伤中占 5%~6%,在颅内血肿中占 50%~60%,为颅内血肿中最常见者,也是颅脑伤患者死亡的主要原因之一。

急性和亚急性硬脑膜下血肿与脑挫裂伤的关系密切,多发生在减速性损伤。大多数血肿的出血来源为脑皮质的静脉和动脉。血肿常发生在着力部位的脑凸面、对冲部位或着力部位的额、颞叶底区和极区,多与脑挫裂伤同时存在,其实为脑挫裂伤的一种并发症,称复合性硬脑膜下血肿。复合性硬脑膜下血肿受继发性脑水肿所引起的颅内压升高的限制,出血量多不大,多局限在挫裂伤部位,与挫伤的脑组织混杂在一起。当然,如脑挫裂伤和脑水肿不重,也可形成较大的血肿。另一种比较少见的称单纯性硬脑膜下血肿。由于桥静脉在经硬脑膜下隙的一段被撕裂或静脉窦本身被撕裂。血肿常分布于大脑凸面的较大范围,以位于额顶区者多见。如回流到矢状窦的桥静脉或矢状窦被撕裂,血肿除位于大脑凸面外,也可分布于两大脑半球间的纵裂内;如果回流到横窦或岩上窦的脑底区静脉撕裂,则血肿也可位于脑底区。单纯性硬脑膜下血肿伴有的原发性脑损伤多较轻,出血量一般较复合型者为多,如及时将血肿清除,多可获得良好的效果。

（二）临床表现

1.症状与体征

临床表现系在脑挫裂伤症状的基础上又加上脑受压的表现。

（1）意识障碍:复合性硬脑膜下血肿临床表现与脑挫裂伤相似,有持续性昏迷,或意识障碍的程度逐渐加重,有中间清醒期或中间好转期者较少,如果出现,时间也比较短暂。单纯性或亚急性硬脑膜下血肿由于出血速度较慢,多有中间清醒期。因此,在临床上,对伴有较重脑挫裂伤的伤员,在观察过程中如发现意识障碍加重时,应考虑有血肿存在的可能。

（2）瞳孔改变:由于病情进展迅速,复合性血肿多很快出现一侧瞳孔散大,而且由于血肿增大,对侧瞳孔亦散大;单纯性或亚急性血肿的瞳孔变化多较慢。

（3）偏瘫:主要有 3 种原因。伤后立即出现的偏瘫系脑挫裂伤所致;由于小脑幕切迹疝所致的偏瘫,在伤后一定时间才出现,常同时出现一侧瞳孔散大和意识进行性障碍;颅内血肿压迫运动区,也在伤后逐渐出现,一般无其他脑疝症状,瘫痪多较轻。复合性血肿时,上述 3 种原因均可存在,而单纯性血肿则主要为后两种原因。

（4）颅内压增高和脑膜刺激症状:出现头痛、恶心、呕吐、躁动和生命体征的变化,颈强直和克匿格征阳性等脑膜刺激症状也比较常见。

（5）其他:婴幼儿血肿时,可出现前囟隆起,并可见贫血,甚至发生休克。

2.影像学检查

（1）主要依靠 CT 扫描,既可了解脑挫裂伤情况,又可明确有无硬脑膜下血肿。

（2）颅骨 X 线平片检查发现有半数患者可出现骨折,但定位意义没有硬脑膜外血肿重要,只能用作分析损伤机制的参考。

（3）磁共振成像(MRI)不仅能直接显示损伤程度与范围,同时对处于 CT 等密度期的血肿有独到的效果,因红细胞溶解后高铁血红蛋白释出,T1、T2 加权像均显示高信号,故有其特殊优势。

（4）脑超声波检查或脑血管造影检查,对硬脑膜下血肿亦有定侧或定位的价值。

（三）手术技术

1. 适应证

（1）伤后意识无明显的中间清醒期,表现有明显脑受压症状和(或)出现一侧肢体功能障碍者。

（2）伤后意识进行性加重,出现一侧瞳孔散大等早期脑疝症状者。

（3）头颅 CT 检查示颅内有较大血肿和(或)伴有脑挫裂伤,中线明显移位者。

（4）经钻孔探查证实为硬脑膜下血肿者。

2. 禁忌证

（1）意识处于深昏迷,双侧瞳孔散大,去皮质强直,自主呼吸停止 1h 以上,经积极的脱水、降颅压治疗无好转,处于濒死状态者。

（2）患者一般状态良好,CT 检查见血肿量较小和(或)伴有局灶性脑挫裂伤,且无明显脑受压症状,中线移位不明显者,在严密观察病情变化情况下,可先行非手术治疗。

3. 术前准备

（1）麻醉:一般麻醉方法多采用气管插管全身麻醉,部分患者也可在局部麻醉下进行。可根据血肿部位,应采用相应的体位。

（2）术前认真采集病史,进行全身体格检查和神经系统检查,阅读辅助检查资料,明确诊断,讨论手术方案。

（3）向患者家属交代病情、手术必要性、危险性及可能发生的情况,以求理解。

（4）剃去全部头发,头皮清洗、消毒后用无菌巾包扎。

（5）备血及术前、麻醉前用药。

4. 手术入路与操作

根据血肿是液体状(多为单纯性硬脑膜下血肿和亚急性硬脑膜下血肿)或固体凝血块(多为复合性硬脑膜下血肿),分别采用钻孔引流或骨瓣开颅两种不同的血肿清除方法。急性硬脑膜下血肿往往与脑挫裂伤和脑内血肿并存,且多位于对冲部位的额叶底区和颞极区,易发生于两侧,故多需采用开颅手术清除血肿。

（1）骨瓣开颅切口:按血肿部位不同,分别采取相应骨瓣开颅。因额叶底和额极的对冲伤最为多见,常采用额颞区骨瓣或双侧前额区冠状瓣开颅,具有手术野显露广泛和便于大范围减压的优点,但其缺点为不能充分显露额极区与颞极区及脑的底面,难以彻底清除上述部位坏死的脑组织,及对出血源止血。对损伤严重者可采用扩大的翼点入路切口,即在发际内起自中线旁3cm,向后延伸,在顶结节前转向额部,再向前下止于颧弓中点。皮瓣翻向前下,额颞骨瓣翻向颞侧,骨窗的下界平颧弓,后达乳突,前达颞窝及额骨隆突后部。这种切口可以充分显露额叶前中区与其底面、外侧裂、颞极和颞叶底区。有利于清除硬脑膜下血肿及止血,易于清除额极区和颞极底区的挫裂伤灶。如血肿为双侧,对侧亦可采用相同切口(见图 17-11)。

（2）钻孔减压:对于脑受压明显,估计颅内压显著升高者,可先在设计的颞区切口线上做小的切开,颅骨钻孔后,切开硬脑膜,清除部分血肿,迅速减轻脑受压。如系两侧血肿,也用同法将对侧血肿放出后再继续扩大开颅完成手术全过程。这样可以避免加重脑移位,防止脑膨出和脑皮质裂伤,及损伤脑的重要结构。

（3）清除血肿:翻开硬脑膜瓣后,先用生理盐水冲洗术野及冲洗出骨瓣下较远部位脑表面的血液,吸除术野内的血块和已挫裂失活的脑组织。对脑皮质出血用积极电凝耐心细致地加以止血。然后分别从颅前窝底和颅中窝底将额叶和颞叶轻轻抬起,探查脑底面挫裂伤灶。用吸引器清除失活的脑组织,并彻底止血。最后用大量生理盐水冲洗出术野内积血。

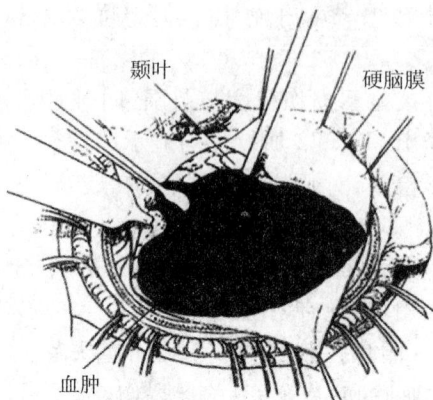

图 17-11　骨瓣开颅,硬脑膜下血肿清除术

(4)减压:应视情况而定。如损伤以出血为主,脑挫裂伤不重,血肿清除后见脑组织已自行塌陷、变软、波动良好者,只需将颞鳞区做适当切除,行颞肌下减压即可;如血肿量不太多,脑挫裂伤较重,血肿清除后仍有明显脑肿胀或出现急性脑膨出,并确已证明无其他部位血肿时,在应用脱水药物的同时将额极区和颞极区做适应切除,并弃去骨瓣,行颅内外减压术,否则,术后严重的脑水肿和脑肿胀常常导致脑疝或脑干功能衰竭,患者难免死亡。

(5)关颅:用生理盐水冲洗伤口内积血,用过氧化氢(双氧水)和电凝彻底止血后,将硬脑膜边缘缝在颞肌上,伤灶处置一引流,分层缝合切口。

5.术中注意事项

(1)在翻开骨瓣切开硬脑膜时,要特别注意观察,如果硬脑膜很紧张,脑压很高,最好用宽的脑压板经硬脑膜的小切口伸入硬脑膜下将脑皮质轻轻下压,然后迅速将硬脑膜切口全部剪开,以免在切开硬脑膜的过程中,严重肿胀的脑组织由较小的切口中膨出,造成脑皮质裂伤。

(2)在清除血肿过程中,要特别注意多血管的活动出血。必须耐心细致地探查,避免遗漏并逐一加以电凝止血。

(3)对已挫伤失活的脑组织,必须彻底清除,否则术后脑水肿和颅内压增高难以控制。

6.术后处理

与一般颅脑损伤及开颅术后处理相同,但出现下列 3 种情况应予特殊处理。

(1)年老体弱,脑疝形成时间较长,原发脑损伤较重,虽经积极治疗脑疝已回复,但估计意识障碍不能在短时间内恢复者,宜早期行气管切开术,保持呼吸道通畅。

(2)对继发严重脑干损伤,术后生命体征不平稳,可采用人工呼吸机辅助呼吸,必要时进行冬眠低温疗法。

(3)对重症患者,如条件许可,应收入重症监护病房,进行生命体征及颅内压动态监护。

(四)并发症及其防治

除一般颅脑损伤与开颅术后常易发生的并发症外,尤应注意下列 4 种情况。①术后应严密观察病情变化,发现复发性血肿及迟发性血肿,应及时处理;②应妥善控制继发性脑肿胀和脑水肿;③重症患者易并发上消化道出血,术后早期应采取相应措施加以预防;④长期昏迷患者易发生肺部感染、下丘脑功能紊乱、营养不良、褥疮等,在加强护理措施的同时,应及时予以相应的处理。

五、慢性硬脑膜下血肿

(一)概述

慢性硬脑膜下血肿是指头部伤后 3 周以上出现症状者。血肿位于硬脑膜与蛛网膜之间,具有包膜。好发于小儿及老年人,占颅内血肿的 10%。占硬脑膜下血肿的 25%。起病隐匿,临床表现多不明显,容易误诊。从受伤到发病的时间,一般在 1～3 个月。

一般将慢性硬脑膜下血肿分为婴幼儿型及成人型。成人型绝大多数都有轻微头部外伤史,老年人额前或枕后着力时,脑组织在颅腔内的移动较大,易撕破脑桥静脉,其次静脉窦、蛛网膜粒等也可受损出血。非损伤性慢性硬脑膜下血肿十分少见,可能与动脉瘤、脑血管畸形或其他脑血管疾病有关。慢性硬脑膜下血肿扩大的原因。可能与患者脑萎缩、颅内压降低、静脉张力增高及凝血机制障碍等因素有关。

婴幼儿慢性硬脑膜下血肿以双侧居多,除由产伤和一般外伤引起外,营养不良、维生素 C 缺乏病、颅内外炎症及有出血性素质的儿童,甚至严重脱水的婴幼儿,也可发生本病。出血来源多为大脑表面汇入上矢状窦的脑桥静脉破裂所致,非外伤性硬脑膜下血肿则可能由全身性疾病或颅内炎症所致的硬脑膜血管通透性改变引起。

(二)临床表现

1.症状与体征

存在很大差异,可将其归纳为 3 种类型。①发病以颅内压增高症状为主者较常见,表现为头痛、呕吐、复视和视盘水肿等,但缺乏定位症状,易误诊为颅内肿瘤;②发病以智力和精神症状为主者,表现为头昏、耳鸣、记忆力和理解力减退,反应迟钝或精神失常等,易误诊为神经官能症或精神病;③发病以神经局灶症状和体征为主者,如出现局限性癫痫、偏瘫、失语等,易与颅内肿瘤混淆。婴幼儿型慢性硬脑膜下血肿,常表现有前囟突出、头颅增大类似脑积水的征象,常伴有贫血等症状。

2.影像学检查

(1)头颅 CT 扫描不仅能从血肿的形态上估计其形成时间。而且能从密度上推测血肿的期龄。一般从新月形血肿演变到双凸形血肿,需 3～8 周,血肿的期龄平均在 3.7 周时呈高密度,6.3 周时呈低密度,至 8.2 周时则为等密度。但对某些无占位效应或双侧慢性硬脑膜下血肿的患者,必要时尚需采用增强后延迟扫描的方法,提高分辨率。

(2)MRI 扫描更具优势,对 CT 呈等密度时的血肿或积液均有良好的图像鉴别。

(三)手术技术

1.适应证

慢性硬脑膜下血肿患者的病史相对较长,血肿体积多逐渐增大,大部分经钻孔冲洗引流的简单手术方法即可治愈,故确诊后有症状者都应手术治疗。

2.禁忌证

(1)血肿量过少,且无颅压增高和脑压迫症状者可暂不行手术。

(2)血肿已形成厚壁甚至钙化,且患者一般情况不佳,难以耐受血肿切除术者,可视为手术禁忌证。

3.术前准备

(1)麻醉:大部分患者可在局部麻醉下进行。可根据血肿部位,应采用相应的体位。

(2)术前认真采集病史,进行全身体格检查和神经系统检查,阅读辅助检查资料,明确诊断,讨论手术方案。

(3)向患者家属交代病情、手术必要性、危险性及可能发生的情况,以求理解。

(4)剃去全部头发,头皮清洗、消毒后用无菌巾包扎。

(5)备血及术前、麻醉前用药。

4.手术入路与操作

(1)钻孔冲洗引流术:①钻孔冲洗引流法。即在血肿最厚的位置将头皮切一个 3～5mm 小口,用骨钻经颅骨钻孔,骨缘周围涂抹骨蜡止血,可见硬脑膜发蓝,电凝硬脑膜外小血管,尖刀"十"字划开硬脑膜,可见暗红色陈旧性血液涌出,待大部血液流出后,放入带侧孔的引流管,用生理盐水反复冲洗,直至流出的液体清亮五色透明为止,保留引流管,将切口缝合,引流管接闭式引流装置,行闭式引流。这种方法简单易行,但遇血肿较大时,冲洗有时不易彻底。②双孔冲洗引流法。于血肿的后上方与前下方各钻 1 孔。切开硬脑膜后,用 2 支导管分别置于血肿腔中,用生理盐水反复冲洗,直至流出的液体清亮无色透明为止。然后将前方导管拔出缝合切口,保留后方导管,接闭式引流装置,做闭式引流。

(2)骨瓣开颅血肿切除术:根据血肿的部位,沿血肿边缘做一大型骨瓣开颅,皮瓣呈马蹄形。瓣状切开硬脑膜,向中线翻转;如血肿外侧囊壁与硬脑膜粘连致密不易分离时,可将其一同切开和翻转。从血肿上方内侧开始,逐渐将包膜从脑表面分离后切除。如粘连致密不易分离时可留小片包膜,亦可只将外侧包膜切除。严密止血后,按常规缝合关颅。腔内置引流管引流。

5.术中注意事项

(1)采用钻孔冲洗引流术式时,因骨孔较小,插入的导管不宜过硬,而且手法要轻柔,不可强行插入引流管,避免将导管穿过内侧包膜插入脑内造成脑组织损伤。可将骨孔适当扩大以便插入引流管冲洗引流。

(2)冲洗时避免将空气注入血肿腔,应使冲洗与排液均在密闭条件下进行,以防止空气逸入,形成张力性气颅。如用两管开放冲洗时,应用生理盐水填充残腔将空气排出后再行缝合引流。

(3)采用单孔冲洗引流法冲洗较大血肿时,应将引流管更换不同方向冲洗,尽量避免遗留残血。

(4)采用开颅清除血肿术时,提倡在手术显微镜下施行,可以使止血更为彻底,脑组织损伤轻微。

6.术后处理

(1)除一般常规处理外,可将床脚垫高,早期补充大量液体(每日3 500～4 000mL),避免低颅压,利于脑复位。

(2)记录每24小时血肿腔的引流量及引流液的颜色,如引流量逐渐减少且颜色变淡,表示脑已膨胀,血肿腔在缩小,3～5d后即可将引流管拔除。如颜色为鲜红,多示血肿腔内又有出血,应及时处理。

(四)并发症及其防治

1.脑损伤

脑损伤因放置引流管时操作技术不当而引起,应仔细操作。

2.张力性气颅

张力性气颅发生原因及防止办法已如前述。

3.硬脑膜下血肿

硬脑膜下血肿多为血肿包膜止血不彻底所致,或血肿抽吸后颅内压急剧下降引起桥静脉的撕裂,应及时再次手术处理。

4.硬脑膜外血肿

硬脑膜外血肿多为钻孔时硬脑膜与颅骨间的血管被剥离撕裂引起出血,出血后又使剥离不断扩大,应及时开颅将血肿清除。

六、脑内血肿

(一)概述

外伤性脑内血肿,系指外伤后发生在脑实质内的血肿。它常与枕部着力的额、颞区对冲性脑挫裂伤并存,也可由着力部位凹陷骨折所致。在闭合性脑损伤中其发生率为0.5%～1%。外伤性脑内血肿多数属于急性,少数为亚急性。一般分为浅部与深部两型,前者又称复合型脑内血肿,后者又称单纯型脑内血肿,临床上以浅部血肿较多见。浅部血肿多由于挫裂伤的脑皮质血管破裂出血所引起,因此在血肿表面常可有不同程度的脑挫裂伤,时常与急性硬脑膜下血肿同时存在,一般而言,血肿多位于额叶和颞叶前区靠近脑底的部位;深部血肿多位于脑白质内,系脑深部血管破裂出血所致,可向脑室破溃造成脑室内出血,脑表面无明显损伤或仅有轻度挫伤,触诊可有波动感。

(二)临床表现

1.症状与体征

脑内血肿与伴有脑挫裂伤的复合性硬脑膜下血肿的症状极为相似,常出现以下症状与体征。

(1)颅内压增高和脑膜刺激症状:头痛、恶心、呕吐、生命体征的变化等均比较明显。部分亚急性或慢性脑内血肿,病程较为缓慢,主要表现为颅内压增高,眼底检查可见视盘水肿。

(2)意识改变:伤后意识障碍时间较长,观察中意识障碍程度多逐渐加重,有中间清醒期或中间好转期者较少。因脑内血肿常伴有脑挫裂伤或其他类型血肿,伤情变化多较急剧,可很快出现小脑幕切迹疝。

(3)多数血肿位于额叶、颞叶前区且靠近其底面,常缺乏定位体征,位于运动区附近的深部血肿,可出现偏瘫、失语和局限性癫痫等。

2.影像学检查

(1)头颅 CT 扫描:90%以上急性期脑内血肿可显示高密度团块,周围有低密度水肿带;2～4 周时血肿变为等密度,易于漏诊;至 4 周以上时则呈低密度。应注意发生迟发性脑内血肿,必要时应复查头颅 CT 扫描。

(2)紧急情况下可根据致伤机制分析或采用脑超声波定侧,尽早在颞区或可疑的部位钻孔探查,并行额叶及颞叶穿刺,以免遗漏脑内血肿。

(三)手术技术

1.适应证

(1)CT 诊断明确,颅内压增高或局灶症状明显者。

(2)伤后持续昏迷,出现一侧瞳孔散大或双侧瞳孔散大,经积极的脱水和降颅压治疗一侧瞳孔回缩者。

(3)硬脑膜下或硬脑膜外血肿清除后颅内压仍高,脑向外膨出或脑皮质有限局性挫伤,触诊有波动者。

(4)血肿位于重要功能区深部,经穿刺吸引后,血肿无减少,颅内压增高不见改善者。

2.禁忌证

(1)单纯型脑内血肿,血肿量较小,且无颅内压增高或仅轻度增高者。

(2)经穿刺吸引后,血肿已缩小不再扩大,颅内压增高已改善者。

(3)意识处于深昏迷,双侧瞳孔散大,去皮质强直,自主呼吸停止,经积极的脱水、降颅压治疗无好转,自主呼吸无恢复,处于濒死状态者。

3.术前准备

(1)多采用气管插管全身麻醉,钻孔引流手术可采用局部麻醉,根据血肿部位不同,采用适当体位。

(2)术前认真采集病史,进行全身体格检查和神经系统检查,阅读辅助检查资料,明确诊断,讨论手术方案。

(3)向患者家属交代病情、手术必要性、危险性及可能发生的情况,以求理解。

(4)剃去全部头发,头皮清洗、消毒后用无菌巾包扎。

(5)备血及术前、麻醉前用药。

4.手术入路与操作

(1)开颅脑内血肿清除术:选择血肿距表面最近且避开重要功能区处骨瓣开颅,翻开骨瓣时,如遇硬脑膜外或硬脑膜下有血肿时应先行清除。剪开硬脑膜后,检查脑表面有无挫伤,在挫伤重的位置常常可发现浅部的脑内血肿。如看不到血肿,可选择挫伤处为穿刺点,先行电凝脑表回小血管,然后用脑室针逐渐向脑内穿刺确定血肿位置。如脑表面无挫伤,则按 CT 确定的血肿方向在非功能区的脑回上选择穿刺点进行穿刺。确定深部脑内血肿的位置后,电凝脑表面小血管,切开 2～3cm 的脑皮质,然后用脑压板和吸引器按穿刺的方向逐渐向脑深部分离,直达血肿腔内。探及血肿后,直视下用吸引器将血肿吸除,如有活动性出血予以电凝止血。对软化、坏死的脑组织也要一并清除。彻底止血后,血肿腔内置引流管,关闭切口。如脑组织塌陷,脑波动恢复良好,脑压明显降低,可缝合硬脑膜,还纳骨瓣,逐层缝合头皮关颅;如脑组织仍较膨隆,脑张力较高,可不缝合硬脑膜,去骨瓣减压,逐层缝合头皮关颅。

(2)脑内血肿钻孔穿刺术:适用于血肿已液化,不伴有严重脑挫裂伤及脑膜下血肿的患者。对虽未液化或囊性变,但并无颅内高压或脑受压表现的深部血肿,特别是脑基底核或脑干内的血肿,一般不考虑手术,以免增加神经功能损伤。手术方法:根据脑内血肿的定位,选择非功能区又接近血肿的部位切开头皮长 2～3cm,颅骨钻孔,孔缘涂抹骨蜡止血。电凝硬脑膜仁的血管,硬脑膜"十"字形切开,电凝脑回表面的血管,选择适当的脑针,按确定的部位,缓缓刺入,达到预定的深度时,用空针抽吸观察。证实到达血肿后,如果颅内压高,可自任血肿积液流出,然后用空针轻轻抽吸,负压不可过大。排除部分血肿积液后,即可抽出脑穿刺针,按脑穿刺针的深度,改用软导管插入血肿腔,用生理盐水反复冲洗,直至冲洗液变清亮为止。留置导管经穿刺孔引出颅外,接闭式引流装置,术后持续闭式引流,持续引流期间,在严格无菌操作下,可经引流管注入尿激酶溶解固态血块,加强引流效果。

5.术中注意事项

(1)清除脑深部血肿时,脑皮质切口应选择非功能区和距脑表面最近的部位,不宜过大,以免加重脑损伤。

(2)提倡在手术显微镜下进行手术,以期止血彻底,脑损伤轻微。

(3)在处理接近脑组织的血肿时,应减轻吸引力,以防出现新的出血和加重脑的损伤。对与脑组织粘连较紧的血块不必勉强清除,以防引发新的出血。

(4)钻孔穿刺冲洗时,应避免将空气带入血肿腔。

6.术后处理

(1)对原发脑损伤较重,估计意识障碍不能在短时间内恢复者,应早期行气管切开术,保持呼吸道通畅。

(2)对继发严重脑干损伤,术后生命体征不平稳,可采用人工呼吸机辅助呼吸,在密切观察病情的前提下,可行冬眠低温疗法。

(3)对重症患者,如条件许可,应收入重症监护病房,进行生命体征及颅内压动态监护。

(四)并发症及其防治

(1)术后应严密观察病情变化,发现复发性及迟发性血肿,应及时处理。

(2)应妥善控制继发性脑肿胀和脑水肿。

(3)重症患者易并发上消化道出血,术后应早期采取相应措施加以预防。

(4)长期昏迷患者易发生肺部感染、水电解质平衡紊乱、下丘脑功能紊乱、营养不良、褥疮等,在加强护理措施的同时,应及时予以相应的处理。

七、颅后窝血肿

(一)概述

颅后窝血肿包括小脑幕以下的硬脑膜外、硬脑膜下、脑内及多发性等4种血肿。按其出现症状的时间可分为急性、亚急性和慢性3种。颅后窝血肿较为少见,占颅内血肿的2.6%～6.3%,易引起小脑扁桃体疝及中枢性呼吸、循环衰竭,病情极为险恶,病死率达15.6%～24.3%。颅后窝血肿常由枕区着力的损伤所引起。颅后窝血肿中,以硬脑膜外血肿多见,出血多来自横窦,也可来自窦汇、脑膜血管、枕窦或乙状窦等。临床上以亚急性表现者为多见。硬脑膜下血肿较少见,常伴有小脑、脑干损伤,血肿主要来源于小脑表面的血管或注入横窦的静脉破裂,亦可来源于横窦和窦汇的损伤。小脑内的血肿罕见,因小脑半球挫裂伤引起。血肿范围以单侧者多见,双侧者较少。颅后窝血肿中约有1/3合并其他部位的颅内血肿,以对冲部位的额叶底区和颞极区硬脑膜下血肿为多见。颅后窝硬脑膜外血肿亦可伴发横窦上方的枕区硬脑膜外血肿(即骑跨性血肿)。

(二)临床表现

1.症状与体征

(1)枕部头皮伤:大多数颅后窝血肿在枕区着力部位有头皮损伤,在乳突区或枕下区可见皮下淤血(Battle征)。

(2)颅内压增高和脑膜刺激症状:可出现剧烈头痛,频繁呕吐,躁动不安,亚急性或慢性血肿者可出现视盘水肿。

(3)意识改变:约半数有明显中间清醒期,继发性昏迷多发生在受伤24h以后,若合并严重脑挫裂伤或脑干损伤时则出现持续性昏迷。

(4)小脑、脑干体征:意识清醒的伤员,半数以上可查出小脑体征,如肌张力低下、腱反射减弱、共济失调和眼球震颤等。部分患者可出现交叉性瘫痪或双侧锥体束征,或出现脑干受压的生命体征改变,如果发生呼吸障碍和去皮质强直,提示血肿对脑干压迫严重,必须迅速治疗,以免脑干发生不可逆的损害。

(5)眼部症状:可出现两侧瞳孔大小不等、眼球分离或同向偏斜。如伴有小脑幕切迹上疝,则产生眼球垂直运动障碍和瞳孔对光反射消失。

(6)其他:有时出现展神经和面神经瘫痪及吞咽困难等。强迫头位或颈部强直,提示有可能发生了枕骨大孔疝。

2.影像学检查

(1)X线额枕前后位平片检查:多数可见枕骨骨折。

(2)头颅CT扫描:可见颅后窝高密度血肿影像。

(三)手术技术

1.适应证

颅后窝的容积较小,对占位性病变的代偿功能能力很差,加之血肿邻近脑干,故一旦诊断确定,除出血量小于10mL,患者状态良好者外,都应尽早进行手术将血肿清除。

2.禁忌证

对于血肿量小于10mL,患者意识清楚,无颅内压增高表现者,可在严密观察下行非手术疗法。

3.术前准备

(1)采用气管内插管全身麻醉。患者取侧卧位或侧俯卧位。

(2)术前认真采集病史,进行全身体格检查和神经系统检查,阅读辅助检查资料,明确诊断,讨论手术方案。

(3)向患者家属交代病情、手术必要性、危险性及可能发生的情况,以求理解。

(4)剃去全部头发,头皮清洗、消毒后用无菌巾包扎。

(5)备血及术前、麻醉前用药。

4.手术入路与操作

如为单侧硬脑膜外或脑内血肿,可于同侧枕下中线旁行垂直切口。如血肿位于中线或双侧或为硬脑膜下血肿时,则行正中垂直切口,切口应上超过枕外粗隆,或枕下弧形切口。遇骑跨性血肿时,可用向幕上延伸的中线旁切口,或将正中垂直切口在幕上做向病侧延伸的倒钩形切口。切开皮肤及皮下组织后,将枕下肌肉向两侧剥离,边电凝边剥离,用颅后窝牵开器牵开切口,探查有无骨折线存在。如有骨折线,应先在枕鳞区靠近骨折线处钻孔,并用咬骨钳逐渐扩大使之形成骨窗。亦可先在血肿周围做多处钻孔,而后用咬骨钳将各骨孔间咬断,骨瓣大小可按血肿的范围而定。见到硬脑膜外血肿后,清除血肿的方法与幕上硬脑膜外血肿相同。清除血肿后需彻底止血。对硬脑膜上的出血,电凝止血即可。如为横窦损伤,止血方法参照静脉窦损伤的处理。清除硬脑膜外血肿后,如见硬脑膜下呈蓝色且张力仍高时,则应将硬脑膜呈放射状切开进行探查,如发现硬脑膜下血肿或小脑内血肿,则予以清除。硬脑膜是否需要缝合,应根据血肿清除术后小脑的肿胀程度而定。为了防止术后脑肿胀对脑干的压迫,多采用不缝合的枕下减压术。仔细止血后,分层缝合切口。

5.术中注意事项

(1)要注意横窦损伤后形成的硬脑膜外骑跨性血肿,不可仅将幕下血肿清除而将幕上血肿遗漏。

(2)在未准确判断是否为非主侧横窦之前,不可轻易用横窦结扎法止血。

6.术后处理

除一般常规处理外,最好置脑室引流。

(四)并发症及其防治

除一般颅脑损伤与开颅术后常易发生的并发症外,尤应注意对呼吸道的管理。

八、多发性血肿

（一）概述

颅脑损伤后颅内同时形成一个以上不同部位及类型的血肿者称多发性血肿。该类血肿占颅内血肿总数的 14.4%～21.4%。

多发性颅内血肿一般以减速伤较加速伤为多见，在减速伤中，枕区与侧面着力较额区着力者多见。

根据部位和血肿类型的不同将血肿分为：①同一部位不同类型的多发血肿。其中以硬脑膜外和硬脑膜下血肿、硬脑膜下和脑内血肿较多见；硬脑膜外和脑内血肿较少。②不同部位同一类型的多发血肿，较多见。多数为一侧额底（极）区和颞极（底）区或双侧半球凸面硬脑膜下血肿，多发性硬脑膜外血肿则很少见。③不同部位不同类型的多发性血肿，较少见。以着力部位的硬脑膜外血肿和对冲部位的硬脑膜下血肿及脑内血肿为常见。

（二）临床表现

1. 症状与体征

症状比单发性颅内血肿更严重。

（1）伤后持续昏迷或意识障碍进行加重者较多见，很少有中间清醒期。

（2）伤情变化快，脑疝出现早，通常一侧瞳孔散大后不久对侧瞳孔也散大。

（3）颅内压增高、生命体征变化和脑膜刺激症状等都较明显。

2. 影像学检查

（1）当疑有多发性血肿可能时，应及早施行辅助检查如 CT、MRI 或脑血管造影。

（2）颅骨 X 线平片可以提示有无跨越静脉窦或血管压迹的骨折线。

（3）脑超声波探测若发现中线波无移位或稍有偏移而与临床体征不符时，即应考虑存在多发血肿。

（三）手术技术

根据损伤机制，估计多发血肿可能发生的部位和发生机会，合理设计手术入路、方法和先后顺序。酌情做骨窗或骨瓣开颅。依次清除血肿后，脑肿胀仍较重时，应进行一侧或两侧充分减压。

1. 适应证

病情危急，头颅 CT 检查，颅内有多发血肿者。

2. 禁忌证

双侧瞳孔散大，自主呼吸停止 1h 以上，经积极的脱水、降颅压治疗无好转，处于濒死状态者。

3. 术前准备

（1）采用气管内插管全身麻醉。视不同情况决定体位。

（2）术前认真采集病史，进行全身体格检查和神经系统检查，阅读辅助检查资料，明确诊断，讨论手术方案。

（3）向患者家属交代病情、手术必要性、危险性及可能发生的情况，以求理解。

（4）剃去全部头发，头皮清洗、消毒后用无菌巾包扎。

（5）备血及术前、麻醉前用药。

4. 手术入路与操作

根据血肿大小、部位，尤其是对颅内压增高或脑干受压的影响，确定对一个或几个血肿进行手术。

5. 术中注意事项

清除一个血肿后，其余血肿可能因为颅内压下降而增大，需提高警惕。术后处理、并发症及其防治与脑内血肿、急性硬脑膜下血肿基本相同。

九、脑室内出血

(一)概述

脑室内出血在重型颅脑损伤患者中,发生率为1.5%～5.7%,在头颅CT检查的颅脑损伤患者中,占7.1%。外伤性脑室内出血大多数伴有脑挫裂伤,出血来源多为脑室附近的脑内血肿,穿破脑室壁进入脑室,或室管膜下静脉撕裂出血。

(二)临床表现

1. 症状与体征

(1)大多数患者在伤后有意识障碍,昏迷程度重、持续时间长。

(2)瞳孔呈多样变化,如出现两侧缩小,一侧散大或两侧散大,对光反射迟钝或消失。

(3)神经局灶体征比较少见,部分患者可有轻偏瘫,有的患者呈去皮质强直状态。

(4)出现明显脑膜刺激征,呕吐频繁,颈强直和克匿格征阳性比较常见。

(5)常有中枢性高热。

2. 影像学检查

头颅CT扫描:可见高密度影充填脑室系统,一侧或双侧,有时可见脑室铸形。

(三)手术技术

1. 适应证

(1)患者意识障碍进行性加重,脑室内积血较多或脑室铸形者。

(2)伴有严重脑挫裂伤,脑深部血肿破入脑室,或因开放性贯通伤继发脑室内积血者。

2. 禁忌证

(1)脑内血肿量较小,患者意识情况较好,无颅内压增高或仅轻度增高者。

(2)合并有严重的脑组织损伤,意识深昏迷,以侧瞳孔散大,自主呼吸停止,濒临死亡者。

3. 术前准备

(1)根据术式不同,采用局部麻醉或气管内插管全身麻醉及相应的体位。

(2)术前认真采集病史,进行全身体格检查和神经系统检查,阅读辅助检查资料,明确诊断,讨论于术方案。

(3)向患者家属交代病情、手术必要性、危险性及可能发生的情况。以求理解。

(4)剃上全部头发,头皮清洗、消毒后用无菌巾包扎。

(5)备血及术前、麻醉前用药。

4. 手术入路与操作

(1)脑室内血肿引流术:颅骨钻孔脑室引流的方法与传统的脑室穿刺引流相同。首先根据脑室内血肿的部位,按侧脑室穿刺的标准入路,施行穿刺,穿刺成功后,放入脑室引流管,然后再轻转向内送入1～2cm,并检查确定导管确在脑室内。用生理盐水3～5mL反复冲洗。待冲洗液转清时,留置引流管,经穿刺孔导出颅外,如常缝合钻孔切口。

(2)骨瓣开颅脑室内血肿清除术:骨瓣开颅,切开硬脑膜。于清除脑内血肿之后,可见血肿腔与脑室相通,此时即有血性脑脊液流出。用脑压板深入到脑室破口处。剥开脑室壁,正直视下吸出脑室内血细胞凝集块。可利用吸引器上的侧孔,调节负压强度,将血细胞凝集块吸住,轻轻拖出脑室。然后将引流管插入脑室,反复冲洗并留胃引流管,作为术后持续引流。仔细止血,分层缝合切口。

5. 术中注意事项

(1)穿刺脑室置引流管成功后,应注意小心冲洗交换,切不可用力推注和抽吸,以免引起新的出血。

(2)骨瓣开颅进入脑室显露血细胞凝集块后,应仔细操作,如血细胞凝集块与脑室壁粘连紧密,切忌粗暴强行完全剥离,避免损伤脑室壁引发新的出血。

6. 术后处理

(1)对原发脑损伤较重,估计意识障碍不能在短时间内恢复者,应早期行气管切开术,保持呼吸道通畅。

(2)对继发严重脑干损伤,术后生命体征不平稳,可采用人工呼吸机辅助呼吸,在密切观察病情的前提下,可行冬眠低温疗法。

(3)对重症患者,如条件许可,应收入重症监护病房,进行生命体征及颅内压动态监护。

(四)并发症及其防治

(1)术后应严密观察病情变化,发现复发性及迟发性血肿,应及时处理。并做影像复查(见图17-12)。

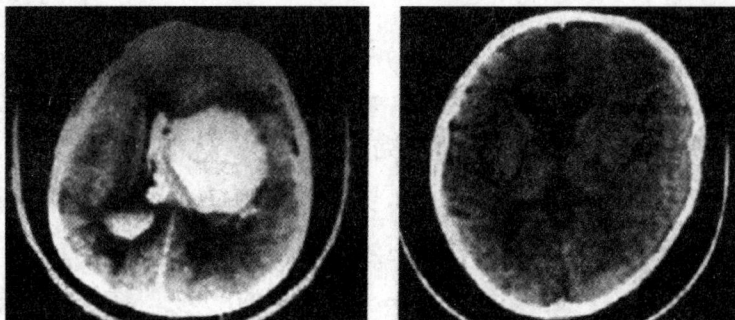

图 17-12　脑内巨大血肿手术前、后 CT 复查影像

(2)应妥善控制继发性脑肿胀和脑水肿。

(3)重症患者易并发上消化道出血,术后应早期采取相应措施加以预防。

(4)长期昏迷患者易发生肺部感染、水电解质平衡紊乱、下丘脑功能紊乱、营养不良、褥疮等,在加强护理措施的同时,应及时予以相应的处理。

（郭文龙）

第十八章 血液系统急危重症

第一节 急性溶血性贫血

一、定义

急性溶血是指红细胞在短时间内大量破坏寿命缩短的过程。急性溶血性贫血是指红细胞在短时间内大量破坏而引起的一类贫血。溶血危象较常见于在慢性遗传性溶血性贫血的过程中，红细胞的破坏突然增加，超出了骨髓造血代偿能力，而引起的严重贫血，多因急性或亚急性感染、劳累、受冷等因素而诱发。

二、诊断

在慢性溶血性贫血基础上出现贫血和黄疸突然加重，伴有寒战、发热、呕吐、腹痛、脾肿大等；或突然出现乏力面色苍白加重，结合外周血象改变和网织红细胞计数诊断溶血危象。但应尽快确定溶血危象的原因。

(一)临床表现

1.急性溶血性贫血的临床表现

急性起病，全身不适，寒颤、高热、头疼、腰背四肢酸痛及腹痛，有时伴恶心、呕吐、腹泻，有些患者腹痛严重，有腹肌痉挛，甚似急腹症；同时出现贫血、黄疸、尿色棕红(血红蛋白尿)。严重者可有下列表现：呼吸急促，心率增快，烦躁不安；急性循环衰竭；急性心功能不全或休克；急性肾衰竭；弥散性血管内凝血；中枢神经系统损害，如昏迷、胆红素脑病(新生儿早期)。

2.溶血危象的临床表现

在慢性溶血性贫血过程中出现贫血、黄疸加重，伴有发热、腹痛、疲倦等症状，脾脏可有触痛。一般持续 7~14 天可自然缓解。

(二)辅助检查

1.红细胞破坏增加

(1)血常规：红细胞及血红蛋白迅速减低，血红蛋白常低于 60 g/L。

(2)红细胞生存时间测定：很少使用，多用于病史和一般实验室检查难以确定诊断时。

(3)胆红素代谢及其代谢产物增多：血清间接胆红素增高；尿胆原粪胆原增多；血清铁增高。

(4)血红蛋白血症：正常血浆只有微量的游离血红蛋白(10~100 mg/L)。当大量溶血时，主要为急性血管内溶血时，可高达 1g/L 以上。

(5)血清结合珠蛋白降低：正常血清中含量为 0.5~1.5 g/L，血管内溶血时，结合珠蛋白和游离血红素结合，血浆中结合珠蛋白含量降低，甚至为 0。急性溶血停止 3~4 d 后方能恢复正常水平。

(6)血红蛋白尿及含铁血黄素尿：含铁血黄素尿是血管内溶血的重要指标。

2.红细胞代偿性增生

(1)网织红细胞明显增多：常高于 5％以上，网织红细胞的增多与溶血程度呈正相关。

(2)外周血液出现幼稚血细胞：通常是晚幼红细胞，严重溶血时尚可见幼粒细胞；血小板计数增加。可表现为类白血病反应。

(3)骨髓幼血细胞增生:有核细胞增生旺盛,粒/红比值倒置,红系增生更活跃,并以中、晚幼细胞增生为主。

3.生化检查

出现高钾血症、代谢性酸中毒、低钙血症;危象时易发生急性肾衰。部分患者有肝脏功能异常;血清乳酸脱氢酶增高。

4.红细胞形态检查

如小球形红细胞增多(>10%)提示遗传性球形红细胞增多;椭圆形红细胞增多(15%)提示椭圆形红细胞增多症;靶形红细胞增多见于地中海贫血、HbC、HbS、HbE 等;破碎红细胞、盔形红细胞增多(>2%)提示微血管病性溶血性贫血。

5.红细胞渗透脆性实验

脆性增加见于遗传性球形红细胞增多症、AAIHA;减低见于地中海贫血。

6.孵育实验

将测定的红细胞温育 24 h 再做脆性实验,可提高敏感性,对轻型遗传性球形红细胞增多症可得阳性结果。

7.抗人球蛋白实验

抗人球蛋白(Coombs)试验是检测温抗体型 AAIHA 的经典方法。但试验结果与溶血严重程度无关。临床上约有 2%～5% 的 AAIHA 患者 Coombs 试验呈阴性。

8.血红蛋白检查

有助于地中海贫血和血红蛋白病的诊断。

(1)血红蛋白电泳和抗碱血红蛋白实验:是诊断珠蛋白生成障碍性贫血(地中海贫血)和异常血红蛋白病的简易可靠的方法。

(2)异丙醇试验和热不稳定实验:对不稳定血红蛋白病(uHb)的诊断有价值。

(3)变性珠蛋白小体(Heinz body):G6PD 缺乏和 uHb 患者此小体阳性。

(4)肽链分析:可检测血红蛋白的 α、β、γ 链。

9.红细胞酶检查

有助红细胞酶缺陷的诊断。

(1)红细胞酶活性测定:是确诊各种酶缺乏的方法。但应注意急性溶血时,血循环中的红细胞多为年轻红细胞,其酶活性不低,易出现假阴性结果。近年来 G6PD/6PGD 比值法已广泛应用,有利于提高 G6PD 缺乏杂合子的检出率。

(2)高铁血红蛋白(MHb)还原实验:是检查 G6PD 缺乏的首选过筛实验,方法简便,但可出现假阳性和假阴性。

(3)荧光斑点实验:是检查 G6PD 缺乏的首选过筛实验。

(4)硝基四氮唑蓝(NBT)纸片法:也是 G6PD 缺乏的过筛实验。

10.基因分析

可检测遗传性溶血性疾病的基因缺失或突变。

11.血清酸化溶血试验(Ham 实验)和糖水溶血实验

两者是临床诊断 PNH 常用检查方法。

12.血细胞 GPI 锚连蛋白表达检测

其已成为 PNH 的"金指标"。

(三)鉴别诊断

(1)再生障碍及其危象:血红蛋白及红细胞计数及网织红细胞明显降低,外周血的中性粒细胞与血小板计数一般正常,偶有粒细胞及血小板同时降低。骨髓象有两种表现:红细胞系统受抑制,有核红细胞其少；骨髓增生活跃，但红系停滞于幼稚细胞阶段。HPV B19 病毒抗体检测和病毒 DNA 检测有助于诊断。

（2）失血性、缺铁性或巨幼细胞贫血：恢复早期也可有贫血和网织红细胞增多。骨穿做骨髓象检查可鉴别。

（3）家族性非溶血性黄疸：患者有非胆红素尿性黄疸而无贫血。

（4）骨髓转移瘤：有幼粒－幼红细胞性贫血、成熟红细胞畸形、轻度网织红细胞增多，本质不是溶血，骨穿做骨髓象检查易于鉴别。

（四）分类

急性溶血性贫血临床上以红细胞 6-磷酸葡萄糖脱氢酶（G6PD）缺乏所致溶血、同种免疫性溶血（新生儿溶血病、溶血性输血反应）、自身免疫性溶血性贫血（Autoimmune Hemolytic Anemia，AIHA）等较为多见。溶血危象临床上多见于遗传球形红细胞增多症、地中海贫血等慢性遗传性溶血性贫血疾病过程中。

三、治疗

（一）一般治疗

卧床休息，烦躁不安者给予小剂量镇静，吸氧保证足够的液量，出现溶血危象应注意纠酸、碱化尿液。

（二）去除病因

对诱发溶血及其危象的病因应及时去除。

（三）输注红细胞

是直接纠正贫血的措施，每次输注浓缩红细胞 10 mL/kg，可提高 Hb 20～30 g/L，以维持外用血 Hb>60 g/L 为宜。没有成分输血时也可输全血。输血注意事项如下：

（1）贫血极重者，每次输注量不宜太多，速度宜慢。极重度贫血伴心功能不全者可予半量输血。

（2）根据不同病因及贫血程度决定是否需要输注红细胞：例如 G6PD 缺乏伯氨喹型溶血性贫血在去除诱因后溶血多呈自限性，常于 7～10 天后可自行恢复，如贫血不严重可不必输注红细胞，贫血严重时输 1～2 次即可。蚕豆病溶血发展快，病情重，需及时输注红细胞。AAIHA 因输血后可使溶血加速，贫血加重，从而可能发生急性肾衰竭，甚至危及生命，故应慎重；但严重贫血伴有循环衰竭或严重缺氧的情况下，输红细胞仍是抢救措施之一。AAIHA 输血指征如果患者在应用糖皮质激素后仍有下列情况应考虑输血：患者 Hb<40 g/L；Hb>40 g/L 但起病急，进展快伴有心功能不全者；出现嗜睡、迟钝、昏迷等中枢神经系统症状；因溶血危象导致低血容量性休克危及生命者。

（3）根据不同病因选择血源：例如 G6PD 缺乏者不应输注 G6PD 缺乏的红细胞；AAIHA 要用洗涤红细胞（去除血浆中补体），且在配血时尽量选用患者血清和供者红细胞反应少的红细胞。

（4）对冷抗体型 AAIHA：应输保温 37 ℃的红细胞。

（四）肾上腺皮质激素

此药为温抗体型 AAIHA 的首选药物，有效率为 80%。对于其他非免疫性溶血性贫血，均不必使用激素。

（五）丙种球蛋白

IVIG 已用于治疗 AIHA，部分患者有短期疗效。少数再生障碍危象患者需要丙种球蛋白治疗，可改善骨髓增生不良状态。

（六）免疫抑制剂

多用于 AAIHA 对激素无效或需较大剂量维持者，常用环磷酰胺、环孢素和长春新碱等；美罗华（Ritux-imab）是一种针对 B 淋巴细胞抗原的抗 CD_{20} 单克隆抗体，有研究表明，剂量375 mg/(m^2 · d)中位数为 3 周，治疗儿童 AIHA，安全有效，多数患者取得持续的效果，虽然可复发，但第二次治疗仍然可控制疾病。

（七）血浆置换

可用于自身免疫性溶血。

（八）脾切除

对遗传性球形红细胞增多症最有价值。对内科治疗无效者可考虑切脾治疗。

（王　玲）

第二节　弥散性血管内凝血

弥散性血管内凝血（DIC）是由于机体受某些致病因子的作用，致大量促凝物质进入血中，血液呈高凝状态，进而发生广泛性微血管内凝血，微血栓形成，消耗大量血小板与凝血因子，以及启动纤溶系统，又转化为血液低凝状态，引起广泛性出血。病因是复杂的，病情是凶险的。

一、病因与诱因

DIC 发生有一定的基础疾病，常见者为：

1. 严重感染

据国内统计报道，由感染引起的 DIC 占全数患者的 $30\% \sim 42\%$，占病因的首位。

2. 恶性肿瘤

多见于恶性肿瘤的晚期，预后一般不良。

3. 病理产科

各种病理产科情况均可成为 DIC 的病因。

4. 外科手术及外伤

DIC 主要见于大中手术、严重外伤、大面积烧伤、冻伤、电击、毒蛇咬伤等。

5. 血液病

尤以急性白血病、恶性淋巴瘤、血型不相合的输血等为著。

6. 消化系统疾病

重症肝炎、肝硬化、急性出血坏死型胰腺炎、重症胆管感染等。

7. 心血管病

恶性高血压、肺源性心脏病、冠状动脉粥样硬化性心脏病（简称"冠心病"）、心搏骤停及严重的心力衰竭等。

8. 结缔组织病

系统性红斑狼疮（SLE）、结节性多动脉炎等。

9. 药物作用

曾有过引起 DIC 的药物如青霉素。异烟肼、肾上腺皮质激素、苯妥英钠、雌激素类避孕药等。不恰当应用抗纤溶药物如氨基己酸、对羧基苄胺（PAMBA）也可能诱发 DIC。

二、发病机制

DIC 是一种临床综合征，其发生是由于体内凝血与抗凝血过程两者动态平衡的失调，微循环中大量促凝物质进入，血液处于高凝状态，血小板聚集，纤维蛋白沉积，广泛性微血管内凝血，微血栓形成，于是大量凝血因子被消耗，血小板大量消耗与减少（低凝状态形成），以及继发性纤溶亢进等，由此引起广泛性出血现象及一系列脏器功能障碍、溶血性贫血等临床病理变化。

DIC 的发生，首先是凝血系统被激活，主要有下列几方面。

1. 内源性凝血系统被激活

在致病因子作用下，激活凝血因子Ⅻ，继而血小板聚集，并激发一系列凝血反应，启动内源性凝血系统而致病。

2.外源性凝血系统被激活

由于病灶组织损伤或坏死,导致大量组织因子进入血液中,从而激活外源性凝血系统而致病。

3.血细胞损伤

各种病原体及其代谢产物、某些药物与化学物质、某些毒素、抗原－抗体复合物、各种原因的溶血反应等,均可导致血细胞损伤,破坏,释出类似组织因子的物质,激活内源性和(或)外源性凝血系统而致病。

4.外源性促凝因子进入血液

羊水、蛇毒或虫毒、细菌、病毒等外源性毒性物质进入血液后,可损伤血管内皮细胞、组织、血细胞等,并引起DIC。此外,有些物质还可直接作用于凝血因子,引起微血栓形成。

DIC的发生机制简要(图18-1)。

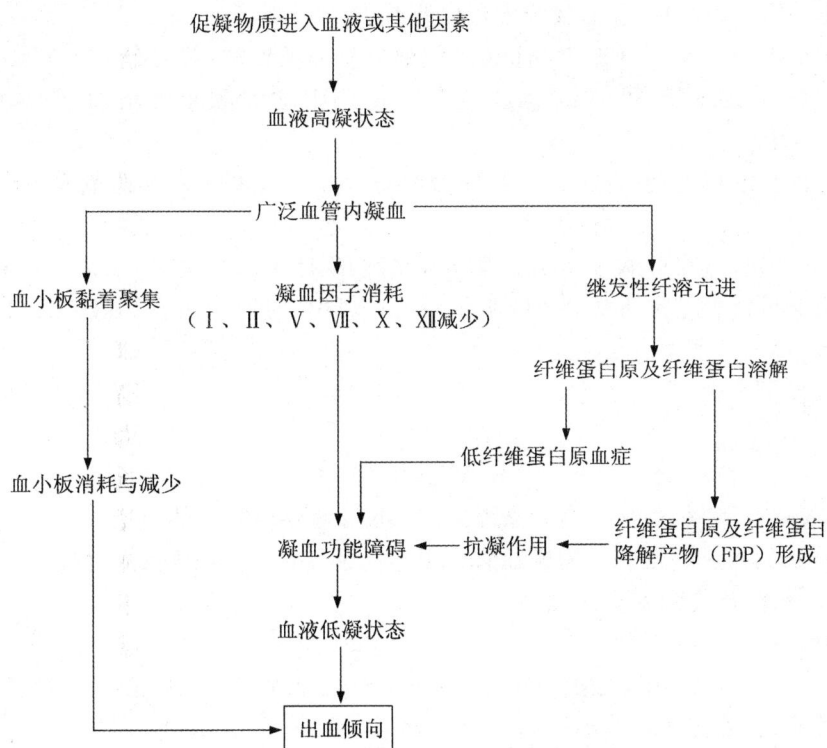

图 18-1　DIC 的发生机制示意图

三、诊断

(一)临床表现特点

DIC有较为独特的临床表现。

1.出血现象

患者出血可遍及全身,最常见者为弥散的自发性皮肤出血,如淤点、淤斑。其次为自发性牙龈出血、鼻出血等。消化道、肺、阴道出血也较常见。出血原因可能为:

(1)原发病所致血管壁及血小板损伤。

(2)凝血因子大量消耗。

(3)继发性纤溶亢进及FDP的作用。

2.休克

休克的原因大致有以下几条:

(1)广泛性微血栓形成致回心血量减少。

（2）心肌损伤致心收缩力降低。

（3）广泛性出血、渗血致有效循环血容量减少。另外，各种原因的休克又可为 DIC 的发病基础。

3.栓塞现象

由于多发性微血栓形成，引起一系列的症状和体征，这是 DIC 最早期病变之一。浅表部位的栓塞表现为多发性皮肤、黏膜的血栓性坏死。深部器官的多发性栓塞表现为多个罹患器官的功能障碍。

4.溶血和贫血

DIC 时微血管病性溶血常出现畏寒、发热、黄疸、血红蛋白尿、少尿或无尿等症状，严重者有不同程度的溶血性贫血。

（二）诊断标准

目前国内临床界最常应用 ColmanDIC 诊断标准：①血小板减少（小于 100×10^9/L）。②血浆凝血酶原时间：（PT）延长（大于对照组）。③血浆纤维蛋白原减少（小于 1.5 g/L）。

凡患者上述 3 项试验均异常，可诊断为 DIC。但如只有 2 项异常，则需有以下 3 项中的任何 1 项阳性结果，方能做出诊断：①凝血酶时间（TT）延长。②血清 FDP 含量较正常增加 4 倍（或 3P 试验阳性）。③优球蛋白溶解时间缩短。

Colman 诊断标准似乎稍宽，易将非 DIC 诊断为 DIC。因而，DIC 的诊断除凝血象检查之外，还需密切结合临床情况。

鉴别诊断上需注意：①重症肝病。②原发性纤溶亢进，临床上极少见，主要见于肝移植后的无肝期与重症肝病时，此时血小板计数基本正常、3P 试验多为阴性、DIC 时血片易见到破碎红细胞，而本病则无此表现。

四、治疗

（一）基本疗法

近年第三军医大学刘怀琼、葛衡江等专家提出的 DIC 治疗细则，具体实用，堪为借鉴。DIC 的治疗原则是：①去除 DIC 的原发病和诱因。②阻断血管内凝血与继发性纤溶亢进的过程。③恢复血小板和凝血因子的正常水平。④纠正休克和制止出血。

1.治疗原发病和诱因

（1）控制感染：及早、足量应用有效的抗生素，用至足够的疗程。有外科情况者手术治疗。

（2）根治恶性肿瘤：有适应证时手术根治。

（3）及时终止病理产科情况。

（4）防治休克。

（5）其他：纠正缺氧、纠正酸中毒、避免应用可能诱发 DIC 的药物、减少手术时的损伤、慎用抗肿瘤药物、护肝药物治疗等。

2.抗凝血药的应用

抗凝血药治疗是阻断 DIC 病程的重要手段之一。抗凝血药治疗的目的是：①抑制广泛性微血栓形成。②防止血小板和凝血因子的进一步消耗，为重建凝血与抗凝血平衡创造条件。

（1）肝素：DIC 患者在静脉注射肝素之后，10 min 即可产生抗凝血作用，2 h 左右达高峰，在 6 h 内大部分在肝内灭活。静脉注射的肝素半减期为 1/2~6 h（平均为 1.5 h）。其半减期长短与注入剂量大小有关。剂量较大者半减期略长。

肝素应用的适应证：目前一致意见是对急性 DIC 特别是感染引起者效果明显。对病理产科所致的 DIC，应用与否并无一致意见，但多数仍主张应用。对亚急性与慢性 DIC 患者则疗效较好。一旦确诊为 DIC 而无禁忌证时，即可及早应用肝素治疗。

肝素应用的禁忌证：一般认为，肝素治疗不存在绝对禁忌证。但有下列情况者应作为相对禁忌证：①有严重的出血性疾病病史。②手术后 24 h 内或大面积创伤后局部创口未有良好改善者。③严重肝脏病。④伴有咯血的肺结核，或出血性消化性溃疡，或有出血倾向的颅脑疾病。⑤晚期 DIC 以继发性纤溶亢进为主要表现者。

肝素用量：肝素治疗 DIC 的用量主要取决于：①患者体重，如初次剂量一般不少于 0.5～1.0 mg/kg（肝素 1 mg＝125～130 U）。②临床分型、分期：急性型早期剂量宜大，前 3 d 需 30 000 U/d；急性型晚期或亚急性、慢性患者剂量宜小，一般平均 10 000～15 000 U/d 即可。③临床疗效：用药疗程中病情逐渐好转者，示抗凝血治疗奏效，可继续给药；如无良好的治疗效应，则可能为用量不足或非肝素治疗的适应证，应考虑临床情况及血液学检查结果加大剂量或停药。④血液学监测结果：血浆 PT 如延长至 25～30 s 范围内示肝素剂量合适；凝血时间（CT）（试管法）如超过肝素应用前的 3 倍或大于 30 min，则需延长应用肝素的间隔时间，或减量，或停药；鱼精蛋白定量法每 1 mL 血浆消耗鱼精蛋白 0.25 mg 以下者，示肝素用量不足，而大于 1.0 mg 时则提示过量。

总之，肝素应用的基本原则是早期、足量应用及一定的维持时间。首次用药最好静脉注射给药，然后每隔 4～6 h 重复静脉注射或持续静脉滴注。急性患者持续用药时间一般不少于 3 d，通常为 5～7 d。亚急性或慢性患者持续用药时间更长，肝素治疗取得满意疗效后才逐渐减量或用其他抗凝血药物替代。突然停药可引起 DIC 复发或反跳。在经验不足或缺少监护条件时可采用安全给药法，即以肝素 0.2～0.5 mg/(kg·h) 的速度持续静脉滴注，既可逆转 DIC，又不致引起严重出血。

肝素治疗有效的指征：①出血停止或明显减轻。②休克好转或纠正。③尿量明显增加。④PT 比肝素治疗前缩短 5s 以上。⑤纤维蛋白原、血小板计数不再下降或有不同程度的回升。

停止肝素治疗的指征：①诱发 DIC 的原发病已控制或缓解。②临床症状明显改善。③凝血象主要数值接近正常。④肝素过量。

肝素过量的指征和治疗：肝素过量的指征是：①肝素疗程中病情加重，出血更明显，或出血已停止或减轻，但又再度出现或加重，并除外 DIC 病情加重者。②凝血象检查试管法 CT 大于 30 min，或 TT 大于 50 s 且能被甲苯胺蓝试验全部或部分纠正者，或白陶土部分凝血活酶时间（KPTT）大于 100 s 者。

肝素过量的治疗主要是静脉注射或静脉滴注鱼精蛋白。鱼精蛋白 1 mg 可中和肝素 1 mg（相当于 125～130 U 肝素）。鱼精蛋白一般用量为 25～50 mg，一次用量不宜超过 50 mg，于 3～10 min 缓慢静脉注射。

肝素治疗前如有酸中毒，必须及时纠正。肝素治疗也可能发生出血、血小板减少、变态反应等不良反应。

(2)右旋糖酐-40：本品的抗凝血机制是：①扩充血容量，使血液稀释，降低其黏稠度。②覆盖于红细胞表面，增加其膜外负电荷，使其互相排斥，不易凝集。③抑制血小板聚集。④保护血管壁的完整和光滑。⑤直接拮抗凝血酶。

用法：每次 500 mL，静脉滴注，每日 1～3 次，每次隔 6 h 以上。总量不宜超过每日 1 500 mL。

(3)双嘧达莫（潘生丁）：本品能抑制血小板聚集和释放反应，常与肝素同时应用。每次以 100～200 mg，稀释于 100 mL 液体中静脉滴注，每 4～6 h 1 次。总量可达每日 600～1 000 mg。

3.抗纤溶药物的应用

(1)应用抗纤溶药物治疗 DIC 时，必须严格掌握其适应证。①DIC 早期：此时以微血栓形成为主，无明显纤溶亢进者，不宜应用抗纤溶药。②DIC 中期：此时如有继发性纤溶亢进开始出现，可在应用足量肝素的基础上应用小量抗纤溶药。③DIC 晚期：主要病变为继发性纤溶亢进，在使用适量肝素的基础上，可大剂量应用抗纤溶药。

临床试验表明，DIC 时单用大剂量抗纤溶药对治疗无益，可能导致纤溶活性降低，使纤维蛋白沉积于器官内，加重 DIC 病情。

(2)在药理学上，抗纤溶药可抑制纤维蛋白溶解酶原激活物的形成，从而减少纤溶酶形成并降低其活性，纠正纤溶亢进并起止血作用。

(3)常用的抗纤溶药液。①氨基己酸：治疗 DIC 时每次 4～10 g 用 5% 葡萄糖液或生理盐水 100 mL

稀释后静脉滴注,约 1 g/h 的剂量维持,总量可达每日 5～20 g。②PAMBA:每次 200～400 mg,加入 5％葡萄糖液 20 mL 中静脉注射,每日 1～2 次,或加入液体中静脉滴注。维持量为 100 mg/h。③抑肽酶:适用于中、晚期 DIC 患者,对晚期妊娠并发 DIC 的患者疗效较好。常用剂量为每日 8 万～10 万 U,分 2～3次,缓慢静脉滴注;或首次剂量 5 万 U,以后 1 万 U/h,缓慢静脉滴注。

4.补充血小板与凝血因子

补充血小板及凝血因子只能在充分抗凝血药治疗的基础上施行,否则可使病情加重。

(1)新鲜全血:对于出血严重、血小板数与凝血因子水平严重下降者,一次输入宜在 1 000 mL 或以上。为防止大量输血致血黏度增加,使 DIC 加重,可在全血中加入肝素 5～10 U/mL,预加的肝素量应计入当日的肝素治疗总量中。

(2)新鲜血浆:含有治疗需要的血小板与凝血因子,又能避免输入大量红细胞致血黏度增加,故为最理想的补充治疗制剂。

(3)纤维蛋白原:适用于明显的低纤维蛋白原血症 DIC 患者,每次 2～4 g,静脉滴注。至血浆纤维蛋白原浓度达到 1g/L 即可。纤维蛋白原半减期较长(4～6 d),一般用至足量后不需再次输入。

5.溶血栓的治疗

本疗法主要是应用促纤维蛋白溶解药物,使已形成的血栓溶解,以改善或解除微循环障碍。作者认为,本疗法用于治疗 DIC 尚处于探索阶段。

(1)溶血栓治疗的适应证:①DIC 早期:在应用肝素阻止血栓形成的同时,应用溶血栓药以使微血栓溶解,改善组织血流灌注,有利于防止顽固性休克与急性肾衰竭的发生。②DIC 后续治疗:当微血栓形成及继发性纤溶亢进已停止时,应用溶血栓药治疗有助于清除残留血栓,以及改善与恢复罹患器官的功能。

(2)临床常用的溶血栓药:①链激酶:本品主要作用于新形成的血栓。首次剂量一般为 50 万 U,加入生理盐水或 5％葡萄糖液 100 mL 中静脉滴注,于 30 min 内滴完。维持量 10 万 U/h。每一日剂量可达200 万～300 万 U,以后酌情减量。3～5 d 为一疗程。在减量或停药过程中,可用右旋糖酐 40 或小量肝素作过渡性治疗。本品为生物制品,可引起畏寒、发热及变态反应,可在用药前或同时应用适量的地塞米松或异丙嗪等抗过敏药物预防。②尿激酶:本品为较理想的溶血栓制剂。首次剂量为 15 万 U,加入生理盐水或 5％葡萄糖液 100 mL 中静脉滴注,于 30 min 内滴完。然后每 12 h 30 万～40 万 U,连用 3～5 d。

(二)特别情况 DIC 的治疗

1.休克并发 DIC 的治疗

休克并发 DIC 时,由于微血管强烈痉挛,血流淤滞于微循环中,血管通透性增加,体液外渗而致血黏度增加,使红细胞、血小板凝集,再由于缺氧、酸中毒等因素,致促凝物质进一步增加而形成 DIC。病情是严重的。因而,此时必须积极治疗原发病,给氧、扩容、纠酸,应用血管扩张药疏通微循环,缓解微血管痉挛。休克是前因,而 DIC 是后果。故需标本兼治,尤需重视治本。肝素应用能防止微血管内血栓形成,而无助于缓解休克。

DIC 早期可表现为血小板减少、CT 缩短,可尚无出血点、淤斑的出现。近年国内有作者主张这时需按常规应用山莨菪碱抗休克治疗,使微血管痉挛得以缓解。当患者血压回升、面色转红、一般情况好转、尿量增加,可静脉滴注山莨菪碱维持量,直至 DIC 基本缓解,方可减量乃至停药。山莨菪碱过早减量或停药,微血管痉挛可再度出现,DIC 亦无从缓解,血压也再度下降。

近年,中国人民解放军总医院对 8 例休克并发急性 DIC 患者应用山莨菪碱或东莨菪碱治疗,其中 4 例并用酚妥拉明,1 例并用肝素,结果全部治愈。作者认为,休克并发重度 DIC 时,在治疗上缓解微血管痉挛是特别重要的措施。

2.病理产科并发 DIC 的治疗

近年国内有作者报道,病理产科并发 DIC 时,治疗应是综合性的,病因治疗特别重要,其他为供氧、纠酸、扩容、应用血管活性药物、补充凝血因子等均甚重要。

（1）矫治原发病：一旦病因解除，DIC 可迅速控制。当患者病情迅速发展，且估计短期内难以结束分娩者，应考虑及时产科手术（如剖宫产、子宫切除术）。

（2）肝素化：2 例曾每日用 200～300 mg，预后不佳，均于 24 h 内死亡。5 例每日用 70～150 mg，预后好。作者建议肝素剂量每日不宜超过 150 mg。

（3）抗休克：及早给氧、扩容、纠酸、应用血管活性药物等。

（4）补充凝血因子：以补充新鲜同型全血为主。纤维蛋白原的补充亦重要。在肝素化的基础上应用以免加重栓塞形成。

（5）纤溶抑制剂：本组 2 例应用抑肽酶 8 万～16 万 U，配合其他治疗后痊愈。抑肽酶应用于病理产科DIC 患者，有一定探讨价值。1 例应用氨基己酸加剖宫术后治愈。4 例应用肝素化加氨甲环酸（止血环酸）100～400 mg，死亡 2 例，1 例为羊水栓塞，1 例为胎盘早剥。学者结论认为：肝素应用要适时，剂量要用至恰到好处；抑肽酶在产科 DIC 的应用有一定探讨价值。

总之，治疗产科 DIC，迅速去除病因是关键。病因多与宫内容物有关，及时结束分娩，取出胎物，必要时切除子宫，可阻止凝血活素物质进入血液循环，有利于纠正 DIC。肝素应用在产科 DIC 治疗中是重要手段之一，贵在灵活应用。

刁丹等在报道产科 DIC 时，也强调应尽早去除病因。又认为肝素的应用应根据诱发疾病和 DIC的发展阶段来决定。纤溶活力可增强机体对血管内凝血的保护性反应，有助于防止和消除微循环内的纤维蛋白栓，对改善微循环和保护脏器功能有重大意义。但抗纤溶药物要慎用，高凝期禁用，低凝期与肝素并用，继发性纤溶期可大量应用。及时输新鲜血及血小板可补充凝血因子。右旋糖酐 40可改善微循环，大量抗生素应用可防治感染。防止多器官功能衰竭需采用综合措施，且首先应着重保护肾脏。

（王　玲）

第三节　急性白血病

白血病是一种造血系统的恶性肿瘤，其主要表现为异常的白细胞及其幼稚细胞（即白血病细胞）在骨髓或其他造血组织中进行性、失控的异常增生，浸润各种组织，使正常血细胞生成减少，产生相应的临床表现。

一、病因与分类

（一）病因

人类白血病的病因至今未明。许多因素被认为和白血病发生有关。病毒可能为其主要因素，此外尚有遗传因素、放射、化学毒物或药物等因素。

1.病毒

已经证实成人 T 细胞白血病病毒（human T-cell leukemia virus-Ⅰ，HIV-Ⅰ）是引起成人 T 细胞白血病（ATL）的主要原因。

2.电离辐射

照射剂量与白血病发病率密切相关。引起骨髓抑制、免疫缺陷、染色体断裂和重组。

3.化学因素

多引起 ANLL，常有白血病前期。苯、乙双吗啉、烷化剂可导致染色体畸变。

（二）分类

1.按细胞不成熟程度和自然病程分型

根据白血病细胞不成熟的程度和自然病程，分为急性白血病和慢性白血病两大类。急性白血病的骨髓和外周血中主要的白血病细胞为原始细胞，慢性白血病主要为成熟和幼稚阶段的细胞。

2.按白血病细胞的类型分类

根据白血病细胞的类型，急性白血病可分为急性淋巴细胞白血病（ALL）和急性非淋巴细胞白血病（ANLL）两大类。急性淋巴细胞白血病又分为 $L_1 \sim L_3$，急性非淋巴细胞白血病又分为 $M_0 \sim M_7$。

（1）ALL：①L_1：胞体小，较一致；胞浆少；核型规则、核仁小而不清楚，少见或不见；②L_2：胞体大，不均一；胞浆常较多；核型不规则，常呈凹陷、折叠。核仁清楚，一个或多个；③L_3：胞体大，均一；胞浆多，深蓝色，有较多空泡，呈蜂窝状；核型规则；核仁清楚，一个或多个。

（2）ANLL：①M_0（急性髓细胞性白血病微分化型）：骨髓（BM）原始细胞占非红系细胞（NEC）90％及以上。过氧化物酶染色（MPO）或苏丹黑染色（SBB）阳性率<3％；②M_1（粒细胞未分化型）：BM 原始细胞Ⅰ型及Ⅱ型占非红系细胞（NEC）90％及以上。MPO 或 SBB 阳性率≥3％，胞浆内可有细小颗粒或 Auer 小体；③M_2（粒细胞部分分化型）：BM 原始细胞Ⅰ型及Ⅱ型占非红系细胞（NEC）30％～89％，单核细胞<20％，分化的粒细胞>10％；④M_3（颗粒增多的早幼粒细胞型）：BM 中以颗粒增多的异常早幼粒细胞增生为主，在 NEC 中>30％；⑤M_4（粒-单细胞型）：BM 中 NEC 的原始细胞>30％，原粒及以下各阶段细胞占 30％～79％，各阶段单核细胞>20％和/或外周血原粒>$5 \times 10^9 / L$，另有 M_4 变异型，称 $M_4 E_0$，嗜酸细胞>NEC 的 5％，且胞浆中同时出现嗜碱颗粒，和/或伴不分叶的嗜酸粒细胞；⑥M_5（单核细胞型）：又分为 M_{5a}（原始单核细胞型）及 M_{5b}；前者 BM 中原始细胞≥80％，后者则>30％；⑦M_6（红白血病）：BM 中原始细胞占 NEC 的 30％及以上，红系占有核细胞总数的 50％及以上；⑧M_7（巨核细胞型）：BM 原巨核细胞≥30％。

二、临床表现

起病大多急骤，表现为贫血、出血、感染、组织器官浸润。

（一）贫血

表现为乏力、苍白、头痛、耳鸣，严重者引起心肺功能衰竭。

（二）发热和感染

白血病本身也可引起发热，但多为继发感染所致，以口腔、肛周、呼吸道、泌尿系、皮肤感染多见，严重时败血症，以革兰阴性杆菌败血症常见。

（三）出血

皮肤淤点、淤斑、鼻出血、牙龈出血，严重者出现内脏出血，如月经过多、眼底出血、消化道出血、血尿等。颅内出血为最主要的并发症，也是急性白血病死亡的首要原因，尤以 ANLL-M_3 为著。

（四）髓外浸润

1.淋巴结和肝、脾肿大

以 ALL 常见。多数 ALL 有纵隔淋巴结肿大；ANLL-M_4 和 M_5 淋巴结肿大多见；部分患者有肝、脾肿大。

2.骨骼和关节

胸骨下端压痛是最主要的临床体征。关节及骨骼疼痛，儿童多见。

3.口腔和皮肤

齿龈肿胀，多见于 ANLL-M_4 和 M_5。可有皮肤浸润表现。

4.心脏和呼吸系统

急性白血病肺部表现可有浸润、感染、白细胞淤滞等。肺部浸润可呈弥漫性，也可散在分布，和感染并存可呈片状阴影。肺部血管的白细胞淤滞可导致呼吸窘迫综合征，主要见于高白细胞 ALL。心脏浸润可表现为心肌炎、心律紊乱、心衰,偶有心包炎表现。

5.中枢神经系统

脑膜浸润或脑实质局部浸润或颅神经直接浸润的表现,ALL 多见,表现为头痛、呕吐、视力模糊等。是白血病髓外复发的根源。

6.睾丸

白血病细胞浸润睾丸,表现为单侧无痛性肿大,多见于 ALL。

（五）其他

可浸润胃肠道,表现为腹痛、腹泻、胃肠道出血、阑尾炎、肠梗阻等。白血病细胞可浸润肾脏、甲状腺、胰腺、下丘脑等,出现相应的临床症状。

三、辅助检查

（一）血常规

多数病例有不同程度贫血,且呈进行性发展。多为正细胞正色素性贫血。外周血白细胞计数可降低、正常、增高或显著增高;约 50％的 ANLL 和 30％的 ALL 患者白细胞计数可低于 5×10^9/L,甚至低于 1×10^9/L,也有超过 100×10^9/L,称为高细胞急性白血病。白细胞分类示原始和幼稚细胞百分比显著增多,可从 5％到 100％,而正常白细胞比例明显减少。几乎所有患者均有不同程度的血小板减少,约半数以上病例血小板计数少于＜60×10^9/L。

（二）骨髓检查

大多数患者呈增生活跃或极度活跃,少数增生低下称为低增生性急性白血病。分类中原始和幼稚细胞大量增生,白血病性原始细胞占非红系有核细胞的 30％以上,原始细胞形态异常,ANLL 可见 Auer 小体,中间阶段细胞缺如,成熟细胞减少呈裂孔现象。红系、巨核系细胞受抑制。

（三）细胞化学染色

急性白血病各亚型细胞化学染色特征见表 18-1。

表 18-1　急性白血病各亚型细胞化学染色特征

类型	过氧化物酶	特异性酯酶	非特异性酯酶	PAS 反应	碱性磷酸酶	酸性磷酸酶	溶酶菌
ALL	−	−	−	+～++	++～+++	−	正常
M_0	−	−	−～±	−～±	−	−	正常
$M_{1,2}$	−～±	+	−～±	−～±	−		正常或偏高
M_3	+++～++++	++	+++NaF 轻度抑制	−～±	−～±	−	正常
M_4	+～++	+～++	+～++	+	−～±	++	正常或中度增高
M_5	−～+	+	+++NaF 轻度抑制	−～±	−～±	+++	明显增高
M_6	+～+++	+～+++	−～+++	+～+++	−～±	+++	增高
M_7	+～++	−	−～+	+～++	−～±	+	中度增高

（四）免疫学检查

ALL 的免疫学检查已广泛地应用。免疫学检查不仅对白血病分型,而且对白血病细胞的性质、分化发育阶段能作出较客观的判断,它对治疗及预后判断有指导意义。但由于至今尚未发现白血病特异性抗原,目前只能用正常血细胞的分化抗原进行免疫分型。

根据急性白血病细胞表面分化抗原的不同进行分型。

（1）ALL 各亚型细胞表面主要阳性标志:①裸型（Null－ALL）:HLA－DR,其他 CD 大多数阴性;②普通型（c－ALL）:CD_{10},CD_{19};③前 B 细胞型（Pre－B－ALL）:CD_{19},CD_{20},CD_{22},Cyu;④B 细胞型

（B－ALL）：CD_{19}，CD_{20}，CD_{22}，SmIg；⑤前 T 细胞型（Pre－T－ALL）：CD_7，CD_5，CD_2；⑥T 细胞型（T－ALL）：CD_7，CD_5，CD_2，CD_3，CD_4，CD_8。

（2）ANLL 各亚型细胞表面主要阳性标志：①M_0：CD_{34}、CD_{33}、CD_{13}；②M_1：CD_{33}、CD_{13}、CD_{15}；③M_2：CD_{33}、CD_{13}、CD_{15}；④M_3：CD_{33}、CD_{13}、CD_{15}阳性，但 HLA－DR 及 CD_{34} 应阴性。⑤M_4：CD_{33}、CD_{13}、CD_{15}、CD_{14}；⑥M_5：CD_{33}、CD_{13}、CD_{15}、CD_{14}；⑦M_6：CD_{33}、CD_{13}、CD_{71}（转铁蛋白受体）、血型糖蛋白 A 及红细胞膜收缩蛋白；⑧M_7：CD_{41}、CD_{42}、CD_{61}、vWF。

（五）细胞遗传学检查

克隆性细胞遗传学异常发生率高，但除少数类型外，变异范围甚大，仅下列几种异常和分型有一定关系：①t(8;21)：见于 10%～15% 的 ANLL，主要为 M_2；②t(15;17)：见于 ANLL，主要为 M_3；③inv/del(16)(q22)：见于 5% 的 ANLL，主要见于 M_4E_0；④t(9;22)：见于 25% 的成人 ALL。

四、诊断与鉴别诊断

（一）诊断

可根据以下几点进行诊断。

（1）临床表现：急性起病，感染、发热、出血、贫血、骨骼关节疼痛、肝脾及淋巴结肿大等。

（2）血常规检查：外周血白细胞数量异常，出现原始或幼稚细胞，贫血、血小板减少。

（3）骨髓检查：骨髓检查白血病性原始细胞≥30%，是诊断的最主要证据。

（4）细胞化学染色、免疫学和细胞遗传学检查：协助急性白血病的诊断和分型。

（二）鉴别诊断

1. 与骨髓异常增生综合征（MDS）

部分亚型外周血中可出现原始细胞增多，但起病相对较缓，骨髓原始细胞<30%，三系病态造血明显。

2. 其他病因引起的外周血单核细胞增多

传染性单核细胞增多症的异常淋巴细胞及结核病、风湿热等引起的外周血单核细胞增多须与急性单核细胞白血病鉴别。疾病相应的临床表现和骨髓检查不难鉴别。

3. 巨幼细胞贫血

骨髓红系增生异常活跃并呈巨幼变，须与 M_6 相鉴别。维生素 B_{12}、叶酸浓度检测，骨髓原始细胞数及红系、巨核系造血情况不同等不难鉴别。

4. 粒细胞缺乏症、再生障碍性贫血、特发性血小板减少性紫癜等

白细胞不增多性白血病可表现为外周血一系或多系减少，须与上述疾病鉴别，通过血浓缩涂片和骨髓检查易于鉴别。

五、治疗

（一）支持治疗

1. 纠正贫血

输红细胞，缓解白血病。

2 防治感染

保护性隔离，注意皮肤、口腔、外阴卫生，积极预防感染，对出现感染患者，加强抗感染治疗。必要时应用细胞集落刺激因子（GM-CSF、G-CSF）。

3. 控制出血

输血小板，局部止血，DIC 治疗。

4 防治高尿酸血症

高白细胞时多见，别嘌呤醇，水化，碱化尿液。

5.其他

要进行病情教育,补充营养,注意水、电解质平衡。

(二)化疗

化疗原则为早期、联合、足量、间歇、个体化。

治疗可分两个阶段,即:①诱导缓解治疗(诱导治疗);②缓解后治疗3～5年,可分为巩固强化和维持治疗。

1.ALL化疗

(1)诱导治疗:VDLP(长春新碱＋柔红霉素＋左旋门冬酰胺酶＋泼尼松)方案。

(2)巩固/早期强化治疗:6～8疗程,可用原诱导方案、EA(依托泊苷＋阿糖胞苷)、AA(阿霉素＋阿糖胞苷)、MA(米托蒽醌＋阿糖胞苷)方案、中或大剂量甲氨蝶呤(MTX)、中或大剂量阿糖胞苷交替。

(3)维持治疗:3～5年,多种方案交替使用。

2.ANLL化疗

(1)诱导治疗:DA(柔红霉素＋阿糖胞苷)方案首选。

(2)巩固/早期强化治疗:可用原诱导方案、HA(高三尖杉酯碱＋阿糖胞苷)等方案、中或大剂量阿糖胞苷交替。

(3)晚期强化治疗:诱导和强化方案交替约2年。

(4)诱导分化治疗:全反式维A酸可使ANLL-M。诱导缓解,应首选。缓解后宜与DA等方案交替。

(三)髓外白血病防治

1.中枢神经系统白血病(CNS-L)的防治

单独鞘内注射甲氨蝶呤和/或阿糖胞苷预防1～3年,CNS-L治疗随全身化疗结束而停用,可联合头颅照射。

2.睾丸白血病的治疗

以放疗为主。

(王　玲)

第四节　恶性淋巴瘤

一、概念

恶性淋巴瘤(malignant lymphoma,ML)是一组起源于淋巴结或其他淋巴组织的恶性肿瘤,可分为霍奇金病(Hodgkin,s disease,HD)和非霍奇金淋巴瘤(non-Hodgkin,s lymphoma,NHL)两大类。临床以无痛性、进行性淋巴结肿大最为典型,亦可伴有肝、脾肿大,晚期可出现衰竭和恶病质、发热及贫血。本病常见于中青年,男女之比为3：1,约5％～6％的病例有家族病史。淋巴瘤在国内并不少见,其发病率为4.52/10万,死亡率占恶性肿瘤的第11位,近年有上升趋势。淋巴瘤经过治疗后的存活期与疾病类型及临床分期有关,霍奇金病放化疗后的5年生存率为80.5％,10年生存率为66.5％;低度恶性非霍奇金病中数生存期为5.1～7.2年,中度恶性为1.5～3.4年,高度恶性为0.7～2.0年,在同一类型和病期中,儿童和老年人的预后差。

二、病因病机

淋巴瘤的病因和发病机制尚不清楚,一般认为本病与病毒感染、理化因素、免疫缺陷及遗传因素有关。病毒感染是引起淋巴瘤的重要原因,实验证明,非洲淋巴瘤(Burkitt淋巴瘤)患者的EB病毒抗体明显增高,在患者的肿瘤组织中,电镜下可找到病毒颗粒。据观察认为病毒可能引起淋巴组织发生变化,使患者易感或因免疫功能暂时低下引起肿瘤。理化因素也是淋巴瘤的诱发因素,据有关资料统计,广岛原子弹受害幸存者中,淋巴瘤的发病率较高。另外某些化学药物如免疫抑制剂、抗癫痫药、皮质激素等的长期应用,均可导致淋巴网状组织细胞增生,最终出现淋巴瘤。免疫因素在淋巴瘤的发生和发展中也占有重要地位。实验证明,淋巴瘤患者尤其是霍奇金病患者都有严重的免疫缺陷。但其究竟是病因还是病程中的后果,存在着不同的看法。有人发现 100%Burkitt 淋巴瘤患者第 14 对染色体的长臂上有特异的易位,易位使原癌基因活化,并使基因表达失常,进而影响细胞生长和分化。另外在先天性免疫缺陷的患者家族中,淋巴瘤的发病率明显升高。目前,多数认为淋巴瘤是多种因素互相作用,导致淋巴组织呈肿瘤性克隆扩张的结果。

三、临床表现

本病分霍奇金病与非霍奇金病,两者在临床表现上各具特点,不尽相同,前者大部分表现为淋巴结病变,后者多表现为淋巴结外表现。现分述如下。

(一)霍奇金病

①淋巴结肿大:无痛性、进行性颈部或锁骨上淋巴结肿大常为首发症状,占 60%;其次为腋下、腹股沟淋巴结肿大,肿块质地坚硬,相互间可粘连融合成块;②肝脾肿大:肝肿大较脾大为少,系从脾脏血源性播散转移而来,可有肝区疼痛,少数可见黄疸;③淋巴结肿大的压迫症状:深部淋巴结肿大可引起局部浸润及压迫症状,如果压迫神经,则可引起疼痛;如纵隔淋巴结肿大可致咳嗽、胸闷气促、肺不张、吞咽困难及上腔静脉压迫症等;腹膜后淋巴结肿大可压迫输尿管,导致肾盂积水;硬膜外肿块导致脊髓压迫症等;④淋巴结外器官侵犯:本病也可侵犯全身各组织器官。如肺实质浸润,胸腔积液导致咳嗽、气促、胸闷、胸痛、胸水、咯血、呼吸衰竭。X 线片常呈扇形分布,或肿块、片状、结节或粟粒等浸润。胃肠道浸润可见腹部包块、腹痛、腹泻、腹水、呕吐、呕血、黑便等。皮肤可见肿块、结节、斑丘疹、皮肤瘙痒及带状疱疹等。骨浸润可有局部骨痛、压痛、病理性骨折、胸椎或腰椎破坏,以及脊髓压迫症等;⑤全身症状:不明原因发热、纳食减少、体重减轻、盗汗、全身瘙痒等都很常见。周期热系霍奇金病的特征性症状之一。

(二)非霍奇金病

①无痛性、进行性淋巴结肿大为最常见的征象,但与霍奇金病相比以此为首发症状者较少。浅表或深部淋巴结均可累及,以颈部淋巴结肿大最多见,余依次为腹股沟、腋下及锁骨上下淋巴结肿大。常先从一处开始,然后累及多处,逐渐增多增大,并融合成块;②肝脾肿大:仅见于晚期病例;③组织器官压迫症状:分化不良的淋巴细胞型易侵犯纵隔,形成纵隔淋巴结肿大或胸膜浸润导致胸腔积液;肝门淋巴结肿大压迫总胆管导致梗阻性黄疸;腹膜后淋巴结肿大可引起背痛,下肢会阴或阴囊水肿;④结外侵犯:除淋巴细胞分化良好外,非霍奇金病一般发展迅速,易发生远处扩散,较霍奇金病更有结外侵犯倾向,尤其是弥漫型组织细胞型淋巴瘤。结外累及以胃肠道、骨髓及中枢神经系统为多。非霍奇金病累及胃肠道部位以小肠为多,其中半数以上为回肠,其次为胃,结肠很少受累,临床表现有腹痛、腹泻和腹部肿块,症状可类似消化性溃疡、肠结核等。个别因肠梗阻或大量肠出血经施行手术而确诊。胸部非霍奇金病以肺门及纵隔受累最多,半数有肺部浸润或(和)胸腔积液。近 1/3 可有心包及心脏受累。中枢神经系统病变多在疾病进展期,约占 10%,以累及脑膜及脊髓为主。骨髓累及者约占 1/3~2/3,骨骼损害也较霍奇金病为多。组织细胞型淋巴肉瘤可为特异性损害,如肿块、皮下结节、浸润性斑块、溃疡等。肾脏损害(约 10%)也较霍奇金病为多,常有双侧性浸润。

四、辅助检查

(一)霍奇金病

①血象:变化较早,常有轻度或中度贫血,偶见抗人球蛋白试验阳性。少数白细胞轻度或明显增多,伴中性粒细胞增多。约 1/5 患者有嗜酸粒细胞增多,晚期淋巴细胞减少。骨髓被肿瘤细胞广泛浸润或发生脾功能亢进时,可有全血细胞减少;②骨髓象:大多为非特异性,若发现 R-S 细胞对诊断有帮助。R-S 细胞

大小不一,约 20～60 μm,多数较大,形态极不规则,胞浆嗜双色性,核外形不规则,可呈"镜影"状,也可多核或多叶,偶有单核,核染质粗细不等,核仁可达核的 1/3。结节硬化型霍奇金病中 R-S 细胞由于变形,浆浓缩,两细胞核之间似有间隙,称腔隙型 R-S 细胞。骨髓穿刺涂片阳性率较低,活检可提高阳性率至 9%～22%,用以探查骨髓播散,意义较大;③组织学检查:是确诊霍奇金病及病理类型的主要依据。淋巴结或其他累及组织如皮肤的病理组织学检查是必要的诊断步骤,应选择颈部及腋下肿大的淋巴结为宜。何杰金淋巴结表现为正常淋巴结结构消失,代之以多形性炎症性细胞浸润,并混有 R-S 细胞;④免疫学检查:用结核菌素、淋巴细胞转化试验及玫瑰花环形成试验均可提示 T 淋巴细胞功能异常,而 B 淋巴细胞功能正常;⑤其他:疾病活动期,患者血沉增速,血清中 α-球蛋白及结合珠蛋白及血浆铜蓝蛋白增多,血清乳酸脱氢酶活力增高。当血清碱性磷酸酶活力或血钙增加时,提示骨骼累及。

(二)非霍奇金病

①血象与骨髓象:白细胞数正常,伴有淋巴细胞绝对和相对增多。约 20% 原淋巴细胞型在晚期并发白血病,此时血象酷似急性淋巴细胞白血病。约 5% 组织细胞型淋巴瘤晚期也可发生急性组织细胞性或单核细胞性白血病;②组织学检查:淋巴瘤的诊断有赖于病理组织学检查。非何杰金淋巴瘤的组织学类型如下。结节型:包括分化好淋巴细胞性,分化不良淋巴细胞性,混合(淋巴,组织细胞混合)细胞性,组织细胞性;弥漫型:包括组织细胞性,混合细胞性,分化不良淋巴细胞性,分化好淋巴细胞性;③免疫学检查:可并发抗人球蛋白阳性溶血性贫血。少数弥漫型淋巴瘤患者可见单克隆 IgG 或 IgM;④细胞遗传学:染色体异常,多表现 14q+;⑤其他:B 型超声波肝脾测定,同位素扫描及下肢淋巴管造影等都是临床分期的基本依据,必要时可做全身 CT 扫描或特殊造影。

五、诊断要点

(1)发病慢,临床以进行性无痛性淋巴结肿大为主要症状。

(2)除有局部压迫、浸润邻近脏器所产生的各种症状外,亦可有全身症状,如体重减轻、发热、盗汗、贫血及皮肤瘙痒等。

(3)按淋巴结受累的范围可分 4 期。

(4)血液学检查,非何杰金淋巴瘤易并发淋巴瘤白血病,血片中可查见淋巴瘤细胞。在霍奇金病骨髓涂片上,可能查见 R-S 细胞。

(5)淋巴结活检为淋巴瘤的确诊依据,免疫学检查有助于进一步分类。

(6)有条件者可进行淋巴管造影,肝、脾及骨髓核素扫描,胸腔及腹腔 CT,以检查深部肿瘤。

六、鉴别诊断

由于淋巴结肿大原因较多,临床上恶性淋巴瘤易被误诊,因此应与以下疾病相鉴别。

(1)慢性淋巴结炎:多有明显的感染灶,且常为局灶性淋巴结肿大,有疼痛和触痛,急性发作时有红、肿、热、痛,经抗感染治疗可明显好转。

(2)淋巴结转移癌:淋巴结转移癌的淋巴结常较硬,多个淋巴结转移时其质地软硬不一,可找到原发灶,很少全身淋巴结肿大。

(3)结核性淋巴炎:多见于青少年,淋巴结呈中等硬度,肿块如蚕豆、黄豆大小,个别患者可较大,有时破溃创口难以愈合。质韧、活动性差,压痛不明显,边缘不清楚,干酪化后有波动感,质较软,抗结核治疗有效。

(4)巨大淋巴结增生:为一种原因不明的淋巴结肿大,主要侵犯胸腔及纵隔,也可出现发热、贫血与血浆蛋白增高等全身症状。又称淋巴结错构瘤、滤泡性淋巴网状细胞瘤等,现在多趋向认为是感染引起的特殊反应的炎症,手术切除效果良好。

(5)嗜酸性淋巴肉芽肿:有的患者多处浅表淋巴结肿大,在临床上酷似恶性淋巴瘤,对放射或化疗反应良好,预后佳。这种患者有时可有双侧腮腺肿大,血中嗜酸性白细胞数目增多,病理上也有明显的特点。

(6)急性、慢性淋巴细胞性白血病:常见全身浅表淋巴结肿大、质硬、无压痛、不粘连,常有肝脾肿大;骨髓穿刺及淋巴结活检呈白血病改变。

(7)传染性单核细胞增多症:多有发热及全身淋巴结肿大,但血象异常,嗜异性凝集反应阳性可资鉴别。

(8)类肉瘤病:除浅表淋巴结肿大外,尚可引起肺门淋巴结肿大及肺结节状病变。淋巴结穿刺涂片可见大量类似郎罕细胞的多核巨细胞,但无干酪样病变。

(9)其他:如血清病及结节病等都有淋巴结肿大,应注意鉴别。

七、治疗

(一)放射治疗

淋巴瘤的放射治疗一般采用^{60}Co治疗机或高能直线加速器,目前认为霍奇金淋巴瘤的根治剂量为40～45 Gy/(4～5周),方法主要有受累野、扩大野、次全淋巴结照射野及全淋巴结照射野4种。受累野表示放射野只包括临床上有肿瘤的区域。扩大野包括斗篷野和倒Y野。斗篷野照射部位包括颈部、纵隔、肺门淋巴结;小斗篷野与斗篷野大致相同,只是用铅挡块将纵隔与双肺全挡;倒Y野照射包括锄形野与盆腔野。锄形野照射范围包括脾(已作脾切除者包括脾门淋巴结区)、腹主动脉旁淋巴结、加或不加髂总动脉旁淋巴结;盆腔野包括髂血管、腹股沟、股骨和闭孔区域的淋巴结。次全淋巴结照射野指斗篷野加锄形野,或倒Y野加小斗篷野。霍奇金淋巴瘤的放射治疗指征见表18-2。非霍奇金淋巴瘤对放疗也敏感,但复发率高。由于其蔓延途径不是沿淋巴结区,所以扩大野照射的重要性远较霍奇金淋巴瘤为差。治疗剂量要大于霍奇金淋巴瘤。目前仅低度恶性组Ⅰ、Ⅱ期及中度恶性组Ⅰ期可单独应用扩大野照射或单用受累野照射。Ⅲ、Ⅳ期多以化疗为主,必要时再加受累野照射。

表 18-2　霍奇金淋巴瘤治疗方案的选择

临床分期	主要疗法
ⅠAⅡA	扩大野照射,膈上用斗篷野,膈下用倒Y野
ⅠBⅡB	全淋巴结照射,或单用联合化疗
ⅢA	放疗＋化疗综合治疗
ⅢBⅣ	联合化疗±放疗

(二)化学治疗

1.霍奇金淋巴瘤

MOPP方案曾是治疗霍奇金淋巴瘤最常用的方案(表18-3)。国外报道用该方案治疗198例晚期霍奇金淋巴瘤,完全缓解率为84%,10年无复发生存率为54%。MOPP方案若以环磷酰胺(CTX)替代氮芥(NH_2),即为COPP方案,在国内一些单位较多使用,疗效相似。ABVD方案于1979年开始用于霍奇金淋巴瘤的治疗,其特点是方案中增加了蒽环类药物,减少了烷化剂的应用,因而显著降低了第二肿瘤的发生率。ABVD方案与MOPP方案无交叉耐药,对MOPP方案无效的病例仍可获得75%～80%的缓解率。有报道用MOPP方案与ABVD方案交替治疗12个月,5年生存率达75%。对于初治患者,目前临床上首选ABVD方案,治疗达完全缓解后巩固2疗程(总共不少于6疗程)。复发难治的霍奇金淋巴瘤患者可在缓解后或肿瘤负荷减少后行自体造血干细胞移植治疗,以提高疗效。

2.非霍奇金淋巴瘤

化疗疗效主要取决于病理组织学类型。临床分期的重要性相对不如霍奇金淋巴瘤。化疗方案(表18-4)的选用原则如下。

表 18-3　霍奇金淋巴瘤常用联合化疗方案

方案	药物	一般剂量用法	说明
MOPP	(M)氮芥(NH₂)	4 mg/m² 静注,第 1 天及第 8 天	如将 NH₂ 改用 CTX600 mg/m² 静注,即为 COPP 方案,疗程间休息 2 周
	(O)长春新碱(VCR)	1~2 mg 静注,第 1 天及第 8 天	
	(P)丙卡巴肼(PCB)	70 mg/m² 每日口服,第 1~14 天	
	(P)泼尼松	40 mg 每日口服,第 1~14 天	
ABVD	(A)多柔比星(ADM)	25 mg/m²	均在第 1 天及第 15 天静脉用药 1 次疗程间休息 2 周
	(B)博来霉素(BLM)	10 mg/m²	
	(V)长春新碱(VCR)	1~2 mg	
	(D)甲氮咪胺(DTIC)	375 mg/m²	

表 18-4　非霍奇金淋巴瘤常用联合化疗方案

方案	药物	剂量及用法
COP	CTX	400 mg/m²,静注,第 1 天
	VCR	1.4 mg/m²,静注,第 1 天
	泼尼松	100 mg/m²,每日口服,第 1~5 天
CHOP	CTX	750 mg/m²,静注,第 1 天
	ADM	50 mg/m²,静注,第 1 天
	VCR	1.4 mg/m²,静注,第 1 天
	泼尼松	100 mg/m²,每日口服,第 1~5 天
CHOPE	CTX	750 mg/m²,静注,第 1 天
	ADM	50 mg/m²,静注,第 1 天
	VCR	1.4 mg/m²,静注,第 1 天
	泼尼松	100 mg/m²,每日口服,第 1~5 天
	依托泊苷(VP—16)	100 mg/m²,静滴,第 1、3、5 天
ProMACE/MOPP	泼尼松	100 mg/m²,每日口服,第 1~5 天
	甲氨蝶呤(MTX)	1.5 g/m²,静滴,第 14 天
	四氢叶酸	50 mg/m²,静注,6 h 一次,共 5 次,在 MTX 注射 24 h 后
	ADM	25 mg/m²,静注,第 1 天及第 8 天
	CTX	650 mg/m²,静注,第 1 天及第 8 天
	VP—16	120 mg/m²,静注,第 1 天及第 8 天
ProMACE/CytaBOM	CTX	650 mg/m²,静注,第 1 天
	ADM	25 mg/m²,静注,第 1 天
	VP—16	120 mg/m²,静滴,第 1 天
	泼尼松	60 mg/m²,每日口服,第 1~14 天
	阿糖胞苷(Ara—C)	300 mg/m²,静滴,第 8 天
	BLM	5 mg/m²,静注,第 8 天
	VCR	1.4 mg/m²,静注,第 8 天
	MTX	120 mg/m²,静注,第 8 天
	四氢叶酸	15 mg/m²,口服,6 h 一次,共 6 次,在 MTX 注射后 24 h 后

(1)低度恶性组:低度恶性淋巴瘤包括小淋巴细胞淋巴瘤、边缘区淋巴瘤和滤泡性淋巴瘤等,该组患者疾病进展缓慢,放、化疗均有一定疗效,但实际上采用任何治疗都较难达到完全治愈的效果。因中位生存时间长达 10 年,故对于部分患者可予姑息性治疗。目前多主张在早期首选放疗,有报道Ⅰ期患者照射受累淋巴结区,Ⅱ期给予受累野或全淋巴结照射后,10 年生存率可达 83%。当患者分期为Ⅱ期,伴多个部位累及、有全身症状等不利因素时,化疗加受累部位放疗可改善预后。常用的化疗方案有 COP、CHOP 等,完全缓解率可达 70% 以上。年老体弱无法耐受联合联合化疗者,也可酌情行单药化疗,如苯丁酸氮芥(CB-1348)每日 4~12 mg,口服;或 CTX 每日 100 mg,口服。近年国内外应用氟达拉滨(fludarabine)、克拉屈滨(cladribine)单药或与 CTX 等联合治疗该类患者,使完全缓解率明显提高。

(2)中度恶性组:本组各型,凡临床分期属Ⅲ、Ⅳ期及累及范围较广的Ⅱ期,均应给予 CHOP 方案或与其相似的方案化疗。每 344 周 1 周期,共计 6 个疗程,可使 70% 患者获得完全缓解。20 世纪 80 年代问世的第 2 代化疗方案如 m-BACOD、ProMACE/MOPP 采用了更多种药物的联合,在减少耐药性方面可能有一定的好处。以后又出现了更为强烈的第 3 代化疗方案,如 COP-BLAMⅢ、MACOP-B、ProMACE/CytaBOM 等。但近年国外的前瞻性随机研究结果显示,对于初治的中度恶性组患者,新的第 2、3 代化疗方案疗效并不能超越 CHOP 方案。有学者认为,对某些有中枢神经系统侵犯倾向者、CHOP 方案效果不理想者,选用第 2、3 代化疗方案可能更合适。

(3)高度恶性组:应以联合化疗为主要治疗措施。可选用 CHOP 或第 2、3 代化疗方案。其中淋巴母细胞型非霍奇金淋巴瘤可按急性淋巴细胞白血病治疗。本组患者如化疗获完全缓解后,有条件者应尽可能进行造血干细胞移植。

(三)生物治疗

1.单克隆抗体

针对淋巴细胞表面 CD20 的单克隆抗体利妥昔单抗已在 CD20$^+$ 的 B 细胞淋巴瘤治疗中得到广泛应用,用法为 375 mg/m^2,缓慢静滴。因其为人鼠嵌合性单抗,常见不良反应为过敏反应。近年,利妥昔单抗与 CHOP 方案联合组成的 R-CHOP 已成为 CD20$^+$ 的中度恶性淋巴瘤的标准治疗。在 CHOP 基础上加用利妥昔单抗不仅显著提高了缓解率,缓解时间也明显延长。

2.干扰素

对于低度恶性的淋巴瘤患者,有一定的治疗作用。可用作无法耐受化疗的部分患者的姑息性治疗,也可作为化疗缓解后的维持治疗。

3.清除幽门螺杆菌

胃黏膜相关性淋巴组织淋巴瘤的发病与幽门螺杆菌密切相关。对于此类患者,应常规给予清除幽门螺杆菌的治疗。

(四)造血干细胞移植

年龄 60 岁以下、重要脏器功能正常、病理分型为高度恶性淋巴瘤、中度恶性淋巴瘤经正规治疗无法达到完全缓鳃或治疗缓解后一年内复发者,如骨髓无侵犯,应争取在化疗达到缓解后行自体造血干细胞移植。文献报道,难治或复发的恶性淋巴瘤患者,自体造血干细胞移植后长期生存率可达 50% 左右。近年国内外也尝试应用异基因造血干细胞移植治疗淋巴瘤,其优点是移植物中无肿瘤细胞污染的风险,且移植后有可能诱发移植物抗淋巴瘤作用;但移植相关并发症发生率较高,限制其在临床的广泛应用。

（王　玲）

第五节　急性粒细胞减少症

外周血粒细胞总数持续低于 $4\times10^9/L$，称为粒细胞减少症，其中主要是粒细胞减少。当粒细胞绝对值低于 $1.5\times10^9/L$ 时，称粒细胞减少症。减少至低于 $0.5\times10^9/L$ 时，称粒细胞缺乏症。常伴有严重的难以控制的感染。

一、病因与发病机制

粒细胞在骨髓中生长，来自粒-单细胞祖细胞（CFU-GM）。原始粒细胞、早幼粒细胞及中幼粒细胞都具有分裂能力，属骨髓分裂池。晚幼粒细胞不再分裂，发育成熟至分叶核后，积存于骨髓贮备池，等待释放。血中粒细胞一半在循环池，另一半聚集在血管壁边缘池。外周血粒细胞主要来自循环池。因此，循环池粒细胞的数量取决于：干细胞分化增殖能力，有效贮备量，释放速度，血中破坏程度，流动细胞与血管壁聚集细胞比例，以及组织中所需细胞量。

按粒细胞动力学，粒细胞减少可分下列几型（见表 18-5）。

表 18-5　粒细胞减少症的基本分型

型别	发病原理
Ⅰ型	粒细胞的生成减少，骨髓粒细胞系的增生低下或再生障碍
Ⅱ型	粒细胞的无效生成，骨髓中粒细胞生成后寿命短，在释放前即被破坏；骨髓粒系虽可有代偿性增生，但成熟后细胞仍然减少
Ⅲ型	外周血中粒细胞的寿命缩短，破坏增加，或/及体内（组织内）粒细胞的消耗增高
Ⅳ型	混合型，为Ⅰ～Ⅲ型的各种不同的混合
Ⅴ型	假性粒细胞减少型，中性粒细胞的分布失衡，外周血循环池的粒细胞大量转移到外周边缘池，聚集于血管壁上，使血中中性粒细胞减少

粒细胞减少可有遗传性、家族性、获得性等，其中获得性占多数。药物、放射线、感染、毒素等均可使粒细胞减少，药物引起者最常见。

二、临床表现

患者可无症状或有非特异性症状，如乏力、纳差、体力减退，并有易感染倾向。是否合并感染视粒细胞减少程度。感染部位以肺、尿路、皮肤等多见。某些慢性中性粒细胞减少症患者中性粒细胞 $<200\times10^6/L$，并无严重感染。这可能由于免疫系统虽休眠，但仍完好无损。周期性中性粒细胞减少症或重型先天性中性粒细胞减少症患者在慢性中性粒细胞严重减少期间常有口腔溃疡，口腔炎或咽炎和淋巴结肿大。继发于癌症或化疗的造血异常的中性粒细胞减少症患者很可能发生严重的细菌感染，这由于患者整体免疫系统受损，在急性中性粒细胞减少症，皮肤、黏膜的完整性，组织血供以及患者的营养状态亦可影响感染的危险率。化脓性感染患者体温一般 $>38.5\ ℃$。最常见的化脓性感染是皮肤蜂窝织炎、肝脓肿、疖肿、肺炎和脓毒血症，常见的有胃炎、齿龈炎、肛周炎、鼻窦炎和中耳炎。

三、辅助检查

（一）血常规

白细胞计数多在 $(2\sim4)\times10^9/L$，中性粒细胞绝对值 $<1.5\times10^9/L$，减少至 $<0.5\times10^9/L$ 时，称粒细胞缺乏。血红蛋白和血小板正常。

（二）骨髓检查

一般正常，典型患者呈粒系增生不良或成熟障碍。有的粒细胞有空泡、中毒颗粒及核固缩等退行性变。骨髓检查除了解粒细胞增殖分化情况外,还可明确有无肿瘤细胞转移。

(三)粒细胞边缘池的检查

方法有几种,如用同位素 DF^{32}P 标记自身中性粒细胞进行检查,结果确切,但受条件限制,难广泛开展。皮下注射肾上腺素 0.3 mg,中性粒细胞从边缘池进入循环池,持续 20~30 min,正常时中性粒细胞升高一般不超过(1.5~2.0)×10^9/L,若超过或增加一倍,提示粒细胞减少可能由边缘池粒细胞增多引起。

(四)粒细胞储备的检查

方法是通过注射或口服促骨髓释放粒细胞的制品,如内毒素、肾上腺皮质激素等,测定用药前后粒细胞上升情况,以了解骨髓的储备功能。常用的方法有口服泼尼松 40 mg,5 h 后查外周血,若中性粒细胞升高值超过 2×10^9/L,或静脉注射氢化可的松 200 mg,3~4 h 后外周血中性粒细胞升高值超过 5×10^9/L,则提示骨髓储备功能良好。反之考虑骨髓储备功能减低。

(五)白细胞凝集试验

在个别免疫性粒细胞减少症患者血清中可出现白细胞凝集素,有辅助诊断意义。但多次输血者或经产妇亦可阳性。

(六)血溶菌酶及溶菌酶指数测定

血清和骨髓中的溶菌酶可了解粒细胞的生成情况,是检测是否有粒细胞破坏过多的方法,但有假阳性出现。

通过以上方法,将粒细胞减少按动力学分类,给治疗提供参考意见。

四、诊断与鉴别诊断

白细胞计数是最主要的实验诊断依据。白细胞计数受多种因素影响可有较大的波动,所以往往需要多次重复检验始可诊断。粒细胞质内可有毒性颗粒和空泡,常提示存在细菌性感染。单核细胞比例常代偿性增多。如杆状核的比例增加(>20%)提示骨髓有足够的粒细胞生成能力。骨髓象随原发病而异。粒细胞缺乏症骨髓内各阶段的中性粒细胞极度减少,甚至完全消失。粒细胞有明显的毒性改变或成熟受阻。淋巴细胞、单核细胞、浆细胞和组织细胞可增多,幼红细胞和巨核细胞大致正常。病情好转时外周血中晚幼粒细胞及较成熟粒细胞相继出现,个别可呈类白血病血常规。

诊断的第二步是寻找白细胞减少的病因。要注意追问有无可能引起本病的药物或化学物接触史;有无引起粒细胞减少的基础疾病,例如慢性炎症、自身免疫性疾病;有无反复感染史等。

五、处理措施

(一)粒细胞减少症

首先应仔细查找引起粒细胞减少的原因,根据病因选择相应的治疗措施。如因药物引起者,应立即停药。促白细胞生成药物临床应用种类较多,但疗效均难以确定。如维生素 B$_6$、利血生可用于各种粒细胞减少症。维生素 B$_4$、鲨肝醇、肌苷、脱氧核苷酸、司坦唑醇(康力龙)等对抗癌药、放疗或氯霉素等因素所致的白细胞减少有较好疗效。在病因治疗同时,对上述药物可选择其中 1~2 种,服用 4~6 周,观察是否有使白细胞回升效果,切勿认为药物越多越好,而同时使用数种药物。肾上腺皮质激素可促进骨髓释放细胞进入外周血循环,当粒细胞减少是因为免疫因素引起,如系统性红斑狼疮所致时,有较好且持久的疗效。

(二)粒细胞缺乏症

诊断一旦成立,必须积极抢救,严密观察。

1.停用相关药物

停用引起或可能引起粒细胞缺乏的各种药物。

2.做好隔离等护理

患者应隔离在单人病房,条件允许时住进无菌层流病室,做好消毒隔离,包括口腔、肛门、外阴等易感部位的局部清洗。

3.合理使用抗生素

尽量在用药前仔细寻找病灶,做咽拭子、血液、尿液、粪便等细菌培养。在细菌培养和药物敏感试验回报前,应联合应用抗生素,特别兼顾针对革兰阳性球菌和革兰阴性杆菌感染,待明确病原和药物敏感情况后,应针对性选择敏感抗生素,无感染者可预防性注射青霉素、链霉素。抗生素用药时间不宜过短,待体温正常,感染控制,粒细胞开始上升一周后,方可停药。疑有深部真菌病时,需用有效的抗真菌药物,大扶康(氟康唑)100~200 mg/d,顿服。伊曲康唑 200 mg/d。

4.肾上腺皮质激素使用

适用于免疫型粒细胞缺乏患者,并可改善全身中毒症状。但由于本药具有免疫抑制作用,故易招致感染及掩盖感染症状。疗程宜短,待细胞数回升后逐步停药。

5.粒细胞输注

适用于粒细胞持续在极低水平且伴严重感染,输入粒细胞数至少 5×10^{10},才能使其水平上升至正常。

6.全身支持治疗

加强营养,补充液体,保证足够热量。有肝损害时可用大剂量维生素 C 等护肝治疗。在抗生素问世前,死亡率高达 90%~95%,自应用抗生素后,已下降至 20%,但仍需早期诊断、早期治疗。无菌层流室护理和成分输注粒细胞使一些严重患者获救,2~3 周后可逐渐恢复。再障型预后差,常因难以控制的感染致死。

(游　锋)

第六节　急性原发性血小板减少性紫癜

一、概述

急性原发性血小板减少性紫癜是一种免疫性综合病征,是常见的出血性疾病。特点是血循环中存在抗血小板抗体,使血小板破坏过多,引起紫癜;而骨髓中巨核细胞正常或增多,幼稚化。临床上可分为急性及慢性两种,二者发病机制及表现有显著不同。

急性型多发生于急性病毒性上呼吸道感染痊愈之后,提示血小板减少与对原发感染的免疫反应间有关,可能感染后,在体内形成抗原-抗体复合物,通过其抗体分子上的 FC 片段与血小板上 FC 受体相结合。附有免疫复合物的血小板易在单核噬细胞系统内被破坏,而导致血小板减少。这一现象在体外已得到证实,故可认为是一种免疫复合体病。另一种理论认为,感染因素改变了血小板膜的结构,使其具有抗原性,致产生抗自身血小板抗体(自身免疫性疾病)。或者抗病毒抗体对血小板膜抗原有交差免疫反应。这些假说尚待证实。

二、临床表现

多为 10 岁以下儿童,两性无差异。多在冬、春季节发病,病前多有病毒感染史,以上呼吸道感染、风疹、麻疹、水痘居多;也可在疫苗接种后。感染与紫癜间的潜伏期多在 1~3 周内。成人急性型少见,常与药物有关,病情比小儿严重。起病急骤,可有发热。

主要为皮肤、黏膜出血,往往较严重,皮肤出血呈大小不等的淤点,分布不均,以四肢为多。黏膜出血有鼻衄、牙龈出血、口腔舌黏膜血泡。常有消化道、泌尿道出血,眼结合膜下出血,少数视网膜出血。脊髓或颅内出血常见,可引起下肢麻痹或颅内高压表现,可危及生命。

如果患者头痛,呕吐,要警惕颅内出血的可能。病程多为自限性,80% 以上可自行缓解,平均病程4~6 周。少数可迁延或数年以上转为慢性。急性型占成人 ITP 不到 10%。

三、实验室检查

（一）血象

血小板明显减少，多在 $20×10^9/L$ 以下。出血严重时可伴贫血，白细胞可增高。偶有嗜酸性粒细胞增多。

（二）骨髓象

巨核细胞数正常或增多，多为幼稚型，细胞边缘光滑，无突起、胞浆少、颗粒大。

（三）免疫学检查

目前国内外多采用直接结合试验，如核素标记、荧光标记或酶联抗血清的 PAIg 检测法。国内应用酶联免疫吸附试验测定 ITP 患者 PAIgG，PAIgM 和 PA-C3 阳性率分别为 94%、35%、39%。其增高程度与血小板计数负相关。急性型时 PAIgM 多见。巨核表面细胞亦可查出抗血小板自身抗体。

（四）其他

出血时间延长，束臂试验阳性，血块收缩不佳，血小板黏附、聚集功能减弱，^{51}Cr 或 ^{111}In 标记血小板测定，其寿命缩短。

四、诊断及鉴别诊断

（一）诊断

国内诊断标准如下。

（1）多次化验检查血小板减少。

（2）脾脏不增大或仅轻度增大。

（3）骨髓检查巨核细胞正常增多，有成熟障碍。

（4）具备以下 5 点中任何一点：①强的松治疗有效。②脾切除有效。③PAIg 增高。④PAC3 增高。⑤血小板寿命缩短。

（5）排除继发性血小板减少症。

（二）鉴别诊断

急性型须与某些严重之细菌感染，尤其是脑膜炎球菌感染；急性白血病，药物过敏及弥散性血管内凝血相鉴别。免疫性血小板减少症尚可见于红斑狼疮、结核病、结节病、甲状腺机能亢进、慢性甲状腺炎及自身免疫性贫血（Evans 综合征）。

五、治疗

（一）一般治疗

急性型及重症者应住院治疗，限制活动，加强护理，避免外伤。禁用阿斯匹林等一切影响血小板聚集的药物，以免加重出血。止血药物对症处理也很重要，如①：止血敏可降低毛细血管通透性、使血管收缩、缩短出血时间，还可加强血小板黏附功能，加速血块收缩。每次 250～500 mg，肌内或静脉滴注，每次 250～750 mg 加 5% 葡萄糖溶液或生理盐水，2～3 次/d。②安络血，可稳定血管及其周围组织中的酸性粘多糖，使血管脆性减低。10～20 mg，每日三次口服，或 60～100 mg，加入 5% 葡萄糖溶液 500 mL 静脉滴注。③抗纤溶药物，如 6-氨基己酸 4～6 g，加入 5～10% 葡萄糖水 250 mL 静脉滴注，后每次用 1 g 维持，一日量最多不超过 20 g。止血芳酸，每次 0.1～0.3 g 加 5% 葡萄糖液，静脉滴注，每日最大量 0.6 g。止血环酸 0.25 g，每日 3～4 次口服，或 0.25 g 静脉滴注，每日 1～2 次。可酌情选用。

（二）肾上腺皮质激素

急、慢性型出血较重者，应首选肾上腺皮质激素，对提升血小板及防治出血有明显效果，然而停药后，半数病例可复发，但再发再治仍有效。肾上腺皮质激素可抑制单核巨噬细胞系统的吞噬作用，从而使抗体被覆的血小板的寿命延长；改善毛细血管的渗透脆性，改善出血。常用强的松，剂量；急性型时为防止颅内出血,需用剂量较大,2～3 mg/(kg·d),至血小板达安全水平为止。慢性型0.5～1 mg/(kg·d),一般需2～3周始能显效,然后逐步减少剂量,5～10 mg每日或/隔日口服,维持期4～6个月。出血较重者静脉滴注氢化可的松或地塞米松疗效好。肝功能差或长期服强的松无效者,改用强的松龙有时可以奏效。长期用药者应酌情加同化类激素(如苯丙酸诺龙)。

(三)脾切除

脾切除是ITP的有效疗法之一。指征:①慢性ITP,内科积极治疗6个月无效。②肾上腺皮质激素疗效差,或需用较大剂量维持者(30～40 mg/d)。③对激素或免疫抑制应用禁忌者。④^{51}Cr标记血小板检查,若血小板主要阻留在脾脏,则脾脏有效率可达90%,若阻留在肝脏,则70%的脾切除无效。

脾切除有效率可达70～90%,术后复发率9.6～22.7%。长期效果为50～60%。

(四)免疫抑制剂

环磷酰胺50～150 mg/d口服,一般2～6周才可奏效,缓解率30～40%,对骨髓抑制作用强。硫唑嘌呤50～150 mg/d口服,缓解率40%,需长期用药。长春胺生物碱可选择性地与单核巨噬细胞的微管球蛋白结合,抑制它们的吞噬作用和C3受体功能。长春新碱(VCR)0.025 mg/kg,每次1 mg,或长春花碱(VLB)0.125 mg/kg,每次不超过10 mg,溶于500～1 000 mL生理盐水,缓慢静滴8～12 h,每7～10天一次,3～4次为一疗程,疗效较好。

(五)免疫球蛋白

作用:①抑制自身抗体的产生。②抑制单核巨噬细胞的FC受体的功能。③保护血小板免被血小板抗体附着。

适应证:①并发严重出血的急性重症ITP。②慢性ITP患者手术前准备。③难治性ITP。疗效60%左右,能快速升高血小板,但不能持久。首次剂量400 mg/kg静脉滴注,连续5 d,维持量400 mg/kg每1～6周一次。皮质激素能影响免疫球蛋白对巨噬细胞的阻断作用,不宜合用。

(六)达那唑(danazol,炔羟雄烯异噁唑)

达那唑是一种合成雄激素,但其雄性作用已被减弱。其作用可能是与恢复抑制性T细胞功能使抗体减少有关。剂量为每日口服400～800 mg,疗程≥2个月,孕妇禁用,定期查肝功能。

(七)输注血小板

用于有危及生命的出血患者或术前准备。6～20 U/d,每输血小板2.5 U(每单位相当于200 mL全血所含血小板),可使血小板升高10×10^9/L。如先输注免疫球蛋白再输注血小板,可使血小板寿命延长。输注血小板易使受者产生同种抗体,影响输注效果。

(八)血浆置换

适用于急性重症患者,以图在短时间内除去部分抗血小板抗体。每日交换血浆3～5单位,连续数日。慢性ITP一般无效。

(九)促血小板生成药

目前尚无有效的促血小板生成药。可用肌苷200～600 mg,每日三次口服;或200～600 mg静脉注射或滴注,每日1～2次。氨肽素1 g,每日三次口服。核苷酸100～200 mg,每日三次口服。

(十)中医中药

慢性ITP的中医辨证大多属气虚出血,宜用养气止血法,代表方为归脾汤。

六、预后

急性型的病程短,有自愈趋势,约80%患者可以缓解。50%患者可在6周内恢复,其余的在半年内完全恢复,6～20%可转为慢性,病死率1%,多在发病1～2周时。

(游　锋)

第七节　急性输血反应和输液反应

急性输血反应发生于输血过程中或结束后不久(24 h)。1‰～2‰的输血患者可发生急性输血反应。迅速发现和处理输血反应可以挽救患者的生命。差错及不按正确的程序工作是发生威胁生命的溶血性输血反应的最常见的原因。红细胞和血小板的细菌污染是未被充分认识的急性输血反应的原因之一。反复输血的患者特别容易发生发热性输血反应。使用去除白细胞的血液制品可以避免或推迟这种反应。除过敏性荨麻疹和非溶血性发热性输血反应外,所有的急性输血反应都具有潜在的危及生命的特性,需要采取紧急处理措施。输液反应是在静脉输液过程中,由于液体自身质量,输液用具的消毒、输液内加入其他药物、输液量、速度(即滴速)等原因引起与治疗目的无关的反应。输液反应如能及时正确处理,多数可在短时间内恢复正常,也有少数患者虽经及时处理但后果仍然严重,或留有严重后遗症,所以对待输液反应,绝不能等闲视之。

一、临床表现

(一)急性输血反应

1.急性溶血性输血反应

大多在输血过程初期,输入数十毫升后发病。症状和体征为:寒战、发热、烦躁、胸痛、背痛、腹痛、恶心、呕吐、腹泻、面潮红、呼吸困难、低血压、休克、全身出血及血红蛋白尿、少尿或无尿等。对意识不清或处于麻醉状态的患者来说,因 DIC 引起的低血压和出血不止可能是血型不相合输血的惟一表现。黄疸于反应后 1 天出现,数天内消退。血浆胆红素可以升高。肾衰竭和尿毒症常发生于反应后 1～2 周,最后患者可昏迷并死亡。

2.非溶血性发热性输血反应

在输血开始后数分钟有畏寒,通常在 60～80 min 又不发生症状。但当白细胞凝集素效价高时,输血后 5 min 就出现面潮红、热感,输血后约 1 h 出现高热。重度发热反应的患者,可能发生纤维蛋白溶解。在少数情况下,输血发热反应后数小时内可发生口唇疱疹。

3.变态反应

多为输注血浆蛋白制品引起。可有皮肤潮红、出汗、不安、脉快、血压低、胸骨下痛、血管神经性水肿,严重者发生休克和神志不清。也可以发生寒战和发热。快速输注可增加发生变态反应的风险,症状和体征大多数是由于抗原-抗体反应,激活补体所致。血浆中的细胞因子可能是导致有些患者出现支气管和血管收缩的一个原因。罕见的情况是患者血液中缺乏 IgA。

4.细菌性反应和败血症休克

临床特点是高热、寒战和低血压。休克属于热休克,呈现皮肤潮红和干燥,腹绞痛、腹泻、呕吐和全身肌痛。

5.循环超负荷

早期的信号是全身静脉压升高,收缩压迅速上升 50 mmHg 或更多,伴随肺血管内血量增加和肺活量减小。患者突然发生剧烈头痛、头胀、胸部紧迫感、呼吸困难、发绀、咳出大量血性泡沫痰、周身水肿,直坐时颈部静脉怒张,肺部出现湿性啰音,可发生心房纤维颤动或心房扑动,严重者可于数分钟内死亡。

6.输血相关肺损伤

通常在输血后 1～4 h 内发病,患者迅速出现呼吸功能衰竭,胸部 X 线片可见有弥散性阴影。

(二)急性输液反应

1.发热反应

因输入了致热物质(致热原、死菌、游离菌体蛋白,其他蛋白质和非蛋白质的有机或无机物)引起,多由于输液用具消毒不严或变质,细菌污染或其他物质污染,或者液体选用不当,某些物质有配伍禁忌,或输液过多、过快、过凉,输入的溶液或药物制品不纯或保存不妥,以及个别患者对药物的反应性等。其临床表现是输液过程中出现发冷、寒战、发热(轻者体温 38 ℃左右,高者可达 41 ℃),伴有头痛、恶心、呕吐、脉快、周身不适等症状。

2.急性肺水肿

由于输液速度过快,短时间内输入过多液体,使循环血量骤增,心脏负担过重而引起,患者可出现呼吸困难、胸闷、咳嗽、咳粉红色泡沫样痰,严重时痰液可从口鼻涌出,肺部布满湿啰音。

3.血栓性静脉炎

由于长期输注浓度较高,刺激性较强的药物,或静脉内放置刺激性大的塑料管时间过长,所引起的局部静脉壁的化学性反应;或是在输液过程中没有严格执行无菌操作,而引起局部静脉感染所致。临床表现为沿静脉走向呈条索状红线,局部组织发红、肿胀、灼热、疼痛,有时伴有畏寒、发热等全身症状。

4.空气栓塞

输液导管内的空气未排尽或加压输液时无人看守,使气体进入血液循环。临床表现为患者突发性胸闷、胸骨后疼痛、眩晕、血压下降,随即呼吸困难,严重发绀,听诊心脏有杂音。如果气体量小,则被右心室压入肺动脉,分散到肺小动脉内,最后到达毛细血管,因而损害较小。但是如果空气量大,则空气在右心室内阻塞肺动脉入口,使血液不能进入肺内,引起严重缺氧可造成立即死亡。

二、诊断与鉴别诊断

(一)急性输血反应

对每一名输血患者,医生或护士在整个输血过程和输血后几个小时需严密观察,警惕急性溶血性输血反应的发生。特别在输血开始的几分钟内,如患者烦躁不安、发热、寒战、背痛等,此时应及时终止输血,及时诊断治疗。差错及不按正确的程序工作是发生威胁生命的溶血性输血反应的最常见的原因。定期接受输血的患者特别容易发生发热性输血反应。凭借经验可以辨别出这种反应,从而避免不必要地推迟或停止输血。不要将患者原有的疾病症状体征混淆为急性输血反应的症状体征,如常常很难确定患者体温升高是否是输血反应引起的,则应该测量患者输血前体温,掌握患者输血前发热规律。输血开始后数小时,每隔半小时测量患者体温一次,并高度重视体温升高动态,这是有效地鉴别是否发生溶血性输血反应的措施。手术中全身麻醉患者输血时一定要高度重视是否有异常出血,连续补充血容量血压降低,心跳和脉搏加速或减慢,手术创面是否大面积渗血等,这都要考虑发生急性溶血。

(二)急性输液反应

输液期间出现不明原因的畏寒、发热、头痛、胸闷、气急、咳嗽、咳泡沫样痰、发绀、输液部位的疼痛等症状时,均应考虑到发生输液反应。

三、处理措施

(一)急性输血反应

轻度反应可减慢输血速度,肌注抗组胺药。若几分钟内临床表现无好转或恶化,则应立即停止输血,更换输血器,以生理盐水保持静脉通路畅通。对血袋标签和患者身份进行核对。如发现有不符,首先确定是否是医护人员的错误,是否怀疑发生急性输血反应,一边向输血科/血库了解情况,一边将输血器连同剩余的血液、收集的新鲜尿样和从另一只手臂采集的血样(1 份抗凝,1 份不抗凝)以及有关的申请单送血库或相关科室分析,密切观察患者的生命体征、伤口出血情况及尿样,同时报告输血科和主治医生,必要时向麻醉科或血液科等有关科室寻求帮助(表 18-6)。

表 18-6　急性输血反应的识别与处理

反应程度	可能原因	临床表现	处理原则
轻度反应	超敏反应（轻度）	局部皮肤反应，如皮疹、荨麻疹	减慢输血速度，肌注抗组胺药，经处理后临床无好转按中度反应处理
中度反应	超敏反应（中度）；非溶血性发热性输血反应（由白细胞和血小板抗体所致或由蛋白抗体，包括IgA抗体所致）	面红、焦虑、荨麻疹、瘙痒、寒战、发热、心悸、头痛、烦躁、心跳加快、轻度呼吸困难	停止输血，检查血袋上的标签和患者信息；更换输血器，以生理盐水保持静脉通畅；通知上级医师，将输血器连同剩余的血液、收集的新鲜尿样和从另一只手臂采集的血样及有关申请单送相关科室分析 肌内注射抗组胺药，对血小板减少患者注意避免使用阿司匹林
危及生命的反应	急性溶血性输血反应细菌性反应和败血症休克变态反应液体超负荷输血相关性急性肺损伤	寒战、发热、烦躁、心跳加快、低血压、血红蛋白尿、不明原因出肉眼血、轻度呼吸困难	前三项同中度反应处理 维持收缩压，保持呼吸道通畅，面罩给氧，肌注肾上腺素，如出现变态反应症状，静注皮质类固醇药和支气管扩张药 观察患者新鲜尿样，并予以利尿剂 检查伤口出血情况，如怀疑DIC，输注血小板和冷沉淀或新鲜冰冻血浆 如怀疑菌血症，静脉注射广谱抗生素必要时请相关科室会诊

（二）急性输液反应

怀疑发生输液反应时，应减慢输液速度，或及时停止输液。检查并更换所有输液系统，包括输液剂在内的所有物品，进行细菌培养。对高热者给予物理降温，观察生命体征，或给予抗过敏药物及激素治疗。一旦发生静脉炎，停止在患肢静脉输液并抬高患肢，制动。根据情况进行局部热敷、中药或理疗等处理。发生急性肺水肿或空气栓塞等异常变化时，要严密观察，及时对症处理（表 18-7）。

表 18-7　急性输液反应的识别与处理

输液反应	可能原因	处理原则
发热反应	输入了致热物质（致热原、死菌、游离菌体蛋白等有机或无机物）引起，多由于输液用具消毒不严、细菌污染或其他物质污染，液体选用不当，某些物质有配伍禁忌，输液过多、过快、过凉	减慢滴速或停止输液，检查并更换所有输液器具，必要时细菌培养 观察体温变化，注意保暖 对症处理，高热可物理降温 必要时用抗组胺药物：异丙嗪25 mg肌注，地塞米松10 mg静脉注射
急性肺水肿	输液速度过快，短时间内循环血量骤增，心脏负担过重而引起	立即停止输液 半卧位，双腿下垂 高流量氧气吸入 强心：毛花苷丙0.2 mg或毛苷毒K 0.25 mg加入50%葡萄糖液20 mL静脉注射 利尿：呋塞米20mg静脉注射
血栓性静脉炎	长期输注浓度较高，刺激性较强的药物，或静脉内放置刺激性大的塑料管时间过长，所引起的局部静脉壁的化学性反应，或是在输液过程中没有严格地执行无菌操作，而引起局部静脉感染所致	对血管壁刺激强的药物要充分稀释 有计划地更换输液部位 反应局部可用50%硫酸镁湿敷或理疗 合并感染可用抗生素
空气栓塞	输液导管内的空气未排尽或加压使气体进入血液循环	左侧卧位，头低足高高流量氧吸入 密切观察，对症处理

（游　锋）

第十九章　内分泌系统急危重症

第一节　甲亢危象

甲状腺功能亢进症(简称甲亢)的患者由于某些诱因,以致原有症状急性加重,常达到有生命危急的程度,称甲状腺毒症危象(简称甲亢危象)。绝大部分患者表现为异常烦躁或昏迷、高热、大汗、极度心动过速和呕吐、腹泻等,如不及时抢救,可导致死亡。

一、诱因及发病机制

(1)内科所见的甲亢危象最多为感染所诱发,其次为情绪激动、精神创伤等应激情况所致。这两个因素,一方面可使甲状腺激素分泌骤然增多,另一方面由于身体处于应激状态,可引起儿茶酚胺释放增多,组织对甲状腺激素的反应增加,导致甲亢症状突然增重。危象多出现于感染或精神刺激的高峰阶段。另外,甲亢治疗过程中,症状未缓解,就突然停用抗甲状腺药物,也可使甲状腺激素释放增多,引起危象。

(2)外科所见的甲亢危象几乎都是甲状腺手术后或其他手术所诱发,其中多数是在术前甲亢没有得到很好控制的情况下,也有的是在进行其他手术前,忽视了甲亢的存在。手术的刺激,以及术中过分挤压甲状腺,而使大量甲状腺激素急剧地排入血液中去,使血清甲状腺激素格外升高,同时由于应激,组织对甲状腺激素的敏感性增加,所以容易使甲亢症状突然增重,而引起危象。手术因素诱发的危象多出现在术后第1~2天内。

(3)在进行放射性同位素碘(^{131}I)治疗过程中发生的甲亢危象,多系甲状腺显著肿大或病情较重,在治疗前未预用抗甲状腺药物者,用^{131}I治疗后,可发生放射性甲状腺炎,致甲状腺激素释放增多入血,而引起危象。危象多出现在治疗后1~2周中。

(4)妊娠期甲亢控制不好,而处于分娩时,由于身体处于应激状态,可引起儿茶酚胺释放增多,组织对甲状腺激素的反应增加,导致甲亢症状突然增重。而引起危象。

近年来,许多学者观察到,甲亢危象患者血清T_3及T_4并不比一般的甲亢(没有危象)者为高,所以不支持甲亢危象是由于过多T_4或T_3生成所引起的这一学说。甲亢患者体内组织中儿茶酚胺的受体数目增多,因而心脏及神经系统对血循环中的儿茶酚胺过度敏感。甲亢患者血清T_4及T_3与TBG结合的能力降低,游离T_4(FT_4)及T_3(FT_3)增多。故目前认为甲亢危象的发生是各种因素综合作用引起的。

二、临床表现及特征

甲亢危象的临床表现是原有的甲亢症状突然加重。特征性的是代谢率高度增高及过度肾上腺素能反应症状:高热同时有大汗。这一特征有别于退热时才出汗的感染性疾病的高热患者。甲亢危象的临床表现如下。

(一)高代谢率及高肾上腺素能反应症状

(1)高热,体温升高一般都在40℃上下,常规退热措施难以收效。

(2)心悸,气短,心率显著加快,一般在160次/分以上,脉压差显著增宽,常有心律紊乱(房颤、心动过速)发生,抗心律失常的药物往往不奏效。有的可出现心力衰竭。

（3）全身多汗、面色潮红、皮肤潮热。

（二）消化系统症状

消化系统症状常见于食欲减退，恶心，呕吐，腹泻，严重时可出现黄疸，多以直接胆红素增高为主。

（三）神经系统症状

极度乏力，烦躁不安，最后可导致脑细胞代谢障碍而陷入谵妄、甚至昏迷。

（四）不典型表现

不典型的甲亢患者发生甲亢危象，不具备以上症状和体征，如淡漠型甲亢发生甲亢危象的表现如下。

（1）表情淡漠、迟钝、嗜睡，甚至呈木僵状态，体质虚弱、无力，消瘦甚或恶液质，体温一般仅中度升高，出汗不多，心率不太快，脉压差小。

（2）一些患者仅以某一系统症状加重为突出表现：①以神经系统症状为主：烦躁不安、谵妄，甚至昏迷；②以循环系统症状为主：心率极度增快、心力衰竭；③以消化系统症状为主：食欲减退、恶心、呕吐、腹泻。死亡原因多为高热脱水，休克，严重的水、电解质紊乱以及心力衰竭等。

三、诊断及鉴别诊断

（一）诊断

（1）有明确甲亢病史或典型甲亢表现的患者，在有诱因的情况下，突然出现下列症状和体征，就可诊为甲亢危象：①烦躁不安、谵妄或昏迷；②高热同时有大汗，一般退热措施难以收效；③心率极度增快、超过160次/分，常伴有房颤或心动过速，抗心律失常的药物常不奏效；④恶心，呕吐，腹泻。甲亢危象中的绝大多数患者靠病史、症状和体征即可作出诊断，只有极少数不典型的甲亢患者需要进一步作甲状腺功能检查才可肯定诊断。

（2）实验室检查主要为 TT_4、TT_3、FT_4、FT_3、TSH 等甲状腺激素的测定。甲状腺摄[131]I率、甲状腺B超和甲状腺核素扫描在甲亢危象时不做为一线检查指标。检测血、尿、便常规、血生化、电解质、心电图等相关项目。

（二）鉴别诊断

因甲亢危象有明确的甲亢病史、明显的症状和体征，较少有其他疾病被误诊为甲亢危象的，但常被误诊为其他疾病。误诊的大部都是以某一系统表现为主的或淡漠型的甲亢患者中，既未问出甲亢病史，甲状腺肿大和眼征也不明显者。

（1）以高热、大汗和白细胞计数增高为主要表现者，常被当成重症感染。这时应注意到高热为持续性，一般退热措施不显，高热同时有大汗，心率异常增快，脉压加大以及起病即有烦躁等与重症感染一般规律不同的征象，就会想到甲亢危象的可能。

（2）以快速型心律失常、心力衰竭和烦躁为主要表现者，有的因患者年龄较大、脉压大和心肌缺血的心电图改变，而被当成冠心病合并心衰。这时应注意到第一心音增强，胆固醇偏低，扩冠药、强心甙和抗心律失常的药物疗效不佳等与冠心病一般规律不符的情况，多能考虑到甲亢危象。

（3）以食欲减退，恶心，呕吐，腹泻为主要表现者，常被误为急性胃肠炎。危象的吐泻多不伴腹痛，溏便居多，便中无红、白细胞，吐泻的同时有高热，大汗，脉压增大，一般能与急性胃肠炎鉴别。

（4）以昏睡、显著消瘦、黄疸为主要表现者，有时被误为肝脏病引起的昏迷。如果检查未发现常见的肝硬化的皮肤改变、门脉高压的表现，黄疸指数、谷丙转氨酶升高和清蛋白降低的程度和肝脏大小又不符合爆发性肝炎，甲胎球、转肽酶和肝脏触诊又不支持肝癌，这时应进一步查甲状腺激素，以免将甲亢危象漏诊。

目前也经常用积分法来诊断甲亢危象。如表19-1。

表 19-1 甲亢危象的诊断标准

观察项目	分数	观察项目	分数
体温(℃)		心率(次/分)	
37.2	5		
37.8	10	99～109	5
38.3	15	110～119	10
38.9	20	120～129	15
39.4	25	130～139	20
≥40	30	≥140	25
中枢神经系统症状		充血性心衰	
无	0	无	0
轻(焦虑)	10	轻度(脚肿)	5
中度(谵妄、精神病、昏睡)	20	中度(双侧肺底湿润)	10
重度(癫痫、昏迷)	30	重度(肺水肿)	15
消化系统症状		心房纤颤	
无	0	无	0
中度(腹泻、恶心/呕吐、腹痛)	10	有	10
重度(不能解释的黄疸)	20	诱因	
		无	0
		有	10

注:分数≥45甲亢危象;分数25～44危象前期;分数<25无危象

四、甲亢危象预防

甲亢危象是可危及患者生命的急重病症,对甲亢患者应注意预防危象的发生。有效地、满意地控制甲亢是防止甲亢危象发生的最主要措施。

(1)积极进行合理的抗甲亢治疗,向患者说明治疗的必要性和重要性,坚持定期服药,避免产生以为症状缓解,而自行停药或怕麻烦不坚持用药的现象,避免因突然停药后出现"反跳"现象而诱发甲亢危象。

(2)指导患者了解有关药物治疗常见的不良反应及药物性甲减,以便及时发现及时得到处理,并嘱患者定期门诊复查血象、肝功能、甲状腺激素水平,在医生指导下调整服药剂量,避免并发症发生,促进早日康复。

(3)在高代谢状态未能改善以前,患者可采用高蛋白、高热量饮食,除糖类外,可使用牛奶、豆浆、瘦肉、鸡蛋、鱼、肝等食物,在两餐基本饮食之间可加牛奶、豆浆、甜食品。禁食含碘食物,如海带。患者出汗多,丢失水分多,应保证足够的饮料,平时不宜喝浓茶、咖啡等刺激性饮料。

(4)预防并积极治疗感染。如已发生,应在积极抗感染治疗中,严格注意危象的征兆。

(5)指导患者了解加重甲亢的有关因素,尤其是精神愉快与身心疾病的关系,避免一切诱发甲亢危象的因素,如感染、劳累、精神创伤,以及未经准备或准备不充分而手术等。

(6)指导患者学会进行自我心理调节,增强应对能力,并注意合理休息,劳逸结合;同时也向患者家属提供有关甲亢的知识,让家属理解患者的现状,多关心、爱护和支持患者。

(7)行甲状腺次全切除术治疗者术前准备要充分,严格掌握手术时机。术后两天之内,应严密观察病情变化,可遵医嘱补充适量的糖皮质激素,并做好甲亢危象的急救准备。

(8)对于甲亢病情较重或甲状腺肿大明显患者在给予同位素治疗前,应先应用抗甲状腺药物,待病情较平稳后再给同位素治疗,治疗后的1～2周中需注意观察危象征兆,并勿挤压甲状腺,防止大量甲状腺激素,突然释放入血,从而引起甲亢危象。

五、急诊处理

一旦发生危象则需积极抢救。

(一)抑制甲状腺激素合成

此项措施应在甲亢危象确诊后立即并最先进行。首选丙基硫氧嘧啶(PTU),首次剂量 600 mg 口服或经胃管注入。如无 PTU 时可用等量他巴唑(MM)60 mg。继用 PTU 200 mg 或 MM 20 mg,1 次/6~8 小时每日 3~4 次,口服,待症状减轻后改用一般治疗剂量(在北京协和医院用抗甲状腺药物,PTU 用量一般不超过 600 mg/d 或 MM 60 mg/d)。还可用 PTU 或 MM 与心得安和琥珀酸氢化可的松(50 mg),三者合用,每 6 h 一次,可加强抑制 T_4 转变为 T_3。

(二)抑制甲状腺激素释放

服 PTU 后 1~2 h 再加用口服复方碘溶液(即卢戈氏液,含碘 5%),首剂 2~3 mL(30~45 滴),以后每 6~8 h 2 mL(30 滴),至危象消失为止。不能口服者由直肠注入,紧急时以注射用复方碘溶液 4~12 mL(溶于 1 000 mL 0.9% 的盐水中),24 h 内,或用 12.5% 的碘化钠 0.5~1.0 g 加入 5% 的葡萄糖生理盐水 500 mL 中静滴 12~24 h,以后视病情逐渐减量,一般使用 3~7 天停药。如患者对碘剂过敏,可改用碳酸锂 0.5~1.5 g/日,分 3 次口服,连服数日。

(三)抑制组织中 T_4 转换为 T_3 和(或)抑制 T_3 与细胞受体结合

PTU、碘剂、β-受体阻滞剂和糖皮质激素均可抑制组织中 T_4 转换为 T_3。

(1)碘剂:如甲亢危象是由于甲状腺炎或应用过量甲状腺激素制剂所致,用碘剂迅速抑制 T_4 转换为 T_3 比抑制甲状腺激素合成更重要。而且,大剂量碘剂还可抑制 T_3 与细胞受体结合。

(2)β受体阻滞剂:如无哮喘或心功能不全,应加用普萘洛尔 30~50 mg,每 6~8 h 口服一次,对控制心血管症状的效果显著,必要时可用 1~2 mg 经稀释后缓慢静脉注射,视需要可间歇给 3~5 次。可在心电图监护下给药。

(3)氢化可的松:此药除抑制 T_4 转换为 T_3、阻滞甲状腺激素释放、降低周围组织对甲状腺激素的反应外,还可增强机体的应激能力。用 200~400 mg 氢化可的松加入 5%~10% 葡萄糖盐水中静滴,以后 100 mg 每 6~8 h 一次。

(四)降低血甲状腺激素浓度

在上述常规治疗效果不满意时,可选用血液透析、腹膜透析或血浆置换等措施迅速降低血甲状腺激素浓度;一般说来,患者血清甲状腺激素水平不太高。极个别患者需用血液透析术或腹膜透析法以去除过高的血清甲状腺激素。

(五)抗交感神经药物

如有严重的心力衰竭及哮喘时不宜用心得安,可用利血平 1~2.5 mg 肌注,每 6~8 h 一次。

(六)支持治疗

(1)应监护心、肾、脑功能,迅速纠正水、电解质和酸碱平衡紊乱,静脉输液,补充足够的葡萄糖、热量和多种维生素等,维持水与电解质平衡。

(2)积极治疗诱发因素,必要时给予抗生素、抗过敏药物及加强手术后的护理等。去除诱因,防治基础疾患是预防危象发生的关键。尤其要注意积极防治感染和作好充分的术前准备。出现心力衰竭时,应给予吸氧,使用利尿剂及洋地黄制剂。

(七)对症治疗

(1)高热者给予物理降温:必要时,可用中枢性解热药,如对乙酰氨基酚(扑热息痛)等,但应注意避免应用乙酰水杨酸类解热剂(因可使 FT_3、FT_4 升高)。必要时可试用异丙嗪、哌替啶各 50 mg 静脉滴注。

(2)镇静剂:安定口服或肌注;亦可用冬眠药物。苯巴比妥钠是最好的镇静剂,它使 T_4 及 T_3 分解代谢增快,使其活性降低,最终使血清 T_4 及 T_3 水平降低。

(3)降温:乙醇擦浴或冰袋冷敷,必要时冰水灌肠,与冬眠药物合用。

(八)预防再发

待危象控制后,应根据具体病情,选择适当的甲亢治疗方案,并防止危象再次发生之可能。

(九)护理

(1)严密观察病情变化,注意血压、脉搏、呼吸、心率的改变,观察神志、精神状态、腹泻、呕吐、脱水的改善情况。

(2)保持环境的安静、安全,嘱患者绝对卧床休息,室内光线不宜太强,以免影响患者休息。

(3)加强精神心理护理,解除患者精神紧张,给予安慰解释。应指导患者家属避免紧张情况,多给予患者情绪上的支持。

(4)手术后密切注意脉搏、血压、呼吸和体温改变,警惕发生危象,一旦出现,应立即采取措施,并报告有关医师。

(5)高热患者应迅速降温:①降低室内温度;②头敷冰帽;③大血管处放置冰袋;④遵医嘱采用人工冬眠。

(6)迅速建立静脉输液途径,并按医嘱完成治疗任务。

(7)给予高热量饮食,鼓励患者多饮水,饮水量每日不少于 2 000～3 000 mL,昏迷者给予鼻饲饮食,注意水电解质平衡。

(8)呼吸困难,紫绀者给予半卧位、吸氧(2～4 升/分)。

(9)对谵妄、躁动者注意安全护理,使用床挡,防止坠床。

(10)昏迷者防止吸入性肺炎,防止各种并发症的发生。

(胡志银)

第二节　甲减危象

甲状腺功能减退危象,又叫甲减危象、黏液性水肿昏迷,是甲状腺功能减退失代偿期的严重表现。病情重笃,危及生命,且症状复杂多变。

一、病因

常见病因来自甲状腺病变(慢性淋巴细胞性甲状腺炎等)和垂体－下丘脑病变,多种诱因促发危象。①甲状腺病变,成人自身免疫性甲状腺炎常见慢性淋巴细胞性甲状腺炎(桥本甲状腺炎),血中存在大量自身抗体,攻击、破坏甲状腺组织,可经历甲状腺炎、甲亢、甲状腺功能正常,后期出现甲状腺功能减退,甚至黏液性水肿,或合并恶性贫血。此外,甲状腺肿瘤切除或放射性碘治疗后,颈部肿瘤放疗后,先天性甲状腺发育障碍或缺如,或硫脲类药物过量等因素也促发甲减;②垂体下丘脑病变,引起继发性甲减、垂体病变,使得促甲状腺激素(TSH)分泌不足,下丘脑病变可使甲状腺激素释放激素(TBH)分泌不足,均可影响甲状腺素分泌;③诱因,甲减可能是一漫长的病理过程,在诱因作用下,甲状腺功能衰竭出现危象,常见诱因有受寒、用药不当(镇静药促发)、手术、感染、创伤等。

二、临床表现

多为老年女性,好发于冬季,表现为嗜睡、昏迷,体温过低(<33 ℃),生命体征微弱。多种反射消失。一般表现为精神神经异常、代谢和体温调节障碍,以及诱因和甲减表现。患者有面色苍黄、皮肤粗糙、唇厚鼻宽、舌大外置、表情呆滞、反应迟钝等甲减表现,可有肺炎、传染病、卒中、外伤等相关病症。

三、实验室检查

（1）甲状腺功能检查，检测血清甲状腺素（TT_3、TT_4、FT_3、FT_4、rT_3）明显减低。血清促甲状腺素（TSH）低下提示垂体下丘脑病变引起继发性甲减，而 TSH 升高提示原发性甲减。放射核素检查具有诊断价值，但可影响甲状腺功能，故应少用于甲减，如甲状腺吸碘（I）率、甲状腺扫描均可能影响甲状腺功能。

（2）血液一般检查和生化检查，红细胞和血细胞比积下降，白细胞计数减少、核右移。低血糖、低血钠，血清酶可升高，血气分析显示二氧化碳潴留低氧血症。

（3）心电图示心动过缓、低电压、QT 延长、ST-T 改变，超声心动图显示心脏增大或心包积液。

四、治疗

宜早诊早治，争取一两日内好转。若 24 h 后不能逆转病情，则预后较差，病死率颇高。

（1）补充甲状腺素选用快速作用的甲状腺素制剂三碘甲状腺原氨酸 100 μg 静脉注射，然后静脉滴注维持，每 6 h 5～15 g，直至患者清醒后改为口服，但其药源紧张。也可选用左旋甲状腺素，首剂 200～500 μg 静脉注射，以后间歇给药，用量减少。甲状腺片口服也有效，但因甲减危象时 T_4 转化为 T_3 较为缓慢，延缓了生效时间。

（2）控制感染、消除诱因多选用广谱抗生素，并注意心、肝、肾功能监测。

（3）其他抢救措施①氧气疗法，保持气道通畅，危重者采用机械通气；②补充肾上腺皮质激素，氢化可的松 50～100 mg 静脉注射，每 4～6 h 一次，患者清醒后递减或停用；③纠正低血压可用少量间羟胺、去甲肾上腺素或多巴胺，同时心电监护，及时防治心律失常；④补充营养、调节水电解质和酸碱平衡，适当补充葡萄糖、维生素 B 族、氯化钠或能量合剂。

（胡志银）

第三节　肾上腺危象

肾上腺危象亦称急性肾上腺皮质功能不全，是由于肾上腺皮质功能急性衰竭，皮质醇和醛固酮绝对或相对缺乏所致的内科急症。临床表现主要为高热（或无发热）、恶心、呕吐、失水、低血压、意识障碍以至昏迷，如能及时抢救，可挽救患者生命，否则多以死亡告终。肾上腺危象可发生于原有肾上腺皮质功能不全的基础上，亦可发生于肾上腺皮质功能良好的情况下。

一、分类

1. 发生于肾上腺皮质功能减退基础上

（1）慢性原发性肾上腺皮质功能不全，或一些先天性肾上腺皮质疾病如先天性肾上腺皮质发育不全等所致的肾上腺皮质功能不全，在感染、手术、创伤、过劳、大汗、呕吐、腹泻等应激状态下，机体需要肾上腺皮质激素的量增加，或在肾上腺皮质激素替代治疗过程中药物中断，均可使体内肾上腺皮质激素不能适应机体需要，从而诱发危象。

（2）垂体前叶减退症所导致的继发性肾上腺皮质功能不全在应激状态下未能及时补充肾上腺皮质激素，部分患者可能由于在皮质激素治疗之前使用甲状腺激素，或甲状腺激素剂量过大，从而使肾上腺皮质激素转换及代谢增速，以致体内肾上腺皮质激素不足。

（3）双侧肾上腺全切除、次全切除或一侧切除但对侧明显萎缩者，术后如未能及时予以合理的皮质激素替代治疗，易于在感染或劳累等应激状态下诱发危象。

（4）长期使用大剂量肾上腺皮质激素治疗的患者，在药物突然中断或撤退过速时，由于垂体-肾上腺皮质轴受外源性皮质激素长期反馈抑制,以致不能分泌足够的肾上腺皮质激素而导致危象。

2. 发生于肾上腺皮质功能良好基础上

(1)败血症:严重败血症可引起肾上腺危象,称华-弗综合征,系由于双侧肾上腺皮质出血、坏死所致。常见的致病菌为脑膜炎球菌,其次为流感杆菌、A族溶血性链球菌、金黄色葡萄球菌等。败血症所致的双侧肾上腺坏死可能为过度的促肾上腺皮质激素刺激和血液供应不足的结果,另一方向可能与弥散性血管内凝血(DIC)所致的肾上腺皮质出血和坏死有关。

(2)抗凝治疗:在肝素、双香豆素及其衍生物的治疗过程中,可引起双侧肾上腺皮质出血,多见于老年人。

(3)肾上腺静脉血栓形成:临床较少见,可发生于产后和严重烧伤患者。

(4)其他:白血病、癌转移、肾上腺静脉造影和癫痫持续状态,均可导致双侧肾上腺出血及坏死。

二、诊断

(一)临床表现特点

肾上腺危象大多起病急骤,表现出明显的疲乏、头痛、恶心、呕吐,常伴腹泻、腹痛,肋脊角疼痛及压痛(Rogoff 征)。由抗凝剂治疗所致者多于用药 7～10 d 后发病,开始时感腹部不适、腹胀,继而剧烈腹痛伴腹肌紧张。肾上腺静脉血栓形成所致者,常突然剧烈腹痛,疼痛位于患侧脐旁肋缘下约 7 cm 处,腹部柔软。体温可达 40 ℃以上,为病情严重征象,但少数亦可体温不升。除继发于垂体功能减退者外,患者失水,皮肤干燥、弹性差,舌干;严重者机体失水总量达 3 L 以上,以至循环衰竭、血压下降、少尿、无尿、肾功能减退、血尿素氮增高。血糖降低,患者常因此而导致抽搐。由于神经中枢代谢和功能受损,患者表现极度软弱、烦躁,进而淡漠、嗜睡,最后进入昏迷。严重败血症所致者,病情进展迅速,很快进入休克状态,常有皮肤淤斑和出血点。少数肾上腺危象患者呈亚急性经过,开始时患者感疲乏、神志淡漠或烦躁不安,逐渐进入极度虚弱状态,最后出现虚脱和昏迷。

(二)实验室检查特点

大多数肾上腺危象患者可有电解质紊乱和低血糖。由于皮质醇和醛固酮不足使肾脏储钠功能和自由水排出障碍,远端小管排钾、氢和铵功能降低,出现低血钠、高血钾和轻度酸中毒,血清钠和钾比值可由正常的 30:1 降至 25:1 以下。部分患者可出现轻度血钙升高;脱水和肾小球滤过功能降低可出现肾前性氮质血症,血尿素氮升高。嗜酸粒细胞直接计数常大于 $0.3×10^9/L$,提示肾上腺皮质激素不足。血皮质醇测定低于 275.9 nmol/L(10 μg/dL)或人工合成 ACTH 试验血浆皮质醇较治疗前升高少于 193.1 nmol/L(7 μg/dL),或绝对值低于 496.6 nmol/L(18 μg/dL),24 h 尿 17-羟皮质醇低于 10 mg,提示肾上腺皮质储备功能低下。

(三)诊断要点和鉴别诊断

根据病史、临床表现以及有低血糖、低血钠、高血钾、嗜酸粒细胞增多和皮质醇、醛固酮不足的实验室依据,可考虑本病,如血皮质醇浓度水平降低、肾上腺皮质储备功能低下则诊断可以成立。本病应注意与尿毒症昏迷、肝昏迷、糖尿病酮症酸中毒昏迷和糖尿病非酮症高渗性昏迷等鉴别。根据病史、临床特点和实验室检查,鉴别诊断多无困难,且它们血皮质醇多升高,而肾上腺危象血皮质醇则降低。使用抗凝剂治疗的心肌梗死患者,由于双侧肾上腺皮质出血所致肾上腺危象需与心肌梗死所致的病情恶化鉴别。后者多无剧烈腹痛,腹肌不紧张,而且有血清天冬氨酸氨基转移酶增高和心电图异常等表现,血皮质醇不降低。

三、治疗

本病为内科严重急症,一经临床诊断即需进行抢救,不必等待血皮质醇等检验结果才开始。治疗包括纠正水、电解质紊乱,补充足够的皮质激素,治疗诱发因素和抗休克。

(1)抽取血标本测定皮质醇、醛固酮、钾、钠、钙、尿素氮、肌酐、血糖以及嗜酸粒细胞直接计数后,立即给予5％葡萄糖氯化钠液或生理盐水静脉滴注。开始第 1 小时可给予 1 000 mL,第 2～4 小时给予

1 000 mL,以后可根据尿量、血细胞比容、血电解质情况适当调整滴注速度。第 1 日的补液量需 3 000～5 000 mL。对老年及伴有心肺功能不全的患者进行补液时宜监测中心静脉压。如体重增加,皮肤有可陷性压痕,纠正血容量后尿量不增加,血清钠显著降低,中心静脉压升高,应警惕水中毒。此时应注意输入液量,必要时要限制水分输入。肾上腺危象的低血钠经补充生理盐水和皮质激素后多可纠正,不宜输入高渗盐水和高渗溶液,以免加重细胞脱水。

(2)有条件可于开始治疗的同时做人工合成 ACTH 试验。方法是于第 1 个 1 000 mL 液体中加入人工合成 $ACTH_2$ 50 μg、地塞米松 10 mg,在 60 min 内均匀滴入,于治疗前及滴注后 30、60 min分别取血测定皮质醇浓度。

(3)如不做人工合成 ACTH 试验者,可给予氢化可的松治疗。开始用琥珀酸氢化可的松 100 mg 静脉注射,继以氢化可的松 200～400 mg 加入补液中(浓度为 1 000 mL 液体中加入氢化可的松 1 00mg)静脉滴注 24 h。盐皮质激素一般不必应用。

(4)血压下降,主要为纠正血容量,必要时可输注全血、血浆、人血清清蛋白等。如补充血容量后收缩血压仍低于 70 mmHg,可使用间羟胺或去甲肾上腺素。

(5)每 2 h 监测血钾、钠、血糖、CO_2 结合力等。治疗前的轻至中等度的低血钠、高血钾等给予 5％葡萄糖生理盐水、皮质激素等治疗后多能纠正。如血钾高于 6.5 mmol/L,可给予 1.25％或 2.5％碳酸氢钠50～100 mmol(4.2～8.4 g),多能有效地降低血钾和改善心律失常。于迅速纠正血容量和应用皮质激素后,患者有足够的尿量排出时,可发生低血钾,应密切注意和及时补充。低血糖者静脉注射 50％葡萄糖液40～60 mL,随后以 5％葡萄糖氯化钠液维持。

(6)有条件时可做血气分析以了解酸碱平衡紊乱情况后进行治疗。轻度至中等度的酸中毒经上述治疗后能很快得以纠正,如血 pH 小于 7.2 或 HCO_3^- 低于 10～12 mmol/L,可给予碳酸氢钠纠正。

(7)有感染者使用有效抗生素。体温达 40 ℃或以上者,应予物理降温,使体温降至 39 ℃左右。使用抗凝剂治疗所致者可用鱼精蛋白。华—弗综合征的发病与 DIC 有关,除使用抗生素外,可根据 DIC 情况给予肝素治疗。

(8)肾上腺危象多于治疗后 24 h 病情趋向稳定。治疗第 2 日以后的液体入量可根据患者失水情况、尿量、血压等予以调整,一般仍可给予 2 000～3 000 mL。如患者开始清醒,呕吐停止,可予牛奶、肉汁、糖水、果汁等流质饮食,少量多餐,每 4 h1 次,可减少补液量。氢化可的松使用可按前 1 日的总量每日减少30％～50％给予,或根据病情改为肌内注射或口服,逐渐减至氢化可的松每日 20～30 mg 或可的松每日25～37.5 mg 的维持剂量以替代治疗。根据病情需要,必要时还需补充盐皮质激素。

(胡志银)

第四节　垂体危象

垂体危象是指垂体功能减退症的应激危象,又称为垂体卒中。遇到应激状态(感染、创伤、手术等)而未经正规治疗或治疗不当,则可能诱发代谢紊乱和器官功能障碍。

临床表现多样。垂体分为腺垂体、神经垂体或前叶后叶,分泌多种激素,调节神经内分泌网络,故影响是全身性的,因受损部位和程度不同而产生多种类型。腺垂体分泌多种促激素,如促甲状腺素(TSH)、促肾上腺皮质激素(ACTH)、促性腺激素(GnH),及生长激素(GH)。神经垂体贮存和释放神经内分泌激素如抗利尿激素(ADH)、催产素(OXT)。以上激素的减少则影响应激反应、生长生殖、身心发育、物质与能量代谢。

一、病因

主要病因依次为垂体肿瘤、席汉综合征、颅咽管肿瘤、松果体瘤,以及脑瘤手术或放疗以后。

1.垂体肿瘤

垂体肿瘤占颅内肿瘤的10％以上,多为良性,但瘤体生长、浸润损伤正常脑组织。垂体瘤多位于腺垂体部分,可分为功能性、非功能性两大类,功能性者如嗜酸细胞瘤,因生长激素增多而引起巨人症、肢端肥大症,泌乳素腺瘤引起闭经泌乳症或男性阳痿,促肾上腺皮质激素腺瘤引起库欣综合征,促甲状腺激素腺瘤引起垂体性甲亢。当垂体腺瘤破坏、挤压正常垂体腺或手术、出血、坏死时则致垂体危象或垂体卒中。无功能垂体瘤压迫正常脑组织产生多种功能低下症,如垂体性侏儒症、尿崩症、视交叉损害的偏盲、癫痫、脑积水等。

2.颅咽管瘤

颅咽管瘤为较常见的先天性肿瘤,好发于蝶鞍之上,囊性,压迫视神经交叉而发生偏盲,压迫下丘脑或第三脑室引起脑积水、尿崩症或其他垂体功能障碍,是儿童期垂体危象的常见原因。

3.席汉综合征

席汉综合征见于产科大出血、DIC。产科大出血常因胎盘前置、胎盘残留、羊水栓塞、产后宫缩无力、产褥热(感染)所致,此时继发垂体门脉系统缺血、血管痉挛,从而使得孕期增大的垂体梗死,功能减退,表现为乏力、怕冷、低血压、性器官和乳房萎缩等,若遇诱因则可能出现急性垂体卒中(垂体危象)或典型席汉综合征。本症常有基础病或伴发病如糖尿病、系统性红斑狼疮、某些贫血、高凝状态、下丘脑-垂体发育异常,也见于甲状腺炎,萎缩性胃炎等自身免疫疾病。

4.其他病因

如中枢神经系统感染,颅脑外伤、脑卒中等疾病引起垂体功能减退或衰竭。

二、临床表现

患者在发病前多已有性腺、甲状腺、肾上腺皮质功能减退的症状与体征,如面色苍白,皮肤色素减少,消瘦。产后缺乳,头发及阴毛、腋毛脱落,闭经,性欲减退,生殖器及乳房萎缩,怕冷,反应迟钝,虚弱乏力,厌食、恶心,血压降低等。本病起病急骤,大多数患者则在应激或服用安眠镇静药情况下发病,少数患者则可由于使用甲状腺激素治疗先于肾上腺皮质激素,代谢率增加使肾上腺皮质功能减退进一步加重。在诱发因素作用下,患者易于发生意识不清和昏迷。临床表现有多种类型,其中以低血糖型为多见,患者每于清晨空腹时发病,感头晕、出汗、心慌,精神失常,癫痫样发作,最后进入昏迷。感染引起者,患者高热,瞬即显现神志不清、昏迷,多伴有血压降低甚至休克。低体温型,多发生于冬季,严重者体温可低于30 ℃,系由于甲状腺功能减退所致。患者皮质醇不足,对水负荷后的利尿反应较差,因此在饮水过多或进行水试验时容易引起水中毒,表现恶心、呕吐、烦躁不安、抽搐、昏迷等。垂体卒中起病突然,患者感剧烈头痛,恶心、呕吐,视力减退以至失明,继而意识障碍以至昏迷,多有脑膜刺激征,脑脊液检查可发现红细胞、含铁血黄素、蛋白质增高等;患者在起病前已有肢端肥大症、库欣综合征、纳尔逊综合征等临床表现与体征,但在无功能的垂体肿瘤则可缺如。垂体肿瘤或糖尿病视网膜病变等需作垂体切除治疗的患者,术后可因局部损伤、出血和垂体前叶功能急剧减退以致昏迷不醒,患者可有大小便失禁,对疼痛刺激仍可有反应,血压可以正常或偏低,如术前已有垂体前叶功能不全和(或)手术前后有水、电解质平衡紊乱者则更易发生。

三、实验室检查

本病涉及多种内分泌功能改变,个体临床表现不同,故实验室检查也因人因病而异,但总以血液检验和影像检查为主。颅脑 CT、MRI 可见垂直肿瘤或其他占位性病变,席汉综合征者可见垂体坏死、萎缩,以蝶鞍部明显(表 19-2)。

表 19-2　垂体危象综合征鉴别简表

激素缺乏类型	临床特点	实验室检查
促甲状腺激素 TSH	怕冷、呆滞、黏液水肿	血 TSH↓,CRH 负荷试验无反应
促肾上腺皮质激素 ACTH	低血糖、低血压、乏力	血 ACTH、皮质醇、尿 17－OH、17－KS
促性腺激素 GnH	性器官萎缩、性功能低下	血酮、雌二醇、孕酮↓、PRL↓、FSH、LH↓、PRL↓
生长激素 GH	低血糖、发育迟滞	血 GH↓
抗利尿激素 ADH	烦渴、多饮、多尿、低比重尿、继发脱水、电解质紊乱	血 ADH↓,血、尿的渗透压↓

注:17－OH:17-羟皮质醇;17－KS 酮皮质醇;PRL:泌乳素;LH:黄体生成素;FSH:卵泡刺激素;CRH:促肾上腺皮质素释放激素。

四、治疗

(一)一般治疗

防治感染、创伤,心理调节,劳逸适度,饮食平衡、二便通畅,防治并发症,处理相关疾病。

(二)垂体功能不足的替代疗法

酌情补充靶组织激素,尤其注意防止肾上腺皮质功能减退或肾上腺危象。①肾上腺皮质激素替代:常用氢化可的松:5 mg/d,一般于早晨 8 时口服,并注意昼夜曲线,应激状态时加量,严重低血压者可加用醋酸去氧皮质酮(DOCA)1 mg/d;②甲状腺激素替代:选用干甲状腺片,小量开始,首日 4～10 mg,逐渐增至最佳量 60～120 mg/d;③性激素替代,育龄妇女可用雌激素-孕激素人工周期疗法,男性用丙睾酮 25 mg 每周 1～2 次,或 11 酸睾酮(长效)250 mg,每月肌内注射一次,促性腺释放激素戈那瑞林(促黄体生成素释放激素 LRH),每次 0.1～0.2 mg,静脉滴注或喷鼻;④其他激素替代,儿童生长激素缺乏,可用基因重组生长素 0.10 U/kg 皮下注射,治疗持续 1 年左右。尿崩症则要补充抗利尿激素,长效尿崩停 0.2～0.5 mL,每周肌内注射一次。

(三)垂体危象的抢救

常用肾上腺皮质激素和甲状腺素,经 1 周病情稳定,继续激素维持治疗,同时治疗原发病(如脑瘤)、诱因(如感染)、相关病(贫血、风湿性疾病、甲状腺炎、糖尿病、下丘脑-垂体发育异常)。垂体危象一般勿用加重病情的药物如中枢神经抑制药、胰岛素、降糖药。因感染诱发者,于抗感染同时加大肾上腺皮质激素用量。具体措施:①静脉注射高渗葡萄糖,以纠正低血糖。50%葡萄糖溶液 40～60 mL 静脉注射,继以 10%葡萄糖盐水静脉滴注维持,并依病情调整滴速;②静脉滴注氢化可的松或其他肾上腺皮质激素,氢化可的松用量可达 300 mg 以上,适用于肾上腺皮质功能不足、水中毒、体温过低等多种类型;③甲状腺素口服、鼻饲或保留灌肠,尤适于水中毒型、低温型、低钠型或混合型。常用甲状腺干片每日 3～5 片。左甲状腺素(L-T$_4$)为人工合成品,可供口服或静脉滴注,首剂 200～500 mg;④维持水与电解质平衡,失钠型常用生理盐水纠正脱水、补充钠盐;水中毒型补充甲状腺素、利尿、脱水,同时酌情补充糖和多种激素;⑤高热型,常有感染、创伤等诱因,或在激素替代时发生,应紧急处理,包括物理降温,正确补充多种激素等综合措施。

(胡志银)

第五节　低血糖危象

低血糖危象是由多种原因引起的糖代谢紊乱,致血糖水平降低的一种反应。因血糖下降速度过快、血糖水平过低或个体对低血糖的耐受性较差,患者可突然出现神经系统和心血管系统异常,严重者可造成死亡。

一、病因与发病机制

(一)病因

凡有食物摄入不足,肝糖原贮存减少,糖原异生障碍或胰岛素分泌过多,拮抗胰岛素的激素分泌相对或绝对减少等原发病者。遇有延长进食时间、饮酒、剧烈运动、寒冷、月经来潮、发热等促发因素,均可导致低血糖危象的发生。

产生低血糖危象的原因很多,最常见的是功能性胰岛 β 细胞瘤分泌过多的胰岛素所致。少数是由于非胰腺的中胚叶肿瘤(如某些纤维瘤、纤维肉瘤、平滑肌瘤等,约 80% 发生于腹腔内)产生有胰岛素活性的物质如胰岛素生长因子(IGF-Ⅰ、Ⅱ)过多。也有因应用岛素或口服降糖药物过量或酒精中毒引起。

(二)发病机制

正常人血浆葡萄糖维持在一个较恒定的水平,24 h 内波动范围很少超过 2.2～2.8 mmol/L(40～50 mg/dL)。这种葡萄糖内环境的稳定是通过多种激素及酶来维持的。血循环中的葡萄糖是细胞、特别是脑细胞能量的主要来源,而脑细胞贮存葡萄糖较少,主要依靠血中葡萄糖随时供给。中枢神经系统每分钟大约需要葡萄糖 100 mg,即每小时 6 mg 或每天 144 g,超过了肝脏可动员的糖原贮存量。如果血中完全没有葡萄糖时,脑内贮备的葡萄糖只需 10～15 min 即被消耗完。当低血糖症状反复发作并历时较久时,可使脑细胞变性、脑组织充血、坏死。大脑皮层、中脑、延脑活动受抑制,皮层下中枢包括基底节、下丘脑及植物神经中枢相继受累而发生躁动不安、神志不清、痉挛及舞蹈样动作,患者有心动过速、脉搏细弱、瞳孔散大、呼吸浅快、血压下降,甚至发生强直性惊厥,最后进入昏迷。

二、诊断

(一)临床表现

临床症状与血糖下降速度、持续时间长短、个体反应性及基础疾病有关。通常血糖下降越明显、持续时间越久、下降速度越快、器质性疾病越严重,临床症状越明显。

(1)交感神经兴奋及肾上腺素分泌增多的症状:在低血糖发生早期或血糖下降速度较快时,可出现面色苍白、腹痛、晕厥、震颤等交感神经兴奋症状群。

(2)中枢神经系统症状群:轻者仅有烦躁不安、焦虑,重者出现语无伦次,视力障碍,精神失常,定向力丧失、痉挛、癫痫样小发作,偶可偏瘫。如低血糖严重而持久时则进入昏迷,各种反射均消失,最后死亡。新生儿及婴儿低血糖表现以惊厥为重。上述两组症状可先后发生,也可同时出现,但往往以某一组症状较为突出。也可以第一组症状不明显,而很快出现第二组症状发生昏迷。

(二)辅助检查

(1)血糖危象发作时血糖多低于 2.8～1.12 mmol/L(50～20 mg/dL),甚至更低,个别情况下可测不出。

(2)血浆胰岛素:血浆胰岛素水平高低与血糖水平有关。正常人空腹血浆胰岛素值不超过 24 mU/L,当空腹血糖低于 2.8 mmol/L(50 mg/dL)时血浆胰岛素值常低于 10 mU/L,空腹血糖低于 2.2 mmol/L(40 mg/dL)时,空腹血浆胰岛素值常低于 5 mU/L(5 μU/mL)。血浆胰岛素与血糖比值[血胰岛素(mU/L)/血糖(mg/dL)]正常人小于 0.3,比值大于 0.3 疑高胰岛素血症,比值大于 0.4 提示胰岛 β-细胞瘤。而在胰岛 β-细胞瘤、异位胰岛素分泌瘤患者,血浆胰岛素水平高,即在低血糖危象发作时其胰岛素水平也不降低。有人提出[血浆胰岛素(μU/mL)×100]/血浆葡萄糖(mg/dL)-30]之比值,正常情况下小于 50;如果大于 50 为可疑;如比值大于 150,则对胰岛 β 细胞瘤有诊断意义。

(3)口服葡萄糖耐量试验:将该试验延长至 4～5 h,有可能出现低血糖,对诊断有意义。

(4)激发试验:胰岛素释放试验中胰岛素高峰超过 150 μU/mL;胰高血糖素试验血浆胰岛素水平超过 260 μU/mL;亮氨酸试验血浆胰岛素水平上升超过 40 μU/mL,对低血糖诊断有意义。但上述这些激发试验均有假阳性和假阴性出现,仅能做为辅助诊断。

三、急救措施

一经确诊低血糖危象,应立即静脉给予葡萄糖,以尽量减少低血糖对神经系统的损害。其具体措施如下:

患者意识尚清楚者,可口服糖水或含糖饮料,如严重而持久的意识丧失或有抽搐者,应立即静脉注射50%葡萄糖60~100 mL,若仍未改善,可重复注射。然后给10%葡萄糖500~1 000 mL,持续静脉点滴,直到患者清醒为止。若心肺肝肾功能减退者,可鼻饲糖水。

严重低血糖危象发作,若无肝脏疾患可给予0.1%肾上腺素0.5 mL皮下注射,以促进糖原分解,减少肌肉利用葡萄糖,提高血糖浓度。也可给予胰高血糖素1~2 mg肌注,以加强糖原分解,刺激肾上腺素分泌。如因肾上腺皮质功能低下引起的低血糖危象,经上述处理仍不清醒者,可给予氢化考的松100~300 mg静脉滴注,抑制胰岛素分泌,增加糖原异生。如因垂体危象、甲状腺危象、肾上腺危象所致低血糖危象,除补充葡萄糖外,还应给予相应激素的替代治疗。

针对病因治疗,如行肿瘤切除手术,不能手术者行药物或放射治疗等。

(胡志银)

第六节 糖尿病酮症酸中毒

糖尿病酮症酸中毒(DKA)为最常见的糖尿病急症,是由于体内胰岛素缺乏引起的以高血糖、高血酮和代谢性酸中毒为主要表现的临床综合征。当代谢紊乱发展至脂肪分解加速、血清酮体积聚超过正常水平时称为酮血症,尿酮体排出增多称为酮尿,临床上统称为酮症。当酮酸积聚而发生代谢性酸中毒时称为酮症酸中毒,常见于1型糖尿病患者或B细胞功能较差的2型糖尿病患者伴应激时。

一、病因

DKA发生在有糖尿病基础,在某些诱因作用下发病。DKA多见于年轻人,1型糖尿病易发,2型糖尿病可在某些应激情况下发生。发病过程大致可分为代偿性酮症酸中毒与失代偿性酮症酸中毒二个阶段。诱发DKA的原因如下。

1.急性感染

以呼吸、泌尿、胃肠道和皮肤的感染最为常见。伴有呕吐的感染更易诱发。

2.胰岛素和药物治疗中断

这是诱发DKA的重要因素,特别是胰岛素治疗中断。有时也可因体内产生胰岛素抗体致使胰岛素的作用降低而诱发。

3.应激状态

糖尿病患者出现精神创伤、紧张或过度劳累、外伤、手术、麻醉、分娩、脑血管意外、急性心肌梗死等。

4.饮食失调或胃肠疾患

严重呕吐、腹泻、厌食、高热等导致严重失水,过量进食含糖或脂肪多的食物,酗酒,或每天糖类摄入过少(<100 g)时。

5.不明病因

发生DKA时往往有几种诱因同时存在,但部分患者可能找不到明显诱因。

二、发病机制

主要病理基础为胰岛素相对或绝对不足、拮抗胰岛素的激素(胰高血糖素、皮质醇、儿茶酚胺类、生长激素)增加以及严重失水等,因此产生糖代谢紊乱,血糖不能正常利用,导致血糖增高、脂肪分解增加、血酮增高和继发性酸中毒与水、电解质平衡失调等一系列改变。本病发病机制中各种胰岛素拮抗激素相对或绝对增多起重要作用。

1.脂肪分解增加、血酮增高与代谢性酸中毒的出现

DAK患者脂肪分解的主要原因有:①胰岛素的严重缺乏,不能抑制脂肪分解。②糖利用障碍,机体代偿性脂肪动员增加。③生长激素、胰高血糖素和糖皮质激素的作用增强,促进脂肪的分解。此时因脂肪动员和分解加速,大量脂肪酸在肝经 B 氧化生成乙酰辅酶 A。正常状态下的乙酰辅酶 A 主要与草酰乙酸结合后进入三羧酸循环。DAK 时,由于草酰乙酸的不足,使大量堆积的乙酰辅酶 A 不能进入三羧酸循环,加上脂肪合成受抑制,使之缩合为乙酰乙酸,再转化为 β-羟丁酸、丙酮,三者总称为酮体。与此同时,胰岛素的拮抗激素作用增强,也成为加速脂肪分解和酮体生成的另一个主要方面。在糖、脂肪代谢紊乱的同时,蛋白质的分解过程加强,出现负氮平衡,血中生酮氨基酸增加,生糖氨基酸减少,这在促进酮血症的发展中也起了重要作用。当肝内产生的酮体量超过了周围组织的氧化能力时,便引起高酮血症。

病情进一步恶化将引起:①组织分解加速。②毛细血管扩张和通透性增加,影响循环的正常灌注。③抑制组织的氧利用。④先出现代偿性通气增强,继而 pH 下降,当 pH<7.2 时,刺激呼吸中枢引起深快呼吸(Kussmaul 呼吸),pH<7.0 时,可导致呼吸中枢麻痹,呼吸减慢。

2.胰岛素严重缺乏、拮抗激素增高及严重脱水

当胰岛素严重缺乏和拮抗激素增高情况下,糖利用障碍,糖原分解和异生作用加强,血糖显著增高,可超过 19.25 mmol/L,继而引起细胞外高渗状态,使细胞内水分外移,引起稀释性低钠。一般来说,血糖每升高 5.6 mmol/L,血浆渗量增加 5.5 mmol/L,血钠下降 2.7 mOsm/L。此时,增高的血糖由肾小球滤过时,可比正常的滤过率[5.8~11 mmol/(L·min)]高出 5~10 倍,大大超过了近端肾小管回吸收糖[16.7~27.8 mmol/(L·min)]的能力,多余的糖由肾排出,带走大量水分和电解质,这种渗透性利尿作用必然使有效血容量下降,机体处于脱水状态。此外,由此而引起的机体蛋白质、脂肪过度分解产物(如尿素氮、酮体、硫酸、磷酸)从肺、肾排出,同时厌食、呕吐等症状,都可加重脱水的进程。在脱水状态下的机体,胰岛素利用下降与反调节激素效应增强的趋势又必将进一步发展。这种恶性循环若不能有效控制,必然引起内环境的严重紊乱。

3.电解质失衡

因渗透性利尿作用,从肾排出大量水分的同时也丢失 K^+、Na^+ 和 Cl^- 等离子。血钠在初期可由于细胞内液外移和排出增多而引起稀释性低钠,但若失水超过失钠程度,血钠也可增高。血钾降低多不明显,有时由于 DKA 时组织分解增加使大量细胞内 K^+ 外移而使测定的血钾不低,但总体上仍以低钾多见。

三、临床表现

绝大多数 DKA 见于 1 型糖尿病患者,有使用胰岛素治疗史,且有明显诱因,小儿则多以 DKA 为首先症状出现。一般起病急骤,但也有逐渐起病者。早期患者常感软弱、乏力、肌肉酸痛,是为 DKA 的前驱表现,同时糖尿病本身症状也加重,常因大量尿糖及酮尿使尿量明显增加,体内水分丢失,多饮、多尿更为突出,此时食欲缺乏、恶心、呕吐、腹痛等消化道症状及胸痛也很常见。老年有冠心病者可并发心绞痛,甚而心肌梗死及心律失常或心力衰竭等。由于 DKA 时心肌收缩力减低,每搏量减少,加以周围血管扩张,血压常下降,导致周围循环衰竭。

1.严重脱水

皮肤黏膜干燥、弹性差,舌干而红,口唇樱桃红色,眼球下陷,心率增快,心音减弱,血压下降;并可出现休克及中枢神经系统功能障碍,如头痛、神志淡漠、恍惚,甚至昏迷。少数患者尚可在脱水时出现上腹部剧痛、腹肌紧张并压痛,酷似急性胰腺炎或外科急腹症,胰淀粉酶亦可升高,但非胰腺炎所致,系与严重脱水和糖代谢紊乱有关,一般在治疗 2~3 d 后可降至正常。

2.酸中毒

可见深而快的 Kussmaul 呼吸,呼出气体呈酮味(烂苹果味),但患者常无呼吸困难感觉,少数患者可并发呼吸窘迫综合征。酸中毒可导致心肌收缩力下降,诱发心力衰竭。当 pH<7.2 时中枢神经系统受抑制则出现倦怠、嗜睡、头痛、全身痛、意识模糊和昏迷。

3.电解质失衡

早期低血钾常因病情发展而进一步加重,可出现胃肠胀气、腱反射消失和四肢麻痹,甚至有麻痹性肠梗阻的表现。当同时合并肾功能损害,或因酸中毒致使细胞内大量钾进入细胞外液时,血钾也可增高。

4.其他

肾衰竭时少尿或无尿,尿检出现蛋白、管型;部分患者可有发热,病情严重者体温下降,甚至降至 35 ℃以下,这可能与酸血症时血管扩张和循环衰竭有关;尚有少数患者可因 6-磷酸葡萄糖脱氢酶缺乏而产生溶血性贫血或黄疸。

四、实验室检查

1.尿糖、尿酮检查

尿糖、尿酮强阳性,但当有严重肾功能损害时由于肾小球滤过率减少而导致肾糖阈增高时,尿糖和尿酮亦可减少或消失。

2.血糖、血酮检查

血糖明显增高,多高达 16.7～33.3 mmol/L,有时可达 55.5 mmol/L 以上;血酮体增高,正常<0.6 mmol/L,>1.0 mmol/L 为高血酮,>3.0 mmol/L 提示酸中毒。

3.血气分析

代偿期 pH 可在正常范围,HCO_3^- 降低;失代偿期 pH<7.35,HCO_3^- 进一步下降,BE 负值增大。

4.电解质测定

血钾正常或偏低,尿量减少后可偏高,血钠、血氯多偏低,血磷低。

5.其他

肾衰竭时,尿素氮、肌酐增高,尿常规可见蛋白、管型,白细胞计数多增加。

五、诊断及鉴别诊断

DKA 的诊断基于如下条件:①尿糖强阳性。②尿酮体阳性,但在肾功能严重损伤或尿中以 β-羟丁酸为主时尿酮可减少甚至消失。③血糖升高,多为 16.7～33.3 mmol/L,若>33.3 mmol/L,要注意有无高血糖高渗状态。④血 pH 常<7.35,HCO_3^-<10～15 mmol/L。在早期代偿阶段血 pH 可正常,但 BE 负值增大。关键在于对临床病因不明的脱水、酸中毒、休克、意识改变进而昏迷的患者应考虑到 DKA 的可能。若尿糖、尿酮体阳性,血糖明显增高,无论有无糖尿病史,都可结合临床特征而确立诊断。

DKA 可有昏迷,但在确立是否为 DKA 所致时,除需与高血糖高渗状态、低血糖昏迷和乳酸性酸中毒进行鉴别外,还应注意脑血管意外的出现,应详查神经系统体征,特别要急查头颅 CT,以资鉴别,必须注意二者同时存在的可能性。

六、急诊处理

治疗原则为尽快纠正代谢紊乱,去除诱因,防止各种并发症。补液和胰岛素治疗是纠正代谢紊乱的关键。

(一)补液

输入液体的量及速度应根据患者脱水程度、年龄及心脏功能状态而定。一般每天总需量按患者原体重的 10% 估算。首剂生理盐水 1 000～2 000 mL,1～2 h 静脉滴注完毕,以后每 6～8 h 输 1 000 mL 左右。

补液后尿量应在每小时 100 mL 以上,如仍尿少,表示补液不足或心、肾功能不佳,应加强监护,酌情调整。昏迷者在苏醒后,要鼓励口服液体,逐渐减少输液,较为安全。

（二）胰岛素治疗

常规以小剂量胰岛素为宜,这种用法简单易行,不必等血糖结果;无迟发低血糖和低血钾反应,经济、有效。实施时可分两个阶段进行:

1. 第 1 阶段

患者诊断确定后（或血糖＞16.7 mmol/L）,开始先静脉点滴生理盐水,并在其中加入短效胰岛素,每小时给予每千克体重 0.1 U 胰岛素,使血清胰岛素浓度恒定达到 $100\sim200\ \mu U/mL$,每 $1\sim2$ 小时复查血糖,如血糖下降＜30％,可将胰岛素加量;对有休克和（或）严重酸中毒和（或）昏迷的重症患者,应酌情静脉注射首次负荷剂量 $10\sim20$ U 胰岛素;如下降＞30％,则按原剂量继续静脉滴注,直至血糖下降为≤13.9 mmol/L后,转第 2 阶段治疗;当血糖≤8.33 mmol/L 时,应减量使用胰岛素。

2. 第 2 阶段

当患者血糖下降至≤13.9 mmol/L 时,将生理盐水改为 5％葡萄糖（或糖盐水）,胰岛素的用量则按葡萄糖与胰岛素之比为 $3\sim4:1$（即每 $3\sim4$ g 糖给胰岛素 1 U）继续点滴,使血糖维持在 11.1 mmol/L 左右,酮体阴性时,可过渡到平日治疗剂量,但在停止静脉滴注胰岛素前 1 h 酌情皮下注射胰岛素 1 次,以防血糖的回升。

（三）补钾

DKA 者从尿中丢失钾,加上呕吐与摄入减少,必须补充。但测定的血钾可因细胞内钾转移至细胞外而在正常范围内,因此,除非患者有肾功能障碍或无尿,一般在开始治疗即进行补钾。补钾应根据血钾和尿量:治疗前血钾低于正常,立即开始补钾,头 $2\sim4$ h 通过静脉输液每小时补钾为 $13\sim20$ mmol/L（相当于氯化钾 $1.0\sim1.5$ g）;血钾正常、尿量＞40 mL/h,也立即开始补钾;血钾正常、尿量＜30 mL/h,暂缓补钾,待尿量增加后再开始补钾;血钾高于正常,暂缓补钾。使用时应随时进行血钾测定和心电图监护。如能口服,用肠溶性氯化钾 $1\sim2$ g,3 次/d。用碳酸氢钠时,鉴于它有促使钾离子进入细胞内的作用,故在滴入 5％碳酸氢钠 $150\sim200$ mL 时,应加氯化钾 1 g。

（四）纠正酸中毒

患者酸中毒系因酮体过多所致,而非 HCO_3^- 缺乏,一般情况下不必用碳酸氢钠治疗,大多可在输注胰岛素及补液后得到纠正。反之,易引起低血钾、脑水肿、反常性脑脊液 pH 下降和因抑制氧合血红蛋白解离而导致组织缺氧。只有 pH＜7.1 或 CO_2CP＜$4.5\sim6.7$ mmol/L、HCO_3^-＜5 mmol/L 时给予碳酸氢钠 50 mmol/L。

（五）消除诱因,积极治疗并发症

并发症是关系到患者预后的重要方面,也是酮症酸中毒病情加重的诱因,如心力衰竭、心律失常、严重感染等,都须积极治疗。此外,对患者应用鼻导管供氧,严密监测神志、血糖、尿糖、尿量、血压、心电图、血气、血浆渗量、尿素氮、电解质及出入量等,以便及时发现病情变化,及时予以处理。

（胡志银）

第七节　高渗性非酮症糖尿病昏迷

非酮症性高血糖高渗性糖尿病昏迷（NKHDC）是糖尿病的严重急性合并症。特点是血糖极高,没有明显的酮症酸中毒,因高血糖引起血浆高渗性脱水和进行性意识障碍的临床综合征。

一、病因及发病机制

诱发因素常见的有:大量口服或静脉输注糖液,使用糖皮质激素、利尿剂（如呋塞米、噻嗪类、山梨醇）、免疫抑制剂、氯丙嗪、苯妥英钠、普萘洛尔等药物,急性感染,手术,以及脑血管意外、急性心肌梗死、心力衰竭等应激状态,腹膜透析和血液透析等。详细的发病机制还有待于进一步阐明。可能由于本病患者体内仍有一定数量的胰岛素,虽然由于各种不同原因而使其生物效应不足,但其数量足以抑制脂肪细胞脂肪分解,而不能抑制肝糖原分解和糖原异生,肝脏产生葡萄糖增加释入血流,同时葡萄糖因胰岛素不足不能透过细胞膜而为脂肪、肌肉摄取与利用,导致血糖上升。脂肪分解受抑制,游离脂肪酸增加不多,使肝脏没有足够的底物形成较多的酮体。加以本病患者抗胰岛素激素(如生长激素、糖皮质激素等)水平虽然升高,但其出现时间较酮症酸中毒患者为迟,且其上升程度不足以引起生酮作用。血糖升高,大量尿糖从肾排出,引起高渗性利尿,从而导致脱水和血容量减少。

二、临床表现

1.前驱期表现

NKHDC起病多隐蔽,在出现神经系统症状和进入昏迷前常有一段过程,即前驱期,表现为糖尿病症状如口渴、多尿和倦怠、无力等症状的加重,反应迟钝,表情淡漠,引起这些症状的基本原因是由于渗透性利尿失水。这一期可由几天到数周不等,发展比糖尿病酮症酸中毒慢,如能对NKHDC提高警惕,在前驱期及时发现并诊断,则对患者的治疗和预后大有好处,但可惜往往由于前驱期症状不明显,一则易被患者本人和医生所忽视,再者常易被其他合并症症状所掩盖和混淆,而使诊断困难和延误。

2.典型期的临床表现

如前驱期得不到及时治疗,则病情继续发展,由于严重的失水引起血浆高渗和血容量减少,患者主要表现为严重的脱水和神经系统两组症状和体征,我们观察的全部患者都有明显的脱水表现,外观患者的唇舌干裂、眼窝塌陷、皮肤失去弹性,由于血容量不足,大部分患者有血压减低、心跳加速,少数患者呈休克状态,有的由于严重脱水而无尿,神经系统方则表现为不同程度的意识障碍,从意识模糊、嗜睡直至昏迷,可以有一过性偏瘫。病理反射和癫痫样发作,出现神经系统症状常是促使患者前来就诊的原因,因此常误诊为一般的脑血管意外而导致误诊、误治,后果严重。和酮症酸中毒不一样,NKHDC没有典型的酸中毒呼吸,如患者出现中枢性过度换气现象时,则应考虑是否合并有败血症和脑血管意外。

三、实验室及其他检查

(1)血常规。由于脱水血液浓缩,血红蛋白增高,白细胞计数多$>10×10^9$/L。

(2)血糖极高>33.3 mmol/L(多数>44.4 mmol/L)。

(3)血电解质改变不明显。

(4)尿糖强阳性,尿酮体阴性或弱阳性。

(5)血浆渗透压增高血浆渗透压可按下面公式计算:

$$血浆渗透压(mOsm/L)=2(Na^++K^+)+\frac{血糖\ mg/dL}{18}+\frac{BUN\,mg/dL}{2.8}$$

正常范围$280\sim300$ mOsm/L,NKHDC多>340 mOms。

其他血肌酐和尿素氮多增高,原因可由于肾脏本身因素,但大部分患者是由于高度脱水肾前因素所致,因而血肌酐和尿素氮一般随急性期补液治疗后而下降,如仍不下降或特别高者预后不良。

四、诊断

NKHDC的死亡率极高,能否及时诊断直接关系到患者的治疗和预后。从上述NKHDC的临床表现看,对本症的诊断并不困难,关键是所有的临床医生要提高对本症的警惕和认识,特别是对中、老年患者有以下临床症状者,无论有无糖尿病历史,均提示有NKHDC的可能,应立即作实验室检查:①进行性意识障碍和明显脱水表现者。②中枢神经系统症状和体征,如癫痫样抽搐和病理反射征阳性者。③合并感染、心肌梗死、手术等应激情况下出现多尿者。④大量摄糖,静脉输糖或应用激素、苯妥因钠、心得安等可致血糖增高的药物时出现多尿和意识改变者。⑤水入量不足、失水和用利尿药、脱水治疗与透析治疗等。

实验室检查和诊断指标:对上述可疑 NKHDC 者应立即取血查血糖、血电解质(钠、钾、氯)、尿素氮和肌酐、CO_2CP,有条件做血酮和血气分析,查尿糖和酮体,做心电图。NKHDC 实验室诊断指标:①血糖＞33.3 mmol/L。②有效血浆渗透压＞320 mOsm/L,有效血浆渗透压指不计算血尿素氮提供的渗透压。③尿糖强阳性,尿酮体阴性或弱阳性。

五、鉴别诊断

首先,需与非糖尿病脑血管意外患者相鉴别,这种患者血糖多不高,或有轻度应激性血糖增高,但不可能＞33.3 mmol/L。需与其他原因的糖尿病性昏迷相鉴别。

六、危重指标

所有的 NKHDC 患者均为危重患者,但有下列表现者大多预后不良。①昏迷持续 48 h 尚未恢复者。②高血浆渗透压于 48 h 内未能纠正者。③昏迷伴癫痫样抽搐和病理反射征阳性者。④血肌酐和尿素氮增高而持续不降低者。⑤患者合并有革兰阴性细菌性感染者。

七、治疗

尽快补液以恢复血容量,纠正脱水及高渗状态,降低血糖,纠正代谢紊乱,积极查询并清除诱因,治疗各种并发症,降低死亡率。

(一)补液

迅速补液,扩充血容量,纠正血浆高渗状态,是本症治疗中的关键。

1.补液的种类和浓度

具体用法可按以下 3 种情况。①有低血容量休克者,应先静脉滴注等渗盐水,以较快地提高血容量,升高血压,但因其含钠高,有时可造成血钠及血浆渗透压进一步升高而加重昏迷,故应在血容量恢复,血压回升至正常且稳定而血浆渗透压仍高时,改用低张液(4.5 g/L 氯化钠或 6 g/L 氯化钠)。②血压正常,血钠＞150 mmol/L,应首先静脉滴注 4.5～6g/L 氯化钠溶液,使血浆渗透压迅速下降。因其含钠量低,输入后可有 1/3 进入细胞内,大量使用易发生溶血或导致继发性脑水肿及低血容量休克危险,故当血浆渗透压降至 330 mmol/L 以下,血钠在 140～150 mmol/L 时,应改输等渗氯化钠溶液。若血糖降至13.8～16.5 mmol/时,改用 50 g/L 有萄糖液或葡萄糖盐水。③休克患者或收缩压持续＞10.6 kPa 者,除补等渗液外,应间断输血浆或全血。

2.补液量估计

补液总量可按体重的 10% 估算。

3.补液速度

一般按先快后慢的原则,头 4 h 补总量的 1/3,1.5～2 L,头 8、12 h 补总量的 1/2 加尿量,其余在24～48 h 内补足。但在估计输液量及速度时,应根据病情随时调整仔细观察并记录尿量,血压和脉率,应注意监测中心静脉压和心电图等。

4.鼻饲管内补给部分液体

可减少静脉补液量,减轻心肺负荷,对部分无胃肠道症状患者可试用,但不能以此代替输液,以防失去抢救良机。

(二)胰岛素治疗

本症患者一般对胰岛素较敏感,有的患者尚能分泌一定量的胰岛素,故患者对胰岛素的需要量比酮症酸中毒者少。目前多采用小剂量静脉滴注,一般 5～6 U/h 与补液同时进行,大多数患者在4～8 h后血糖降至 14 mmol/L 左右时,改用 50 g/L 葡萄糖液或葡萄糖盐水静脉注射,病情稳定后改为皮下注射胰岛素。应 1～2 h 监测血糖 1 次,对胰岛素却有抵抗者,在治疗 2～4 h 内血糖下降不到 30％者应加大剂量。

（三）补钾

尿量充分,宜早期补钾。用量根据尿量、血钾值、心电监护灵活掌握。

（四）无需补充碱剂

（五）治疗各种诱因与合并症

1.控制感染

感染是本症最常见的诱因,也是引起患者后期死亡的主要因素,必须积极控制各种感染合并症。强调诊断一经确立,即应选用强有力抗生素。

2.维持重要脏器功能

合并心脏疾患者,如心里衰竭,应控制输液量及速度:避免引起低血钾和高血钾;保持血渗透压,血糖下降速度,以免引起脑水肿;加强支持疗法等。

（胡志银）

第二十章 重症感染

第一节 败血症

败血症是病原菌（包括致病菌和条件致病菌）侵入血液循环，持续存在和生长繁殖，产生大量毒素，并诱生多种炎症介质，引起的感染性全身炎症反应综合征（systemic inflammatory response syndrome，SIRS）。若病原微生物进入血液循环后迅速被人体免疫功能所清除，未引起明显的毒血症表现称为菌血症。若病原菌与机体防御系统之间失去平衡，则菌血症可发展为败血症。败血症和菌血症统称为血流感染（bloodstream infections，BSI）。败血症是严重的血流感染，在菌血症基础上出现毒血症即为败血症。当败血症患者存在原发性/迁徙性化脓性病灶则称为脓毒败血症。

1991年美国胸科医师学会（ACCP）和危重症监护医学学会（SCCM）在芝加哥举行的会议上首次提出SIRS的概念，并对脓毒症（sepsis）的内涵重新进行了定义。SIRS有下列2项或2项以上表现：①体温＞38 ℃或＜36 ℃。②心率＞90次/分。③呼吸急促，呼吸频率＞20次/分；或通气过度，$PaCO_2$＜4.27 kPa（32 mmHg）。④白细胞计数＞$12×10^9$/L或＜$4×10^9$/L；或白细胞总数虽正常，但中性杆状核粒细胞（未成熟中性粒细胞）＞10%等。SIRS实质上相当于毒血症，引起SIRS的原因除病原微生物感染之外，还有机械性创伤、大面积烧伤、急性胰腺炎、恶性肿瘤等多种非感染因素。败血症和脓毒败血症实质上包含于脓毒症范畴。脓毒症的现代定义泛指任何病原体，包括细菌、真菌、病毒、寄生虫等感染引起的SIRS。现已有倾向以SIRS取代毒血症，以脓毒症取代败血症，或以血流感染取代败血症的称谓。在尚未统一确定名称之前，暂按传统写为败血症。

败血症过程中大量炎症介质激活与释放，引起寒战、发热、呼吸急促、心动过速、皮疹、淤点、出血、淋巴结肿大、肝脾肿大和白细胞数增高等临床表现。败血症导致组织灌流不足或器官功能障碍，引起感染性休克，或出现一个以上器官功能衰竭者称为严重败血症。严重败血症可以发生急性呼吸窘迫综合征（ARDS）、弥散性血管内凝血（DIC）、多器官功能障碍（MODS）甚至多器官功能衰竭（MOF）等严重并发症。

引起败血症的病原微生物通常是细菌、真菌或分枝杆菌等，支原体、衣原体、病毒等感染也可有败血症过程。在某些传染病病程中也可有败血症期或败血症型，但不包括在败血症之内，因已习用其病名，如鼠疫、炭疽、伤寒、副伤寒、流行性脑脊髓膜炎、钩端螺旋体病等。

一、病原学

（一）常见病原菌种类

1. 革兰氏阳性球菌

主要是葡萄球菌、肠球菌和链球菌。最常见的是金黄色葡萄球菌（简称金葡菌），尤其是耐甲氧西林金葡菌（methicillin resistant staphylococcus aureus，MRSA），耐万古霉素金葡菌（vancomycin resistant staphylococcus aureus，VRSA）等。凝固酶阴性葡萄球菌（coagulase negative staphylococcus，CNS）包括表皮葡萄球菌、腐生葡萄球菌、人葡萄球菌、溶血葡萄球菌等十余种，其中耐甲氧西林表皮葡萄球菌（methicillin resistant staphylococcus epidermidis，MRSE）感染约占败血症总数的10%～15%。肺炎链球菌可引起免疫缺陷及老年人败血症,B组溶血性链球菌可引起婴幼儿败血症。近年来,耐青霉素的肺炎链球菌(penicillin resistant streptococcus pneumoniae,PRSP)、肠球菌属(如粪肠球菌、屎肠球菌等)细菌败血症的报道呈逐年增高趋势。

2.革兰氏阴性杆菌

常见的是肠杆菌科细菌,埃希菌属,如大肠埃希菌败血症约占革兰氏阴性菌败血症的50%;肠杆菌属,如阴沟肠杆菌、产气肠杆菌等;克雷白菌属,如肺炎克雷白菌、产酸克雷白菌等;流感嗜血杆菌;变形杆菌属、摩根菌属、普罗威登斯菌属、柠檬酸杆菌属也可引起菌血症。非发酵革兰氏阴性菌(NFGNB),如假单胞菌属,铜绿假单胞菌、洋葱假单胞菌、腐败假单胞菌等;不动杆菌属,如鲍曼不动杆菌等;嗜麦芽窄食单胞菌、洋葱伯克霍德菌、产碱杆菌属等。NFGNB是需氧或兼性厌氧细菌,具有不发酵葡萄糖、无动力、生长要求低、毒力各异等特点。近年来,产染色体编码的AmpCβ-内酰胺酶(头孢菌素AmpC酶)的革兰氏阴性杆菌,产超广谱β-内酰胺酶(ESBL)或同时产ESBL和AmpC的超广谱β内酰胺酶酶(SSBL)肺炎克雷白菌,多重耐药(multidrug resistant,MDR)或泛耐药(pan-drug resistant,PDR)或极端耐药(extremely drug resistance,XDR)的铜绿假单胞菌、产气杆菌、阴沟肠杆菌、溶血/鲍曼不动杆菌等所致败血症有增多趋势,也有嗜麦芽窄食单胞菌、气单胞菌、腊状芽胞杆菌败血症病例报道。此外携带 blaNDM-1 基因、产金属β-内酰胺酶-1的细菌,即产碳青霉烯酶-新德里金属β-内酰胺酶-1(New Delhi metallo-beta lactamase 1,NDM-1)的"超级细菌"也可引起败血症。目前发现产NDM-1的肠杆菌科细菌主要是大肠埃希菌、肺炎克雷白菌及阴沟肠杆菌等的某些菌株,所引起的败血症治疗困难。

3.厌氧菌

所致败血症约占细菌败血症的5%~7%。主要有脆弱类杆菌、梭状芽胞杆菌属、厌氧性消化链球菌、梭状芽胞杆菌属、产气荚膜杆菌等。多为医院获得性感染,常见于老年患者、外科手术后、疲劳或免疫抑制患者。

4.真菌

以白色假丝酵母菌所致为主,热带假丝酵母菌、光滑假丝酵母菌、毛霉菌等也可引起败血症。肝脏、肾脏等器官移植术后,以及恶性肿瘤患者可发生曲菌或马尔尼非青霉菌(*Penicillium marneffei* 移植术后,以及恶性肿瘤患者可发生曲菌)败血症。

5.其他细菌

单核细胞增多性李斯特菌、聚团肠杆菌、沙雷菌等致病力低的细菌所致败血症也有报道。炭疽杆菌、红斑丹毒丝菌等也可引起败血症。在AIDS或长期使用免疫抑制剂者,偶可发生分枝杆菌或无毒白喉棒状杆菌菌血症。

6.复数菌感染

近年来,需氧菌与厌氧菌、革兰氏阴性与革兰氏阳性菌,以及细菌与真菌等多种病原菌混合感染病例逐渐增加。在排除污染的条件下,同一血标本或3d内从同一患者不同血标本培养分离出两种或两种以上病原菌称为复数菌感染(multiplicity of infection,MOI)或复数菌败血症(polymicrobial bacteremia,PMB)。MOI多见于ICU及长期应用广谱抗生素或免疫抑制剂患者。MOI的细菌种类因不同年龄、性别、感染病灶、原发疾病以及免疫功能状态等有所差异。

(二)常见病原菌的特点

1.多为条件致病菌

条件致病菌是生命力强而致病力弱的细菌。其传染性不强,且不易引起流行。引起败血症的细菌多为条件致病菌,其中最常见的是金葡菌、大肠埃希菌、克雷白菌和铜绿假单胞菌等。

2.多属正常菌群

正常菌群是指存在于人体皮肤、黏膜,并与人呈共生状态的细菌。一般情况下正常菌群对人体无损害,还可能对抗外来细菌的定植。引起败血症的细菌多来自人体皮肤或呼吸道、胃肠道、泌尿生殖道黏膜的的正常菌群。

3. 多对外环境抵抗力强

多数细菌对营养要求不高,对外界环境抵抗力较强,如铜绿假单胞菌在潮湿处能长期生存;不动杆菌在干燥滤纸上可存活 6 d。长期存活的细菌在广泛使用抗菌药物的压力下,对临床常用抗菌药物的耐药性逐渐增加,耐药菌较多。常见的是 MRSA,对 3 种或 3 种以上作用机制不同的抗菌药物同时耐药的多重耐药铜绿假单胞菌(MDR-PA)、极端耐药鲍曼不动杆菌(XDR-AB)等。

4. 菌群可发生失调

正常菌群可由于多种因素影响受到抑制而减少,出现菌群失调,某种细菌过度生长可形成优势菌而致病,容易发生复数菌感染、多部位感染或二重感染。

二、发病机制与病理

(一)发病机制

病原菌经多种途径进入血液循环后是否引起败血症,取决于人体的免疫功能和细菌种类、数量及其毒力等多种因素。

1. 人体因素

健康者病原菌即使入侵血流后,常表现为短暂菌血症,细菌可被防御、杀菌系统迅速消灭。防御功能缺陷或降低是发生败血症的高危因素,如老年患者黏附于呼吸道、消化道、泌尿生殖道等处的黏膜上皮细胞的定植菌,可因屏障功能不足而进入血液循环发生败血症。皮肤外伤、针刺、搔抓、蚊虫叮咬、动物咬伤等导致皮肤组织屏障结构破坏是革兰氏阳性细菌败血症的主要诱因。恶性肿瘤等突破局部屏障或局部化脓性病灶的细菌可通过肉芽创面进入血液循环发生败血症。各种原因引起的中性粒细胞缺乏,尤其是中性粒细胞低于 $0.5×10^9/L$ 时败血症的发生率显著增高,常见于急性白血病、骨髓移植后等患者。细胞毒药物、放射治疗、广谱抗菌药物、肾上腺皮质激素的广泛应用,可导致全身免疫防御功能破坏或菌群失调而诱发败血症。肝脏移植、肾脏移植以及重要器官大手术,气管插管、气管切开,静脉导管,内镜检查、插管造影等均可破坏机械防御屏障,有利于病原菌入侵。在严重外伤、大面积烧伤、糖尿病、结缔组织病、肝硬化、尿毒症、慢性阻塞性肺部疾病等基础上发生败血症也十分常见。如同时存在两种或两种以上诱因,则发生败血症的危险性明显增加。

静脉置管、内引流装置或安装起搏器等所引起的葡萄球菌败血症在医院感染败血症中占十分重要的地位,留置导管 3 d 以上即可发生静脉炎,进而诱发导管相关性败血症(catheter-related bacteriemia,CRB)。留置静脉导管可诱发革兰氏阴性菌败血症;留置导尿管常诱发大肠埃希菌、铜绿假单胞菌、肺炎克雷白菌败血症。

2. 病原菌因素

(1)外毒素:细菌的外毒素有多种,化学成分多为蛋白质,一般在活菌体内合成后再分泌至菌体外,对机体靶细胞产生毒性作用。外毒素主要由金葡菌、链球菌等革兰氏阳性菌产生,痢疾志贺菌、肠产毒型大肠埃希菌(enterotoxigenic,E. coli,ETEC)、铜绿假单胞菌等少数革兰氏阴性细菌也可产生。金葡菌可产生释放多种酶和外毒素,金葡菌中毒性休克综合征毒素 1(Toxic shock syndrome toxin 1,TSST1)、肠毒素(A、B、C、D、E、F,以 A 型多见)、α-溶血素、杀白细胞素(PVL)、剥脱性毒素、红疹毒素等,A 群链球菌致热外毒素(streptococcal pyrogenic exotoxins,SPE)、铜绿假单胞菌外毒素 A、磷脂酶 C、蛋白酶等,均可诱生多种炎症因子而参与败血症的发生与发展。其中,TSST1 和 SPE 等外毒素可充当超抗原,可以不需要经典的抗原处理和呈递过程,就能在与经典抗原结合位点不同的部位和单核—巨噬细胞等抗原呈递细胞的Ⅱ类主要组织相容性复合物(MHCⅡ)以及 T 细胞受体(TCR)不同的部位高亲和性结合,导致单核—巨噬细胞活化、T 细胞多发性激活,大量释放白细胞介素-1(IL-1)、肿瘤坏死因子(TNF-α、TNF-β)、干扰素(IFN-γ)、IL-6、IL-8 等炎性细胞因子,引起剧烈的全身炎症反应。

(2)内毒素:主要由革兰氏阴性杆菌、螺旋体、立克次体等所产生。内毒素的主要活性成分是脂多糖(lipopolysaccharide,LPS),是激发机体免疫反应的主要物质,在细菌死亡崩解后从菌体细胞壁释放入血液,形成内毒素血症。LPS首先在血液中与LPS结合蛋白形成复合物,然后转运至单核一巨噬细胞表面与CD14等受体结合,通过髓样分化蛋白(myeloid differentiation protein,MyD88)依赖性途径和非依赖性途径,在一系列衔接分子和激酶转导下,将刺激信号从细胞膜转导入细胞内,使核因子-κB(nuclear factor-κB,NF-κB)等转录因子激活并向核内易位,与细胞因子基因结合,并启动mRNA转录,最终引起效应细胞合成TNF-α、IL-1、IL-8、IL-12、IFN等大量炎性细胞因子和炎症介质,TNF-α、IL-1又可进一步引起血栓素、白三烯、血小板活性因子等释放,进一步放大炎症反应,刺激中性粒细胞、血管内皮细胞,以及补体、激肽、凝血、纤溶、交感一肾上腺髓质系统,出现发热、微循环障碍、低血压、心肌损伤、酸中毒、全身组织器官出血坏死(Shwartzman反应),甚至DIC或MODS等表现。

肺炎球菌致病主要依赖其荚膜抗吞噬作用,也可能与其产生的溶血素和神经氨酸酶有关。肺炎克雷白菌等也有荚膜,有拮抗吞噬和体液中杀菌物质的作用。

(二)病理改变

病理变化随致病菌种类、病情严重程度及原发感染部位等的不同而呈多样性。病原菌毒素可引起全身组织和细胞变性,出现水肿、脂肪变性和坏死。毛细血管损伤造成皮肤和黏膜淤点、淤斑及皮疹。细菌随血流至全身引起肺、肝、肾、脑、脾、骨及皮下等迁徙性脓肿。可并发心内膜炎、脑膜炎、骨髓炎等。单核一巨噬细胞增生活跃,肝、脾均可肿大。全身免疫功能低下或骨髓抑制者,渗出性反应及细胞浸润减弱,病变以充血、坏死为主。并发ARDS时肺泡微萎陷,肺微血栓形成,肺组织淤血、出血、水肿,肺泡透明膜形成。并发DIC时肾小球广泛微血栓形成,肾实质坏死。可出现心肌纤维变性、坏死、断裂、间质水肿。脑部改变主要是星形细胞、血管内皮细胞肿胀,脑细胞死亡、脑水肿、颅内压增高甚至脑疝等。可出现肠缺血、胃肠应激性溃疡等。

三、临床表现

(一)败血症共同表现

1.毒血症状

常有寒战,高热,多为弛张热或间歇热型,少数为稽留热、不规则热或双峰热,伴全身不适、头痛、肌肉及关节疼痛、软弱无力,脉搏、呼吸加快。约30%的脓毒症有明显的胃肠道症状,如恶心、呕吐、腹胀、腹痛、腹泻等。严重时可出现中毒性肠麻痹或脱水、酸中毒;也可有定向力障碍或性格改变,甚至烦躁不安、意识不清等中毒性脑病表现。

2.皮肤损害

部分出现多种皮肤损害,以淤点最常见,多分布于躯干、四肢、口腔黏膜及眼结膜等处,数量较少。也可为荨麻疹、猩红热样皮疹、脓疱疹、烫伤样皮疹、淤斑等,淤斑可触合成片,多见于金葡菌和A群链球菌脓毒症。铜绿假单胞菌败血症可出现中心坏死性皮疹。

3.关节病变

多见于革兰氏阳性球菌和产碱杆菌败血症,主要表现为膝关节等大关节红肿、疼痛、活动受限,少数有关节腔积液或积脓。

4.原发感染灶

即原发局部炎症,是病原菌首先侵入处的局部炎症,表现为红、肿、热、痛或相应症状。常见的原发病灶为毛囊炎、痈或脓肿等,皮肤烧伤,压疮,呼吸道、泌尿道、胆管、消化道、生殖系统感染,以及开放性创伤感染等。部分病例可无明确的原发感染性病灶,未发现明确感染灶时也可认为血流感染就是原发感染。原发感染部位可对病原菌作出初步判断。

5.迁徙性病灶

即迁徙性炎症又称转移性炎症病灶,是败血症病程中细菌随血流播散引起的继发性感染。多见于病程较长的革兰氏阳性球菌败血症和厌氧菌败血症。自第2周起,可不断出现转移性脓肿。常见转移性病灶有皮下脓肿、肺脓肿、肝脓肿、骨髓炎、化脓性关节炎及心包炎等。少数可发生急性或亚急性感染性心内膜炎,或转移性心肌脓肿。也有产 ESBL 大肠埃希菌败血症并发脑膜炎、骨髓炎的报道。

6.其他症状

肝、脾常仅为轻度肿大,并发中毒性肝炎或肝脓肿时肝脏可显著肿大,伴压痛、叩击痛,也可有黄疸等肝功能损害表现。重症患者可有伴 ARDS、中毒性心肌炎、心力衰竭、昏迷、少尿或无尿、感染性休克或 DIC 等相应表现。

(二)常见败血症的特点

1.革兰氏阳性细菌败血症

以金葡菌败血症为代表。病前身体状况常较好,多见于严重痈、急性蜂窝织炎、骨与关节化脓症,以及大面积烧伤时。主要表现为发病急、寒战、高热,呈弛张热或稽留热型;多形性皮疹、脓点常见,也可有脓疱疹;约 1/4 病例伴有大关节红肿、疼痛;迁徙性感染病灶常见于腰部、背部、四肢,肺脓肿或肺部炎症,以及肝脓肿、骨髓炎等;有心脏瓣膜病或其他基础病的老年人和静脉药瘾者易并发感染性心内膜炎;感染性休克较少见。MRSA 败血症多发生于免疫缺陷患者,病情严重。表皮葡萄球菌败血症多为人工瓣膜、人工关节、导管及起搏器安装后的医院内感染,耐药情况严重。肠球菌败血症多为机会性感染,主要见于抵抗力低下、消化道肿瘤、腹腔感染患者,常见入侵途径为泌尿道、生殖道,易并发心内膜炎,对头孢菌素等多种药物耐药。

2.革兰氏阴性杆菌败血症

患者病前一般情况常较差,多有严重的糖尿病或肝胆疾病、恶性肿瘤等原发基础疾病,或伴有影响免疫功能的药物干预。致病菌常为大肠埃希菌、铜绿假单胞菌、肺炎克雷白菌等。原发感染灶包括肺部炎症、泌尿道感染、腹膜炎及胆管感染等。感染中毒症状常较明显,可出现心动过速、血管阻力下降、管壁通透性增加而发生感染性休克。休克发生率达 20%～60%,且发生早、持续时间长、纠正较困难;临床常以寒战开始,间歇发热,可以高热持续不退,也可体温不升或低于正常。

3.厌氧菌败血症

80% 以上由脆弱类杆菌引起,其次为厌氧链球菌、产气荚膜杆菌等。入侵途径以胃肠道以及女性生殖道为主,其次为压疮溃疡与坏疽。常表现为发热,体温高于 38 ℃;约 30% 发生感染性休克或 DIC;可出现黄疸、感染性血栓性静脉炎以及胸腹腔、心脏、肺部等处转移性化脓感染;局部分泌物常有特殊腐败臭味;病灶常有气体形成,以产气荚膜杆菌为明显;病情轻重不一,可以毒血症状甚轻,未经治疗亦可暂时好转;重者可呈暴发性,部分出现溶血贫血或 MOF 等。

4.真菌败血症

多见于体弱、久病或老年患者,或有严重基础疾病,或导致免疫屏障受损的诊疗操作史。致病真菌以白色假丝酵母菌及热带假丝酵母菌等为主。常累及肺部、脾脏、心内膜等。临床表现与革兰氏阴性细菌败血症相似,病情较严重,可有寒战、发热、出汗、肝脾肿大等。偶可仅为低热,甚至不发热,毒血症可被合并细菌感染所掩盖,有的病例死后才被确诊。病死率可达 20%～40%。

(三)特殊类型败血症

1.老年人败血症

机体免疫功能差,局部感染后容易扩散发生败血症。肺部感染后发生败血症者较多,由压疮侵入者较常见。致病菌以大肠埃希菌、肺炎克雷白菌等革兰氏阴性杆菌,以及厌氧菌、白色假丝酵母菌为主。可高热或低体温(T<36 ℃)。病程中易并发感染性心内膜炎。病情严重,预后不良。常因心或肺、脑、肾等重要器官功能障碍而死亡。

2.新生儿败血症

新生儿是指出生后 28 d 以内的婴儿。皮肤、黏膜柔嫩,易受伤感染并扩散;单核细胞和白细胞吞噬功能差,血清免疫球蛋白和补体水平低,易发生败血症。多经母亲产道、吸入羊水、脐带或皮肤感染扩散所致。病原菌以大肠埃希菌、B 组溶血性链球菌为主,也有耐药菌感染病例报道。常表现为食欲减退、呕吐、腹胀、精神委靡、呼吸困难、黄疸、烦躁、惊厥等。部分有发热,新生儿血-脑屏障功能不健全,易并发中枢神经系统感染。

3.烧伤败血症

大面积烧伤后常发生败血症,早期多为单一细菌感染,晚期常为多种细菌混合感染,也可由真菌所致。多发生于烧伤后2周,也可发于烧伤后36 h,创面肉芽肿形成后败血症发生机会减少。常见致病菌为金葡菌、铜绿假单胞菌、大肠埃希菌或变形杆菌。临床表现较一般败血症为重,可为过高热(>42 ℃)或低体温,多为弛张热,心动过速明显,可发生中毒性心肌炎、中毒性肝炎及感染性休克。常出现麻痹性肠梗阻或意识障碍等。

4.医院感染败血症

占败血症的30%~50%。病原菌常源于交叉感染(从患者、医务人员、陪伴等获得);或医院环境中获得感染;或内源性感染即自身感染(约占1/3),即病原菌来自患者体内的感染病灶或细菌的定植部位。以条件致病菌为主,常为MRSA、MRCNS等革兰氏阳性球菌,白色假丝酵母菌等真菌,铜绿假单胞菌、鲍曼不动杆菌、大肠埃希菌、克雷白菌等革兰氏阴性耐药细菌,肠杆菌科细菌包括"超级细菌"值得重视。多有严重基础疾病,或近期接受过胸腔、心脏、腹部、盆腔等较大手术或介入性检查,或长期应用免疫抑制剂或广谱抗菌药物等。由血管内导管置入引起的导管相关性血流感染(catheter related bloodstream infection,CRBI)是主要的医院内血流感染(nosocomial BSI)。临床表现常因基础疾病症状的掩盖而不典型,可发热或低温,白细胞增高或正常。病情危重,预后差,包括医院金葡菌血流感染在内均有较高的病死率。

中性粒细胞缺乏时发生败血症很常见,致病菌以耐药葡萄球菌和革兰氏阴性菌为主,原发病灶为肺炎、齿龈炎、肛周炎等,由于炎症反应差,凡是体温超过38 ℃就应做血培养,并及时给予抗菌药物治疗。输液引起的败血症与液体污染和导管置留有关。液体污染以肺炎克雷白菌和聚团肠杆菌多见,高营养液中白色假丝酵母菌等真菌易于生长,全血污染多为大肠埃希菌或铜绿假单胞菌等。

5.免疫功能低下的败血症

免疫功能低下的败血症也可称为免疫功能受损患者的败血症。引起免疫功能受损的原因包括遗传性(原发性)免疫缺陷和后天获得性(继发性)免疫功能缺陷(或受损)。原发性免疫缺陷多由遗传相关的先天异常所致,常见于婴幼儿,包括B细胞系统(体液免疫)缺陷、T细胞系统(细胞免疫)缺陷、吞噬系统缺陷和补体系统缺陷等。继发性免疫功能受损多见于恶性肿瘤、严重基础疾病、严重感染、器官移植、长期激素或细胞毒药物或抗菌药物应用、放射性损伤等所致的体液与细胞免疫受损;各种创伤、烧伤、外科手术及各种侵入性诊疗操作引起的皮肤黏膜防御屏障破坏;老年人胸腺退化致外周血T细胞数量减少;小儿免疫系统发育不完善等。引起免疫功能低下者败血症的病原菌主要有耐药葡萄球菌(如MRSA、MRCNS)、肺炎链球菌、肠球菌、流感嗜血杆菌、大肠埃希菌、肺炎克雷白菌、铜绿假单胞菌、嗜水气单胞菌、阴沟肠杆菌;假丝酵母菌等真菌。临床表现多不典型,容易误诊。发热常为主要表现,有时是唯一的症状,也可以呈低体温状态;或出现低血压;或感染性休克;或MODS或MOF表现。如未能早期诊断并及时有效的治疗,预后较差。

四、实验室检查

(一)一般检查

外周血白细胞增高,多为$(10\sim30)\times10^9/L$,中性粒细胞比例增高,可有明显核左移及细胞内中毒颗粒。机体免疫反应差以及少数革兰氏阴性菌败血症患者白细胞数可正常或降低,但中性粒细胞数增高。血细胞比容和血红蛋白增高提示体液丢失、血液浓缩。感染病程长或并发出血时可有贫血。并发DIC时血小板计数进行性减少。尿中可见蛋白或少量管型。

(二)病原学检查

1.血培养

是诊断败血症最重要的依据,应在抗菌药物应用前、寒战、高热时不同部位采集血标本,多次送检,每次成人采血量至少10 mL,婴幼儿每份血一般为0.5~2 mL,以提高培养阳性率。已经用抗菌药物者宜在培养基中加入硫酸镁、β-内酰胺酶或对氨苯甲酸等,以破坏某些抗菌药物,或采用血块培养法。普通培养为阴性时,应注意厌氧菌培养、真菌培养、结核分枝杆菌培养。疑为 L 型细菌败血症时宜在高渗低琼脂含血清的培养基中培养。

2.骨髓培养

骨髓中细菌较多,受抗菌药物影响相对较小,因而骨髓培养阳性率常高于血培养。每次抽取骨髓至少 2 mL 送培养可代替血培养,或血培养同时加骨髓培养,阳性率更高。

3.体液培养

脓液、胸水、腹水、脑脊液培养,淤点挤液涂片或培养,均有检出病原菌的机会。静脉导管尖部等标本培养也有助于诊断菌血症。

分离病原菌后应做药物敏感试验以指导选用抗菌药物。必要时测定最低抑菌浓度(MIC)、最低杀菌浓度(MBC)或血清杀菌试验有重要参考意义。

对于生长缓慢的细菌或真菌可进行抗原抗体检测。采用气相色谱法、离子色谱法等技术在 1 h 内测定标本中病原菌代谢产物,有助于厌氧菌定性诊断。血清真菌细胞壁成分(1,3)-β-D-葡聚糖(glucan,G)检测(G 试验)有助于真菌败血症的诊断。血液半乳甘露聚糖(galactomannan,GM)含量检测有助于诊断曲霉菌败血症。免疫酶标组化可快速鉴定产氧荚膜杆菌。基因芯片根据病原菌 16SrRNA 保守区设计探针可高通量快速检测标本中的微生物。PCR 检测细菌 DNA 对外伤或烧伤后败血症的病原诊断有参考意义。

(三)炎症相关指标

测定血浆 TNF-α、C 反应蛋白(CRP)、降钙素原(procalcitonin,PCT)等的水平有助于判断炎症应答强度。IL-10 及血浆可的松浓度可反映机体代偿性抗感染状态。小肠脂肪酸结合蛋白(intestinal fatty acid binding protein,iFABP)可特异性反映肠黏膜的损伤。

(四)其他检查

鲎试验(limulus lysate test,LLT)阳性可提示血清中存在内毒素,有助于诊断革兰氏阴性杆菌败血症。病程中如出现心、肝、肾等器官损害或发生感染性休克,应作相关检查。血气分析有助于判断酸碱平衡紊乱及缺氧状况等。DIC 早期血液呈高凝状态,后期凝血因子显著减少,出血时间、凝血时间、凝血酶原时间、凝血活酶时间均延长,纤维蛋白原减少,纤维蛋白原降解(FDP)增多,血浆鱼精蛋白副凝固试验(3P试验)阳性。纤维蛋白降解产物 D-二聚体是判断继发性纤溶亢进的重要指标。骨髓炎或化脓性关节炎多在发病 2 周后 X 线检查可发现相应病变。可酌情进行超声、计算机断层扫描(CT)、磁共振成像(MRI)、超声心动图及心电图等检查。

五、并发症

败血症可并发急性肾衰竭、ARDS、中毒性心肌炎、中毒性脑病、肝脏损害、肠麻痹等。革兰氏阳性细菌败血症可并发皮下等多处转移性脓肿,以及化脓性脑膜炎、心包炎、心内膜炎等,也有 MRSA 败血症并发肺动脉假动脉瘤的病例报道。革兰氏阴性杆菌败血症常并发感染性休克、DIC、MODS 或 MOF 等。

六、诊断与鉴别诊断

(一)临床依据

SIRS 伴高热持续不退;急性高热伴白细胞及中性粒细胞明显增高,不限于某一系统感染时均应考虑败血症的可能性。新近出现的皮肤、黏膜感染或创伤,或有挤压疮、疖、痈历史,局部症状加重伴高热、寒战及全身中毒症状者;或尿路、胆管、呼吸道或生殖系统感染,经有效抗菌药物治疗不能控制者;或急性高热持续,而化脓性关节炎、骨髓炎、软组织脓肿、皮肤脓点疑为迁徙性感染病灶者;或有严重基础疾病、静脉或动脉放置器械或导管而出现发热(T>38 ℃)或低体温(T<36 ℃),低血压(收缩压<90 mmHg)或少尿(<20 mL/h),原有疾病或其他原因不能解释者,均应疑诊为败血症。

（二）实验室依据

两次血培养或骨髓培养阳性，并为同一细菌即可确诊为败血症。采用 PCR 或基因芯片等分子生物学，或其他方法检测出病原菌的特异性标志物也可作为诊断的参考。革兰氏阳性细菌败血症患者，外周血白细胞总数和中性粒细胞增高；炎症反应差以及革兰氏阴性细菌败血症患者，白细胞总数可以正常甚至减少，但中性粒细胞比例相对上升。

（三）鉴别诊断

败血症临床表现较为复杂，演变规律可以不典型，应注意与下列疾病相鉴别。

1. 成人 still's 病

为变态反应性疾病，主要表现为发热、皮疹、关节痛、咽痛、淋巴结及肝脾肿大，白细胞和中性粒细胞增高，极易与败血症相混淆。与败血症不同之处为：①高热，病程可达数周或数月，但无明显的毒血症状，并且可有明显的缓解期。②可有皮疹、关节等受损表现，皮疹短暂并可以反复出现。③多次血培养及骨髓培养均无细菌生长。④抗菌药物正规治疗无效。⑤肾上腺皮质激素或非甾体类消炎药物如吲哚美辛（消炎痛）可使症状缓解。

2. 伤寒

某些革兰氏阴性杆菌败血症表现为发热、脾脏肿大、白细胞数不高等，与伤寒相似。但伤寒多无寒战，常有相对缓脉、反应迟钝、表情淡漠、嗜酸性粒细胞减少等。确诊有待于病原菌培养与分离鉴定。

3. 粟粒型结核病

败血症伴明显呼吸道症状时，应与粟粒型结核相鉴别。粟粒型结核病常有结核病史或结核病家族史，毒血症状不重，高热不规则、盗汗、潮热、咳嗽等。胸片可见肺部均匀分布的粟粒状病灶，但早期常为阴性，重复胸部 X 线检查可获阳性结果。

4. 病毒感染

某些革兰氏阴性细菌败血症与病毒感染表现相似，但一般病毒感染多为自限性，白细胞和中性粒细胞正常或偏低，淋巴细胞比例相对升高，血培养阴性。

5. 血液系统恶性疾病

白血病、淋巴瘤（如大 B 细胞淋巴瘤）等血液系统恶性疾病在临床表现上可以相似或与败血症同时存在，需要通过骨髓涂片、骨髓活检，以及细菌培养、淋巴结或其他组织活检等进行鉴别。

6. 其他

还应与风湿病、系统性红斑狼疮（SLE）以及其他发热性疾病相鉴别。感染性休克早期应与低血容量性休克、过敏性休克、心源性休克、神经源性休克、创伤性休克等相鉴别。

七、治疗

（一）病原治疗

1. 病原治疗原则

应个体化，重视药代动力学、药效学，注意防治抗菌药物的不良反应，确保用药安全有效。根据药物敏感试验选择抗菌药物。在未获得病原学资料前可行经验性抗菌治疗；并且常采用降阶梯治疗，即针对初期传统升级疗法因遗漏主要致病菌或致病菌已耐药导致治疗失败而提出的一种经验治疗方法。

经验性治疗是根据患者年龄、原发疾病性质、免疫状态、可能的入侵途径等推测病原菌种类，结合当地病原菌耐药流行状况，针对性选用抗菌药物治疗。原发感染在肺部多为肺炎链球菌或流感杆菌等所致，可选用青霉素，或半合成青霉素或第一代头孢菌素等；原发感染在膈肌以下多为革兰氏阴性细菌所致，可选用第三代头孢菌素等 β-内酰胺类（或联合氨基苷类）抗菌药物；免疫低下或存在严重基础疾病的败血症多为革兰氏阴性细菌所致，可采用第三代头孢菌素或广谱碳青霉烯类抗生素治疗等。

败血症常采用降阶梯治疗，尤其是对于细菌学未明的严重败血症经验性应用疗效好的抗菌药物，即在治疗初期使用广谱强效抗生素，迅速控制感染，用药 48～72 h 后，患者临床症状改善，或在获得致病菌后根据药物敏感试验调整治疗方案,或改用窄谱抗菌药物。降阶梯治疗的核心是发挥碳青霉烯类、糖肽类等抗菌活性强和(或)抗菌谱广的优势。缺点是易致二重感染、菌群失调,引发铜绿假单胞菌耐药,诱导耐碳青霉烯类菌株。为了避免上述缺点,选用碳青霉烯类应定位在重症患者,且用药果断,停药及时。

败血症也常采用抗菌药物联合治疗。联合用药是希望获得"相加"或"协同"作用,增强抗菌治疗的效果。但也可导致菌群失调而增加治疗困难。尤其是广谱高效的抗菌药物联合,引起菌群失调更为常见。败血症早期或病原菌未明前一般采用两种抗菌药物联合应用,病情好转后单用一种敏感的抗菌药物(尤其是与酶抑制剂联合的药物)可以达到有效治疗时,避免不必要的联合应用。

2.常见败血症病原治疗

(1)革兰氏阳性球败血症:社区获得革兰氏阳性菌败血症多为不产青霉素酶的金葡菌或 A 组溶血性链球菌所致,可选用普通青霉素或半合成青霉素如苯唑西林等,或第一代头孢菌素如头孢噻酚或头孢唑林。B 组溶血性链球菌败血症宜选用第一代头孢菌素,或与氨基糖苷类抗菌药物联合。医院感染葡萄球菌败血症 90% 以上为 MRSA 所致,多数凝固酶阴性葡萄球菌呈多重耐药性,因此葡萄球菌败血症可选用多肽类抗菌药物如万古霉素或去甲万古霉素,或替考拉林(teicoplanin,壁霉素),或噁唑烷酮类药物如利奈唑胺,或与利福霉素类抗菌药物如利福平联合应用。屎肠球菌脓毒症可用半合成青霉素类如氨苄西林联合氨基糖苷类,或万古霉素;或半合成青霉素类与链阳菌素如奎奴普丁/达福普汀联合应用,但链阳菌素对粪肠球菌无效。

(2)革兰氏阴性细菌败血症:多数革兰氏阴性菌耐药性突出,常采用联合治疗,如 β-内酰胺类联合氨基糖苷类抗菌药物,或 β-内酰胺类联合氨基糖苷类与利福平,或亚胺培南联合喹诺酮与氨基糖苷类等。参考方案:①大肠埃希菌、克雷白菌、肠杆菌败血症可用第三代头孢菌素类如头孢噻肟、头孢曲松或第四代头孢菌素如头孢吡肟等。②铜绿假单胞菌败血症可用第三代头孢菌素类如头孢哌酮或头孢他啶,或亚胺培南/西司他丁或美罗培南或比阿培南,或氟喹诺酮类药物如环丙沙星等。③不动杆菌败血症可选用氨基糖苷类如阿米卡星联合第三代头孢菌素类,或酶抑制剂如氨苄西林/舒巴坦联合妥布霉素,或头孢哌酮/舒巴坦,或多肽类药物如多黏菌素。产金属 β-内酰胺酶-1(NDM-1)细菌败血症可用米诺环素衍生物如替加环素,或多黏菌素,或磷霉素类联合氨基糖苷类如异帕米星或阿贝卡星等。

(3)厌氧菌败血症:可用化学合成类药物,如替硝唑或奥硝唑等。半合成头霉素类头孢西丁、头孢替坦,或亚胺培南/西司他丁,或 β 内酰胺酶类/β 内酰胺酶抑制等,对常见脆弱杆菌属均敏感。因需氧菌常与兼性厌氧菌混合感染,故应同时对需氧菌进行有效抗菌治疗。

(4)真菌败血症:可选用三唑类如氟康唑(FCZ)、伊曲康唑(ICZ)、伏立康唑,或多烯类如两性霉素 B,或棘白菌素类如卡泊芬净、米卡芬净等。两性霉素 B 抗真菌作用强大,但毒性反应较大,必要时可用两性霉素脂质体。

3.剂量与疗程

败血症用抗菌药物的剂量(按体重或体表面积计算)可达治疗量的高限,一般是静脉用药。疗程为2 周左右,如有原发或转移性感染病灶者适当延长,常用至体温正常及感染症状、体征消失后 5~10 d。合并感染性心内膜炎者疗程为 4~6 周。

(二)一般治疗与对症处理

患者卧床休息。加强营养支持,补充多种维生素。注意口腔卫生,预防假丝酵母菌口腔炎。严重者定时翻身,以防继发性肺炎与压疮。高热时物理降温。维持机体内环境的平衡与稳定,包括维持水、电解质、酸碱、能量和氮平衡。维护心、脑、肾、肺等重要器官的功能。

(三)去除感染病灶

积极控制或去除原发与转移性感染病灶,包括胸腔、腹腔或心包腔等脓液的引流,清创、组织结构矫正等,胆管或泌尿道梗阻者及时手术治疗。对导管相关性败血症,应及早去除或更换感染性导管等。这些对于及时有效控制败血症非常必要。

（四）其他治疗

积极防治急性肾衰竭、ARDS、中毒性心肌炎、感染性休克等并发症。严重败血症酌情输入新鲜血浆、全血或清蛋白等。医院感染败血症应积极治疗原发基础病，器官移植后或免疫抑制者败血症应酌情减量或停用免疫抑制剂。针对炎症反应机制治疗，对于清除或抑制毒素与炎症介质，控制全身炎症反应可能有一定效果。如抗内毒素治疗、抗感染炎症介质治疗、静脉注射免疫球蛋白（IVIG）中和某些细菌毒素、血液净化、全内脏复苏治疗（TSR）改善胃肠道血液灌注等，疗效均有待进一步研究评价。

八、预防

尽可能避免外伤，创伤者及时消毒处理。积极治疗局部感染。避免挤压疖疮、痈等皮肤感染。减少血管内装置和监护装置使用时间和频率，静脉插管及时更换，注意长期留置导管的操作和保护。合理应用广谱抗菌药物、肾上腺糖皮质激素和免疫抑制剂，并密切观察口腔、消化道、呼吸道及泌尿道等处有无真菌感染。对粒细胞缺乏、免疫缺陷患者严格消毒，必要时可预防性服抗菌药物。隔离治疗耐药菌感染者。掌握创伤性诊治适应证。严格无菌操作，接触患者前后洗手，使用一次性医疗用品等。加强围生期保健工作，产前进行阴道分泌物检查，如培养发现 B 组溶血性链球菌生长应及时治疗，以免新生儿受感染，对于预防败血症有重要意义。

（胡志银）

第二节 重型病毒性肝炎

大多数病毒性肝炎预后良好，少部分人出现肝功能衰竭，我国定名为重型肝炎，预后较差。起病 10 d 内出现急性肝功能衰竭现象称急性重症型；起病 10 d 以上出现肝功能衰竭现象称亚急性重症型；在有慢性肝炎、肝硬化或慢性病毒携带状态病史的患者，出现肝功能衰竭表现称慢性重型肝炎。

一、诊断

（一）病因

本病病原体为各型肝炎病毒。肝炎病毒与机体的免疫反应都与本病的发病有关。发病多有诱因，如急性肝炎起病后，未适当休息、治疗，嗜酒或服用损害肝脏药物、妊娠或合并感染等。

（二）诊断要点

1. 病史

急、慢性肝炎患者有明显的恶心、呕吐、腹胀等消化道症状。肝功能严重损害，特别是黄疸急骤加深，血清总胆红素＞171 μmol/L 或每天上升幅度＞17 μmol/L。在胆红素增高的同时，血清转氨酶活性反而相对较低，呈"胆－酶分离"现象。凝血酶原活动≤40%，有肝性脑病、出血、腹水等表现。要注意区别急性、亚急性、慢性重型肝炎的不同点，发病 10 d 以内出现的重型肝炎是急性重型肝炎，其特点为肝性脑病出现早、肝浊音界缩小较明显。发病 10 d～8 周出现的重型肝炎为亚急性重型肝炎，临床表现主要为严重消化道症状、重度黄疸、浮肿及腹水，可有肝性脑病。慢性重型肝炎是在原有慢性肝炎或肝炎后肝硬化基础上出现的亚急性重型肝炎的临床表现，肝浊音界缩小不明显，病程一般较长。

2. 危重指标

（1）突然出现精神、神志改变，即肝性脑病变化，从轻微的情绪与言行改变至严重的肝昏迷。

（2）短期内黄疸急剧加重，胆固醇或胆碱酯酶明显降低。

（3）腹胀明显加重，出现"胃型"；腹水大量增加、尿量急剧减少等表现。

（4）凝血酶原活动度极度减低，出血现象明显，或有 DIC 表现。

（5）出现严重并发症如感染、肝肾综合征等。

3.辅助检查

（1）血象：急性重型肝炎可有白细胞升高及核左移。慢性重型肝炎由于脾功能亢进,故白细胞总数升高不明显,血小板多有减少。

（2）肝功能明显异常：尤以胆红素升高明显,胆固醇（酯）与胆碱酯酶明显降低。慢性重型肝炎多有清蛋白明显减少,球蛋白升高,A/G 比值倒置。

（3）凝血酶原时间延长：凝血酶原活动度降低至 40％以下。可有血小板减少、纤维蛋白原减少、纤维蛋白降解产物（FDP）增加等 DIC 的表现。

（4）血氨升高：正常血氨静脉血中应<58 μmol/L（100 μg/dL）,动脉血氨更能反映肝性脑病的轻重。

（5）氨基酸谱的测定：支链氨基酸正常或轻度减少,而芳香氨基酸增多,故支/芳比值下降。

（6）脑电图：可有高电压及阵发性慢波。脑电图检查有助于肝性脑病的早期诊断及判断预后。

（7）肾功能检查：有肝肾综合征时常有尿素及血清肌酐升高。

（8）各种肝炎病毒标记物检查：可确定病原及发现多型病毒重叠感染病例。

（9）肝活检：对不易确诊的病例应考虑做肝穿刺活检。但术前、术后应做好纠正出血倾向的治疗。如注射维生素 K_1、凝血酶原复合物、新鲜血浆,以改善凝血酶原活动度。术前、术后还可注射止血药。加强监护以防意外。

（三）鉴别诊断

1.药物及肝毒性毒物引起的急性中毒性重型肝炎

应有服药史及毒物史,如抗结核药、磺胺类药、抗真菌药（酮康唑）等,中草药中的川楝子、雷公藤、黄药子也可引起,毒物中有毒蕈中毒、蛇毒等。

2.妊娠急性脂肪肝

多发生于第 1 胎,妊娠后期,急性上腹痛,频繁呕吐,黄疸深重,出血,很快出现昏迷、抽搐 B 超检查可见肝脏回声衰减。

二、治疗

（一）治疗原则

主要是综合治疗,包括支持疗法,防止肝坏死,改善肝功能,促进肝细胞再生,防止出血、肝性脑病、肝肾综合征、合并感染等并发症。

（二）常规治疗

1.一般支持疗法

（1）绝对卧床休息,记 24 h 出入量,密切观察病情变化。

（2）保证必要的热量供应,尽可能减少饮食中的蛋白质,以控制肠内氨的来源。补充足量维生素 C、维生素 K_1 及 B 族维生素。

（3）静脉输液,以 10％葡萄糖液 1 500～2 000 mL/d,内加水飞蓟素、促肝细胞生长素、维生素 C 2.0～5.0 g,静滴。大量维生素 E 静脉滴注,有助于消除氧自由基的中毒性损害。

（4）输新鲜血浆或全血,2～3 次/天,人血清蛋白 5～10 g,1 次/天。

（5）支链氨基酸 250 mL,1 或 2 次/天。

（6）根据尿量及血中钠、钾、氯化物检测结果,调整补充电解质,以维持电解质平衡,防止低血钾。

2.防止肝细胞坏死,促进肝细胞再生

（1）肝细胞再生因子（HGF）80～120 mg 溶于 10％葡萄糖液 250 mL,静脉滴注,1 次/天。

（2）胸腺肽 15～20 mg/d,溶于 10％葡萄糖液内静脉滴注。

（3）10％葡萄糖液 500 mL 加甘利欣 150 mg 或加强力宁注射液 80～120 mL,静脉滴注,1 次/天。10％门冬氨酸钾镁 30～40 mL,溶于 10％葡萄糖液中静脉滴注,1 次/天。长期大量应用注意观察血钾。复方丹参注射液 8～16 mL 加入 500 mL 右旋糖酐－40 内静脉滴注，1 次/天。改善微循环，防止 DIC 形成。

（4）前列腺素 E_1（PGE1），开始为 100 μg/d，以后可逐渐增加至 200 μg/d，加于 10％葡萄糖液 500 mL 中缓慢静滴，半个月为一疗程。

（5）胰高血糖素－胰岛素（GI）疗法，方法为胰高血糖素 1 mg，普通胰岛素 10 U 共同加入 10％葡萄糖液 500 mL 内，缓慢静滴，1 或 2 次/天。

3.防治肝性脑病

（1）严格低蛋白饮食，病情严重时可进无蛋白饮食，待病情好转后再逐渐增加。

（2）口服乳果糖糖浆 10～30 mL，3 次/天以使粪便 pH 降到 5 为宜，从而达到抑制肠道细菌繁殖、减轻内毒素血症。选用大黄煎剂、小量硫酸镁、20％甘露醇 20～50 mL 口服、口服新霉素、食醋保留灌肠等。

（3）防止低血钾与碱血症，用支链氨基酸或六合氨基酸 250 mL 静脉滴注，1 或 2 次/天。

（4）消除脑水肿，有脑水肿倾向者用 20％甘露醇 250 mL.加压快速静脉滴注。

4.防治出血

（1）观测血小板计数、凝血酶原时间、纤维蛋白原等，以便及早发现 DIC 征兆，尽早采取相应措施。早期应给改善微循环、防止血小板聚集的药物，如川芎嗪 160～240 mg，复方丹参注射液 8～18 mL，双嘧达莫 400～600 mg 等，加入葡萄糖液内静脉滴注。500 mL 右旋糖酐 40 加山莨菪碱注射液 10～20 mg，静脉滴注，如确已发生 DIC，应按 DIC 治疗。

（2）凝血因子的应用，纤维蛋白原 1.5 g 溶于 100 mL 注射用水中，缓慢静脉滴注，1 次/天。输新鲜血浆或新鲜全血。

（3）大剂量维生素 K_1 应早应用，有人认为大剂量维生素 K_1、维生素 C、维生素 E 合用，可使垂死的肝细胞复苏。

（4）止血敏 500 mg，静脉注射，1 或 2 次/天。

（5）对有消化道大出血者，除输血及全身用止血药外，应进行局部相应处理。消化道出血，可口服凝血酶，每次 2 000 U；洛赛克 40 mg 静脉注射，1 次/6 h，西咪替丁，每晚 0.4～0.8 g，可防治胃黏膜糜烂出血。对门静脉高压引起的上消化道出血，在血压许可的条件下，持续静滴酚妥拉明以降低门脉压，可起到理想的止血效果。酚妥拉明 20～30 mg 加入 10％葡萄糖液 1 000～1 500 mL 缓慢静滴 8～12 h，注意观察血压。

5.防治肾衰竭

（1）尽量避免用有肾毒性的药物。

（2）选用川芎嗪、复方丹参、山莨菪碱、右旋糖酐 40 等。如已有肾功能不全、尿少者，应按急性肾衰竭处理。注意水电解质平衡，防止高血钾。

（3）适当用利尿药，可用呋塞米 20～100 mg 稀释后静脉注射。

（4）经用药不能缓解高血钾与氮质血症，应行腹膜透析。

6.防感染

（1）注意口腔护理，保持病室空气清新，防止交叉感染。及早发现感染征兆，要特别注意腹腔、消化道、呼吸道、口腔、泌尿系感染。可用乳酸菌制剂，以<50 ℃的低温水冲服，以预防肠道感染。

（2）及早用抗生素，在没有找到致病菌前，一般首先考虑革兰阴性菌感染，全面考虑选用抗生素。要特别注意避免使用肾毒性与肝毒性抗生素。

（胡志银）

第三节　肾病综合征出血热

肾综合征出血热(HFRS)原称流行性出血热(EHF),是由肾综合征出血热病毒引起的一种自然疫源性传染病。临床上以急性起病、发热、低血压休克、出血及肾损害为主要特征。

一、诊断依据

(一)流行病学资料

鼠是本病主要传染源。本病发生有一定地区性和季节性。一年四季均可发病,但有两个流行高峰,野鼠型主要发生于每年 10 月到次年 1 月,家鼠型发病季节主要在 4～6 月。患者来自疫区或有在潜伏期内进入疫区病史,与鼠类等宿主动物(如猫、狗、猪等)或其污染物有直接或间接接触史(如被鼠咬伤、食用过被鼠排泄物污染的食物等)。

(二)临床表现

潜伏期 4～6 d,以 7～14 d 为多见。典型病例常具备三大主要症状(即发热、出血、肾损害)及五期经过(即发热期、低血压休克期、少尿期、多尿期和恢复期)。非典型和轻型病例可以出现跃期现象(越过低血压休克期和/或少尿期),而重型患者则可出现发热期、休克期和少尿期之间相互重叠。

1. 发热期

多为急起发热,体温常波动于 39 ℃～40 ℃,可伴有畏寒或寒战,热程 3～13 d,一般为 4～6 d。伴有头痛、腰痛及眼眶痛("三痛")。多数患者可出现恶心、呕吐、腹痛及腹泻等胃肠道症状。可有毛细血管损害的表现:①颜面、颈部及上胸部皮肤充血潮红("三红")如酒醉貌。咽部、软腭及球结膜也可见充血。②皮肤出血点,多见于腋下、胸背部位,多呈搔抓样、条索状或簇集状分布。软腭部可见针尖样出血点。③眼睑及球结膜水肿,严重者可出现面部浮肿("三肿征")。病后 1～2 d 即可出现肾脏损害。早期表现以蛋白尿为主,发热末期部分患者有少尿倾向。

2. 低血压休克期

多发生于病程 4～6 d。多数患者发热末期或热退同时出现血压下降,少数热退后发生。主要表现为心慌烦躁、面色苍白、四肢厥冷、脉搏细弱、血压下降、脉压缩小及尿量减少等休克症状。同时发热期症状如"三痛"及消化道症状加重,出血、外渗征更明显。此期一般 1～3 d。

3. 少尿期

低血压期之后,少尿期接踵而至,或与低血压重叠,亦有从发热期直接进入少尿期者,也可有发热、休克、少尿三期重叠。本期常发生于 5～8 病日。24 h 尿量少于 1 000 mL 为少尿倾向,少于 400 mL 者为少尿,少于 50 mL 者为无尿。此期可有尿毒症、高血容量综合征、酸中毒、水与电解质紊乱等一系列症状、体征。消化道症状及出血、渗出现象加重,常有顽固性呃逆、呕吐、腹痛,皮肤淤斑,并可有便血、呕血、咯血等,颜面及全身可出现浮肿,可有胸、腹水形成。可出现血压增高,心音亢进。本期易出现各种严重并发症如:腔道出血以消化道出血最常见;脑水肿、脑出血引起抽搐、昏迷;心衰、肺水肿表现为呼吸困难,咯粉红色泡沫痰;呼吸窘迫综合征及继发细菌感染等。

4. 多尿期

多数患者少尿期过后进入此期,亦有从发热期或低血压期直接进入此期者(无低血压和/或少尿期)。此期多发生于病程第 9～14 d,持续时间一般 1～2 周。少尿期末尿量渐增多,每日尿量达 3 000 mL 以上即为多尿期。通常随尿量增多,患者其他症状随之日见好转。此期主要的并发症是水、电解质紊乱及继发感染。

5. 恢复期

尿量逐渐恢复到每日 2 000 mL 左右,食欲增加,临床症状逐渐消失,体力渐恢复,各种实验室检查指标渐恢复正常。此期一般持续 1～3 月。

（三）实验室检查

1.血常规

白细胞计数早期可正常,病后 3～4 d 见白细胞总数增高,多有(10～20)×10^9/L,重症患者可高达 50×10^9/L,少数呈类白血病反应。淋巴细胞增高并可见异形淋巴细胞。血小板减少并可见异形血小板。红细胞及血红蛋白于发热末期及低血压期由于血液浓缩可见明显升高。

2.尿常规

蛋白尿于病程第 2 d 即可出现,随病情加重而重而增加,少尿期达高峰。亦可有血尿及管型尿。部分患者尿中可见膜状物。

3.血液生化检查

血尿素氮及肌酐多在低血压休克期开始增加,少尿期及多尿早期达高峰,以后渐下降。低血压休克期及少尿期二氧化碳结合力下降最明显。血清钾、钠、钙、氯等随病期不同可有增高或降低。

4.凝血功能检查

血小板减少,凝血酶原时间延长,部分患者可有 DIC 存在的证据。

5.免疫学检查

血清特异性 IgM 抗体阳性或 IgG 抗体效价于恢复期较发病早期有 4 倍以上升高即有确诊价值。另外,从早期患者血清及尿沉渣中检出该病毒抗原或多聚酶链反应检出血清中该病毒 RNA 均可确定诊断。

二、诊断要点

(1)居住疫区或 2 月内有疫区旅居史,流行季节有与鼠类及其污染物直接或间接接触史。

(2)临床上急性起病,有发热中毒症状,有毛细血管损害表现(充血、出血及外渗征)及肾损害证据。典型病例有五期经过(发热期、低血压休克期、少尿期、多尿期及恢复期)。

(3)外周血白细胞总数升高,可见异形淋巴细胞,血小板减少,突然出现大量蛋白尿及尿中膜状物均有助于诊断。血清学检查特异性 IgM 抗体阳性或 IgG 抗体滴度恢复期较早期有 4 倍以上增高即可确定诊断。

三、治疗

治疗原则是:早诊断、早休息、早治疗和就近治疗;并针对各期病理生理改变对休克、肾衰竭和出血进行预防性综合性治疗。

（一）发热期

1.一般及对症治疗

卧床休息,给高热量、高维生素及易消化的饮食,高热者以物理降温为主,忌用强烈发汗退热药。中毒症状严重者可选用肾上腺皮质激素(如氢化可的松 100～200 mg 加入葡萄糖液中静脉滴注)。呕吐可给予灭吐灵 10 mg 肌注或维生素民 50～100 mg 静滴。对精神紧张、烦躁者可用安定 10 mg 肌注。

2.液体疗法

补充足够的液体和电解质。一般每日补液量为前一日出量加 1 000～1 500 mL 为宜,以口服为主,不足者可静脉输入。输液以平衡盐液为主,注意补充电解质(如钾),发热后期根据患者情况必要时适量补充 5%碳酸氢钠等。

3.出血的防治

可选用止血敏、安络血及维生素 K_1、维生素 C 等药。

4.抗病毒治疗

常用病毒利巴韦林(唑)成人 1 000 mg 溶于葡萄糖液中静脉滴注,每日一次,连用 3～5 d。也可应用肾综合征出血热恢复期患者血清或特异性高价免疫球蛋白、干扰素等。

（二）低血压休克期

1.扩充血容量

以早期、快速、适量为原则,争取 4 h 内使血压稳定。常用液体有平衡盐、低分子右旋糖酐、碳酸氢钠、甘露醇、清蛋白、血浆等。晶胶比例以 3∶1 为宜。通常先用平衡盐或 10％低分子右旋糖酐 200～300 mL 快速静滴或静推,使收缩压维持在 13.3 kPa(100 mmHg)左右,以后根据血压、脉压、末梢循环和组织灌注情况及血红蛋白等,选用适当液体,调整输液速度和用量。扩容量要适宜,一般每日补液不超过 2 500～3 000mL。

2.纠正酸中毒

常用 5％碳酸氢钠,可根据二氧化碳结合力的测定结果酌量给予补充,或按每次 5 mL/kg 给予,每日总量不超过 800 mL。亦可选用 11.2％的乳酸钠。

3.血管活性药

经补液、纠正酸中毒后血红蛋白自己恢复正常,但血压仍不稳定者,可根据休克类型合理选用血管收缩剂(常用阿拉明)或血管扩张剂(常用多巴胺或苄胺唑啉)或两种药物联合应用。

4.其他

①如有心功能不全,应及时应用强心剂。②吸氧。③应用肾上腺皮质激素,如氢化可的松或地塞米松。

（三）少尿期

本期主要矛盾是肾功能不全及其各种并发症。治疗原则是"稳、促、导、透"。即稳定机体内环境、促进利尿、导泻和透析治疗。

1.稳定内环境

给予高热量、低蛋白易消化的食物。补液量应限制为前一日出量(尿、便及呕吐量)＋500～700 mL,以高渗葡萄糖液为主,限制钠盐。注意维持酸碱及电解质平稳、稳定血压及血浆渗透压。

2.促进利尿

常用速尿,从小量开始如每次 20 mg～40 mg,如利尿效果不明显可逐步加大剂量至每次 100～200 mg,静脉推注,2～6 h 可重复一次,每日可连用 2～6 次。强效利尿剂还可用利尿酸钠每次 25～50 mg 或丁尿胺 1～2 mg 加入葡萄糖中,静脉注射。亦可联合应用血管扩张剂如酚妥拉明10～20 mg 或山莨菪碱 10～20 mg 加入葡萄糖液中静脉滴注。

3.导泻疗法

常用甘露醇粉 25～50 g 或 20％甘露醇 125 mL 口服,每日 1～2 次。亦可应用硫酸镁口服或大黄30 g 泡水后冲服。肠出血者不宜应用。

4.透析疗法

有助于排除血中尿素氮和过多水分,纠正电解质和酸碱平衡失调,缓解尿毒症。有明显氮质血症、高血钾或高血容量综合征患者,均可采用血液透析或腹膜透析。

5.治疗并发症

(1)出血的治疗:应针对出血原因选用药物治疗。凝血因子消耗所致者补充凝血因子或血小板;DIC 纤溶亢进期则应用六氨基己酸或对羧基苄胺;肝素类物质增加所致者宜选用鱼精蛋白;尿毒症所致出血则需透析治疗。消化道出血除上述治疗外,应按消化道溃疡病出血的治疗方法,应用甲氰咪胍及局部应用止血药如凝血酶、云南白药等。

(2)心衰、肺水肿:应停止或控制输液,应用西地兰强心、安定镇静以及扩血管(如酚妥拉明)和利尿药。若无尿或少尿且存在高血容量者,紧急情况下可采用放血疗法。

(3)如合并 ARDS(成人呼吸窘迫综合征),应严格控制补液量,选用大剂量肾上腺皮质激素(如地塞米松)静脉注射,进行高频通气或应用呼吸机进行人工终末正压呼吸等。

(4)继发感染时选用对肾脏无毒性或低毒性的抗生素。

（四）多尿期

主要是维持水和电解质平衡,防治继发感染。补充足量液体和电解质,一般补液量按排出量的 75% 计为宜,应尽量口服补液,因过多的静脉补液易使多尿期延长。

（五）恢复期

加强营养,按病情轻重休息 1～3 个月或更长时间,体力活动宜逐步增加。

（胡志银）

第二十一章 急性中毒

第一节 有机磷农药中毒

一、疾病介绍

有机磷杀虫药是一种被广泛地应用于农、林业的主要农药之一，工作中防护不当、农作物残留、污染食物和意外服用均可导致急性中毒。我同每年农药中毒患者在 5 万～10 万之间，其中有机磷农药中毒占70％，死亡率在 10％左右。有机磷农药中毒是医院急诊科的一种常见急症，病情危重、变化快、并发症多、死亡率高。

（一）定义

有机磷农药中毒是短期内大量有机磷农药进入人体，抑制了胆碱酯酶的活性，造成组织中乙酰胆碱大量积聚，出现以毒蕈碱样、烟碱样和中枢神经系统症状为主要表现的全身性疾病。

按有机磷农药对人体的毒性可分四类：①剧毒类，如甲拌磷（3911）、对硫磷（1605）、内吸磷（1059）等。②高毒类，如敌敌畏、甲基对硫磷、氧乐果、甲胺磷等。③中毒类，如乐果、敌百虫、乙硫磷等。④低毒类，如马拉硫磷、辛硫磷等。

有机磷农药是日前农业使用最广的杀虫药，对人畜具有一定毒性，大多呈油状（敌百虫为白色结晶），淡黄或棕色，有大蒜味，不溶于水而易溶于有机溶剂中，在碱性或高温条件下易分解失效。但敌百虫易溶于水，在碱性溶液中则变为毒性更强的敌敌畏。

（二）病因

1.生产性中毒

生产过程中，操作者手套破损，衣服和口罩污染，或生产设备密闭不严，化学物质泄露，杀虫药经皮肤或呼吸道进入人体引起中毒。

2.使用性中毒

喷洒杀虫药时，防护措施不当致使药液污染皮肤或吸入空气中杀虫药而引起中毒。另外，配药浓度过高或用手直接接触杀虫药原液也可引起中毒。

3.生活性中毒

主要由于误服或自服杀虫药，饮用被杀虫药污染的水源或食入污染的食品所致。滥用有机磷杀虫药治疗皮肤病或驱虫也可发生中毒。

（三）发病机制

有机磷农药主要是抑制神经系统胆碱酯酶活性。使乙酰胆碱大量堆积，作用于效应细胞的胆碱能受体，产生相应的临床表现。此外，有机磷农药亦直接作用于胆碱能受体。有的毒物经氧化后毒性增强，如对硫磷（1605）氧化为对氧磷，其抑制胆碱酯酶的活性增强 300 倍，内吸磷氧化为亚砜，其抑制胆碱酯酶的活性增强 5 倍；敌百虫侧链脱氧化后为敌敌畏。毒物及其代谢产物排泄较快，多在 24 h 内排泄。主要经尿液以代谢产物排出，少数以原药排出。

（四）临床表现

1.病史

生产性中毒，接触史较明确，非生产性中毒有的隐瞒服农药史，有的为误服，有的间接接触或摄入，要注意询问陪伴人员：患者近来情绪、生活、工作情况，现场有无药瓶、呕吐物气味等。

2.症状和体征

有机磷的毒性强，吸收后 6~12 h 血浓度达最高峰，病情发展迅速，表现复杂。

（1）毒蕈碱样症状：主要是副交感神经末梢兴奋所致，表现为平滑肌收缩和腺体分泌增加。临床表现有恶心、呕吐、腹痛、多汗，尚有流泪、流涕、流涎、腹泻、尿频、大小便失禁、心跳减慢和瞳孔缩小。支气管痉挛和分泌物增加、咳嗽、气急，严重患者出现肺水肿。

（2）烟碱样症状：又称 N 样症状，是由于乙酰胆碱在横纹肌神经肌肉接头处过度蓄积，持续刺激突触后膜上烟碱受体所致。临床表现为：颜面、眼睑、舌、四肢和全身横纹肌发生肌纤维颤动，甚至强直性痉挛，伴全身紧缩和压迫感。后期出现肌力减退和瘫痪。严重时并发呼吸肌麻痹，引起周围性呼吸衰竭。乙酰胆碱还可刺激交感神经节，促使节后神经纤维末梢释放儿茶酚胺，引起血压增高、心跳加快和心律失常。

（3）中枢神经系统表现：中枢神经系统受乙酰胆碱刺激后可出现头晕、头痛、疲乏、共济失调、烦躁不安、谵妄、抽搐、昏迷等症状。

（4）中毒程度分级可分为：①轻度中毒。有头痛、头晕、恶心、呕吐、腹痛、胸闷、乏力、出汗、视力障碍。全血胆碱酯酶活力降低至正常值的 50%~70%。②中度中毒。除上述症状外，尚有肌束颤动、瞳孔中度缩小、呼吸困难、精神恍惚、语言不清。血胆碱酯酶活力降低至正常值的 30%~50%。③重度中毒。瞳孔极度缩小、心率快、呼吸困难、口唇发绀、肺水肿、呼吸衰竭、二便失禁、血压下降、抽搐、昏迷。血中胆碱酯酶活力在 30% 以上。

为便于掌握上述分度的重点，一般以只有轻度副交感神经兴奋症状和中枢神经症状者列为轻度中毒，有肌肉束颤动即属中度中毒；出现肺水肿、昏迷或呼吸抑制时则属重度中毒。若诊断有困难，可用阿托品作诊断性治疗；阿托品 1 mg 加于 50% 葡萄糖液 20 mL 静脉注射。若是有机磷农药中毒，症状有所好转；若不是，则出现颜面潮红、口干、口渴等不适感觉。

（五）治疗要点

1.现场急救

迅速协助患者迅速脱离中毒环境，脱去被污染的衣服，如病情及条件许可时，抢救人员可用肥皂水或清水清洗被污染的皮肤、毛发、指（趾）甲，忌用热水。如是敌百虫中毒者禁用肥皂水，眼部污染者可用 2% 碳酸氢钠（敌百虫除外）或生理盐水或清水连续冲洗数日。现场还应注意搜查患者周围有无药瓶及其药物名称。对于神志不清的患者，在抢救的同时，应向第一个发现患者的人了解当时的情况，主要是了解中毒情况。

2.院内急救

（1）洗胃：洗胃是有机磷农药中毒患者抢救的关键。

洗胃时应注意的几个问题：①洗胃的时间和原则。急性有机磷口服中毒者，洗胃必须遵循及早洗、充分洗、彻底洗的原则。不应该受洗胃 4~6 h 排空时间的限制，超过洗胃时间者，仍应争取洗胃。因有机磷农药中毒后，使胃排空时间延缓，但由于吸收入血的有机磷农药仍不断弥散到胃肠道，故洗胃仍有效。②胃管的选择及插管方法。插管前应清除口腔内异物，采用经口插粗胃管，以利于灌洗。此方法减少痛苦，同时防止了鼻黏膜出血。在确认胃管存胃内以后，首先抽净高浓度毒液，然后灌洗。③洗胃液的选择。先采用温清水洗胃，待确认毒物后再选择合适的洗胃液。但要注意，服用敌百虫的患者不能用碳酸氢钠溶液洗胃，会增强毒性。乐果、1059、1650 等中毒禁用高锰酸钾溶液洗胃，因可被氧化成毒性更强的物质。④体位与灌洗胃。洗胃采用左侧头低位，以利于毒物排出，每次灌洗胃以 300~500 mL 为限，如灌入量过多，液体可以从口、鼻腔内涌出，有引起窒息的危险。同时还易产生胃扩张，使胃内压上升，增加毒物的吸收。突然胃扩张又易兴奋迷走神经，引起反射性心跳骤停的危险。因此要掌握好每次的灌入量。最后以洗出液无色、无有机磷气味和进出液颜色一致为标准。

（2）对所有中毒的患者尽早建立静脉通道，遵医嘱尽早使用解毒剂：①抗胆碱药。阿托品是目前最常使用的抗胆碱药，具有阻断乙酰胆碱对副交感神经和中枢神经系统毒蕈碱受体的作用，能缓解毒蕈碱样症状，对抗呼吸中枢抑制有效。及早、适量、反复、正确使用阿托品是抢救成功的另一关键。用量应根据患者病情和个体差异。原则是早期、足量、反复和快速达阿托品化。②胆碱酯酶复能剂。临床常用解磷定、氯磷定，足量重复使用复能剂是逆转呼吸肌麻痹的关键，早期用药，抢救过程中应边洗胃边应用，24 h 内给药为黄金时间。复能剂与阿托品有协同作用，合用时阿托品用量减少，同时要警惕过量中毒的问题。

3.血液灌流的护理

对服毒量大，而且时间长者，经过一般抢救处理后仍昏迷或清醒后再度出现嗜睡甚至昏迷者，应尽早进行血液灌流。血液灌流除了可吸附毒素外，还可通过对炎症介质的清除作用，起到有效防治急性有机磷农药中毒的目的。血液灌流时，护理应加强生命体征监测，监测水、电解质、酸碱平衡状态和血糖等变化，合理应用肝素，观察有无出血征象，监测凝血功能，同时要防止空气栓塞发生。

4.做好急诊监护

（1）抗休克补液：密切监测血压、心率等生命体征变化及周围循环状态。严格记录液体出入量，动态监测中心静脉压。对低血容量患者，使用输液泵保持匀速。观察患者的尿量、颜色，对意识障碍患者，监测意识、呼吸、瞳孔、定向力及情绪变化。

（2）肺水肿的预防及处理：中毒患者需要输液，在输液过程中要观察患者的各种生命体征是否发生变化，注意患者的呼吸节律变化，控制输液的流速，防止肺水肿等并发症的发生。

二、护理评估与观察要点

（一）护理评估

（1）意识状况，生命体征，皮肤黏膜，瞳孔，循环，泌尿，血液，呼吸系统等症状。

（2）毒物的接触史。详细询问患者及陪同人员，明确毒物的种类、剂量、中毒的途径及时间。对意识障碍的患者，应询问陪同人员发现时间、当时情况以及身边有无其他异常情况（如药瓶等）。

（3）中毒的相应症状，有无出现中毒综合征：毒蕈碱样症状，烟碱样症状，中枢神经系统症状。

（4）各项检查及化验结果，如血常规、电解质、动脉血气分析、凝血功能检测等。

（5）药物治疗的效果及不良反应。

（6）洗胃的效果及不良反应。

（7）心理及社会支持状况。

（二）观察要点

1.现存问题观察

有机磷农药可通过皮肤、黏膜、消化道、呼吸道侵入人体，中毒机制足抑制胆碱酯酶活性，造成组织中乙酰胆碱积聚，而产生中毒症状，有机磷农药中毒病情变化极快。因此，严密观察病情和生命体征，特别是要注意患者的神志、瞳孔、心率、呼吸、血压的变化，保持呼吸道通畅，注意观察患者颜面、皮肤、口唇的颜色变化，加强口腔、皮肤的护理，严密观察有无阿托品化和阿托品中毒的现象。

2.并发症的观察

（1）阿托品中毒：急性有机磷农药中毒在治疗过程中容易出现阿托品中毒，尤其是从基层医院转运来的急性有机磷农药中毒患者多见。均因阿托品用药不合理所至。有机磷农药中毒致死有 60% 是阿托品中毒引起的，所以护理人员严密观察托品化指标和中毒症状。阿托品化指标为口下、皮肤干燥、心率80～100 次/分。如出心动过速（≥120 次/分）、烦躁、谵妄、手有抓空感、高热，重者甚至昏迷，应考虑有阿托品中毒。在护理作中要注意阿托品注射前后症状、体征的观察，并详细记录。

注：阿托品化。患者瞳孔较前散大，皮肤干燥、口干、颜面潮红、肺部湿啰音消失及心率加快。

阿托品中毒：患者出现瞳孔散大、神志不清、烦躁不安、抽搐、昏迷和尿潴留等症状。

（2）中间综合征（IMS）：患者出现以呼吸肌麻痹致呼吸衰竭为主的症候群，称为中间综合征。中间综合征患者往往在短时间内出现呼吸衰竭、呼吸骤停而死亡。因此一旦出现中间综合征，应立即报告医生，及时准确给药、呼吸气囊手法通气或人工呼吸，做好气管插管、连接呼吸机等准备。观察痰液的颜色、量，吸痰时严格执行无菌技术。同时要注意观察患者的一般情况，如生命体征、血气分析、通气指标改变的影响。

（3）反跳现象：患者病情好转，神志清醒后，因某种原因使患者病情忽然加重，神志再次转为昏迷、心率降低、出汗、瞳孔缩小，即出现反跳现象。在治疗过程中，应观察患者的皮肤湿润度、瞳孔及心率的变化。

（4）急性呼吸衰竭：重度有机磷农药中毒者出现口唇发绀、呼吸浅短或牙关紧闭，即出现了急性呼吸衰竭中毒。要及时应用抗胆碱药和复能剂，在洗胃中严密观察患者生命体征，心率、呼吸、经皮血氧饱和度等情况，若出现呼吸浅短，应停止洗胃，立即应用特效解毒剂阿托品和复能剂，待心率、呼吸平稳后再洗。如果呼吸已停止，应立即行气管插管、机械通气后再用小型胃管经鼻腔插胃管洗胃。

（5）肺部感染：急性有机磷农药中毒患者因腺体分泌物增多致坠积、洗胃时造成误吸，可导致肺部感染。因此洗胃时灌入胃的洗胃液不超过 300 mL，以免引起呕吐，吸尽胃管内液体后再拔出胃管，以免将胃内容物漏出于口腔及咽部。吸痰时，吸口腔、咽喉部、气管的吸痰管分开。定期给患者翻身拍背，对清醒患者鼓励咳嗽、排痰，防止肺部再感染。

三、急诊救治流程

有机磷农药中毒的急诊救治流程详见图 21-1。

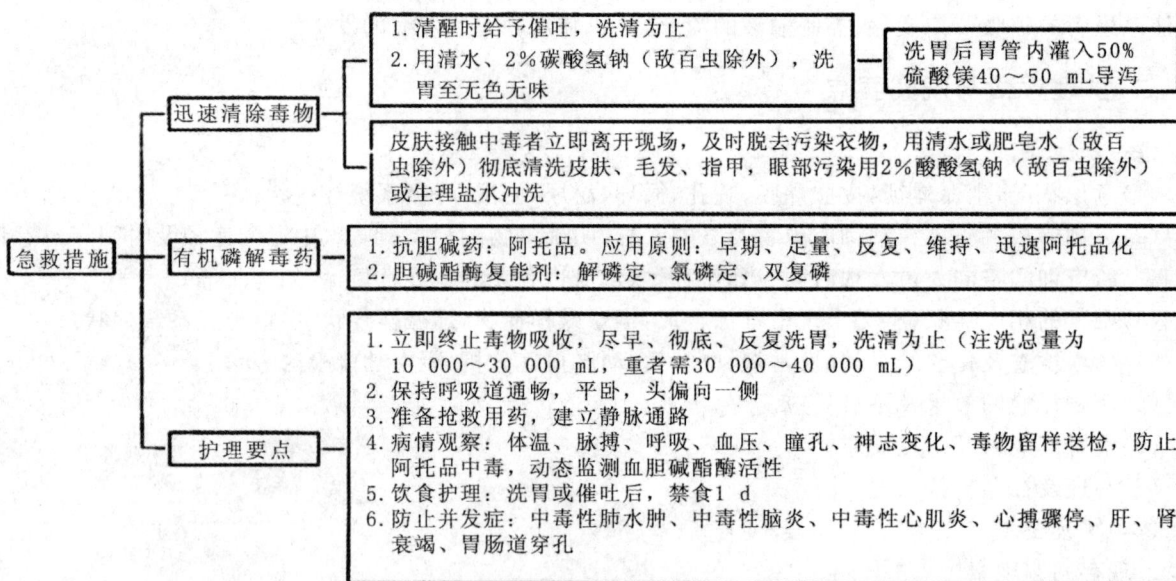

图 21-1　有机磷农药中毒的急诊救治流程图

（何　洁）

第二节　急性一氧化碳中毒

一、疾病介绍

（一）定义

急性一氧化碳中毒（acute carbon monoxide poisoning）是指人体短时间内吸入过量 CO 所造成的脑及全身其他组织缺氧性疾病，严重者可引起死亡。

（二）病因

1. 职业性中毒

职业性中毒如矿山采掘放炮、煤矿瓦斯爆炸、火灾现场、钢铁冶炼、化肥生产、制造甲醇、丙酮等都可产生大量的一氧化碳，若通风防护不当，吸入可致中毒。

2. 生活性中毒

日常生活中，煤炉产生的气体中一氧化碳含量达 $6\%\sim30\%$。室内门窗紧闭，火炉无烟囱或烟囱堵塞、漏气都可引起一氧化碳中毒。

（三）发病机制

一氧化碳被人体吸入进入血液后，85% 与血红蛋白（Hb）结合形成稳定的碳氧血红蛋白。由于碳氧血红蛋白的亲和力是氧合血红蛋白比氧大 240 倍，而碳氧血红蛋白解离却比正常 Hb 慢 3 600 倍。因此，血液中一氧化碳与氧竞争 Hb 时，大部分血红蛋白成为碳氧血红蛋白。碳氧血红蛋白携氧能力差，引起组织缺氧，而碳氧血红蛋白解离曲线左移，血氧不易释放更加重组织缺氧。此外，一氧化碳还可与还原型细胞色素氧化酶的二价铁结合，抑制该酶活性，影响组织细胞呼吸与氧化过程，阻碍对氧利用。脑和心脏（对缺氧最敏感的器官）最易遭受损害。脑内小血管迅速麻痹扩张。脑内 ATP 无氧情况下耗尽，钠泵运转不灵，钠离子蓄积于细胞内而诱发脑细胞内水肿。

（四）临床表现

一般有明确的一氧化碳吸入史，中毒的程度与吸入时间的长短、吸入的浓度、机体对一氧化碳的敏感性、耐受性密切相关。一氧化碳急性中毒的临床表现根据碳合血红蛋白形成的程度可分为 3 级。

1. 轻度中毒

血液中碳合血红蛋白占 $10\%\sim20\%$，患者有头痛、眩晕、心悸、恶心、呕吐、四肢无力，可有短暂的晕厥，还可诱发心绞痛发生，及时吸入新鲜空气后症状会迅速消失。

2. 中度中毒

血液中碳合血红蛋白占 $30\%\sim40\%$，除上述症状外，患者还可昏睡或浅昏迷，瞳孔对光反应迟钝，皮肤和黏膜出现典型樱桃红色，及时抢救。呼吸新鲜空气或氧气后可较快清醒，各种症状数小时内消失，一般不留后遗症。

3. 重度中毒

血液中碳合血红蛋白达到 50% 以上，患者呈深昏迷，各种反射消失，瞳孔散大，血压下降，呼吸不规则，皮肤黏膜苍白或发绀，中毒性肝炎、休克、急性肾功能不全，最终呼吸空气，患者可数小时甚至数天不能清醒，死亡率高。

4. 迟发性脑病（神经精神后发症）

急性 CO 中毒患者在清醒后，经过 $2\sim60$ d 的"假愈期"，可出现下列临床表现：①精神意识障碍，出现幻视、幻听、忧郁、烦躁等精神异常，少数可发展为痴呆。②锥体外系神经障碍，出现震颤麻痹综合征，部分患者逐渐发生表情缺乏，肌张力增加，肢体震颤及运动迟缓。③锥体系神经损害及大脑局灶性功能障碍，可发生肢体瘫痪、大小便失禁，失语，失明等。

（五）治疗要点

1. 现场急救

（1）迅速脱离中毒现场：迅速将患者转移到空气新鲜的地方，卧床休息，保暖；保持呼吸道通畅。

（2）转运：清醒的患者。保持无障碍呼吸，有条件者应持续吸氧；昏迷中的患者，除持续吸氧外，应注意呼吸道护理，避免呼吸道异物阻塞。

2. 院内救护

纠正缺氧：迅速纠正缺氧状态。吸入高浓度氧气可加速 COHb 解离，增加一氧化碳的排出。目前高压氧舱治疗效果最好。呼吸停止时，应及早进行人工呼吸，或用呼吸机维持呼吸。危重患者可考虑血浆置换。

3.进一步治疗

首先建立静脉通道,遵医嘱用药,防止并发症的发生。

(1)20%甘露醇:严重中毒后,脑水肿可在 24~48 h 发展到高峰。脱水疗法很重要。目前最常用的是 20%甘露醇静脉快速滴注,也可注射呋塞米脱水。

(2)能量合剂:常用药物有三磷酸腺苷、辅酶 A、细胞色素 C 和大量维生素 C 等,促进脑细胞功能恢复。

(3)血管扩张剂:常用的有 1%普鲁卡因 500 mL 静脉滴注,用芎嗪注射液 80 mg 溶于 250 mL 液体内静脉滴注等,防治迟发性脑病。

4.做好急诊监护

(1)应密切观察患者的生命体征,包括体温、脉搏、呼吸、血压、面色、神志、瞳孔的变化,尤其是中、重度中毒以呼吸困难、呼吸肌麻痹为主者,所以需要密切观察患者呼吸的频率、深浅度的变化;严密观察患者有无呕吐现象,观察患者的血压、神志意识及瞳孔的变化,监测水、电解质平衡,纠正酸中毒,并预防吸入性肺炎或肺部继发感染。

(2)防治并发症和后发症,加强昏迷期间的护理。保持呼吸道通畅,必要时行气管切开。定时翻身以防发生压疮和肺炎。注意营养,必要时鼻饲。高热者可采用物理降温方法,如头部用冰帽,体表用冰袋,使体温保持在 32 ℃左右。如降温过程中出现寒战或体温下降困难时,可用冬眠药物;严重中毒患者清醒后应继续高压氧治疗,绝对卧床休息,密切监护 2~3 周,直至脑电图恢复正常为主,预防迟发性脑病。

二、护理评估与观察要点

(一)护理评估

(1)病史评估:一氧化碳接触史。

(2)身体评估:生命体征、意识状态、瞳孔大小、头痛程度。

(3)实验室及其他检查:脑电图可见弥漫性低波幅慢波,与缺氧性脑病进展相平行。

(4)高压氧治疗的效果。

(5)有无焦虑等心理改变。

(二)观察要点

1.现存问题观察

CO 中毒的后果是严重的低氧血症,从而引起组织缺氧,吸入氧气可加速 HbCO 解离,增加 CO 的排出。严密观察患者意识、瞳孔变化,生命体征,重点是呼吸和体温,缺氧情况。尿量改变,准确记录出入量。氧浓度过高肺表面活性物质相对减少,易出现肺不张。应严格执行给氧浓度和给氧时间,根据病情随时调整用氧流量,清醒者可间歇给氧。CO 中毒 6 h 内给予高压氧治疗,可减少迟发性病的发生,并能促进昏迷患者觉醒。

2.并发症的观察

(1)吸入性肺炎及肺水肿:常于中毒 2~4 d 发生肺水肿、肺炎、清除呼吸道分泌物及呕吐物,严密观察体温、心率、血压等变化。应用抗生素控制感染,合并肺水肿时,控制液体滴速,给予强心利尿,准确记录出入液量。

(2)脑水肿:中毒严重者,脑水肿一般在 24~48 h 发展到高峰,应密切观察患者有无呕吐现象。呕吐时是否为喷射状。并及时认真听取患者的主诉,一旦发现患者瞳孔不等大,呼吸不规则,抽搐等提示脑疝形成,应给予及时抢救处理。输液过程中密切观察体液的速度和量,观察是否有药液外渗,避免输液量过快、过多,防止发生急性脑水肿。应用脱水剂后观察膀胱充盈情况,对于昏迷不能自行排尿者,给予留置导尿,并要准确记录出入量,注意尿量及颜色的变化。

(3)心律失常:保汪持续氧气吸入,纠正缺氧状态,应用抗心律失常药及营养心肌药物,严密监测心率(律)、血压变化,迅速处理危急情况。

（4）急性肾衰竭：严密观察尿量及液体出入量，纠正休克及缺氧，必要时给予利尿药，血液透析时做好相应护理。

三、急诊救治流程

急性一氧化碳中毒急诊救治流程详见图 21-2。

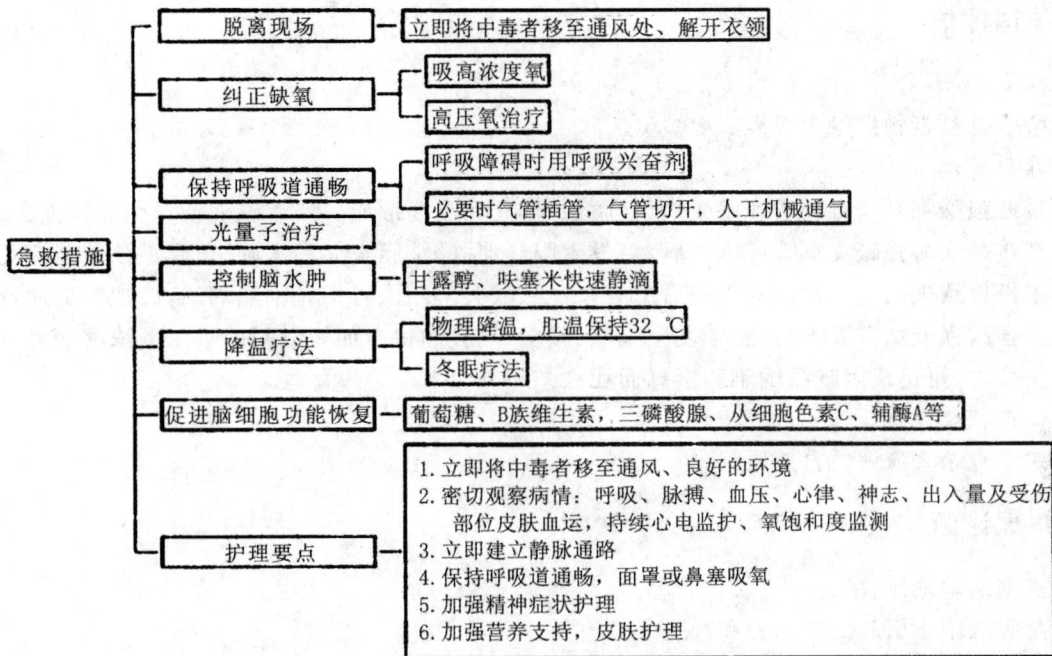

图 21-2　急性一氧化碳中毒急诊救治流程图

（何　洁）

第三节　强酸、强碱中毒

一、疾病概论

（一）病因及发病机制

强酸、强碱为腐蚀性化学物。强酸主要指硫酸、硝酸及盐酸等。急性中毒多为经口误服或意外吸入，皮肤接触或被溅洒，引起局部腐蚀性烧伤，组织蛋白凝固和全身症状。强碱是指氢氧化钠、氢氧化钾、氧化钠和氧化钾等。急性中毒多为误服或意外接触，引起局部组织碱烧伤，与组织蛋白结合形成碱性蛋白盐，使脂肪组织皂化出现全身症状。

（二）临床表现

口服中毒者发生口咽、喉头、食管及胃黏膜烧伤，从而出现剧烈灼痛，呕吐血性内容物，并可出现喉头水肿、痉挛、吞咽困难，严重者出现胃穿孔。幸存患者可遗留食管及胃部瘢痕收缩引起的狭窄等。吸入中毒者出现呛咳、咯痰、喉及支气管痉挛，呼吸困难，肺炎及肺水肿等。

（三）救治原则

（1）对强酸口服中毒者立即服用氢氧化铝凝胶或 7.5％氢氧化镁混悬液，并可服用生蛋清或牛奶，同时加服植物油，严禁洗胃、催吐。对强碱口服中毒者立即用食醋、3％～5％醋酸或 5％稀盐酸，大量橘汁或柠檬汁等中和,同时禁用催吐与洗胃。

(2)对强酸吸入中毒者,用2%碳酸氢钠溶液雾化吸入,大量肾上腺皮质激素预防肺水肿,抗生素预防感染。

(3)皮肤接触首先脱掉污染衣物,用大量清水冲洗,对强酸者可用2%碳酸氢钠溶液反复冲洗;对强碱者用2%醋酸溶液湿敷。皮肤损伤时,按烧伤处理。

二、护理评估

(一)病史

有强酸强碱类毒物接触史或误服史。

(二)症状及体征

皮肤接触强酸强碱类毒物后即发生灼伤、腐蚀、坏死和溃疡形成。严重碱灼伤可引起体液丢失而发生休克。眼部接触强酸强碱类烟雾或蒸气后,可发生眼睑浮肿、结膜炎症和水肿、角膜混浊甚至穿孔,严重时可发生全眼炎以致失明。口服强酸强碱后患者口、咽、喉头、食管、胃均有剧烈灼痛,腐蚀性炎症,严重者可发生穿孔。强酸强碱烟雾吸入后,患者发生呛咳、胸闷、呼吸加快。如短时间内吸入高浓度烟雾,可引起肺水肿和喉头痉挛,可迅速因呼吸困难和窒息而死亡。

(三)心理社会评估

尤其对于自杀者应评估自杀原因。

三、护理诊断

(一)有窒息的危险

窒息与吸入中毒引起的肺水肿和喉头痉挛有关。

(二)有休克的危险

休克与患者碱灼伤引起的体液大量丢失有关。

(三)绝望

与导致患者自杀的诱因有关。

(四)有感染的危险

感染与患者皮肤灼伤后屏障破坏有关。

(五)有再次自杀的危险

再次自杀与导致患者自杀的诱因未解除有关。

四、护理目标

(1)患者未发生窒息或发生窒息能被及时发现并得到妥善处理。

(2)患者发生休克的临床指标得到重点监测,液体补充及时有效。

(3)患者愿意表达内心的感受,再次自杀的危险性减小。

(4)患者未发生感染。

五、护理措施

(1)对强酸、强碱类毒物中毒的患者,清洗毒物时首先以清水为宜,并要求冲洗时间稍长,然后选用合适的中和剂继续冲洗。强酸中毒可用2%～5%碳酸氢钠、1%氨水、肥皂水、石灰水等中和;强碱中毒用1%醋酸、3%硼酸、5%氯化钠、10%枸橼酸钠等中和。

(2)口服强酸、强碱的患者禁止洗胃,可给予胃黏膜保护剂缓慢注入胃内,注意用力不要过大,速度不要过快,防止造成穿孔。

(3)严密观察生命体征的变化,准确记录出入液量,谨防休克的发生。

(4)保持呼吸道畅通,防止窒息的发生。

(5)耐心听取患者的诉说,在患者需要时陪伴患者,充分利用患者的社会及家庭支持系统。

六、护理评价

(1)患者是否发生窒息或发生窒息能否被及时发现并得到妥善处理。

(2)患者发生休克的临床指标是否得到重点监测,液体补充是否及时有效。

(3)患者是否愿意表达内心的感受,再次自杀的危险性是否减小。

(4)患者是否发生感染。

(何　洁)

第四节　镇静、安眠类药物中毒

一、疾病概论

(一)病因及发病机制

镇静、安眠类药物的种类一般分为巴比妥类和非巴比妥类,但无论哪种药物对中枢神经系统均有抑制作用,大剂量使用时可抑制呼吸中枢。引起呼吸衰竭;抑制血管运动中枢,导致循环衰竭。

(二)临床表现

镇静、安眠类药物中毒的临床表现与药物的种类、剂量、治疗的早晚有关。一般表现为神志模糊、言语不清、判断力下降、嗜睡、深睡、昏迷;各种反射消失,脉搏快而弱,血压下降,严重时可出现呼吸困难、发绀、呼吸衰竭。

(三)救治原则

(1)纠正致死性症状:致死的主要原因是呼吸和循环衰竭。重点在于维持有效的气体交换及血容量。

(2)防止毒物进一步吸收,加速已吸收毒物的清除,包括洗胃、导泻、利尿、透析等。

(3)中枢兴奋剂的应用。

二、护理评估

(一)病史

有可靠的应用中毒量镇静安眠药史,应询问药名、剂量及服用的时间和是否经常服用该药。

(二)症状及体征

1.轻度中毒

嗜睡或深睡,反应迟钝,言语不清,判断力及定向力障碍。

2.中度中毒

昏睡或昏迷,强烈刺激虽能唤醒,但不能言语,旋即又入睡。呼吸略慢,但无呼吸、循环障碍。

3.重度中毒

深昏迷,出现呼吸、循环衰竭。严重者出现休克、少尿、皮肤水疱。后期全身弛缓,各种反射消失,瞳孔缩小,对光反射消失。

(三)心理状况评估

尤其对于自杀患者,应了解患者自杀的原因及患者的心理状态。

(四)辅助检查

可留取患者的胃内容物、血、尿做药物定性及定量检查。

三、护理诊断

（一）急性意识障碍

急性意识障碍与药物对中枢神经系统的抑制有关。

（二）有误吸的危险

误吸与患者意识障碍，呕吐物、呼吸道分泌物清除困难有关。

（三）绝望

绝望与导致患者自杀的诱因有关。

（四）有皮肤破损的危险

皮肤破损与患者意识障碍不能自行改变体位有关。

（五）有再次自杀的危险

再次自杀与导致患者自杀的诱因未解除有关。

四、护理目标

（1）患者意识趋于好转，未发生误吸。

（2）患者愿意表达内心的感受，再次自杀的危险性减小。

（3）患者未发生皮肤破损。

五、护理措施

（1）给予吸氧，保持呼吸道畅通，有呼吸衰竭者给予辅助呼吸。

（2）密切观察病情，注意呼吸、血压、体温、脉搏的变化，准确记录病情变化。

（3）准确记录出入液量，防止酸、碱及水、电解质失衡。

（4）患者低温时注意保温。

（5）躁动患者要防止坠床和外伤。

（6）耐心听取患者的诉说，在患者需要时陪伴患者，充分利用患者的社会及家庭支持系统。

六、护理评价

（1）患者意识是否好转，是否发生误吸。

（2）患者是否愿意表达内心的感受，再次自杀的危险性有无减小。

（3）患者是否发生皮肤破损。

（何　洁）

第五节　急性乙醇中毒

急性乙醇中毒是由于服用过量的乙醇或酒类饮料引起的中枢神经系统兴奋及抑制状态。绝大多数乙醇在胃、十二指肠和空肠的第一段吸收，十二指肠和空肠为最主要的吸收部位。乙醇进入空胃，通常30～90分钟内能完全被吸收入血。乙醇吸收入血后迅速分布于全身各组织和体液，并通过血－脑脊液屏障进入大脑。进入体内的乙醇90％以上都是经肝氧化脱氢分解，最终变成二氧化碳和水。肝代谢主要是依靠肝内的乙醇代谢酶，不同个体酶的水平及活性不同。

一、中毒机制

乙醇的主要毒理作用是抑制中枢神经系统。首先从大脑皮质开始，选择性抑制网状结构上行激动系统，使较低功能失去控制,而呈现一时性兴奋状态,在短时间内自我控制能力减退;然后,皮质下中枢、脊髓和小脑功能受到抑制,出现共济失调等运动障碍,分辨力、记忆力、洞察力、注意力减退甚至消失,视觉、语言、判断力失常;最后抑制延髓血管运动中枢和呼吸中枢,呼吸中枢麻痹是重度乙醇中毒者死亡的主要原因。

二、护理评估

(一)病史

有大量饮酒或摄入含乙醇的饮料史。

(二)临床表现

与乙醇的浓度、饮酒量、饮酒速度和是否空腹有关。急性中毒的主要症状和体征是中枢神经系统抑制、循环系统和呼吸系统功能紊乱。临床大致可分为以下 3 期。

1.兴奋期

血乙醇含量在 200~990 mg/L,患者出现眩晕和欣快,易感情用事,说话滔滔不绝,言辞动作常粗鲁无理、喜怒无常,不承认自己饮酒过量,自制力很差,有时则寂静入睡。

2.共济失调期

血乙醇含量达 1 000~2 999 mg/L。患者动作笨拙、步态不稳、言语含糊不清、语无伦次,似精神错落。

3.昏迷期

血乙醇含量达 3 000 mg/L 以上。患者由兴奋转为抑制,常昏睡不醒、呼吸慢并带鼾声、体温偏低、面色苍白、皮肤发绀、口唇微紫、脉搏细速,常呈休克状态,瞳孔正常或散大,严重者昏迷、抽搐和大小便失禁,最后发生呼吸麻痹致死。

(三)辅助检查

(1)乙醇检测:呼气中乙醇浓度与血清乙醇浓度相当。

(2)动脉血气分析:可有轻度代谢性酸中毒。

(3)血清电解质检测:可见低钾血症、低镁血症、低钙血症。

(4)血清葡萄糖检测:可有低血糖症。

(5)心电图检查:可见心律失常和心肌损害。

三、病情诊断

根据患者大量饮酒或摄入含乙醇的饮料史,临床表现为急性中毒的中枢神经抑制症状、呼气中有酒味,参考实验室检查,可作出急性乙醇中毒的诊断。

四、急救护理

(一)紧急救护

1.清除毒物

轻度醉酒一般不需作驱毒处理。饮酒量过大者,如神志尚清可予以催吐,但应严防误吸;如神志已模糊者应考虑洗胃。对来诊时已处于严重状态者,应早期进行血液透析治疗。

2.解除中枢抑制作用

可用内啡肽拮抗药纳洛酮 0.4~0.8 mg,静脉注射,可每半小时左右重复注射,多数患者数次应用后可清醒。同时可用 10％高渗葡萄糖液 500 mL 加胰岛素 8~16 U 静脉滴注,加维生素 C、B 族维生素,促进乙醇氧化。

(二)一般护理

1.卧床休息

采取侧卧位,以防呕吐致窒息和吸入性肺炎,同时要注意保暖。

2.加强病情观察

如患者出现昏迷、呼吸慢而不规则、脉搏细弱、皮肤湿冷、大小便失禁、抽搐等异常情况,要及时进行处理。

3.加强饮食指导

鼓励多饮水,绿豆汤、西瓜汁等都有较好的解酒作用,也可给予浓茶醒酒。

4.加强药物应用的护理

注意观察用药效果,如吗啡、氯丙嗪等中枢抑制剂,同时做好液体出入量记录。

5.对症治疗

保持呼吸道通畅、给氧;呼吸中枢抑制时,及时插管,机械辅助呼吸,慎用呼吸兴奋剂;及时解痉镇静,发生抽搐可用地西泮 $5\sim10$ mg 肌内注射或静脉注射,忌用巴比妥类;防止脑水肿、水电解质紊乱和酸碱平衡失调;纠正低血糖;注意防治呼吸道感染和吸入性肺炎。

6.健康指导

(1)生活指导:加强乙醇中毒引起不良后果的宣传,倡导适量饮酒,严禁嗜酒的生活习惯。

(2)健康指导:加强宣传和教育,尤其是注意防止意外伤害及意外事故的发生:①意外伤害,如醉酒后可因落水、高坠、吸入呕吐物窒息而死;若冬季昏睡倒在室外,则易被冻伤甚则冻死,应予预防并避免。②意外事故,如酒后驾车肇事、打架斗殴、伤人毁物、工伤事故及其他暴力犯罪等,而且必须承担相关法律责任,应予以预防并及时制止。

(何　洁)

第六节　百草枯中毒

一、定义

百草枯(paraquat,PQ)又名克芜踪,属于吡啶类除草剂,国内商品为 20% 的百草枯溶液,是目前我国农村使用比较广泛的、毒性最大的除草剂之一,国外报道中毒病死率为 64%,国内有报道病死率高达 95%。

百草枯可经皮肤、呼吸道、消化道吸收,吸收后通过血液循环几乎分布于所有的组织器官,肺中浓度最高,肺纤维化常在第 $5\sim9$ 天发生,$2\sim3$ 周达到高峰,最终因肺纤维化呼吸窘迫综合征死亡。中毒机制与超氧离子的产生有关,急性中毒主要以肺水肿、肺出血、肺纤维化和肝、肾损害为主要表现。吸收后主要蓄积于肺组织,被肺泡Ⅰ、Ⅱ型细胞主动摄取和转运,经线粒体还原酶Ⅱ、细胞色素 C 还原酶催化,产生超氧化物阴离子(O_2)、羟自由基($OH-$)过氧化氢(H_2O_2)等,引起细胞膜脂质过氧化,造成细胞破坏,导致多系统损害。

二、护理评估

(1)评估神志、面色、呼吸、氧饱和度。

(2)询问服用毒物名称、剂量、时间,服毒前后是否饮酒,是否在当地医院洗胃或采取其他抢救措施。

(3)了解患者的生活史、过去史、近期精神状况等。

(4)查看药液是否溅在皮肤上或双眼上。

(5)局部皮肤有否擦伤。

(6)评估患者有无洗胃的禁忌证。

(7)体位、饮食、活动、睡眠状况。

(8)皮肤颜色,尿量、尿色。

(9)心理状况:有无紧张、焦虑等心理反应。

(10)家庭支持和经济状况。

(11)实验室检查:血常规、电解质、肝功、肾功。

(12)辅助检查:胸片、CT。

(13)用药的效果及不良反应。

三、护理问题/关键点

舌、口及咽部烧灼疼痛;咳嗽;进行性呼吸困难;发绀;少尿;黄胆;恐惧。

四、护理措施

(1)无心跳呼吸立即给予心肺脑复苏及进一步生命支持;有心跳呼吸,清除口鼻分泌物,保持呼吸道通畅;昏迷患者去枕平卧位,头偏向一侧,并给予持续心电监护、血压、氧饱和度监测。

(2)立即洗胃:患者来院后立即洗胃,洗胃时洗胃液体温度要适宜,适宜温度即可避免促进毒物吸收,又可避免因温度低而使患者发生寒战等不良反应,注入量 200～300 mL/次为宜,若＞500 mL,会促进胃内容物进入肠道,影响洗胃效果。

(3)清除体内尚未吸收的毒物,在尽早洗胃的基础上,口服 20%甘露醇导泻,口服活性炭吸附毒物。

(4)开通静脉通路,根据患者情况给予胃黏膜保护剂、保肝药物,给予抗氧化剂(维生素 C)及抗生素等。尽早应用激素、抗自由基药物,尽早应用大剂量激素可预防肺纤维化的形成。激素应早期、足量、全程。

(5)密切观察病情变化:百草枯中毒后密切观察患者意识状态、瞳孔、心率、心律、血压、脉搏、呼吸、血氧饱和度等情况,发现异常及时报告医生,积极抢救。准确记录尿量,必要时留置尿管,观察尿液性状、颜色,有无肉眼血尿、茶色尿,有无少尿、无尿症状出现。观察呕吐物及大便颜色、性状及量,以判断有无消化道出血,还要防止呕吐物误吸入呼吸道引起窒息。特别注意有无肺损害现象,因百草枯对机体各个组织器官有严重损害,尤以肺损害为主。应密切观察呼吸的频率、节律,有无胸闷、咳嗽及进行性呼吸困难,有无呼吸道梗阻及咯血等。

(6)口腔护理:百草枯具有腐蚀性,口服 2～3 d 可出现口腔黏膜、咽喉部糜烂溃疡,舌体、扁桃体肿大疼痛,黏膜脱落易继发感染。在护理过程中要特别注意保持口腔清洁,可用生理盐水及利多卡因溶液交替含漱,随时保持口腔清洁,减少因分泌物渗出引起的粘连、出血、感染。出现腹部疼痛、消化道出血,给予止血药物,并仔细观察大便的颜色、次数和量。

(7)呼吸道护理:由于肺是百草枯毒性作用的靶器官,进入人体的百草枯被组织细胞摄取后在肺内产生氧自由基,造成细胞膜脂质氧化,破坏细胞结构,引起细胞肿胀、变性、坏死,进而导致肺内出血、肺水肿、透明膜变性或纤维细胞增生。肺纤维化多在中毒后 5～9 d 内发生,2 周或 3 周达高峰。因此,应保持呼吸道通畅,鼓励患者深呼吸,用力咳嗽,积极进行肺功能锻炼,定期进行胸部 X 线检查,发现异常及时处理。

(8)肾功能的监测:百草枯中毒可造成肾小管急性坏死,导致不同程度的肾功能损害。百草枯中毒1～3 d即可出现肾功能损害,在中毒 12 h,患者即可出现蛋白尿及血尿,甚至出现肾衰竭。尿量是反映肾功能情况最直接的指标,严格记录 24 h 尿量,观察尿量及有无尿频、尿急、尿痛等膀胱刺激症状;根据尿量调整输液量及输液速度,发现少尿或多尿,要及时报告医生,定期做生化、肾功能、尿常规化验。

(9)饮食护理:禁食期过后鼓励患者饮食,早期如牛奶、米汤等,逐渐加入鸡蛋、瘦肉等高蛋白、高维生素、高碳水化合物类食品,如因咽喉部疼痛不能进食时,可于进食前给予利多卡因稀释后含漱,以减轻疼痛,必要时给予鼻饲,以保证营养供给。

(10)基础护理:患者入院后立即脱去污染衣物并清洗皮肤,有呕吐者,随时更换衣服及床单,给患者创造一个整洁、舒适的环境;同时加强营养支持,按医嘱要求完成当日补液量及输入各种药物。

(11)心理护理:服药中毒后给患者造成的身心痛苦及预后的担忧使之产生焦虑、恐惧心理,护理人员应同情、理解患者,给患者讲解治疗措施对抢救生命的重要性,加强心理疏导、安慰。多给予劝导、鼓励,尽可能满足患者的合理要求,帮助患者渡过情绪的低谷,使其能积极配合治疗与护理。

五、护理评价

(1)患者生命体征是否稳定。

(2)洗胃是否彻底。

(3)患者有无并发症发生。

六、健康教育

(1)向患者和家属讲解此病的疗程,让患者和家属积极配合治。

(2)普及防毒知识,讲解口服百草枯的毒性和危害性。

(3)定期随访,了解患者的活动能力和生存质量。

(何 洁)

第七节 氨气中毒

一、定义

氨气主要作用于上气道,意外吸入高浓度可引起喉头水肿以致窒息。接触氨后会嗅到强烈刺激气味,眼流泪、晶体混浊、虹膜炎症,可导致失明。吸入可引起咽、喉痛、发音嘶哑。吸入氨浓度较高时可引起喉头痉挛,声带水肿,发生窒息。氨进入气管、支气管会引起咳嗽、咳痰、痰内有血,严重时可咳血及肺水肿、呼吸困难、咳白色或血性泡沫痰,双肺布满大、中水泡音。吸入高浓度氨气,可以兴奋中枢神经系统,引起惊厥、抽搐、嗜睡和昏迷。吸入极高浓度的氨可以反射性引起心搏骤停。

二、护理评估

(1)有无自主呼吸、脉搏等。

(2)是否出现急性肺水肿。

(3)了解中毒的时间、地点、毒性物质等。

(4)皮肤、黏膜损害情况。

(5)眼部是否出现疼痛。

(6)心理、精神状况,有无恐惧、忧虑等。

(7)重点观察患者的呼吸、血压、循环等。

(8)注意有无呼吸道梗阻及喉头水肿。

(9)正确球结膜冲洗。

(10)控制输液速度,观察药物作用及不良反应。

(11)用药的效果及不良反应。

三、护理问题/关键点

缺氧;阻止毒物继续吸收;恐嗅;呼吸系统损害;药物应用;对症处理;营养支持。

四、护理措施

(1)迅速脱离中毒现场,呼吸新鲜空气或氧气。呼吸浅、慢时可酌情使用呼吸兴奋剂。呼吸、心跳停止后应立即进行心肺复苏。喉头痉挛、声带水肿迅速做气管插管或气管切开。误服者给饮牛奶,有腐蚀症状时忌洗胃,并对症处理。

(2)眼污染后立即用流动清水或凉开水至少30 min。

(3)皮肤污染后立即脱去污染的衣着,用流动清水冲洗至少30 min。

(4)雾化吸入氟美松、抗生素溶液。

(5)昏迷患者使用20%甘露醇250 mL静注,每6~8小时一次,降低颅内压力,纠正脑水肿。

(6)持续心电监护、血压、氧饱和度监测。

(7)注意激素使用的护理。

(8)必要时予留置导尿,做好导尿管护理,记录24 h出入量。

(9)关注实验室及各项检查结果,如有异常及时通知医师。

(10)给予翻身拍背促进排痰,做好口腔护理。

(11)给予高热量、高蛋白、高维生素饮食。

(12)注意室内通风,紫外线消毒。

(13)心理护理:稳定患者情绪,消除患者中毒后的恐惧心理。

(14)安全护理:两侧床档拉起,防止坠床。

五、护理评价

(1)患者缺氧症状有无减轻。

(2)呼吸系统有无损害。

(3)患者生命体征是否稳定。

六、健康教育

(1)加强安全教育,健全操作规程,定期检查生产设备,防止跑、冒、滴、漏,加强通风。

(2)注意运输过程中的安全和个人防护等。

(3)药物的名称、作用及不良反应。

(4)急救知识和基本抢救技术的教育。

(5)告知疾病的预后,定期随访。

(何　洁)

第八节　急性毒品中毒

毒品是一类国家规定管制的能使人成瘾的麻醉(镇痛)药和精神药,具有依赖性(成瘾)、危害性和非法性。短时间内滥用、误用、故意使用大量毒品超过个体耐受量而产生相应临床表现时称为急性毒品中毒。

毒品包括阿片和阿片类物质,阿片源于罂粟的种子,阿片类包括:①阿片类天然生物碱,如阿片、吗啡、可待因等。②半合成衍生物,如二醋吗啡(海洛因)、丁丙诺啡等。③人工合成麻醉镇痛药,如哌替啶(度冷丁)、美沙酮、阿法罗定、二氢埃托啡、芬太尼、丙氧酚、羟考酮、氢吗啡酮等。烟草、酒类和镇静催眠药中的成瘾物质不属于毒品。

毒品进入人体的方式主要有口服、吸入(鼻吸、烟吸、烫吸)、注射(如皮下、肌内、静脉或动脉)、摩擦(如口腔、鼻腔或直肠)等。

一、中毒机制

毒品中毒主要为误食误用、故意大量使用、治疗用药过量或频繁用药超过人体耐受量,不同性质的毒品进入人体出现中毒的机制不同,如吗啡进入人体后在肝主要与葡萄糖醛酸结合或脱羧基形成甲基吗啡,二醋吗啡较吗啡脂溶性强,易通过血—脑脊液屏障,在脑内分解为吗啡起作用;苯丙胺能把促进脑内儿茶苯胺递质释放,减少抑制性神经递质5-羟色胺的含量,产生神经兴奋和欣快感。

二、护理评估

(一)病史

麻醉类药物应用引起中毒者要了解用药的剂量。非法滥用毒品中毒者病史隐秘,查体时可有表现,如经口鼻烫吸者可见鼻黏膜充血、鼻中隔溃疡或穿孔;经皮肤或静脉吸食者可见注射部位皮肤有多处注射痕迹。

(二)身体评估

1.中毒症状

药物剂量增加或成瘾时间越长则戒断症状越严重。临床表现与剂量、个体耐受性有关。典型阿片类中毒"三联征"表现为针尖样瞳孔、呼吸抑制和昏迷。中毒早期有欣快感和兴奋表现,继之出现心悸、头晕、出汗、面色苍白、口渴、恶心、呕吐、便秘、谵妄;后期呈针尖样瞳孔,对光反射消失,呼吸减慢或停止,脉搏细弱、血压下降、心动过缓、室性心律失常、休克及肺水肿。重者昏迷或癫痫发作、呼吸抑制、惊厥、牙关紧闭、角弓反张,最后死于呼吸、循坏衰竭。吗啡中毒典型表现为"三联征"、皮肤发绀、血压下降;二醋吗啡中毒除具有吗啡中毒三联征外,还有呼吸浅快、严重的心律失常、非心源性水肿、心动过速、瞳孔散大、血压下降、谵妄、抽搐、呼吸抑制、昏迷;芬太尼引起胸壁强直;美沙酮引起失明、下肢瘫痪。

2.戒断综合征

药物剂量增加或成瘾时间越长,则戒断症状越严重。阿片类戒断后出现中枢神经系统兴奋性增强、瞳孔扩大、血压升高、发热、出汗、畏食、恶心、呕吐、腹泻、肌痛、震颤、肌肉抽搐,有时类似典型流行性感冒表现;二醋吗啡成瘾者停用药4~6 h后出现戒断症状,36~72 h达高峰,早期表现为静息呼吸频率加快、打哈欠、流泪和流涕,上述症状5~8 d消失;服用美沙酮患者戒断症状较轻,出现较迟。

3.并发症

(1)营养不良:居吸毒并发症的首位。长时间吸毒可引发呕吐、食欲减退、体重下降,后期可骨瘦如柴。

(2)血栓性静脉炎:多因静脉注射毒品所致,表现为病变区域内出现条状或网状物,红肿、压痛,有时可以在全身多个部位同时发现。

(3)肺纤维化:多因长期吸食掺入滑石粉、吗啡因、淀粉等粉状杂物的毒品所致,表现为呼吸困难、咳嗽、咯血、进行性气短等。

(4)人格障碍:因毒品的作用及吸毒后生活方式的改变,吸毒者多有人格改变和精神症状,如自私、冷漠、社会公德意识差,甚至出现幻觉冲动,发生攻击行为,自残、伤人或自杀。

(5)艾滋病:表现为反复出现的低热,伴有寒战、消瘦乏力、体重下降、极度嗜睡、周围淋巴结增大、日常工作不能自理等。

(三)辅助检查

1.毒物检测

口服中毒时留取胃内容物、呕吐物或尿液、血液进行毒物定性检查,有条件时测定血药浓度协助诊断。

1)尿液检查。怀疑二醋吗啡中毒时,可在4 h后留取尿液检测毒物。应用高效液相色谱法可以对尿液苯丙胺及其代谢产物进行检测,尿液中检测出氯胺酮及其代谢产物也可协助诊断。

2)血液检测。

(1)吗啡:治疗剂量血药浓度为0.01~0.07 mg/L,中毒的血药浓度为0.1~1.0 mg/L,致死的血药浓度>4.0 mg/L。

（2）美沙酮：治疗剂量血药浓度为 0.48～0.85 mg/L,中毒的血药浓度为 2.0 mg/L,致死的血药浓度>4.0 mg/L。

（3）苯丙胺：中毒的血药浓度为 0.5 mg/L,致死的血药浓度>2.0 mg/L。

2.其他检查

（1）动脉血气分析：严重麻醉药类中毒者表现为低氧血症和呼吸性酸中毒。

（2）血液生化检查：血糖、电解质和肝肾功能检查。

（3）脑电图：成瘾者多有异常,表现为 α 波频率减慢、波幅增高、慢波数量增多、阵发性节律、视反应敏感。

三、病情判断

（一）轻度阿片类中毒

轻度中毒表现为头晕、头痛、恶心、呕吐、兴奋或抑制,出现幻想,失去时间和空间感觉。

（二）重度阿片类中毒

重度中毒可出现惊厥、牙关紧闭、角弓反张、昏迷、呼吸抑制。

四、急救护理

（一）紧急救护

1.清除毒品

（1）用 1∶2 000 高锰酸钾洗胃或催吐,注意禁用盐酸阿扑吗啡催吐。

（2）胃管内注入或喂食硫酸钠 15～30 g 导泻,促进毒物排出。

（3）如为皮下注射时,应快速用橡皮带或布带扎紧注射部位的上方,同时冷敷注射部位,以延缓毒物吸收。结扎部位应每 30 分钟间歇放松 1～2 min。

2.保持呼吸道通畅

患者头偏向一侧,及时清理呼吸道分泌物,必要时给予吸氧。

3.建立静脉通路

遵医嘱使用毒品拮抗药,如纳洛酮、烯丙吗啡均可拮抗阿片受体,应注意观察药物反应。

（二）一般护理

1.体位

对于意识障碍者,取仰卧位,头偏向一侧。

2.病情观察

（1）严密观察意识、瞳孔、情绪及生命体征变化。

（2）注意患者表情、姿势、眼神、语言和语调等变化,以便正确判断其心理动向,避免某些恶意事件的发生。

3.对症护理

休克及脱水者,应注意水电解质及出入量平衡;出现肺水肿、脑水肿者,予以脱水、利尿治疗;激动兴奋、行为紊乱者,需特别进行保护和适当约束,防止伤害他人或自己,必要时可使用镇静剂;躁动者给予保护性措施,防止坠床。

4.用药护理

（1）阿片类药品或毒品中毒：纳洛酮能迅速逆转阿片类药物所致呼吸抑制、昏迷、瞳孔缩小和镇痛等作用。

（2）苯丙胺类毒品中毒：目前无特效拮抗药,以对症治疗为主。如甲基苯丙胺中毒后出现狂躁、抑郁、幻觉和妄想等表现时,可用氟哌啶醇对抗;出现高血压危象时可用酚妥拉明等药物纠正。

5.心理护理

加强心理疏导,帮助吸毒者积极配合治疗,树立戒除毒品和重新生活的信心。

6.健康教育

(1)加强毒品危害的宣传:使公民认识到毒品带给人们生活和社会的危害,坚决打击贩卖毒品的犯罪活动。

(2)加强心理疏导:倡导热爱生活、珍爱生命、远离毒品。

(3)加强戒毒宣教:宣传毒品管理、毒品犯罪的有关法律法规,提高对毒品中毒的认识,减少毒品犯罪。指导患者开展有益身心健康的活动,营造健康的生活环境。

(4)加强药品管理:严格控制麻醉镇痛剂的使用,掌握用药剂量及持续时间,切勿滥用本类药品。

(何　洁)

参考文献

[1] 暴玉振.实用急危重症治疗学[M].北京:科学技术文献出版社,2014.

[2] 曹小平,曹钰.急诊医学[M].北京:科学出版社,2014.

[3] 黄志俭,陈轶强.呼吸与各系统疾病相关急危重症诊治通要[M].厦门:厦门大学出版社,2014.

[4] 黄子通,于学忠.急诊医学[M].第2版.北京:人民卫生出版社,2014.

[5] 席淑华,周立,卢根娣.急危重症护理查房手册[M].上海:上海科学技术出版社,2010.

[6] 柴艳芬,寿松涛,么颖.急诊重症监护治疗病房(EICU)手册[M].北京:人民卫生出版社,2015.

[7] 柴枝楠,顾承东.急诊常见综合征诊治手册[M].北京:人民军医出版社,2011.

[8] 姚咏明.急危重症病理生理学[M].北京:科学出版社,2013.

[9] 胡胜川,黄彦达.急诊手册[M].北京:北京科学技术出版社,2010.

[10] 胡虹.急救护理学[M].北京:人民卫生出版社,2011.

[11] 赵祥文,肖政辉.儿科急诊医学手册[M].北京:人民卫生出版社,2015.

[12] 孟新科.急危重症实战攻略 评价、推断、决策、反思[M].北京:人民卫生出版社,2010.

[13] 屈沂.急诊急救与护理[M].郑州:郑州大学出版社,2015.

[14] 庞国明.院前急救指南[M].北京:中国医药科技出版社,2011.

[15] 陈桂山,岳茂兴.急诊入门[M].北京:化学工业出版社,2010.

[16] 张蕊,孙宗丕,孙燕茹.急诊科常见症状处理程序[M].北京:人民军医出版社,2015.

[17] 张萍.临床急危重症典型案例护理解析[M].上海:第二军医大学出版社,2011.

[18] 张国强,柴枝楠.临床急诊科经典问答1000问[M].北京:人民卫生出版社,2015.

[19] 张印明,鲍明征,沈凤娟,等.实用急危重症医学[M].广州:世界图书广东出版公司,2014.

[20] 宋洪波,孙振卿,杨璞.急危重症三级处置[M].北京:人民军医出版社,2011.

[21] 杨向军,徐新献,惠杰.现代内科急重症治疗学[M].成都:四川科学技术出版社,2010.

[22] 李桂民,薛明喜,李晓梅.急症腹部外科学[M].北京:人民军医出版社,2010.

[23] 李春盛.急诊临床路径[M].北京:人民卫生出版社,2014.

[24] 李奇林,王永剑,梁子敬.急诊科医师查房手册[M].北京:化学工业出版社,2015.

[25] 孙玫,田丽.急诊护理操作手册[M].北京:人民军医出版社,2011.

[26] 许虹.急危重症护理学[M].北京:人民卫生出版社,2011.

[27] 许方蕾.新编急救护理学[M].上海:复旦大学出版社,2011.

[28] 关卫.急诊科辅助诊断速查[M].北京:人民军医出版社,2012.

[29] 刘树仁,张晓莹,韩新波.急诊外科诊断与治疗[M].天津:天津科技翻译出版有限公司,2014.

[30] 刘兰芬,张素阁,王惠.急诊超声指南[M].北京:人民军医出版社,2011.

[31] 邢玉华,刘锦声.急诊医学手册[M].武汉:华中科技大学出版社,2014.

[32] 田素斋,谭淑卓,张秀.急危重症护理关键[M].南京:江苏科学技术出版社,2011.

[33] 申文龙,张年萍.急诊医学[M].北京:人民卫生出版社,2014.

[34] 王敬东,李长江.急危重症医学诊疗[M].上海:同济大学出版社,2014.

[35] 王晓军,许翠萍.临床急危重症护理[M].北京:中国医药科技出版社,2011.

[36] 王振杰,石建华,方先业.实用急诊医学[M].北京:人民军医出版社,2012.

[37] 王荣英,霍书花,苏建玲.内科急危重症救治关键[M].南京:江苏科学技术出版社,2011.

[38] 王建国,张松峰.急诊医学[M].西安:第四军医大学出版社,2015.

[39] 王丽云.临床急诊急救学[M].青岛:中国海洋大学出版社,2015.

[40] 于学忠,黄子通.急诊医学[M].北京:人民卫生出版社,2015.

[41] (美)肖锋.美国急诊临床病例解析100例[M].长沙:中南大学出版社,2015.

[42] 刘奕,陈震,冯春光,等.合并2型糖尿病的急性冠脉综合征患者PCI术后氯吡格雷抵抗危险因素分析[J].中国现代医药杂志,2015,17(9):32-34.

[43] 吴子承.62例肺心病合并急性冠脉综合征诊治分析[J].中国保健营养:下半月,2012,(10):4315-4316.

[44] 陈亚想,郭东辉,陈山.老年高血压危象患者的急诊治疗分析[J].河北医药,2011,17(2):183-185.

[45] 王彦廷.氯吡格雷联合阿司匹林治疗急性脑梗死84例疗效观察[J].中国实用神经疾病杂志,2014,17(5):73.